Residência Médica

ensino e avaliação
das competências

Federação Brasileira das Associações de Ginecologia e Obstetrícia

Associação Médica Brasileira

Residência Médica

ensino e avaliação das competências

EDITORES

Gustavo Salata Romão

Marcos Felipe Silva de Sá

César Eduardo Fernandes

Agnaldo Lopes da Silva Filho

MANOLE

Produção editorial: lara editorial
Projeto gráfico: Departamento Editorial da Editora Manole
Diagramação: lara editorial
Ilustrações: lara editorial
Capa: Ricardo Yoshiaki Nitta Rodrigues
Imagem da capa: istock.com

CIP-BRASIL. CATALOGAÇÃO NA PUBLICAÇÃO
SINDICATO NACIONAL DOS EDITORES DE LIVROS, RJ

R341

Residência médica : ensino e avaliação de competências / editores Gustavo Salata Romão ... [et al.] ; [colaboradores Adalberto Visco ... [et al.]] ; [revisores técnicos Denise Herdy Afonso ... [et al.]]. - 1. ed. - Barueri [SP] : Manole, 2022.
536 p. ; 24 cm.

Inclui bibliografia e índice
ISBN 978-65-5576-479-6

1. Medicina - Estudo e ensino (Residência). 2. Residentes (Medicina). 3. Formação profissional. I. Romão, Gustavo Salata. II. Visco, Adalberto. III. Afonso, Denise Herdy.

21-74217 CDD: 610.737
CDU: 61:37

Leandra Felix da Cruz Candido - Bibliotecária - CRB-7/6135

Edição - 2022

Editora Manole Ltda.
Alameda América, 876 - Tamboré
Santana de Parnaíba
06543-315 - SP - Brasil
Tel.: (11) 4196-6000
www.manole.com.br
https://atendimento.manole.com.br

Impresso no Brasil
Printed in Brazil

Uma justa homenagem a quem faz e a quem torna tudo possível

Muitos são os esforços para lapidar um médico e convertê-lo em um especialista, a começar pelo empenho do próprio residente. Embora a legislação estabeleça 60 horas semanais de dedicação aos programas de residência médica, não é raro encontrar quem, nessa condição, trabalhe muito mais horas que isso. Nessa rotina de entrega quase exclusiva, sobram plantões e falta tempo livre. Mas quem disse que haveria de ser fácil? Afinal, não é reta e nem curta a estrada que leva da intenção à realização.

Felizmente, no entanto, esta experiência de aprender, treinar e se capacitar não é um caminho que se faz sozinho. Ao lado, seguem coordenadores, supervisores e preceptores, que fazem parte de um grupo de profissionais experientes e que, no passado, também passaram pela mesma trilha. A eles, é dada a missão de contribuir ativamente com uma nova jornada, orientando e preparando profissionais menos experientes para o objetivo do título de especialista e da atuação no mercado, levando à frente a máxima de que quando se ensina também se aprende. O papel desses profissionais deve ser destacado e valorizado, não apenas no campo da assistência médica, mas também na esfera da formação. Na nova perspectiva da educação médica, os preceptores e supervisores deixam de ser apenas "médicos que recebem alunos e residentes" e passam a figurar como "educadores", "facilitadores", "apoiadores" e "avaliadores".

A cada ano, cresce mais o número daqueles que iniciam os programas de residência médica no Brasil. Segundo a *Demografia médica no Brasil 2020*, a quantidade total de residentes de primeiro ano (R1) saltou de 9.563 em 2010 para 17.350 em 2019, o que representa uma elevação de 81% em um período de 10 anos. Crescimento similar teve a ginecologia e obstetrícia, que viu seus residentes primeiranistas passarem de 735 para 1.325 no mesmo período. Considerando os médicos residentes de todos os anos de formação, em todas as especialidades, a ginecologia e obstetrícia é a terceira em tamanho, com 4.609 residentes, representando 8,6% do total, atrás apenas da pediatria (5.156 residentes) e da clínica médica (8.233 residentes).

O Brasil precisa e espera ansiosamente por cada um deles. Depois de cumprirem este período de preparação, serão, enfim, especialistas, *experts* da área que escolheram. Nessa condição profissional, poderão oferecer diagnóstico e tratamento mais precisos e se destacar pela ética, pela técnica e pela humanidade. Ninguém chega a este patamar sem o apoio essencial de um grande corpo docente, que transmite a cada um deles o que se tem de mais precioso: o conhecimento.

É por isso que cada página deste livro é dedicada a cada uma das peças que fazem parte deste tabuleiro que é a residência médica. Certamente, nenhuma delas seria escrita sem que antes houvesse a persistência dos residentes e a insistência de preceptores, supervisores, coordenadores e dos demais que, no cumprimento de suas funções e competências, dão vida e valor aos diversos programas de residência médica espalhados pelo país.

Os Editores

Agradecimentos

O processo de escrita de um livro é sempre desafiador e jamais fácil. Da ideia inicial ao ponto-final, nunca é um trabalho de um homem só ou, no nosso caso, apenas de quatro editores. Muitos foram os homens e mulheres, profissionais e instituições que, cada um a seu modo, com seu conhecimento e experiência, contribuíram para tornar esta obra possível. E não é nenhum exagero dizer, desde já, que, sem essas contribuições e colaborações, seria ainda mais longa a jornada para que este trabalho cumprisse seu fim. Por isso, devotamos toda nossa gratidão a todos aqui citados.

Agradecemos a Diretoria da Federação Brasileira das Associações de Ginecologia e Obstetrícia (Febrasgo), assim como à sua gerência e seus colaboradores, representada pelo suporte financeiro e logístico para a realização deste projeto.

Agradecemos a todos os autores dos capítulos deste livro, que se debruçaram sobre os desafios desta importante missão.

Agradecemos também a todos os membros da Comissão de Residência Médica (Coreme) da Febrasgo pela colaboração e pela parceria ao longo desses últimos 5 anos. Sua reconhecida *expertise* e seu entusiasmo serviram-nos de incentivo para a elaboração desta obra pioneira dentro desta temática no Brasil: Alberto Carlos Moreno Zaconeta (DF), Alberto Trapani Júnior (SC), Cláudia Lourdes Soares Laranjeiras (MG), Ionara Diniz Evangelista Santos Barcelos (PR), Jan Pawel Andrade Pachnicki (PR), Karen Cristine Abrão (SP), Lucas Schreiner (RS), Marcelo Luis Steiner (SP), Maria da Conceição Ribeiro Simões (RO), Milena Bastos Brito (BA), Raquel Autran Coelho Peixoto (CE), Rívia Mara Lamaita (MG), Walquíria Quida Salles Pereira Primo (DF) e Zsuzsanna Ilona Katalin de Jármy Di Bella (SP).

Agradecemos, ainda, aos colegas *experts* em educação médica que voluntariamente compuseram a equipe de revisores do conteúdo deste livro, assegurando o controle de qualidade de todo o trabalho: Denise Herdy Afonso, José Diniz Júnior, Raquel Autran Coelho Peixoto, Rosiane Viana Zuza Diniz e Sheyla Ribeiro Rocha.

A todos aqueles que, ainda que indiretamente, tenham contribuído para que a publicação do livro *Residência médica: ensino e avaliação das competências* se tornasse possível, nosso muito obrigado!

Os Editores

Editores

Gustavo Salata Romão

Doutor em Ginecologia e Obstetrícia pela Faculdade de Medicina de Ribeirão Preto da Universidade de São Paulo (FMRP-USP). Professor Titular do Curso de Medicina da Universidade de Ribeirão Preto (Unaerp). Presidente da Comissão de Residência Médica da Federação Brasileira das Associações de Ginecologia e Obstetrícia (Coreme-Febrasgo). Membro da Comissão Nacional de Residência Médica do Ministério da Educação (CNRM-MEC). Membro da Comissão de Residência Médica da Association for Medical Education in Europe (Amee Postgraduate Committee).

Marcos Felipe Silva de Sá

Professor Titular do Departamento de Ginecologia e Obstetrícia da Faculdade de Medicina de Ribeirão Preto da Universidade de São Paulo (FMRP-USP). Membro da Comissão de Residência Médica da Federação Brasileira das Associações de Ginecologia e Obstetrícia (Coreme-Febrasgo).

César Eduardo Fernandes

Professor Titular da Disciplina de Ginecologia da Faculdade de Medicina do ABC. Diretor Científico da Federação Brasileira das Associações de Ginecologia e Obstetrícia (Febrasgo). Presidente da Associação Médica Brasileira (AMB).

Agnaldo Lopes da Silva Filho

Presidente da Federação Brasileira das Associações de Ginecologia e Obstetrícia (Febrasgo). Professor Titular do Departamento de Ginecologia e Obstetrícia da Faculdade de Medicina da Universidade Federal de Minas Gerais (UFMG). Orientador de mestrado e doutorado nos Programas de Pós-Graduação em Saúde da Mulher da UFMG. Orientador de mestrado e doutorado nos Programas de Pós-Graduação em Ginecologia, Obstetrícia e Mastologia da Universidade Estadual Paulista (Unesp).

Colaboradores

Adalberto Visco
Presidente da Sociedade Brasileira de Ortopedia e Traumatologia.

Agnaldo Lopes da Silva Filho
Presidente da Federação Brasileira das Associações de Ginecologia e Obstetrícia (Febrasgo). Professor Titular do Departamento de Ginecologia e Obstetrícia da Faculdade de Medicina da Universidade Federal de Minas Gerais (UFMG). Orientador de mestrado e doutorado nos Programas de Pós-Graduação em Saúde da Mulher da UFMG. Orientador de mestrado e doutorado nos Programas de Pós-Graduação em Ginecologia, Obstetrícia e Mastologia da Universidade Estadual Paulista (Unesp).

Alberto Carlos Moreno Zaconeta
Professor Adjunto de Obstetrícia da Faculdade de Medicina da Universidade de Brasília (UnB). Membro da Comissão de Residência Médica da Federação Brasileira das Associações de Ginecologia e Obstetrícia (Coreme-Febrasgo).

Alberto Trapani Júnior
Professor do Departamento de Ginecologia e Obstetrícia da Universidade Federal de Santa Catarina (UFSC). Supervisor do Programa de Residência Médica de Ginecologia e Obstetrícia do Hospital Universitário da UFSC. Supervisor do Programa de Residência Médica de Ginecologia e Obstetrícia do Hospital Regional de São José, SC. Membro da Comissão de Residência Médica da Federação Brasileira das Associações de Ginecologia e Obstetrícia (Coreme-Febrasgo).

Aline Veras Morais Brilhante
Médica Ginecologista e Obstetra. Pós-Doutora em Sociologia pela Universidad Rey Juan Carlos, Espanha. Professora Adjunta do Programa de Pós-Graduação em Saúde Coletiva da Universidade de Fortaleza (Unifor). Professora Adjunta do Curso de Medicina da Unifor.

Ana Cristina Ribeiro Zollner
Coordenadora da Pediatria da Universidade Santo Amaro (Unisa). Mestre em Saúde Materno-Infantil. Professora de Ética e Bioética da Unisa. Diretora de Ensino na Prefeitura Municipal de São Paulo.

Antonio Carlos Lopes
Professor Emérito da Escola Paulista de Medicina da Universidade Federal de São Paulo (EPM-Unifesp). Presidente Fundador da Sociedade Brasileira de Clínica Médica. Coordenador da Residência de Clínica Médica do Hospital Militar de Área de São Paulo. Professor Afiliado do Setor de Ensino e Pesquisa do Hospital Militar de Área de São Paulo.

Antônio Geraldo da Silva
Presidente da Associação Brasileira de Psiquiatria (ABP). Conselheiro Titular do Conselho Nacional de Políticas sobre Drogas (Conad).

Arnaldo Aires Peixoto Júnior
Professor Adjunto da Faculdade de Medicina da Universidade Federal do Ceará (UFC). Professor Adjunto do Centro Universitário Christus (Unichristus). Especialista em Preceptoria pela Associação Brasileira de Educação Médica (Abem).

Augusto Key Karazawa Takaschima
Presidente da Sociedade Brasileira de Anestesiologia (SBA).

Carlos Vicente Serrano Junior
Professor Associado da Faculdade de Medicina da Universidade de São Paulo (FMUSP). Vice-Presidente da Comissão de Cultura e Extensão (CCEx) da FMUSP. Diretor da Unidade Clínica de Aterosclerose do Instituto do Coração do Hospital das Clínicas da FMUSP (InCor-HCFMUSP).

César Eduardo Fernandes
Professor Titular da Disciplina de Ginecologia da Faculdade de Medicina do ABC. Diretor Científico da Federação Brasileira das Associações de Ginecologia e Obstetrícia (Febrasgo). Presidente da Associação Médica Brasileira (AMB).

Cláudia Lourdes Soares Laranjeira
Supervisora do Programa de Residência Médica de Ginecologia e Obstetrícia da Rede Mater Dei de Saúde (Belo Horizonte, MG). Professora da Faculdade de Ciências Médicas de Minas Gerais (FCM-MG). Membro da Comissão de Residência Médica da Federação Brasileira das Associações de Ginecologia e Obstetrícia (Coreme-Febrasgo).

Cristiane de Freitas Paganoti
Médica Assistente da Clínica Obstétrica do Hospital das Clínicas da Faculdade de Medicina da Universidade de São Paulo (HCFMUSP). Mestre em Ciências pela FMUSP.

Dario Cecílio-Fernandes
Professor Colaborador da Faculdade de Educação da Universidade Estadual de Campinas (Unicamp). PhD pela Universidade de Groningen, Holanda.

Denise Herdy Afonso
Docente do Departamento de Medicina Integral, Familiar e Comunitária da Faculdade de Ciências Médicas da Universidade do Estado do Rio de Janeiro (Uerj). Especialista em Educação de Profissionais de Saúde pela Universidade Federal do Ceará (UFC). Mestre em Ciências Médicas pela Faculdade de Ciências Médicas da Uerj. Coordenadora Geral do Curso de Desenvolvimento de Competência Pedagógica para a Prática da Preceptoria e Docência da Associação Brasileira de Educação Médica (Abem).

Eduardo Jorge da Fonseca Lima
Doutor em Saúde Materno-infantil pelo Instituto de Medicina Integral Professo Fernando Figueira (Imip). Coordenador da Pós-Graduação *lato sensu* do Imip. Professor da Faculdade Pernambucana de Saúde (FPS).

Elaine Christine Dantas Moisés
Professora Associada do Departamento de Ginecologia e Obstetrícia da Faculdade de Medicina de Ribeirão Preto da Universidade de São Paulo (FMRP-USP). Diretora Geral do Centro de Referência da Saúde da Mulher de Ribeirão Preto - Mater.

Elaine Saraiva Feitosa
Professora da Universidade de Fortaleza (Unifor). Doutora em Saúde Coletiva pela Unifor. Supervisora do Programa de Residência Médica de Ginecologia e Obstetrícia da Secretaria Municipal de Saúde de Fortaleza. Supervisora do Programa de Residência Médica de Ginecologia e Obstetrícia da Escola de Saúde Pública do Ceará (ESP-CE).

Elfie Tomaz Figueiredo
Especialista em Ginecologia e Obstetrícia pela Federação Brasileira das Associações de Ginecologia e Obstetrícia (Febrasgo). Preceptora da Residência Médica e do Internato de Ginecologia e Obstetrícia na Maternidade Escola Assis Chateaubriand da Universidade Federal do Ceará (Meac-UFC).

Elizabeth Gomes dos Santos
Doutora em Medicina pela Universidade Federal do Rio de Janeiro (UFRJ). Presidente da Comissão de Residência do Colégio Brasileiro de Cirurgiões (CBC). Membro da Câmara Técnica da Comissão Nacional de Residência Médica do Ministério da Educação (CNRM-MEC). Membro da Academy of Masters Surgeons Educators (Facs).

Fábio Antonio Perecim Volpe
Professor do Departamento de Cirurgia e Anatomia da Faculdade de Medicina de Ribeirão Preto da Universidade de São Paulo (FMRP-USP). Membro do Centro de Desenvolvimento Docente para o Ensino (CDDE) da FMRP-USP. Preceptor do Programa de Residência Médica em Cirurgia Pediátrica do Hospital das Clínicas da FMRP-USP.

Fernando Sabia Tallo
Doutor em Ciências Médicas pela Escola Paulista de Medicina da Universidade Federal de São Paulo (EPM-Unifesp). Coordenador da Residência Médica de Clinica Médica da Disciplina de Clinica Médica da EPM-Unifesp.

Francisco José Candido dos Reis
Professor Associado do Departamento de Ginecologia e Obstetrícia da Faculdade de Medicina de Ribeirão Preto da Universidade de São Paulo (FMRP-USP). Membro do núcleo permanente de docentes do Centro de Desenvolvimento Docente para o Ensino (CDDE) da FMRP-USP.

Gabriel Costa Osanan
Professor do Departamento de Ginecologia e Obstetrícia da Faculdade de Medicina da Universidade Federal de Minas Gerais (UFMG). Instrutor Nacional da Estratégia Zero Morte Materna por Hemorragia da Organização Pan-Americana da Saúde (Opas) em parceria com o Ministério da Saúde do Brasil.

Gustavo Anderman Silva Barison
Coordenador do Aprimoramento de Endoscopia Ginecológica do Hospital Israelita Albert Einstein. Coordenador da Pós-Graduação em Cirurgia Robótica do Hospital Israelita Albert Einstein.

Gustavo Salata Romão
Doutor em Ginecologia e Obstetrícia pela Faculdade de Medicina de Ribeirão Preto da Universidade de São Paulo (FMRP-USP). Professor Titular do Curso de Medicina da Universidade de Ribeirão Preto (Unaerp). Presidente da Comissão de Residência Médica da Federação Brasileira das Associações de Ginecologia e Obstetrícia (Coreme-Febrasgo). Membro da Comissão Nacional de Residência Médica do Ministério da Educação (CNRM-MEC). Membro da Comissão de Residência Médica da Association for Medical Education in Europe (Amee Postgraduate Committee).

Henrique Trombini Pinesi
Preceptor do Departamento de Cardiopneumologia da Faculdade de Medicina da Universidade de São Paulo (FMUSP). Instrutor de Simulação Realística da American Heart Association. Instrutor do Advanced Cardiologic Life Support (ACLS) da American Heart Association.

Hilton Marcos Alves Ricz
Professor Doutor do Departamento de Oftalmologia, Otorrinolaringologia e Cirurgia de Cabeça e Pescoço da Faculdade de Medicina de Ribeirão Preto da Universidade de São Paulo (FMRP-USP). Coordenador da Comissão de Residência Médica do Hospital das Clínicas da FMRP-USP.

Ionara Diniz Evangelista Santos Barcelos
Docente Adjunta da Universidade Estadual do Oeste do Paraná (Unioeste). Membro da Comissão de Residência Médica da Federação Brasileira das Associações de Ginecologia e Obstetrícia (Coreme-Febrasgo).

Jan Pawel Andrade Pachnicki
Professor Adjunto do Departamento de Tocoginecologia da Universidade Federal do Paraná (UFPR). Professor Adjunto de Ginecologia e Obstetrícia da Universidade Positivo. Doutor em Cirurgia pela Faculdade Evangélica Mackenzie do Paraná. Membro da Comissão de Residência Médica da Federação Brasileira das Associações de Ginecologia e Obstetrícia (Coreme-Febrasgo).

Jedson dos Santos Nascimento
Doutor em Anestesiologia pela Universidade Estadual Paulista (Unesp). Conselheiro do Conselho Regional de Medicina do Estado da Bahia (Cremeb). Presidente da Comissão Estadual de Residência Médica da Bahia (Cerem-BA).

José Eduardo Lutaif Dolci
Professor Titular de Otorrinolaringologia da Faculdade de Ciências Médicas da Santa Casa de São Paulo (FCMSCSP).

Joyce Rodrigues Façanha
Professora do Centro Universitário Christus (Unichristus). Coordenadora do Internato em Ginecologia e Obstetrícia do Unichristus.

Juliana Silva Barra
Professora do Departamento de Ginecologia e Obstetrícia da Faculdade de Medicina da Universidade Federal de Minas Gerais (UFMG). Pós-Doutora em Obstetrícia.

Karen Cristine Abrão
Doutora em Ginecologia e Obstetrícia pela Faculdade de Medicina da Universidade de São Paulo (FMUSP). Diretora da Escola de Ciências da Saúde do Centro Universitário Facens. Membro da Comissão de Residência Médica da Federação Brasileira das Associações de Ginecologia e Obstetrícia (Coreme-Febrasgo).

Katharina Reichmann Rodrigues
Coordenadora do Estágio de Pronto-Socorro do Departamento de Pediatria do Instituto da Criança e do Adolescente do Hospital das Clínicas da Faculdade de Medicina da Universidade de São Paulo (ICr-HCFMUSP). Preceptora do Estágio de Pronto-Socorro Pediátrico da Faculdade de Medicina da Sociedade Beneficente Israelita Albert Einstein. Instrutora de Simulação Realística da American Heart Association. Instrutora do Pediatric Advanced Life Support (PALS) da American Heart Association.

Leonardo Baldaçara
Doutor em Psiquiatria e Psicologia Médica pela Universidade Federal de São Paulo (Unifesp). Professor da Universidade Federal do Tocantins (UFT). Coordenador da Comissão de Emergências Psiquiátricas da Associação Brasileira de Psiquiatria (ABP).

Lia Cruz Vaz da Costa Damásio
Professora Associada da Disciplina de Ginecologia da Universidade Federal do Piauí (UFPI). Doutora em Ginecologia pela Faculdade de Medicina da Universidade de são Paulo (FMUSP). Conselheira Regional do Conselho Regional de Medicina do Piauí (Cremepi).

Lia Márcia Cruz da Silveira
Técnica em Assuntos Educacionais pela Universidade Federal do Rio de Janeiro (Nutes-UFRJ). Mestre em Tecnologia Educacional nas Ciências da Saúde pelo Instituo Nutes de Educação em Ciências e Saúde da UFRJ.Coordenadora Pedagógica do Curso de Desenvolvimento de Competência Pedagógica para a Prática da Preceptoria e Docência da Associação Brasileira de Educação Médica (Abem). Coordenadora Docente da Abem, regional Rio de Janeiro/Espírito Santo.

Liduína de Albuquerque Rocha e Sousa
Mestre em Medicina pela Universidade Federal do Ceará (UFC). Presidente do Comitê Estadual de Prevenção a Morte Materna, Fetal e Infantil do Estado do Ceará.

Lucas Schreiner
Professor Adjunto da Escola de Medicina da Pontifícia Universidade Católica do Rio Grande do Sul (PUCRS). Membro da Comissão de Residência Médica da Federação Brasileira das Associações de Ginecologia e Obstetrícia (Coreme-Febrasgo). Coordenador do Programa de *Fellowship* em Cirurgia Ginecológica Avançada do Hospital Moinhos de Vento.

Luciana Rodrigues Silva
Presidente da Sociedade Brasileira de Pediatria (SBP). Vice-Presidente da Associação Médica Brasileira (AMB). Professora Titular de Pediatria da Universidade Federal da Bahia (UFBA).

Luciane Loures dos Santos
Professora Doutora do Departamento de Medicina Social da Faculdade de Medicina de Ribeirão Preto da Universidade de São Paulo (FMRP-USP).

Luiz Carlos Von Bahten
Professor Associado IV do Departamento de Cirurgia da Universidade Federal do Paraná (UFPR). Professor Titular de Clínica Cirúrgica da Pontifícia Universidade Católica do Paraná (PUCPR). Presidente do Colégio Brasileiro de Cirurgiões (CBC).

Luiz Ernesto de Almeida Troncon
Professor Titular do Departamento de Clínica Médica da Faculdade de Medicina de Ribeirão Preto da Universidade de São Paulo (FMRP-USP). Membro do Centro de Desenvolvimento Docente para o Ensino (CDDE) da FMRP-USP.

Marcelo Luis Steiner
Professor Afiliado do Departamento de Ginecologia da Faculdade de Medicina do ABC. Coordenador de Ensino e Pesquisa da Matter Group. Membro da Comissão de Residência Médica da Federação Brasileira das Associações de Ginecologia e Obstetrícia (Coreme-Febrasgo).

Marcelo Teodoro Ezequiel Guerra
Professor Coordenador do Curso de Medicina da Universidade Luterana do Brasil (Ulbra). Professor Adjunto de Ortopedia do Curso de Medicina da Ulbra. Doutor em Cirurgia pela Universidade Federal do Rio Grande do Sul (UFRGS). Chefe do Serviço de Ortopedia e Traumatologia do Hospital Universitário Canoas.

Marcos Antonio Costa de Albuquerque
Doutor em Ciências da Saúde pela Universidade Federal de Sergipe (UFS). Médico Anestesiologista do Hospital Universitário da UFS. Responsável pelo Centro de Ensino e Treinamento em Anestesiologia do Hospital Universitário da UFS.

Marcos de Carvalho Borges
Professor Associado do Departamento de Clínica Médica da Faculdade de Medicina de Ribeirão Preto da Universidade de São Paulo (FMRP-USP). Membro do Centro de Desenvolvimento Docente para o Ensino (CDDE) da FMRP-USP.

Marcos Felipe Silva de Sá
Professor Titular do Departamento de Ginecologia e Obstetrícia da Faculdade de Medicina de Ribeirão Preto da Universidade de São Paulo (FMRP-USP). Membro da Comissão de Residência Médica da Federação Brasileira das Associações de Ginecologia e Obstetrícia (Coreme-Febrasgo).

Maria Angela Tardelli
Professora Associada da Disciplina de Anestesiologia, Dor e Medicina Intensiva da Escola Paulista de Medicina da Universidade Federal de São Paulo (EPM-Unifesp). Diretora do Departamento Científico da Sociedade Brasileira de Anestesiologia (SBA).

Maria Celeste Osório Wender

Professora Titular de Ginecologia e Obstetrícia da Universidade Federal do Rio Grande do Sul (UFRGS). Diretora de Valorização e Defesa Profissional da Federação Brasileira das Associações de Ginecologia e Obstetrícia (Febrasgo). Chefe do Serviço de Ginecologia e Obstetrícia do Hospital de Clínicas de Porto Alegre (HCPA). Diretora Científica da Associação Brasileira de Avaliação Óssea e Osteometabolismo (Abrasso).

Maria da Conceição Ribeiro Simões

Presidente da Comissão Estadual de Residência Médica de Rondônia (Cerem-Ro). Coordenadora do Curso de Medicina do Centro Universitário Aparício Carvalho (FIMCA). Membro da Comissão de Residência Médica da Federação Brasileira das Associações de Ginecologia e Obstetrícia (Coreme-Febrasgo).

Maria da Penha Zago Gomes

Doutora em Ciências Fisiológicas pela Universidade Federal do Espírito Santo (Ufes). Professora do Departamento de Clínica Médica da Ufes. Professora Associada 3 da Ufes no conteúdo de Gastroenterologia. Coordenadora da Comissão de Residência Médica da Ufes.

Maria Eugênia Bresolin Pinto

Professora Adjunta do Departamento de Saúde Coletiva da Universidade Federal de Ciências da Saúde de Porto Alegre (UFCSPA). Professora do Mestrado Profissional em Saúde da Família. Professora do Mestrado em Tecnologia da Informação e Gestão.

Maria Silvia Vellutini Setubal

Psicóloga clínica e hospitalar pelo Instituto de Psicologia da Universidade de São Paulo (USP). Pós-Doutora em Cuidados Paliativos em Perinatologia pela Faculdade de Medicina da USP (FMUSP).

Mariana Corinti Son

Médica do Grupo de Endoscopia Ginecológica do Hospital Israelita Albert Einstein.

Marianne Regina Araújo Sabino

Docente da Faculdade de Ciências Médicas da Universidade de Pernambuco (UPE). Supervisora do Programa de Residência Médica em Medicina de Família e Comunidade da Faculdade de Ciências Médicas da UPE. Preceptora de residentes médicos e multiprofissionais e de estudantes da graduação da UPE e da Universidade Federal de Pernambuco (UFPE).

Mariano Tamura Vieira Gomes

Supervisor do Programa de Residência Médica de Ginecologia e Obstetrícia do Hospital Israelita Albert Einstein. Coordenador do Aprimoramento em Endoscopia Ginecológica do Hospital Israelita Albert Einstein.

Milena Bastos Brito

Professora Adjunta da Escola Bahiana de Medicina e Saúde Pública (EBMSP). Professora Adjunta da Faculdade de Medicina da Bahia da Universidade Federal da Bahia (UFBA). Preceptora do Programa de Residência Médica em Ginecologia e Obstetrícia na Maternidade Climério de Oliveira do Complexo Hospitalar Universitário Professor Edgard Santos da Universidade Federal da Bahia (UFBA). Preceptora do Programa de Residência Médica em Ginecologia e Obstetrícia do Instituto de Perinatologia da Bahia (Iperba).

Mônica Iassanã dos Reis

Pós-Graduada em Gestão de Redes e Contratualização de Serviços em Saúde. Especialista em Gestão e Planejamento em Saúde. Consultora Nacional em Saúde da Mulher e Saúde Sexual e Reprodutiva da Organização Pan-Americana da Saúde (Opas) no Brasil.

Nilson Abrão Szylit

Membro do grupo de coordenação da Residência Médica de Ginecologia e Obstetrícia do Hospital Israelita Albert Einstein.

Olímpio Barbosa de Moraes Filho

Professor Adjunto da Faculdade de Ciências Médicas da Universidade de Pernambuco (UPE). Gestor Executivo do Centro Integrado de Saúde Amaury de Medeiros da UPE (CISAM-UPE). Conselheiro do Conselho Regional de Medicina do Estado de Pernambuco (Cremepe). Membro do Comitê de Aspectos Éticos da Reprodução Humana e Saúde da Mulher da Federação Internaciol de Ginecologia e Obstetrícia (Figo).

Oscarina da Silva Ezequiel

Pós-Doutora em Educação Médica pela Faculdade de Ciências Médicas da Universidade Estadual de Campinas (FCM-Unicamp). Especialista em Educação de Profissionais de Saúde pela Universidade Federal do Ceará (UFC). Membro do Núcleo Docente Estruturante do Curso de Desenvolvimento de Competência Pedagógica para a Prática da Preceptoria e Docência da Associação Brasileira de Educação Médica (Abem).

Paulo Roberto Corsi

Professor de Técnica Cirúrgica da Faculdade de Ciências Médicas da Santa Casa de São Paulo (FCMSCSP). Membro da Câmara Técnica de Cirurgia do Conselho Federal de Medicina (CFM).

Pedro Eder Portari-Filho

Professor Adjunto do Departamento de Cirurgia da Escola de Medicina da Universidade Federal do Estado do Rio de Janeiro (Unirio). Supervisor do Programa de Cirurgia Geral do Hospital Universitário Gaffrée e Guinle.

Raphael Raniere de Oliveira Costa

Doutor em Enfermagem pelo Programa de Pós-Graduação em Enfermagem da Universidade Federal do Rio Grande do Norte (UFRN). Professor Adjunto do Curso de Medicina da Escola Multicampi de Ciências Médicas do Rio Grande do Norte da UFRN.

Raquel Autran Coelho Peixoto

Professora Associada da Faculdade de Medicina da Universidade Federal do Ceará (UFC). Professora do Centro Universitário Christus (Unichristus). Especialista em Educação de Profissionais de Saúde pela Universidade Federal do Ceará (UFC). Especialista em Preceptoria pela Associação Brasileira de Educação Médica (Abem).

Rívia Mara Lamaita

Professora Adjunta do Departamento de Ginecologia e Obstetrícia da Faculdade de Medicina da Universidade Federal de Minas Gerais (UFMG). Membro da Comissão de Residência Médica da Federação Brasileira das Associações de Ginecologia e Obstetrícia (Coreme-Febrasgo). Coordenadora da Residência Médica em Ginecologia e Obstetrícia da Rede Mater Dei de Saúde (Belo Horizonte, MG).

Rodolfo Alexander Scalia

Professor Instrutor da Faculdade de Ciências Médicas da Santa Casa de São Paulo (FCMS-CSP). Diretor do Departamento de Otorrinolaringologia da Santa Casa de São Paulo.

Rodrigo de Carvalho Santana

Professor do Departamento de Clínica Médica da Faculdade de Medicina de Ribeirão Preto da Universidade de São Paulo (FMRP-USP). Vice-Coordenador da Comissão de Residência Médica do Hospital das Clínicas da FMRP-USP.

Roseli Mieko Yamamoto Nomura

Professora Adjunta da Escola Paulista de Medicina da Universidade Federal de São Paulo (EPM-Unifesp). Professora Associada da Faculdade de Medicina da Universidade de São Paulo (FMUSP). Presidente da Comissão Nacional do Título de Especialista em Ginecologia e Obstetrícia da Federação Brasileira das Associações de Ginecologia e Obstetrícia (CN-Tego-Febrasgo).

Roxana Knobel
Professora Associada do Curso de Medicina da Universidade Federal de Santa Catarina (UFSC). Especialista em Educação de Profissionais de Saúde pela Universidade Federal do Ceará (UFC).

Sergio Mota da Silva Júnior
Especialista em Nefrologia pela Universidade Estadual de Campinas (Unicamp). Professor do Curso de Medicina da Universidade Evangélica de Goiás. Pós-Graduado em Excelência Operacional em Saúde pelo Instituto de Ensino e Pesquisa do Hospital Israelita Albert Einstein. Ex-Presidente da Comissão Estadual de Residência Médica de Goiás (Cerem-Goiás).

Sérgio Podgaec
Professor do Departamento de Ginecologia da Faculdade de Medicina da Universidade de São Paulo (FMUSP). Vice-Presidente do Hospital Israelita Albert Einstein.

Sheyla Ribeiro Rocha
Professora Adjunta do Departamento de Medicina da Universidade Federal de São Carlos (UFSCAR). Doutora em Ciências na Área de Ensino em Saúde pela Universidade Estadual de Campinas (Unicamp). Especialista em Educação de Profissionais de Saúde pela Universidade Federal do Ceará (UFC). Membro da Comissão de Acompanhamento e Monitoramento das Escolas Médicas do Ministério da Educação (Camem-MEC).

Silvana Maria Quintana
Professora Associada do Departamento de Ginecologia e Obstetrícia da Faculdade de Medicina de Ribeirão Preto da Universidade de São Paulo (FMRP-USP). Coordenadora Científica de Obstetrícia da Associação de Ginecologia e Obstetrícia do Estado de São Paulo (Sogesp).

Tatiana Magalhães Aguiar
Ex-Supervisora do Programa de Residência Médica em Ginecologia e Obstetrícia. Ex-Presidente da Comissão Estadual de Residência Médica da Bahia (Cerem-BA).

Valdes Roberto Bollela
Professor Associado do Departamento de Clínica Médica da Faculdade de Medicina de Ribeirão Preto da Universidade de São Paulo (FMRP-USP). Coordenador do Centro de Desenvolvimento Docente para o Ensino (CDDE) da FMRP-USP.

Viviane Cristina Uliana Peterle
Docente do Curso de Medicina da Escola Superior de Ciências da Saúde (ESCS). Docente do Curso de Medicina de Centro Universitário de Brasília (Uniceub). Secretária Executiva da Comissão Nacional de Residência Médica (CNRM). Vice-Presidente da Comissão Distrital de Residencia Médica (CDRM).

Walquíria Quida Salles Pereira Primo
Professora Adjunta de Ginecologia da Faculdade de Medicina na Universidade de Brasília (UnB). Diretora Científica da Associação Brasileira de Patologia do Trato Genital Inferior e Colposcopia - Capítulo Brasília. Membro da Comissão de Residência Médica da Federação Brasileira das Associações de Ginecologia e Obstetrícia (Coreme-Febrasgo).

Zsuzsanna Ilona Katalin de Jármy Di Bella
Professora Adjunta do Departamento de Ginecologia da Escola Paulista de Medicina da Universidade Federal de São Paulo (EPM-Unifesp). Membro da Comissão de Residência Médica da Federação Brasileira das Associações de Ginecologia e Obstetrícia (Coreme-Febrasgo).

Revisores técnicos

Denise Herdy Afonso
Docente do Departamento de Medicina Integral, Familiar e Comunitária da Faculdade de Ciências Médicas da Universidade do Estado do Rio de Janeiro (Uerj). Especialista em Educação de Profissionais de Saúde pela Universidade Federal do Ceará (UFC). Mestre em Ciências Médicas pela Faculdade de Ciências Médicas da Uerj. Coordenadora Geral do Curso de Desenvolvimento de Competência Pedagógica para a Prática da Preceptoria e Docência da Associação Brasileira de Educação Médica (Abem).

José Diniz Júnior
Professor Associado IV do Departamento de Cirurgia da Universidade Federal do Rio Grande do Norte (UFRN). Doutor em Medicina pela Escola Paulista de Medicina da Universidade Federal de São Paulo (EPM-Unifesp). Chefe da Unidade de Web-Saúde da Gerência de Ensino e Pesquisa do Hospital Universitário Onofra Lopes (GEP-Huol). Especialista em Educação de Profissionais de Saúde pela Universidade Federal do Ceará (UFC). Orientador do Programa de Pós-Graduação em Ensino na Saúde da UFRN.

Raquel Autran Coelho Peixoto
Professora Associada da Faculdade de Medicina da Universidade Federal do Ceará (UFC). Professora do Centro Universitário Christus (Unichristus). Especialista em Educação de Profissionais de Saúde pela Universidade Federal do Ceará (UFC). Especialista em Preceptoria pela Associação Brasileira de Educação Médica (Abem).

Rosiane Viana Zuza Diniz
Doutora em Cardiologia pela Universidade Federal de São Paulo (Unifesp). Professora Associada da Universidade Federal do Rio Grande do Norte (UFRN). Supervisora Adjunta do Programa de Residência Médica em Cardiologia do Hospital Universitário Onofre Lopes (HUOL-UFRN). Editora-chefe da *Revista Brasileira de Educação Médica.*

Sheyla Ribeiro Rocha
Professora Adjunta do Departamento de Medicina da Universidade Federal de São Carlos (UFSCAR). Doutora em Ciências na Área de Ensino em Saúde pela Universidade Estadual de Campinas (Unicamp). Especialista em Educação de Profissionais de Saúde pela Universidade Federal do Ceará (UFC). Membro da Comissão de Acompanhamento e Monitoramento das Escolas Médicas do Ministério da Educação (Camem-MEC).

Sumário

Prefácio

A educação médica vem passando por profundas e constantes transformações, especialmente desde os anos 2000, resultando em novos métodos, referenciais, tecnologias e treinamentos. Essa situação exigiu tanto a modernização da legislação quanto o estabelecimento de critérios adequados de avaliação dos programas educacionais de graduação e residência médica. Nesse cenário, ajustar-se à nova realidade e manter-se atualizado é fundamental. Esta obra foi produzida com o intuito de contribuir com esse processo.

Residência médica: ensino e avaliação das competências é o primeiro livro publicado no Brasil dedicado a este assunto. Apresenta um conjunto de temas essenciais para médicos preceptores, supervisores e docentes que atuam na residência, na graduação e/ou na educação continuada. Seu conteúdo também fornecerá embasamento teórico-prático para a implementação de novas estratégias de ensino, treinamento e avaliação, e pode ser extremamente útil para coordenadores de cursos de graduação e gestores de programas de residência e internato médico.

A publicação é fruto da extensa experiência dos editores Gustavo Salata Romão, Marcos Felipe Silva de Sá, Cesar Eduardo Fernandes e Agnaldo Lopes da Silva Filho. É baseada nas melhores evidências científicas da atualidade e abre novas perspectivas para qualificar a formação de médicos e especialistas. Em suas mais de 500 páginas, oferece, ainda, subsídios para o planejamento curricular e para a capacitação de professores e preceptores em educação médica dos níveis básico ao avançado.

O paradigma da formação orientada por competência trouxe uma rápida mudança dos referenciais educacionais para os programas de residência, que se fez sentir em todas as especialidades médicas. Cientes disso, os editores se propuseram a trazer uma visão diversificada sobre os temas. Por essa razão, buscou-se junto à Associação Médica Brasileira (AMB) sugestões de nomes que pudessem auxiliar na importante missão de fazer deste livro um referencial para todas as sociedades de especialidades médicas.

A proposta inicial, fruto da experiência adquirida pela Federação Brasileira das Associações de Ginecologia e Obstetrícia (Febrasgo) no campo da residência médica, agregou, então, contribuições valiosas de colaboradores de outras especialidades, transformando-se em um referencial mais eclético e interessante aos programas de residência de diversas especialidades médicas. Dessa forma, este livro pode auxiliar a compreensão do momento atual da formação médica, independente de individualidades e peculiaridades. Esperamos que esta obra possa ser de grande abrangência e utilidade para todos que trabalham com a residência médica no Brasil.

Entre os temas, destacam-se o panorama das residências médicas no Brasil, a apresentação das iniciativas da Febrasgo para qualificar a formação do especialista no país, as estratégias de ensino e treinamento do residente, os métodos de avaliação das competências médicas, a avaliação e a acreditação dos programas e a capacitação de professores e preceptores.

Investir na formação de novos especialistas é algo extremamente importante para as sociedades de especialidades médicas e, nesse sentido, a Febrasgo tem implementado diversas ações e iniciativas para a melhoria contínua da formação dos especialistas em ginecologia e obstetrícia em todo o Brasil. Só assim, valorizando, zelando e lutando pela qualidade da formação dos novos especialistas, será possível chegar à excelência profissional e, em última instância, a melhores atendimento e assistência à mulher, que é o propósito e a missão da Febrasgo.

Importância da residência na formação do médico especialista

César Eduardo Fernandes
Marcos Felipe Silva de Sá

Os programas de residência médica no Brasil multiplicaram-se desde os anos 2010 em decorrência de uma série de fatores, com destaque para o aumento do número de escolas médicas autorizadas e para as novas regras estabelecidas pelo Programa Mais Médicos para o Brasil, que condicionou a abertura das escolas médicas à criação de programas de residência médica a elas vinculados. Muitas delas, no entanto, foram criadas em localidades sem uma rede de serviços de saúde organizada, sem as condições mínimas de infraestrutura e sem recursos humanos qualificados para seu funcionamento. Algumas dessas instituições não têm hospital de ensino próprio ou sequer conveniado. Evidentemente, esses fatores têm reflexos significativos sobre os programas de residência médica.

Ao término do treinamento da residência médica, cada profissional formado em programas credenciados pela Comissão Nacional de Residência Médica (CNRM) recebe o título de especialista conferido por ela e pelo Conselho Federal de Medicina (CFM), credencial que os distinguirá no competitivo mercado de trabalho no Brasil. Esse título é concedido sem qualquer avaliação final, independente da qualidade do programa ou da comprovação dos conhecimentos e habilidades dos formados. O resultado é que têm sido colocados no mercado de trabalho profissionais sem a formação adequada para o exercício da medicina especializada.

É preciso que se valorize os títulos de especialistas e, por isso, eles não deveriam ser concedidos sem um maior rigor no acompanhamento e na avaliação da qualidade dos programas de residência médica em curso. Segundo dados recentes, estavam matriculados em 2020, no Brasil, 53.776 médicos residentes em 4.862 programas oferecidos por 809 instituições. Esses programas, no entanto, têm alto índice de evasão e baixas taxas de ocupação, de tal forma que o Brasil não preenche 40% das vagas autorizadas para a residência médica. A alta evasão é decorrente, em parte, da má qualidade dos programas e da incapacidade da Comissão Nacional de Residência Médica, com sua estrutura funcional atual, de dar cumprimento à missão de fazer o acompanhamento com rigor e qualidade para que esses programas atinjam as metas estabelecidas pelas matrizes de competências de suas respectivas especialidades.

Esse tema tem sido preocupação das sociedades médicas de especialidades, que veem na má qualidade da formação de profissionais um problema que aflige a todas elas, pois, ao longo do tempo, elas acolherão em seus quadros associativos os egressos desses programas. Assim, as sociedades de especialidades, com outorga especial da Associação Médica Brasileira (AMB), desde 1958, passaram a conceder seu próprio título de especialista aos egressos da residência somente após aprovação em um exame de avaliação por elas aplicado, em moldes variáveis, a depender da sociedade. De modo geral, os números têm mostrado que há um alto índice de reprovação entre os egressos dos programas de residência médica que se submetem às provas para obtenção de títulos de especialista.

Na prática, os títulos concedidos pelas sociedades de especialidades têm maior reconhecimento pela comunidade médica e têm sido utilizados como um dos critérios de avaliação em muitos concursos para seleção de médicos para credenciamento em hospitais privados, para vagas de trabalho em órgãos públicos ou privados, ou para ingresso em programas de pós-graduação.

Esse modelo de seleção, no entanto, não é suficiente para depurar a assistência médica dos maus profissionais, pois, conforme a legislação vigente no Brasil, todos os médicos formados nas escolas médicas brasileiras podem exercer uma especialidade, mesmo que sequer tenham frequentado qualquer programa de residência médica. Essa legislação é inadequada para as condições atuais, pois é do conhecimento das próprias autoridades governamentais que os cursos de graduação em medicina não são terminais e, portanto, exigem uma formação complementar como a residência médica.

Sob esta óptica, a Federação Brasileira das Associações de Ginecologia e Obstetrícia (Febrasgo) iniciou em 2016 um plano de ações visando a melhoria dos programas de residência médica de ginecologia e obstetrícia de todo o Brasil. Entendeu a Febrasgo que é chegada a hora de, como parte diretamente interessada, apoiar a Comissão Nacional de Residência Médica na busca de modelos alternativos para melhoria de gestão dos programas de residência médica. A instalação de sua própria Comissão de Residência Médica (Coreme), vinculada à Diretoria Científica da instituição, foi o passo inicial. Imediatamente, a Coreme passou às ações com a redação de uma matriz de competências de ginecologia e obstetrícia inspirada e elaborada de acordo com os padrões internacionais, com a participação ativa de todas as Comissões Nacionais Especializadas (CNE) da Febrasgo - totalizando trinta comissões envolvidas. O documento foi submetido à apreciação e aprovado pela Associação Médica Brasileira e pela própria Comissão Nacional de Residência Médica, tornando-se o padrão a ser aplicado por todos os programas de residência médica da especialidade no Brasil por meio de portaria publicada no Diário Oficial da União em 8 de abril de 2019 (Resolução CNRM n. 3).

Em árduo trabalho contínuo, a Coreme passou, então, à execução de um plano de metas que vem sendo mantido em gestões sucessivas da Febrasgo. A aplicação do teste de progresso individual para residentes de ginecologia e obstetrícia (TPI-GO) de todo o país, por exemplo, expôs, de forma clara, os desníveis existentes entre os mais de 300 programas de residência da especialidade cadastrados no Brasil. Há capítulos neste livro que detalham o seu *modus faciendi* e uma avaliação sobre um ciclo completo de 3 anos de aplicação do TPI-GO, que corresponde ao tempo de duração da residência médica da especialidade. Os resultados do TPI-GO são fornecidos pela Febrasgo de forma sigilosa a cada candidato, com a possibilidade de comparar seu desempenho com seus pares de todo o Brasil (mediana e percentis 30 e 60). O coordenador responsável pelo programa de residência médica, por sua vez, recebe os dados do conjunto de seus residentes (mediana, percentis 30 e 60) e a sua comparação com os residentes de todo o país, para cada ano de formação (R1, R2 e R3), sem identificação individual da nota de cada candidato. Elaboradas por um órgão externo, essas informações são importantíssimas, pois podem motivar os coordenadores e preceptores a realizar mudanças visando melhorias nos programas.

O treinamento de preceptores é outra parte fundamental do plano de trabalho da Coreme, pois são eles os responsáveis diretos pela formação dos residentes. São eles que coordenam atividades e serviços, supervisionam o trabalho em equipe e respondem pela qualidade do atendimento, orientando sempre no sentido da preservação da segurança e da privacidade dos pacientes. O sucesso dos programas de residência médica começa com uma boa equipe de preceptores, que, se bem treinados, serão capazes de aplicar as modernas técnicas de ensino e avaliação da educação médica, infelizmente ainda pouco utilizadas no Brasil. Há necessidade de incentivar a sua formação, mas poucos programas de residência médica se preocupam com seus preceptores. Uma série de publicações sobre temas de interesse da residência médica têm sido oferecidas mensalmente pela Febrasgo por meio da revista *Femina*, que tem uma seção específica destinada a esse público. Nesses artigos, escritos por colegas especializados em educação médica, são expostos, de forma bastante didática, vários métodos de ensino e avaliação de residentes.

Enfim, com a experiência adquirida pela Febrasgo, a intenção deste livro é dar uma contribuição para a melhoria da educação médica no Brasil, particularmente em ginecologia e obstetrícia. O leitor encontrará informações nos seus capítulos sobre temas que vão desde a introdução dos programas de residência médica no Brasil até sua evolução e as dificuldades de gestão. Também se oferece uma visão geral dos instrumentos e recursos que podem ser utilizados para melhorar a formação dos egressos das escolas médicas, sendo abordados os princípios éticos, de humanismo, de profissionalismo, o treinamento de habilidades de comunicação e os programas de apoio, que são temas que garantem a diferenciação de um profissional com boa formação, inclusive no que diz respeito aos cuidados com a saúde mental do residente.

O livro se encerra com uma proposta para acreditação dos programas de residência médica no país, meta que deve ser buscada pela Comissão Nacional de Residência Médica com a participação ativa das sociedades de especialidades e de todos os setores, governamentais e da iniciativa privada, envolvidos na formação desses profissionais. O objetivo é colocar a serviço da comunidade especialistas cada vez mais qualificados para servir a população brasileira. Embora alguns temas tenham o foco em ginecologia e obstetrícia, suas mensagens podem ser incorporadas pelos programas de residência de todas as especialidades e, portanto, é possível dizer que este livro, pioneiro na área no país, será o marco para o início de uma nova era da residência médica brasileira.

SEÇÃO 1

Residência médica no Brasil e no mundo

CAPÍTULO 1

História da residência médica e panorama atual no Brasil

Marcos Felipe Silva de Sá

INTRODUÇÃO

O primeiro programa de treinamento para médicos foi instituído por William Halsted no Johns Hopkins Hospital, em Baltimore, nos Estados Unidos, no ano de 1889, tendo como objetivo a formação de jovens cirurgiões.[1] Esse treinamento exigia a dedicação em tempo integral de seus aprendizes, que moravam no próprio hospital. Daí vem o nome "residência médica". Os aprendizes ficavam, portanto, disponíveis 24 horas/dia, todos os dias, para atender seus pacientes. Segundo a filosofia do modelo, eram importantes para o aprendizado da cirurgia as atividades práticas sob supervisão.

Pouco tempo depois, também no Johns Hopkins Hospital, William Osler criou um programa de treinamento em medicina interna e cuja base de aprendizado era o ensino à beira do leito.[1] Em comum, os dois sistemas de treinamento eram longos e duravam de 6 a 8 anos, de modo que o aprendiz avançava na hierarquia conforme a experiência adquirida até chegar à condição de membro da equipe, passando a supervisionar os mais novos, como ocorre com os preceptores atualmente. Em 1927, a American Medical Association (AMA) reconheceu a residência médica como modelo de treinamento e começou a aprovar os primeiros programas.[1] Desde então, esse modelo se tornou o preferido na formação dos especialistas e se disseminou em vários países.

No Brasil, o primeiro programa de residência médica foi criado em 1944, de maneira informal, no serviço de ortopedia, no recém-inaugurado Hospital das Clínicas de São Paulo, ligado à Universidade de São Paulo (USP) e, em 1948, o Hospital dos Servidores do Rio de Janeiro (Ipase-RJ) abriu os programas de clínica médica, pediatria e cirurgia geral. Nessa época, a residência médica tinha pouca procura, pois apenas 10% dos graduados escolhiam cursá-la. Não havia padronização no processo de seleção ou no treinamento propriamente dito. Os poucos que procuravam esse tipo de treinamento buscavam uma formação diferenciada, de alto nível e em geral eram alunos que tinham condições financeiras para se manter, pois não eram formalmente remunerados. A residência médica era, portanto, um caminho de exceção, não sendo primordial para a atuação no mercado de trabalho.[2,3]

NECESSIDADE DA ESPECIALIZAÇÃO

O desenvolvimento tecnológico acelerado foi, ao longo do tempo, levando ao remodelamento do exercício da carreira médica. À medida que os conhecimentos científicos foram sendo incorporados à prática médica, a figura do médico generalista foi cedendo aos processos de especialização cada vez mais fragmentada, forjando a figura do médico contemporâneo, cuja característica principal é a formação especializada. Nesse processo de afunilamento do conhecimento, o aprendizado de pós-graduação do médico em serviços especializados passou a ser imperativo na formação profissional e a residência médica, no decorrer dos anos, consolidou-se como a melhor forma de capacitação nesse sentido. Particularmente no Brasil, a alta concentração de profissionais nos grandes centros urbanos tornou indispensável o treinamento em centros especializados, preparando o novo profissional para o exercício da medicina moderna, na qual novas tecnologias precisariam ser rapidamente assimiladas de modo a se tornar instrumento indispensável para "vencer a concorrência" no mercado de trabalho.

Nesse sentido, a residência médica tem sido apresentada como modelo dominante de formação no nível de pós-graduação em todo o mundo e é considerada o padrão-ouro pela comunidade médica. Os programas foram se expandindo e se destacando, e passaram, assim, a conferir *status* diferenciado aos médicos detentores dos títulos obtidos.

Não há dúvidas sobre a comprovada eficácia desse modelo para a formação de especialistas. Seu sucesso reside no vínculo que se estabelece entre o aprendizado teórico e a experiência vivenciada nos serviços de saúde. Competência profissional no exercício da medicina tornou-se, assim, sinônimo de especialização que somente pode ser obtida em programas bem estruturados, com planejamento e com um "balanço equilibrado" entre atividades teóricas e práticas, ministradas por profissionais docentes qualificados e dedicados.

Esse padrão de especialização se tornou um alvo quase obrigatório para os estudantes de medicina, com intensa disputa pelas vagas nos melhores programas de residência médica, visando não somente a especialização, mas também a oportunidade para corrigir eventuais deficiências na formação da graduação. Assim, o número de programas de residência médica aumentou aceleradamente.

Mais recentemente, no entanto, percebeu-se a falta de compromisso com as condições de trabalho, de ensino e de moradia para o médico residente e, principalmente, com as necessidades de saúde da população em alguns programas.

FORMALIZAÇÃO DA RESIDÊNCIA MÉDICA NO BRASIL

Durante toda a década de 1970, houve movimentação entre os médicos residentes no sentido de avançar para uma regulamentação dos programas de residência existentes, visando o aprimoramento da residência médica e reafirmando seu caráter educacional de treinamento em serviço, com a característica peculiar de ser, ao mesmo tempo, uma modalidade de trabalho e de formação. O modelo havia sido introduzido no Brasil em 1944, mas até então atuava de maneira informal, sem regulamentação. Muitos programas haviam sido criados sem apresentar as condições mínimas para oferecer uma formação de qualidade, tendo como pano de fundo, em muitas delas, a possibilidade de utilizar os aprendizes como mão de obra barata para atender os interesses das instituições supostamente formadoras. Esse aspecto despertou a atenção para a necessidade de um controle melhor sobre a qualidade dos programas, já que eles estavam se constituindo em uma nova forma de trabalho disfarçadamente acrescida ao processo de formação profissional dos médicos.

Os avanços sociais, novos costumes, mudanças nas relações de trabalho, demanda crescente de profissionais na área da saúde e as modificações constantes no sistema de saúde no Brasil nortearam a elaboração de uma lei e, finalmente, a residência médica foi oficializada em 1977 pelo Decreto n. 80.281 e regulamentada em 1981 pela Lei n. 6.932, formalizando definitivamente a instituição do programa e criando a Comissão Nacional de Residência Médica do Ministério da Educação, a fim de regulamentar essa modalidade de ensino no Brasil.[4] O artigo 1º dessa lei estabelece:

A residência médica constitui modalidade de ensino de pós-graduação destinada a médicos, sob a forma de cursos de especialização, caracterizada por treinamento em serviço, funcionando sob a responsabilidade de instituições de saúde, universitárias ou não, sob a orientação de profissionais médicos de elevada qualificação ética e profissional.[4]

Assim, o programa de residência médica, cumprido integralmente dentro de uma determinada especialidade, passou a conferir ao médico residente o título de especialista. A Comissão Nacional de Residência Médica centralizou a responsabilidade técnica e administrativa pelo credenciamento dos programas por todo o país, de forma que somente os cursos de pós-graduação *lato sensu* credenciados por essa instância e que funcionem de acordo com suas normas e resoluções podem receber a designação "residência". Por isso, a expressão "residência médica" só pode ser empregada para programas que sejam credenciados pela Comissão junto ao Ministério da Educação.

A partir de então, os médicos residentes não teriam mais a necessidade de dedicação exclusiva nos seus vínculos aos programas. Com a nova lei, "morreu" o espírito que norteou Halsted na criação da primeira residência médica de que se tem notícia na história da medicina, cujos ideais não teriam mais lugar em tempos modernos.

Sucessivas modificações na legislação, por meio da edição de novas leis e portarias, ocorreram ao longo do tempo, tornando-a uma verdadeira "colcha de retalhos". Os aspectos mais relevantes desse processo serão abordados neste capítulo.

EVOLUÇÃO DA LEGISLAÇÃO SOBRE RESIDÊNCIA MÉDICA NO BRASIL

A Lei n. 8.138,[5] de 1990, modifica a Lei n. 6.932, de 1981, e reconhece o residente como profissional médico em treinamento, concedendo-lhe uma bolsa de estudos em valores proporcionais ao vencimento do médico do Ministério da Educação, nível V, acrescido de um adicional de cem por cento pelo regime especial de treinamento em serviço de 60 horas semanais. Também estabelece a filiação do médico residente ao sistema previdenciário na qualidade de segurado autônomo. As instituições de saúde responsáveis por programas de residência médica passam, obrigatoriamente, a oferecer aos residentes alimentação e moradia no decorrer do período de residência. Também são assegurados aos médicos residentes os direitos previstos na Lei n. 3.807, de 1960, e os direitos da gestante para as médicas residentes.[5] Essa legislação foi posteriormente alterada pela Lei n. 12.514, de 2011,[6] que regulamentou as contribuições devidas aos conselhos profissionais em geral, assegurando a bolsa em regime especial de treinamento em serviço de 60 horas semanais. Também assegurou garantias trabalhistas como a licença-maternidade/paternidade, condições adequadas para repouso e higiene pessoal durante os plantões, alimentação e moradia.

Apesar dessas mudanças frequentes e pontuais, vale destacar uma evolução positiva na legislação dos programas de residência médica. É possível destacar dez pontos fundamentais nesse processo que são a base de sustentação dos programas de residência médica:

1. Fim da dedicação exclusiva pelo residente.
2. Limitação da jornada de trabalho/treinamento em carga de 60 horas semanais.
3. Regulamentação dos tipos de atividades dos programas de residência médica, que passaram a compreender um mínimo de 10% e um máximo de 20% de sua carga horária em atividades teórico-práticas.
4. Reconhecimento do médico residente como profissional médico com os direitos trabalhistas e previdenciários previstos em lei.
5. Exigência de credenciamento das instituições de saúde pela Comissão Nacional de Residência Médica para poderem oferecer programas de residência médica.

6. Estabelecimento de um processo de seleção aprovado pela Comissão Nacional de Residência Médica para admissão em qualquer curso de residência médica.
7. Vedação do uso da expressão "residência médica" para designar qualquer programa de treinamento médico que não tenha sido aprovado pela Comissão Nacional de Residência Médica.
8. Constituição da residência médica como modalidade de certificação das especialidades médicas no Brasil.
9. Regulamentação dos títulos de especialistas, que passaram a ser concedidos exclusivamente em favor dos médicos residentes habilitados nos programas de residência.
10. Registro e documentação das informações sobre os médicos certificados como especialistas, mediante o encaminhamento de dados das instituições que oferecem os programas de residência médica.[6]

Vale destacar, ainda, que, nas décadas de 1960 a 1980, o sistema de saúde vigente no país era altamente centralizado e acentuadamente privatizado, com distorções nas formas de financiamento, e distante das reais necessidades de saúde da população brasileira. Nas suas ações, havia uma clara divisão de trabalho, na qual os serviços públicos se ocupavam das medidas de caráter preventivo. O Ministério da Saúde cuidava da vacinação e do combate às endemias, dos programas contra tuberculose, de dermatologia, saúde mental, câncer, atenção materno-infantil, atividades de vigilância sanitária, epidemiológica, ambiental e outros. Ele era também dotado de algumas estruturas hospitalares e ambulatoriais, além de instituições como a Fundação Oswaldo Cruz. Já o Ministério da Previdência Social participava desse sistema com estabelecimentos próprios do Instituto Nacional de Assistência Médica e Previdência Social (Inamps), compostos por hospitais e postos de assistência médica, além de uma rede de estabelecimentos privados contratados. Essas instituições se ocupavam das ações de assistência médico-hospitalar de caráter curativo e interesse individual, em geral os procedimentos de maior complexidade e mais onerosos. Todo o sistema era centralizado no Governo Federal, sendo os desempregados e trabalhadores informais excluídos da assistência, pois, segundo as normas das políticas sociais vigentes àquela época, eram considerados cidadãos apenas os indivíduos pertencentes ao mercado de trabalho formal e atuantes nas profissões reconhecidas em lei. Os excluídos do sistema eram atendidos pelas instituições de caridade e beneficentes, como as Santas Casas, e outras instituições públicas, como os hospitais universitários (vinculados ao Ministério da Educação). A participação dos Estados e municípios era pequena e se dava em condições muito precárias. Os Estados mantinham hospitais para não previdenciários, centros de saúde, hospitais especializados em áreas como saúde mental, tisiologia, hanseníase, institutos de pesquisa e desenvolvimento tecnológico. Os municípios mantinham os prontos-socorros.

Com o grande desenvolvimento da medicina assistencial-hospitalar, ocorreu nesse período uma enorme expansão da rede assistencial privada, pulverizada e desarticulada, mal distribuída e localizada nos grandes centros urbanos. Os hospitais em geral tinham baixa resolutividade. Enfim, dava-se muita ênfase à assistência médica curativa. Nesse contexto, surgiram os primeiros planos de saúde e ocorreu o fortalecimento dos hospitais privados.

OS EFEITOS DO SISTEMA ÚNICO DE SAÚDE SOBRE O ENSINO MÉDICO E A RESIDÊNCIA

Em 1988, foi promulgada a nova Constituição Federal e com ela foi criado o Sistema Único de Saúde (SUS). O artigo 196 da Constituição estabelece que: "A saúde é um direito de todos e um dever do Estado, garantido mediante políticas sociais e econômicas que visem à redução do risco de doenças e outros agravos e ao acesso universal e igualitário às ações e serviços para a sua promoção, proteção e recuperação". O artigo 198, por sua vez, afirma: "As ações e serviços públicos de saúde integram uma rede regionalizada e hierarquizada e constituem um sistema único [...]".

A regulamentação do SUS foi dada pela Lei n. 8.080, de 1990, que estabeleceu como princípios do sistema a universalidade, a integralidade e a equidade. Esse sistema garante o acesso de todos os brasileiros aos serviços de saúde e impõe a organização em redes regionalizadas e hierarquizadas, descentralizadas, com regulação sob comando único, além de estabelecer a participação popular nas tomadas de decisão, visando garantir o atendimento integral aos cidadãos em todas as suas necessidades.[7] Assim, o modelo assistencial tradicional, hospitalocêntrico, com pouca ênfase nas ações de atenção primária e mais focado na atenção à doença, dá lugar a uma descentralização da assistência, com regulação do fluxo de pacientes e muita ênfase na promoção da saúde, na prevenção de doenças e na atenção primária, cujo foco maior seria nos programas de saúde da família. Além disso, a criação do SUS possibilitou a inclusão de metade da população, antes excluída de qualquer acesso a um sistema público de saúde, e acumulou também as atribuições de cuidar das necessidades de saúde das famílias e comunidade, bem como a formação de recursos humanos para atender às demandas daquele que é considerado hoje um dos maiores programas de saúde pública no mundo. Esse fato ensejou a necessidade de criação de mais escolas médicas, que tiveram um crescimento exponencial nas décadas seguintes, principalmente as instituições particulares.

A mudança do modelo hospitalocêntrico para ações descentralizadas de saúde, de forma hierarquizada, levou à necessidade de se promover uma verdadeira revolução no ensino da graduação de medicina. Infelizmente, a implementação do SUS pelo Ministério da Saúde não se iniciou com uma boa interação com as universidades públicas vinculadas ao Ministério da Educação, de forma que houve um descompasso entre as necessidades do novo modelo assistencial exigido pelo SUS e o perfil de profissionais formados pelas universidades, até então focados no mercado de trabalho. Havia necessidade de adaptações na grade curricular da graduação e da residência médica, uma vez que a implantação do sistema hierarquizado fazia com que os pacientes acometidos por doenças de menor complexidade ficassem retidos na malha assistencial primária e secundária, privando os hospitais universitários dos pacientes de baixa e média complexidade, essenciais para o ensino da graduação e para a residência médica. A formação dos profissionais de saúde para atender a esse novo modelo assistencial exigiria mudanças também de postura nas instituições formadoras, habituadas ao ensino da medicina e da residência restrito aos muros dos hospitais universitários. Esses hospitais, que são a base de formação de médicos e especialistas, estavam à margem do sistema público de saúde e tinham sua clientela própria para as atividades de ensino e pesquisa. Seus pacientes eram pertencentes à classe dos excluídos pelo sistema até então vigente.

A lei que regulamentou o SUS determinou que todos os hospitais públicos, inclusive os universitários, fossem incorporados ao sistema, o que demandou enormes adaptações na infraestrutura física e de pessoal, com altos investimentos em tecnologia pelas universidades para se adequar à nova situação, uma vez que, na condição de referências obrigatórias em nível terciário, passariam a receber os pacientes de alta complexidade em grande quantidade. Consequentemente, a formação de profissionais médicos e especialistas com o perfil para atender às necessidades do SUS apresentava significativas limitações decorrentes dessa falta de interação entre as escolas médicas e as demandas da população. As escolas médicas não estavam preparadas para atender a essa nova exigência. Seu corpo docente não tinha, até então, vivências do modelo de atendimento exigido pelo SUS e, para tanto, deveria levar as práticas de ensino da medicina para as unidades básicas de saúde e unidades hospitalares de poucos recursos tecnológicos, portanto, fora dos muros da universidade (formação centrada em ambiente hospitalar *versus* práticas comunitárias). Além disso, essas instituições não dispunham de corpo docente em quantidade suficiente para atender a essa nova demanda de ensino "extramuros". Evidentemente, esses fatos geraram reflexos na formação de residentes, pois nos primeiros 2 anos dessa formação (conhecidos, respectivamente, como R1 e R2) o aprendizado e o treinamento dependem de pacientes de baixa e média complexidade, cuja assistência é feita, como explicado anteriormente, em nível primário nas unidades básicas de saúde, e em nível secundário em hospitais e centros de referência de menor complexidade (Figura 1).

Para fazer face a tamanho desafio, havia a necessidade de expansão do aparelho formador, uma vez que, historicamente, esse aparelho sempre teve maior concentração nos grandes centros urbanos e, sobretudo, nas regiões mais desenvolvidas do país. Como resultado, logo após a criação do SUS, em 1988, houve uma desmedida expansão no número de escolas médicas, especialmente de caráter privado, cujos instituidores vislumbraram uma oportunidade de maiores ganhos financeiros, visto que a procura pelos cursos de medicina tradicionalmente sempre foi a de maior demanda de candidatos entre todas as carreiras do ensino superior (Tabela 1).

TABELA 1 Evolução do número de escolas médicas no Brasil

Período	Número de escolas médicas	
1808	3	Pré-SUS
1950	17	
1995	85	
2000	106	
2005	146	
2010	180	
2015	252	Programa Mais Médicos
2020	346	

Dados retirados de Escolas Médicas do Brasil.[8]

Muitas escolas médicas foram autorizadas e implantadas em cidades sem os pré-requisitos mínimos necessários de infraestrutura, com pouca ou nenhuma tradição no exercício da medicina qualificada, portanto, sem profissionais preparados para a atividade docente, tanto no ensino teórico quanto nas práticas de formação. Assim, em 2000, o Brasil contava com 106 escolas médicas, e em 2015, já contabilizava 252 unidades. Algumas instituições que foram implementadas nesse período ainda funcionam sem ter sequer um hospital-escola. Além disso, apesar da implantação do novo e revolucionário

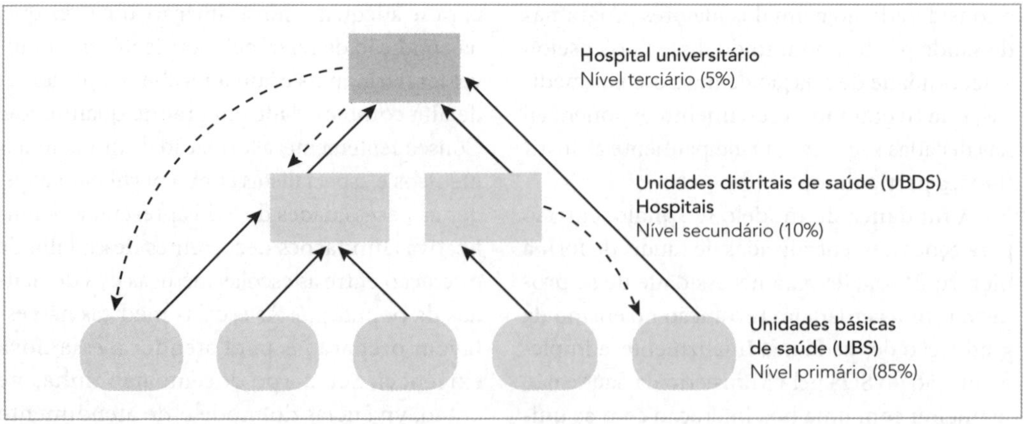

FIGURA 1 Hierarquização do Sistema Único de Saúde (SUS). O local de primeiro atendimento do paciente depende do seu nível de complexidade.

sistema de saúde, as escolas médicas ainda mantiveram o tradicional modelo de ensino concentrado em atividades hospitalares (modelo hospitalocêntrico), da medicina curativa. Os hospitais universitários a elas vinculados continuaram a formar residentes com as mesmas características anteriores ao SUS. A demanda por profissionais com o perfil e as qualificações exigidas para essa nova etapa da assistência médica no Brasil, com foco em promoção da saúde, prevenção de doenças e fortalecimento da assistência em nível primário, não foi preenchida, pois os residentes continuaram a ser formados em programas cada vez mais especializados, criando dificuldades para a contratação de profissionais com o perfil para o SUS.

Somente algum tempo depois, com a edição das Diretrizes Curriculares Nacionais (DCN) em ação conjunta entre o Ministério da Saúde e o Ministério da Educação, foram estabelecidos os critérios para a formação de médico com o perfil que o Brasil precisa para atender a seu novo modelo de assistência à saúde. Esse modelo determina que o graduado em medicina receba formação geral, humanista, crítica, reflexiva e ética, conferindo-lhe capacidade para atuar nos diferentes níveis de atenção à saúde, com ações de promoção, prevenção, recuperação e reabilitação da saúde, nos âmbitos individual e coletivo. Isso implica que o aprendizado e o treinamento desses profissionais devem ocorrer em espaços voltados para todos os níveis de atenção à saúde – primário, secundário e terciário –, conforme a organização do SUS.[9] Verifica-se, assim, uma mudança radical no sistema brasileiro de ensino na área médica, com novas diretrizes fortemente contrastantes com o sistema vigente antes do SUS.

IMPACTO DO PROGRAMA MAIS MÉDICOS PARA O BRASIL SOBRE A RESIDÊNCIA MÉDICA

Em 2013, foi lançado o Programa Mais Médicos para o Brasil, que entrou em vigor em 2015.[10] Esse programa partiu das premissas de que havia a necessidade de reafirmar um modelo assistencial que tivesse a atenção primária à saúde como base (o SUS) e de que a formação médica também devia ter compromisso social. Segundo as justificativas do programa, a atenção primária à saúde não representa uma oposição às outras especialidades médicas "tradicionais". Na proposta original, na graduação, os programas de internato passariam a ter uma carga horária de pelo menos 30% em atenção básica e urgências e emergências em serviços do SUS, e os médicos graduados deveriam fazer 2 anos de residência em medicina geral de família e comunidade antes de ingressar nas demais especializações. Na esteira do Programa Mais Médicos para o Brasil, mais uma centena de escolas médicas foram criadas e autorizadas a funcionar (Tabela 1). O ano de 2020 foi encerrado com 346 instituições nessa lista, formando cerca de 32 mil médicos por ano no país.[11]

O Programa Mais Médicos para o Brasil também teria um grande impacto sobre os programas de residência médica, pois estabeleceu em seu artigo 5º a obrigatoriedade de que cada uma das escolas médicas criadas tivesse seus próprios programas de residência e, segundo a Lei n. 2.871, "os programas de residência médica [...] ofertarão anualmente vagas equivalentes ao número de egressos dos cursos de graduação em medicina do ano anterior".[10] Essa lógica priorizava a criação dos programas de residência de medicina geral da família e comunidade para que os graduados fizessem o treinamento de 1 a 2 anos neste programa, conforme a proposta inicial, atuando no SUS antes de ingressar nos demais programas de especialidades (clínica médica, cirurgia geral, ginecologia e obstetrícia, pediatria e psiquiatria). Nove especialidades médicas dispensariam essa exigência: genética, medicina do trabalho, medicina do tráfego, medicina esportiva, medicina física e da reabilitação, medicina legal, medicina nuclear, patologia e radioterapia.

O Programa Mais Médicos para o Brasil teria de enfrentar vários problemas para viabilizar a ampliação e a melhoria da infraestrutura do sistema de saúde e do aparelho formador e cumprir suas metas de formação para o SUS. O número de vagas oferecidas para residência médica era muito inferior ao número de egressos das escolas médicas em todo o território nacional, com concentração de dois terços das vagas na região Sudeste do país. A primeira medida seria mudar o eixo dos locais de formação, com ampliação da oferta de programas de graduação e residência médica de forma redirecionada em regiões de maior carência assistencial.

Em decorrência disso, floresceram dezenas de programas de residência médica na última década. Havia 18.953 vagas para residentes de primeiro ano (R1) em 2014, ocorrendo um salto para 26.094 vagas em 2018. Assim, em 2019, um total de 53.776 médicos cursavam a residência médica em 4.862 programas oferecidos por 809 instituições.[12] Para implantação do programa de residência médica em medicina geral da família e comunidade, foram exigidos alguns requisitos, como atuações em urgência e emergência, saúde coletiva, atenção básica, atenção domiciliar, saúde mental, clínica geral em todos os ciclos da vida, educação popular em saúde e participação social, a serem desenvolvidas em dependências atuantes no SUS. Foram incentivadas parcerias com os municípios que receberam as novas escolas médicas. Os programas deveriam garantir a diversidade de espaços de formação, como ambulatoriais, domiciliares, hospitalares, prontos atendimentos, gestão em saúde, atenção psicossocial e acesso aos meios diagnósticos.

Apesar disso, ainda falta pessoal qualificado para as atividades de ensino de graduação e para a organização dos programas de residência médica, trabalho fortemente dependente dos preceptores e coordenadores responsáveis. Para que o Programa Mais Médicos para o Brasil tivesse sucesso, foi previsto o Plano Nacional de Formação de Preceptores, determinando que um terço deles se destinaria aos programas de medicina geral da família e comunidade, a ser composto por profissionais que já atuam como preceptores estimulados a se qualificar para preceptoria e mestrado profissional na área. Os receptores deveriam atuar diretamente com os alunos de graduação, uma vez que as universidades não dispõem de recursos para a contratação da quantidade necessária de profissionais.

Considerando que o Governo Federal tem o controle dos recursos para o SUS, da mesma forma que controla as vagas e o financiamento das bolsas dos programas de residência médica, as autoridades governamentais teriam em mãos, teoricamente, um poderoso instrumento dirigido não só para a formação de especialistas, mas também com poder de estabelecer políticas de controle sobre as especialidades prioritárias, mais necessárias às demandas do SUS e, a partir daí, concentrar esforços dirigidos para a formação desses profissionais, atraindo-os para especialidades menos gratificantes do ponto de vista financeiro, mas cujas demandas pelo SUS são prioritárias. Essa meta deveria ser perseguida pelos formuladores de políticas públicas, objetivando buscar o equilíbrio entre a oferta e a demanda de especialistas e contribuindo para que o sistema de saúde atenda às necessidades da população, tanto em quantidade quanto em qualidade.[13]

Os problemas estruturais que impedem esse processo não vêm sendo resolvidos de maneira satisfatória, por isso ainda persistem o desequilíbrio entre oferta e demanda em algumas especialidades e a escassez de profissionais no interior do país. Esse aspecto é fundamental, pois o SUS depende do suprimento de recursos humanos para a sua consolidação. Na região Sudeste, estão concentrados 57,3% dos residentes, mais da metade de todo o país. Mais da metade dos programas aprovados (2.491) também estão concentrados na região, distribuídos em 374 instituições. Então, a despeito dos novos programas lançados, o cenário das vagas de residência médica praticamente repete o quadro da distribuição de médicos já em atividade: depois da região Sudeste, vêm a região Sul, com 8.640 vagas (16%); a região Nordeste (15,7%);

a região Centro-Oeste (7,2%); e a região Norte, com 1.933 residentes, correspondendo a apenas 3,7% do total. Na distribuição por Estados, São Paulo tem a maioria das vagas de residência, correspondendo a 33,9% do total de médicos residentes do Brasil; seguido por Minas Gerais, com 11,1%; Rio de Janeiro, com 10,7%; e Rio Grande do Sul, com 7,3%. Em resumo, doze das 27 unidades da Federação têm menos de 1% dos médicos residentes. Nos Estados da região Norte, apenas o Pará fica acima desse número, com 1,5%.[11,12,14] Considerando a distribuição de escolas médicas no país, o número de egressos por região geográfica e as necessidades populacionais, a ampliação da oferta de vagas de residência médica precisa ser reformulada com novas políticas de incentivo para o desenvolvimento de bons programas nas regiões mais carentes, visando a fixação dos profissionais nessas áreas.[15]

Além disso, continuam faltando vagas para todos os egressos, como pode ser observado pela relação entre o número de formandos em medicina e o número de vagas oferecidas para residentes de primeiro ano. Scheffer et al.[11] avaliaram a evolução do número de inscrições primárias nos Conselhos Regionais de Medicina (ou seja, o número de novos médicos) e o número de médicos que iniciaram especialização em programas de residência médica (R1), entre 2010 e 2019. Dos quase 22 mil médicos que se inscreveram nos Conselhos Regionais de Medicina de todo o país (inscrição primária) em 2019, apenas 17.350 (79%) iniciaram os programas de residência médica, o que pode levar à interpretação de que o número de vagas é insuficiente para a demanda inicial dos recém-formados. Por outro lado, o número de médicos regularmente matriculados e cursando a residência não preenche milhares de vagas que são ofertadas (autorizadas pela Comissão Nacional de Residência Médica). Desde 2015, o número de vagas não ocupadas ultrapassa os 26%, chegando ao patamar de 35,7% em 2018, ou seja, de cada 3 a 4 vagas de residência em nível R1 oferecidas, uma não está sendo ocupada. A Tabela 2 mostra a taxa de ociosidade apenas para residentes de primeiro ano.[11]

Quando se considera o universo de todos os níveis de residência (R1, R2, R3, R4 e R5), esse percentual aumenta ainda mais. As taxas de evasão de residentes já matriculados e cursando os programas é significativa. Assim, somando-se as taxas de não preenchimento por falta de candidatos com as taxas de evasão, os números podem chegar a mais de 50% de vagas ociosas.[16]

A alta evasão denota ainda outros problemas. De acordo com a regulamentação vigente, os programas de residência médica precisam cumprir pré-requisitos estruturais e de recursos humanos. É necessário que o seu conteúdo programático seja claro, bem descrito, com objetivos e metas bem definidos e seja do conhecimento de todos os envolvidos na sua execução (transparência) e acessível aos médicos residentes. Entretanto, não é isso que se observa em um grande número de programas autorizados. Ao optar

TABELA 2 Distribuição de vagas de primeio ano de residência médica (R1) conforme *status* de autorizadas, ocupadas e ociosas, de 2015 a 2019

Ano	Vagas autorizadas	Vagas ocupadas	Vagas ociosas ou não ocupadas	
			Número de vagas	%
2015	20.556	15.145	5.411	26,3
2016	22.567	15.938	6.629	29,3
2017	24.897	16.529	8.368	33,6
2018	26.094	16.763	9.331	35,7
2019	23.595	17.350	6.245	26,4

Retirada de Scheffer, 2020.[11]

pela expansão do ensino da medicina, o governo criou ou autorizou o funcionamento de escolas médicas e programas de residência a elas vinculados em todas as regiões do país, utilizando notoriamente critérios políticos na sua distribuição. Muitas instituições não têm infraestrutura física e/ou recursos humanos mínimos qualificados para seu funcionamento e foram instaladas em cidades sem nenhuma tradição de bons serviços médicos e que não teriam as condições mínimas para acolhê-las, com rede básica de saúde desestruturada e sem um hospital com condições mínimas de infraestrutura (número de leitos, serviços qualificados de enfermagem etc.) para se instalar um hospital universitário. Até hoje, algumas escolas implantadas ainda não têm sequer o seu hospital próprio ou conveniado. Sem tradição de profissionais qualificados na prática médica nessas localidades onde foram instaladas, aumentam-se as dificuldades para a composição de seu corpo docente e, assim, profissionais qualificados têm sido "importados" de outras cidades para algumas horas de aulas ao longo da semana.

O número de vagas ofertadas oscila de ano a ano e, muitas vezes, vagas credenciadas não são acompanhadas pelo mesmo número de bolsas de financiamento, gerando insegurança nos candidatos. Em muitas especialidades, a oferta de vagas é maior do que a procura, e em outras ocorre o inverso, com procura maior que a oferta. Esse desequilíbrio de certa forma traduz a falta de uma política promovida pelos órgãos competentes no sentido de compatibilizar a oferta com as necessidades do sistema de saúde, mas sem perder de vista que, para que isso ocorra, é preciso tornar os programas mais atraentes para os ingressantes.

Em sua essência, a medicina é uma profissão liberal, por isso nem sempre as necessidades da comunidade são suficientes para atrair o interesse do recém-formado por determinadas especialidades. Por essa razão, deve haver sincronia entre os gestores dos programas de residência médica (representados pela Comissão Nacional de Residência Médica) e os gestores do sistema de saúde no sentido de criar incentivos que atraiam os novos profissionais para as especialidades carentes. Como exemplo que tem conseguido algum progresso, embora muito lentamente, podem-se citar os programas de residência de medicina geral da família e comunidade, cujo número de ingressantes vem crescendo de forma progressiva. O Programa Mais Médicos para o Brasil fez com que houvesse incentivos para sua implantação, como maior oferta de vagas, mais bolsas, incentivo à formação e à contratação de preceptores e até uma lei especial, criada no sentido de autorizar o pagamento diferenciado de salário para os profissionais contratados pelos serviços públicos. Em 2019, eram 2.419 residentes nos programas da especialidade, correspondendo a 4,5% de todas as vagas de residência em todos os níveis. Se forem considerados apenas os residentes de primeiro ano, eram 870 matriculados, que representam 5,4% de todas as vagas de R1,[11] o que pode indicar uma tendência de crescimento. Esses números, no entanto, estão muito longe da meta inicial, que seria a formação de 16 mil vagas até 2019. A pandemia de covid-19 expôs a fraqueza da carência de profissionais em algumas especialidades, como intensivistas e infectologistas. Essa lição que a pandemia trouxe deve se constituir em alerta para os gestores no sentido de direcionar e incentivar os programas de residência médica de especialidades carentes, visando atender às necessidades de saúde de cada região.

As falhas no registro de dados relativos aos programas oferecidos constituem outro problema que tem sido apontado, pois não são atualizados e muitas vezes são de difícil acesso. A falta de informações pode trazer desinteresse dos candidatos. Muitos programas foram criados recentemente e ainda não têm tradição na residência, portanto, precisam ter visibilidade com informações reais sobre a programação a ser desenvolvida pelo residente, a infraestrutura oferecida, o corpo docente e preceptores (currículos disponíveis), número de bolsas oferecidas etc. Sem isso, é frequente a frustração do residente ao se confrontar com a realidade que encontra ao iniciar seu treinamento. Com todas as informações disponibilizadas de forma transparente, o interessado não será surpreendido de modo negativo quando estiver presencialmente no serviço.

Em alguns programas, os preceptores inexistem, não têm preparo ou estão em números insuficientes. As atividades de preceptoria são muito relevantes em um programa de residência médica e são muito prejudicadas por essa precariedade. Os preceptores precisam ter as mínimas condições de trabalho, apoio, reconhecimento e incentivo dos coordenadores de programas e dos órgãos diretivos da instituição. Enfim, devem ser profissionais que inspirem o aprendiz, como modelo de ética e profissionalismo. São eles o elo entre o aprendizado e a experiência em serviços de saúde qualificados, dando suporte para que o residente tenha uma formação profissional competente, técnica, ética e humanisticamente adequada.[17,18] A sua ausência ou o pouco envolvimento dos preceptores nos programas certamente é um dos fatores importantes entre as causas de evasão dos programas.

COMISSÃO MISTA DE ESPECIALIDADES

Em 2015, a Resolução CFM n. 2.148/2016 criou a Comissão Mista de Especialidades, composta pelo Conselho Federal de Medicina, pela Associação Médica Brasileira e pela Comissão Nacional de Residência Médica, visando unificar o reconhecimento das especialidades e áreas de atuação.[19]

A Portaria CME n. 01/2016,[20] por sua vez, regulamentou o funcionamento da comissão. No artigo 1º, estão destacados os principais pontos da Resolução, a saber:

§ 1º Define-se especialidade médica como núcleo de organização do trabalho médico que aprofunda verticalmente a abordagem teórica e prática de segmentos da dimensão biopsicossocial do indivíduo e da coletividade.

§ 2º Define-se área de atuação como modalidade de organização do trabalho médico, desenvolvida por profissionais capacitados para exercer ações médicas específicas, sendo derivada e relacionada com uma ou mais especialidades.

§ 3º Reconhecem-se como especialidades médicas aquelas consideradas raízes e aquelas que preenchem o conjunto de critérios abaixo relacionados:

1. Complexidade dos problemas de saúde e acúmulo de conhecimento em determinada área de atuação médica que transcenda o aprendizado do curso médico e de uma área raiz em um setor específico;
2. Ter relevância epidemiológica e demanda social definida;
3. Ter complexidade que demande um conjunto de conhecimentos, habilidades e atitudes que exija um período mínimo de 2 anos de formação;
4. Reunir conhecimentos que definam um núcleo de atuação própria que não possa ser englobado por especialidades já existentes.

§ 4º São critérios de exclusão para reconhecimento de especialidades:

1. Área que já esteja contida em uma especialidade existente;
2. Processo que seja apenas meio diagnóstico e/ou terapêutico;
3. Área que esteja relacionada exclusivamente a uma doença ou problema de saúde isolado;
4. Área cuja atividade seja exclusivamente experimental;
5. Função ou atividade essencialmente vinculada ao conhecimento de legislação específica;
6. Área que seja apenas disciplina acadêmica.

§ 5º A Comissão Nacional de Residência Médica somente autorizará programas de residência médica nas especialidades e áreas de atuação aprovadas pela Comissão Mista de Especialidades.

§ 6º As especialidades médicas e áreas de atuação aprovadas pela Comissão Mista de Especialidades terão sua certificação sob responsabilidade da Associação Médica Brasileira e/ou da Comissão Nacional de Residência Médica.[20]

Embora a Comissão Mista de Especialidades tenha sido criada para normatizar, unificar critérios e fortalecer os processos de especialização médica, ela não dá "exclusividade" para a concessão de títulos de especialistas aos profissionais que completaram programas de residência médica. Em seu artigo 5º, ela estabelece que a Comissão Mista de Especialidades reconhecerá especialidade médica com tempo de formação mínimo de 2 anos e área de atuação com tempo de formação mínimo de 1 ano, sendo obrigatória carga horária anual mínima de 2.880 horas, mas não especifica, necessariamente, que seja por meio de programas de residência médica autorizados pela Comissão Nacional de Residência Médica e aprovados pela Comissão Mista de Especialidades, conforme o parágrafo 5º do artigo 1º descrito anteriormente.

O parágrafo 1º do artigo 5º estabelece que a matriz de competências, da qual decorre o tempo de formação de especialidade médica ou área de atuação para a residência médica, será aquela aprovada pela Comissão Nacional de Residência Médica, respeitando os pré-requisitos necessários. Por outro lado, o parágrafo 2º do mesmo artigo estabelece que

> A matriz de competência, da qual decorre o tempo de formação de especialidade médica ou área de atuação para a Associação Médica Brasileira, em programas de formação credenciados por sociedades de especialidade, será aprovada pela Comissão Mista de Especialidades e deverá manter similaridade com a matriz de competência aprovada pela Comissão Nacional de Residência Médica, respeitados os pré-requisitos necessários.

A decisão pode parecer conflituosa, pois para um programa ser considerado residência médica precisa ser autorizado pela Comissão Nacional de Residência Médica. Qualquer outro programa de especialização oferecido fora desse pré-requisito não pode, portanto, ser cadastrado como residência e já estaria fora da "jurisdição" da Comissão Nacional de Residência Médica. Assim, existe o mesmo título para duas categorias diferentes de especialistas: com e sem residência médica. Levando-se em conta que a residência médica é considerada o padrão-ouro de especialização em medicina e obedece a uma legislação específica, definida em lei própria, seria interessante que processos de titulação fora dos procedimentos padronizados para criação e controle desse modelo fossem revistos e unificados, pois foi exatamente o propósito de criação da Comissão Mista de Especialidades.

CONSIDERAÇÕES FINAIS

Todas as especialidades são importantes, porém com demandas diferentes em cada região. Elas precisam estar presentes com uma distribuição de especialistas por número de habitantes suficiente para atender às demandas regionais, de modo que cada região do Brasil possa ter atendimento médico em todas as especialidades, com resolutividade de 100%. Além de oferecer riscos à vida dos pacientes graves submetidos a traslados de longa distância, essa situação torna comum que pacientes cruzem o país, com todas as despesas pagas pelo SUS (incluindo acompanhantes), para um tratamento especializado muito distante de seu domicílio. Esse fato é inadmissível nos dias de hoje. É preciso uma atuação conjunta entre o Ministério da Saúde e o Ministério da Educação para se estabelecer um plano de atração e fixação de profissionais para cada especialidade em conformidade com as demandas. Um dos aspectos a serem observados diz respeito aos salários, que são padronizados para os servidores médicos no serviço público, dificultando programas de incentivo para os profissionais mais necessários. Uma exceção a essa regra foi aberta para a especialidade de medicina geral da família e comunidade e vem dando resultado. Esse exemplo demonstra que os programas de residência médica podem ser um instrumento interessante para a formação de profissionais de forma regionalizada a fim de atender às demandas locais. Esses programas constituem um grande incentivador para o desenvolvimento da boa assistência médica e devem servir de ferramenta para se conseguir uma melhor distribuição dos bons profissionais em todas as regiões do país.

Como exposto neste capítulo, são necessários, em média, 10 anos para se formar um bom profissional médico, considerando-se os 6 anos do curso de graduação, mais 3 a 6 anos de especialização. O investimento nessa formação é muito grande, não só em termos de recursos financeiros, mas também pelo sacrifício da qualidade de vida durante todo o processo, dos pontos de vista técnico, ético e humanístico. Por essas razões, um plano de carreira para os médicos nos serviços públicos, à semelhança do que ocorre no Poder Judiciário, seria um grande incentivo para direcionar os recém-graduados para especialidades mais necessitadas e um atrativo especial para programas de residência médica que hoje são pouco procurados, mas muito necessários para a comunidade. Esse fato somente se concretizará se as autoridades governamentais na área da saúde e do ensino, particularmente as universidades, lançarem um olhar diferenciado para a formação do profissional médico.

O Brasil tem sinalizado que, de fato, parece não estar se importando com a qualidade dos profissionais médicos que coloca no mercado de trabalho para desempenhar tão nobre e relevante missão, cuja atuação tem um impacto direto na preservação da saúde e no tratamento das doenças, ou, em outras palavras, sobre a própria vida das pessoas. Em épocas de pandemia como a que vivemos é que se percebe a falta que faz investir no setor.[21]

REFERÊNCIAS

1. Wright Jr JR, Schachar NS. Necessity is the mother of invention: William Stewart Halsted's addiction and its influence on the development of residency training in North America. Can J Surg. 2020;63(1):E13-9.
2. Botti SHO. O papel do preceptor na formação de médicos residentes: um estudo de residências em especialidades clínicas de um hospital de ensino. Tese [Doutorado]. Rio de Janeiro: Escola Nacional de Saúde Pública Sérgio Arouca; 2009. 104 f. Disponível em: https://www.arca.fiocruz.br/bitstream/icict/2582/1/ENSP_Tese_Botti_Sergio_Henrique.pdf. Acessado em: 18 mai 2021.
3. Feuerwerker LCM. Situação atual da residência médica no Brasil: subsídios para uma política de especialização. In: Estudos e reflexões sobre a formação de especialistas na área da saúde. São Paulo: Fundap; 2010. p. 317-56. Disponível em: https://www.conass.org.br/consensus/recorte-demografico-da-residencia-medica-brasileira-em-2019. Acessado em: 18 mai 2021.
4. Brasil. Lei n. 6.932, de 7 de julho de 1981. Dispõe sobre as atividades do médico residente e dá outras providências. Diário Oficial da União 9 jul 1981. Disponível em: http://www.planalto.gov.br/ccivil_03/leis/l6932.htm. Acessado em: 18 mai 2021.
5. Brasil. Lei n. 8.138, de 28 de dezembro de 1990. Altera a redação do artigo 4º da Lei n. 6.932, de 7 de julho de 1981, que dispõe sobre as atividades do médico residente, e dá outras providências. Disponível em: http://www.planalto.gov.br/ccivil_03/Leis/1989_1994/L8138.htm. Acessado em: 18 mai 2021.
6. Brasil. Lei n. 12.514, de 28 de outubro de 2011. Conversão da Medida Provisória n. 536, de 2011. Dá nova redação ao artigo 4º da Lei n. 6.932, de 7 de julho de 1981, que dispõe sobre as atividades do médico residente, e trata das contribuições devidas aos conselhos profissionais em geral. Disponível em: https://www.planalto.gov.br/ccivil_03/_ato2011-2014/2011/lei/l12514.htm. Acessado em: 18 mai 2021.
7. Brasil. Lei n. 8.080, de 19 de setembro de 1990. Dispõe sobre as condições para a promoção, proteção e recuperação da saúde, a organização e o funcionamento dos serviços correspondentes e dá outras providências. Disponível em: http://conselho.saude.gov.br/legislacao/lei8080_190990.htm. Acessado em: 14 mai 2021.
8. Escolas Médicas do Brasil. Todas as escolas médicas [Internet]. Disponível em: https://www.escolasmedicas.com.br/escolas-medicas-todas.php. Acessado em: 17 fev 2021.
9. Ministério da Educação. Conselho Nacional de Educação. Câmara de Educação Superior. Resolução n. 3, de 20 de junho de 2014. Institui Diretrizes Curriculares Nacionais do curso de graduação em medicina e dá outras providências. Disponível em: http://portal.mec.gov.br/index.php?option=com_docman&view=-download&alias=15874-rces003-14&category_slug=-junho-2014. Acessado em: 08 mai 2021.
10. Brasil. Lei n. 12.871, de 22 de outubro de 2013. Conversão da Medida Provisória n. 621, de 2013. Institui o Programa Mais Médicos, altera as Leis n. 8.745, de 9 de dezembro de 1993, e n. 6.932, de 7 de julho de 1981, e dá outras providências. Disponível em: https://www.planalto.gov.br/ccivil_03/_ato2011-2014/2013/lei/l12871.htm. Acessado em: 12 mai 2021.
11. Scheffer M (coord.). Demografia médica no Brasil 2020. São Paulo: Departamento de Medicina Preventiva da Faculdade de Medicina da Universidade de São Paulo/Conselho Federal de Medicina; 2020.

12. Revisamed. Saiba onde estão as vagas de Residência Médica no Brasil [Internet]. 03 fev 2021. Disponível em: https://www.revisamed.com.br/residencia-medica/vagas-de-residencia-medica/. Acessado em: 02 mar 2021.
13. Sampaio SAP, Mazza T. Formação de médicos especialistas e a demanda por assistência hospitalar no Sistema Único de Saúde no Estado de São Paulo. São Paulo em Perspectiva. 2008;22(2):104-19.
14. Chaves HL, Borges LB, Guimarães DC, Cavalcanti LPG. Vagas para residência médica no Brasil: onde estão e o que é avaliado. Rev Bras Educ Med. 2013;37(4):557-65.
15. Silva LO, Melo IB, Teixeira LAS. Interface entre oferta de vagas de residência médica, demanda por médicos especialistas e mercado de trabalho. Rev Bras Educ Med. 2019;43(1 supl. 1).
16. Cambricoli F. Estudantes de medicina só ocupam 54% dos postos de residência. O Estado de São Paulo. 23 out 2015. Disponível em: http://saude.estadao.com.br/noticias/geral,estudantes-de-medicina-so-ocupam-54-dos-postos-de-residencia-no-pais,1784500. Acessado em: 11 set 2021.
17. Ferguson PC, Caverzagie KJ, Nousiainen MT, Snell L, ICBME Collaborators. Changing the culture of medical training: an important step toward the implementation of competency-based medical education. Med Teach. 2017;39(6):599-602.
18. Servey J, Wyrick K. Teaching clinical precepting: a faculty development workshop using role-play. MedEdPORTAL. 2018;14:10718.
19. Conselho Federal de Medicina. Resolução n. 2.148/2016. Dispõe sobre a homologação da Portaria CME n. 01/2016, que disciplina o funcionamento da Comissão Mista de Especialidades (CME), composta pelo Conselho Federal de Medicina (CFM), pela Associação Médica Brasileira (AMB) e pela Comissão Nacional de Residência Médica (CNRM), que normatiza o reconhecimento e o registro das especialidades médicas e respectivas áreas de atuação no âmbito dos Conselhos de Medicina. Diário Oficial da União. 03 ago 2016. Disponível em: https://sistemas.cfm.org.br/normas/visualizar/resolucoes/BR/2016/2148. Acessado em: 11 set 2021.
20. Conselho Federal de Medicina. Comissão Mista de Especialidades. Portaria CME n. 01/2016. Regulamenta o funcionamento da Comissão Mista de Especialidades (CME), composta pelo Conselho Federal de Medicina (CFM), pela Associação Médica Brasileira (AMB) e pela Comissão Nacional de Residência Médica (CNRM), disciplinando o reconhecimento e o registro das especialidades médicas e respectivas áreas de atuação no âmbito dos Conselhos de Medicina, e dá outras providências. Disponível em: http://old.cremerj.org.br/anexos/ANEXO__Portaria__CME__n__01_2016.pdf. Acessado em: 18 mai 2021.
21. Sá MFS. Shortcomings in the training program of medical residency during the COVID-19 pandemic in Brazil. How will they be repaired? Rev Bras Ginecol Obstet. 2021;43(3):155-7.

CAPÍTULO 2

Iniciativas da Febrasgo na formação do especialista em ginecologia e obstetrícia

Agnaldo Lopes da Silva Filho
Gustavo Salata Romão
Marcos Felipe Silva de Sá

INTRODUÇÃO

Os programas de residência médica têm sido apresentados como modelo dominante para a pós-graduação em medicina em todo o mundo. São considerados o padrão-ouro pela comunidade médica e conferem *status* diferenciado aos médicos detentores dos títulos obtidos em seus programas.

Portanto, a qualidade desses programas é essencial para a diferenciação dos novos profissionais ingressantes no mercado de trabalho. Os programas de residência médica devem cumprir pré-requisitos exigidos pela legislação em vigor, regulamentados pela Comissão Nacional de Residência Médica, e oferecer infraestrutura e recursos humanos adequados em todos os níveis da atenção à saúde (primário, secundário e terciário). Devem também contemplar quesitos essenciais para qualificação, como possuir conteúdo programático claro, bem descrito e transparente, contendo os objetivos e metas do aprendizado, bem como possuir preceptores em número adequado e com boa qualificação.

Muitos novos programas têm sido implementados, no entanto, atrelados à criação das novas escolas médicas sem o devido planejamento. Essa é apenas uma das razões da necessidade de melhoria da residência médica. Além disso, muitos programas possuem infraestrutura insuficiente, com pouco preparo dos preceptores e supervisores. Existem também problemas como má estruturação de alguns programas, falhas na programação e falta de incentivos específicos para especialidades prioritárias. Como resultado, muitas vagas são oferecidas para programas de pouca demanda e, por outro lado, programas de alta demanda disponibilizam um menor número de vagas.

Nesse contexto, o papel dos órgãos governamentais, das instituições formadoras e das sociedades de especialidades é de grande importância. Visando contribuir para a melhoria da residência médica em funcionamento no Brasil, a Federação Brasileira das Associações de Ginecologia e Obstetrícia (Febrasgo) criou uma Comissão de Residência Médica (Coreme) com a missão principal de zelar pelo bom desempenho dos programas de residência médica de ginecologia e obstetrícia em todo o Brasil, visando preparar o residente para que, após a conclusão do curso, como profissional, detenha habilidades que o caracterizem como um especialista na área e esteja preparado para a obtenção do título de especialista em ginecologia e obstetrícia (Tego). Na composição da Coreme, com quinze membros, estão representadas todas as regiões do país, tendo em vista as diferenças regionais presentes nas avaliações dos egressos feitas pela Febrasgo. São profissionais competentes, ligados a diferentes instituições universitárias, interessados e estudiosos da educação médica. Com essa medida, a Febrasgo pretende elaborar programas e protocolos de ação junto aos programas de residência médica de todo o Brasil, visando reduzir as diferenças regionais e estabelecer um padrão mínimo de qualidade para todos, independentemente da região.

Assim, a Coreme, em conformidade com as atribuições que lhe foram conferidas, estabeleceu algumas premissas e metas para serem desenvolvidas junto aos programas, visando:

- Assegurar maior consistência e coerência na orientação dos programas de residência médica.
- Distribuir as competências de maneira hierarquizada e crescente em complexidade para o primeiro, segundo e terceiro anos de residência.
- Referenciar a avaliação do médico residente de ginecologia e obstetrícia para cada um dos seus componentes (conhecimento, habilidades e atitudes).
- Permitir o aprendizado do residente a partir da avaliação transparente e ajustada ao seu nível de progressão.
- Referenciar a avaliação dos programas de residência médica de ginecologia e obstetrícia.
- Orientar a preceptoria e os supervisores locais dos programas de residência médica de ginecologia e obstetrícia por meio de parcerias.

QUADRO 1 Eixos da matriz de competências de ginecologia e obstetrícia elaborada pela Comissão de Residência Médica da Febrasgo

Eixo	Competência
1	Atenção à saúde e cuidados no período pré-natal
2	Atenção à saúde e cuidados no período intraparto
3	Atenção à saúde e cuidados no período puerperal
4	Habilidades técnicas em procedimentos obstétricos
5	Habilidades técnicas em procedimentos ginecológicos
6	Atenção à saúde e cuidados nas desordens do assoalho pélvico
7	Atenção à saúde e cuidados em oncologia ginecológica
8	Atenção à saúde e cuidados na contracepção e planejamento familiar
9	Atenção à saúde e cuidados no sangramento uterino anormal
10	Atenção à saúde e cuidados em ginecologia endócrina
11	Atenção à saúde e cuidados nas infecções em ginecologia e obstetrícia
12	Atenção à saúde e cuidados nas urgências em ginecologia e obstetrícia
13	Atenção à saúde e cuidados nas afecções da mama
14	Atenção à saúde e cuidados nas desordens não originárias do aparelho reprodutor
15	Segurança da paciente em ginecologia e obstetrícia
16	Profissionalismo em ginecologia e obstetrícia

Adaptado de Romão e Sá, 2019.[3]

Neste capítulo, são apresentadas, de forma sumarizada, algumas iniciativas da Coreme visando a viabilização de seu plano de trabalho. Abordagens mais profundas de cada um dos temas compõem os diferentes capítulos deste livro.

MATRIZ DE COMPETÊNCIAS

O primeiro passo de ação da Coreme foi estabelecer a matriz de competências para os programas de residência médica de ginecologia e obstetrícia, contendo dezesseis eixos temáticos (Quadro 1), submetida à apreciação e aprovada pela Associação Médica Brasileira (AMB). Essa matriz foi aprovada durante plenária da Comissão Nacional de Residência Médica e oficializada pela Resolução n. 3 do órgão, de 8 de abril de 2019.[1,2] Com a publicação dessa resolução, a aplicação da matriz tornou-se obrigatória para todos os programas de residência médica de ginecologia e obstetrícia do Brasil.

A nomenclatura "obstetrícia e ginecologia" foi substituída por "ginecologia e obstetrícia", em consonância com a especialidade médica referida. Um dos objetivos principais da construção dessa matriz de competência foi assegurar consistência e coerência às grades curriculares dos programas. Para tanto, foi utilizada uma metodologia baseada em modelos internacionais, mas levando em conta a realidade do Brasil e a relevância da qualidade na formação daqueles que assistirão às mulheres no Sistema Único de Saúde e na saúde suplementar.

O papel do médico residente na formação de estudantes e de residentes menos graduados faz parte da história da educação médica. A organização de atividades formais para desenvolver essas competências entre os residentes, a fim de que possam exercer adequadamente o papel de educadores, é um tema que tem sido recentemente abordado na literatura da área. Considerando essa preocupação, a Febrasgo, em sua matriz de competências para a residência médica de ginecologia e obstetrícia, apontou no eixo de profissionalismo (eixo 16) as habilidades docentes como parte das competências a serem desenvolvidas durante a residência na especialidade, sendo esperado que, a partir do segundo ano do programa, o residente "colabore, auxilie e apoie os residentes menos experientes em seu processo de aprendizado e desenvolvimento técnico". Além disso, a empatia durante a residência médica tem sido reforçada nesse eixo. O domínio comportamental é parte essencial da relação médico-paciente e deve ser exercitado a cada atendimento. O profissionalismo como um eixo à parte, com competências específicas a serem desenvolvidas, relaciona-se diretamente com ter ou não ter empatia.

CURSO DE CAPACITAÇÃO E ENCONTROS DE PRECEPTORES

A Febrasgo vem realizando a capacitação dos preceptores de ginecologia e obstetrícia. Trata-se de uma iniciativa para melhorar a formação do especialista egresso dos programas de residência por meio do treinamento de seus preceptores e supervisores em novos métodos de ensino e avaliação. O curso tem como objetivo capacitar os profissionais envolvidos no ensino da residência médica, oferecendo aos participantes a oportunidade de conhecer os novos referenciais de estruturação, técnicas de treinamento e ferramentas de avaliação para aprimoramento dos seus programas.

O modelo utilizado para essa capacitação é o *blended learning*, que mescla o não presencial e o presencial.[4] O curso conta com um módulo em ambiente não presencial (conhecido como *e-learning* ou ensino a distância – EAD) e um módulo presencial. No módulo não presencial, são desenvolvidos temas atuais da educação médica, como a formação orientada por competências, matriz de competências de ginecologia e obstetrícia, teste de progresso, avaliação das competências em ambiente real e simulado, entre outros. No módulo presencial são realizadas atividades de simulação realística da prática médica em ginecologia e obsterícia, elaboração de estações de simulação (conhecidas como exame clínico objetivo e estruturado ou, em inglês, *objective structured clinical examination* – OSCE), experimentação prática utilizando os instrumentos metodológicos da observação direta de habilidades procedimentais (do inglês *direct observation of procedural skills* – DOPS) e do miniexercício clínico avaliativo (do inglês *mini-clinical exercise* – Mini-CEX) e aprendizado de técnicas de *feedback*.

TESTE DE PROGRESSO INDIVIDUAL

Considerando as vantagens e benefícios do teste de progresso individual[5,6] e diante da necessidade de avaliar a qualidade da formação médica na especialidade, a Febrasgo tomou a iniciativa de implementar essa metodologia de teste a partir de 2018 para os residentes de ginecologia e obstetrícia. A matriz da avaliação é definida a partir da matriz de competências, ponderando as habilidades e conteúdos dos itens de acordo com a sua importância para a prática na especialidade. O objetivo funcional é fornecer informações confiáveis para a autoavaliação dos candidatos e para a avaliação dos serviços provedores de programas de residência médica, apresentando-se, portanto, como uma avaliação formativa. Para estimular os residentes a participarem do teste de progresso individual de ginecologia e obstetrícia (TPI-GO), foram estabelecidos critérios de bonificação e dispensa da prova teórica do Tego no ano seguinte à conclusão da residência.

A partir de 2018, o TPI-GO passou a ser oferecido anualmente a todos os médicos residentes do primeiro (R1), segundo (R2) e terceiro (R3) anos de treinamento regularmente matriculados em programas de residência médica brasileiros reconhecidos pelo Ministério da Educação. Em 2018, o teste foi aplicado na modalidade presencial e de maneira sincrônica em dez cidades brasileiras nas regiões de maior concentração de programas de residência da especialidade e tinha o mesmo conteúdo da prova teórica para a obtenção do Tego. Em 2019, uma outra cidade foi incluída na lista de cidades-sede de aplicação do teste. Dessa forma, o teste passou a ser aplicado em onze cidades que representam todas as regiões brasileiras (Norte, Nordeste, Centro-Oeste, Sudeste e Sul). Em 2020, por causa da pandemia de covid-19 e em respeito às exigências sanitárias, não foi possível aplicar presencialmente o TPI-GO. Atuando em parceria com empresas especializadas na aplicação de provas *on-line*, a Febrasgo disponibilizou e aplicou o teste simultaneamente para 1.422 médicos residentes de todo o Brasil em dezembro de 2020.

LOGBOOK NOS PROGRAMAS DE RESIDÊNCIA MÉDICA DE GINECOLOGIA E OBSTETRÍCIA

O *logbook* pode ser definido como um recurso por meio do qual os residentes documentam as experiências clínicas durante seus estágios.[7] A Febrasgo desenvolveu um *logbook* na forma de aplicativo eletrônico para o qual os residentes recebem acesso individual. No sistema, os residentes devem registrar a sua experiência cirúrgica ao longo de todo o treinamento. Por meio desse recurso, é possível definir quais tipos de atendimentos e procedimentos devem ser realizados em cada estágio, além de identificar objetivos de treinamento que ainda não foram cumpridos, proporcionando, assim, um maior envolvimento do residente com o seu aprendizado ao longo do programa. Para os preceptores e supervisores de programas, o *logbook* consiste em uma importante ferramenta de supervisão dos aprendizes, pois permite verificar se os objetivos do treinamento foram alcançados, identificar lacunas de aprendizagem e elaborar um plano de ações para sanar o déficit na formação do especialista, além de fornecer dados quantificáveis para medir o alinhamento das atividades desenvolvidas com os objetivos do programa.

ATIVIDADES PROFISSIONAIS CONFIABILIZADORAS (EPA) EM GINECOLOGIA E OBSTETRÍCIA

Para responder aos anseios profissionais e operacionalizar melhor o treinamento, a supervisão e a avaliação de médicos residentes, foi estabelecido em 2007 o conceito de atividades profissionais confiabilizadoras (em inglês, entrustable professional activities – EPA).[8] A EPA é uma atividade da prática profissional que pode ser totalmente confiada a um médico residente assim que ele demonstrar as competências necessárias para realizá-la sem supervisão. Devem ser, portanto, atividades executáveis e observáveis, que podem ser utilizadas como referencial para avaliação e progressão do residente no decorrer do treinamento. Em um trabalho conjunto da Coreme e das comissões nacionais especializadas (CNE), a Febrasgo está em processo de validação das EPA para o programa de residência médica de ginecologia e obstetrícia.

OSCE NA PROVA PRÁTICA PARA OBTENÇÃO DO TEGO

A principal utilidade do OSCE é a avaliação formativa e somativa do desempenho de residentes e estudantes nas habilidades clínicas em ambiente simulado. Esse exame se situa no terceiro nível de avaliação das competências, já que o candidato deve "demonstrar", sob supervisão, as atitudes e comportamentos esperados para o médico. Considerando seus níveis de validade e confiabilidade, o OSCE tem sido utilizado como modelo de prova prática em exames de licenciatura e certificação.

Desde 2017, a Comissão Nacional do Título de Especialista em Ginecologia e Obstetrícia (Contego) da Febrasgo vem utilizando o OSCE na prova prática do exame de certificação para o Tego. Os resultados desnudam o despreparo de muitos egressos de programas de residência médica, com altas taxas de reprovação.

CONSIDERAÇÕES FINAIS

Muitas outras ações já estão programadas pela Febrasgo, como inserir os residentes no seu quadro associativo visando oferecer-lhes oportunidades de aprimoramento de competências nos programas de educação continuada disponibilizados em ambiente virtual ou presenciais, ou em eventos promovidos pela Febrasgo, como jornadas e congressos. Nos dois últimos Congressos Brasileiros de Ginecologia e Obstetrícia, realizados em Belém e Porto Alegre, foram oferecidos cursos e sessões especiais voltados para preceptores e residentes. Também foi criada uma seção especial sobre a residência médica na revista *Femina*, um dos órgãos oficiais de divulgação científica da Febrasgo, que é editada mensalmente, em forma eletrônica e impressa, e distribuída gratuitamente aos mais de 16 mil associados.

Resumidamente, a Febrasgo propõe que, ao concluir seu programa de residência, o médico especialista em ginecologia e obstetrícia, além de ser profissional tecnicamente competente, torne-se capaz de:

- Utilizar escuta ativa, linguagem apropriada, de fácil compreensão e não depreciativa em todas as relações médico-paciente.
- Demonstrar compaixão, integridade e respeito pelos pacientes e colegas de equipe.
- Demonstrar respeito pela privacidade e pela autonomia da paciente.
- Comunicar-se de forma apropriada com pacientes e familiares em situações de menor ou maior complexidade.
- Organizar e participar de orientações em equipe multidisciplinar para pacientes e familiares.
- Engajar-se na tomada de decisão compartilhada, incorporando quadros culturais dos pacientes e das famílias.

Por fim, a Febrasgo tem se dedicado à promoção e à manutenção da excelência no ensino da residência de ginecologia e obstetrícia. Nesse processo, os desafios que os programas de residência médica de ginecologia e obstetrícia enfrentam são reconhecidos, e a instituição está comprometida e continuamente procurando se modernizar e se adequar ao cenário atual. A Febrasgo procura, ainda, criar estratégias para diminuir as diferenças na qualidade da formação dos médicos residentes nas diversas regiões do Brasil. Seu compromisso principal é com uma busca contínua para a melhora de todos os aspectos da formação dos médicos residentes e preceptores dos programas de residência do país, além da promoção de ações para uma assistência de alta qualidade à saúde da mulher brasileira.

REFERÊNCIAS

1. Brasil. Ministério da Educação. Secretaria de Educação Superior. Resolução CNRM n. 3, de 8 de abril de 2019. Dispõe sobre a matriz de competências dos programas de residência médica em ginecologia e obstetrícia. Diário Oficial da União. 11 abr 2019.
2. Romão GS, Reis FJC, Cavalli RC, Sá MFS. Matriz de competência em ginecologia e obstetrícia: um novo referencial para os programas de residência médica no Brasil. Femina. 2017;45(3):172-7.
3. Romão GS, Sá MFS. A formação orientada por competências e a matriz de competências em ginecologia e obstetrícia no Brasil. Femina. 2019;47(3):146-51.
4. Romão GS, Sá MFS. Preceptoria e capacitação de preceptores de residência: tendências atuais. Femina. 2019;47(4):224-6.
5. Romão GS, Fernandes CE, Sá MFS. Teste de progresso individual do residente em GO: relato da experiên-

cia do primeiro ano de implantação no Brasil. Femina. 2019;47(5):282-7.
6. Sá MFS, Romão GS, Fernandes CE, Silva-Filho AL. The individual progress test of gynecology and obstetrics residents (TPI-GO): the Brazilian experience by Febrasgo. Rev Bras Ginecol Obstet. 2021;43(6):425-8.
7. Rocha SR, Romão GS, Silva-Filho,AL, Sá MFS. O uso do logbook e do portifólio nos programas de residência. Femina. 2020;48(4):218-21.
8. Coelho RA, Romão GS, Sá MFS. EPAs em ginecologia e obstetrícia. Conceitos atuais. Femina. 2019;47(12): 884-6.

SEÇÃO 2

Formação por competências

CAPÍTULO 3

Teorias de aprendizagem

Gustavo Salata Romão
Sheyla Ribeiro Rocha

INTRODUÇÃO

O ato de aprender compreende adquirir e modificar conhecimentos, habilidades, atitudes, comportamentos e crenças. O aprendizado, por sua vez, pode ser definido de forma geral como uma mudança duradoura no comportamento que resulta da prática ou de outras formas de experiência. A busca pelo entendimento sobre a aprendizagem humana remonta à Grécia Antiga, há quase 3 mil anos. Nesse período, já foram estabelecidas as bases das teorias contemporâneas de aprendizagem. Desde então, essa área do conhecimento está em constante evolução, incorporando diversos modelos, conceitos e teorias.

Este capítulo traz uma revisão narrativa sobre as principais teorias de aprendizagem, começando com um resgate histórico de suas origens, apresentando seus principais postulados e conceitos, e concluindo com uma discussão sobre a importância desse conhecimento para os educadores médicos. O objetivo principal é embasar a prática do ensino e a tomada de decisões na gestão de programas de formação médica.

ASPECTOS HISTÓRICOS DAS TEORIAS DE APRENDIZAGEM E DA EDUCAÇÃO MÉDICA

No Período Arcaico da Grécia Antiga (séculos VII-V a.C.), a educação era essencialmente de base familiar e o ideal de formação (em grego, chamado de *aretê*) era inspirado nos heróis dos clássicos de Homero (*Ilíada* e *Odisseia*), valorizando a excelência física e moral.

No Período Clássico grego (a partir do século V a.C.), esse referencial educativo passa a se estender para a sociedade e surgem as primeiras escolas de educação infantil (em grego, chamado de *paideia*) com um conteúdo disciplinar voltado à formação de cidadãos. Esse conteúdo incluía geografia, história natural, gramática, matemática, retórica, filosofia, música e ginástica. Foi nesse período que Sócrates (469-399 a.C), um grande ícone da filosofia ocidental, desenvolveu a dialética como método de aprendizagem por meio da interação com as pessoas. De acordo com a dialética socrática, a contraposição de ideias é o meio para a formulação de novas concepções e descobertas.

Platão (427-347 a.C.) e Aristóteles (384-322 a.C.), um de seus alunos mais famosos, foram pioneiros no debate sobre "como se aprende algo novo", dando início ao estudo científico da aprendizagem.[1] Platão defendia a hipótese de que a verdade e o conhecimento podem ser encontrados dentro de nós por meio da elevação da mente para o mundo das ideias e da razão, sendo essa a base do racionalismo e da Academia – a escola fundada por ele. Já para Aristóteles, a verdade e o conhecimento deveriam ser buscados fora do indivíduo, por meio dos seus sentidos (como a observação e a percepção), sendo essa a base do empirismo. Partindo dessa premissa, Aristóteles desenvolveu métodos de coleta de dados para estudar o mundo ao seu redor e fundou a sua escola de filosofia em Atenas – o Liceu. Nessa escola, Aristóteles e seus discípulos, conhecidos como perípatos, caminhavam ao ar livre enquanto ele lia e dava suas preleções. Para Aristóteles, a educação tinha por objetivo a aquisição de virtudes e excelência moral, e aos mestres é conferida a autoridade porque eles "detêm a teoria". Na perspectiva aristotélica, a aquisição dessas virtudes se faz pela escolha prévia dos atos a serem praticados e pelo hábito construído dessas ações por meio da prática repetitiva.[2] Essa concepção constitui a base de diversas estratégias de treinamento profissional em habilidades e atitudes éticas nos dias atuais.

Os primeiros referenciais da educação médica, que têm em Hipócrates (460-370 a.C.) seu grande expoente, datam do Período Arcaico. Naquela época, não existiam escolas formais e a medicina era ensinada dentro das famílias, seguindo a tradição grega do aprendizado técnico, ou seja, um conhecimento teórico voltado para o trabalho manual. Com o passar do tempo, começaram a ser aceitos discípulos sem laços de família e, por volta do século V a.C., surgiram as primeiras escolas médicas, como as da Ilha de Cós e de Cnido. Nessa fase, uma escola médica consistia em um lugar onde um mestre ensinava aos seus filhos e/ou discípulos a arte da medicina.[3] Nesse modelo, a formação era ofertada pelo mestre, que ensinava enquanto praticava. A educação médica era baseada, portanto, mais na experiência do que em estudos acadêmicos. Os livros eram utilizados como fonte de consulta e não substituíam a experiência prática.[4] A escola de Cós, onde Hipócrates se formou e lecionou, destacava-se por utilizar como métodos de aprendizagem a observação e o raciocínio sobre as doenças. O grande legado de Hipócrates foi a produção de livros para o ensino teórico e prático da medicina. Os tratados da coleção hipocrática impulsionaram avanços na educação médica, marcando o momento em que a literatura científica começou a substituir o ensino oral.[3]

Durante o período do Império Romano (27 a.C.-476 d.C.), a educação era voltada para as necessidades cotidianas daquela sociedade, como a construção de estradas, pontes e aquedutos, deixando os temas clássicos da cultura helenística relegados a segundo plano. A educação passou a ser vista mais como estratégia para a formação profissional do que como desenvolvimento da mente para o mundo das artes e da ciência. Nesse período, a tradição da escola médica de Cós é superada por novos centros formadores que se estabelecem nas cidades de Alexandria e Pérgamo. A nova tradição médica revela importantes nomes na história da medicina, como Galeno de Pérgamo (129-199 d.C.).[3] A partir das contribuições de Galeno, a educação médica, até então baseada na prática e na relação entre mestre e aprendiz, passa a incorporar disciplinas teóricas e a utilizar textos produzidos por médicos renomados. Galeno estimulou o ensino de anatomia e fisiologia e a busca pela causa das doenças, acrescentando esses conteúdos teóricos aos cursos de medicina. Além disso, foi um grande estudioso das obras de Hipócrates e um dos principais responsáveis pela incorporação dos referenciais hipocráticos no pensamento médico. Consolidava-se, assim, o ensino médico teórico baseado em livros técnicos.[3,5]

Na Idade Média (séculos V-XV), quando a Igreja Católica Romana se tornou hegemônica na vida europeia, o aprendizado passou a ocorrer nos mosteiros e em seu sistema escolar, que incluía as primeiras universidades. Até o início do século V, a base do pensamento cristão era sistematizada pelos padres fundadores da Igreja Católica, o que ficou conhecido como patrística. Uma importante referência patrística foi Agostinho de Hipona, conhecido como Santo Agostinho (354-430 d.C.), sacerdote e pensador que assimilou a filosofia platônica, estabelecendo uma base racional para a fé cristã.

A partir do século V, o conhecimento de base teológica passou a ser difundido também pelas escolas por meio da escolástica, que consistia em discussões filosóficas orais e escritas apresentadas por um mestre na forma de leitura ou debates filosófico-teológicos sobre temas importantes e controversos, com regras predeterminadas.

A gramática, a retórica e a dialética aristotélica passaram a ser introduzidas nas escolas a partir do século XI, o que ficou conhecido como *trivium* e correspondia ao ensino médio. O *quadrivium*, equivalente ao ensino superior, consistia em aritmética, geometria, astronomia e música, sendo ministrado aos alunos que completavam o *trivium*.

No século XIII, São Tomás de Aquino (1225-1274), uma grande referência da escolástica e grande estudioso das ideias de Aristóteles, considerava que a filosofia e a teologia eram modos diferentes de buscar a verdade e, por isso, afirmava não haver oposição entre elas, mas uma mútua colaboração, ainda que a fé estivesse sempre acima da razão.

Durante todo o período da Idade Média, o método de ensino predominante foi a transmissão direta do conhecimento do professor ao aluno, que ficava restrito às classes abastadas. Por volta do século XIV, no entanto, surgem as primeiras salas de aula como as conhecemos ainda hoje, com os alunos sentados em suas carteiras e os professores à frente, ensinando a todos ao mesmo tempo.[2]

Com relação ao ensino médico, a vasta obra de Galeno de Pérgamo havia se difundido desde o início da Idade Médida, tanto pelo Ocidente quanto pelo Oriente, sendo utilizada como base teórica e conceitual da medicina no período. No Ocidente, a primeira escola de medicina foi fundada no século IX, na cidade de Salerno (sul da Itália), vinculada a um monastério. No Oriente, o ensino da medicina foi fortemente influenciado pela medicina grega difundida pela obra de Galeno, que foi traduzida e interpretada pelos sírios e árabes. Um grande expoente da medicina medieval no mundo árabe foi Avicena (980-1037), que se destacou por sua obra *al-Qanun* (ou *O cânone da medicina*), amplamente utilizada nas escolas médicas europeias à época.

Para a educação médica, a Idade Média marcou a transição do método de ensino oral para o ensino eminentemente teórico. Essas aulas consistiam na leitura e interpretação dos textos pelos professores, que também acrescentavam suas próprias explicações. Esse sistema de educação médica formal na Europa se constituiu nesse período e se manteve até o século XVIII.[5]

A Idade Moderna (séculos XV-XVIII), que abrangeu a Era dos Descobrimentos, o Renascimento (séculos XV-XVII) e a Revolução Francesa (1789), foi marcada por inúmeras mudanças na Europa, como a intensificação do comércio, o desenvolvimento das cidades, as grandes navegações, o fortalecimento da classe burguesa e a perda de prestígio do clero e da nobreza.

O Renascimento foi marcado pela retomada do conceito grego de educação liberal, que enfatizava o aprendizado a partir das artes e das humanidades. Nesse contexto, floresceu o humanismo, que propunha um estudo laico dos valores humanos e defendia a superação do teocentrismo. A hegemonia da Igreja Católica começou a ser questionada por estudiosos renascentistas como Copérnico (1473-1543), que defendia a teoria heliocêntrica em contraposição ao geocentrismo; Martinho Lutero (1483-1546), que defendia a educação laica; entre outros. O movimento cultural tornou-se mais racionalista, científico e técnico, reforçando a investigação e a descoberta individual como bases para o aprendizado. Surgiram nesse período debates ideológicos sobre os objetivos da educação – educar para atividades "básicas" (reprodução de habilidades rudimentares) ou para o "pensar" (o esforço para compreender ideias e usar o conhecimento para propósitos mais elevados). Esse debate reproduzia o confronto entre as concepções medievais e renascentistas de mundo e fomentou a origem de duas vertentes proeminentes sobre como o conhecimento é adquirido: o racionalismo e o empirismo. Tais ideias influenciaram diretamente as teorias sobre a aprendizagem humana.[2]

René Descartes (1596-1650), o principal filósofo racionalista, retomou o conceito platônico de conhecimento inato. O racionalismo defendia que o conhecimento surge por meio da mente e não das informações sensoriais. Descartes afirmou que ideias obtidas por meio da razão devem ser verdadeiras, deixando a máxima "Eu penso, logo existo". O filósofo foi um dos primeiros a definir com precisão a capacidade do ambiente e da mente de influenciar e iniciar o comportamento, influenciando teóricos comportamentalistas e cognitivistas.[1,6]

O britânico John Locke (1632-1704), principal representante do empirismo, postulou que não existem ideias inatas, mas derivadas da experiência. O empirismo, em contraposição ao racionalismo, refere-se à ideia de que a experiência é a única fonte de conhecimento. Para Locke, ao nascimento, a mente é uma tábula rasa e as ideias vão sendo adquiridas a partir de experiências e se associando umas às outras. Locke acreditava que a educação deveria estruturar as experiências para os alunos. Suas ideias influenciaram a organização curricular baseada em disciplinas.[2,6]

Jean-Jacques Rousseau (1712-1778) foi um dos primeiros filósofos a sugerir que a educação deveria ser adaptada para as crianças, defendendo que estas deveriam se desenvolver naturalmente. Para Rousseau, as ideias complexas são construídas por meio de ideias simples apreendidas a partir das vivências no mundo ao seu redor. As filosofias centradas na criança de Dewey, Montessori, Piaget e outros compartilham a visão de Rousseau.[6]

O filósofo alemão Immanuel Kant (1724-1804) estendeu a perspectiva racionalista, abordando o dualismo mente-matéria. Segundo Kant, o conhecimento é empírico no sentido de que a informação é obtida do mundo e interpretada pela mente. Kant também foi um dos primeiros a reconhecer os processos cognitivos da mente e a sua participação na produção dos pensamentos. Essa teoria da aprendizagem abriu a porta para Piaget e outros que desenvolveriam ainda mais as ideias de cognição.[2,6]

Atualmente, existem diversos conceitos, modelos e teorias de aprendizagem que embasam a educação.

BEHAVIORISMO

O behaviorismo ou comportamentalismo dominou a psicologia da aprendizagem durante a primeira metade do século XX. John Broadus Watson (1878-1958), um dos fundadores da teoria behaviorista, baseou-se nos experimentos de Ivan Petrovich Pavlov (1849-1936), em 1920, que condicionava cães a salivarem quando tocava um sino que indicava que eles seriam alimentados. De acordo com essa teoria, a aquisição de conhecimento é independente do aprendiz e totalmente dependente de fatores condicionantes externos. Esse condicionamento envolve ações repetidas sob supervisão. Para Watson, no processo de aprendizagem não há herança genética e tudo se aprende a partir dos estímulos ambientais.

Segundo a "lei do efeito" proposta por Edward Thorndike (1874-1949), as ações e respostas desejadas ou consideradas satisfatórias devem ser valorizadas, incentivadas ou bonificadas (reforço positivo), ao passo que as ações e respostas indesejadas ou insatisfatórias devem ser desencorajadas e repreendidas por meio de punição ou castigo (reforço negativo).

Burrhus Frederic Skinner (1904-1990), outro teórico behaviorista, publicou em 1954 a obra *Ciência e comportamento humano*, defendendo a teoria do comportamento operante, segundo a qual ações com consequências positivas tendem a se repetir, e aquelas com consequências negativas, não.

O behaviorismo não leva em consideração os processos mentais individuais para explicar a aquisição, a manutenção e a internalização do comportamento. A principal estratégia de ensino é o treinamento supervisionado repetitivo que resulta no condicionamento e na aquisição de competências e comportamentos desejados.[1]

Atualmente, a teoria comportamentalista fundamenta o uso das técnicas de *feedback* como estratégia educacional para o desenvolvimento das competências. O *feedback* do professor ou preceptor sobre o desempenho do aluno ou médico residente tem como objetivo incentivar e reforçar os comportamentos adequados, apontar as necessidades de melhoria e desestimular os comportamentos inapropriados. As práticas punitivas, no entanto, foram proscritas e são consideradas inaceitáveis atualmente.

Na educação médica moderna, recomenda-se que o *feedback* formativo seja incorporado ao treinamento em habilidades clínicas, procedurais, de comunicação e de profissionalismo. Propõe-se uma interação entre o supervisor e o aprendiz pautada pela ética, pela confiabilidade e pela confidencialidade, visando a autoavaliação e a elaboração de um plano de melhorias ou remediação.[1,7] Há diversas técnicas recomendadas para a prática de *feedback*, discutidas em outro capítulo deste livro.

COGNITIVISMO

O cognitivismo desafiou o postulado behaviorista de que a aprendizagem ocorre meramente a partir das associações entre estímulos e respostas. Os teóricos cognitivistas não rejeitam essas associações, mas se concentram mais nos processos mentais que ocorrem na mente do aprendiz do que nas condições externas.

A teoria cognitivista foi influenciada pela psicologia alemã *Gestalt* (ou teoria da forma), proposta por Wolfgang Kohler (1887-1967) em 1929, segundo a qual o todo é mais que a soma das partes e, consequentemente, a aprendizagem produzida não equivale apenas ao conteúdo instrucional.

De acordo com a teoria cognitivista, o aprendizado e a mudança de comportamento não decorrem apenas de condicionamento externo – como se afirma no behaviorismo –, mas também do pensamento e do processamento das informações pelo aprendiz. Os processos mentais ligados à aprendizagem, como raciocínio, memória e solução de problemas, passam a ser mais explorados e valorizados. A aprendizagem é entendida como a reorganização dos processos e esquemas mentais a partir das novas informações, produzindo novas explicações, significados e conexões, ou adaptando as antigas.

Robert Mills Gagné (1916-2002), um dos representantes dessa linha de pensamento, propunha que a aprendizagem ocorre quando um estímulo externo (*input*) promove a mudança de comportamento (*output*). Para Gagné, existem diferentes tipos e níveis de aprendizagem e cada tipo requer um modelo instrucional (ou seja, informação verbal, habilidades intelectuais, habilidades motoras e atitudes) diferente. O ensino é dado pela transferência de informações ao aprendiz, mas o aprendizado é produzido pelo processamento dessas informações, podendo ser comparado metaforicamente ao que ocorre em um computador. Nessa perspectiva, os estudantes são processadores ativos de novos conhecimentos.[1]

A revolução cognitivista substituiu o behaviorismo na década de 1960 como o paradigma dominante, dando origem a diversas teorias educacionais, entre as quais podem ser citadas:

- Teoria da aprendizagem por descoberta, elaborada por Jerome Bruner (1915-2016) em 1966. Essa teoria propõe que a aprendizagem se torna mais significativa quando os aprendizes exploram seus ambientes de aprendizagem em vez de ouvir passivamente os professores. A partir desses referenciais, Bruner propôs um modelo de ensino no qual situações e desafios são apresentados aos aprendizes que devem investigar, formular e testar hipóteses A descoberta pressupõe raciocínio indutivo, porque os alunos formulam regras, conceitos e princípios gerais a partir dos exemplos ou problemas apresentados.[1]
- Teoria da assimilação, proposta por David Paul Ausubel (1918-2008) em 1963. De acordo com essa teoria, a aprendizagem significativa, profunda e duradoura (*deep learning*)

somente ocorre quando uma nova informação se ancora a uma estrutura cognitiva preexistente e proporciona uma expansão, modificação ou reelaboração de informações anteriores. Esse processo também depende de variáveis pessoais, como idade, experiências anteriores, *status* socioeconômico e escolaridade. Ausubel também defendia o ensino dedutivo, segundo o qual as ideias gerais são ensinadas primeiro e, a seguir, os pontos específicos. Isso exige que os professores ajudem os estudantes a dividir as ideias em fragmentos menores correlacionados e a vincular novas ideias a conteúdos semelhantes. Esse modelo visa expandir as redes de memória, adicionando novos conhecimentos e estabelecendo ligações entre eles. O ensino dedutivo funciona melhor com alunos mais experientes.[1]

- Teoria da dupla codificação (*dual coding theory*), proposta por Allan Paivio (1925-2016) em 1971. Propõe que as informações verbais (orais ou escritas) são processadas e armazenadas em canais distintos das imagens visuais e que, portanto, existem dois mecanismos distintos de entrada (*inputs*) e de resgate (*outputs*) das informações na mente humana. As estratégias de ensino que combinam informações verbais e visuais, portanto, facilitam a conexão dos novos saberes à estrutura cognitiva do aprendiz, potencializando o armazenamento e a utilização dessas informações.[8]
- Teoria da carga cognitiva, proposta por John Sweller. Considera que as limitações de memória decorrentes de sobrecarga de trabalho mental (carga cognitiva) comprometem o modo como se aprende, devendo também condicionar o modo como se ensina. Essa teoria integra três componentes-chave da estrutura cognitiva: os sistemas de memória (memória sensorial, de trabalho e de longo prazo), os processos de aprendizagem e a carga cognitiva imposta à memória de trabalho. Alguns estudos demonstraram que o esforço cognitivo é maior para a resolução de problemas para os quais ainda não foram desenvolvidos padrões de resposta usuais (esquemas) na mente do aprendiz. Para facilitar a aprendizagem, essa teoria propõe o uso de estratégias educacionais que diminuam a carga cognitiva improdutiva e, ao mesmo tempo, maximizem a carga cognitiva produtiva, tornando a aprendizagem mais eficiente.[9] Essa teoria está recebendo cada vez mais reconhecimento na educação médica em razão da complexidade das atividades profissionais a serem aprendidas. É importante compatibilizar a carga cognitiva das novas competências com a capacidade de assimilação pelos aprendizes. A taxonomia de Bloom (apresentada em tópico específico) propõe níveis crescentes de complexidade cognitiva (níveis taxonômicos) que devem orientar os processos de ensino e avaliação. Reconhecendo esses níveis de progressão e desenvolvimento, é possível reduzir a carga cognitiva, melhorando os resultados dos programas educacionais. O modelo de currículo em espiral, também elaborado por Bruner, em 1966, propõe que o mesmo conteúdo seja oferecido diversas vezes aos aprendizes ao longo de sua formação, em níveis crescentes de complexidade. Esse modelo reduz a carga cognitiva e possibilita rever os mesmos temas em diferentes graus de profundidade, absorvendo ideias complexas de maneira mais simples. O currículo em espiral vem sendo utilizado em diversos cursos de graduação em medicina, tanto na Europa quanto no Brasil.

CONSTRUTIVISMO

As teorias que inspiraram o construtivismo derivam das concepções de diversos educadores, pensadores e filósofos ao longo da história. Suas raízes remontam às ideias de Rousseau, de 1756, e Johann Heinrich Pestalozzi (1746-1827), de 1801, que propunham que durante a infância o ser humano deve aprender a partir de seus próprios instintos (aprender por si só), evitando-se uma exposição muito precoce a um conteúdo educacional dirigido. Essa concepção é chamada de "educação negativa" em contraposição à "educação positiva" instrucional.

A "escola nova" ou "escola ativa" foi um movimento iniciado na Europa no início do século XX que defendia a individualidade e a liberdade reflexiva do aprendiz como forma de promover o desenvolvimento do seu espírito crítico e autonomia.[10]

Partindo desses referenciais, o biólogo, psicólogo e epistemólogo suíço Jean William Fritz Piaget (1896-1980) fundamentou uma teoria denominada epistemologia genética, de acordo com a qual o desenvolvimento cognitivo consiste em um processo permanente de organização e reorganização estrutural, sendo regulado por mecanismos funcionais e adaptativos resultantes da interação entre o indivíduo e seu ambiente físico e social.

Segundo a epistemologia genética, a estrutura cognitiva é determinada em grande parte pelo patrimônio genético (inteligência inata) e modula a influência do meio no processo de aprendizagem e a capacidade de adaptação a novas situações (Figura 1). A cada nova situação, inicia-se um novo ciclo de quatro fases que começa com um desequilíbrio caracterizado por um conflito cognitivo com estruturas mentais preexistentes. Do desequilíbrio, o aprendiz progride para a assimilação a partir da comparação do novo conhecimento com algum conhecimento preexistente e procura identificar semelhanças, incorporando parte do conhecimento nas estruturas e esquemas mentais já existentes. Após a assimilação, o aprendiz progride para a acomodação, quando percebe que existe diferença entre o novo conhecimento e o preexistente e que é necessária uma reorganização da estrutura cognitiva. Nessa fase, ocorrem mudanças e adaptações nos esquemas mentais e, finalmente, o aprendiz atinge um novo equilíbrio até que um novo ciclo de aprendizagem se inicie.

Segundo Piaget,[11] esses ciclos se repetem constantemente ao longo da vida, o que torna a aprendizagem um processo contínuo. Ele também definiu quatro estágios progressivos para o desenvolvimento cognitivo do ser humano desde o nascimento até a idade adulta:[11]

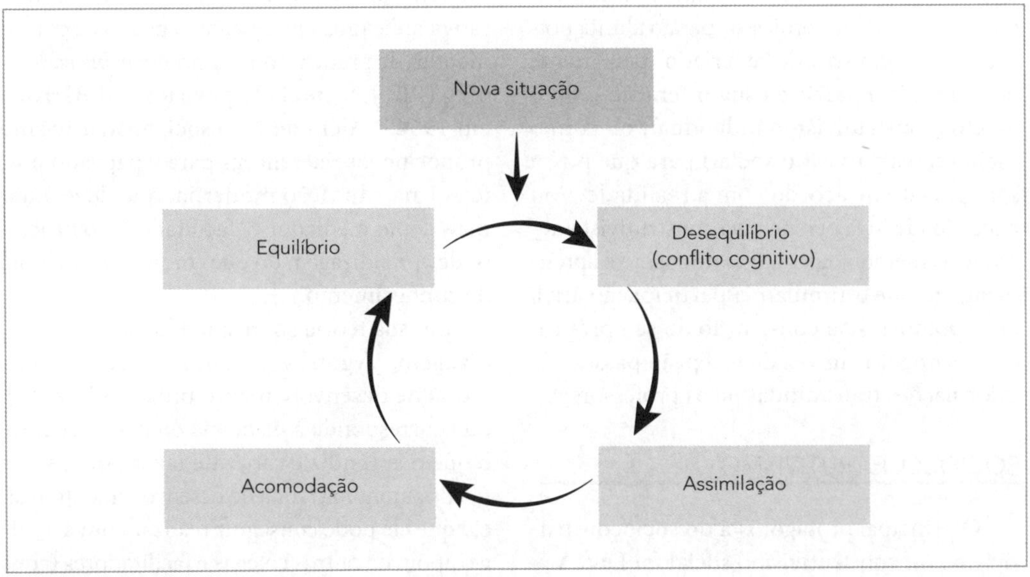

FIGURA 1 Processo de aprendizagem de acordo com Piaget.
Adaptada de Schunk, 2012.[1]

1. Sensoriomotor (de 0 a 2 anos): a criança desenvolve os esquemas mais elementares da compreensão.
2. Pré-operacional (de 2 a 7 anos): a criança desenvolve mais esquemas e a capacidade de pensar simbolicamente.
3. Operacional concreto (de 7 a 11 anos): a criança começa a resolver problemas na mente e não somente no mundo físico.
4. Operacional formal (acima de 11 anos): o pensamento abstrato, a lógica e o teste de hipóteses são desenvolvidos.

Uma das grandes contribuições piagetianas para a educação moderna foi demonstrar que o desenvolvimento intelectual não consiste em uma mera adição de conhecimentos, mas em grandes ciclos de reestruturação. A assimilação do conhecimento, portanto, não corresponde simplesmente a uma capacidade "registradora" e depende da relação entre um objeto (com suas propriedades físicas, sociais e culturais) e um sujeito (com sua estrutura cognitiva e seus esquemas de assimilação).

Essa concepção foi a base da teoria construtivista da educação, segundo a qual o conhecimento não pode ser simplesmente "transmitido" ou "transferido" do professor para o aluno, pois precisa ser "construído" e "criado" pela mente do aprendiz a partir da sua interação com o objeto (construtivismo individual) ou com o meio (construtivismo social) para que possa ser aplicado de acordo com a realidade e/ou necessidade.[1] Da perspectiva construtivista derivam as metodologias ativas de ensino e aprendizagem, que estimulam a participação ativa dos aprendizes na construção do seu próprio conhecimento em vez da recepção passiva de informações transmitidas pelos professores.

SOCIOCONSTRUTIVISMO

O principal protagonista do socioconstrutivismo ou construtivismo social foi Levy Vygotsky (1896-1934), um psicólogo e escritor russo que realizou diversas pesquisas sobre o desenvolvimento cognitivo. Vygotsky se diferencia de Piaget por colocar mais ênfase no ambiente social como um facilitador do desenvolvimento e da aprendizagem. Ele introduziu o conceito de aprendizagem mediada como aquela que se desenvolve a partir das interações com outras pessoas e com o ambiente.

Um aspecto relevante da teoria da aprendizagem mediada é que o professor deve atuar como um mediador ou "facilitador", interagindo com o aprendiz de forma que a interação social seja o principal elemento catalisador do desenvolvimento cognitivo. Sendo assim, o socioconstrutivismo considera que o conhecimento é produzido a partir da interação colaborativa entre os sujeitos (aprendizes com professores e aprendizes com outros aprendizes), criando-se uma cultura que compartilha saberes e significados em comum. Para o socioconstrutivismo, a interação social ocupa um papel central no desenvolvimento pessoal, pois a evolução de um indivíduo influencia e é influenciada pelos outros e, como consequência, quanto mais rico for o ambiente sociocultural, mais ferramentas estarão disponíveis para a aprendizagem.[1]

Do socioconstrutivismo derivam diversos modelos instrucionais de aprendizagem interativa aplicados em pequenos grupos e comunidades de prática, como o *problem-based learning* (PBL), formulado por Howard Barrows em 1964.[12] Além disso, o socioconstrutivismo propõe novos referenciais para o papel do professor na educação moderna, que deve atuar mais como mediador e "facilitador" do processo de aprendizagem do que como "transmissor" de conhecimento.

Em sua teoria sobre a mediação da aprendizagem, Vygotsky introduziu o conceito de "zona de desenvolvimento proximal" (ZDP), que corresponde à distância ou desnível entre o que o aprendiz é capaz de fazer por si só de forma autônoma (zona de desenvolvimento real) e o que ele pode conseguir realizar com a ajuda e o apoio de outros colegas e facilitadores (zona de desenvolvimento potencial) (Figura 2). Segundo Vygotsky, para que um aprendiz possa

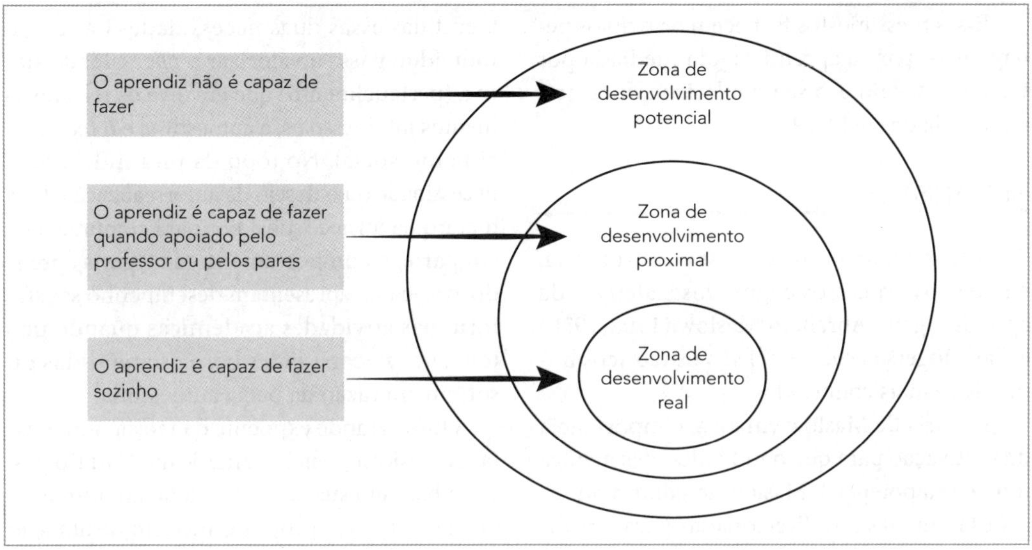

FIGURA 2 Teoria da aprendizagem mediada de Vygotsky.
Adaptada de Schunk, 2012.[1]

transpor a ZDP e alcançar seu desenvolvimento potencial é necessário um grau de maturidade e/ou conhecimento anterior cognitivamente relacionado à nova atividade. À medida que o aprendiz se desenvolve e passa a realizar mais atividades de maneira autônoma e independente, a ZDP se amplia.

O suporte oferecido ao aprendiz na ZDP pode ser metaforicamente comparado a andaimes (*scaffolding*) que suportam exteriormente um edifício em construção e são retirados à medida que a estrutura se torna capaz de se sustentar sem ajuda.[13]

Na medicina, utilizar "andaimes" durante o processo de formação torna-se necessário porque o volume e a complexidade do conhecimento a ser adquirido geralmente são muito extensos. Esses "andaimes" representam os recursos que podem ser oferecidos para facilitar o aprendizado e a aquisição das competências clínicas. Tais recursos incluem as orientações e roteiros que o estudante ou médico residente recebe ao ingressar em um novo estágio clínico, ao estímulo ao desenvolvimento do raciocínio clínico, à demonstração sobre como realizar uma manobra ou procedimento, à supervisão direta das atividades com *feedback* estruturado sobre o desempenho do aprendiz e ao apoio ao plano de melhorias e remediação daqueles que apresentam maior dificuldade para realizar novas atividades.[14]

As teorias construtivistas e socioconstrutivistas têm influenciado o pensamento pedagógico moderno sobre desenho curricular e modelos instrucionais, e representam um grande referencial teórico da educação médica moderna.[1]

Conectivismo

O conectivismo foi proposto em 2004 pelo pesquisador e escritor canadense George Siemens como uma versão mais moderna do socioconstrutivismo. Essa concepção parte do pressuposto de que o conhecimento está distribuído em uma ampla rede que conecta pessoas e informações. A aprendizagem consiste na habilidade de construir conhecimento e se desenvolver através dessa rede.

Para Siemens, as redes sociais, as comunidades de prática e outras atividades relacionadas ao trabalho promovem aprendizagem informal, e a tecnologia facilita a reestruturação permanente do conhecimento.

Esses pressupostos fornecem princípios pedagógicos para a aprendizagem mediada por tecnologia, cujo uso se popularizou durante a pandemia de covid-19.[15]

HUMANISMO

A teoria humanista, de base construtivista, enfatiza os processos cognitivos e afetivos da aprendizagem. Abraham Maslow (1908-1970) e Carl Rogers (1902-1987) são os teóricos humanistas mais conhecidos.

A teoria de Maslow enfatiza a importância da motivação para que o indivíduo desenvolva todo o seu potencial. Maslow acreditava que as ações humanas são direcionadas para a realização de metas e a satisfação de necessidades. Maslow propôs uma hierarquia piramidal das necessidades individuais, na qual as necessidades de ordem inferior devem ser satisfeitas antes que as de ordem superior possam influenciar o comportamento (Figura 3).

As necessidades fisiológicas estão na base da pirâmide e referem-se a alimentação, sono e ingestão de água. No segundo nível, estão as necessidades de segurança, que compreendem situações de ameaça à vida e à sobrevivência, incluindo as questões financeiras. Depois de ter atendidas essas duas necessidades básicas, o indivíduo passa a valorizar a necessidade afetiva (pertencimento) que envolve os relacionamentos interpessoais, a autoestima e o reconhecimento social. No topo da pirâmide, está a necessidade ou o desejo de autorrealização. Essa hierarquia fornece subsídios para compreender, em parte, o comportamento de alguns aprendizes que não apresentam desempenho satisfatório nas atividades acadêmicas quando não têm suas necessidades básicas atendidas ou sofrem em razão da baixa autoestima.[1]

Outro grande expoente da teoria humanista foi o psicólogo norte-americano Carl Rogers. Com base em sua experiência no atendimento de pacientes, ele propôs o modelo de atenção centrada na pessoa. Contrário às ideias que fundamentavam o behaviorismo e a psicanálise freudiana, Rogers acreditava que o núcleo básico da personalidade humana tende à evolução, à saúde e ao bem-estar, e que os principais desvios eram decorrentes de obstáculos a esse processo natural, perspectiva conhecida como "terceira força" na psicologia. Com base nessa premissa, Rogers implementou em suas sessões de terapia um modelo de atendimento no qual o terapeuta desenvolve uma relação de confiança que permite que o paciente desenvolva o

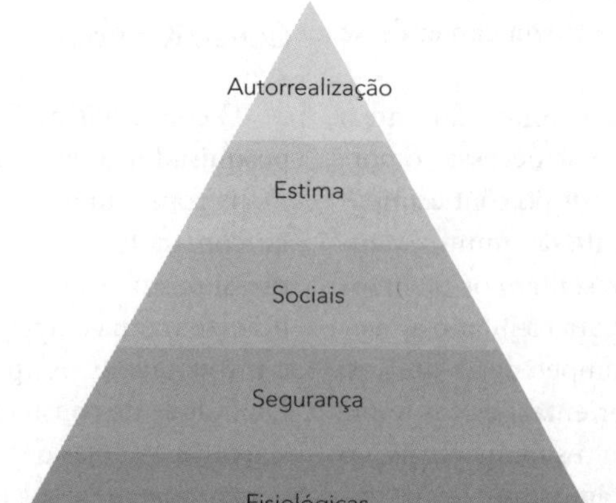

FIGURA 3 Pirâmide das necessidades de Maslow.
Adaptada de Schunk, 2012.[1]

autoconhecimento e encontre sozinho o caminho da cura. No campo da educação, Carl Rogers acreditava que a aprendizagem é um processo singular e que as pessoas só aprendem aquilo de que necessitam ou desejam. Sendo assim, os aprendizes agem com intencionalidade e de acordo com seus próprios valores, o que se contrapõe ao condicionamento operante do behaviorismo.

Na perspectiva humanista, o professor deve atuar mais como "facilitador" do que como instrutor, oferecendo apoio para que os aprendizes caminhem por si mesmos. A autonomia na busca pelos novos saberes deve ser estimulada para que os aprendizes não se tornem meros acumuladores de informações.

A partir desses referenciais, foram criadas as metodologias de ensino centradas no aprendiz, utilizadas em diversos cursos de graduação em medicina.[1]

ANDRAGOGIA

A andragogia foi definida na década de 1970 por Malcolm Knowles (1913-1997). Trata-se do ramo da educação voltado à aprendizagem de adultos, inspirada nos preceitos pragmatistas de John Dewey (1859-1952). Segundo esses preceitos, que embasaram a "educação progressiva", o aprendizado é um processo ativo e conduzido pessoalmente pelo aprendiz adulto, cujo objetivo principal é resolver problemas e situações da via real. Para Dewey, não existe aprendizado isolado da ação. Tal qual Vygotsky, Dewey também considerava o aprendizado como um processo integrativo entre o indivíduo e a sociedade, sendo este um requisito necessário à aprendizagem significativa.

Outro grande expoente da andragogia foi Paulo Freire (1921-1997), segundo o qual a educação deve implicar o educador na inclusão dos aprendizes em seu próprio processo de aquisição do conhecimento. Nesse contexto, Freire sugere o debate e a análise dos problemas reais dos educandos como ponto de partida para o trabalho educacional, em um processo de aprendizagem que é intersubjetivo e dialógico. De acordo com essa concepção dialógica, o ensino e a aprendizagem ocorrem simultaneamente para educadores e educandos, que se tornam mais interativos e menos hierárquicos entre si.[16]

Em distinção da pedagogia (aprendizagem infantil), a andragogia apresenta algumas peculiaridades. Enquanto na pedagogia diferentes aprendizes interagem com um mesmo conteúdo, na andragogia o mesmo indivíduo interage com diferentes conteúdos, e o produto dessa interação corresponde ao aprendizado.

Malcolm Knowles definiu os seguintes princípios como norteadores da aprendizagem de adultos:[14]

- Responsabilização pelo próprio aprendizado.
- Motivação consciente.
- Percepção da finalidade.
- Percepção da necessidade.
- Percepção da orientação/aplicação.
- Valorização das experiências anteriores.

A partir desses princípios, foram desenvolvidas estratégias mais específicas para aprendizagem e treinamento de adultos, tanto no âmbito de graduação e pós-graduação quanto de educação continuada.

APRENDIZAGEM EXPERIENCIAL

A teoria da aprendizagem experiencial foi formulada por David Kolb, em 1984, visando fornecer uma fundamentação para o aprendizado a partir da prática e orientar a inovação educacional. Essa teoria atribui grande importância ao conhecimento advindo da experimentação pessoal na aquisição das competências profissionais. Para Kolb, o desenvolvimento dessas competências requer a integração entre o conhecimento estruturado e o conhecimento experiencial.

A aprendizagem a partir da experiência inclui processos de mediação, internalização, generalização e reaplicação. As experiências que propiciam aprendizagem a partir da interação com outras pessoas (observação da prática) e com o ambiente físico (contexto) estimulam as potencialidades que, quando colocadas em prática repetidas vezes (imitação do ato observado), culminam com o desenvolvimento efetivo e independente do aprendiz. Sob uma perspectiva holística, a aprendizagem experiencial combina experiência, percepção, cognição e comportamento.[17]

Em sua teoria, Kolb propôs um ciclo de quatro fases integradas de aprendizagem em que o aprendiz constrói conhecimento e significado pessoal a partir da experiência (Figura 4).[17]

As quatro fases integradas da aprendizagem experiencial são:

- 1ª fase – experiência concreta: é o ponto de partida do processo de aprendizagem experiencial, que ocorre mediante o contato direto com novas situações, tarefas ou desafios. As ações são conduzidas a partir de conhecimentos e processos mentais preexistentes. As tentativas e a experimentação nesta fase são elementos-chave para a aprendizagem posterior.
- 2ª fase – observação reflexiva: esta fase se relaciona aos processos mentais e se caracteriza pela reflexão e pela investigação inicial. A partir da reflexão individual ou em grupo, são identificados os elementos e fatos perceptíveis na experiência. Essas percepções e análise crítica das possibilidades de escolha, facilidades e limitações serão agrupadas e associadas a informações e saberes já existentes.
- 3ª fase – conceituação abstrata: nesta fase, formam-se conceitos abstratos e generalizáveis sobre a experiência vivenciada. Uma síntese comum é criada a partir da comparação com situações semelhantes, da troca de opiniões e da generalização de regras e princípios. Entendimentos e significados novos, que são a essência do aprendizado, são criados.
- 4ª fase – experimentação ativa: é uma etapa novamente focada na ação e consiste na aplicação e reaplicação dos novos saberes em experiências inéditas. O conhecimento e o desenvolvimento produzidos pela reflexão, pela significação e pela generalização são agora aplicados à prática, com destaque para o trabalho colaborativo em equipe.

Para Kolb, a aprendizagem é constantemente produzida por meio da experiência, que deve levar o aprendiz à reflexão, à análise e à conceituação. O novo aprendizado, construído a par-

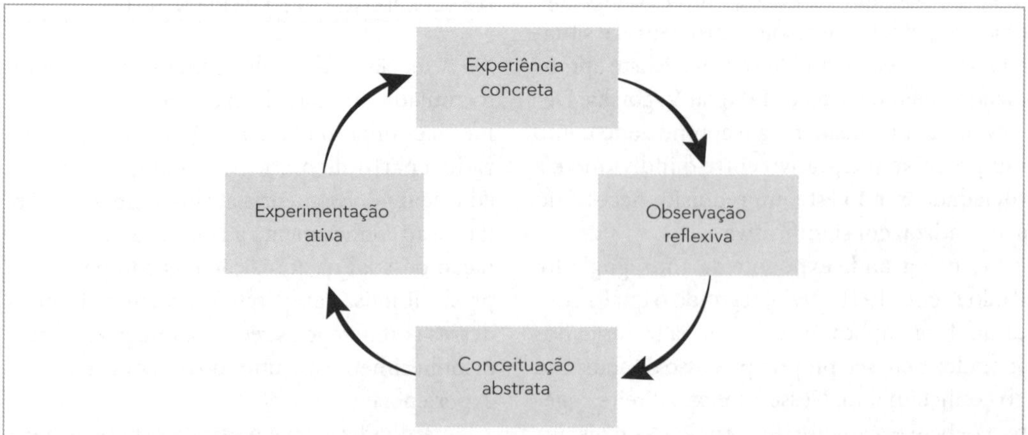

FIGURA 4 Ciclo de aprendizagem experiencial de Kolb.
Adaptada de Kolb, 1984.[17]

tir da experiência, será utilizado para futuras tomadas de decisão e resolução de problemas.

Na formação médica, a teoria de Kolb se aplica muito bem à aprendizagem em serviço, na qual estudantes e médicos residentes aprendem a partir das experiências vivenciadas nos ambulatórios, enfermarias e centros cirúrgicos. Nesse contexto, a aprendizagem é influenciada não apenas pelas oportunidades de praticar, mas também pela proficiência do aprendiz em relação à complexidade dos casos e pela qualidade da supervisão e do suporte oferecido para a reflexão e o aprendizado. Para isso, o aprendiz deve ser estimulado a refletir sobre suas ações em um ambiente seguro, recebendo suporte afetivo.[18]

Estilos de aprendizagem de Kolb

Partindo dos pressupostos da sua teoria sobre aprendizagem experiencial, David Kolb desenvolveu o conceito de estilos de aprendizagem. A teoria postula que o estilo de aprendizagem não é fixo, mas um estado dinâmico resultante das interações entre a pessoa e o ambiente. Isso significa que não há apenas uma forma de aprender, mas muitas maneiras diferentes que variam de indivíduo para indivíduo.

Utilizando as fases do ciclo de aprendizagem experiencial, Kolb subdividiu os aprendizes em quatro grupos conforme seu estilo de aprendizagem:[17]

- Divergentes (sentir e observar): são indivíduos bastante sensíveis, capazes de avaliar as situações e experiências sob diferentes perspectivas. Preferem observar e refletir (apreensão e intenção) em vez de racionalizar ou fazer. Tendem a reunir informações e usar a imaginação para resolver problemas, com criatividade. Destacam-se em situações que exigem a geração de ideias (como *brainstorming*). Tendem a ser afetivos e, por isso, preferem trabalhar em grupos, ouvir com a mente aberta e receber *feedback* pessoal. Apresentam grande aptidão pelas artes.
- Assimiladores (observar e pensar): são indivíduos racionais, para os quais ideias e conceitos são mais importantes do que sensações e percepções. Preocupam-se com a compreensão de informações abrangentes e sua organização em um formato lógico, e requerem sempre uma explicação clara e objetiva para os fatos, situações e experiências (apreensão e compreensão). Preferem raciocinar em vez de fazer, sendo mais atraídos por teorias lógicas do que por abordagens práticas ou aspectos interpessoais. Este estilo de aprendizagem é bastante compatível com a carreira técnico-científica.
- Convergentes (fazer e pensar): são indivíduos com aptidão para tomada de decisões e resolução de problemas práticos utilizando a experiência pessoal como referência (apreensão e extensão). Preferem atividades práticas e técnicas, sendo menos atraídos por teorias e modelos lógicos ou pelos aspectos interpessoais. São hábeis para encontrar utilidade prática em ideias e teorias. Gostam de experimentar novas tecnologias, simular e trabalhar com atividades aplicadas. Destacam-se nas habilidades técnicas e especializadas.
- Acomodadores (fazer e sentir): fazem a assimilação da experiência prática pela intuição em vez da lógica. Preferem utilizar uma abordagem mais prática e experiencial e, muitas vezes, utilizam a análise feita por outras pessoas. São atraídos por novos desafios e experiências, e também pela realização de planos. Esses indivíduos tendem a confiar mais nas análises dos outros do que em suas próprias análises. Segundo Kolb, este estilo de aprendizagem prevalece na população geral.

Para Kolb, o estilo de aprendizagem não é um traço de personalidade independente, mas uma preferência individual. O reconhecimento de um estilo auxilia a detectar os pontos fortes e as fragilidades para promover o sucesso na aprendizagem a partir da experiência.[19]

TAXONOMIA DE BLOOM

Em 1956, Benjamin Bloom, um psicólogo e educador da University of Chicago, propôs pela primeira vez uma estrutura hierárquica de níveis para classificar os resultados de aprendizagem esperados a partir de uma instrução ou programa educacional, denominada taxonomia dos objetivos educacionais ou taxonomia de Bloom.[20]

Embora a intenção inicial de Bloom fosse uniformizar os objetivos educacionais para a criação de um banco de testes entre professores de diversas universidades, essa taxonomia passou a figurar como uma referência para diversas outras finalidades:

- Estabelecer uma padronização dos objetivos de aprendizagem para cursos, programas e níveis de escolaridade.
- Promover maior congruência entre objetivos de aprendizagem, conteúdo, atividades e avaliações em uma disciplina, unidade curricular ou curso.
- Orientar e uniformizar a elaboração de ementas disciplinares.
- Uniformizar os testes e questões para avaliação dos aprendizes em diferentes níveis.
- A taxonomia de Bloom definiu diferentes níveis (categorias) para os domínios cognitivo, afetivo e psicomotor da aprendizagem. Essas categorias foram ordenadas de maneira hierárquica das mais simples para as mais complexas, e das mais concretas para as mais abstratas. Assim, o domínio do aprendiz em cada categoria passa a ser um pré-requisito para o seu aprendizado na próxima.

Inicialmente, foram definidas seis categorias principais para o domínio cognitivo: conhecimento, compreensão, aplicação, análise, síntese e avaliação. Cada uma dessas categorias originais, com exceção da aplicação, foi dividida em subcategorias. Ao utilizar essa taxonomia na avaliação da abrangência e da profundidade de questões elaboradas por professores, verificou-se uma grande ênfase das questões no conhecimento e no resgate de informações, que correspondem apenas ao primeiro nível da taxonomia (conhecimento).[21] Outras categorias consideradas essenciais para a aprendizagem, como a compreensão, a aplicação, a análise e a síntese, estavam sub-representadas na maioria dos testes e avaliações. A partir dessa constatação, foram implementadas mudanças no currículo e na avaliação dos aprendizes em muitas escolas e universidades ao redor do mundo.

Em 2001, a taxonomia de Bloom para o domínio cognitivo foi revisada por Lorin Anderson, ex-aluno de Bloom, e David Krathwohl, seu parceiro e colaborador na concepção original. Os destaques dessa revisão foram a mudança dos nomes das subdivisões de substantivos para verbos, tornando-os mais fáceis de utilizar no planejamento didático e curricular e considerando a elaboração (criar) como o nível taxonômico mais elevado. Outra mudança importante diz respeito ao conhecimento. Apesar de ter sido tratado inicialmente como unidimensional, ele apresenta duas dimensões distintas: o conhecimento propriamente dito – aquilo que o aprendiz deve ser capaz de lembrar ou reconhecer – e o processo cognitivo necessário – o resgate e o processamento de informações armazenadas na memória. Dessa forma, na versão revisada da taxonomia, a dimensão "conhecimento" foi separada das categorias relacionadas à dimensão "processo cognitivo".[21]

A dimensão "conhecimento" foi subdividida em quatro categorias de complexidade progressiva:

- Conhecimento factual: conhecimentos elementares que o aprendiz deve possuir para que possa acompanhar uma disciplina. Inclui o conhecimento de terminologia e de alguns detalhes e elementos essenciais.
- Conhecimento conceitual: conhecimento da inter-relação e da conexão entre os elementos básicos de uma estrutura maior. Inclui o conhecimento de classificações e categorias, princípios e generalizações, teorias e modelos.

- Conhecimento procedural (ou processual): conhecimento sobre como fazer algo. Inclui métodos de investigação, orientações para o uso das habilidades técnicas, indicações e contraindicações para realizar procedimentos e algoritmos.
- Metacognição: consciência e autoconhecimento de sua própria cognição. Inclui conhecimento estratégico, conhecimento sobre tarefas e carga cognitiva, conhecimento contextual e condicional.

A dimensão "processo cognitivo" foi subdividida em seis categorias de complexidade progressiva, à semelhança da taxonomia original:

- Lembrar: recuperar ou resgatar conhecimento relevante da memória de longo prazo. Inclui "reconhecer" e "recordar".
- Entender: interpretar o significado das mensagens comunicadas de forma oral, escrita ou gráfica. Inclui "exemplificar", "classificar", "resumir", "inferir", "comparar" e "explicar".
- Aplicar: realizar ou utilizar um procedimento em uma determinada situação. Inclui "executar" e "implementar".
- Analisar: subdividir o material em suas partes constituintes e verificar como essas partes se relacionam entre si e com uma estrutura geral ou proposta. Inclui "diferenciar", "organizar" e "atribuir".
- Avaliar: elaborar julgamentos com base em critérios e padrões. Inclui "checar", "verificar" e "criticar".
- Criar: juntar elementos para formar um novo todo, uma nova estrutura ou produto original. Inclui "gerar", "planejar" e "produzir".

A partir das duas dimensões da taxonomia de Bloom revisada para o domínio cognitivo, é possível compor um quadro com as categorias de "conhecimento" nas linhas e as categorias do "processo cognitivo" nas colunas. Esse quadro permite situar os objetivos educacionais, identificar lacunas de ensino e orientar a avaliação (Quadro 1).

A taxonomia de Bloom também estabeleceu níveis hierárquicos de categorias para os domínios psicomotor e afetivo:

- O domínio psicomotor refere-se aos objetivos específicos das ações reflexas e movimentos físicos de maior ou menor precisão. Tais objetivos não devem ser confundidos com algumas categorias do domínio cognitivo, como "conhecimento procedural" e "aplicar". Nestes dois casos, as ações físicas (sinestésicas) constituem vetores para a aprendizagem cognitiva, e não psicomotora. Para o domínio psicomotor, foram estabelecidas as seguintes categorias: "imitação", "manipulação", "precisão", "articulação" e "naturalização".[20]
- O domínio afetivo se relaciona com os sentimentos e emoções envolvidos na aprendizagem, sendo mais utilizado no planejamento de disciplinas que envolvem ciências humanas, artes e linguagem, com menor aplicação em matemática e ciências. Para

QUADRO 1 Dimensões da taxonomia de Bloom revisada

		Processo cognitivo					
		Lembrar	Entender	Aplicar	Analisar	Avaliar	Criar
Conhecimento	Conhecimento factual						
	Conhecimento conceitual		X				
	Conhecimento procedural					X	
	Metacognição						

Adaptado de Krathwohl, 2002.[21]

o domínio afetivo, foram estabelecidas as seguintes categorias: "recepção", "resposta", "valorização", "organização" e "caracterização".

De maneira geral, a taxonomia de Bloom é mais comumente utilizada para definir objetivos de aprendizagem e para avaliação do domínio cognitivo.

O ensino e avaliação das competências requer também uma hierarquização de objetivos para as habilidades psicomotoras e componentes atitudinais. A pirâmide de Miller, descrita no capítulo "Formação orientada por competências", é o referencial mais ajustado para os objetivos de treinamento e avaliação das competências médicas.

CONSIDERAÇÕES FINAIS

As teorias de aprendizagem vêm sendo desenvolvidas desde a Antiguidade Clássica, agregando ideias de grandes filósofos, cientistas e educadores. Em cada teoria, a aprendizagem é abordada sob uma perspectiva própria e diversos métodos de ensino foram elaborados a partir desses preceitos.

A educação médica contempla uma grande diversidade de ambientes e oportunidades de ensino e treinamento, nas quais diferentes teorias podem ser aplicadas em favor de uma aprendizagem consistente e necessária ao futuro profissional.

REFERÊNCIAS

1. Schunk DH. Learning theories: an educational perspective. 6.ed. Boston: Pearson; 2012.
2. Monroe P. A text-book in the history of education. New York: The Macmillan Company; 1921.
3. Rebollo RA. O legado hipocrático e sua fortuna no período greco-romano: de Cós a Galeno. Sci Stud. 2006;4(1):45-81.
4. Fulton JF. History of medical education. Br Med J. 1953;2(4834):457-61.
5. Temkin O. Medical education in the Middle Ages. J Academic Med. 1956;31(6). Disponível em: https://journals.lww.com/academicmedicine/Fulltext/1956/06000/Medical_Education_in_the_Middle_Ages.4.aspx. Acessado em: 19 set 2021.
6. Darling-Hammond L, Rosso J, Austin K, Orcutt S, Martin D. Session 1: how people learn. Introduction to learning theories: the learning classroom, 2001. Disponível em: https://www.learner.org/series/the-learning-classroom-theory-into-practice/how-people-learn-introduction-to-learning-theory. Acessado em: 19 set 2021.
7. Kilminster S, Cottrell D, Grant J, Jolly B. AMEE guide n. 27: effective educational and clinical supervision. Med Teach. 2007;29(1):2-19.
8. Clark JM, Paivio A. Dual coding theory and education. Educ Psychol Review. 1991;3(3):149-210.
9. Sweller J. Cognitive load during problem solving: effects on learning. Cognitive Sci. 1988;12(2):257-85.
10. Machado TS. Faria de Vasconcelos: um pioneiro no movimento da Escola Nova na Europa e na América Latina. Rev Argentina Ciencias Comportamiento. 2016;8(2):115-23.
11. Piaget J. Piaget's theory. In: Inhelder B, Chipman HH, Zwingmann C (eds.). Piaget and his school. Berlin: Springer-Verlag; 1976. p.11-23.
12. Barrows HS, Mitchell DL. An innovative course in undergraduate neuroscience. Experiment in problem-based learning with "problem boxes". Br J Med Educ. 1975;9(4):223-30.
13. Fino CN. Vygotsky e a zona de desenvolvimento proximal (ZDP): três implicações pedagógicas. Rev Portuguesa Educ. 2001;14:273-91.
14. Taylor DC, Hamdy H. Adult learning theories: implications for learning and teaching in medical education: AMEE guide n. 83. Med Teach. 2013;35(11):e1561-72.
15. Goldie JG. Connectivism: a knowledge learning theory for the digital age? Med Teach. 2016;38(10):1064-9.
16. Barros R. Revisitando Knowles e Freire: andragogia versus pedagogia, ou O dialógico como essência da mediação sociopedagógica. Educ Pesquisa. 2018;44.
17. Kolb DA. Experience as the source of learning and development. Upper Sadle River: Prentice Hall; 1984.
18. Yardley S, Teunissen PW, Dornan T. Experiential learning: AMEE guide n. 63. Med Teach. 2012;34(2):e102-15.
19. Kolb AY, Kolb DA. Experiential learning theory as a guide for experiential educators in higher education. Experiential Learning & Teaching in Higher Education. 2017;1(1):7-44.
20. Bloom BS. Taxonomy of educational objectives: the classification of educational goals: cognitive domain. New York: David McKay Company; 1956.
21. Krathwohl DR. A revision of Bloom's taxonomy: an overview. Theory into Practice. 2002;41(4):212-8.

CAPÍTULO 4

Formação orientada por competências

Gustavo Salata Romão
Marcos Felipe Silva de Sá

INTRODUÇÃO

A medicina é uma das profissões mais antigas e respeitadas do mundo. Em muitos países, o direito de tratar pacientes é restrito a profissionais bem formados e treinados conforme os critérios das universidades ou das associações profissionais.

A partir da segunda metade do século XX, dois paradigmas influenciaram profundamente a formação médica em todo o mundo: o Relatório Flexner, no século XX, e a formação por competências, no início do século XXI.[1]

FORMAÇÃO MÉDICA NO SÉCULO XIX

No século XIX, a formação médica nos Estados Unidos e no Brasil não era regulamentada por órgãos governamentais ou pelas sociedades médicas. O formato dos cursos se baseava em estágios de prática, com grande precarização do ensino teórico e tempo de formação variável (em média, de 2 a 3 anos).

Na segunda metade do século, a abertura de escolas médicas se tornou uma atividade rentável e o número de escolas naquele país se multiplicou, saltando de três em 1810 para mais de 140 no ano de 1900. Muitos estudantes procuravam escolas que ofereciam a formação mais rápida a custos mais acessíveis.[2] Diante da falta de regulamentação e da preocupação crescente da sociedade com a qualidade das novas escolas e dos médicos recém-formados por elas, a American Medical Association (AMA) criou, em 1904, o Council on Medical Education (CME). O CME, por sua vez, comissionou a Carnegie Foundation for the Advancement of Teaching (Carnegie Foundation) para realizar uma auditoria em todas as escolas médicas americanas e canadenses.[3]

RELATÓRIO FLEXNER

Abraham Flexner, um educador norte-americano formado pela Johns Hopkins University com doutorado pela Harvard University, foi escolhido pelo então presidente da Carnegie Foundation, Henry Pritchett, para avaliar todas as 155 escolas médicas dos Estados Unidos e do Canadá. Flexner realizou uma avaliação abrangente das escolas sob o olhar de um educador, com ênfase nos critérios de admissão, instalações físicas, qualidade dos laboratórios e perfil acadêmico do corpo docente. O uso desses critérios atribuiu grande credibilidade ao seu trabalho.

Os resultados dessa avaliação foram consolidados em um documento intitulado Relatório Flexner e apresentados em 1910, concluindo que a maioria das escolas visitadas não oferecia as condições mínimas necessárias para a formação do profissional médico. Tais escolas apresentavam currículos inadequados, estágios deficientes, carência de laboratórios, corpo docente pouco qualificado e abordagem não científica da prática médica, o que contrastava com o modelo de formação alemã, com estrutura acadêmica superior. A educação médica nos Estados Unidos havia se tornado uma atividade lucrativa e fora de controle, formando um excedente de médicos mal preparados para exercer a profissão.[4]

Com base nesse relatório, as agências reguladoras estabeleceram critérios mais exigentes para o funcionamento das escolas, resultando no fechamento da maioria delas. Em 1920, restavam apenas 31 escolas médicas nos Estados Unidos.[3]

Modelo da formação médica proposto por Flexner

Na visão de Flexner, "a medicina deveria ser tratada como ciência", sendo o raciocínio crítico, analítico e fundamentado no conhecimento a base necessária para a atividade médica. A investigação científica não representava o objetivo principal da formação, mas um meio necessário para aprimorar sua prática.[4] Esses ideais já vinham sendo fomentados em instituições como Harvard University, University of Michigan e University of Pennsylvania desde a década de 1880 e se haviam consolidado de maneira mais consistente por meio da atuação de William Welch (reitor fundador) e William Osler (primeiro diretor da Faculdade de Medicina) na Johns Hopkins University, à qual Flexner se referiu como o modelo ideal para a formação médica.[5]

Segundo esse modelo, nos anos iniciais do curso de medicina, os estudantes deveriam adquirir a base do conhecimento científico necessário para a prática, estagiando em laboratórios de pesquisa. Na parte final do curso, os estágios deveriam ser realizados em hospitais universitários sob a supervisão de professores médicos. O corpo docente deveria apresentar um perfil acadêmico, com forte engajamento em pesquisa e produção científica, formando um elo vital entre a prática médica e a ciência básica. Para se dedicar às atividades de ensino e pesquisa, os professores deveriam ser "libertados" de suas outras atividades profissionais fora da universidade, que incluíam atendimentos e responsabilidades pelo cuidado de pacientes.

Visando esses objetivos, Flexner propôs a implementação da dedicação integral e exclusiva do docente às atividades acadêmicas, à semelhança do modelo alemão, com o fornecimento de salários adequados. A proposta foi bem recebida pela Carnegie Foundation e pela Rockefeller Foundation, que forneceram o apoio financeiro necessário para a implementação desse modelo nas principais escolas médicas americanas.

Embora o consequente distanciamento dos professores da prática médica tenha sido alvo de críticas por alguns (como William Osler), o modelo flexneriano prevaleceu, sendo difundido e adotado por escolas médicas em todo o mundo.[4]

No Brasil, a maioria das faculdades de medicina fundadas no século XX adotou esse modelo de formação em 6 anos, com um ciclo básico e um ciclo clínico com internato de 1 a 2 anos.[6]

REPERCUSSÕES DO RELATÓRIO FLEXNER

O Relatório Flexner transformou a educação e a prática da medicina em todo o mundo ocidental. A valorização do conhecimento científico alavancou a investigação sobre as doenças humanas, sua etiologia, apresentações clínicas, métodos diagnósticos e opções terapêuticas. Com aumento exponencial das publicações e evidências, houve grande expansão do conhecimento médico, formando a base científica da medicina moderna.[5]

Nos hospitais universitários, houve mudança no ambiente acadêmico, com a formação dos departamentos e grande valorização da pesquisa, que se tornou a atividade preponderante.[4]

A partir de 1960, no entanto, com o avanço da pesquisa biomédica para o nível molecular, observou-se um distanciamento progressivo entre os ambientes da prática clínica e os laboratórios, dificultando a integração entre as atividades de ensino, pesquisa e assistência. Verificou-se, também, uma insatisfação crescente dos aprendizes com o currículo de formação médica baseada em estrutura, processo e tempo, que era pouco flexível (*lock-step*) e com a grande sobrecarga de conteúdo científico não aplicável em detrimento da experiência clínica. O ensino médico se tornou fragmentado em estágios e disciplinas não correlatas.

Com a emergência da cultura "*publish or perish*", a produtividade científica se tornou a métrica principal para a promoção e o desenvolvimento na carreira docente, relegando as atividades de ensino e assistência a segundo plano. A pressão pela produção científica repercutiu em dedicação cada vez maior do corpo docente às atividades de pesquisa, com redução da carga horária dedicada ao ensino.[2,5]

No campo da assistência, diante da necessidade de produção científica na área clínica, passou-se a utilizar pacientes em benefício da ciência em vez de aplicar a ciência em favor do bem-estar dos pacientes. Diversos abusos éticos foram cometidos, como o estudo da sífilis não tratada, conhecido como Tuskegee Experiment,[7] conduzido no Alabama, o que levou a Organização Mundial da Saúde (OMS) a regulamentar a pesquisa em seres humanos por meio da Declaração de Helsinque, publicada em 1964 e emendada em 1975.[8]

Por outro lado, com a organização do sistema de saúde, houve mudanças na prestação de cuidado e uma pressão crescente da sociedade sobre a qualidade da assistência médica. Nesse período, nas décadas de 1970 e 1980, emergiram as primeiras referências à "competência médica",[9,10] quando diversos países ocidentais iniciaram a regulamentação da profissão em nível nacional, pressupondo responsabilidades pela saúde da população e a proteção dos cidadãos contra profissionais incompetentes.[1]

SURGIMENTO DA FORMAÇÃO POR COMPETÊNCIAS

As insatisfações com o modelo de formação médica proposto por Flexner no início do século XX ganharam respaldo com a publicação seminal do relatório "To err is human", em 1999, pelo Institute of Medicine (IOM) americano.[11] Segundo as estimativas desse relatório, o número de mortes anuais decorrentes de erros médicos nos Estados Unidos chegava a 98 mil, superando as mortes por acidentes automobilísticos, câncer de mama e aids. Esses números expuseram lacunas do sistema de saúde e falhas de desempenho dos profissionais que nele atuavam, incluindo os médicos. O relatório do IOM catalisou a adoção de medidas para tornar o sistema de saúde mais seguro e transparente para os usuários; e a prática médica, mais eficiente, equânime e centrada no paciente.[12]

Nesse contexto, os educadores passaram a questionar o modelo tradicional de formação sob a perspectiva da necessidade de aquisição das competências essenciais para a prevenção de erros médicos, como profissionalismo, comunicação, trabalho em equipe, habilidades psicomotoras e prática baseada no sistema de saúde. Tais competências não haviam sido priorizadas no currículo orientado por estrutura, processo e tempo proposto por Flexner.[12]

Por sua vez, as agências reguladoras de diversos países passaram a exigir currículos de formação orientados por competências (EMOC).[9,10,13] Essa mudança visava formar profissionais mais preparados para os desafios da medicina moderna. No início dos anos 1990, o Royal College of Physicians and Surgeons do Canadá aprovou a matriz de competências para graduação em medicina denominada CanMEDS, que foi revisada e adotada como padrão para a formação médica no país a partir de 2005.[14] Seguindo essa tendência, o Accreditation Council for Graduate Medical Education (ACGME) elaborou em 1999 a matriz de competências para graduação em medicina nos Estados Unidos (Outcome Project), que a partir de 2001 foi adotada como referência para a formação médica naquele país.[15,16] O sistema nacional de acreditação das escolas médicas americanas também foi reestruturado com base nessas competências, e o novo sistema, denominado Next Accreditation System (NAS), passou a vigorar a partir de 2013.[17] No Reino Unido, a reforma do ensino médico já havia sido iniciada em 1993 com a publicação do documento "Tomorrow's doctor". Esse documento foi revisado em 2002,[18] 2009[19] e 2018,[20] sendo esta última revisão denominada "Outcomes for graduates". Este documento corresponde à atual matriz de competências para graduação em medicina naquele país.[20] Esses países foram pioneiros em exigir a orientação por competências também para os programas de residência médica.[10] As provas de certificação para a obtenção de título de especialista e licença profissional, como consequência, também passaram a ser orientadas para a avaliação de competências.[13,15,21]

Essas mudanças marcaram a transição de um sistema de formação baseado na aquisição de conhecimento, a partir da exposição a conteúdos curriculares e disciplinas específicas, para um sistema orientado por competências (*competence-based medical education* – CBME), mais focado nas necessidades de saúde da população e na segurança dos pacientes.

Definição de competência médica

A expressão "competência médica" foi estabelecida somente em 2001, quando uma ampla revisão da literatura procurou esclarecer melhor o seu significado.[22] De acordo com essa revisão, competência médica deve ser definida como:

> [...] o uso habitual e criterioso da comunicação, conhecimento, habilidades técnicas, raciocínio clínico, emoções, valores e reflexão na prática diária em benefício do indivíduo e da comunidade a ser atendida".[22]

Essa definição deixou claro o quanto o conceito de competência difere de habilidade, termo utilizado para designar a capacidade de realizar atos e ações técnico-cognitivas específicos, como a inserção de dispositivo intrauterino, o exame obstétrico, as manobras de assistência ao parto e a comunicação de más notícias. O conceito de competência é mais amplo e contempla a integração de conhecimentos, habilidades e atitudes.[22,23] Portanto, competência médica é um termo de natureza multidimensional e compreende um conjunto de domínios cognitivos, técnicos, integrativos, de relacionamento interpessoal, afetivo-morais e hábitos mentais.[22]

Alguns aspectos relativos aos subcomponentes da competência médica, conforme a definição de Epstein e Hundert,[22] merecem destaque:

- Aquisição e uso do conhecimento: embora a medicina baseada em evidência seja a grande fonte de aquisição de conhecimento confiável para o esclarecimento de dúvidas clínicas, para o desenvolvimento de competências clínicas o conhecimento tácito, heurístico e baseado em padrões de reconhecimento também assume grande importância. A vivência pessoal com os casos clínicos continua sendo uma grande fonte de aprendizado cognitivo para o médico.[22]
- Aspectos integrativos do cuidado: a competência profissional não equivale apenas à demonstração de habilidades clínicas isoladas, mas à capacidade de integração dessas habilidades. Quando se observa a atividade médica como um todo, é possível perceber que existe uma diferença entre as habilidades técnicas isoladas e a integração de habilidades. Um médico residente que avalia a parturiente de acordo com os preceitos do partograma e demonstra habilidade técnica para realizar as manobras de parto em momentos isolados pode não prestar uma assistência ao parto adequada quando for exigida a integração dessas duas habilidades. Segundo Friedman, "um profissional competente é aquele dotado da capacidade de pensar, sentir e agir como médico".[24] Schon argumenta

que a competência profissional é mais do que a habilidade de resolver problemas clínicos utilizando atalhos e conhecimento factual, pois se estende para a capacidade de lidar com situações incertas, desafiadoras e tomar decisões a partir de um conjunto limitado de informações.[25] O enfrentamento de tais situações requer a mobilização das *expertises* científicas, clínicas e humanísticas para orientar o julgamento e as decisões.[26] O estímulo à reflexão sobre a prática realizada pelo médico residente por meio do *feedback* de seu supervisor promove o desenvolvimento das habilidades que permitem a integração de conhecimento e o manejo apropriado das incertezas.[22]

- Relacionamento interpessoal e habilidades de comunicação: a qualidade da comunicação e da relação que se estabelece entre o médico e o paciente interfere no estado de saúde, na recuperação, no controle das doenças crônicas e nos custos do tratamento. A comunicação apropriada com o paciente favorece a compreensão das suas condições de saúde e contribui com a redução do grau de ansiedade.[27] A atenção centrada na pessoa é pautada pela escuta qualificada, pela resposta aos seus sentimentos e pela inclusão do paciente e dos seus valores na definição do plano terapêutico. Além disso, as habilidades para o trabalho em equipe são fundamentais para a segurança do paciente, já que a maioria dos erros médicos é decorrente de falhas nessas habilidades.[22]
- Dimensões afetivo-morais: o domínio afetivo-moral é um componente de difícil avaliação porque envolve algumas características pouco tangíveis, como a confiança e o profissionalismo. Estudos neurobiológicos indicam que o componente afetivo é central nos processos de julgamento e tomada de decisão, portanto, a inteligência emocional é uma habilidade fundamental para a prática médica.[22]
- Hábitos mentais: a competência profissional requer hábitos mentais que promovam a atenção, a curiosidade investigativa, a autoconsciência e a iniciativa de reconhecer e corrigir seus próprios erros. Um profissional competente deve ser capaz de identificar seu grau de ansiedade diante de situações de incerteza e avaliar o quanto seu estado emocional poderá interferir no julgamento clínico. De acordo com esse ponto de vista, erros médicos podem ser resultantes de uma segurança superestimada diante de situações incertas.[22]
- Contexto: a competência é contexto-dependente e envolve as habilidades pessoais do profissional, as características do paciente, a atividade a ser realizada, o ambiente de trabalho e o sistema de saúde no qual a atividade está inserida.[22]

FORMAÇÃO ORIENTADA POR COMPETÊNCIAS: MUDANÇAS E ADAPTAÇÕES

A transição da formação tradicional, baseada em estrutura, processo e tempo, para a formação orientada por competências (CBME) tem sido considerada a revolução flexneriana do século XXI e vem acompanhada de uma série de mudanças e adaptações nos ambientes acadêmicos.[13]

Mudanças nos referenciais de formação

A CBME pressupõe um novo olhar sobre os objetivos de formação.

No modelo tradicional, orientado por estrutura, processo e tempo, a formação é determinada pelas questões "o que os aprendizes precisam saber?" e "o que devemos ensinar aos alunos ou médicos residentes?". Nesse modelo, objetivos finais do curso, programa ou disciplina correspondem à somatória ou ao conjunto dos temas e conhecimentos abordados durante a formação.[9]

Em contraste com o modelo tradicional, a CBME se pauta nas questões: "o que os aprendizes deverão ser capazes de realizar ou executar ao final do programa?" e "quais competências devem ser adquiridas pelos estudantes ou médicos residentes durante o treinamento?". Dessa forma, a CBME propõe um direcionamento da formação a partir dos resultados esperados em vez da preparação idealizada do médico.[28]

As competências esperadas para cada etapa e para o final do programa devem ser definidas considerando não apenas as exigências das especialidades médicas, mas também as expectativas e necessidades da população e do sistema de saúde. Tais competências correspondem aos objetivos ou referenciais de formação e devem constituir a matriz de competências da graduação ou da especialidade médica em questão. Descrições da elaboração e da validação da matriz de competências em diferentes especialidades médicas serão apresentadas em capítulos específicos deste livro.

Mudanças na estrutura curricular

A CBME fomentou mudanças profundas na estrutura curricular da formação e da especialização médicas.[29] No Quadro 1, são apresentadas as principais diferenças entre a formação tradicional, orientada por estrutura, processo e tempo, e a formação por competências.

O modelo tradicional de formação (baseado em estrutura, processo e tempo) pressupõe uma duração predefinida da disciplina para que um determinado conteúdo seja assimilado por todos os aprendizes. Já a CBME estabelece marcos ou níveis de competências (*milestones*) que devem ser adquiridos e demonstrados pelo aprendiz para que ele possa progredir, independentemente de seus pares. Como consequência dessa diferença, a estrutura curricular do modelo tradicional é mais estática e centrada no conteúdo disciplinar, enquanto, na CBME, é mais dinâmica, centrada no aprendiz e requer maior flexibilidade dos currículos e dos programas de treinamento. A atuação do professor também é diferente. No modelo tradicional, o professor atua na transmissão de conhecimento, correspondendo à fonte principal de conhecimento sobre determinado tema ou assunto. Na CBME, o professor ou preceptor deve atuar mais como supervisor e "facilitador", oferecendo o suporte necessário para que os estudantes e médicos residentes possam adquirir as competências a partir das experiências e interações. Outro aspecto que sofre mudança é a avaliação. Enquanto no modelo tradicional realiza-se uma

QUADRO 1 Diferenças entre a formação orientada por estrutura, processo e tempo e a formação por competências

	Formação por estrutura, processo e tempo	Formação por competências (CBME)
Orientação curricular	O que deve ser ensinado?	O que deve ser esperado do egresso?
Principal atividade curricular	Ensinar (atividade-meio)	Aprender (atividade-fim)
Método de ensino	Instrucional (transmissão de conhecimento)	Construtivista (construção de conhecimento)
Centralidade do método de ensino	Métodos centrados no professor	Métodos centrados no aprendiz
Foco principal da avaliação	Verificação do conhecimento adquirido	Verificação das competências adquiridas
Modalidade de avaliação	Somativa (avaliação transversal, realizada ao final dos blocos disciplinares)	Somativa e formativa (avaliação longitudinal, realizada ao longo de todo o treinamento)
Progressão	Baseada em tempo e estrutura curricular	Baseada na verificação das competências
Matriz curricular	Matriz de objetivos	Matriz de competências

CBME: do inglês *competence-based medical education*.

avaliação ao final de cada bloco, estágio ou disciplina com o objetivo de verificar a assimilação do conteúdo (avaliação "do aprendizado" ou "somativa"), na CBME o processo de avaliação é somativo e formativo (avaliação "para o aprendizado") e voltado para a verificação das competências adquiridas a partir da observação direta do desempenho dos aprendizes, que inclui não somente o conhecimento, como também as habilidades procedurais, a comunicação e os componentes atitudinais.[29]

A construção, mudança ou transição de um currículo tradicional para um currículo orientado por competências parte dos objetivos finais definidos pela matriz de competências, a partir da qual serão definidas as etapas, ou estágios, da formação necessárias para atingir esses objetivos. Para cada etapa devem ser definidos marcos intermediários das competências (*milestones*) que os aprendizes precisarão alcançar para progredir na aquisição de competências mais complexas.[13]

Recentemente, foi introduzido o conceito de atividades profissionais confiabilizadoras (do inglês *entrustable professional activities* – EPA), que correspondem às atividades que os aprendizes precisam ser capazes de realizar de maneira autônoma e sem supervisão para prosseguirem ou concluírem o programa de formação ou especialização.[30] As EPA serão apresentadas e discutidas em outro capítulo deste livro.

Para melhor orientar os processos e estratégias de ensino, treinamento, supervisão e avaliação, os subcomponentes das competências (conhecimentos, habilidades e atitudes) devem ser descritos,[13] o que demanda a utilização de diversos métodos instrucionais e ferramentas de avaliação das competências. Esses métodos serão discutidos em outro capítulo deste livro.

Mudanças nos ambientes de treinamento

Na CBME, os ambientes de aprendizagem ou treinamento contemplam todo o contexto físico, social e afetivo no qual os estudantes ou médicos residentes estão inseridos, incluindo as interações com pacientes, professores e preceptores, funcionários e colegas.[1]

No internato e na residência médica, os prontos atendimentos, ambulatórios, maternidades e hospitais constituem os principais espaços de treinamento. Nesses ambientes, existe uma sobreposição entre o "ambiente de trabalho" (que presta assistência e cuidado aos pacientes) e o "contexto educacional" (que define os objetivos de aprendizagem, os métodos de ensino e avaliação e a modalidade de supervisão),[31] sendo necessário conciliar as atividades de ensino com a assistência aos pacientes. Muitos serviços estão organizados para dar vazão ao volume de atendimentos, com pouca ou nenhuma estrutura direcionada ao aprendizado de residentes. Ambulatórios superlotados, falta de pessoal, falta de supervisão e sobrecarga de trabalho dos residentes e dos preceptores restringem as oportunidades de treinamento e impossibilitam a supervisão adequada. Alguns estudos demonstraram que esses fatores impactam negativamente o aprendizado, resultando em sobrecarga cognitiva e limitação do tempo para reflexão e discussão.[32]

Por conta disso, os ambientes da prática profissional precisarão ser readequados para garantir que a observação direta dos residentes pelos docentes/preceptores e a prática do *feedback* se tornem uma realidade na rotina dos programas. Ao iniciarem cada estágio, os estudantes ou médicos residentes deverão ser informados sobre os objetivos do treinamento e as expectativas de aquisição de competências naquele ambiente.

Criar ambientes de treinamento que garantam o atendimento seguro ao paciente e, ao mesmo tempo, favoreçam a aquisição das competências é um grande desafio. Para tanto, os gestores de programas e instituições de ensino deverão implementar políticas que apoiem a CBME, promovendo mudanças na estrutura administrativa dos serviços para dar suporte aos residentes. Essas medidas são imprescindíveis para garantir a aquisição das competências e a segurança aos pacientes.[33]

Mudanças no processo de avaliação

A pirâmide de Miller, descrita por George Miller em 1990,[34] tornou-se um importante referencial para a avaliação das competências, identificando seus subcomponentes e, ao mesmo tempo, implicando a sua interdependência. De acordo com esse modelo, o conhecimento ("sabe") é necessário, mas não suficiente para a compreensão ("sabe como"). Da mesma maneira, a compreensão é necessária, mas não suficiente para a habilidade ("demonstra"), e a habilidade é necessária, mas não suficiente para o bom desempenho em ambientes de prática ("faz"). Em 2016, foi proposto um novo patamar à pirâmide de Miller, partindo do pressuposto de que um bom desempenho momentâneo em ambientes da prática clínica não reflete necessariamente a aquisição da identidade profissional ("é").[35] A Figura 1 apresenta a nova versão da pirâmide de Miller, incluindo o patamar "é".

A pirâmide de Miller segue a lógica da aquisição das competências médicas. A avaliação dessas competências deve ser compatibilizada com os estágios, utilizando métodos e instrumentos apropriados e que apresentem validade e confiabilidade para os objetivos propostos. Diversos instrumentos com essas características já foram descritos.[36] Para os dois primeiros níveis ("sabe" e "sabe como"), são mais adequados os instrumentos de avaliação cognitiva, como o teste de progresso individual. Para o nível "demonstra", geralmente são utilizados métodos de avaliação em ambiente simulado, como o exame clínico objetivo e estruturado (do inglês *objective structured clinical examination* – OSCE). Para o nível "faz", devem ser utilizados instrumentos de avaliação para os ambientes da prática profissional, como o miniexercício clínico avaliativo (do inglês *mini-clinical exercise* – Mini-CEX) e a observação direta de habilidades procedimentais (do inglês *direct observation of procedural skills* – DOPS). Para o nível "é", podem ser utilizados instrumentos de avaliação de profissionalismo como o exercício de miniavaliação do profissionalismo (do inglês, *professionalism mini-evaluation exercise* – P-Mex).

Descrições detalhadas desses instrumentos, seus objetivos, características e importância na avaliação das competências serão apresentados em outros capítulos deste livro.

Mudanças no papel docente

A CBME requer um corpo docente preparado e alinhado com os novos referenciais de

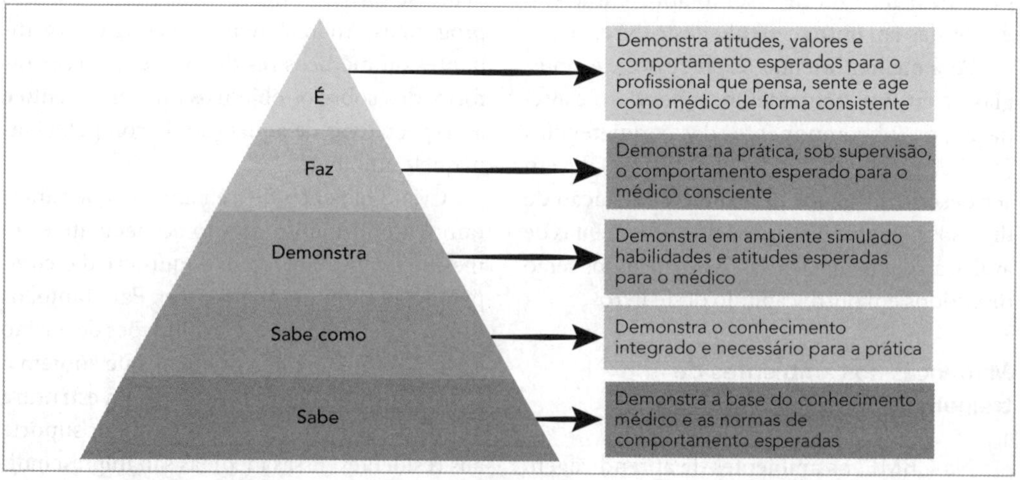

FIGURA 1 Pirâmide de Miller incluindo a identidade profissional.
Adaptada de Cruess et al., 2016.[35]

treinamento, supervisão e avaliação. As características e o perfil docente que levaram ao sucesso do ensino no século passado não são suficientes para atender a essas necessidades,[37] por isso novas competências docentes serão necessárias.

Nesse novo modelo de formação, o docente, preceptor ou supervisor precisa dedicar tempo e esforço para a observação direta dos aprendizes, confirmando e validando as competências já adquiridas e identificando lacunas de aprendizagem e treinamento, até que estejam aptos a progredir para a supervisão indireta (a distância) ou a prática autônoma.

Para facilitar a aprendizagem e o desenvolvimento profissional dos estudantes de medicina e médicos residentes, o corpo docente e os preceptores deverão ser treinados e capacitados em técnicas e estratégias de supervisão, avaliação, confiabilização, remediação e *feedback*. Com esse objetivo, as instituições formadoras deverão oferecer programas de desenvolvimento docente, estruturar estágios e disponibilizar a carga horária necessária para a supervisão e a avaliação adequadas dos aprendizes durante a formação ou treinamento no programa.

Uma estratégia para incentivar tal mudança é recompensar o corpo docente engajado no ensino, incorporando essas novas métricas aos critérios de promoção funcional para aqueles que demonstrarem formalmente competência em princípios educacionais.[33]

ACEITAÇÃO DAS MUDANÇAS

Promover a aceitação da CBME pelos professores representa um grande desafio aos educadores modernos. Alguns adeptos do modelo tradicional se apoiam nas suas vivências e impressões pessoais sobre a aparente "estabilidade" do sistema de formação e sobre os efeitos prejudiciais das mudanças.[38] Outros parecem apreensivos com relação à possibilidade de suas próprias habilidades não atenderem às expectativas e exigências da CBME.[38] Além disso, alguns preceptores da "linha de frente" com grande experiência na supervisão e no julgamento de aprendizes no modelo tradicional sentem-se desconfortáveis ao fornecer *feedback* estruturado sobre competências intrínsecas do profissional em formação, como a comunicação e o profissionalismo.[39]

É de suma importância, portanto, esclarecer que as reformas educacionais em andamento não estão sendo conduzidas simplesmente em prol da mudança e são fundamentadas por evidências de melhoria da qualidade do atendimento, da segurança do paciente, da eficiência do sistema de saúde e da prestação de contas às partes interessadas.[39]

Outro grande benefício da CBME é que esse modelo oferece uma estrutura explícita e transparente sobre o processo de formação e sobre as avaliações realizadas.[39]

CONSIDERAÇÕES FINAIS

A CBME representa o novo paradigma da educação médica e foi pautada nas necessidades de qualificar a formação, oferecer maior segurança aos pacientes e prover maior eficiência e transparência na prestação de cuidados em saúde.

Para concretizar essas mudanças, é necessário prover motivação e oferecer capacitação ao corpo docente por meio de um programa extensivo de desenvolvimento conforme os novos referenciais da educação médica. Além disso, para evitar uma reversão gradual ao sistema de formação tradicional, é imprescindível responsabilizar os cursos e programas de formação e especialização pelos resultados em termos de competências médicas adquiridas pelos seus egressos. Na acreditação e avaliação dos programas, é preciso verificar se os princípios básicos da CBME estão sendo atendidos em termos de treinamento, avaliação e capacitação do corpo docente. Essa é uma abordagem poderosa para garantir que as mudanças necessárias sejam implementadas e mantidas.

A comunicação eficaz e o engajamento ativo do corpo docente constituem a chave para dissipar o ceticismo sobre as mudanças e garantir que os novos paradigmas da educação médica irão de fato resultar em uma nova geração de profissionais competentes.

REFERÊNCIAS

1. Cate OT. An updated primer on entrustable professional activities (EPAs). Rev Bras Educ Med. 2019;43(1):712-20.
2. Custers EJFM, Cate OT. The history of medical education in Europe and the United States, with respect to time and proficiency. Acad Med. 2018;93(3S Competency-Based, Time-Variable Education in the Health Professions):S49-54.
3. Marchalik D. The return to literature-making doctors matter in the new era of medicine. Acad Med. 2017; 92(12):1665-7.
4. Duffy TP. The Flexner report – 100 years later. Yale J Biol Med. 2011;84(3):269-76.
5. Cooke M, Irby DM, Sullivan W, Ludmerer KM. American medical education 100 years after the Flexner report. N Engl J Med. 2006;355(13):1339-44.
6. Santos RA, Nunes MPT. Medical education in Brazil. Med Teach. 2019;41(10):1106-11.
7. López JDS, Martínez FL. El olvidado experimento de Tuskegee: la necesidad de una constante evaluación ética en la investigación biomédica. J Healthc Qual Res. 2020;S2603-6479(20)30065-8.
8. Riis P. Thirty years of bioethics: the Helsinki declaration 1964-2003. New Rev Bioeth. 2003;1(1):15-25.
9. Carraccio C, Wolfsthal SD, Englander R, Ferentz K, Martin C. Shifting paradigms: from Flexner to competencies. Acad Med. 2002;77(5):361-7.
10. Powell DE, Carraccio C. Toward competency-based medical education. N Engl J Med. 2018;378(1):3-5.
11. Institute of Medicine Committee on Quality of Health Care in America; Kohn LT, Corrigan JM, Donaldson MS (eds.). To err is human: building a safer health system. Washington (DC): National Academies Press; 2000.
12. Carraccio CL, Englander R. From Flexner to competencies: reflections on a decade and the journey ahead. Acad Med. 2013;88(8):1067-73.
13. Frank JR, Snell LS, Cate OT, Holmboe ES, Carraccio C, Swing SR, et al. Competency-based medical education: theory to practice. Med Teach. 2010;32(8):638-45.
14. Frank JR, Danoff D. The CanMEDS initiative: implementing an outcomes-based framework of physician competencies. Med Teach. 2007;29(7):642-7.
15. Holmboe ES, Edgar L, Hamstra S. The milestones guidebook. Chicago: Accreditation Council for Graduate Medicine Education; 2016.
16. Swing SR. The ACGME outcome project: retrospective and prospective. Med Teach. 2007;29(7):648-54.
17. Nasca TJ, Philibert I, Brigham T, Flynn TC. The next GME accreditation system – rationale and benefits. N Engl J Med. 2012;366(11):1051-6.
18. Rubin P, Franchi-Christopher D. New edition of Tomorrow's Doctors. Med Teach. 2002;24(4):368-9.
19. General Medical Council. Tomorrow's doctors: outcomes and standards for undergraduate medical education. Manchester (UK): General Medical Council; 2009.
20. General Medical Council. Tomorrow's doctors: outcomes and standards for undergraduate medical education. London: General Medical Council; 2018.
21. Swing SR. Assessing the ACGME general competencies: general considerations and assessment methods. Acad Emerg Med. 2002;9(11):1278-88.
22. Epstein RM, Hundert EM. Defining and assessing professional competence. JAMA. 2002;287(2):226-35.
23. Englander R, Cameron T, Ballard AJ, Dodge J, Bull J, Aschenrener CA. Toward a common taxonomy of competency domains for the health professions and competencies for physicians. Acad Med. 2013;88(8): 1088-94.
24. Friedman MH, Connell JK, Olthoff A, Sinacore JM, Bordage G. Medical student errors in making a diagnosis. Acad Med. 1998;73(10 Suppl):S19-21.
25. Mickleborough T. Intuition in medical practice: a reflection on Donald Schon's reflective practitioner. Med Teach. 2015;37(10):889-91.
26. Feinstein AR. "Clinical judgment" revisited: the distraction of quantitative models. Ann Intern Med. 1994;120(9):799-805.
27. Laidlaw A, Hart J. Communication skills: an essential component of medical curricula. Part I: assessment of clinical communication: AMEE guide n. 51. Med Teach. 2011;33(1):6-8.
28. Harden RM, Crosby JR, Davis MH, Friedman M. AMEE guide n. 14: outcome-based education: Part 5 – from competency to meta-competency: a model for the specification of learning outcomes. Med Teach. 1999;21(6):546-52.
29. Nousiainen MT, Caverzagie KJ, Ferguson PC, Frank JR, ICBME Collaborators. Implementing competency-based medical education: What changes inz curricular structure and processes are needed? Med Teach. 2017;39(6):594-8.
30. Cate OT. Entrustability of professional activities and competency-based training. Med Educ. 2005;39(12): 1176-7.
31. Nordquist J, Hall J, Caverzagie K, Snell L, Chan MK, Thoma B, et al. The clinical learning environment. Med Teach. 2019;41(4):366-72.
32. Kilty C, Wiese A, Bergin C, Flood P, Fu N, Horgan M, et al. A national stakeholder consensus study of challenges and priorities for clinical learning environments in postgraduate medical education. BMC Med Educ. 2017;17(1):226.
33. Caverzagie KJ, Nousiainen MT, Ferguson PC, Cate OT, Ross S, Harris KA, et al. Overarching challenges to the implementation of competency-based medical education. Med Teach. 2017;39(6):588-93.
34. Miller GE. The assessment of clinical skills/competence/performance. Acad Med. 1990;65(9 Suppl):S63-7.

35. Cruess RL, Cruess SR, Steinert Y. Amending Miller's pyramid to include professional identity formation. Acad Med. 2016;91(2):180-5.
36. Holmboe ES. Work-based assessment and co-production in postgraduate medical training. GMS J Med Educ. 2017;34(5):Doc58.
37. Milner RJ, Gusic ME, Thorndyke LE. Perspective: toward a competency framework for faculty. Acad Med. 2011;86(10):1204-10.
38. Tsouroufli M, Payne H. Consultant medical trainers, modernising medical careers (MMC) and the European time directive (EWTD): tensions and challenges in a changing medical education context. BMC Med Educ. 2008;8:31.
39. Ferguson PC, Caverzagie KJ, Nousiainen MT, Snell L, ICBME Collaborators. Changing the culture of medical training: an important step toward the implementation of competency-based medical education. Med Teach. 2017;39(6):599-602.

CAPÍTULO 5

Matriz de competências de ginecologia e obstetrícia

Gustavo Salata Romão
Marcos Felipe Silva de Sá
César Eduardo Fernandes

INTRODUÇÃO

Em todo o mundo, a educação médica e o treinamento baseado em competências estão avançando para melhorar a segurança do paciente e formar médicos comprometidos com o profissionalismo, a educação continuada e a responsabilidade social.[1,2] Em 2014, o Accreditation Council for Graduate Medical Education (ACGME), o American Board of Obstetrics and Gynecology (ABOG) e o American College of Obstetricians and Gynecologists (ACOG) publicaram o "Milestones project", uma matriz de competências essenciais para orientar os programas de residência médica de ginecologia e obstetrícia nos Estados Unidos. O documento é composto por 28 eixos de competências hierarquizados em cinco níveis de desempenho (*milestones*), sendo cada um correspondente a uma etapa do treinamento, do aprendiz (nível 1) até o *expert* (nível 5).[3] Outros países, como Canadá, Reino Unido, Austrália e Holanda, também publicaram matrizes de competência para a formação do ginecologista e obstetra com o objetivo de elencar as competências essenciais para o exercício profissional em cada país.[4]

No Brasil, a legislação também seguiu essa tendência. Em 2016, o Conselho Federal de Medicina publicou a Resolução n. 2.148, de 22 de julho de 2016, que homologou a Portaria CME n. 01/2016.[5] Essa portaria disciplina o funcionamento da Comissão Mista de Especialidades (CME) e estabelece que "em todos os editais de concurso para título de especialista no Brasil, a Associação Médica Brasileira (AMB) deverá observar a matriz de competência e o tempo mínimo de formação na especialidade".[5]

MATRIZ DE COMPETÊNCIAS BRASILEIRA DE GINECOLOGIA E OBSTETRÍCIA

Diante da necessidade de reorientar e qualificar a formação do ginecologista e obstetra no Brasil, a Diretoria Científica da Federação Brasileira das Associações de Ginecologia e Obstetrícia (Febrasgo) tomou a iniciativa de elaborar uma primeira versão da matriz de competências de ginecologia e obstetrícia no país.[6,7] A versão inicial da matriz, de 2015, foi elaborada a partir de referências nacionais como as diretrizes curriculares dos programas de residência médica de ginecologia e obstetrícia[8] e de referências internacionais como o "Milestones Project".[3] Esse documento passou por um processo de validação denominado "painel de especialistas", no qual mais de duzentos *experts* de 26 Comissões Nacionais de Especialidades da Febrasgo avaliaram criteriosamente os eixos de competência, emitindo pareceres e sugestões a partir de um formulário estruturado. À luz das sugestões dos especialistas, a primeira versão da matriz de competências de ginecologia e obstetrícia foi concluída, contendo 21 eixos de competências e incluindo "Profissionalismo" e "Segurança do paciente" como eixos.[6] As competências foram hierarquizadas em três níveis de complexidade, correspondendo ao primeiro (R1), segundo (R2) e terceiro (R3) anos de treinamento, com identificação de seus subcomponentes.

Em 2017, a matriz de competências de ginecologia e obstetrícia foi publicada em português[6] e disponibilizada no *site* da Febrasgo. No ano seguinte, o documento foi aprovado pela Associação Médica Brasileira e pela Comissão Nacional de Residência Médica, tornando-se o guia oficial para orientação dos programas de residência médica de ginecologia e obstetrícia em todo o Brasil. Em 2019, essa matriz foi novamente revisada e atualizada pelas Comissões Nacionais Especializadas da Febrasgo, pela Comissão de Residência Médica da Febrasgo e por consultores especializados, seguindo os mesmos passos do processo de validação por um painel de especialistas descritos para a primeira versão do documento.[7] A versão atualizada contém dezesseis eixos de competência de ginecologia e obstetrícia, incluindo os eixos "Profissionalismo" e "Segurança do paciente". Cada eixo apresenta as competências esperadas para o residente ao final dos 3 anos de residência (R1, R2 e R3) de ginecologia e obstetrícia. As competências para os R2 são cumulativas em relação às competências para o R1, e as competências para os R3 são cumulativas em relação às competências previstas para os R1 e R2. Os eixos da matriz de competências são apresentados no Quadro 1.[7]

QUADRO 1 Eixos da matriz de competências de ginecologia e obstetrícia elaborada pela Comissão de Residência Médica da Febrasgo

Eixo	Competência
1	Atenção à saúde e cuidados no período pré-natal
2	Atenção à saúde e cuidados no período intraparto
3	Atenção à saúde e cuidados no período puerperal
4	Habilidades técnicas em procedimentos obstétricos
5	Habilidades técnicas em procedimentos ginecológicos
6	Atenção à saúde e cuidados nas desordens do assoalho pélvico
7	Atenção à saúde e cuidados em oncologia ginecológica
8	Atenção à saúde e cuidados na contracepção e planejamento familiar
9	Atenção à saúde e cuidados no sangramento uterino anormal
10	Atenção à saúde e cuidados em ginecologia endócrina
11	Atenção à saúde e cuidados nas infecções em ginecologia e obstetrícia
12	Atenção à saúde e cuidados nas urgências em ginecologia e obstetrícia
13	Atenção à saúde e cuidados nas afecções da mama
14	Atenção à saúde e cuidados nas desordens não originárias do aparelho reprodutor
15	Segurança da paciente em ginecologia e obstetrícia
16	Profissionalismo em ginecologia e obstetrícia

Adaptado de Romão e Sá, 2020.[7]

A elaboração e a validação da matriz foi, sem dúvida, um passo estratégico na transição do treinamento tradicional (baseado em estrutura, processo e tempo) para a formação orientada por competências (*competency-based medical education* – CBME). A versão final e atualizada desse documento constitui uma importante referência para harmonizar e qualificar os programas de residência médica da especialidade em todo o Brasil, e também para orientar os processos de formação e avaliação do residente e de certificação do especialista em ginecologia e obstetrícia. A expectativa é de que, quando aplicada no dia a dia dos programas de residência médica, essa matriz venha a contribuir para uma formação mais humana e qualificada dos profissionais que prestarão assistência e cuidados às mulheres brasileiras, tornando o sistema de saúde mais eficiente e seguro. O Anexo 1 apresenta todos os eixos da matriz de competências de ginecologia e obstetrícia. Os subcomponentes das competências estão identificados com as letras C (conhecimento), H (habilidades) e A (atitudes).

REFERÊNCIAS

1. Ferguson PC, Caverzagie KJ, Nousiainen MT, Snell L, ICME Collaborators. Changing the culture of medical training: an important step toward the implementation of competency-based medical education. Med Teach. 2017;39(6):599-602.
2. Powell DE, Carraccio C. Toward competency-based medical education. N Engl J Med. 2018;378(1):3-5.
3. Bienstock JL, Edgar L, McAlister R. Obstetrics and gynecology milestones. J Grad Med Educ. 2014;6(1 Suppl 1):126-8.
4. Garofalo M, Aggarwal R. Competency-based medical education and assessment of training: review of selected national obstetrics and gynaecology curricula. J Obstet Gynaecol Can. 2017;39(7):534-44.
5. Conselho Federal de Medicina. Resolução n. 2.148, de 22 de julho de 2016. Dispõe sobre a homologação da Portaria CME n. 01/2016, que disciplina o funcionamento da Comissão Mista de Especialidades (CME), composta pelo Conselho Federal de Medicina (CFM), pela Associação Médica Brasileira (AMB) e pela Comissão Nacional de Residência Médica (CNRM), que normatiza o reconhecimento e o registro das especialidades médicas e respectivas áreas de atuação no âmbito dos Conselhos de Medicina. Diário Oficial da União. 03 ago 2016. Disponível em: https://sistemas.cfm.org.br/normas/visualizar/resolucoes/BR/2016/2148. Acessado em: 11 set 2021.
6. Romão GS, Reis FJC, Cavalli RC, Sá MFS. Matriz de competência em ginecologia e obstetrícia: um novo referencial para os programas de residência médica no Brasil. Femina. 2017;45(3):172-7.
7. Romão GS, Sá MFS. Competency-based training and the competency framework in gynecology and obstetrics in Brazil. Rev Bras Ginecol Obstet. 2020;42(5):272-8.
8. Brasil. Ministério da Educação. Secretaria de Educação Superior. Resolução CNRM n. 2, de 17 de maio de 2006. Dispõe sobre requisitos mínimos dos programas de residência médica e dá outras providências. Disponível em: http://portal.mec.gov.br/dmdocuments/resolucao02_2006.pdf. Acessado em: 21 jul 2021.

ANEXO 1 – MATRIZ DE COMPETÊNCIAS DE GINECOLOGIA E OBSTETRÍCIA

EIXO 1 – ATENÇÃO À SAÚDE E CUIDADOS NO PERÍODO PRÉ-NATAL		
Objetivo geral: aquisição de competências relacionadas ao atendimento obstétrico de baixo e alto riscos e complicações comuns durante a gravidez		
Nível	Competências	Componentes
R1	Demonstra conhecimento sobre as adaptações do organismo materno à gravidez e mudanças no ciclo gravídico-puerperal	C
	Demonstra conhecimento sobre a fisiologia fetal, da placenta e anexos	C
	Demonstra conhecimento das políticas nacionais sobre saúde materno-infantil e aleitamento	C
	Demonstra conhecimento sobre o sistema de referência para as gestações de alto risco	C
	Demonstra conhecimento básico e realiza atendimento obstétrico incluindo história clínica e exames físico geral, ginecológico e obstétrico, identificando fatores de risco	C/H/A
	Estabelece vínculo e comunicação efetiva com a gestante, estimulando a participação do acompanhante e/ou familiares de escolha da mulher nas consultas de pré-natal	C/H/A
	Transmite com segurança as orientações sobre sintomas e sinais comuns na gestação, cuidados com alimentação, higiene, vestuário, atividade física e sexual, medicamentos contraindicados, acompanhamento pré-natal, alimentação, sinais de alerta e trabalho de parto, cuidados puerperais, aleitamento e contracepção pós-parto às gestantes e familiares	C/H/A
	Compreende e preenche corretamente o Cartão da Gestante	C/H
	Interpreta adequadamente os exames complementares, incluindo a avaliação da vitalidade fetal	C/H
	Identifica e trata as principais intercorrências clínicas na gestação	C/H/A
	Reconhece precocemente as complicações clínicas e obstétricas mais prevalentes na gestação	C/H
	Inicia as profilaxias adequadas, incluindo o uso de imunoglobulina anti-D em gestantes Rh negativas não sensibilizadas que apresentam sangramento	C/H/A
	Manuseia apropriadamente os equipamentos para avaliar vitalidade fetal (monitor fetal e cardiotocógrafo)	H
R2	Conduz adequadamente e com base nas evidências científicas atuais intercorrências clínicas e obstétricas prevalentes na gestação, como anemia, infecção urinária, doença trofoblástica gestacional, hipertensão, diabetes, doenças infecciosas, crescimento fetal anormal e gestação múltipla	C/H/A
	Conduz adequadamente e com base nas evidências científicas atuais as mulheres com gestação de alto risco	C/H/A
	Acompanha gestantes internadas em unidades de terapia intensiva	H/A
	Reconhece intercorrências clínicas e obstétricas menos prevalentes, apontando a necessidade de referência e/ou transferência de cuidados para estas pacientes	C/H
	Realiza exames básicos de avaliação da vitalidade fetal, como a cardiotocografia anteparto e o perfil biofísico fetal	H
	Indica corretamente e aconselha os familiares quanto aos procedimentos diagnósticos e terapêuticos em obstetrícia, incluindo procedimentos invasivos (amniocentese, biópsia de vilo corial, cordocentese e cirurgias fetais intrauterinas)	C/H
	Interpreta adequadamente o resultado de procedimentos diagnósticos na assistência pré-natal, incluindo testes de risco fetal e resultados de procedimentos invasivos	C/H

(continua)

EIXO 1 – ATENÇÃO À SAÚDE E CUIDADOS NO PERÍODO PRÉ-NATAL *(continuação)*		
Objetivo geral: aquisição de competências relacionadas ao atendimento obstétrico de baixo e alto riscos e complicações comuns durante a gravidez		
Nível	Competências	Componentes
R2	Identifica fatores que dificultam ou contraindicam o aleitamento materno e orienta cuidados adequados nessas condições	C/H
	Demonstra conhecimento sobre as normas de atendimento em casos de anencefalia e outras anomalias fetais	C
R3	Demonstra conhecimento abrangente para diferentes padrões de apresentação de complicações médicas e obstétricas (inclusive apresentações atípicas), bem como para suas diferentes opções de tratamento	C
	Realiza exames avançados de avaliação ecográfica (avaliação morfológica fetal, Dopplerfluxometria, posicionamento placentário em pacientes com operação cesariana anterior para estimar risco de acretismo e procedimentos invasivos guiados pelo ultrassom, como amniocentese)	H
	Realiza atendimento a pacientes com má história obstétrica, como abortamento habitual e óbito fetal recorrente, identificando a etiologia e propondo medidas terapêuticas	C/H
	Suspeita de casos atípicos de doença trofoblástica gestacional, formula diagnósticos diferenciais e propõe terapêuticas apropriadas	C/H

EIXO 2 – ATENÇÃO À SAÚDE E CUIDADOS NO PERÍODO INTRAPARTO		
Objetivo geral: aquisição de competências relacionadas ao atendimento obstétrico de baixo e alto riscos e das complicações durante o trabalho de parto e parto		
Nível	Competências	Componentes
R1	Demonstra conhecimento atualizado sobre assistência obstétrica, baseado em evidências, segurança e respeito	C
	Demonstra conhecimento sobre a anatomia do assoalho pélvico, a vascularização e a inervação da pelve e períneo	C
	Demonstra conhecimento sobre a avaliação básica da bacia obstétrica e mecanismo do parto	C
	Demonstra conhecimento sobre a rotina de cuidados obstétricos durante o trabalho de parto e parto sem complicações	C
	Demonstra conhecimento sobre as corretas indicações da cirurgia cesariana	C
	Demonstra conhecimento sobre as indicações e contraindicações do parto instrumentalizado (fórcipe e vácuo)	C
	Demonstra conhecimento sobres as políticas públicas vigentes de assistência ao parto	C
	Realiza o diagnóstico de trabalho de parto, inclusive pré-termo	H
	Demonstra conhecimento e realiza a classificação da parturiente segundo os critérios de Robson	C/H
	Realiza acompanhamento e assistência ao trabalho de parto com utilização adequada do partograma e de métodos de monitorização da vitalidade fetal	C/H/A
	Demonstra conhecimento e realiza medidas para a maturação cervical e indução do parto	C/H
	Realiza acompanhamento e assistência ao parto normal sem complicações	C/H/A
	Identifica as evoluções eutócicas e distócicas do trabalho de parto	C/H
	Identifica e implementa as primeiras medidas nas complicações durante o parto	C/H

(continua)

EIXO 2 – ATENÇÃO À SAÚDE E CUIDADOS NO PERÍODO INTRAPARTO *(continuação)*		
Objetivo geral: aquisição de competências relacionadas ao atendimento obstétrico de baixo e alto riscos e das complicações durante o trabalho de parto e parto		
Nível	Competências	Componentes
R1	Identifica os casos que necessitam de transferência para unidades de maior complexidade	C/H
	Realiza proteção perineal e episiotomia seletiva	H
	Identifica e presta assistência adequada às lacerações de 1° e 2° graus do canal de parto	H
	Demonstra habilidade para realização de procedimentos rotineiros ou de pequena complexidade na recepção de recém-nascidos	C/H
R2	Demonstra conhecimento dos fatores de risco de acretismo placentário e as manobras básicas a serem evitadas durante o parto com tal complicação	C
	Realiza acompanhamento e assistência ao trabalho de parto e parto de alto risco	C/H/A
	Realiza acompanhamento e assistência na evolução distócia do trabalho de parto	C/H/A
	Identifica e presta assistência adequada em complicações intraparto	C/H
	Realiza partos instrumentalizados utilizando apropriadamente fórcipe e vácuo	H
	Realiza as manobras específicas de assistência ao parto pélvico e distocia de ombro	H
	Identifica e presta assistência adequada às lacerações de 3° e 4° graus do canal de parto	H
R3	Gerencia e presta assistência adequada às complicações de maior complexidade durante o trabalho de parto e parto	C/H/A
	Realiza assistência intraparto a gestantes de feto com malformação	C/H/A
	Realiza partos instrumentalizados de maior complexidade como fórcipe de rotação	H

EIXO 3 – ATENÇÃO À SAÚDE E CUIDADOS NO PERÍODO PUERPERAL		
Objetivo geral: aquisição de competências relacionadas ao atendimento ao puerpério de baixo e alto riscos e suas complicações		
Nível	Competências	Componentes
R1	Demonstra conhecimento sobre a assistência ao puerpério normal e suas complicações	C
	Demonstra conhecimento sobre os fatores de risco, sintomas e sinais das complicações puerperais prevalentes	C
	Identifica a necessidade de estreitamento do monitoramento de pacientes que apresentaram complicações relevantes no parto, como hemorragia e pré-eclâmpsia grave	C/H
	Demonstra conhecimento sobre a fisiologia da apojadura e da ejeção láctea, bem como sobre medicamentos contraindicados durante o aleitamento	C
	Demonstra conhecimento e implementa medidas preventivas para as principais intercorrências no puerpério	C/H
	Demonstra conhecimento sobre a importância, solicita e interpreta a análise histopatológica dos produtos de abortamento	C/H
	Realiza orientações adequadas sobre as técnicas de aleitamento materno, sobre a prevenção de fatores que dificultam o aleitamento e sobre práticas prejudiciais	C/H/A
	Conduz as intercorrências e doenças relacionadas ao aleitamento materno (traumas mamilares, ingurgitamento mamário e mastite aguda puerperal)	C/H/A
	Identifica os transtornos do humor do pós-parto	C/H

(continua)

EIXO 3 – ATENÇÃO À SAÚDE E CUIDADOS NO PERÍODO PUERPERAL *(continuação)*		
Objetivo geral: aquisição de competências relacionadas ao atendimento ao puerpério de baixo e alto riscos e suas complicações		
Nível	Competências	Componentes
R1	Identifica e conduz adequadamente as intercorrências puerperais de baixa complexidade	C/H/A
	Realiza cuidado da ferida operatória, infecção cirúrgica e seu tratamento quando necessário	C/H
	Realiza inibição e indução da lactação a partir de indicações baseadas em evidências	C/H
	Aconselha as pacientes sobre o risco de recorrência das complicações apresentadas no pré-natal, parto e pós-parto	C/H/A
	Realiza inserção de dispositivo intrauterino (DIU) e implantes subdérmicos intraparto, pós-abortamento e no puerpério imediato	H
	Realiza orientações adequadas para contracepção no puerpério	H/A
R2	Identifica e conduz adequadamente outros fatores que dificultam o aleitamento materno (hipogalactia, traumas papilares, ducto bloqueado e abscesso mamário)	C/H/A
	Identifica e presta assistência inicial para os transtornos do humor do pós-parto	C/H/A
	Identifica a necessidade de interconsulta, encaminhamento ou transferência de pacientes com complicações no período puerperal	C/H
	Demonstra conhecimento e conduz pacientes em acompanhamento pós-molar	C/H
	Acompanha puérperas em unidades de terapia intensiva	H/A
R3	Identifica e conduz adequadamente as complicações puerperais de maior complexidade (como tromboflebite séptica puerperal, hipertensão de difícil controle e embolia pulmonar)	C/H/A

EIXO 4 – HABILIDADES TÉCNICAS EM PROCEDIMENTOS OBSTÉTRICOS		
Objetivo geral: aquisição de competências relacionadas aos procedimentos obstétricos		
Nível	Competências	Componentes
R1	Realiza toque vaginal para avaliação da pelve óssea, variedade de apresentação e dilatação cervical	H
	Realiza a cardiotocografia anteparto e intraparto	H
	Realiza curetagem e aspiração intrauterina em abortamentos de primeiro trimestre	H
	Realiza as manobras de assistência ao parto vaginal espontâneo	H
	Realiza proteção perineal e episiotomia seletiva	H
	Realiza a episiorrafia ou sutura de lacerações de 1° e 2° graus	H
	Realiza parto cesáreo em parturientes sem cesárea prévia	H
	Realiza inserção de dispositivo intrauterino (DIU) e implantes contraceptivos subdérmicos intraparto, pós-abortamento e no puerpério imediato	H
	Realiza aplicação de ácido tricloroacético em verrugas genitais	H
R2	Realiza ecografia para avaliação fetal, identificando o número de fetos, a situação, posição e apresentação, a biometria, a viabilidade, o perfil biofísico fetal, a localização e as características da placenta	H
	Realiza indução medicamentosa, aspiração manual intrauterina (AMIU) ou aspiração elétrica nos casos de abortamento previsto em lei e/ou abortamento incompleto	H
	Realiza evacuação uterina em perdas fetais do segundo trimestre (indução, curetagem e curetagem pós-abortamento)	H

(continua)

EIXO 4 – HABILIDADES TÉCNICAS EM PROCEDIMENTOS OBSTÉTRICOS *(continuação)*		
Objetivo geral: aquisição de competências relacionadas aos procedimentos obstétricos		
Nível	Competências	Componentes
R2	Realiza tratamento cirúrgico da gestação ectópica	H
	Realiza versão externa em apresentação pélvica	H
	Realiza as manobras específicas de assistência ao parto pélvico e distocia de ombro	H
	Realiza partos instrumentalizados utilizando apropriadamente fórcipe e vácuo	H
	Realiza reparo de lacerações perineais de 3° e 4° graus	H
	Realiza parto cesáreo em parturientes com cesárea prévia	H
	Realiza laqueadura tubária ou fimbriectomia durante a cesariana	H
R3	Realiza cerclagem	H
	Realiza exames avançados de avaliação ecográfica (avaliação morfológica fetal, Dopplerfluxometria, posicionamento placentário em pacientes com cesariana anterior para estimar risco de acretismo e procedimentos invasivos guiados pelo ultrassom, como amniocentese)	H
	Realiza parto vaginal em apresentações pélvicas (incluindo o segundo gemelar)	H
	Realiza parto vaginal instrumentalizado em situações de maior complexidade, incluindo o uso de fórcipe de rotação	H
	Identifica e realiza o reparo de perfurações ou ruptura uterina	H
	Identifica e realiza reparo de lacerações vesicais	H
	Realiza tratamento cirúrgico avançado da hemorragia pós-parto (incluindo as suturas de B-Lynch, a histerectomia puerperal e a ligadura de artérias uterinas)	H
	Realiza cesarianas em casos complexos (múltiplas cesarianas prévias, placenta prévia, acretismos, obesidade mórbida etc.)	H

EIXO 5 – HABILIDADES TÉCNICAS EM PROCEDIMENTOS GINECOLÓGICOS		
Objetivo geral: aquisição de competências relacionadas às técnicas cirúrgicas e manejo perioperatório ginecológico		
Nível	Competências	Componentes
R1	Demonstra conhecimento básico da anatomia abdominal, pélvica e perineal	H
	Demonstra conhecimento sobre os princípios cirúrgicos básicos, incluindo o uso de precauções universais e técnica de assepsia	H
	Demonstra conhecimento sobre os princípios e funcionamento da vídeocirurgia, suas indicações, vantagens e limitações e sobre as implicações hemodinâmicas do pneumoperitônio	H
	Demonstra conhecimento sobre as estratégias profiláticas para reduzir as complicações pós-cirúrgicas	H
	Demonstra conhecimento e realiza avaliação e preparo do paciente cirúrgico (comorbidades, uso de medicamentos, hábitos) relevantes para a cirurgia ginecológica	C/H/A
	Posiciona adequadamente a paciente para a cirurgia ginecológica	H
	Atua de forma eficaz como um assistente cirúrgico	H/A
	Demonstra habilidades cirúrgicas básicas (como suturas, execução de nós)	H
	Realiza incisões e síntese de parede abdominal	H
	Realiza incisão e síntese vaginal ou vulvar simples (biópsias, exérese ou marsupialização da glândula de Bartholin e drenagem de abscessos)	H

(continua)

EIXO 5 – HABILIDADES TÉCNICAS EM PROCEDIMENTOS GINECOLÓGICOS *(continuação)*		
Objetivo geral: aquisição de competências relacionadas às técnicas cirúrgicas e manejo perioperatório ginecológico		
Nível	Competências	Componentes
R1	Demonstra conhecimento e realiza diagnóstico de complicações comuns do pós-operatório (como sangramentos, infecções, eventos tromboembólicos e outras complicações clínicas)	C/H
	Realiza inserção de dispositivo intrauterino (DIU) e implantes contraceptivos subdérmicos	H
	Realiza exame a fresco para diagnóstico das vaginites mais prevalentes	C/H
	Realiza biópsias simples nas lesões do trato genital inferior, incluindo biópsias endometriais, vaginais e vulvares, em nível ambulatorial	H
	Realiza procedimentos terapêuticos simples para as verrugas genitais e condilomatose vulvovaginal (aplicação de ácido tricloroacético, podofilotoxina, imiquimode, exérese cirúrgica)	H
	Realiza colposcopia e biópsia dirigida nas lesões do colo uterino	C/H
R2	Demonstra conhecimento em relação à indicação adequada de opções cirúrgicas para as morbidades ginecológicas	C
	Identifica e utiliza os instrumentos e fontes de energia disponíveis para o fluxo do procedimento	C/H
	Demonstra manuseio adequado de tecidos e planos cirúrgicos	H
	Realiza procedimentos ginecológicos de menor complexidade por laparotomia (como laqueadura tubária, salpingo-ooforectomia uni ou bilateral, ooforoplastia uni ou bilateral, miomectomia, histerectomia subtotal e total, cirurgia de Burch)	H
	Elabora plano inicial de abordagem das complicações cirúrgicas	H
	Executa cirurgia ginecológica de menor complexidade por via vaginal (como correção do prolapso da parede vaginal anterior e posterior pela técnica sítio-específica, ninfoplastia, cistos vaginais)	H
	Monta e desmonta todo o sistema de insuflação, iluminação e demais equipamentos do conjunto básico de videoendoscopia, verifica o seu bom funcionamento e ajusta os parâmetros no sistema	H
	Atua de forma eficaz como assistente cirúrgico em videolaparoscopia	H/A
	Realiza incisões e fechamento para laparoscopia simples	H
	Realiza punção umbilical para confecção do pneumoperitônio	H
	Executa a inserção adequada de instrumentos endoscópicos	H
	Manuseia adequadamente uma microcâmera e óticas de 0° e 30°	H
	Insere e manuseia o manipulador uterino adequadamente	H
	Reconhece e identifica situações de risco e complicações no transoperatório	H
	Realiza plano terapêutico inicial das complicações comuns do pós-operatório (como sangramentos, infecções, eventos tromboembólicos e outras complicações clínicas)	H
	Realiza tratamento das lesões precursoras do câncer de colo uterino de baixo e alto graus (cirurgia de alta frequência, conização e tratamento ablativo)	H
R3	Realiza procedimentos ginecológicos de maior complexidade por laparotomia (como histerectomia total com anexectomia)	H
	Realiza procedimentos ginecológicos de maior complexidade por via vaginal (como histerectomia vaginal com ou sem prolapsos, histerectomia vaginal com prolapso associado a encurtamento dos ligamentos uterossacrais, *slings* autólogos, *slings* sintéticos transobturatórios)	H
	Realiza procedimentos ginecológicos endoscópicos de menor complexidade (laqueadura tubária, cirurgias anexiais e histeroscopia diagnóstica)	H

(continua)

EIXO 5 – HABILIDADES TÉCNICAS EM PROCEDIMENTOS GINECOLÓGICOS *(continuação)*		
Objetivo geral: aquisição de competências relacionadas às técnicas cirúrgicas e manejo perioperatório ginecológico		
Nível	Competências	Componentes
R3	Auxilia procedimentos ginecológicos endoscópicos de média e alta complexidades (como lise de aderências, salpingoplastias, miomectomias e histeroscopia cirúrgica, ablação de endométrio)	H
	Demonstra capacidade de tomada de decisões intraoperatórias, incluindo a possibilidade de modificar um plano cirúrgico inicial com base nos achados cirúrgicos	C/H/A
	Identifica e presta assistência adequada nas complicações perioperatórias complexas relacionadas a cirurgia obstétrica e/ou ginecológica, incluindo o uso de consulta interdisciplinar intraoperatória	C/H/A
	Auxilia o tratamento de pacientes que necessitam de cuidados de terapia intensiva	C/H/A
	Realiza procedimentos terapêuticos complexos para verrugas genitais e condilomatose vulvovaginal (cirurgia de alta frequência ou exérese cirúrgica ampla)	H
	Realiza tratamento cirúrgico das lesões benignas e pré-malignas da vulva	C/H/A
	Realiza adequadamente exames de investigação das desordens do assoalho pélvico (como estudo urodinâmico e uretrocistoscopia diagnóstica)	H
	Aplica e adota novas tecnologias baseando-se em evidências científicas	C/H/A

EIXO 6 – ATENÇÃO À SAÚDE E CUIDADOS NAS DESORDENS DO ASSOALHO PÉLVICO		
Objetivo geral: aquisição de competências relacionadas ao atendimento à mulher com afecções do assoalho pélvico		
Nível	Competências	Componentes
R1	Demonstra conhecimento básico sobre fisiologia e anatomia funcional do assoalho pélvico	C
	Demonstra conhecimento sobre a fisiopatologia das desordens do assoalho pélvico, seus sinais, sintomas e fatores de risco	C
	Formula o diagnóstico diferencial das desordens do assoalho pélvico	C/H
R2	Avalia e interpreta adequadamente os resultados dos exames de investigação das desordens do assoalho pélvico (como exames de imagem em uroginecologia, manometrias, estudo urodinâmico e uretrocistoscopia)	C/H
	Estabelece planos iniciais de tratamento clínico para pacientes com desordens não complicadas do assoalho pélvico	C/H
R3	Realiza adequadamente exames de investigação das desordens do assoalho pélvico (como estudo urodinâmico e uretrocistoscopia)	H
	Estabelece planos iniciais de tratamento para pacientes com desordens complexas do assoalho pélvico	C/H
	Identifica novos planos de cuidado para as condições de insucesso terapêutico nas desordens do assoalho pélvico	C/H
	Identifica as necessidades de tratamento multiprofissional nas desordens do assoalho pélvico e mobiliza a equipe multiprofissional envolvida	C/H/A
	Aplica e adota novas tecnologias baseando-se em evidências científicas	C/H/A

EIXO 7 – ATENÇÃO À SAÚDE E CUIDADOS EM ONCOLOGIA GINECOLÓGICA		
Objetivo geral: aquisição de competências relacionadas ao atendimento à mulher com neoplasias malignas da pelve		
Nível	Competências	Componentes
R1	Demonstra conhecimento sobre o conceito, etiologia, prevenção e fatores de risco das neoplasias pélvicas malignas na mulher	C
	Demonstra conhecimento sobre os métodos de diagnóstico diferencial de neoplasias pélvicas malignas (abordagem clínica, exames de imagem e marcadores tumorais)	C
	Demonstra conhecimento inicial sobre as opções de abordagem para a mulher com neoplasias pélvicas malignas	C
	Aconselha apropriadamente as pacientes sobre as medidas de prevenção primária (inclusive vacinação) e prevenção secundária do câncer de colo uterino	C/H/A
	Demonstra conhecimento e realiza o rastreamento do câncer de colo uterino e acompanhamento das pacientes com alterações citológicas de baixo grau e o diagnóstico (colposcopia e biópsia dirigida) e encaminhamento das pacientes com alterações de alto grau	C/H/A
	Indica e realiza biópsias endometriais, vaginais e vulvares em nível ambulatorial	C/H
R2	Demonstra conhecimento sobre a atenção hierarquizada para o manejo da mulher com neoplasias pélvicas malignas	C/H/A
	Realiza tratamento das lesões de baixo e alto graus (como cirurgia de alta frequência, conização, tratamento ablativo)	C/H
	Realiza o diagnóstico diferencial das lesões benignas e pré-malignas e malignas da vulva	C/H
	Realiza acompanhamento de longo prazo de mulheres tratadas por neoplasias malignas da pelve	C/H
	Comunica o diagnóstico, as opções terapêuticas e o prognóstico para a mulher em neoplasias pélvicas malignas	C/H/A
R3	Demonstra conhecimento de planos terapêuticos abrangentes para pacientes que apresentam neoplasias pélvicas malignas	C
	Demonstra conhecimento aprofundado das neoplasias pélvicas malignas em relação à variação de padrões de apresentação e opções terapêuticas abrangentes	C
	Indica e conduz o tratamento clínico e cirúrgico das lesões benignas e pré-malignas da vulva	C/H/A

EIXO 8 – ATENÇÃO À SAÚDE E CUIDADOS NA CONTRACEPÇÃO E PLANEJAMENTO FAMILIAR		
Objetivo geral: aquisição de competências relacionadas ao planejamento familiar, indicação, eficácia e segurança dos métodos contraceptivos		
Nível	Competências	Componentes
R1	Demonstra conhecimento básico sobre as opções contraceptivas disponíveis	C
	Demonstra conhecimento sobre os métodos contraceptivos hormonais e não hormonais, sua eficácia, reversibilidade, forma de uso, riscos, benefícios, complicações, contraindicações e elegibilidade, incluindo a contracepção de emergência	C
	Demonstra conhecimento sobre os aspectos ético-legais dos métodos contraceptivos definitivos	C
	Realiza aconselhamento básico sobre a eficácia, riscos, benefícios, complicações e contraindicações dos métodos contraceptivos disponíveis e verifica quais são as preferências e condições de uso pela paciente	C/H/A
	Prescreve e orienta adequadamente o uso dos métodos contraceptivos reversíveis	C/H/A
	Realiza aconselhamento sobre a eficácia, riscos, benefícios, complicações e contraindicações da esterilização feminina e masculina	C/H/A

(continua)

EIXO 8 – ATENÇÃO À SAÚDE E CUIDADOS NA CONTRACEPÇÃO E PLANEJAMENTO FAMILIAR *(continuação)*		
Objetivo geral: aquisição de competências relacionadas ao planejamento familiar, indicação, eficácia e segurança dos métodos contraceptivos		
Nível	Competências	Componentes
R1	Orienta e encaminha adequadamente aos programas de planejamento familiar os casais que desejam e apresentam critérios favoráveis à anticoncepção definitiva	C/H/A
	Realiza procedimento de inserção de dispositivo intrauterino (DIU) e implante contraceptivo subdérmico	H
R2	Realiza orientações específicas sobre contracepção para pacientes com condições clínicas especiais que dificultam a contracepção	C/H
	Realiza laqueadura tubária	H
R3	Trata complicações decorrentes da utilização de métodos contraceptivos e determina a necessidade de encaminhamento ou transferência de pacientes com complicações graves	C/H/A

EIXO 9 – ATENÇÃO À SAÚDE E CUIDADOS NO SANGRAMENTO UTERINO ANORMAL		
Objetivo geral: aquisição de competências relacionadas ao diagnóstico e tratamento no sangramento uterino anormal		
Nível	Competências	Componentes
R1	Demonstra conhecimento básico sobre a fisiologia do ciclo menstrual normal e os mecanismos de descamação endometrial	C
	Demonstra conhecimento básico sobre a definição e as causas estruturais e não estruturais do sangramento uterino anormal	C
	Formula o diagnóstico diferencial do sangramento uterino anormal nas diferentes faixas etárias	C/H
	Seleciona apropriadamente os exames e procedimentos necessários para a investigação inicial do sangramento uterino anormal	C/H
	Determina adequadamente o plano terapêutico inicial para a fase aguda do sangramento uterino anormal, incluindo suporte hemodinâmico	C/H
	Acompanha ambulatorialmente as pacientes que apresentaram sangramento uterino anormal	C/H/A
	Indica e realiza adequadamente curetagem uterina simples em casos de sangramento uterino agudo	C/H
R2	Seleciona apropriadamente os exames e procedimentos necessários para a abordagem diagnóstica dirigida do sangramento uterino anormal (ultrassonografia, curetagem semiótica, ressonância nuclear magnética, investigação hormonal e hematológica)	C/H
	Formula planos terapêuticos para cada faixa etária e diagnóstico clínico	C/H/A
	Realiza biópsia de endométrio por meio de diversas técnicas, incluindo curetagem semiótica	H
	Realiza ecografia para investigação de sangramento uterino anormal	H
R3	Demonstra conhecimento sobre novas opções terapêuticas para o sangramento uterino anormal (ablação endometrial e embolização das artérias uterinas)	C
	Elabora planos terapêuticos para o sangramento uterino anormal refratário ao tratamento inicial	C/H/A
	Realiza procedimentos de investigação do sangramento uterino anormal (histeroscopia diagnóstica e biópsia endometrial dirigida por histeroscopia)	H
	Auxilia procedimentos terapêuticos endoscópicos para o sangramento uterino anormal (miomectomia, polipectomia, ablação de endométrio)	H
	Realiza histerectomia para o sangramento uterino anormal refratário a outras modalidades de tratamento	H

EIXO 10 – ATENÇÃO À SAÚDE E CUIDADOS EM GINECOLOGIA ENDÓCRINA		
Objetivo geral: aquisição de competências relacionadas ao diagnóstico e tratamento das afecções endócrino-ginecológicas e disfunções sexuais		
Nível	**Competências**	**Componentes**
R1	Demonstra conhecimento básico sobre a fisiologia do ciclo menstrual normal; as interações entre o sistema endócrino reprodutivo e as demais glândulas endócrinas (tireoide, adrenais, tecido gorduroso etc.), assim como a metabolização dos esteroides sexuais	C
	Demonstra conhecimento básico sobre o desenvolvimento puberal normal e anormal	C
	Demonstra conhecimento sobre o metabolismo ósseo durante as diferentes fases do ciclo biológico da mulher e entende a inter-relação com a fisiologia normal do eixo neuroendócrino, assim como o impacto das alterações hormonais na massa óssea	C
	Demonstra conhecimento básico sobre a resposta sexual feminina e masculina e aspectos biopsicossociais da construção da sexualidade, incluindo aspectos da orientação sexual e identidade de gênero	C
	Demonstra conhecimento básico sobre as disfunções sexuais	C
	Demonstra conhecimento básico sobre diagnósticos diferenciais da dor pélvica crônica	C
	Demonstra conhecimento básico sobre as queixas e condições prevalentes relacionadas à ginecologia endócrina (amenorreia, anovulações crônicas, infertilidade, climatério, tensão pré-menstrual, dismenorreia, dor pélvica e endometriose, obesidade)	C
R2	Realiza diagnóstico e tratamento das principais causas de anovulação crônica	C
	Demonstra conhecimento básico sobre os principais fármacos utilizados em ginecologia endócrina, suas indicações e contraindicações: estrogênios, progestagênios, androgênios, análogos do hormônio liberador da gonadotrofina (GnRH) e moduladores seletivos do receptor de estrogênio (SERMS), como clomifeno, raloxifeno, tamoxifeno, letrozol, antiandrogênios, bisfosfonatos, denosumabe, teriparatida, tiroxina, cabergolina e bromocriptina	C
	Demonstra conhecimento básico sobre a definição de fecundidade, fertilidade e infertilidade	C
	Demonstra conhecimento básico sobre a investigação do casal infértil contemplando avaliação dos fatores masculino e feminino	C
	Realiza diagnóstico diferencial, acompanhamento clínico e abordagem terapêutica multiprofissional das condições e afecções relacionadas à ginecologia endócrina (como desenvolvimento puberal anormal, amenorreias, anovulações crônicas, malformação mülleriana, insuficiência ovariana prematura, climatério, infertilidade, osteoporose, dismenorreia, dor pélvica crônica)	C/H/A
	Realiza diagnóstico diferencial, acompanhamento clínico e abordagem terapêutica multiprofissional das disfunções sexuais de origem orgânica (dispareunia, vaginismo,vulvodinia), psíquica e disforia de gênero	C/H/A
R3	Demonstra conhecimento básico teórico e técnico acerca dos métodos utilizados nas dosagens hormonais (radioimunoensaio, enzimoimunoensaios, quimioluminescência, eletroquimioluminescência, cromatografia líquida de alta pressão e espectrometria de massa) e suas imprecisões (reações cruzadas, sensibilidade, coeficientes de variação intra e inter-ensaios). Demonstra conhecimentos sobre testes de estímulo para avaliação do eixo hipotálamo-hipófise-ovário ou para disfunção adrenal	C
	Demonstra conhecimento básico sobre os principais procedimentos terapêuticos utilizados em reprodução assistida (inseminação intrauterina, fertilização *in vitro* e injeção intracitoplasmática de espermatozoides), incluindo os princípios gerais das técnicas, os aspectos éticos e legais, protocolos de estimulação ovariana e os procedimentos laboratoriais mais utilizados	C

(continua)

EIXO 10 – ATENÇÃO À SAÚDE E CUIDADOS EM GINECOLOGIA ENDÓCRINA *(continuação)*		
Objetivo geral: aquisição de competências relacionadas ao diagnóstico e tratamento das afecções endócrino-ginecológicas e disfunções sexuais		
Nível	Competências	Componentes
R3	Realiza acompanhamento de ciclos induzidos para procedimentos de reprodução assistida de baixa complexidade	C/H
	Identifica e encaminha casais inférteis com necessidade de reprodução assistida de alta complexidade	C/H/A
	Formula o diagnóstico diferencial e a abordagem terapêutica de pacientes com desenvolvimento puberal anormal	C/H
	Realiza abordagem clínica e acompanhamento de pacientes com agenesia vaginal e malformações do seio urogenital	C/H/A

EIXO 11 – ATENÇÃO À SAÚDE E CUIDADOS NAS INFECÇÕES EM GINECOLOGIA E OBSTETRÍCIA		
Objetivo geral: aquisição de competências relacionadas ao diagnóstico e tratamento em infecções em ginecologia e obstetrícia		
Nível	Competências	Componentes
R1	Demonstra conhecimento sobre as principais doenças infectocontagiosas na gravidez com risco de transmissão vertical: hepatites B e C, herpesvírus, HTLV I/II, influenza, rubéola, toxoplasmose, citomegalovírus, infecção pelo HIV, sífilis, arboviroses	C
	Demonstra conhecimento e indica adequadamente as imunizações em cada fase da vida da mulher	C/H
	Realiza avaliação inicial, diagnóstico diferencial e tratamento clínico inicial para as condições infecciosas mais prevalentes em ginecologia e obstetrícia em nível ambulatorial: infecções de trato urinário (ITU) baixo, vulvovaginites, úlceras genitais, doença inflamatória pélvica, mastite puerperal e não puerperal, sífilis latente e toxoplasmose na gravidez	C/H
	Realiza e interpreta exames a fresco para diagnóstico das vaginites mais prevalentes	C/H
	Realiza biópsias simples nas lesões do trato genital inferior	H
	Realiza procedimentos terapêuticos simples para as verrugas genitais e condilomatose vulvovaginal (aplicação de ácido tricloroacético, podofilotoxina, imiquimode, exérese cirúrgica)	H
	Realiza aconselhamento adequado para infecções sexualmente transmissíveis (convoca parcerias, solicita sorologias e orienta adequadamente, respeita o sigilo)	C/H/A
R2	Demonstra conhecimento e realiza orientações para imunização em situações especiais (HIV, doença autoimune, imunossupressão, mulheres em tratamento para câncer, transplantadas)	C/H/A
	Realiza avaliação inicial, diagnóstico diferencial e elabora planos de tratamento e acompanhamento para condições infecciosas em ginecologia e obstetrícia em nível hospitalar (mastite complicada por abscesso, doença inflamatória pélvica (DIP) aguda, abscesso tubo-ovariano, aborto infectado, endomiometrite, pielonefrite, sepse)	C/H
	Realiza acompanhamento ginecológico, pré-natal e puerperal de mulheres soropositivas (HIV)	C/H/A
R3	Presta assistência adequada nos quadros clínicos infecciosos de apresentações complexas (vulvovaginites de repetição, infecções refratárias ao tratamento inicial)	C/H/A
	Realiza procedimentos terapêuticos complexos para as verrugas genitais e condilomatose vulvovaginal (cirurgia de alta frequência ou exérese cirúrgica ampla)	H
	Utiliza abordagem multidisciplinar em pacientes com quadros infecciosos complexos	C/H/A

EIXO 12 – ATENÇÃO À SAÚDE E CUIDADOS NAS URGÊNCIAS EM GINECOLOGIA E OBSTETRÍCIA		
Objetivo geral: aquisição de competências relacionadas ao atendimento às urgências e emergências em ginecologia e obstetrícia		
Nível	Competências	Componentes
R1	Demonstra conhecimento básico sobre as principais urgências em ginecologia e obstetrícia	C
	Identifica, realiza abordagem inicial (anamnese e exame físico dirigidos) e diagnóstico sindrômico das urgências ginecológicas e obstétricas em nível primário de atenção	C/H/A
	Identifica e implementa as primeiras medidas durante o parto e trabalho de parto nas urgências hipertensivas e suas complicações	C/H/A
	Identifica e implementa as primeiras medidas nas emergências obstétricas como prolapso de cordão, distocia de ombro e sofrimento fetal agudo	C/H/A
	Identifica e implementa as primeiras medidas nas hemorragias durante o parto	C/H/A
	Identifica e implementa as primeiras medidas nas hemorragias pós-parto, demonstrando conhecimento sobre o sequenciamento do atendimento, as drogas apropriadas e suas posologias, as alternativas não cirúrgicas e cirúrgicas	C/H/A
	Realiza atendimento inicial, estabilização clínica e encaminhamento adequado nas urgências e emergências	C/H/A
R2	Realiza diagnóstico diferencial e inicia o tratamento clínico nas urgências e emergências clínicas em nível hospitalar	C/H/A
	Realiza diagnóstico diferencial e indica procedimento cirúrgico nas urgências e emergências em nível hospitalar: abortamento infectado, doença trofoblástica gestacional, prenhez ectópica rota	C/H/A
	Realiza esvaziamento uterino em casos de abortamento infectado, abortamento do segundo trimestre ou doença trofoblástica gestacional	H
	Realiza parto cesáreo de urgência	H
	Realiza parto por fórcipe de alívio nas urgências clínicas e/ou obstétricas	H
	Demonstra conhecimento e conduz o atendimento de pacientes com choque séptico ou hemorrágico	C/H/A
	Realiza procedimentos terapêuticos invasivos de menor complexidade na hemorragia pós-parto como inserção de balão de tamponamento intrauterino	H
	Indica apropriadamente a histerectomia puerperal e o uso de hemocomponentes e hemoderivados na hemorragia pós-parto	C/A
	Demonstra conhecimento e realiza atendimento adequado às vítimas de violência sexual	C/H/A
R3	Realiza diagnóstico diferencial, indica e realiza tratamento cirúrgico nas urgências e emergências de maior complexidade em nível hospitalar (descolamento e/ou acretismo placentário, ruptura uterina)	C/H/A
	Lidera o sequenciamento de atendimento de hemorragia pós-parto grave e/ou refratária ao tratamento inicial e a tomada de decisões em relação à indicação de hemotransfusão e cirurgia de controle de danos	C/H/A
	Realiza a condução inicial de pacientes críticos (manejo de droga vasoativa, resgate volêmico), demonstrando competência para manobras de suporte à vida (ressuscitação cardiorrespiratória, intubação orotraqueal)	C/H
	Realiza laparotomia exploradora e tratamento cirúrgico em casos de abdome agudo hemorrágico, incluindo as suturas compressivas (B-Lynch e ligadura das artérias uterinas) e a histerectomia (puerperal e não puerperal)	H
	Realiza acompanhamento nos casos confirmados de doença trofoblástica gestacional, incluindo doença localmente avançada ou metastática	C/H

EIXO 13 – ATENÇÃO À SAÚDE E CUIDADOS NAS AFECÇÕES DA MAMA		
Objetivo geral: aquisição de competências relacionadas ao atendimento à mulher com afecções da mama		
Nível	Competências	Componentes
R1	Demonstra conhecimento sobre as afecções mamárias benignas e malignas mais prevalentes (mastalgia cíclica e acíclica, alterações funcionais, cistos e nódulos mamários, fluxo papilar e câncer de mama)	C
	Realiza avaliação, elabora diagnóstico diferencial e estabelece o tratamento inicial nas afecções mamárias benignas prevalentes (mastalgia cíclica e acíclica, alterações funcionais, cistos e nódulos mamários, fluxo papilar)	C/H
	Identifica mulheres de alto risco para o câncer de mama utilizando dados clínicos e modelos de cálculo de risco e elabora planos de cuidado no nível de atenção primária	C/H
	Orienta o rastreamento do câncer de mama em nível de atenção primária, interpretando adequadamente os resultados de exames de imagem e demonstrando conhecimento sobre a classificação BI-RADS	C/H
	Realiza procedimentos de baixa complexidade (punção de cistos ou abscessos, com ou sem orientação ultrassonográfica)	C/H
R2	Demonstra conhecimento sobre as diversas modalidades terapêuticas para o câncer de mama e sobre a sequência do tratamento	C
	Realiza procedimentos de investigação inicial de afecções mamárias (punção/biópsia aspirativa de cistos e nódulos mamários, biópsia percutânea com agulha grossa sob visualização direta)	H
	Realiza procedimentos cirúrgicos no tratamento de afecções mamárias benignas de baixa complexidade (exérese de ductos principais, exérese de nódulos palpáveis)	H
	Elabora planos de acompanhamento, encaminhamento e tratamento em casos de anormalidade do exame clínico, mamografia ou ultrassonografia, indicando, quando necessário, o tipo de biópsia ideal para cada situação	C/H/A
R3	Propõe medidas de prevenção primária para pacientes de alto risco para câncer de mama	C/H
	Utiliza abordagem multidisciplinar e hierarquizada (nos níveis primário, secundário e terciário de atenção) para pacientes com afecções mamárias complexas	C/H/A
	Realiza procedimentos cirúrgicos de maior complexidade relacionados às afecções mamárias, como ressecção segmentar, mastectomias totais (simples) e exérese de mama axilar acessória, lesões não palpáveis, fistulectomia e tratamento cirúrgico para ginecomastia	H
	Acompanha e presta assistência adequada no pós-operatório de cirurgias mamárias (oncológicas ou não)	C/H
	Propõe medidas de acompanhamento de pacientes submetidas a tratamento oncológico de câncer de mama	C/H

EIXO 14 – ATENÇÃO À SAÚDE E CUIDADOS NAS DESORDENS NÃO ORIGINÁRIAS DO APARELHO REPRODUTOR		
Objetivo geral: aquisição de competências relacionadas ao atendimento às desordens não originárias do aparelho reprodutor		
Nível	Competências	Componentes
R1	Demonstra conhecimento em relação às desordens mais comuns não originárias do aparelho reprodutor, mas que estejam a ele relacionadas em sua evolução como causa, consequência e/ou comorbidade agravante (hipertensão arterial, diabetes, dislipidemias, síndrome metabólica, obesidade, anorexia, depressão, osteoporose, lúpus, disfunções tireoidianas, infecção pelo HIV)	C
	Demonstra habilidade para realizar anamnese, exame físico, formular o diagnóstico diferencial e escolher os exames e procedimentos necessários para a abordagem diagnóstica inicial	C/H

(continua)

EIXO 14 – ATENÇÃO À SAÚDE E CUIDADOS NAS DESORDENS NÃO ORIGINÁRIAS DO APARELHO REPRODUTOR *(continuação)*		
Objetivo geral: aquisição de competências relacionadas ao atendimento às desordens não originárias do aparelho reprodutor		
Nível	Competências	Componentes
R2	Demonstra habilidade para interpretar resultados de exames de investigação para as desordens anteriormente descritas	C/H
	Demonstra habilidade para formular a abordagem terapêutica inicial para as desordens descritas de menor complexidade (hipertensão arterial, diabetes, disfunções tireoidianas)	C/H/A
R3	Demonstra habilidade para formular a abordagem terapêutica inicial para as desordens descritas de maior complexidade (osteoporose, síndrome metabólica, transtornos alimentares, infecção pelo HIV)	C/H/A

EIXO 15 – SEGURANÇA DO PACIENTE EM GINECOLOGIA E OBSTETRÍCIA		
Objetivo geral: aquisição de competências relacionadas à segurança do paciente e à assimilação dessa cultura entre os profissionais e serviços de saúde no país		
Nível	Competências	Componentes
R1	Utiliza apropriadamente protocolos para verificar e promover a segurança do paciente: identificação de pacientes, comunicação adequada no ambiente profissional, segurança na prescrição e uso de medicamentos, *checklist* de cirurgia segura, prática de higiene das mãos, redução do risco de quedas e úlceras por pressão	C/H/A
	Demonstra conhecimento da epidemiologia de erros médicos e as diferenças entre quase erros, quase acidentes, acidentes, eventos adversos, eventos-sentinela e erros médicos	C
	Demonstra conhecimento da rotina de trabalho da instituição e seus protocolos assistenciais	C
	Reconhece a importância da qualidade do prontuário como determinante na segurança do paciente e registra todas as informações pertinentes ao caso	C/H/A
	Obtém o "Termo de consentimento livre e esclarecido" para realizar procedimentos	C/H/A
R2	Realiza a transição de cuidados entre profissionais e a transferência de pacientes entre pontos de cuidado de maneira adequada	C/H/A
R3	Participa da elaboração de relatórios de segurança do paciente e de análise de sistemas de vigilância	H/A
	Notifica erros e quase erros para o sistema de vigilância institucional e seus superiores	H/A
	Participa ativamente na melhoria da qualidade da segurança do paciente em seu ambiente de trabalho	H/A

EIXO 16 – PROFISSIONALISMO EM GINECOLOGIA E OBSTETRÍCIA		
Objetivo geral: aquisição de competências relacionadas ao profissionalismo em ginecologia e obstetrícia		
Nível	Competências	Componentes
R1	Demonstra respeito e interesse na paciente como ser humano, independentemente de sua opção sexual, gênero, religião, raça/cor e classe social	A
	Comunica-se adequadamente com pacientes, familiares, acompanhantes e membros da equipe de trabalho e não utiliza linguagem depreciativa ou agressiva	H/A

(continua)

EIXO 16 – PROFISSIONALISMO EM GINECOLOGIA E OBSTETRÍCIA *(continuação)*		
Objetivo geral: aquisição de competências relacionadas ao profissionalismo em ginecologia e obstetrícia		
Nível	Competências	Componentes
R1	Promove escuta qualificada sem preconceitos e discute o plano de cuidados com a paciente e com a equipe de trabalho	H/A
	Atende às necessidades da paciente, aceitando as suas inconveniências	A
	Mantém limites apropriados na relação com pacientes, familiares e colegas	A
	Demonstra pontualidade e gerenciamento apropriado do tempo	A
	Demonstra consciência sobre suas limitações e necessidades de aperfeiçoamento	A
	Solicita e aceita *feedback* do supervisor e preceptores	A
	Aceita *feedback* de seus pares e pacientes, e respeita as diferenças de opinião	A
	Mantém compostura mesmo em situações difíceis	A
	Mantém apresentação pessoal adequada e de acordo com as normas institucionais e resoluções nacionais	A
	Garante o sigilo médico e confidencialidade em todas as situações nas quais as pacientes estão envolvidas, não veiculando suas informações, fotos ou exames de imagem, inclusive em mídias sociais, conforme legislação vigente	A
	Conhece e respeita a legislação vigente em relação ao uso de imagem em publicações científicas	C/A
	Respeita regras e regulamentos do sistema de saúde no qual está inserido	C/A
	Tem compromisso de hierarquia com os outros residentes e preceptores	A
	Demonstra compreensão e interpreta corretamente o Código de Ética Médica, as resoluções e normas dos Conselhos de Medicina, bem como a legislação e normas brasileiras	A
	É cooperativo com a equipe de trabalho	A
R2	Atua de forma eficaz em equipes de saúde interprofissionais e interdisciplinares	A
	Considera as evidências científicas na tomada de decisão	C/A
	Colabora, auxilia e apoia os residentes menos experientes em seu processo de aprendizado e desenvolvimento técnico	A
	Dispõe-se a aceitar as responsabilidades pelas condutas de seus subordinados	A
R3	Incorpora a gestão de riscos no processo de comunicação e atua como modelo de comunicação eficaz para colegas menos experientes	A
	Comunica-se de forma apropriada com pacientes e familiares em situações de maior complexidade (más notícias)	C/H/A
	Demonstra capacidade de liderança e mediação de conflitos	H/A
	Dispõe-se a aceitar as responsabilidades pelas condutas de seus subordinados	A

CAPÍTULO 6

Matriz de competências de clínica médica

Antonio Carlos Lopes
Fernando Sabia Tallo

INTRODUÇÃO

No modelo atual de pós-graduação na educação médica, a avaliação do aluno e a avaliação do programa concentram-se principalmente na aquisição de conhecimentos, habilidades e atitudes, muitas vezes não coincidentes com períodos específicos. Esses diferentes domínios compõem a chamada matriz de competências. Na clínica médica, também chamada de medicina interna em alguns países, esse processo é fundamental.

A estruturação dos programas de treinamento em clínica médica é uma tarefa complexa em razão da ampla interface que existe entre essa especialidade e muitas outras. Existe, no entanto, um núcleo básico de treinamento que todos os clínicos devem compartilhar.

MATRIZ DE COMPETÊNCIAS BRASILEIRA DE CLÍNICA MÉDICA

Na maioria dos países, o treinamento básico da área consiste em 3 anos de residência após a faculdade de medicina. No modelo brasileiro, esse treinamento dura 2 anos e serve como pré-requisito para uma série de especialidades clínicas. Após a conclusão desse curso, os residentes são elegíveis para a certificação da associação local da especialidade. Sabe-se que cerca de metade dos residentes de medicina interna nos Estados Unidos opta por praticar a medicina interna geral. Não existem dados sobre essa opção no Brasil. O modelo vigente no país prevê que um curso adicional de 1 ano é necessário para que os clínicos sejam capazes de desempenhar uma série de funções diferentes. Assim, as possibilidades de prática são muito diversas. Muitos se concentram na prática ambulatorial e podem servir como médicos de cuidados primários, acompanhando os pacientes longitudinalmente. Outros podem passar a maior parte do tempo cuidando de pacientes hospitalizados (mais de 90% dos hospitalistas são internistas gerais). Além disso, no atendimento a pacientes ambulatoriais e hospitalizados, existe uma ampla variedade de modelos de prática. Os treinamentos adicionais além dos 3 anos básicos de residência permitem a subespecialização em áreas particulares de interesse dentro da medicina interna. Algumas das subespecialidades específicas da clínica médica e suas áreas de interesse associadas incluem:

- Cardiologia, cuja área de interesse é o coração e o sistema vascular.
- Endocrinologia, cujo foco está nos sistemas glandular e hormonal.
- Gastroenterologia, com enfoque no sistema digestório, incluindo o fígado e o metabolismo/nutrição.
- Hematologia, que aborda os distúrbios do sangue, a medula óssea e o sistema linfático.

- Oncologia, cuja área de interesse está nas doenças neoplásicas benignas e malignas.
- Doenças infecciosas, com foco no amplo espectro de agentes infecciosos existentes, na manifestação clínica da doença e em seu tratamento.
- Nefrologia, com enfoque no rim e nas doenças associadas.
- Cuidados pulmonares e críticos, que envolvem o sistema respiratório e o manejo de pacientes extremamente enfermos.
- Reumatologia, que aborda o sistema musculoesquelético, particularmente relacionado a distúrbios sistêmicos e metabólicos.

No Brasil, também estão associadas à clínica médica as seguintes áreas: sono, medicina aeroespacial, medicina paliativa e dor.

A Resolução n. 14/2021 da Comissão Nacional de Residência Médica,[4] que aprova a matriz de competências de clínica médica, foi publicada em julho de 2021 (Anexo 1).

REFERÊNCIAS

1. Weinberger SE, Pereira AG, Iobst WF, Mechaber AJ, Bronze MS; Alliance for Academic Internal Medicine Education Redesign Task Force II. Competency-based education and training in internal medicine. Ann Intern Med. 2010;153(11):751-6.
2. Sultan S, Morgan RL, Murad MH, Falck-Ytter Y, Dahm P, Schünemann HJ, et al. A theoretical framework and competency-based approach to training in guideline development. J Gen Intern Med. 2020;35(2):561-7.
3. Kinnear B, Kelleher M, Sall D, Schauer DP, Warm EJ, Kachelmeyer A, et al. Development of resident-sensitive quality measures for inpatient general internal medicine. J Gen Intern Med. 2021;36(5):1271-8.
4. Brasil. Ministério da Educação. Secretaria de Educação Superior. Resolução CNRM n. 14, de 6 de julho de 2021. Aprova a matriz de competências dos programas de residência médica em clínica médica. Diário Oficial da União, 07 jul 2021.

ANEXO 1 – MATRIZ DE COMPETÊNCIAS DE CLÍNICA MÉDICA

Objetivo geral

Capacitar o médico residente a executar o atendimento clínico, nos âmbitos individual e coletivo, com geração de vínculo na relação interpessoal e de identidade enquanto membro do sistema de saúde; a realizar o plano diagnóstico e de tratamento para as doenças na sua área de ação, nos cenários de prática ambulatorial e hospitalar, nos diferentes níveis de atenção à saúde, com intervenções de promoção, prevenção e recuperação; e a desenvolver pensamento crítico e reflexivo quanto ao conhecimento científico pertinente e à sua prática profissional, tornando-o progressivamente autônomo.

O egresso deve ser capaz de praticar a comunicação verbal e não verbal com empatia, ser comprometido com seu paciente e ser capaz de dar prosseguimento à sua educação permanente, buscando manter a sua competência diante do desenvolvimento do conhecimento com profissionalismo. Também deve ter compreensão dos determinantes sociais do processo de saúde e doença e exercer liderança horizontal na equipe interdisciplinar e multiprofissional de saúde.

Objetivos específicos

Capacitar o médico residente a se tornar especialista em medicina interna com conhecimento e *expertise* em áreas de abrangência necessárias à avaliação dos agravos clínicos em todos os graus de complexidade na população adulta. O clínico deverá ser capacitado para o atendimento ao paciente portador de afecções infecciosas, degenerativas, hereditárias e/ou que apresente comprometimento de sistemas e aparelhos de natureza variada, visando recuperação da integridade física e mental, bem como a prevenção de sequelas.

Competências por ano de treinamento

Residente do primeiro ano (R1)

Ao final do primeiro ano, o residente deverá ser capaz de:

1. Dominar a anamnese e o exame clínico geral e específico, formular hipóteses diagnósticas, solicitar e interpretar exames complementares e traçar condutas para as afecções mais prevalentes em medicina interna. Dominar a propedêutica dos órgãos, sistemas e aparelhos.
2. Dominar os conceitos básicos, a fisiopatologia, os critérios diagnósticos e os princípios fundamentais do tratamento das síndromes e das doenças mais prevalentes e com maior gravidade em medicina interna.
3. Dominar a técnica de solicitação de exames laboratoriais e de imagens.
4. Avaliar e interpretar os exames laboratoriais.
5. Avaliar e interpretar exames de imagem radiológicos e ultrassonográficos.
6. Avaliar e interpretar eletrocardiogramas e testes ergométricos.
7. Dominar a técnica de acesso venoso periférico e venóclise.
8. Dominar a técnica de atendimento ambulatorial em atenção primária e secundária.
9. Dominar a técnica de reposição volêmica e de acesso venoso central com cateteres.
10. Dominar o atendimento de urgência/emergência que mais frequentemente acometem os pacientes.
11. Avaliar e interpretar testes de funções respiratórias.
12. Dominar a técnica de tratamento de pacientes com quadros de insuficiência ventilatória ou afecções pulmonares mais prevalentes.
13. Dominar o manuseio de equipamentos de assistência ventilatória.
14. Compreender e participar do atendimento aos pacientes em cuidados intensivos.
15. Dominar a técnica de atendimento das emergências hipertensivas e suas causas.

16. Dominar as técnicas do suporte avançado cardiológico.
17. Dominar as técnicas de tratamento de hiper e hipoglicemia.
18. Avaliar e compreender as afecções neurológicas agudas.
19. Avaliar e compreender as doenças hematológicas mais frequentes, bem como disfunções de coagulação e sangramentos.
20. Dominar o uso racional de hemocomponentes e hemoderivados.
21. Dominar as técnicas de reanimação cardiorrespiratória e uso de aparelhos.
22. Avaliar e compreender as afecções mentais mais prevalentes.
23. Dominar as técnicas de reposição volêmica e distúrbios do equilíbrio acidobásico.
24. Dominar as técnicas de implantação da pressão arterial média.
25. Dominar as técnicas de toracocentese e paracentese diagnósticas ou terapêuticas guiadas ou não por ultrassonografia.
26. Dominar a técnica de nutrição enteral.
27. Dominar a técnica de introdução de sondas gástricas, enterais, retais e vesical.
28. Dominar a técnica de atendimento às síndromes convulsivas.
29. Dominar a técnica de tratamento das doenças dispépticas agudas e crônicas.
30. Dominar a técnica de atendimento ao paciente asmático e portador de doença pulmonar obstrutiva crônica.
31. Dominar a técnica de atendimento ao paciente portador de polineuropatia.
32. Dominar o manejo de vias aéreas e a cricotireoidostomia.
33. Avaliar e compreender o tratamento de pacientes em cuidados paliativos.
34. Participar de pesquisa clínica e da produção de trabalhos científicos.
35. Manter comportamento de acordo com os preceitos éticos e bioéticos.
36. Manter bom relacionamento com a equipe de saúde, pacientes e familiares.
37. Valorizar a importância médica, ética e jurídica do registro dos dados e da evolução do paciente, realizando registros claros e concisos. Manter atualizados no prontuário os resultados dos exames laboratoriais, radiológicos, histopatológicos, pareceres de outras clínicas chamadas a opinar e quaisquer outras informações pertinentes ao caso.
38. Realizar a prescrição do plano terapêutico, informado e aceito pelo paciente e/ou seu responsável legal.
39. Acompanhar o paciente da internação até a alta hospitalar. Produzir relatório específico para continuidade terapêutica e acompanhamento clínico.
40. Aplicar os conceitos fundamentais da ética médica.
41. Aplicar os aspectos médico-legais envolvidos no exercício da prática médica.
42. Obter o consentimento livre e esclarecido do paciente ou familiar em caso de impossibilidade do paciente, após explicação simples, em linguagem apropriada para o entendimento sobre os procedimentos a serem realizados, suas indicações e complicações, salvo em caso de risco iminente de morte.
43. Estabelecer relação respeitosa com o preceptor, a equipe de trabalho e todos os funcionários do hospital.
44. Compreender os mecanismos utilizados para concessão de medicamentos para os pacientes por meio da assistência farmacêutica em farmácia de alto custo e/ou medicamento estratégico.
45. Analisar os custos da prática médica e utilizá-los em benefício do paciente, mantendo os padrões de excelência.
46. Valorizar a relação custo-benefício para as boas práticas na indicação de medicamentos e exames complementares.

Residente do segundo ano (R2)

Ao final do segundo ano, o residente deverá ser capaz de:

1. Dominar a técnica de implantação do marca-passo temporário.
2. Dominar a técnica de atendimento ao paciente portador de arritmia cardíaca.
3. Dominar a técnica de atendimento ao paciente portador de dor torácica.
4. Dominar a técnica de atendimento ao paciente portador de insuficiência cardíaca.
5. Dominar a técnica de atendimento ao paciente portador de angina ou infarto agudo do miocárdio.
6. Dominar a técnica de tratamento do paciente portador de tromboembolismo pulmonar.
7. Dominar a técnica de tratamento de pacientes em unidades de cuidados intensivos.
8. Dominar a técnica de tratamento de pacientes portadores do vírus HIV e demais doenças infecciosas.
9. Dominar as técnicas de atendimento a pacientes portadores de doenças imunes e autoimunes.
10. Dominar as técnicas de tratamento das doenças granulomatosas e não granulomatosas.
11. Dominar as técnicas de atendimento dos pacientes diabéticos e daqueles acometidos por afecção endocrinológica.
12. Dominar a técnica de nutrição parenteral.
13. Dominar as técnicas de atendimento dos pacientes portadores de doenças reumáticas.
14. Avaliar e compreender as técnicas de tratamento dos pacientes portadores de neoplasias.
15. Compreender e aplicar as normas de biossegurança e de prevenção de infecções relacionadas à assistência à saúde.
16. Analisar a relação custo-benefício para o tratamento das doenças em sua área de atuação, visando selecionar os métodos de investigação diagnóstica adequados e a melhor terapêutica, mantendo sempre a qualidade do atendimento.
17. Dominar a indicação e a prescrição de antibióticos, antivirais e antifúngicos.
18. Dominar as técnicas de tratamento dos pacientes portadores de insuficiência renal aguda e crônica.
19. Participar de pesquisa clínica e da produção de trabalhos científicos.
20. Aplicar conhecimentos e habilidades na prevenção da doença e na promoção da saúde.
21. Manejar o suporte para os pacientes e familiares nos casos de medicina paliativa e de terminalidade da vida.
22. Tomar decisões sob condições adversas, com controle emocional e equilíbrio, demonstrando seus conhecimentos e sua liderança no sentido de minimizar eventuais complicações e mantendo consciência de suas limitações.
23. Produzir um trabalho científico, utilizando o método de investigação adequado, e apresentá-lo em congresso médico, publicá-lo em revista científica ou apresentá-lo publicamente em forma de monografia.

CAPÍTULO 7

Matriz de competências de cirurgia geral

Elizabeth Gomes dos Santos
Luiz Carlos Von Bahten
Paulo Roberto Corsi
Pedro Eder Portari-Filho

APRENDIZADO

Quase todos os seres humanos nascem inclinados a aprender, no entanto, são necessários estímulos externos e internos para atingir esse objetivo. Pode-se dizer que ninguém aprende se não quiser aprender, porém isso não implica que apenas o "querer" é suficiente para aprender.[1]

O processo de aprendizagem está ligado à história do desenvolvimento humano: desde sempre se ensinou e se aprendeu. Trata-se da associação entre uma situação estimuladora e a resposta a ela. O processo neural que possibilita essa associação é complexo: aprendemos por meio de percepções visuais, percepções auditivas, observações e ações. A partir dessas percepções e ações, construímos memórias. Essas memórias, por sua vez, fazem com que os seres humanos possam demonstrar o seu aprendizado. É como se aquilo de que não nos lembramos não existisse.[2] Isso ocorre porque a aprendizagem é, de fato, um processo pessoal que varia de um indivíduo para outro. Esse talvez seja o principal motivo que impede que todos os alunos tenham, ao mesmo tempo, o mesmo curso de aprendizado, inclusive na residência médica; alguns aprendem mais rápido, e outros não aprendem nunca.

A aprendizagem não é apenas um processo de memorização, pois envolve o uso de todas as potencialidades humanas.[3] Entre os seis processos da aprendizagem elencados por Campos,[3] três são muito importantes na formação de um cirurgião:

- No processo pessoal, o ritmo do aprendizado varia de um indivíduo para o outro.
- No processo gradativo, cada nova aprendizagem é resultado do acréscimo de novos elementos que se somam aos anteriores.
- No processo cumulativo, ganham importância as experiências adquiridas e a acumulação dessas experiências.[3] Traduzindo para a cirurgia, quanto maior for o número de operações que o indivíduo realizar (acumular), mais "competente" ele se tornará.

Para Fitts e Posner,[4] o aprendizado da técnica operatória ocorre em três estágios e de forma interligada:

- No primeiro estágio (cognitivo), o aprendiz lê e aprende a técnica.
- No segundo estágio (associativo), ele realiza o movimento, o que proporciona uma integração entre o domínio cognitivo e o psicomotor.
- No terceiro e último estágio (autonômico), depois de repetir o movimento várias vezes, ocorre a automação.[4] Esse estágio vem ao encontro de um antigo aforismo da cirurgia: "quanto mais você faz, mais fácil fica

fazer". Ao atingir esse estágio, o cirurgião torna-se, então, proficiente, competente, ou um *expert*.

Ser um especialista em qualquer área requer, portanto, profundos estudos e prática continuada para a aquisição de conhecimentos e o desenvolvimento de habilidades.[5,6] O pensamento comum de que grandes cirurgiões já nascem prontos transmite uma ideia etérea de um talento inato, talvez vinculado ao DNA,[7] e que não pode ser aprendido.[6] Mesmo que se acredite em tal conceito, é inegável que vários dos requisitos que fazem de alguém um cirurgião especialista, como o conhecimento da anatomia e da fisiologia, podem ser aprendidos e que a habilidade técnica pode, sim, ser desenvolvida. O que é preciso é que o indivíduo tenha um mínimo de aptidão.[6]

COMPETÊNCIA

"Competência" é uma palavra do senso comum que diz respeito à qualificação para alguma coisa ou à adequação funcional para determinada tarefa, e cujo antônimo traz um significado depreciativo. Segundo o *Dicionário Aurélio da língua portuguesa*, competência pode ser definida como "a capacidade decorrente de profundo conhecimento sobre um assunto ou o grau mais avançado do conhecimento em qualquer ramo". De acordo com a definição do *Dicionário Houaiss*, ter competência é estar autorizado, de forma legal, a realizar uma função; e o adjetivo "proficiente" indica aquele que é competente no que faz. Algumas vezes, as palavras "competente" e "proficiente" têm sido usadas como sinônimos.

No campo da educação, competência é um conceito que abrange um conjunto de conhecimentos, habilidades e atitudes que levam a um alto desempenho.[6] Também significa saber usar os recursos cognitivos, as habilidades psicomotoras e os juízos de valor de forma integrada, no sentido de enfrentar e solucionar situações ou problemas.[8] Competências, capacidades e habilidades são palavras sempre presentes quando se fala sobre ensino.

Na medicina, competência costumava ser usada quase como sinônimo de qualificação ou certificação. Na cirurgia, diz-se que um cirurgião competente é aquele que tem melhores resultados em suas operações do que os não competentes.[8-10] São aqueles que apresentam uma enorme economia de movimentos e automaticidade e também têm a capacidade de prever um evento adverso e preparar-se para dominá-lo ou impedir que ele aconteça.[11] A literatura mostra que já em 1512 o Royal College of Surgeons of Edinburgh se preocupava com a competência dos cirurgiões.[9]

Na década de 2010, nos Estados Unidos, na Europa e mais recentemente também no Brasil, o termo "competência" parece ganhar cada vez mais força na área da educação em saúde. Brooks[12] a classificou como uma *buzzword*, ou seja, uma palavra que é capaz de chamar a atenção. Apesar dos inúmeros artigos publicados sobre o tema, até agora não há uma definição única que satisfaça os muitos estudiosos da área. Epstein e Hundert[10] afirmam que essa discordância quanto a uma definição de competência que englobe todos os domínios da prática médica decorre do fato de que o conceito é complexo, multidimensional e não se encerra em si mesmo.

Polanyi[13] defende a ideia de que competência é muito mais um conhecimento tácito do que explícito. Conhecimento tácito é aquele que se tem, mas que não se explica facilmente e que é passado de forma sutil, não clara, do mestre para o aprendiz. Um exemplo de conhecimento tácito é saber quando e como aplicar regras mais do que simplesmente conhecê-las. O ensino prático da cirurgia tem seguido padrões quase intuitivos, não existindo um plano de ação nem um modelo do que deve ser aprendido. Por isso, ao se falar sobre o que é necessário para um cirurgião desempenhar a sua atividade dentro dos padrões de qualidade desejados, a diferenciação entre os conceitos de competência, capacidade e habilidade fica mais difícil.[14]

Ser um cirurgião, e não um operador, depende da aquisição de várias competências. Habilidade técnica, sem dúvida, e conhecimento científico estão entre elas, mas profissionalismo também deve integrar esse treinamento. Em seu trabalho, McDonald[15] identificou em cirurgiões de várias especialidades características que, associadas a uma grande habilidade técnica, compõem o que ele chamou de "excelência em cirurgia". São elas: preparo mental, compromisso, autoconfiança, atenção e reflexão.

HABILIDADES TÉCNICAS

A aquisição de habilidades técnicas é um processo lento para o qual é indispensável a experiência prática. Por natureza, são aquelas habilidades – ou aptidões – específicas que podem ser mensuradas de alguma forma. Podem ser aprendidas e ensinadas por meio de treinamentos. São conhecidas também como *hard skills*. De forma simples, podem ser conceituadas como a parte técnica do exercício da profissão, que dependem de um conhecimento científico e podem ser aprendidas por meio de cursos, aulas e treinamentos. A aquisição dessa *expertise* no âmbito da cirurgia está ligada à repetição dos movimentos.[16] A habilidade técnica é essencial para a prática da cirurgia, tendo como principal cenário de aprendizado disponível o centro cirúrgico ou sala de operações.[16] Também têm grande importância atualmente os laboratórios de simulação.

Jackson e Tarpley[17] afirmam que, embora realmente existam alguns indivíduos com grande destreza inata, a maior parte dos bem-sucedidos cirurgiões são aqueles que começam seu treinamento precocemente e praticam de forma intensa por muito tempo. A destreza é um componente importante do domínio psicomotor, que também inclui a capacidade de uma resposta rápida de movimento, uma sensibilidade fina nas pontas dos dedos que todo cirurgião deve ter.[18] A constante repetição dos movimentos leva à automação, quando o cirurgião é capaz de realizar um procedimento de forma automática, sem que precise pensar nos movimentos que deve fazer.[18] No seu exercício diário, ele é capaz de demonstrar autocontrole e é menos suscetível às distrações quando está operando. Praticar conduz à perfeição.[18]

HABILIDADES NÃO TÉCNICAS

As *soft skills*, ou habilidades não técnicas, podem ser difíceis de compreender, pois envolvem mais que o treinamento prático de uma habilidade. Elas abrangem toda a experiência psicossocial de uma pessoa, o que também faz com que seja mais complexo ensiná-las ou assimilá-las.[19] Em comparação com as *hard skills* (habilidades técnicas), são mais difíceis de quantificar e reconhecer, porque envolvem aspectos sociocomportamentais.

O conceito de habilidades não técnicas para cirurgiões (*non technical skills for surgeons* – NOTSS) foi desenvolvido por um grupo de cirurgiões na Escócia, na University of Aberdeen,[20] e as pesquisas sobre o assunto foram endossadas pelo Royal College of Surgeons of Edinburgh. Diz respeito às *soft skills* ligadas diretamente às aptidões mentais do cirurgião e à capacidade de lidar positivamente com fatores emocionais.[20,21] Sua importância na avaliação de um profissional vem crescendo com os conceitos de humanização e de acolhimento dos pacientes, pois pressupõe que de nada adianta contar com um profissional tecnicamente capacitado, mas que tenha enorme dificuldade de lidar com ambientes de pressão ou de trabalho colaborativo. Alguns exemplos dessas *soft skills* são:[19]

- Comunicação interpessoal.
- Capacidade de persuasão.
- Proatividade.
- Resolução de conflitos.
- Capacidade de trabalhar sob pressão.
- Senso de liderança.
- Capacidade analítica.

A taxonomia dessas habilidades foi dividida em quatro categorias: conhecimento da situação, tomada de decisão, comunicação, e trabalho em equipe e liderança.[20,21]

Embora se reconheça que a habilidade técnica é importantíssima, porque sem ela o profissional não pode ser chamado "cirurgião", atualmente se compreende que tornar-se um especialista envolve a aquisição de várias capacidades além da destreza, como profissionalismo, resistência às pressões diárias, ética e boa relação com o paciente e com a equipe cirúrgica.[15]

ENSINO DE CIRURGIA GERAL

"Auxilie uma, faça uma, ensine uma"[22] foi o paradigma do treinamento em cirurgia por décadas. Representa a dimensão de quão rápida se esperava que fosse a evolução do aprendizado – o que nem sempre era verdadeiro, pois os seres humanos aprendem em diferentes tempos.

O treinamento em cirurgia era baseado em percentuais de tempo passados nos cenários de prática (centro cirúrgico, enfermarias, ambulatórios, emergência),[23] em detrimento de um treinamento com um currículo bem estruturado, contendo objetivos definidos a serem alcançados em cada nível do treinamento. Estudos afirmam, por meio de evidências, que um elevado número de horas de treinamento tem, sim, grande importância,[24] porque possibilita que o residente seja exposto a um maior número de casos. Em trabalho realizado com cirurgiões na Inglaterra, a habilidade técnica foi identificada como o fator mais importante no sucesso profissional de um cirurgião.[24] Halsted, em 1904, já reconhecia a importância do treinamento repetitivo e progressivo quando estabeleceu sua School for Safety in Surgery e afirmava que a certificação somente deveria acontecer quando o cirurgião demonstrasse habilidade técnica suficiente.[25]

Por mais de um século, os antigos processos de ensino-aprendizagem não apresentaram mudanças e formaram excelentes cirurgiões segundo os critérios da época. O modelo (*apprenticeship*) era exclusivamente centralizado na figura do mestre. O aprendiz primeiro trabalhava longas horas, dispondo de pouquíssima tecnologia, depois observava o mestre por muito tempo, em seguida passava a auxiliá-lo e, tempos depois, a depender da opinião do mestre, tornava-se um cirurgião assistente quando fosse julgado competente.[25]

As novas tecnologias, as demandas legais e os próprios pacientes motivaram estudos para uma mudança no conteúdo programático e na matriz curricular dos programas de residência médica em cirurgia geral, assim como na forma de ensinar e desenvolver habilidades cirúrgicas. Hoje já se sabe que só assistir e auxiliar cirurgias, embora seja de grande ajuda para o desenvolvimento, não faz nenhum residente competente o bastante para se estabelecer como profissional.[26]

MATRIZ DE COMPETÊNCIAS BRASILEIRA DE CIRURGIA GERAL

Programas de residência médica baseados em competências e educação médica baseada em competências são assuntos cujo interesse cresce de forma exponencial. As discussões sobre um currículo baseado em competências, no entanto, não são recentes. Frank,[27] em seu trabalho de revisão sistemática, mostra que em 1978 já havia discussões a respeito das definições de competências. Atualmente, já se sabe que um bom programa de treinamento não deve se basear apenas na transferência de conhecimentos (domínio cognitivo), mas também criar condições ótimas para a aquisição e o desenvolvimento de habilidades em todas as áreas.[5] O programa ideal seria aquele capaz de treinar e formar cirurgiões gerais capazes de agir de forma autônoma, com habilidade técnica suficiente para começar sua vida prática imediatamente após a residência, preenchendo a definição de cirurgião geral: aquele que tem o conhecimento e a experiência relacionados ao diagnóstico e ao manejo pré, intra e pós-operatório das doenças, incluindo as complicações.

O Colégio Brasileiro de Cirurgiões foi fundado em 30 de julho de 1929 por um grupo de cirurgiões muito comprometidos com a educação médica. Incentivava congressos, seminários, jornadas e programas de educação continuada.[28] Depois de muitos anos tentando mudar a formação do cirurgião geral e o aprendizado na residência médica em cirurgia geral, a instituição reescreveu a história, mudou a matriz do programa e aumentou sua duração para 3 anos. A Resolução n. 48 da Comissão Nacional de Residência Médica que trata da nova matriz de competências foi publicada em junho de 2018 (Anexo 1). Essa mudança ocorreu após muitas discussões com as outras especialidades cirúrgicas em fóruns com o Conselho Federal de Medicina e com a Comissão Nacional de Residência Médica.[23]

Estudos sobre o aprendizado e uma compreensão mais profunda do que é um cirurgião *expert* e como ele é formado auxiliaram a mudança na matriz de competências da cirurgia geral, implementando estratégias no treinamento para ajudar o residente a ascender em sua curva de aprendizado sem prejuízo da segurança do paciente.[11]

Construção da matriz de competências

Em educação, definir os objetivos da aprendizagem significa estruturar o processo educacional. A construção da nova matriz foi baseada na taxonomia dos domínios de Bloom[29,30] e na pirâmide de Miller[31,32] de níveis de aquisição de competências.

Bloom, psicólogo e pedagogo americano, em conjunto com uma equipe de profissionais da educação, dividiu o aprendizado em três domínios (Figura 1):

- Domínio cognitivo, relacionado ao aprender (aquisição de conhecimentos).
- Domínio afetivo, relacionado aos juízos de valor, às atitudes, aos sentimentos e à ética.
- Domínio psicomotor, relacionado às habilidades técnicas que são indicadas pelo "conjunto de práticas adquiridas, por demonstração, repetição de movimentos e reelaboração crítica, que fornecem ao profissional a perícia de um saber fazer juntamente com a capacidade de tomar decisões e resolver questões no seu campo de atuação".[29,30]

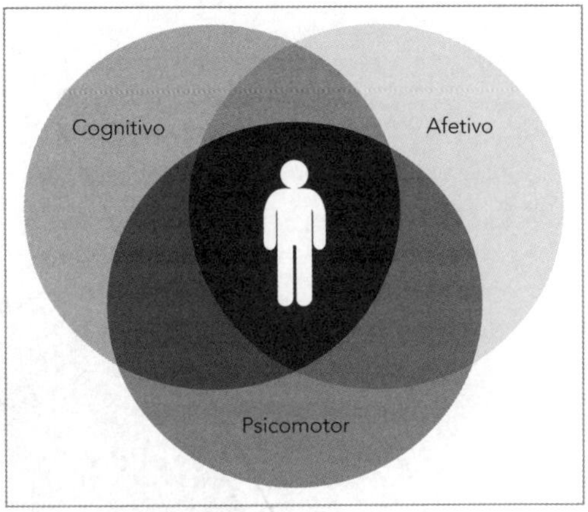

FIGURA 1 Domínios de Bloom.
Adaptada de Domínios dos objetivos, 2021.[30]

Miller,[31,32] também um educador, publicou em 1990 um artigo de grande impacto na educação médica. Defendia a ideia de que a aquisição de competência é baseada em quatro estágios. Para isso, usou uma pirâmide contendo:

- Na base, mais larga, o estágio "sabe", corresponde à aquisição do conhecimento (cognição) necessário para atingir o próximo estágio. Essa aprendizagem pode ser avaliada por meio de testes de conhecimento.
- No segundo estágio, o aprendiz "sabe como", ou seja, ele é capaz de unir o conhecimento à prática.
- No terceiro estágio, ele "demonstra" como fazer.
- No quarto e último estágio, está o que o indivíduo realmente "faz".

Uma versão modificada dessa pirâmide foi proposta por Cruess et al.,[31] incluindo um quinto estágio, em que o aprendiz "é", ou seja, age

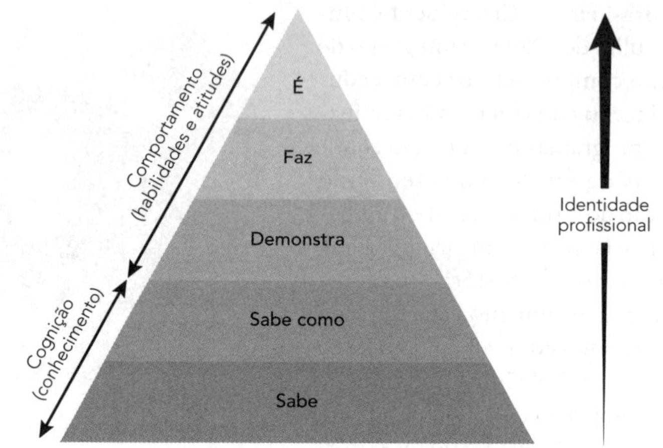

FIGURA 2 Pirâmide de Miller modificada incluindo a localicação dos conhecimentos, habilidades e atitudes. Adaptada de Cruess et al., 2016.[31]

como e já adquiriu a identifidade profissional do médico.

Cada nível da pirâmide tem suas ações e os verbos adequados para demonstração dessas ações. Na parte inferior, mais próxima da base, situa-se a cognição ou conhecimento. Na parte superior, mais próxima do topo, situa-se o comportamento, quando o cirurgião demonstra efetivamente seu desempenho na prática e se torna um especialista.[31,32] A Figura 2 apresenta a pirâmide de Miller modificada.

O objetivo do programa de residência médica é produzir profissionais competentes, capazes de prestar a melhor assistência médica possível à população, onde quer que atuem. Na cirurgia, além de uma parte cognitiva profunda, o programa deve ser capaz de prover igual oportunidade para todos os residentes desenvolverem habilidade técnica indispensável ao cirurgião. Para que o treinamento seja proveitoso, é preciso haver um currículo estruturado e equilibrado, com objetivos definidos para cada etapa, de modo que ao final o jovem cirurgião possa oferecer à população um cuidado com o máximo de qualidade. Assegurar a qualidade da formação é, portanto, a meta de todo programa de residência. O produto final deverá ser um médico competente, já que falhar não é uma opção, e capaz de se estabelecer no mercado profissional com autonomia e segurança.

A fim de assegurar a qualidade de um cirurgião competente, vêm ganhando força e notoriedade como instrumentos de avaliação as atividades profissionais confiabilizadoras (do inglês *entrustable professional activities* – EPA). É uma estrutura de avaliação holística desenvolvida na Holanda em 2005, com o objetivo inicial de ser aplicada em estudantes de medicina, estendendo-se posteriormente para profissionais. São aplicadas apresentando-se situações que o profissional deve realizar de forma a demonstrar suas habilidades e competências. Sua utilização torna mais simples identificar as competências dos aprendizes em diferentes estágios do treinamento e fornece uma forma de identificar as falhas do aprendizado.[33,34]

CONSIDERAÇÕES FINAIS

Ainda há muita luta para melhorar a formação do cirurgião geral, mas com a nova matriz de competências e o aumento do tempo da formação para 3 anos, o Colégio Brasileiro de Cirurgiões deu os primeiros passos. Esforços continuarã a ser empreendidos para uma formação de qualidade a fim de que o residente, ao receber seu título de especialista do Ministério da Educação, possa se estabelecer e praticar sua especialidade com confiança e autonomia.

REFERÊNCIAS

1. Zeferino AMB, Passeri SMRR. Avaliação da aprendizagem do estudante. Cadernos ABEM. 2007;3:39-43.
2. Taylor DC, Hamdy H. Adult learning theories: implications for learning and teaching in medical education: AMEE guide n. 83. Med Teach. 2013;35(11):e1561-72.
3. Campos DMS. Psicologia da aprendizagem. Petrópolis: Vozes; 1987.
4. Fitts PM, Posner MI. Human performance. Belmont, CA: Brooks/Cole; 1967.
5. Davidson PM. The surgeon for the future and implications for training. ANZ J Surg. 2002;72(11):822-8.
6. Sidhu RS, Grober ED, Musselman LJ, Reznick RK. Assessing competency in surgery: where to begin? Surgery. 2004;135(1):6-20.
7. Fysh T. Are great surgeons born? J Surg Educ. 2012;69(2):267-71.
8. Mery CM, Greenberg JA, Patel A, Jaik NP. Teaching and assessing the ACGME competencies in surgical residency. Bull Am Coll Surg. 2008;93(7):39-47.
9. Bhatti NI, Cummngs CW. Competency in surgical residency training: defining and raising the bar. Acad Med. 2007;82(6):569-73.
10. Epstein RM, Hundert EM. Defining and assessing professional competence. JAMA. 2002;287(2):226-35.
11. Schaverien MV. Development of expertise in surgical training. J Surg Educ. 2010;67(1):37-43.
12. Brooks MA. Medical education and the tyranny of competency. Perspect Biol Med. 2009;52(1):90-102.
13. Polanyi M. Personal knowledge: towards a post-critical philosophy. Chicago: University of Chicago Press; 1958 apud Brooks MA. Medical education and the tyranny of competency. Perspect Biol Med. 2009;52(1): 90-102.
14. Depresbiteris L. Avaliando competências na escola de alguns ou na escola de todos? Boletim Técnico do Senac. 2001;27(3):36-47.
15. McDonald J apud Carthey J, Leval MR, Wright DJ, Farewell VT, Reason JT. Behavioural markers of surgical excellence. Safe Sci. 2003;41(5):409-25.
16. Fried GM, Feldman LS. Objective assessment of technical performance. World J Surg. 2008;32(2):156-60.
17. Jackson GP, Tarpley JL. How long does it take to train a surgeon? BMJ. 2009;339:1062-4.
18. Rogers RG. Teaching and evaluating surgical skills. Obstet Gynecol Clin North Am. 2006;33(2):xv-xvi.
19. Soft skills e hard skills: o que são e qual a importância? Educa+ Brasil. 2020. Disponível em: https://www.educamaisbrasil.com.br/educacao/carreira/hard-skill-e-soft-skill-o-que-sao-e-qual-a-importancia?. Acessado em: 20 mai 2021.
20. Yule S, Paterson-Brown S. Surgeons' non-technical skills. Surg Clin North Am. 2012;92(1):37-50.
21. Non-technical skills for surgeons [editorial]. Disponível em: http://www.notss.org; acessado em maio de 2021.
22. Kolozsvari NO, Feldman LS, Vassiliou MC, Demyttenaere S, Hoover ML. Sim one, do one, teach one: considerations in designing training curricula for surgical simulation. J Surg Educ. 2011;68(5):421-7.
23. Ministério da Educação. Comissão Nacional de Residência Médica. Resolução n. 48, de 28 de junho de 2018. Dispõe sobre a matriz de competências dos programas de residência médica em cirurgia geral e do programa de pré-requisito em área cirúrgica básica no Brasil. Diário Oficial da União, 14 dez 2018.
24. Picarella EA, Simmons JD, Borman KR, Replogle WH, Mitchell ME. "Do one, teach one" the new paradigm in general surgery residency training. J Surg Educ. 2011;68(2):126-9.
25. Cosman P, Hemli JM, Ellis AM, Hugh T. Learning the surgical craft: a review of skills training options. ANZ J Surg. 2007;77(10):838-45.
26. Reznick RK, MacRae H. Teaching surgical skills: changes in the wind. N Engl J Med. 2006;355(25):2664-9.
27. Frank JR, Mungroo R, Ahmad Y, Wang M, De Rossi S, Horsley T. Toward a definition of competency-based education in medicine: a systematic review of published definitions. Med Teach. 2010;32(8):631-7.
28. Colégio Brasileiro de Cirurgiões. A arte e a técnica da cirurgia no Brasil. Rio de Janeiro: News Comunicação; 2007.
29. Ferraz APCM, Belhot RV. Taxonomia de Bloom: revisão teórica e apresentação das adequações do instrumento para definição de objetivos instrucionais. Gest Prod. 2010;17(2):421-31.
30. Domínios dos objetivos [editorial]. Formação e emprego. Disponível em: http://formacao.fikaki.com/manual/definicao-objectivos-pedagogicos/dominios. Acessado em: 20 mai 2021.
31. Cruess RL, Cruess SR, Steinert Y. Amending Miller's pyramid to include professional identity formation. Acad Med. 2016;91(2):180-5.
32. Mendonça ET, Cotta RMM, Lelis VP, Carvalho Junior PM. Avaliação do profissionalismo em estudantes da área da saúde: uma revisão sistemática. Interface. 2016;20(58):679-90.
33. EPAs and CanMEDS milestones [editorial]. Royal College of Physicians and Surgeons of Canada. Disponível em: https://www.royalcollege.ca/rcsite/cbd/implementation/cbd-milestones-epas-e; acessado em maio de 2021. Acessado em: 20 mai 2021.
34. Brasel KJ, Klingensmith ME, Englander R, Grambau M, Buyske J, Sarosi G, et al. Entrustable professional activities in general surgery: development and implementation. J Surg Educ. 2019;76(5):1174-86.

ANEXO 1 – MATRIZ DE COMPETÊNCIAS DE CIRURGIA GERAL

Competências por ano de treinamento

A aquisição das habilidades poderá ser feita em urgência/emergência e no trauma, assim como nas operações eletivas. Caso o hospital não realize os procedimentos de maior complexidade, deverá estabelecer convênios com outras instituições onde o residente possa participar das operações.

Residente do primeiro ano (R1)

Ao final do primeiro ano, o residente deverá ser capaz de:

1. Coletar a história clínica do paciente e realizar o exame físico.
2. Formular hipóteses para o diagnóstico e diagnósticos diferenciais.
3. Sugerir os exames complementares pertinentes e a terapêutica mais adequada.
4. Demonstrar conhecimentos sobre as doenças agudas que sejam prevalentes nas urgências e emergências, os diagnósticos diferenciais no que diz respeito às bases da cirurgia torácica, da cirurgia vascular, da urologia, da coloproctologia – especialidades nas quais os residentes farão estágios obrigatórios – e da cirurgia geral, além dos aspectos importantes do controle clínico do paciente na unidade de terapia intensiva.
5. Demonstrar conhecimentos sobre a anatomia cirúrgica do abdome, a resposta endocrinometabólica ao trauma, a nutrição em cirurgia e manobras de ressuscitação.
6. Realizar acesso venoso central e periférico, drenagem torácica, intubação orotraqueal, cricotireoidostomia, paracentese e toracocentese.
7. Demonstrar o conhecimento sobre cicatrização das feridas, hemostasia e diátese hemorrágica.
8. Demonstrar e aplicar o conhecimento no atendimento aos pacientes críticos (unidade de terapia intensiva e na emergência) e aos politraumatizados (*advanced trauma life support* – ATLS).
9. Demonstrar conhecimento sobre as principais complicações clínicas pós-operatórias.
10. Demonstrar e aplicar os conhecimentos sobre a indicação e a intepretação de exames de imagem com e sem contraste.
11. Registrar os dados e a evolução do paciente no prontuário de forma clara e concisa. Manter atualizados no prontuário os resultados dos exames laboratoriais, radiológicos, histopatológicos, pareceres de outras clínicas chamadas a opinar e quaisquer outras informações pertinentes ao caso.
12. Realizar com desenvoltura o preparo do paciente no pré-operatório, a prescrição do pré e do pós-operatório e todo o acompanhamento do paciente da internação até a alta hospitalar.
13. Realizar o cuidado da ferida operatória e da infecção cirúrgica, bem como seu tratamento quando necessário.
14. Saber manusear o equipamento para cirurgias videolaparoscópicas: unidade de imagem (monitor, microcâmera e processadora de imagens), insuflador (pressões de insuflação) e fonte de luz.
15. Conhecer e saber usar os instrumentos cirúrgicos permanentes e descartáveis (grampeadores, cargas, pinças).
16. Conhecer os diferentes tipos de energia usados em cirurgia e suas aplicações.
17. Realizar sob supervisão os procedimentos cirúrgicos essenciais à área de prática, incluindo as bases da cirurgia torácica, da cirurgia vascular, da urologia e da coloproctologia, com especial ênfase para as urgências e emergências dessas especialidades.
18. Conhecer o sistema público de saúde, suas propriedades e possibilidades. Conhecer os mecanismos utilizados para concessão de medicamentos aos pacientes.

19. Conhecer os custos da prática médica e utilizá-los em benefício do paciente, mantendo os padrões de excelência. Saber analisar a relação custo-benefício para as boas práticas na indicação de medicamentos e exames complementares.
20. Realizar pesquisa clínica nas bases de dados científicas e conhecer o essencial de metodologia científica para apresentações em sessões clínicas e formulação de trabalhos científicos.
21. Demonstrar cuidado e respeito na interação com os pacientes e familiares, respeitando valores e crenças.
22. Conhecer e praticar os conceitos fundamentais da ética médica em sua abrangência (confidencialidade, pesquisa, eutanásia, aids, transplantes, entre outros).
23. Conhecer os aspectos médico-legais envolvidos no exercício da prática médica, com ênfase para a cirurgia geral.
24. Obter o consentimento livre e esclarecido do paciente ou, em caso de impossibilidade do paciente, do familiar após explicação simples, em linguagem apropriada para o entendimento sobre os procedimentos a serem realizados, suas indicações e complicações.
25. Estabelecer relação respeitosa com o preceptor, a equipe de trabalho e todos os funcionários do hospital.
26. Realizar sob supervisão, de forma eletiva ou na urgência/emergência ou no trauma, os seguintes procedimentos e operações: cateterização nasogástrica e nasoenteral; cateterização vesical; acesso venoso superficial e profundo; punção arterial; drenagem de abscessos superficiais; curativo da ferida operatória; sutura de lesões não complexas de pele; acesso à cavidade abdominal; fechamento de parede abdominal; acesso à cavidade torácica; traqueostomias; punção pleural; drenagem do tórax; acesso à loja renal; postectomias (infantil e adulto); cistostomias por punção; cirurgia para varicocele; cirurgia de hidrocele (infantil e adulto); biópsias de linfonodos superficiais; desbridamentos de lesões de partes moles; herniorrafia umbilical, herniorrafia epigástrica, exérese de nevos, exérese de cisto sebáceo, exérese de lipoma e exérese de unha.

Residente do segundo ano (R2)

Ao final do segundo ano, o residente deverá ser capaz de:

1. Demonstrar e aplicar o conhecimento sobre a anatomia cirúrgica do aparelho digestório.
2. Demonstrar e aplicar conhecimentos sobre embriologia, fisiologia e fisiopatologia das doenças da cavidade abdominal e seu conteúdo – a saber: doenças do esôfago, estômago, intestino delgado, cólon e reto, fígado e vias biliares, pâncreas, baço – e sobre os princípios da cirurgia oncológica.
3. Conhecer a biologia dos tumores e aplicar o conhecimento nas bases da oncologia clínica e cirúrgica.
4. Aplicar os conhecimentos sobre a imunologia do paciente operado, nutrição em cirurgia e preparo nutricional do paciente e sua importância na cicatrização das feridas. Conhecer os mecanismos de defesa do hospedeiro e a infecção nos pacientes imunodeprimidos.
5. Aplicar na prática diária o uso racional de antibióticos.
6. Demonstrar e aplicar os conhecimentos de fisiologia e fisiopatologia do sistema endócrino e do retroperitônio.
7. Conhecer as indicações, contraindicações e as complicações de cada procedimento recomendado para o paciente.
8. Conhecer a abordagem mais adequada, cirúrgica ou não cirúrgica, para cada paciente e apresentar as razões para a indicação ou contraindicação.

9. Saber indicar e interpretar os exames pertinentes do pré-operatório de todos os órgãos e sistemas de sua área de atuação.
10. Conhecer as bases da videocirurgia (indicações e riscos), as alterações da fisiologia, os efeitos do pneumoperitônio, e as vantagens e desvantagens da cirurgia minimamente invasiva.
11. Demonstrar as habilidades práticas sobre os princípios da videocirurgia (material, acessos, técnica, contraindicações, conversões, entre outros), incluindo as tarefas mais simples da cirurgia com acesso minimamente invasivo: posicionamento do paciente na mesa operatória, e sistemas de imagem e de insuflação de gases.
12. Demonstrar, sob supervisão, as habilidades técnicas adquiridas em todos os procedimentos para essa etapa de sua formação.
13. Demonstrar respeito, integridade e compromisso com os preceitos da ética médica.
14. Respeitar os valores culturais e religiosos dos pacientes, oferecendo o melhor tratamento.
15. Disponibilizar o suporte solicitado para os pacientes e familiares, em especial nos casos de terapêutica paliativa e de terminalidade da vida.
16. Realizar sob supervisão os seguintes procedimentos e operações de forma eletiva ou na urgência, emergência ou trauma: laparotomias exploradoras para biópsias/drenagem de abscessos; colecistectomia (laparoscópica e laparotômica); gastrostomia/jejunostomia; cistostomia cirúrgica; enterectomia; enteroanastomose manual e mecânica; apendicectomias; salpingectomia e ooforectomia; ooforoplastia; esplenectomia laparotômica; colectomia parcial laparotômica; ileostomia; colostomia; cistostomia por punção; cistorrafia; herniorrafia incisional; herniorrafia inguinal; cirurgias orificiais: hemorroidectomia, fistulectomia anal e fissurectomia anal.

Residente do terceiro ano (R3)

Ao final do terceiro ano, o residente deverá ser capaz de:

1. Demonstrar conhecimentos e habilidades das técnicas operatórias empregadas para a correção de doenças dos órgãos e sistemas em sua área de prática.
2. Conhecer os aspectos gerais dos transplantes (tipos, indicações, sistemas de classificação de gravidade, acompanhamento pós-operatório, complicações) e da captação de órgãos, e as leis a ela relacionadas.
3. Conhecer os aspectos gerais da obesidade mórbida e dos transtornos metabólicos, seu tratamento e complicações, assim como as técnicas operatórias utilizadas.
4. Saber avaliar a relação custo-benefício para o tratamento das doenças em sua área de atuação, visando selecionar os métodos de investigação diagnóstica adequados e a melhor terapêutica, mantendo sempre a qualidade do atendimento.
5. Identificar a gravidade do quadro apresentado pelo paciente e priorizar a atenção do cuidado.
6. Realizar, no todo ou em parte, os procedimentos operatórios de maior complexidade, sempre com supervisão.
7. Manter relação médico-paciente ética e dinâmica, ajudando-o e aos familiares nas decisões a serem tomadas para a investigação da doença e nas situações que envolvam paliação e terminalidade da vida.
8. Demonstrar capacidade de liderança na equipe médica, sabendo supervisionar e orientar R2, R1, internos e todos os demais envolvidos no atendimento aos pacientes sob sua responsabilidade.
9. Ser capaz de trabalhar em equipe exercendo liderança, mas dividindo a responsabilidade dos cuidados dos pacientes com os demais integrantes da equipe de saúde.

10. Tomar decisões sob condições adversas na emergência e no intraoperatório, com controle emocional e equilíbrio, demonstrando seus conhecimentos e sua liderança no sentido de minimizar eventuais complicações e mantendo consciência de suas limitações.
11. Conhecer suas responsabilidades e limitações. Saber fazer e aceitar críticas, buscando aprimorar seus conhecimentos e habilidades.
12. Manter constantes seus processos de aprendizagem (aprender a aprender) buscando melhorar sua *expertise*, procurando sempre prestar um atendimento de qualidade máxima.
13. Aplicar seus conhecimentos e habilidades na prevenção da doença e na promoção da saúde.
14. Realizar sob supervisão os seguintes procedimentos e operações, de forma eletiva ou na urgência/emergência ou no trauma: herniorrafia inguinal recidivada; cistostomia aberta; procedimentos antirrefluxo (laparoscópico e laparotômico); esofagocardioplastias (laparoscópica e laparotômica); esplenectomia laparoscópica; gastrectomias parciais com ou sem linfadenectomias; gastrectomia total com ou sem linfadenectomia; hepatectomias simples (sem exclusão vascular, lesões periféricas), em operações eletivas ou no trauma; derivações bileodigestivas; papilotomia cirúrgica; acesso às lesões do pâncreas distal e pequenas ressecções; colectomia total e retossigmoidectomias (laparotômicas e laparoscópicas), de forma eletiva ou no trauma; tireoidectomias parcial ou total; nefrectomia parcial ou total; operações para obesidade mórbida e distúrbio metabólico.

CAPÍTULO 8

Matriz de competências de ortopedia

Marcelo Teodoro Ezequiel Guerra
Adalberto Visco

INTRODUÇÃO

O conceito de competência é discutido na academia há muito tempo,[1] apesar de existir um senso comum de seu significado em todos nós. A partir desse senso comum, desde muito cedo na vida acadêmica, os alunos entendem que esse deve ser um de seus objetivos.

Em educação, competência tem relação com o desfecho de aprendizagem, ou seja, quando se pensa em quais competências um aprendiz deve atingir, é preciso saber quais competências ele deve possuir no final do curso ou da disciplina. Assim, é possível afirmar, por exemplo, que uma competência que um residente de ortopedia deve ter no final do curso é tratar uma fratura da extremidade proximal do fêmur. Para isso, ele precisa ter conhecimentos sobre esse tema; ter habilidades cognitivas (decidir o tipo de cirurgia) e manuais (realizar a cirurgia); agir no sentido de agilizar o procedimento; e, finalmente, mas muito importante, pautar suas ações em um profundo sentido ético. Se ele fizer esse conjunto de ações, pode-se afirmar que esse *trainee* é competente no tratamento de uma fratura proximal do fêmur.

Nesse sentido, a Comissão Nacional de Residência Médica do Ministério da Educação estabeleceu que todos os programas de residência devem ter matrizes de competências que definem o perfil profissiográfico do egresso. A matriz de competências dos programas de residência médica em ortopedia (Anexo 1) aprovada pela Sociedade Brasileira de Ortopedia e Traumatologia (SBOT) foi estabelecida pela Resolução n. 22 dessa comissão, de 8 de abril de 2019.[2] Dois anos depois, essa matriz passa por uma reavaliação para adequar alguns de seus pontos. O objetivo deste capítulo é discutir alguns aspectos desse processo.

BASES TEÓRICAS PARA CRIAÇÃO DA MATRIZ DE COMPETÊNCIAS

Boyatzis, em seu livro *The competent manager*, catalisou a discussão sobre a necessidade de profissionais competentes. Já na "Introdução", ele afirma que é necessário ter gestores competentes para alcançar os objetivos com eficiência e efetividade. Essa frase pode ser integralmente aplicada aos médicos e, por consequência, à formação desses profissionais.

É necessário questionar, então, qual é o significado de "competente". Woodruffe[3] conceitua "competência" como o conjunto de padrões de comportamento necessários para permitir o desempenho competente em tarefas e funções de que um indivíduo está incumbido. Competente, portanto, é aquele que utiliza um conjunto de comportamentos específico para realizar tarefas e funções com eficácia e eficiência. Com relação à competência médica, o termo foi mais bem definido a partir de 2001, quando uma ampla revisão da literatura procurou esclarecer melhor o seu significado. Segundo essa revisão, competência médica deve ser definida como "o uso habitual e criterioso da comunicação, conhecimento, habilidades técnicas, raciocínio clínico, emoções, valores e reflexão na prática diária em benefício do indivíduo e da comunidade a ser atendida".[4]

Em 1990, Miller[5] propôs uma estrutura para a aquisição e a avaliação de conhecimento, conhecida como pirâmide de Miller (Figura 1). É possível notar que essa pirâmide tem importantes similaridades com a matriz de conhecimentos, habilidades, atitudes e valores éticos (CHAV), apesar de apresentar certa confusão entre competência e habilidades. Essa proposta teve grande impacto. Talvez esse seja o motivo de, por muito tempo, a palavra de ordem na busca de competência ter sido *know-how* ("sabe como"). Houve uma evolução importante do conceito de competência nos últimos anos.[6]

Dimensões da competência

Existem diversos modelos para elaboração e análise de uma matriz de competências, com diferentes graus de profundidade e complexidade.[7-11] Entre esses modelos, o acrônimo CHAV, que divide a competência nas dimensões conhecimento, habilidades, atitudes e valores, é muito valioso. Ele possibilita a análise dos diversos aspectos de um desfecho de aprendizado de competência e é relativamente simples de implantar.

Um pressuposto importante desse método é que a base de toda a competência é o conhecimento teórico.[9,12] Essa afirmação é muito importante, no entanto, não deve induzir a um sistema de ensino-aprendizagem baseado em conteúdos. A dimensão conhecimento deve ser entendida, na prática, como a diferença, por exemplo, entre um operador e um cirurgião.

A dimensão habilidade, por sua vez, deve ser dividida em habilidades cognitivas e habilidades operativas. Entre as habilidades cognitivas, estão aquelas necessárias para a construção de um conjunto de diagnósticos diferenciais no atendimento de um determinado caso, ao passo que entre as habilidades operacionais está a capacidade de realizar tarefas práticas específicas, como um procedimento cirúrgico.

Na dimensão atitude, estão alguns dos treinamentos mais complexos, que dizem respeito à maneira como os aprendizes se relacionam com os diversos atores envolvidos no atendimento. Vários estudos demonstram uma estreita relação entre atitude e desfechos nos sistemas

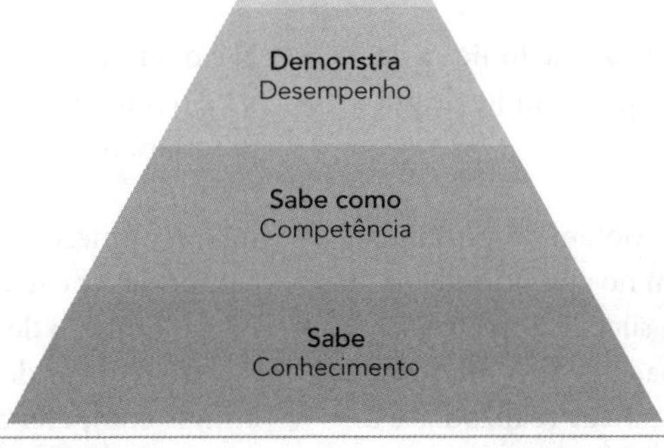

FIGURA 1 Pirâmide de Miller.
Adaptada de Miller, 1990.[5]

de saúde.[13-15] A dimensão atitude pode ter impacto muito direto – positivo ou negativo – no sucesso de um atendimento e, portanto, de um profissional.

Por fim, a dimensão valor diz respeito a questões éticas. Há inúmeros exemplos na imprensa mostrando, por exemplo, cirurgiões com muito conhecimento, excelente habilidade operacional e atitude muito agradável, mas que podem perder toda a carreira por questões éticas.

Curva de aprendizagem

É possível inferir o número de momentos práticos a que um determinado aprendiz precisa ser exposto para que ele atinja habilidade operacional em determinada competência. Thurstone,[16] em 1919, analisa fórmulas já existentes e propõe uma própria equação para desenhar sua curva de aprendizagem:

$$Y = \frac{L \times X}{X + R}$$

Em que:

- Y é a realização, que representa o número de atos bem-sucedidos por unidade de tempo.
- L é o limite de práticas, que são as unidades realizadas.
- X é a prática formal, que é o número total de atos realizados desde o início do treinamento.
- R é a taxa de aprendizado, que indica a velocidade relativa com a qual o limite de prática é alcançado.

A partir dessa equação, notam-se, portanto, que os elementos que agem no aprendizado são o número de práticas bem-sucedidas realizadas, o número total de práticas desde o início do aprendizado, o total de práticas realizadas e a taxa de aprendizado (facilidade do processo). Quanto maior for o número de eventos realizados para atingir o sucesso, maior será o resultado (número de processos realizados para atingir o aprendizado). Por outro lado, quanto maior for a facilidade do processo, menor será o número de práticas bem-sucedidas necessário.

Muitos artigos citam a curva de aprendizagem dos diversos procedimentos operacionais.[17-19] Sem dúvida, esse deve ser um critério importante para decidir se um residente atingiu a meta de aprendizado da dimensão habilidades operacionais em determinado caso. Por outro lado, é igualmente importante que a curva de aprendizado seja um elemento crítico para o cálculo do tempo necessário para que a residência atinja os objetivos educacionais de seu treinamento. Da mesma forma, as diversas curvas de aprendizado serão elementos para definir a capacidade de treinamento de um determinado serviço. Assim, se a matriz de competência determina que um residente deve atingir competência em determinado assunto e esse assunto tem uma curva de aprendizado de dez casos, o número de casos que o serviço pode disponibilizar para o aprendizado de seu médico residente determinará o número de residentes que esse serviço tem capacidade de treinar. Portanto, o número de residentes que um serviço é capaz de treinar será determinado pela seguinte fórmula:

$$N = \frac{n1 + n2 + n3}{Y}$$

Em que:

- N é o número total de residentes do serviço.
- n1 é o número de cirurgias que o preceptor precisará realizar em demonstração da técnica.
- n2 é o número de cirurgias em que o preceptor deverá auxiliar o residente.
- n3 é o número de cirurgias que o residente deverá realizar de forma independente até atingir competência.
- Y é a realização determinada pela fórmula da curva de aprendizado de Thurstone.

Evidentemente, em um sistema de rotação de residente e interpolação de atividades, esse número será menor que o simples resultado da equação. Além disso, o serviço pode ter um perfil de casos diferentes ou um sistema de simulação realística que sabidamente interferem na curva de aprendizado.[20] Essa inequação pode ser resolvida com uma constante κ que varia de um serviço para outro, conforme a equação:

$$N = \kappa \times \frac{n1 + n2 + n3}{Y}$$

Dessa forma, o verdadeiro N será calculado estatisticamente com os resultados de vários serviços e de vários cirurgiões.[19] Calcular esse número pode ser uma iniciativa relevante para as sociedades de especialidades.

Taxonomia de Bloom

Qualquer que seja a competência que se deseja para os residentes, ela deve ser abordada em diferentes níveis de complexidade. Para tratar uma fratura proximal do fêmur, por exemplo, a competência passa por diversas dimensões, como os conhecimentos teóricos (epidemiologia, classificação, anatomia etc.) e as habilidades técnicas (solicitação de exames pré-operatórios ou de um parecer técnico) e operacionais. É fácil perceber que existem diferentes níveis de complexidade na conduta de um caso. Também devem existir, portanto, diferentes níveis de construção de competências.

Com essas questões em mente, em 1956, uma equipe liderada por Benjamin S. Bloom propôs uma classificação (taxonomia) de ações educacionais, com seis níveis de complexidade (Figura 2).[21] Em 2001, Anderson publicou uma revisão dessa taxonomia.[22] Desde então, vários artigos[23,24] revisitam ou modificam a taxonomia de Bloom ou demonstram aplicações pedagógicas baseadas nela.[25-27]

Interessa observar que Bloom coloca substantivos, e não verbos, em sua taxonomia. Assim, para implementar a taxonomia na prática (e na matriz de competências), é preciso definir quais serão os operadores (verbos usados no infinitivo por serem atemporais) que atualizarão o conceito taxonômico. Vários operadores podem ser utilizados para cada um desses níveis. Para ajudar na construção da matriz de competências da ortopedia e traumatologia, foram

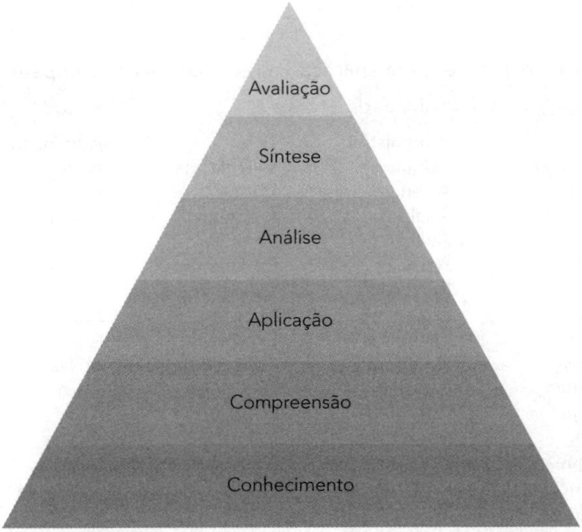

FIGURA 2 Níveis taxonômicos de Bloom.
Adaptada de Bloom, 1956.[21]

organizados os operadores aplicáveis, conforme apresentado no Quadro 1. Os mesmos operadores são listados, então, para as três dimensões principais da competência: conhecimento, habilidade e atitude (Quadro 2). Evidentemente, essas listas serão sempre temporárias, pois todos

QUADRO 1 Exemplos de operadores para aplicação da taxonomia de Bloom

Conhecimento	Compreensão	Aplicação	Análise	Síntese	Avaliação
Adquirir	Descrever	Administrar	Alcançar	Agir	Ajuizar
Apontar	Discutir	Aplicar	Analisar	Armar	Apreciar
Arrolar	Distinguir	Atuar	Calcular	Articular	Avaliar
Calcular	Esclarecer	Calcular	Classificar	Compor	Combinar
Classificar	Examinar	Classificar	Comparar	Concluir	Compor
Conhecer	Explicar	Comunicar	Considerar	Constituir	Efetivar
Definir	Expressar	Construir	Contrastar	Coordenar	Eliminar
Descrever	Identificar	Decidir	Criticar	Criar	Escolher
Distinguir	Interpretar	Demonstrar	Debater	Dirigir	Estimar
Dizer	Localizar	Desenvolver	Diferenciar	Esquematizar	Julgar
Enumerar	Narrar	Dramatizar	Distinguir	Formular	Lidar
Enunciar	Prever	Educar	Examinar	Organizar	Ordenar
Fixar	Reafirmar	Empregar	Experimentar	Planejar	Planejar
Formular	Resumir	Experimentar	Explicar	Prestar	Preferir
Identificar	Traduzir	Gerenciar	Identificar	Propor	Propor
Inscrever	Transcrever	Ilustrar	Interpretar	Ranquear	Selecionar
Listar		Informar	Investigar	Reunir	Taxar
Localizar		Interpretar	Ordenar	Sistematizar	Validar
Marcar		Inventariar	Provar		Valorizar
Mostrar		Investigar	Reconhecer		Vislumbrar
Nomear		Liderar			
Recitar		Manipular			
Recordar					
Registrar					
Relatar					
Repetir					
Reproduzir					
Selecionar					
Sublinhar					
Tabular					
Traduzir					

QUADRO 2 Exemplos de operadores para aplicação nas dimensões da competência

Conhecimento		Habilidade		Atitude	
Adquirir	Fixar	Administrar	Dizer	Administrar	Constituir
Analisar	Identificar	Adquirir	Dramatizar	Adquirir	Construir
Aplicar	Ilustrar	Alcançar	Educar	Agir	Contrastar
Apontar	Inscrever	Analisar	Enumerar	Ajuizar	Coordenar
Calcular	Listar	Aplicar	Enunciar	Alcançar	Criar
Classificar	Localizar	Apreciar	Esclarecer	Aplicar	Criticar
Compor	Marcar	Calcular	Examinar	Apontar	Debater
Conhecer	Mostrar	Classificar	Explicar	Apreciar	Decidir
Construir	Narrar	Combinar	Expressar	Armar	Desenvolver
Definir	Nomear	Comparar	Formular	Arrolar	Dirigir
Descrever	Ordenar	Concluir	Gerenciar	Articular	Distinguir
Diferenciar	Preferir	Contrastar	Ilustrar	Atuar	Efetivar
Distinguir	Provar	Coordenar	Interpretar	Avaliar	Eliminar
Dizer	Ranquear	Debater	Investigar	Calcular	Empregar
Enumerar	Recitar	Demonstrar	Julgar	Classificar	Enumerar
Enunciar	Reconhecer	Desenvolver	Lidar	Combinar	Esclarecer
Escolher	Recontar	Diferenciar	Liderar	Compor	Escolher
Estimar	Relatar	Discutir	Listar	Comunicar	Esquematizar
Expressar	Repetir	Distinguir	Localizar	Concluir	Estimar

os envolvidos podem acrescentar operadores à medida que a matriz de competências demandar. Além disso, é importante destacar que os operadores podem estar presentes em mais de uma dimensão da competência e ser de níveis taxonômicos diferentes.

Para demonstrar a aplicação prática desses operadores em ortopedia, será utilizado o exemplo de uma fratura proximal do fêmur. Sob o ponto de vista da taxonomia de Bloom, a análise da classificação dessa fratura envolve:

- No nível mais básico (conhecimento), o residente deverá descrever uma determinada classificação. Essa ação demanda um nível de abstração muito baixo.
- No nível seguinte (compreensão), o residente deve distinguir os diversos tipos de fraturas.
- Na aplicação, o residente deve classificar uma fratura específica.
- No nível da análise, será preciso identificar os diversos aspectos da fratura.
- Na síntese, o residente deve esquematizar a classificação do caso específico.
- Finalmente, na avaliação, o residente deverá propor uma conduta para aquele caso com base na classificação em questão.

Essas ações são rotineiras na prática da especialidade. Um estudo recente mostra que quanto maior for o nível taxonômico da atividade, maior será a capacidade dessa atividade de discriminar o residente com mais ou menos competência para resolver esse processo.[26] Portanto, de acordo com o exemplo apresentado, propor uma conduta baseada na classificação da fratura informa mais da competência de um residente do que simplesmente descrever essa classificação.

MATRIZ DE COMPETÊNCIAS BRASILEIRA DE ORTOPEDIA

Todas as bases teóricas já descritas fornecem, em conjunto, as condições necessárias para a construção da matriz de competências. Não está no escopo deste capítulo a criação de toda a matriz, mas a Figura 3 mostra o fluxograma utilizado nesse processo.

A interface de uma planilha pode facilitar esse processo e auxiliar o uso das listas de operadores apresentadas no Quadro 2. A montagem da planilha envolve separar em colunas o verbo e o complemento de cada dimensão da matriz. Em seguida, criam-se listas suspensas com os operadores apropriados para cada dimensão, que são aplicadas em toda a coluna correspon-

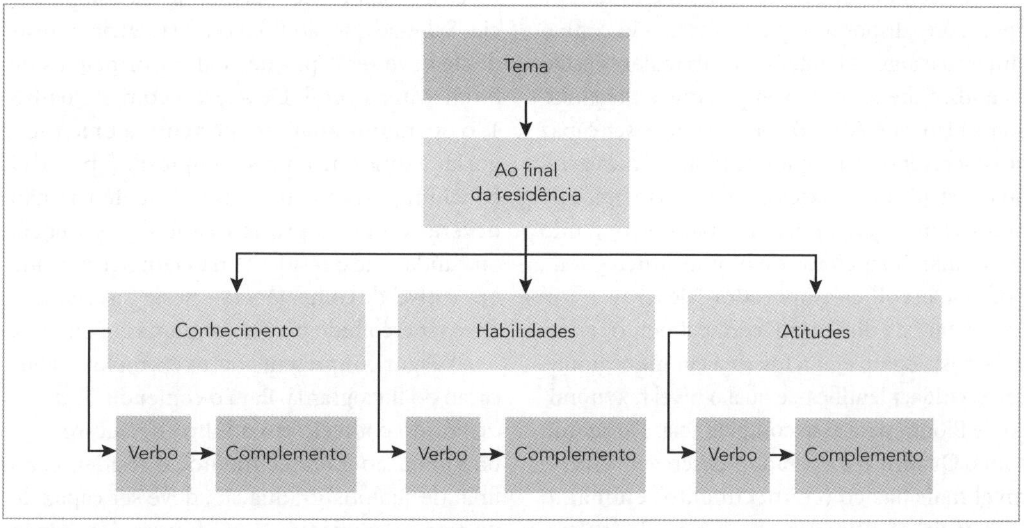

FIGURA 3 Fluxograma de construção da matriz de competências.

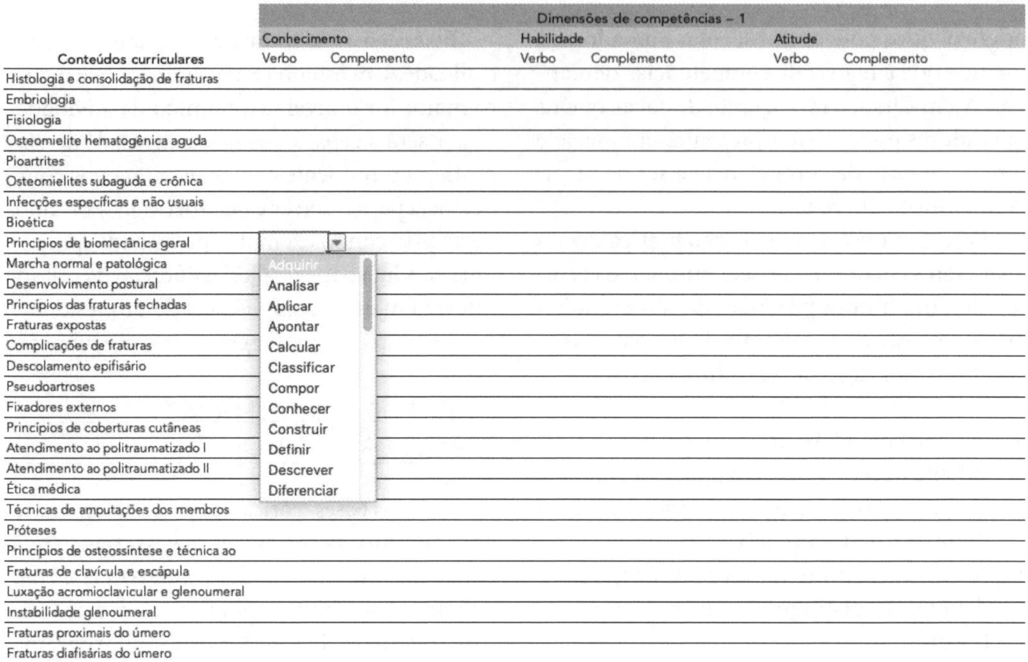

Conteúdos curriculares	Conhecimento – Verbo	Conhecimento – Complemento	Habilidade – Verbo	Habilidade – Complemento	Atitude – Verbo	Atitude – Complemento
Histologia e consolidação de fraturas						
Embriologia						
Fisiologia						
Osteomielite hematogênica aguda						
Pioartrites						
Osteomielites subaguda e crônica						
Infecções específicas e não usuais						
Bioética						
Princípios de biomecânica geral						
Marcha normal e patológica						
Desenvolvimento postural						
Princípios das fraturas fechadas						
Fraturas expostas						
Complicações de fraturas						
Descolamento epifisário						
Pseudoartroses						
Fixadores externos						
Princípios de coberturas cutâneas						
Atendimento ao politraumatizado I						
Atendimento ao politraumatizado II						
Ética médica						
Técnicas de amputações dos membros						
Próteses						
Princípios de osteossíntese e técnica ao						
Fraturas de clavícula e escápula						
Luxação acromioclavicular e glenoumeral						
Instabilidade glenoumeral						
Fraturas proximais do úmero						
Fraturas diafisárias do úmero						

FIGURA 4 Exemplo de construção de competência utilizando uma planilha montada com os operadores selecionados para a dimensão "conhecimento" da especialidade ortopedia.

dente. O posicionamento dos operadores e dos complementos em sequência força o início da construção de cada dimensão com um verbo no infinitivo. Para cada conteúdo curricular, em cada dimensão, um operador deve ser selecionado e um complemento deve ser registrado.

No exemplo da Figura 4, são mostrados os operadores disponíveis para a dimensão conhecimento e alguns conteúdos curriculares estão listados. Sabe-se, por exemplo, que ao término da residência médica o aprendiz deve ser capaz de descrever os princípios de biomecânica geral ou construir uma taxonomia dos princípios de biomecânica geral. Portanto, para o conteúdo curricular "princípios de biomecânica geral", pode-se escolher o operador "descrever" ou "construir" na dimensão "conhecimento" e, depois, basta completar a frase na coluna seguinte. Em seguida, identifica-se qual o nível taxonômico de Bloom para essa competência. De acordo com o Quadro 1, o operador "descrever" está no nível mais básico (conhecimento) enquanto "construir" tem um nível mais elevado (aplicação). Com essa informação, é possível inferir que no primeiro ano da residência o residente deve aprender a descrever princípios biomecânicos gerais, e no segundo ano, construir uma taxonomia dos princípios de biomecânica geral.

A Figura 5 mostra o preenchimento da dimensão "habilidade" para a mesma competência. Sabe-se que, ao final da residência, o residente deve ser capaz de analisar princípios de biomecânica geral. De acordo com o Quadro 1, o operador "analisar" pertence a uma categoria taxonômica mais complexa. É possível concluir, portanto, que essa competência não deverá compor o primeiro ano da residência ou, ainda, que o residente não tem necessidade desse nível de competência – neste caso, ele não deve ser escolhido para o programa em questão.

A Figura 6 apresenta outro exemplo de aplicação do fluxograma. Para o conteúdo "fraturas distais do cotovelo em adulto", decide-se que, na dimensão "conhecimento", o residente, ao final de sua pós-graduação, deve ser capaz de ilustrar a classificação dessa fratura. De acordo

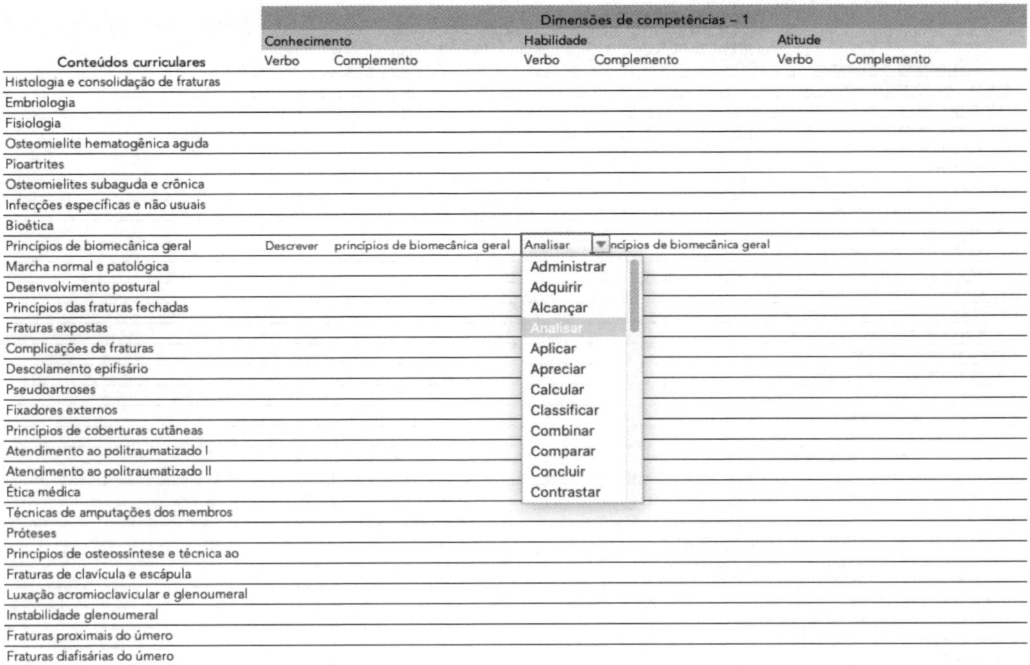

Conteúdos curriculares	Dimensões de competências – 1 Conhecimento Verbo	 Complemento	 Habilidade Verbo	 Complemento	 Atitude Verbo	 Complemento
Histologia e consolidação de fraturas						
Embriologia						
Fisiologia						
Osteomielite hematogênica aguda						
Pioartrites						
Osteomielites subaguda e crônica						
Infecções específicas e não usuais						
Bioética						
Princípios de biomecânica geral	Descrever	princípios de biomecânica geral	Analisar	ncípios de biomecânica geral		
Marcha normal e patológica						
Desenvolvimento postural						
Princípios das fraturas fechadas						
Fraturas expostas						
Complicações de fraturas						
Descolamento epifisário						
Pseudoartroses						
Fixadores externos						
Princípios de coberturas cutâneas						
Atendimento ao politraumatizado I						
Atendimento ao politraumatizado II						
Ética médica						
Técnicas de amputações dos membros						
Próteses						
Princípios de osteossíntese e técnica ao						
Fraturas de clavícula e escápula						
Luxação acromioclavicular e glenoumeral						
Instabilidade glenoumeral						
Fraturas proximais do úmero						
Fraturas diafisárias do úmero						

FIGURA 5 Exemplo de construção de competência utilizando uma planilha montada com os operadores selecionados para a dimensão "habilidade" da especialidade ortopedia. O exemplo aborda o mesmo conteúdo curricular apresentado na Figura 4.

com o Quadro 1, o operador "ilustrar" tem um bom nível taxonômico (aplicação). Aqui, cabe lembrar novamente que quanto maior for o nível taxonômico, maior será a discriminação cognitiva do estudante. Em seguida, para a dimensão "habilidade", determina-se que, ao final da residência, o aluno deve concluir quando o caso é de tratamento conservador ou cirúrgico. Esse operador é de nível elevado (síntese) e, portanto, com alto nível discriminatório. Finalmente, na dimensão "atitude", sabe-se que, ao final do curso, o residente deve planejar o tratamento da fratura. Esse operador pertence ao maior nível taxonômico (avaliação), portanto, com alto poder cognitivo.

Esse processo é um modelo para a construção de matriz de competências baseada em sólidos princípios pedagógicos. Está claro que, em algumas vezes, determinado tema pode exigir que o processo seja repetido mais de uma vez. É importante destacar que, na escolha do operador em cada dimensão de competência, sempre se deve optar pelo operador com o maior nível cognitivo possível. Isso permitirá uma aprendizagem mais discriminatória.

Com a matriz construída, o examinador deve dirigir sua avaliação fundamentado por essa ferramenta. Assim, se foi determinado que um ortopedista egresso do programa de residência deve descrever princípios biomecânicos e nada além disso, não se pode incluir na avaliação uma pergunta em que o examinando analise esses mesmos princípios. Para a avaliação, também é importante utilizar sempre o maior nível cognitivo permitido pela matriz, uma vez que níveis taxonômicos menos elevados discriminam mal.

CONSIDERAÇÕES FINAIS

A matriz de competências de um programa de residência médica é ferramenta fundamental tanto para o ensino quanto para o aprendizado de um médico residente. Ela também

	Dimensões de competências – 1					
	Conhecimento		Habilidade		Atitude	
Conteúdos curriculares	Verbo	Complemento	Verbo	Complemento	Verbo	Complemento
Princípios das fraturas fechadas						
Fraturas expostas						
Complicações de fraturas						
Descolamento epifisário						
Pseudoartroses						
Fixadores externos						
Princípios de coberturas cutâneas						
Atendimento ao politraumatizado I						
Atendimento ao politraumatizado II						
Ética médica						
Técnicas de amputações dos membros						
Próteses						
Princípios de osteossíntese e técnica ao						
Fraturas de clavícula e escápula						
Luxação acromioclavicular e glenoumeral						
Instabilidade glenoumeral						
Fraturas proximais do úmero						
Fraturas diafisárias do úmero						
Fraturas distais do úmero e luxações do cotovelo em adultos	Ilustrar	a classificação dessa fratura	Concluir	se o caso é de tratamento conservador ou cirúrgico	Planejar	o tratamento do caso
Fraturas da cabeça do rádio e olécrano						
Crianças						
Demais fraturas do cotovelo na criança						
Fraturas dos ossos do antebraço						
Fraturas distais do rádio no adulto						
Fraturas do punho na criança						
Fraturas do escafoide e ossos carpo						
Instabilidade cárpica						
Fraturas da mão						
Luxações da mão						
Luxações do punho e mão						
Metodologia científica I						
Metodologia científica II						

FIGURA 6 Exemplo de construção de competência do tema fraturas distais do úmero no adulto.

orienta as entidades certificadoras na avaliação dos egressos de seus programas de residência. Assim, essa matriz é um excelente referencial para orientar os serviços de residência na construção de cenários de aprendizagem.

Por essas razões, a construção de fortes matrizes de competências deve ser objetivo de todos os envolvidos nesses processos. Essa construção deve ser realizada com base em teorias pedagógicas que deem toda a consistência necessária.

REFERÊNCIAS

1. Hoffmann T. The meanings of competency. J Eur Industrial Train. 1999;23(6):275-86.
2. Ministério da Educação. Comissão Nacional de Residência Médica. Resolução n. 22, de 8 de abril de 2019. Aprova a matriz de competências dos programas de residência médica em ortopedia e traumatologia. Diário Oficial da União, 11 abr 2019.
3. Woodruffe C. What is meant by a competency? Leadership & Organization Develop J. 1993;14(1):29-36.
4. Epstein RM, Hundert EM. Defining and assessing professional competence. JAMA. 2002;287(2):226-35.
5. Miller GE. The assessment of clinical skills/competence/performance. Acad Med. 1990;65(9 Suppl):S63-7.
6. Carraccio C, Wolfsthal SD, Englander R, Ferentz K, Martin C. Shifting paradigms: from Flexner to competencies. Acad Med. 2002;77(5):361-7.
7. Englander R, Cameron T, Ballard AJ, Dodge J, Bull J, Aschenbrener CA. Toward a common taxonomy of competency domains for the health professions and competencies for physicians. Acad Med. 2013;88(8): 1088-94.
8. Daouk-Öyry L, Sahakian T, van de Vijver F. Evidence-based management competency model for managers in hospital settings. Br J Management. 2020;1-20.
9. El Asame M, Wakrim M Towards a competency model: a review of the literature and the competency standards. Educ Information Technol. 2018;23(1): 225-36.
10. Kurz R, Bartram D. Competency and individual performance: modelling the world of work. In: Robertson IT, Callinan M, Bartram D. Organizational effectiveness: the role of psychology. New York: John Wiley & Sons; 2002. p.227-55.
11. Albanese MA, Mejicano G, Mullan P, Kokotailo P, Gruppen L. Defining characteristics of educational competencies. Med Educ. 2008;42(3):248-55.

12. Ghasemaghaei M. Does data analytics use improve firm decision making quality? The role of knowledge sharing and data analytics competency. Decision Support Systems. 2019;120:14-24.
13. Alsharar YS, Aziz FSB, Taib CAB, Yusoff RZ. The impact of attitudes towards healthcare service quality on organisational performance: evidence from the Saudi Arabia. Res Business Management. 2018;5(1):1-12.
14. De Ferrari A, Gentille C, Davalos L, Huayanay L, Malaga G. Attitudes and relationship between physicians and the pharmaceutical industry in a public general hospital in Lima, Peru. PLoS One. 2014;9(6):e100114.
15. Chmielewska M, Stokwiszewski J, Filip J, Hermanowski T. Motivation factors affecting the job attitude of medical doctors and the organizational performance of public hospitals in Warsaw, Poland. BMC Health Serv Res. 2020;20(1):701.
16. Thurstone LL. The learning curve equation. Psychol Monographs. 1919;26(3):i-51.
17. van Workum F, Stenstra MHBC, Berkelmans GHK, Slaman AE, van Berge Henegouwen MI, Gisbertz SS, et al. Learning curve and associated morbidity of minimally invasive esophagectomy: a retrospective multicenter study. Ann Surg. 2019;269(1):88-94.
18. Kayani B, Konan S, Huq SS, Tahmassebi J, Haddad FS. Robotic-arm assisted total knee arthroplasty has a learning curve of seven cases for integration into the surgical workflow but no learning curve effect for accuracy of implant positioning. Knee Surg Sports Traumatol Arthrosc. 2019;27(4):1132-41.
19. Mehta N, Chamberlin P, Marx RG, Hidaka C, Ge Y, Nawabi DH, et al. Defining the learning curve for hip arthroscopy: a threshold analysis of the volume-outcomes relationship. Am J Sports Med. 2018;46(6): 1284-93.
20. Bernardo A. Virtual reality and simulation in neurosurgical training. World Neurosurg. 2017;106:1015-29.
21. Bloom BS. Taxonomy of educational objectives: the classification of educational goals: cognitive domain. New York: David McKay Company; 1956.
22. Anderson LW, Krathwohl DR. A taxonomy for learning, teaching, and assessing: a revision of Bloom's taxonomy of educational objectives. New York: Longman; 2001.
23. Adams NE. Bloom's taxonomy of cognitive learning objectives. J Med Libr Assoc. 2015;103(3):152-3.
24. Waite LH, Zupec JF, Quinn DH, Poon CY. Revised Bloom's taxonomy as a mentoring framework for successful promotion. Curr Pharm Teach Learn. 2020;12(11): 1379-82.
25. Nascimento JSG, Siqueira TV, Oliveira JLG, Alves MG, Regino DSG, Dalri MCB. Development of clinical competence in nursing in simulation: the perspective of Bloom's taxonomy. Rev Bras Enferm. 2021;74(1): e20200135.
26. Hamamoto Filho PT, Silva E, Ribeiro ZMT, Hafner MLMB, Cecilio-Fernandes D, Bicudo AM. Relationships between Bloom's taxonomy, judges' estimation of item difficulty and psychometric properties of items from a progress test: a prospective observational study. São Paulo Med J. 2020;138(1):33-9.
27. Mohyuddin GR, Isom N, Thomas L. Applying the principles of Bloom's taxonomy to managing tachyarrhythmia: results of a tachyarrhythmia workshop. Cureus. 2019;11(2):e4037.

ANEXO 1 – MATRIZ DE COMPETÊNCIAS DE ORTOPEDIA E TRAUMATOLOGIA

Objetivos gerais

- Formar e habilitar médicos nas competências específicas para o diagnóstico das diferentes afecções musculoesqueléticas e de suas possíveis complicações, possibilitando a aplicação do tratamento dessas alterações, o que inclui a capacitação para medidas de urgência no paciente traumatizado e utilização de condutas iniciais e definitivas.
- Capacitar a prestar atendimento qualificado, integral e ético ao paciente na área de ortopedia e traumatologia.

Objetivos específicos

1. Analisar a história clínica, em particular com relação à ortopedia e traumatologia.
2. Avaliar os diferentes sinais e sintomas apresentados pelo paciente para identificar o diagnóstico.
3. Indicar, solicitar e avaliar exames complementares necessários ao diagnóstico das afecções ortopédicas.
4. Indicar o tratamento adequado ao diagnóstico, considerando os conceitos de interdisciplinaridade e integralidade do paciente.
5. Aplicar imobilizações provisórias para o tratamento inicial ou conservador das afecções ortopédicas.
6. Realizar o manejo de urgência no paciente ortopédico:
   - Avaliar e categorizar a emergência ortopédica.
   - Executar a fase inicial da emergência médica.
   - Promover os primeiros auxílios para o suporte vital básico do paciente politraumatizado.
   - Identificar complicações agudas produzidas por fraturas e luxações nas situações de urgência e emergência.
7. Comunicar de forma humanizada a natureza e a gravidade da enfermidade ao paciente e seus familiares.
8. Esclarecer e obter o consentimento do paciente e/ou familiares para a realização de procedimentos ortopédicos.
9. Planejar e executar as técnicas cirúrgicas ortopédicas nos diferentes graus de complexidade, progressivamente, durante os 3 anos de treinamento em ortopedia e traumatologia, prevendo e solucionando as possíveis complicações.
10. Aprimorar a relação médico-paciente e a integração com equipe multiprofissional, zelando pela ética e pela boa convivência.
11. Desenvolver e participar de ações que auxiliem a população na prevenção de afecções musculoesqueléticas.
12. Valorizar a responsabilidade do médico, desenvolvendo senso crítico para reconhecer limites do conhecimento e recorrer aos preceptores e ao supervisor do programa de residência médica, objetivando a segurança e a integridade do paciente.
13. Desenvolver e manter práticas que propiciem a educação continuada e a capacitação para construção de trabalhos científicos na especialidade a serem apresentados e/ou publicados durante o período da residência médica.

Competências por ano de treinamento

Residente do primeiro ano (R1)

Desenvolver e aprofundar os conhecimentos em anatomia, biomecânica e fisiologia humana do sistema musculoesquelético, com ênfase na anatomia das vias de acesso cirúrgico ortopédico e na semiologia ortopédica. Buscar o contato com a literatura ortopédica nacional e internacional e com o estudo da metodologia científica. Iniciar e desenvolver os princípios para o diagnóstico e o tratamento das afecções em traumatologia e medicina de urgência.

Ao final do primeiro ano, o residente deve:

1. Dominar a realização da anamnese e o exame físico ortopédico, bem como indicar e interpretar os exames complementares.
2. Dominar o conhecimento de histologia, embriologia, fisiologia, consolidação de fraturas, osteomielite hematogênica aguda, pioartrites, osteomielites subaguda e crônica, e infecções específicas e não usuais.
3. Diagnosticar as principais urgências e emergências ortopédicas e manejar inicialmente seu tratamento dentro do conceito do suporte avançado à vida do paciente.
4. Realizar manobras ortopédicas para a redução de fraturas e de luxações dentro dos princípios da ética e da integridade do paciente.
5. Confeccionar e aplicar as diversas imobilizações provisórias e aparelhos gessados, circulares e talas para garantir o tratamento inicial em situação de urgência e emergência.
6. Realizar as rotinas pré-operatórias, garantindo a condução para uma cirurgia segura.
7. Realizar os procedimentos para o acompanhamento do paciente ortopédico no pós-operatório imediato e tardio.
8. Realizar procedimentos cirúrgicos de pequeno e médio portes sob supervisão, com aprendizado progressivo dos níveis de complexidade cirúrgica e auxiliar nos seguintes:
   - Compreender o planejamento cirúrgico e os exames complementares necessários para o ato cirúrgico.
   - Acompanhar a indução anestésica.
   - Posicionar o paciente na mesa cirúrgica.
   - Realizar a assepsia do membro ou região a ser operada.
   - Paramentar-se e montar a mesa auxiliar e instrumental, observando os tempos operatórios.
   - Executar medidas gerais e ortopédicas, pós-operatórias imediatas inerentes ao ato operatório.
9. Dominar o diagnóstico e o tratamento dos agravos de saúde que envolvam os seguintes procedimentos ortopédicos: amputação de membros, princípios de osteossíntese, fraturas de clavícula e escápula, luxação acromioclavicular e glenoumeral, instabilidade glenoumeral, lesões de nervos periféricos, lesões do plexo braquial, fraturas proximais do úmero, fraturas diafisárias do úmero, fraturas distais do úmero e luxações do cotovelo, fraturas da cabeça do rádio e olécrano, fraturas supracondilares do úmero em crianças, demais fraturas do cotovelo na criança, fraturas dos ossos do antebraço, fraturas distais do rádio no adulto, fraturas do punho na criança, fraturas do escafoide e dos ossos do carpo, instabilidade cárpica, fraturas da mão, luxações da mão, lesões dos tendões flexores e extensores do punho e da mão.
10. Dominar o diagnóstico e o manejo das seguintes afecções: fraturas expostas, processos infecciosos que envolvam o sistema musculoesquelético (osteomielite hematogênica aguda, pioartrites, osteomielites subaguda e crônica, infecções específicas e não usuais), fraturas que ocorram associadas ou não a politraumas, traumatismo raquimedular, fraturas e luxações da coluna vertebral (cervical, toracolombar e sacral), fraturas do anel pélvico, fraturas do acetábulo, fraturas e luxações do quadril, fraturas proximais do fêmur (no adulto, no idoso e na criança), fratura da diáfise do fêmur, lesões ligamentares do joelho, lesões meniscais, lesões do aparelho extensor do joelho, luxações do joelho, fraturas distais do fêmur e da patela, fraturas e lesões ligamentares do joelho, lesões meniscais, lesões do aparelho extensor do joelho, luxações do joelho, fraturas distais do fêmur e da patela, fraturas do planalto tibial, fraturas dos ossos da perna, fraturas e luxações do tornozelo no adulto, fraturas do tornozelo em crianças, entorses do tornozelo, fraturas do calcâneo, fraturas do tálus e de outros ossos do tarso, lesões da articulação de Lis-

franc, fraturas do antepé, lesões osteocondrais e lesões da unidade musculotendínea.
11. Atender as interconsultas de outras especialidades e assistir aos profissionais de outras áreas em visita médica ao paciente ortopédico.
12. Valorizar os princípios da ética médica.
13. Analisar os custos da prática médica e utilizá-los em benefício do paciente, valorizando os padrões de excelência.
14. Valorizar a relação custo-benefício com relação às boas práticas na indicação de medicamentos e exames complementares.

Residente do segundo ano (R2)

Dar continuidade ao treinamento das competências desenvolvidas no primeiro ano, estimulando a aplicação do raciocínio diagnóstico e a elaboração de propostas terapêuticas para as afecções do sistema musculoesquelético, incluindo as doenças ortopédicas e as relacionadas a reumatologia, neurologia, cirurgia vascular, malformações congênitas e deformidades adquiridas.

Ao final do segundo ano, o residente deve:

1. Dominar a realização do preparo pré-operatório e o acompanhamento pós-operatório imediato e tardio dos pacientes com afecções ortopédicas.
2. Dominar a realização de procedimentos cirúrgicos ortopédicos de pequeno e médio portes e auxiliar os preceptores e supervisores nos procedimentos considerados de grande porte, seguindo as premissas recomendadas desde o início do treinamento.
3. Executar e auxiliar cirurgias traumatológicas de urgência de porte variado, auxiliando os preceptores na orientação aos residentes de primeiro ano.
4. Avaliar as deformidades congênitas dos membros superiores e inferiores, os distúrbios congênitos da osteogênese, os distúrbios metabólicos e endocrinológicos.
5. Avaliar as osteocondrites, as osteocondroses, as doenças reumáticas, as hemofilias e as hemopatias.
6. Avaliar as lesões pseudotumorais e os tumores ósseos benignos e malignos, primários e secundários (metastáticos).
7. Dominar a realização do exame físico e a biomecânica do membro superior, do membro inferior e do eixo axial.
8. Dominar o conhecimento da biomecânica dos materiais de síntese óssea, órteses e próteses.
9. Dominar o diagnóstico e o tratamento das displasias do desenvolvimento do quadril, doença de Legg-Calvé-Perthes, epifisiólise femoral proximal, necrose asséptica da cabeça femoral e osteoartroses.
10. Dominar a indicação e a técnica cirúrgica para as osteotomias no quadril e para as artroplastias primárias.
11. Avaliar o diagnóstico e o manejo das doenças neuromusculares e distrofias musculares, artrogripose, mielomeningocele, paralisia infantil e paralisia cerebral.
12. Dominar o diagnóstico e o tratamento das deformidades angulares e rotacionais dos membros inferiores.
13. Dominar o diagnóstico e o tratamento de lombalgia (adultos e crianças), psoíte e discite, espondilolistese, diastematomielia e siringomielia, escoliose idiopática e congênita, cifose (Scheuermann e congênitas), hérnias discais (cervical, torácica e lombar), cervicobraquialgias, síndrome do desfiladeiro torácico, estenose do canal medular (cervical e lombar) e mielopatias.
14. Dominar o diagnóstico e o manejo do pé equinovaro congênito, pé plano flexível, pé tálus e calcâneo valgo, talalgias e metatarsalgias, hálux valgo, hálux rígido e pé metatarso varo, pé cavo e deformidades dos dedos, pé neuropático e diabético, lesões esportivas do tornozelo e do pé, e calçados esportivos.

15. Dominar o diagnóstico e o tratamento de lesões ligamentares crônicas do joelho, síndrome femoropatelar, osteoartrose e osteonecrose do joelho.
16. Dominar o diagnóstico e o tratamento da lesão dos ligamentos e meniscos do joelho, menisco discoide e cisto poplíteo.
17. Dominar o diagnóstico e o tratamento da síndrome de impacto e das lesões do manguito rotador, ombro congelado, tendinite calcária do bíceps, instabilidade do ombro e sequelas de paralisia do plexo braquial.
18. Dominar o diagnóstico e o tratamento das epicondilites e síndromes compressivas dos nervos periféricos dos membros superiores.
19. Avaliar o diagnóstico e o tratamento de afecções do punho e da mão, como cistos sinoviais, doença de Kienböck, doença de Dupuytren, tenossinovites do punho e rizartrose.
20. Dominar a técnica cirúrgica para artrodeses de pequenas e grandes articulações.
21. Dominar a técnica cirúrgica para redução e fixação das fraturas dos membros superiores e dos membros inferiores.
22. Dominar a técnica cirúrgica para o tratamento emergencial dos politraumatizados com lesões ortopédicas.
23. Discutir exames complementares e acompanhar interconsultas, auxiliando nas ações médicas gerais e ortopédicas, observando, registrando resultados do tratamento e sugerindo mudanças de conduta que visem o bem-estar geral dos pacientes.
24. Preparar e apresentar casos clínicos para discussões com os pares e preceptores, incluindo a pesquisa científica para colaborar com a condução ortopédica do paciente.
25. Orientar e apoiar os médicos em treinamento do primeiro ano dentro dos princípios da cordialidade e do bom convívio.
26. Participar da prescrição e da elaboração de órteses e de programas para a reabilitação dos pacientes ortopédicos.
27. Demonstrar cuidado e respeito na interação com os pacientes e familiares, respeitando valores culturais, crenças e religião dos pacientes e oferecendo o melhor tratamento.
28. Aplicar os conceitos fundamentais da ética médica.
29. Aplicar os aspectos médico-legais envolvidos no exercício da prática médica.
30. Obter o consentimento livre e esclarecido do paciente ou, em caso de impossibilidade do paciente, do familiar, após explicação simples, em linguagem apropriada para o entendimento sobre os procedimentos a serem realizados, suas indicações e complicações.
31. Desenvolver e aprimorar conhecimentos relacionados aos direitos humanos, às regras da bioética e da responsabilidade médica civil e criminal e ao Código de Ética Médica.

Residentes do terceiro ano (R3)

Consolidar o conhecimento global adquirido nos anos anteriores e aprofundar o conhecimento das afecções específicas dos segmentos, orientados pelos grupos das seguintes áreas de conhecimento: coluna, quadril, joelho, pé e tornozelo, ombro e cotovelo, cirurgia da mão, dor, tumores, ortopedia pediátrica, osteometabólicas, trauma, reconstrução de membros, fixadores externos e artroscopia.

Ao final do terceiro ano, o residente deve:

1. Analisar os princípios de biomecânica geral, marcha normal e patológica e desenvolvimento postural.
2. Realizar os atos operatórios de alta complexidade ou auxiliar na sua realização.
3. Dominar os princípios para o tratamento das fraturas fechadas, expostas, descolamentos epifisários, complicações de fraturas e pseudoartroses, com utilização de fixadores externos e outras sínteses necessárias, cobertura cutânea e amputações de membros.
4. Dominar o diagnóstico e o tratamento no trauma esportivo, lesões musculotendíneas, entorses, fraturas por estresse e tendinites

relacionadas, além de avaliar a reabilitação e o retorno à atividade.

5. Dominar as técnicas cirúrgicas de reconstrução intra e extra-articular dos ligamentos do joelho; menisco discoide, meniscorrafia, cisto poplíteo e osteotomias, compreendendo os princípios de artroscopia, instrumentais utilizados e incluindo o manejo da artroscopia nas diversas articulações.
6. Avaliar e manejar o tratamento dos agravos da saúde na infância relacionados à ortopedia pediátrica, dominando o diagnóstico e o tratamento das principais doenças do desenvolvimento musculoesquelético.
7. Diagnosticar, avaliar e manejar a marcha normal e patológica, paralisia infantil e cerebral, trauma infantil, alterações do desenvolvimento neuropostural, miopatias e neuropatias.
8. Avaliar e manejar o tratamento das lesões tumorais, pseudotumorais e neoplasias malignas.
9. Dominar o diagnóstico e o tratamento da necrose asséptica da cabeça femoral e das osteoartroses, bem como ter o domínio técnico das osteotomias e das artroplastias do quadril, primária e de revisão.
10. Dominar o diagnóstico e o tratamento das doenças congênitas, posturais e degenerativas da coluna.
11. Dominar o diagnóstico e o tratamento das afecções do ombro e do cotovelo e avaliar a técnica cirúrgica das artroplastias de ombro.
12. Dominar as técnicas de fixadores externos nas pseudoartroses, infecções, deformidades congênitas e discrepâncias dos membros inferiores.
13. Dominar o diagnóstico e o tratamento das alterações ortopédicas no joelho, como doenças periarticulares, lesões meniscais, condrais e ligamentares do joelho, afecções femoropatelares, osteoartrose e osteonecrose e dominar a técnica cirúrgica das osteotomias e artroplastias do joelho.
14. Acompanhar em curto, médio e longo prazos os pacientes a seus cuidados, responsabilizando-se pelas condutas e atentando-se às possíveis complicações, sempre se reportando e recebendo orientações dos preceptores e do supervisor do programa.
15. Supervisionar e auxiliar os preceptores nas atividades dos demais residentes.
16. Participar de equipes multiprofissionais nos atendimentos em geral, respeitando os cuidados éticos e a integridade do paciente.
17. Tomar decisões sob condições adversas, com controle emocional e equilíbrio, aplicando liderança para minimizar eventuais complicações e mantendo consciência de suas limitações.
18. Produzir um artigo científico, utilizando o método de investigação adequado e apresentá-lo em congresso médico, publicar em revista científica, ou apresentar publicamente em forma de monografia.

CAPÍTULO 9

Matriz de competências de anestesiologia

Augusto Key Karazawa Takaschima
Marcos Antonio Costa de Albuquerque
Maria Angela Tardelli
Jedson dos Santos Nascimento

INTRODUÇÃO

A história dos centros de ensino e treinamento da anestesiologia no Brasil remontam à década de 1950. Naquela época, a formação para especialização em anestesiologia durava apenas 1 ano. As competências solicitadas eram mitigadas pela dificuldade tecnológica associada a poucos recursos para pesquisa e divulgação do conhecimento.[1]

Em 5 de setembro de 1977, a residência médica foi oficialmente implementada pelo Decreto n. 80.281. Com a criação da residência médica e da legislação que regulamentou seu exercício, a formação em anestesiologia passou a ser realizada no período de 2 anos, com uma matriz de ensino mais bem estabelecida.[1] De acordo com essa legislação, a residência médica passa a ser reconhecida como uma modalidade de ensino de pós-grauação destinada a médicos, sob a forma de cursos de especialização.[2]

Nesse momento, a Sociedade Brasileira de Anestesiologia já possuía Centros de Ensino e Treinamento, que passaram a ser normatizados de acordo com essa legislação.[1]

Na década de 1990, iniciou-se uma discussão sobre a necessidade de ampliação do tempo de formação para 3 anos. Como consequência dessa discussão, alguns Centros de Ensino e Treinamento da Sociedade Brasileira de Anestesiologia foram utilizados como projetos-piloto e, no ano de 2003, todos eles já estavam adequados à nova realidade. Nesse período, no entanto, a Socidade Brasileira de Anestesiologia e o Ministério da Educação não tinham programas unificados e, portanto, não havia uma padronização da formação da especialidade.

Em 2017, teve início o processo de padronização da formação em anestesiologia no país. A Comissão Nacional de Residência Médica, representante do Ministério da Educação na ordenação dos programas de residência médica no Brasil, e a Sociedade Brasileira de Anestesiologia uniram forças, então, para formatar uma matriz de competências da especialidade. O resultado foi muito bem-visto pelos centros formadores, que começaram a utilizar a mesma linguagem pedagógica para formação dos especializandos.[3]

A matriz de competências de anestesiologia, com a distribuição das competências nos 3 anos de formação, é apresentada no Anexo 1.

IMPORTÂNCIA DO TEMA PARA A FORMAÇÃO/AVALIAÇÃO DO MÉDICO RESIDENTE, A PRÁTICA PROFISSIONAL E OS PROGRAMAS DE RESIDÊNCIA

A Sociedade Brasileira de Anestesiologia possui uma Comissão de Ensino e Treinamento cujo objetivo é avaliar de maneira contínua os centros formadores e o médico em especialização. Para isso, existe um ranqueamento dos centros conforme relatório anual preenchido pelos responsáveis. Com base em critérios objetivos, essa comissão delibera uma pontuação para a qualidade dos centros formadores.[4]

Os médicos em especialização, por sua vez, são avaliados continuamente a partir de um *logbook on-line,* no qual diariamente registram as atividades práticas. Ao final da formação, cada residente deve ter registrado, no mínimo, um total de 440 procedimentos e 900 horas de atuação em anestesiologia. Sem o cumprimento dessas quantidades mínimas, haverá reprovação do médico em especialização.

Para avaliar o conhecimento teórico, a Sociedade Brasileira de Anestesiologia realiza provas trimestrais, com nota máxima 5. Essa nota é somada a uma nota de habilidade (com valor máximo de 4) e uma de comportamento (com valor máximo de 1), ambas atribuídas pelo responsável do Centro de Ensino e Treinamento, que tem autonomia para avaliar os dois conceitos como lhe aprouver. Ao final de cada avaliação, será atribuída uma nota entre 0 e 10 e, ao final do ano, será obtida a média aritmética dessas notas.

A Sociedade Brasileira de Anestesiologia realiza, ainda, uma outra avaliação ao final de cada ano letivo. A média das avaliações trimestrais é somada à nota da prova anual e dividida por 2. O especializando terá que atingir mais do que 60% de aproveitamento ao final desse processo.

Essas atividades são regidas por um regulamento dos Centros de Ensino e Treinamento,[5] que apresenta regras claras de funcionamento (Anexo 2).

CONSIDERAÇÕES FINAIS

O modelo de ensino de anestesiologia perpassa uma matriz robusta e já consagrada, além de uma legislação clara. O desenvolvimento do médico em especialização é acompanhado pelo uso de um *logbook* e de um relatório anual que confere dados relevantes sobre sua evolução. Há, ainda, um responsável revestido de poder pela Sociedade Brasileira de Anestesiologia que avalia e afere periodicamente o Centro de Ensino e Treinamento para manter o padrão de qualidade.

REFERÊNCIAS

1. Sociedade de Anestesiologia do Estado do Rio de Janeiro. História [Internet]. Disponível em: https://www.saerj.org.br/historia. Acessado em: 09 mai 2021.
2. Brasil. Ministério da Educação. Residência médica [Internet]. Disponível em: http://portal.mec.gov.br/residencias-em-saude/residencia-medica. Acessado em: 09 mai 2021.
3. Ministério da Educação. Comissão Nacional de Residência Médica. Resolução n. 11, de 8 de abril de 2019. Dispões sobre a matriz de competências dos programas de residência médica em anestesiologia no Brasil. Diário Oficial da União, 11 abr 2019.
4. Sociedade Brasileira de Anestesiologia. Relatório anual do Centros de Ensino e Treinamento 2020 – ano-base 2019 [Internet]. Disponível em: https://www.sbahq.org/ranking. Acessado em: 09 mai 2021.
5. Sociedade Brasileira de Anestesiologia. Regulamento dos Centros de Ensino e Treinamento – 2021 [Internet]. Disponível em: https://www.sbahq.org/resources/pdf/arquivos/estatuto/sba/2021/REGULAMENTO-DOS-CET.pdf. Acessado em: 09 mai 2021.

ANEXO 1 – MATRIZ DE COMPETÊNCIAS DE ANESTESIOLOGIA

Objetivos gerais

Formar e habilitar médicos na área da anestesiologia a adquirir as competências necessárias para realizar anestesia nos diversos procedimentos diagnósticos, terapêuticos e cirúrgicos.

Objetivos específicos

1. Realizar avaliação pré-anestésica do paciente que será submetido à anestesia e/ou analgesia, utilizando o domínio dos conteúdos das informações gerais, exame clínico do paciente e interpretação dos exames complementares.
2. Indicar exames para realização do procedimento anestésico-cirúrgico.
3. Contribuir no preparo pré-operatório dos pacientes com a finalidade de diminuir o risco operatório.
4. Estratificar o risco anestésico-cirúrgico e decidir sobre a possibilidade de realização da anestesia.
5. Dominar as técnicas anestésicas e suas variantes específicas.
6. Dominar e aplicar os conhecimentos de anatomia, fisiologia e farmacologia dos diversos órgãos e sistemas.
7. Realizar a anestesia com segurança em todas as suas etapas.
8. Identificar e tratar as complicações clínicas durante o intra e o pós-operatório.
9. Produzir um artigo científico.
10. Executar tarefas crescentes em complexidade durante as anestesias, incorporando progressivamente novas habilidades psicomotoras no treinamento.

Competências por ano de treinamento

Residente do primeiro ano (R1)

- Proporcionar conhecimento teórico-prático com os fundamentos da anestesiologia.
- Desenvolver competências com habilidades técnicas para realização de intubação traqueal, venóclise periférica e central, anestesia do neuroeixo, entre outras, sob supervisão.
- Avaliar as condições clínicas do paciente antes do ato anestésico e decidir pela melhor estratégia a ser adotada.

Os casos mais recomendados para o residente do primeiro ano são cirurgias eletivas com avaliação pré-anestésica para cirurgias de pequeno ou médio portes.

Ao final do primeiro ano, o residente deverá ser capaz de:

1. Reunir na avaliação pré-anestésica informações acuradas e essenciais sobre o paciente e suas queixas, bem como o exame físico completo, geral e específico.
2. Reconhecer e interpretar a avaliação da via aérea difícil e manuseá-la com segurança, obedecendo aos protocolos referendados.
3. Interpretar a anatomia vascular e realizar venóclises periférica e central.
4. Avaliar e realizar anestesias com abordagem no neuroeixo.
5. Instalar e interpretar a monitorização básica, bem como realizar o necessário para manutenção do equilíbrio clínico do paciente.
6. Analisar e utilizar materiais, equipamentos e fármacos da prática da anestesia.
7. Realizar as diferentes técnicas de anestesia geral.
8. Usar marca-passo externo, assim como desfibrilador de pás externas, para tratar arritmias indesejáveis durante a cirurgia. Realizar reanimação cardiorrespiratória.
9. Identificar e tratar as causas de sangramento e de outras complicações anestésicas no intra e no pós-operatório (sala de recuperação pós-anestésica).
10. Dominar o tratamento das arritmias cardíacas mais prevalentes no intraoperatório e no pós-operatório imediato.
11. Analisar as causas de infecção cirúrgica e preveni-las.

12. Diagnosticar, avaliar e tratar os diversos tipos de choque.
13. Identificar, avaliar e tratar insuficiência respiratória.
14. Analisar as diversas formas de ventilação.
15. Avaliar e realizar a intubação e extubação traqueal.
16. Demonstrar cuidado e respeito na interação com os pacientes e familiares, respeitando valores culturais, crenças e religião dos pacientes.
17. Aplicar os conceitos fundamentais da ética médica.
18. Aplicar os aspectos médico-legais envolvidos no exercício da prática médica

Residente do segundo ano (R2)

- Realizar a avaliação pré-anestésica e o planejamento anestésico de cirurgias de médio e grande portes.
- Adquirir maior desenvolvimento dos procedimentos invasivos, como punção arterial e acesso venoso central guiado por ultrassonografia ou não.

Nesse ano, os conhecimentos sobre avaliação e tratamento da dor aguda serão mais explorados com abordagem, também, da analgesia controlada pelo paciente por vias sistêmica e epidural. Receberá maior enfoque para tratamento intensivo de pacientes cirúrgicos no ambiente da terapia intensiva e na sala de recuperação pós-anestésica. A habilidade na manipulação da via aérea deverá abranger preparo da via aérea com adequada anestesia regional e tópica e uso de dispositivos ópticos (videolaringoscópio, fibroscopia básica), além do completo domínio da manipulação de dispositivos supraglóticos.

Nas atividades práticas do residente do segundo ano, devem-se priorizar cirurgias de médio ou grande portes.

Ao final do segundo ano, o residente deverá ser capaz de:

1. Avaliar e planejar a anestesia para cirurgia de pequeno e médio portes.
2. Dominar as diversas técnicas de anestesia geral e bloqueio de neuroeixo.
3. Demonstrar segurança na condução da anestesia, mantendo-se atento aos detalhes e obedecendo aos princípios da boa prática.
4. Dominar a montagem das bombas de infusão e das linhas de perfusão.
5. Avaliar e dominar as técnicas de tratamento da dor aguda.
6. Analisar, diagnosticar e tratar as complicações anestésicas intraoperatórias e pós-operatórias na sala de recuperação pós-anestésica.
7. Dominar o uso do desfibrilador de pás para tratar arritmias e/ou parada cardíaca durante a cirurgia.
8. Dominar o manuseio do aparelho de anestesia microprocessado.
9. Dominar o manuseio dos monitores básicos e avançados.
10. Avaliar a via aérea difícil e dominar o algoritmo de controle.
11. Conduzir anestesias para reintervenção por sangramento no pós-operatório, com e sem comprometimento hemodinâmico.
12. Conduzir adequadamente o paciente para terapia intensiva.
13. Avaliar e realizar bloqueios anestésicos e acessos vasculares guiados por ultrassonografia.

Residente do terceiro ano (R3)

- Ter visão global do paciente a ser submetido a procedimentos cirúrgicos, desde seu preparo, visando otimização prévia, até manejo intensivo pós-operatório, estratificando riscos dos diferentes órgãos e sistemas (riscos pulmonar, renal, cardíaco e neurológico e *delirium*).
- Ter domínio do manejo das vias aéreas, reposição volêmica e transfusão de hemocom-

ponentes, bem como adequada correção de coagulopatias.

- Realizar anestesia para cirurgias de grande porte, como cirurgia cardíaca e transplantes em geral, principalmente para o receptor do transplante hepático e anestesias para cirurgias pediátrica e obstétricas, bem como para procedimentos diagnósticos e terapêuticos fora do centro cirúrgico, incluindo os de alta complexidade, como a radiologia vascular.
- Realizar acesso vascular central e bloqueios periféricos guiados pela ultrassonografia.
- Ter adequado comportamento, tanto assistencial, no cuidado do paciente, como na relação com colegas e assistentes.
- Desenvolver compromisso com sua formação, tanto teórica quanto prática e científica, com a entrega no período adequado do trabalho de conclusão de curso.

Ao final do terceiro ano, o residente deverá ser capaz de:

14. Dominar a avaliação pré-anestésica, com orientações ao paciente e elaboração do relatório final do atendimento.
15. Comunicar-se efetivamente com médicos, outros profissionais de saúde e serviços de saúde relacionados, notadamente com o cirurgião, durante ato operatório quanto às variações dos parâmetros fisiológicos capazes de interferir desfavoravelmente no resultado imediato da anestesia ou do procedimento cirúrgico.
16. Avaliar e dominar os diversos tipos de técnicas anestésicas.
17. Dominar a indicação da técnica anestésica e conduzi-la, operacionalizando de forma racional com os recursos disponíveis.
18. Dominar o uso de todos os aparelhos e monitores utilizados na anestesia.
19. Dominar a escolha de fármacos anestésicos, os adjuvantes e outros de uso na anestesia.
20. Julgar o uso dos instrumentos de manipulação da via aérea.
21. Escolher a melhor analgesia intra e pós-operatória.
22. Julgar e otimizar a hemodinâmica pré-operatória do paciente com cristaloides, coloides ou transfusão sanguínea/autotransfusão, observando as medidas dos parâmetros fisiológicos e o comportamento cardiovascular.
23. Avaliar arritmias pelo eletrocardiograma (ECG), instituindo o tratamento.
24. Avaliar as vantagens e desvantagens de cada técnica anestésica utilizada.
25. Decidir, durante a anestesia, a necessidade de aplicar variantes técnicas aceitas cientificamente, no intuito de resolver dificuldades inesperadas.
26. Avaliar, planejar e executar os passos de um determinado procedimento de forma sequencial e organizada.
27. Comunicar-se de forma clara e objetiva com cada componente da equipe para obtenção de melhores desfechos.
28. Avaliar e tratar as complicações mais frequentes da anestesia.
29. Tomar decisões sob condições adversas, com controle emocional e equilíbrio, aplicando liderança para minimizar eventuais complicações e mantendo consciência de suas limitações.
30. Produzir um artigo científico.

ANEXO 2 – REGULAMENTO DOS CENTROS DE ENSINO E TREINAMENTO – 2021

Capítulo I – Dos Centros de Ensino e Treinamento

Art. 1° Serão reconhecidos como Centro de Ensino e Treinamento (CET) da Sociedade Brasileira de Anestesiologia (SBA) os serviços, seções, departamentos e disciplinas credenciados de acordo com as normas deste Regulamento, com o propósito de ensino pós-graduado em anestesiologia.

§ 1° O grupo de portadores do título superior de anestesiologia (TSA) interessados no credenciamento deverá organizar toda a documentação necessária de acordo com as Normas e o Regulamento dos CET/SBA, solicitando que a direção da instituição e/ou hospital proposto como hospital-sede proceda o pedido de credenciamento do CET.

§ 2° No processo de credenciamento encaminhado à SBA, deverá constar o "Termo de compromisso" assinado pela direção da instituição e/ou hospital proposto como hospital-sede, comprometendo-se com a criação e a manutenção do referido CET.

Art. 2° Será concedida credencial ao serviço, seção, departamento e disciplina que:

I. Estiver adequadamente organizado, tanto em suas condições técnicas quanto em seu quadro pessoal, de maneira a oferecer ensino de melhor padrão.

a. Demonstrando-se o interesse de um grupo de associados portadores do TSA em credenciar um CET/SBA, deverá ser solicitado à secretaria da SBA o envio de documento contendo orientações para abertura de processo de credenciamento.

b. Juntamente com a documentação apresentada para abertura de processo de credenciamento de CET/SBA, deverá ser encaminhada carta de concordância da abertura do processo assinada pelo(a) diretor(a) técnico(a) ou diretor(a) geral da instituição principal que abrigará o CET.

II. Possuir material clínico e equipamento, obedecendo às normas da SBA, em quantidade e diversidade suficientes para capacitar os(as) médicos(as) em especialização (ME) para a observação dos diferentes aspectos da prática da anestesiologia, nos diferentes ramos.

III. Oferecer as condições dos itens anteriores em um ou mais hospitais, de acordo com as normas estabelecidas, na mesma área metropolitana.

IV. Tiver em seu corpo clínico anestesiologistas estatutariamente regularizados com a SBA e Regional, portadores do TSA e com credencial válida de responsável, instrutor(a) corresponsável ou instrutor(a), em número nunca inferior a três, que devem participar ativamente do ensino teórico e prático e não fazer parte do corpo de instrutores de outro CET.

V. Proporcionar o mínimo de 440 atos anestésicos e 900 horas anuais de treinamento prático em anestesia para cada ME, abrangendo, obrigatoriamente, procedimentos anestésicos para cirurgia geral, obstetrícia, para crianças de 0 a 12 anos e para urgência e emergência, e também para no mínimo três das seguintes especialidades cirúrgicas: proctologia, cirurgia vascular periférica, ortopedia e traumatologia, ginecologia, otorrinolaringologia, oftalmologia, urologia, exames diagnósticos, cirurgia toracopulmonar e neurocirurgia.

a. O controle do cumprimento das exigências mencionadas no *caput* V será realizado pelo preenchimento obrigatório, pelos(as) ME, dos formulários constantes do Sistema de Gerenciamento de Atividades Práticas da SBA (*logbook*).

b. O preenchimento do *logbook* deverá ser feito obrigatoriamente todos os meses, totalizando 11 meses para cada ano de especialização (considerando-se 1 mês de férias por ano de especialização), independentemente de os números de 440 atos anestésicos e 900 horas anuais de treinamento prático já terem sido atingidos.

c. O(A) responsável pelo CET deve confirmar o preenchimento adequado do *logbook*, sendo a veracidade dos dados responsabilidade pessoal e intransferível do(a) ME.
d. O preenchimento dos dados constantes do *logbook* deverá ser realizado até o último dia do mês subsequente à data da realização do procedimento, ficando o sistema bloqueado após essa data.
e. O prazo final para preenchimento do *logbook* será coincidente com a data registrada na SBA para término do período de especialização de cada ME.
f. A "Declaração de conclusão da especialização", que é a passagem para a categoria de membro ativo, e o requerimento do título de especialista em anestesiologia (TEA) só serão possíveis àqueles(as) que cumprirem todos os itens anteriores.
VI. Tiver cada anestesia realizada acompanhada de uma ficha ou registro em prontuário eletrônico do hospital.

Capítulo II – Dos hospitais que constituem os Centros de Ensino e Treinamento

Art. 3° Os CET podem ser constituídos por um ou mais hospitais com o objetivo de realizar os atos anestésicos previstos no inciso V do art. 2° deste Regulamento.

Art. 4° Será considerado hospital-sede ou principal aquele que apresentar total ou parcialmente as seguintes características:
I. Realizar grande número de anestesias para cirurgias geral e especializadas.
II. Oferecer facilidade do ensino.
III. Representar o local de maior permanência do(a) Responsável, dos(as) instrutores(as) e dos(as) ME.

Art. 5° Os demais hospitais, mesmo tendo condições necessárias para o ensino e o treinamento, serão considerados afiliados e deverão ter em seu quadro médico(a) com credencial de instrutor(a) ou instrutor(a) corresponsável, que se responsabilize pela orientação e supervisão do(a) ME.
Parágrafo único. O(s) hospital(is) afiliado(s) tem(êm) por finalidade complementar a formação do(a) ME, que deverá se dar, prioritariamente, no hospital-sede.

Capítulo III – Do programa de ensino

Art. 6° É exigido um período mínimo de treinamento de 3 anos em regime de dedicação exclusiva, sendo concedido 1 mês de férias em cada ano de especialização.

Art. 7° É permitido aos CET realizarem intercâmbio durante o segundo e/ou terceiro anos do programa do curso, em período não superior a 2 meses por ano. As atividades realizadas nesse período devem ser registradas no *logbook*, seguindo as orientações do *caput* V do art. 2° deste Regulamento.

Art. 8° O programa, que deverá ao início do curso ser fixado em local de fácil acesso, abrangerá ensino teórico, clínico e prático, que leve a atingir objetivos gerais e comportamentais.
§ 1° Oitenta a noventa por cento da carga horária será desenvolvida sob a forma de treinamento em serviço e 10 a 20% destinada às atividades teórico-complementares.
§ 2° O ensino teórico deverá ser ministrado em forma de aulas, seminários e reuniões semanais, entre outras modalidades de ensino, sendo os programas distintos para ME de primeiro, segundo e terceiro anos.
§ 3° Reuniões semanais para discussão de casos clínicos e revisão de literatura são atividades obrigatórias para os programas dos três níveis.
Art. 9° Objetivos gerais e comportamentais: fazer avaliação pré-anestésica do(a) paciente e classificar seu estado físico; usar técnicas psicológicas apropriadas e indicar e prescrever a medicação pré-anestésica adequada; indicar e

realizar os vários tipos de anestesia geral; indicar e realizar os vários tipos de bloqueios anestésicos; selecionar agentes anestésicos inalatórios, venosos, locais e drogas adjuvantes, inclusive as utilizadas no atendimento às emergências clínicas, nos procedimentos diagnósticos e terapêuticos; executar as diferentes técnicas anestésicas, assim como conhecer os efeitos farmacocinéticos e farmacodinâmicos dos agentes anestésicos e drogas adjuvantes; diagnosticar e tratar corretamente parada cardiorrespiratória; fazer profilaxia e tratar a dor pós-operatória com o emprego de técnicas específicas; implementar medidas que visem a otimização dos resultados anestésico-cirúrgicos (analgesia preemptiva, profilaxia de náuseas e vômitos etc.); ministrar anestesias para todos os tipos de procedimentos cirúrgicos, diagnósticos, propedêuticos e terapêuticos em pacientes de diferentes riscos anestésico-cirúrgicos e de diferentes faixas etárias; diagnosticar e tratar as eventuais intercorrências e complicações perioperatórias; diagnosticar e tratar os diversos tipos de instabilidades hemodinâmicas; diagnosticar e tratar desequilíbrio hidroeletrolítico e acidobásico; indicar e realizar bloqueios diagnósticos e terapêuticos; instalar e utilizar monitores de pulso, frequência cardíaca, eletrocardiograma, respiração, pressão arterial invasiva e não invasiva, pressão venosa central, temperatura e diurese, monitorização do sistema nervoso central e utilização de estimulador de nervo periférico e monitorização do bloqueio neuromuscular; realizar procedimentos de uso rotineiro em monitorização invasiva; planejar e executar projetos de pesquisa clínica ou experimental em anestesiologia; instalar e calibrar ventiladores pulmonares; indicar e executar corretamente as modalidades de ventilação artificial; indicar e executar com segurança os procedimentos de uso rotineiro em terapia intensiva, como o uso de agentes vasoativos, inotrópicos e cronotrópicos; realizar anestesias para procedimentos diagnósticos e terapêuticos fora do centro cirúrgico; aplicar técnicas de autotransfusão e hemodiluição; fazer procedimentos invasivos para monitorização perioperatória; planejar a estruturação, implantação e operacionalidade do atendimento do consultório de pré-anestesia, e inclusive o do atendimento hospitalar.

Art. 10 Programa geral:

I. Pré e pós-operatório: mínimo de 10% da carga horária anual, para avaliação pré-anestésica (consultório de avaliação pré-operatória e visita pré-anestésica), visita pós-anestésica, tratamento da dor pós-operatória e síndromes dolorosas agudas e crônicas.

II. Unidade de terapia intensiva e anestesia para urgência e emergência: mínimo de 15% da carga horária anual.

III. Centro cirúrgico, serviços diagnósticos e terapêuticos: mínimo de 45% da carga horária anual.

IV. Centro obstétrico: mínimo de 10% da carga horária anual.

V. Estágios optativos: cardiologia, pneumologia, neurologia, laboratório de patologia clínica, laboratório de fisiologia, laboratório de farmacologia, cirurgia experimental e hemoterapia, ou outros a critério da instituição.

Capítulo IV – Do número de vagas do Centro de Ensino e Treinamento

Art. 11 O número máximo de ME em cada CET será de quatro para cada médico(a) instrutor(a), devendo o cálculo para o número total de vagas contemplar a projeção de vagas dos 3 anos de treinamento.

§ 1º O médico(a) instrutor(a) associado(a) não será considerado para este fim.

§ 2º O aumento do número de ME em cada CET será autorizado mediante anuência da diretoria da SBA em consonância com a análise técnica da Comissão de Ensino e Treinamento.

Art. 12 O número de ME em cada CET poderá ser reduzido consoante os artigos 18, 36, 40, 41 e 44 deste Regulamento.

Capítulo V – Do(a) responsável pelo Centro de Ensino e Treinamento

Art. 13 São pré-requisitos indispensáveis à outorga de credenciamento de CET que seu(sua) responsável seja membro ativo da Regional e da SBA, portador(a) do TSA há mais de 2 anos, e que apresente um *curriculum vitae* que se coadune com as funções a que se propõe exercer, devendo, obrigatoriamente, pertencer ao corpo clínico do hospital-sede.

Parágrafo único. Toda e qualquer outorga de credencial de responsável por CET, definitiva ou temporária, deverá ser homologada pela diretoria da SBA, após recomendação da Comissão de Ensino e Treinamento.

Art. 14 O *curriculum vitae* do(a) candidato(a) a responsável por CET será avaliado através das Normas para Concessão de Credencial de membros de CET/SBA, elaboradas pela Comissão de Ensino e Treinamento e aprovadas pela Assembleia de Representantes.

Art. 15 Aos responsáveis por CET serão outorgados certificados com validade de 5 anos a partir da data de emissão.

§ 1° Os certificados serão revalidados a cada 5 anos, segundo as normas referidas no Art. 14 deste Regulamento.

§ 2° Por ocasião da revalidação dessa credencial, no mínimo dois terços do corpo de instrutores portadores do TSA deverá referendar a permanência do atual responsável ou indicar um(a) novo(a) responsável, mediante apresentação de documento subscrito.

§ 3° Para revalidação da credencial, só serão computados títulos universitários, atividades científicas, atividades didáticas, atividades médico-administrativas e cargos associativos desempenhados nos últimos 5 anos, posterior à última avaliação, excetuando-se as atividades realizadas no próprio CET.

§ 4° Os currículos devem ser enviados à SBA até 1° de outubro de cada ano.

§ 5° A falta de revalidação da credencial descredencia, automaticamente, o(a) responsável, sendo necessária sua imediata substituição.

Art. 16 Após credenciamento como CET/SBA, seus responsáveis se obrigam a:

I. Propor junto à Regional e à SBA cada ME como membro aspirante, de acordo com as normas estabelecidas, até 90 dias após o início do curso de especialização.

§ 1° A data-limite para a aceitação das propostas será 1° de outubro de cada ano.

§ 2° A(s) proposta(s) para membro(s) aspirante(s) enviada(s) à SBA fora do prazo regulamentar, após 90 dias do início do curso de especialização, ainda que antes de 1° de outubro, deverá(ão) ser acompanhada(s) da perda de 1 ponto no relatório anual do CET para cada proposta enviada em atraso.

II. Comparecer ou enviar representante munido de documento de representação assinado pelo(a) responsável do CET em questão, devendo este representante estar devidamente credenciado pela SBA (como membro do mesmo CET), à reunião dos responsáveis por CET com a Comissão de Ensino e Treinamento; em atenção aos arts. 3° e 4° do Regimento da Comissão de Ensino e Treinamento.

III. Endereçar à SBA as correspondências a serem encaminhadas à Comissão de Ensino e Treinamento.

IV. Finalizar o relatório do CET sob sua responsabilidade até o dia 1° de março.

V. Comunicar à Comissão de Ensino e Treinamento, imediatamente, por meio de ofício, a reprovação de ME.

VI. No caso de solicitação de desligamento de membro do corpo de instrutores do CET, o(a) responsável deverá justificar sua solicitação em documento enviado à diretoria da SBA, contendo a ciência do desligado.

Art. 17 No prazo máximo de 30 dias após o término do período de especialização de cada médico(a), o(a) responsável comunicará à SBA, em formulário elaborado pela Comissão de Ensino e Treinamento, a confirmação de sua aprovação com o cumprimento do disposto no art. 33 deste Regulamento, mencionando a liberação ou não da emissão da "Declaração de conclusão do curso de especialização em anestesiologia", contendo o endosso de dois membros do corpo de instrutores do referido CET.

Art. 18 O não cumprimento do art. 17 implicará a redução proporcional do número de vagas para ME1 para o próximo período letivo.
Parágrafo único. O número de vagas de ME1 será definido pelo número de ME1 admitidos para treinamento no ano em que não foi cumprida a exigência prevista no art. 17, independentemente da disponibilidade de vagas proporcional ao número de instrutores no ano da nova admissão.

Art. 19 A transferência de um(a) responsável para outro serviço, seção, departamento ou disciplina não implica a transferência do credenciamento para o novo serviço, seção, departamento ou disciplina.

Art. 20 Em caso de impedimento do(a) responsável, documento subscrito por dois terços dos portadores de TSA com credencial de instrutor(a) ou instrutor(a) corresponsável do respectivo CET indicará, dentre os(as) instrutores(as) corresponsáveis, um(a) que deverá obrigatoriamente pertencer ao corpo clínico do hospital-sede como substituto temporário até o término do período letivo em curso. Findo este período, o processamento de credencial do(a) responsável definitivo obrigatoriamente será exigido, nos termos do art. 13 desse Regulamento.
§ 1° Se o impedimento for menor do que 5 anos, a Comissão de Ensino e Treinamento referendará o recredenciamento do(a) responsável anterior, desde que seja apresentado documento de concordância subscrito por dois terços dos instrutores do CET.
§ 2° Considera-se impedimento do(a) responsável a desistência voluntária do cargo, o não cumprimento dos arts. 13, 14, 15, 16, 17 e 21 deste Regulamento e/ou a não concordância de sua permanência no cargo, endossada por no mínimo dois terços.

Capítulo VIII – Dos médicos em especialização

Art. 27 A condição de membro aspirante será mantida apenas durante o período de especialização, após cumprirem as seguintes exigências:
I. Propor junto à Regional e à SBA cada ME como membro aspirante, de acordo com as normas estabelecidas, até 90 dias após o início do curso de especialização. O documento final de cadastramento de novos membros aspirantes deverá ser assinado pelo(a) responsável do CET em questão e pelo ME e encaminhado para a SBA.
II. Comprovar filiação e quitação da anuidade do ano em curso, na SBA e na Regional onde está realizando treinamento.
III. Comprovar sua regularização junto ao Conselho Regional de Medicina da unidade da Federação onde está realizando a especialização.
IV. No segundo e terceiro anos do curso de especialização, após o vencimento da anuidade (30 de abril), os membros aspirantes terão como data-limite para quitação da anuidade o dia 1° de outubro de cada ano, conforme normas vigentes.
a. O(A) ME2 ou ME3 que não quitar a anuidade até o prazo constante no inciso IV será considerado(a) pela SBA como desligado(a) do CET, não estando apto(a) a realizar a prova nacional para médicos em especialização.

Art. 28 Ficam autorizadas as transferências de médicos(as) em especialização de um CET para outro, em razão de:
I. Solicitação do(a) próprio(a) ME a partir do segundo ano de especialização, que será concedida uma única vez, nas seguintes situações:

a. Quando tratar-se de servidor(a) público civil ou militar de qualquer poder da União, dos Estados ou dos municípios deslocados(as) no interesse da Administração, podendo abranger cônjuge ou companheiro(a) removido(a).
b. Por motivo de saúde pessoal ou do cônjuge, companheiro(a), genitor(a) ou dependente que viva às suas expensas, condicionada à comprovação por atestado médico, constando o diagnóstico pela Classificação Internacional de Doenças (CID).
II. Descredenciamento da instituição pela CET ou cancelamento do programa pela instituição ministradora. Cabe à Comissão de Ensino e Treinamento a escolha de outro CET que contenha vaga disponível, podendo o tempo já cumprido ser considerado.

Art. 29 São exigidas as seguintes condutas pelo(a) ME durante todo o período da especialização, sob pena de ser desligado(a) do CET no qual estiver realizando a especialização:
I. Apresentar-se com pontualidade para as atividades práticas e teóricas a fim de cumprir 60 horas semanais da especialização, de acordo com o cronograma da instituição em que estiver realizando as suas atividades como ME
II. Manter o decoro nos ambientes de trabalho, pautando suas condutas de acordo com os preceitos insculpidos no Código de Ética Médica.
III. Praticar os atos anestésicos segundo as normativas vigentes do Conselho Federal de Medicina e os protocolos da instituição na qual esteja realizando a especialização.
IV. Não apresentar evidência de transtornos psicológicos ou psiquiátricos que comprometam a segurança do(a) paciente e/ou do(a) próprio(a) ME.
a. O(A) responsável pelo CET poderá solicitar as avaliações/exames pertinentes que se fizerem necessários, devendo o(a) ME ser afastado(a) temporariamente até que o(a) mesmo(a) possa comprovar a sua completa recuperação, por meio de laudos emitidos por médicos(as) especialistas.
V. Não utilizar com fins recreativos qualquer tipo de droga psicoativa, lícita ou ilícita, no ambiente hospitalar, nem estar sob o seu efeito durante as atividades do CET.
a. A qualquer momento, durante o período de especialização, poderão ser solicitados exames toxicológicos e/ou avaliações psicológicas dos(as) ME de forma aleatória ou direcionada nos casos de suspeição de drogadição.
b. Ficando comprovado o uso recreativo de drogas psicoativas, o(a) ME será afastado(a) temporariamente para tratamento médico, até que o(a) mesmo(a) possa comprovar a sua completa recuperação, por meio de laudos emitidos por médicos(as) especialistas indicados(as) pela SBA.
c. Em caso de comprovada reincidência de drogadição, o(a) ME será desligado(a) definitivamente do CET e impedido de readmissão nos quadros da SBA. O fato deverá ser comunicado ao Conselho Regional de Medicina.

Art. 30 O(A) ME que solicitar desligamento ou for desligado(a) de um CET poderá continuar o curso com opção para outro CET, mediante concordância da Comissão de Ensino e Treinamento, e podendo o tempo já cumprido ser considerado.

Art. 31 Chegando ao conhecimento da Comissão de Ensino e Treinamento a prática de conduta, pelo(a) ME, contrária ao previsto no art. 29 deste Regulamento, deve ser instaurado procedimento administrativo que observará as seguintes exigências:
I. Todos os atos ou ações que estejam em desacordo com este Regulamento deverão ser documentados.
II. Deverá ser garantido ao(à) ME o conhecimento, prévio à defesa, de toda a documentação comprobatória da(s) infração(ões), mediante a coleta de assinatura de ciência do mesmo.
III. Deverá ser garantida oportunidade de ampla defesa ao(à) ME, a qual será apresentada por escrito, no prazo fixado pelo(a) responsável

pelo CET, que terá início na data em que o(a) ME tiver tomado ciência do procedimento administrativo.

IV. Será garantido ao(à) ME a apresentação de provas, desde que todas estejam reduzidas a termo (a prova testemunhal deverá se dar por meio de declarações com identificação completa da testemunha e firma reconhecida).

V. Caberá ao(à) responsável pelo CET instruir e julgar o procedimento administrativo, sendo que somente após a conclusão do mesmo, e comprovada a necessidade de afastamento definitivo do(a) ME, será solicitado à SBA, pelo(a) responsável, o desligamento do(a) referido(a) ME, mediante apresentação de cópia do procedimento administrativo, acompanhado de toda documentação pertinente.

VI. A análise desta solicitação de desligamento será realizada pela Comissão de Ensino e Treinamento, que emitirá parecer técnico opinativo sobre o desligamento, o qual será direcionado à diretoria para deliberação final.

Art. 32 É vedado ao(à) ME praticar anestesia sem a supervisão direta de um(a) anestesiologista, no hospital-sede, afiliado(s) de um CET ou qualquer outra unidade assistencial em saúde.

Parágrafo único. O descumprimento deste artigo ensejará a instauração de procedimento administrativo, nos moldes previstos no art. 31.

Art. 33 Serão resguardados os seguintes direitos aos(as) ME:

I. Direito ao afastamento para tratamento de saúde.

a. Deverá haver comunicação ao(a) responsável pelo CET, bem como comprovação do motivo do afastamento por meio de documentos, atestado médico e/ou outros, os quais deverão ser mantidos arquivados para consulta durante todo o período da especialização.

b. Implicará prorrogação do período de especialização pela mesma quantidade de dias em que permaneceu afastado(a), para que sejam completados os 36 meses de especialização.

II. Direito de afastamento pelo período de licença-maternidade com reposição do número de dias afastada.

Parágrafo único. A comunicação imediata dos afastamentos e interrupções do curso de especialização à SBA é atribuição do(a) responsável pelo CET, sob pena de responsabilizar-se pessoalmente por eventuais prejuízos causados ao(à) ME.

Art. 34 Os(As) ME estarão sujeitos(as) às seguintes sanções disciplinares:

I. Advertência verbal: cabe ao(à) responsável pelo CET aplicar a penalidade de advertência verbal ao(à) ME que cometer uma falta no cumprimento de seus deveres e obrigações que comprometa o desenvolvimento do CET e/ou o funcionamento do serviço. Tais casos deverão ser reduzidos a termo e encaminhados à SBA para o devido registro em cadastro.

II. Advertência por escrito: cabível nos casos de reincidência da advertência verbal, devendo ser aplicada pelo(a) responsável pelo CET e encaminhada à SBA para o devido registro em cadastro.

III. Suspensão: a penalidade de suspensão não será inferior a 3 nem superior a 15 dias. Caberá ao(a) responsável pelo CET, em decisão ratificada por pelo menos metade metade dos(as) instrutores(as), aplicar a penalidade de suspensão ao(à) ME que cometer uma falta considerada grave, como:

Reincidência em faltas às quais foram aplicadas duas ou mais advertências por escrito.

Não cumprimento de tarefas designadas, por falta de empenho do(a) ME.

Falta injustificada aos plantões.

Desrespeito ao Código de Ética Médica.

Ausência não justificada ao CET por período superior a 48 horas.

Quaisquer faltas que comprometam gravemente o andamento do CET e/ou prejudiquem o funcionamento do serviço.

Demais situações consideradas graves, não previstas neste Regulamento, que deverão ser avaliadas pela Comissão de Ensino e Treinamento da SBA.

IV. Exclusão: cabe ao(à) responsável do CET sugerir à Comissão de Ensino e Treinamento aplicar a penalidade de exclusão ao(à) ME. Esta penalidade será avaliada pela Comissão de Ensino e Treinamento, que encaminhará à diretoria para avaliação e parecer nos seguintes casos: Reincidência em ocorrências que resultaram na sanção de suspensão.

Demais situações consideradas muito graves, não previstas neste Regulamento, que deverão ser avaliadas pela CET.

§ 1° A sequência das sanções disciplinares de que tratam os incisos I, II e III anteriormente descritos poderá ser alterada mediante decisão do(a) responsável de CET, levando-se em consideração a gravidade da ação/omissão em análise.

§ 2° Em respeito à carga horária definida para a conclusão do CET, os dias de afastamento resultantes da penalidade de suspensão deverão ser compensados após a data prevista para término do treinamento.

§ 3° O(A) ME deverá ser comunicado(a) e assinar qualquer tipo de sansão disciplinar que for aplicada. Em caso de recusa do(a) ME de assinar o documento, esta deverá ser validada pelas testemunhas presentes no ato da comunicação.

§ 4° Caberá ao(à) ME amplo direito de defesa perante a diretoria da SBA.

Capítulo IX – Da avaliação dos(as) médicos(as) em especialização

Art. 35 A avaliação da obtenção dos objetivos definidos será feita por:

I. Provas trimestrais de caráter obrigatório, que abranjam a matéria abordada no decorrer de cada trimestre, elaboradas pela Comissão de Ensino e Treinamento, sem possibilidade de edição da nota obtida pelo ME.

II. Prova anual elaborada pela Comissão de Ensino e Treinamento da SBA, de caráter obrigatório.

§ 1° Somente poderá realizar a prova anual o(a) ME que estiver devidamente regularizado(a) com suas obrigações estatutárias e regulamentares, até o dia 1° de outubro de cada ano.

§ 2° O(A) ME que não se submeter à prova anual elaborada pela Comissão de Ensino e Treinamento da SBA, sem justificativa aceita por esta Comissão, será reprovado(a).

§ 3° Quando a licença-maternidade coincidir com a data da prova nacional, a ME terá a opção de realizá-la, mantendo-se a prova com questões objetivas, em data, local e horário a serem definidos pela SBA.

§ 4° O(A) ME que não se submeter à prova anual por motivo de força maior poderá, por meio do(a) responsável pelo CET que está cursando, solicitar a realização de prova substitutiva, na data estabelecida pela SBA, após envio de documentação original pertinente.

§ 5° A CET analisará os documentos e, se comprovado o impedimento, deferirá o pedido e enviará à Diretoria da SBA para homologação.

§ 6° Não serão consideradas justificativas relacionadas a estágios no exterior, datas comemorativas ou comodidades pessoais.

§ 7° A solicitação da prova substitutiva deverá ser realizada até 10 dias após a data de aplicação da prova nacional para ME.

§ 8° Após homologação do pedido, a prova anual substitutiva deverá ser aplicada no mês de fevereiro do ano em curso, na sede da Regional onde o(a) ME esteja cursando a sua especialização. O comparecimento do(a) ME não terá ônus para a SBA.

III. Contato diário com o(a) ME, observando-se:

a. Hábitos de trabalho, pontualidade, organização, cortesia, aparência pessoal e cuidados com o instrumental de trabalho, relacionamento com auxiliares, colegas, docentes e pacientes.

b. Habilidades psicomotoras demonstradas durante as atividades no desenrolar da especialização.

c. Interesse pelos conhecimentos adquiridos, demonstrado por meio de novas atitudes assumidas, de sua atuação ou desempenho.

IV. Preparo e apresentação de trabalho de revisão ou de pesquisa (clínica ou experimental) durante o período de especialização, na qualidade de autor(a) ou coautor(a) do trabalho.
V. Ensaios clínicos/experimentais, revisões sistemáticas e metanálises podem contemplar até três autores(as) e os demais tipos de trabalhos, apenas um(a) autor(a).
VI. Os trabalhos de conclusão obedecerão aos critérios descritos a seguir, sendo necessário atingir a pontuação mínima de 50 pontos para sua aprovação.
Critérios de avaliação do trabalho de conclusão:

1. Tipo de trabalho (30 pontos)
A. Ensaio clínico randomizado (100%)
B. Revisão sistemática (80%)
C. Metanálise (70%)
D. Estudos observacionais, caso-controle e coortes (60%)
E. Série de casos e/ou revisão narrativa (50%)
F. Relato de caso (30%)
2. Mérito (30 pontos)
A. Alta relevância ou inovação para a especialidade (100%)
B. Relevante ou interessante para a especialidade (70%)
C. Pouco relevante ou não inovador para a especialidade (40%)
D. Não relevante para a especialidade (0%)
3. Avaliação metodológica (20 pontos) para os trabalhos do tipo ensaio clínico, revisão sistemática, estudos observacionais, caso-controle e coortes
A. A metodologia empregada está correta (50%)
B. A conclusão é sustentada pelos resultados do trabalho (50%)
4. Redação e estrutura (20 pontos)
A. Clara e concisa, sem erros de português (50%)
B. Discussão completa e adequada do mérito proposto (50%)

Art. 36 Em cada ano do curso de especialização, o(a) ME deverá obter média mínima para aprovação igual a 6, consoante os incisos I e II do art. 35 do Regulamento dos CET.
Parágrafo único. A nota final de cada ano letivo será assim calculada: a média aritmética das notas das quatro avaliações trimestrais realizadas pelo CET (incluindo as provas teóricas e as avaliações comportamentais) será somada à nota obtida pelo(a) ME na prova anual elaborada pela Comissão de Ensino e Treinamento da SBA. O resultado dessa soma será dividido por dois.

Art. 37 Ao final do curso de especialização, após a comunicação oficial do(a) responsável pelo CET de origem à secretaria da SBA, de que o(a) ME entregou e apresentou o trabalho de conclusão em reunião clínica no CET, tendo sido aprovado(a), o(a) ME receberá da SBA a "Declaração de conclusão do curso de especialização em anestesiologia". Essa declaração o(a) tornará apto(a) a requerer o título de especialista em anestesiologia, emitido pela SBA conjuntamente com a Associação Médica Brasileira.
§ 1° A mudança de categoria de membro aspirante para membro ativo será homologada após a emissão da "Declaração de conclusão do curso de especialização em anestesiologia". A manutenção nessa categoria se dará após a efetivação do pagamento da anuidade do ano em curso, consoante o art. 9°, parágrafo único, do Regulamento da Admissão de Sócios.
§ 2° O(A) ME que for aprovado(a), porém não apresentar em reunião clínica no CET e entregar o trabalho de conclusão ao(à) responsável pelo CET até o término do período de especialização, não estará apto(a) a receber a "Declaração de conclusão do curso de especialização em anestesiologia".
a. O trabalho de conclusão entregue ao(à) responsável pelo CET após o término do período de especialização deverá ser encaminhado à secretaria da SBA, que o submeterá, por meio do(a) diretor(a) do Departamento Científico, à aprovação da Comissão de Ensino e Treina-

mento para que seja emitida a "Declaração de conclusão do curso de especialização em anestesiologia".

b. O prazo máximo para o envio do trabalho de conclusão à secretaria da SBA será até 1º de março de cada ano, cabendo à CET analisar e deliberar até o final do ano vigente.

§ 3º Se reprovado(a), o(a) ME deverá repetir integralmente o período ao qual correspondeu a avaliação (primeiro, segundo ou terceiro ano), tendo opção para transferir-se para outro CET, de acordo com o art. 31 deste Regulamento.

§ 4º O(A) ME somente poderá ser reprovado(a) uma vez em cada período (primeiro, segundo ou terceiro ano) do curso de especialização.

§ 5º Se o(a) ME repetir o curso referente ao período em que foi reprovado(a) (primeiro, segundo ou terceiro ano) em outro CET, prevalecerá o que está estabelecido no § 4º.

§ 6º Havendo reprovação do(a) ME, o(a) responsável deverá comunicar à Comissão de Ensino e Treinamento, imediatamente, por meio de ofício.

CAPÍTULO 10

Residência médica de pediatria no Brasil

Ana Cristina Ribeiro Zollner
Eduardo Jorge da Fonseca Lima
Luciana Rodrigues Silva

INTRODUÇÃO

A pediatria é a especialidade médica que tem como objetivo assistir os pacientes desde o nascimento até o final da adolescência, incluindo, atualmente, em conformidade com as instâncias oficiais que regulamentam o exercício da profissão médica no Brasil, a consulta pré-natal e consultas nos períodos neonatal, lactente, pré-escolar, escolar e adolescência até os 20 anos incompletos. O ciclo de vida estudado e abordado pelo pediatra é marcado, portanto, pelos fenômenos de crescimento e de desenvolvimento do ser humano. A atuação do pediatra, então, é dedicada à promoção, à proteção e à recuperação do crescimento e do desenvolvimento.

Também conhecida como medicina da criança e do adolescente, a pediatria é caracterizada por especificidades técnicas, cognitivas e processuais que lhe conferem os atributos de especialidade médica, atendendo aos critérios do Conselho Federal de Medicina e da Associação Médica Brasileira. Trata-se de uma especialidade que requer, para o exercício qualificado, extensa formação científica e humanística. Além de ser fundamental ter conhecimento das doenças mais prevalentes nas diversas idades pediátricas, o pediatra deve ter competências e habilidades para lidar com o universo da família, as condições do meio ambiente, a escolaridade, as dificuldades de aprendizagem e as repercussões comportamentais oriundas da diversidade dos componentes biológicos, ecológicos e sociais. Também é necessário dominar ações educativas e preventivas, pois elas estão presentes nos atos de orientação que fazem parte do cotidiano da assistência à saúde de crianças e adolescentes.

ENSINO E APRENDIZADO EM PEDIATRIA

A escolha de uma especialidade costuma envolver um modelo, alguém (ou um grupo de pessoas) que inspira admiração e chama a atenção por suas palavras ou pelo exemplo. Essa pessoa pode ser um professor, um médico com quem se consultou, um familiar, ou até um amigo. Essa admiração surge pelo reconhecimento da doutrina exercitada pela pessoa-modelo, que transparece nas atitudes e gestos, no tom de voz, na forma como realiza as coisas, na forma como ouve e acolhe outras pessoas, na criatividade e na inteligência para resolver problemas, na resiliência para seguir diante de dificuldades, no entusiasmo e na forma como se surpreende diante do novo. Há casos em que a inspiração vem de uma forma espontânea e infantil de ver o mundo, pela criança alegre que ainda aparece nas atitudes desse modelo em alguns momentos. Assim, com as experiências próprias, o que se observa nesse modelo também é introjetado na construção individual da doutrina, que se amplia e muda de acordo com percepções e avaliações constantes.

Para aqueles que, além de pediatras, são também professores e ensinam a pediatria, as atitudes, as responsabilidades e os papéis que exercem são igualmente relevantes. Eles ensinam os mais jovens a assistir as crianças e suas famílias e a refletir e ressignificar seus atos. Os professores devem ter consciência desse papel. Alguns o exercitam de modo natural, enquanto outros, mesmo com esforço, infelizmente o fazem de modo insuficiente. Assim, algumas tarefas dos professores de medicina e pediatria merecem ser enfatizadas, pois são sempre carregadas de caraterísticas doutrinárias para seus alunos. Podem ser citadas:

- Assistir os pacientes.
- Ensinar a assistir os pacientes.
- Perceber o outro (o paciente, sua família e o estudante) presente em cada uma das situações.
- Estruturar o ensino de acordo com o conteúdo curricular proposto, fazendo as conexões com as matérias básicas e a sua relação com os quadros clínicos que envolvem todos os sistemas.
- Pensar criticamente e, muitas vezes, ensinar a pensar criticamente.
- Avaliar e reavaliar.
- Aperfeiçoar e estimular o aperfeiçoamento.
- Aceitar as mudanças e contribuir com elas.
- Dar suporte a fim de que os jovens passem a exercitar o raciocínio diagnóstico para se tornarem bons médicos.
- Respeitar as peculiaridades de cada um.
- Estimular a pesquisa bibliográfica após a discussão de cada paciente.
- Observar o estudante atender seu paciente, discutir esse atendimento e formular em conjunto com ele o raciocínio sobre as hipóteses diagnósticas e as condutas tomadas.
- Formular os problemas do paciente e discutir os mecanismos da doença em pauta, suas consequências em curto e longo prazos e a necessidade de acompanhamento.
- Ver o paciente no ambulatório ou à beira do leito sempre de maneira individualizada, com respeito, de modo a aprender um pouco com cada paciente e sempre perguntar-se após cada consulta: "o que aprendi com este caso?" – esse, sem dúvida, é o melhor método para aprender medicina e continuar aprendendo por toda a vida profissional.
- Compartilhar dúvidas e pedir ajuda para ampliar o trabalho em equipe e aprender a enxergar outros lados de uma mesma questão. Este exercício deve ser contínuo na atividade profissional, de diversas formas, como realizar seminários interdisciplinares com outras escolas e outros especialistas para o aprimoramento e o enriquecimento da conduta para cada caso.

Os professores que atuam na área clínica devem desenvolver entre seus alunos o raciocínio clínico de maneira crítica. Esse processo envolve discutir as habilidades e os conhecimentos teóricos necessários ao aprendiz, assim como discutir o desempenho de seu comportamento, buscando a excelência na qualidade desse atendimento. O professor deve, ainda, estimular a autoestima do aluno, encorajando-o a ler e buscar fontes atualizadas que o ajudem a descobrir a missão de ser médico e ser pediatra e permitam que ele próprio, introjetando os princípios da doutrina pediátrica, desenvolva suas atividades como cidadão ativo em sua comunidade. Dessa forma, também o jovem pediatra, aonde quer que chegue, deverá estimular seus pares nos serviços, retroalimentando as equipes das quais fizer parte.

RESIDÊNCIA MÉDICA NO BRASIL E NO MUNDO

O termo "residência médica" surgiu em 1889, no Johns Hopkins Hospital, nos Estados Unidos, quando o médico William Halsted passou a treinar jovens cirurgiões que permaneciam quase 24 horas diárias na instituição. Em 1927, quando o treinamento naquele hospital era acompanhado por William Osler, a residência médica foi reconhecida pela American Medical Association como padrão para o treinamento de médicos em algumas especialidades.

Em 1944, teve início o primeiro programa informal de residência médica no Brasil, no recém-inaugurado Hospital das Clínicas de São Paulo, ligado à Universidade de São Paulo (USP). Pouco tempo depois, em 1948, foi criada a residência no Hospital dos Servidores do Rio de Janeiro (Ipase-RJ) para as especialidades de cirurgia geral, clínica médica e pediatria. Esse modelo de treinamento só foi regulamentado pelo Decreto n. 80.281, de 5 de setembro de 1977,[7] sendo reconhecido, então, como uma modalidade de ensino de pós-graduação destinada a médicos. Considerada o padrão-ouro da especialização médica, trata-se de um curso de especialização que funciona em instituições de saúde sob a orientação de profissionais médicos de elevada qualificação ética e profissional. Esse decreto também criou a Comissão Nacional de Residência Médica do Ministério da Educação. Essa comissão estabeleceu, no processo de regulamentação da residência médica, requisitos e condições mínimas para o processo pedagógico e de trabalho. O certificado conferido pelos programas de residência médica foi elevado à categoria de título de especialista reconhecido pelo Ministério da Educação, validando e dando importância aos títulos por serem aprovados também pela Associação Médica Brasileira e pelas sociedades de especialidades.

A residência cumpre também um papel importante na defesa da categoria médica nessa etapa fundamental do processo de formação dos jovens médicos. Entre outras atribuições, essa comissão é responsável por determinar um valor nacional para a bolsa de estudos e regulamentar outros direitos, como férias e licença-maternidade, que também foram assegurados ao longo do tempo.

Na busca por trabalho e provimentos que se adéquem às suas expectativas, os jovens médicos enfrentam uma luta peculiar ao término de sua graduação. Os programas de residência das universidades públicas e de alguns hospitais de maior prestígio têm taxas de preenchimento variando entre 85 e 95%, enquanto os hospitais com perfil mais assistencial apresentam taxas de ocupação menores em seus programas. Ainda assim, estima-se que cerca de 70% dos médicos que se formam têm a oportunidade de frequentar um programa de residência no Brasil, fato que demonstra o papel indispensável que esses programas desempenham na formação dos médicos no Brasil. A residência complementa o treinamento da graduação e permite o aprofundamento no conhecimento da especialidade, culminando com o título de especialista ao término do curso, e assim permite adequada inserção no mercado de trabalho.

Pode-se afirmar, ainda, que a residência médica é o processo que mais marca o perfil profissional dos jovens médicos, pois o aprendizado na prática, sob supervisão de médicos competentes, permite o aprofundamento na área escolhida para sua jornada profissional. A formação profissional do médico, portanto, tem sido historicamente transmitida pelo treinamento em serviço. É no processo de combinar os conhecimentos teóricos adquiridos com a experiência clínica que se modula e forma o jovem médico. É na prática que se solidifica a experiência clínica e é pelo aprendizado em serviço que o residente estabelece a ética de suas relações com base nos exemplos com os quais convive.

A clínica é o instrumento de articulação desde a doença até o conhecimento da subjetividade dos pacientes, pois nela estão presentes várias dimensões de subjetividade: os sintomas, a reação ao sofrimento e à dor, a situação de vida e as questões sociais, as vivências pregressas e o convívio com o entorno de cada paciente. Se o conhecimento científico é essencial à construção de hipóteses, a prática clínica é essencial para exercitar a capacidade de apreensão da realidade. Essa é uma habilidade que se adquire e se consolida na prática, a partir da experiência acumulada associada à capacidade crítica de cada um. A conscientização dessa atividade deve ser um exercício frequente entre os preceptores e residentes, sobretudo em pediatria, que se caracteriza por pacientes de diversas faixas etárias e pela presença de pais ou cuidadores nos atendimentos.

A tecnologia incorporou um rico arsenal de propedêutica armada a essa realidade e pode favorecer um processo de objetivação da apreensão da realidade pelo médico. Apesar disso, possibilita a perda de qualidade na relação entre o jovem médico e o paciente, o que pode comprometer a sensibilidade do raciocínio clínico. Essa questão exige reflexão especial na pediatria, pois na atuação profissional os contatos com a criança e com toda a sua família são pilares históricos de aprendizado.

Além de ser o padrão-ouro do treinamento, a residência médica proporciona uma diversidade de experiências práticas (em relação a casos, cenários, exames, condutas, procedimentos) que, associada a uma atividade teórica de sistematização e níveis crescentes de autonomia, parece compor um programa eficaz. Sabe-se, ainda, que é por meio dos contatos propiciados pela residência médica que se compõem as relações profissionais e que surgem as oportunidades para os jovens médicos se integrarem às equipes de profissionais mais experientes e ingressarem efetivamente no mercado. Partindo dessas premissas e utilizando-se das matrizes de competências, as sociedades de especialidade e a Comissão Nacional de Residência Médica estabeleceram avaliações anuais das habilidades, competências e atitudes que o médico residente deve adquirir dentro do proposto para cada ciclo e especialidade, que pode durar de 2 a 5 anos, até tornar-se um especialista.

PROGRAMA DE RESIDÊNCIA MÉDICA DE PEDIATRIA

A pediatria é considerada uma especialidade clínica desde os anos 1900, tendo como missão a provisão de cuidado à saúde do recém-nascido, lactente, criança, adolescente e adulto jovem. Em 1978, foi criada a força-tarefa The Future of Pediatrics Education (Fope), sob os auspícios da American Academy of Pediatrics. O primeiro relatório desse projeto apontou a necessidade de aumentar o tempo de atividade do residente de pediatria no ambiente ambulatorial, com o objetivo de aprimorar habilidades de treinamento nas questões de desenvolvimento, comportamento e do adolescente, no âmbito de uma equipe multidisciplinar de profissionais da saúde. Desde então, a evolução do conhecimento médico e a necessidade eventual de redefinir o papel do pediatra no cuidado à criança e ao adolescente ampliou-se de modo significativo.

No Brasil, a Sociedade Brasileira de Pediatria tem tido, ao longo dos anos, relevante papel na organização e no credenciamento da rede de serviços habilitados a formar residentes de pediatria. Precedeu a Comissão Nacional de Residência Médica no que diz respeito aos esforços voltados para a definição de critérios, a formulação de programas e metodologia de ensino mais adequados ao objetivo de qualificar o exercício da pediatria e a provisão de mecanismos institucionais que permitam acompanhar o desempenho dos centros formadores. Desde sua implantação, a residência médica de pediatria teve duração de 2 anos. Passadas várias décadas de evolução científica e avanços tecnológicos, em 2007 a Sociedade Brasileira de Pediatria iniciou uma discussão e passou a defender a duração mínima de 3 anos para esse treinamento, de modo que fosse possível dividir os objetivos de treinamento da residência de pediatria entre os três níveis de atuação médica.

Com o aumento da duração do programa para 3 anos, as atividades de atenção primária e secundária predominam durante o primeiro ano de treinamento, com foco no cuidado e na atenção à criança sadia, deixando para o segundo e o terceiro anos um maior número de atividades de atenção secundária e terciária em ambiente hospitalar de maior complexidade.

Concomitantemente a essa mudança, ocorreu um processo de redefinição dos objetivos da residência médica e da educação em saúde, liderado pelo Accreditation Council for Graduate Medical Education (ACGME), órgão de acreditação dos serviços de residência médica nos Estados Unidos, no sentido de integrar a aquisição e a avaliação das competências básicas da residência médica. O programa tem como foco utilizar dados do desempenho evolutivo dos residentes nos programas de residência médica.

Em 2014, foi iniciado um projeto-piloto em cinco instituições bastante discutido na Sociedade Brasileira de Pediatria. O objetivo era avaliar um novo formato da residência de pediatria com 3 anos de duração baseado em uma nova matriz de competências e conteúdos. Depois de muitos desafios, em 2016, a Comissão Nacional de Residência Médica formulou os requisitos mínimos para a regulamentação da residência médica de pediatria com duração de 3 anos. A partir de 2019, todos os programas de residência médica de pediatria em nível nacional passaram a ser oferecidos em 3 anos.[9] Além de apoiar o projeto de mudança durante anos, a Sociedade Brasileira de Pediatria realizou em 2018 o primeiro Fórum de Pediatria, em parceria com a Comissão Nacional de Residência Médica e o Conselho Federal de Medicina, para dar as bases de planejamento para os programas de todo o país. Como resultado, houve maior procura para a residência de pediatria.

Atualmente, há 1.882 vagas disponíveis na residência médica de pediatria no Brasil, o que representa o segundo maior número, inferior apenas ao da clínica médica. Observa-se a seguinte distribuição dessas vagas:

- Na região Norte, há 93 vagas.
- Na região Nordeste, há 335 vagas.
- Na região Sudeste, há 1.020 vagas.
- Na região Sul, há 275 vagas.
- Na região Centro-Oeste, há 159 vagas.

Também foram implementadas avaliações periódicas e anuais dos aprendizes, chamadas de título de especialista em pediatria (TEP) seriado, com complexidade crescente. Essas avaliações têm sido realizadas pela Sociedade Brasileira de Pediatria com o apoio da Associação Médica Brasileira. A Sociedade Brasileira de Pediatria dásuporte aos diversos programas do país.

Os preceptores dos programas de residência precisam ser preparados para o novo formato de avaliação. Esse é um ponto crítico que merece reflexão, uma vez que as mudanças de qualidade requerem investimentos nos preceptores e nos residentes.

CONSIDERAÇÕES FINAIS

A especialidade pediátrica abrange um campo extenso e multifacetado, com uma ampla sistematização de conhecimentos sobre as diversas enfermidades e sobre o desenvolvimento com hábitos de vida saudáveis, caracterizando-se como uma especialidade eminentemente clínica, na qual a criança é vista em sua integralidade. A residência médica oferece a possibilidade de aprofundar os conhecimentos em conjunto com a oportunidade de treinamento para o exercício clínico. Essa ampliação teórica que toma por base a prática é um dos fatores que tornam a residência médica um campo frutífero ao desenvolvimento da experiência clínica. Isso é especialmente importante no exercício da puericultura, cujo saber não é originário apenas do conhecimento biomédico em senso estrito. Essa área segue um conjunto de preceitos educativos presentes desde sua origem, cujo objetivo é uma abordagem predominantemente preventiva, fundamental em vários aspectos para temas como amamentação, alimentação adequada, vacinação, adequada orientação de comportamentos, atividade física e contato com a natureza, saúde digital, prevenção de gravidez na adolescência, prevenção do uso de álcool e drogas e atitudes para uma vida saudável.

Tudo isso reforça o papel do pediatra na orientação da família nos cuidados com as crianças do ponto de vista físico, psíquico e social. As proposições ligadas à puericultura englobam a promoção da saúde e a prevenção das doenças como meio para um dispêndio menor de recursos e para a redução de procedimentos invasivos e potencialmente iatrogênicos. Em contraponto, os programas de residência oferecidos em hospitais terciários despertam o interesse na aquisição de habilidades mais refinadas e na familiarização com os equipamentos mais avançados. É preciso garantir que isso não cause um distanciamento entre as atividades específicas e os cuidados primários em saúde.

A transformação sociodemográfica da população e o avanço tecnológico, principalmente em biologia molecular, genética, imunologia e tecnologia da informação, deveriam acompanhar uma atualização no perfil de formação técnica e humanística do pediatra, para contemplar novas atribuições, competências e habilidades inerentes à atuação profissional no século XXI. Essas mudanças deveriam direcionar o pediatra geral para um maior envolvimento no cuidado de casos mais complexos e para a colaboração com o pediatra especialista no cuidado ao doente crônico. As doenças crônicas constituem importante área de atuação do pediatra na epidemiologia atual e precisam ser incorporadas aos programas de residência, geralmente exigindo habilidades de utilização de recursos mais invasivos para maior segurança na condução adequada dos casos. Para os hospitais terciários, são encaminhados os casos mais graves, especialmente das doenças crônicas, porque nesses hospitais é que se encontram os recursos demandados por esses pacientes. Nesses ambientes, os residentes têm a oportunidade de perceber e lidar com o doente altamente comprometido.

A experiência adquirida na residência médica de pediatria com 3 anos de duração permite a capacitação para assistir um grande número de doentes graves e oferece a oportunidade de familiarização com a conduta requerida pelas condições de emergência, aperfeiçoando as habilidades psicomotoras necessárias ao treinamento médico. Assim, a medicina passa a ser dividida em duas partes/faces: a ciência e a arte de exercer bem um ofício, permitindo diversas formas de interação médico-paciente, despertando a segurança na própria capacidade e desenvolvendo a autonomia.

O acompanhamento regular e sistemático de egressos é uma prática incomum em diversas áreas, especialmente entre instituições formadoras de profissionais da saúde, mas fundamental para enfatizar a importância de aprender a aprender, aprender a fazer e a trabalhar em equipe, aprender a conviver com as pessoas, aprender a ensinar aos colegas e aos familiares e pacientes e, além disso, aprender a ser e se aperfeiçoar como pessoa. O aprendizado em medicina dura a vida toda.

A monitoração periódica de egressos de programa de residência é também um instrumento muito útil para a avaliação dos programas e o monitoramento das intervenções implementadas, pois certamente viabiliza a obtenção de informações atualizadas que ajudam no planejamento de novos cursos. As atividades de ensino nas especialidades pediátricas necessitam de revisão periódica em seu conteúdo e forma.

Em 2021, há 39 mil pediatras atuando no Brasil. Após a residência médica, a maioria dos pediatras se dedica à pediatria geral e uma parcela deles ingressa em programas de residência em áreas de atuação especializada, a maioria delas realizada em mais 2 anos nos serviços credenciados pelo Brasil: gastroenterologia pediátrica, pneumologia pediátrica, nutrologia pediátrica, reumatologia pediátrica, nefrologia pediátrica, endocrinologia pediátrica, cardiologia pediátrica, oncologia pediátrica, hematologia pediátrica, genética, imunologia, neurologia pediátrica, alergia pediátrica, infectologia pediátrica e novas áreas que surgem a cada momento.

O horizonte para as crianças e adolescentes brasileiros de modo geral ainda é bastante estreito. Cabe a todos lutar para a ampliação desse horizonte, pela impantação de programas para uma melhor educação e melhor saúde, bem como de programas para que as nossas crianças tenham uma melhor postura, melhor atitude e maior conscientização do autocuidado, da autoestima, do seu lugar no mundo e das suas perspectivas de escolhas e prioridades. Quem deve pensar sobre esses pontos para então traduzi-los de modo palatável para as crianças e adolescentes são os gestores, os profissionais liberais, aqueles que conseguiram alcançar a educação formal completa e conseguiram ampliar sua sabedoria e experiência sobre a vida, aqueles que mesmo sem educação formal conseguem perceber os problemas da comunidade com sua sensibilidade e atenção aguçada, e, seguramente, os pediatras, estudiosos do desenvolvimento humano e, portanto, fundamentais nessa discussão. As mudanças, a instabilidade e a fragilidade da vida, as grandes diferenças sociais, os sonhos e os desafios que constroem o futuro necessitam de indivíduos que questionem, argumentem e ofereçam soluções possíveis, indivíduos que possam pensar e contribuir de modo positivo para enriquecer a vida coletiva de hoje e de amanhã, aprendendo com o que aconteceu ontem e tentando diminuir os grandes prejuízos e preconceitos que ainda presenciamos.

A doutrina pediátrica se fortalece dentro de uma entidade associativa maior, pois assim reúne colegas da mesma especialidade que ampliam suas alianças juntos, compartilhando ideias, princípios e atitudes, movimentos em prol da defesa dos profissionais e movimentos que buscam aperfeiçoamento técnico-científico, sempre com o objetivo final voltado para melhor assistir a criança. O núcleo sobre a discussão da doutrina pediátrica da Sociedade Brasileira de Pediatria tem congregado discussões entre pediatras experientes e formadores de profissionais mais jovens para estudar as tendências, as particularidades, os novos cenários e os desafios para a pediatria no novo milênio, com o intuito de elaborar estratégias em conjunto com as escolas formadoras dos pediatras no Brasil. Novos programas nos cursos de graduação e especialização sob forma de residência vêm sendo discutidos a fim de melhor preparar o pediatra para sua ação e atuação, acompanhados sempre pelo suporte doutrinário que dê adequado apoio às ações diante das novas situações dinâmicas no mundo globalizado dos dias atuais.

É indispensável no cenário atual uma forte parceria dentro da Comissão Mista de Especialidades, formada pela Associação Médica Brasileira, pela Comissão Nacional de Residência Médica e pelo Conselho Federal de Medicima, que deve convergir na luta por fortalecer e reconhecer os médicos que atuam como preceptores nos diversos cenários de formação do país, como unidades básicas de saúde, ambulatórios de especialidades, enfermarias, unidades de urgência e emergência, unidades de terapia intensiva, entre outros. Eles são a base da formação dos futuros médicos especialistas. Essas entidades, em conjunto, também devem atuar em prol da melhoria de condições de trabalho nesses locais, para que isso não seja um fator limitador de aprendizado. O ensino médico urge ações combinadas de médicos com conhecimento e práticas técnico-científicas e éticas consistentes na busca por melhorias que vão impactar a prática clínica e os médicos do futuro ao assistir a população brasileira.

REFERÊNCIAS

1. Moreira VC. Ações pioneiras do ensino de pediatria no Brasil: Carlos Artur Moncorvo de Figueiredo (Moncorvo pai) e a Policlínica Geral do Rio de Janeiro, 1882-1901. Hist Cienc Saúde-Manguinhos. 2020;27(2):467-84.
2. Carneiro G. Um compromisso com a esperança: história da Sociedade Brasileira de Pediatria – 1910-2000. Rio de Janeiro: Expressão e Cultura; 2000.
3. Moreira ASS, Araújo APQC, Ribeiro MG, Siqueira-Batista R. Reflexões acerca do ensino de pediatria no século XXI: o cenário brasileiro. Rev Bras Educ Med 2015;39(3):339-43.
4. Brasil. Lei n. 8069, de 13 de julho de 1990. Dispõe sobre o Estatuto da Criança e do Adolescente e dá outras providências. Diário Oficial da União. 16 jul 1990.
5. Veiga EQO, Batista NA. O ensino de pediatria no nível de graduação nas escolas de medicina do estado do Rio de Janeiro. J Pediatr (Rio J). 2006;82(2):115-20.
6. Silva GVC, Paredes CE, Pinheiro MALL, Berenguer MF, Santos C, Lima EJF. Análise do ensino de pediatria nas escolas médicas de Recife e região metropolitana: um estudo transversal. Resid Pediatr. 2021;11(2):1-7
7. Brasil. Decreto n. 80.281, de 5 de setembro de 1977. Regulamenta a residência médica, cria a Comissão Nacional de Residência Médica e dá outras providências. Diário Oficial da União. 06 set 1977.
8. Koch VHK, Doria-Filho U, Bollela VR. Avaliação do programa de residência médica do Departamento de Pediatria da Faculdade de Medicina da USP. Rev Bras Educ Med. 2011;35(4):454-9.
9. Brasil. Ministério da Educação. Secretaria de Educação Superior. Resolução CNRM n. 1, de 29 de dezembro de 2016. Dispõe sobre os requisitos mínimos do programa de residência médica em pediatria e dá outras providências. Diário Oficial da União. 30 dez 2016.
10. Sociedade Brasileira de Pediatria. Residência médica em pediatria. Programas de Residência Médica em Pediatria. Disponível em: https://www.sbp.com.br/residenciamedica/programa-de-residencia/. Acessado em: 25 out 2021.
11. Brasil. Lei n. 6.932, de 7 de julho de 1981. Dispõe sobre as atividades do médico residente e dá outras providências. Diário Oficial da União. 9 jul 1981.
12. Gagete E, Silva LR, Costa MTF (orgs.). Sociedade Brasileira de Pediatria: há 110 anos cuidando do futuro do Brasil. São Paulo: Prêmio Editorial; 2020.

CAPÍTULO 11

Residência de medicina de emergência

Fernando Sabia Tallo

INTRODUÇÃO

Uma expressão que poderia descrever o médico da emergência é "generalista agudo". Ao mesmo tempo que não possui muita especificidade, ele deve lidar com todas as especialidades, mesmo que de forma efêmera. E sempre deve fazê-lo de forma aguda e decisiva.[1]

Alguns dos requisitos necessários para esse especialista são uma formação ampla, realização de diagnósticos sindrômicos rápidos, utilização de tecnologias diagnósticas à beira do leito, raciocínio clínico e tomadas de decisão racionais e equilibradas, além de habilidade técnica em diversos procedimentos. Neste capítulo, serão descritas a história, a condição atual e uma parte das matrizes de competência dessa especialidade.

HISTÓRIA[2,3]

A residência médica em emergência começa no início da década de 1970 nos Estados Unidos, mas o credenciamento dos especialistas pelo Accreditation Council for Graduate Medical Education (ACGME) do país só entra em vigor em 1981.

Em 1975, teve início a construção de modelos de conteúdo para o treinamento em medicina de emergência, quando o American College of Emergency Physicians e a University Association for Emergency Medicine (agora chamada Society for Academic Emergency Medicine – SAEM) se reuniram com o objetivo de desenvolver o conteúdo básico da especialidade. Tratava-se de uma lista de condições, sintomas e doenças comumente vistas e avaliadas no departamento de emergência. A lista do conteúdo principal foi posteriormente revisada quatro vezes, expandindo de 5 para 20 páginas. É importante destacar, no entanto, que nenhuma dessas revisões teve o benefício da análise empírica da especialidade em desenvolvimento, pois se baseou exclusivamente na opinião de especialistas.

Após a revisão de 1997, foi contratada uma força-tarefa para reavaliar a lista de conteúdo e atualizá-la. Como parte de seu conjunto final de recomendações, a força-tarefa propôs que a especialidade realizasse uma análise da prática da medicina de emergência. Os resultados de uma análise prática forneceriam uma base empírica para que os especialistas em conteúdo desenvolvessem um documento central que representasse as necessidades da especialidade.

A partir desse momento, seis novas revisões foram realizadas até 2014, quando as organizações colaboradoras tomaram a decisão de revisar o modelo de formação a cada 3 anos. A sétima revisão do modelo ocorreu em 2016. As recomendações da força-tarefa de revisão foram aprovadas pelas organizações colaboradoras e incorporadas. O documento do Modelo *emergency medicine* 2016 completo foi publicado *on-line* no *Journal of Emergency Medicine* em março de 2017.

Atualmente, a medicina de emergência é uma especialidade muito consolidada nos Estados Unidos e em crescimento nos últimos anos. O ACGME contabilizou 257 programas de residência médica de medicina de emergência no país em 2020, com 8.329 residentes.

Na Europa, as especialidades médicas são representadas em Bruxelas pela Union Européenne des Médecins Spécialistes (UEMS), uma organização não governamental que promove a qualidade e os padrões de treinamento com o objetivo de harmonizar o cuidado e promover a livre circulação de médicos dentro dos países do bloco econômico. A medicina de emergência é representada na UEMS pela Multidisciplinary Joint Committees (MJC) e pelo European Board Examination in Emergency Medicine (EBEEM).

O conteúdo recomendado e o formato de um currículo principal para a especialidade haviam sido publicados anteriormente em dezembro de 2002.[4] O documento em questão foi discutido pelas entidades que representam a medicina de emergência, que decidiram revisar e ampliar o currículo para refletir a evolução da especialidade e dos princípios educacionais recentes. A European Society of Emergency Medicine (EUSEM) estabeleceu, então, uma força-tarefa com um representante de cada uma das sociedades nacionais integrantes da instituição no Quarto Congresso Europeu de Medicina de Emergência, em setembro de 2006. A redação final da matriz foi concluída em 2008.

A Declaração de Política da EUSEM considera que a medicina de emergência é:

> [...] uma especialidade médica baseada nos conhecimentos e habilidades necessários para a prevenção, diagnóstico e gestão de aspectos urgentes e emergenciais de doença e lesão que afetam pacientes de todas as faixas etárias com um espectro completo de transtornos físicos e comportamentais. É uma especialidade em que o tempo é crítico.[5]

As características essenciais de uma especialidade clínica incluem um campo de ação único, um corpo de conhecimento definido e um rigoroso programa de treinamento.

Após a conclusão da matriz de competências, esta foi apresentada ao Conselho da EUSEM e à MJC de medicina de emergência, com pedidos de alterações e aprovação. O documento foi oficialmente aceito pela EUSEM durante o Quinto Congresso Europeu de Medicina de Emergência, realizado em Munique, em setembro de 2008. O espírito de cooperação multinacional que permitiu que esse complexo documento fosse desenvolvido e acordado dentro de um período de apenas 15 meses reflete a harmonia que liga os médicos de emergência em toda a Europa.

Em 16 de janeiro de 2019, a Decisão Delegada n. 608 da Comissão Europeia alterou o anexo V da Diretiva n. 36, de 2005, do Parlamento Europeu e do Conselho, no que diz respeito aos títulos de formação e aos títulos dos cursos de formação. A especialização em medicina de emergência passou a exigir um período mínimo de 5 anos de treinamento. Nos 2 anos seguintes, dezesseis países europeus já adotaram essa diretriz.

MEDICINA DE EMERGÊNCIA NO BRASIL

No Brasil, a especialidade "medicina de emergência" foi aprovada em setembro de 2015. Os serviços de emergência que oferecem residência médica da especialidade em 2021 estão contabilizados na Tabela 1.

Modelos de matriz de competências da medicina de emergência

Seis competências gerais são consideradas essenciais para qualquer médico: atendimento ao paciente, conhecimento médico, aprendizagem e aprimoramento com base na prática, habilidades interpessoais e de comunicação, profissionalismo e prática baseada em sistemas.

TABELA 1 Vagas de residência médica de medicina de emergência no Brasil no ano de 2021

UF	Programa	R1	R2	R3
AL	Hospital Geral do Estado Doutor Osvaldo Brandão Vilela	4	4	4
AL	Unidade de Emergência Doutor Daniel Houly	1	1	1
BA	Secretaria Municipal da Saúde	6	6	6
CE	Escola de Saúde Pública do Ceará	10	10	10
CE	Instituto Doutor José Frota (IJF)	4	4	4
CE	Hospital Regional do Cariri	5	5	5
CE	Hospital Regional Norte	5	5	5
DF	Secretaria de Saúde do Distrito Federal – Escola Superior de Ciências da Saúde (ESCS)	6	6	6
ES	Faculdade Brasileira	2	2	2
ES	Hospital Metropolitano	2	2	2
GO	Universidade Evangélica de Goiás (UniEvangélica)	2	2	2
MA	Hospital Esperança SA	2	2	2
MG	Hospital das Clínicas da Universidade Federal de Minas Gerais (UFMG)	10	10	10
MG	Irmandade Nossa Senhora das Mercês de Montes Claros	6	6	6
MG	Fundação Hospitalar do Estado de Minas Gerais (FHEMIG) – Hospital João XXIII	8	8	8
MG	Fundação São Francisco Xavier – Hospital Márcio Cunha	2	2	2
MG	Hospital Maternidade e Pronto-Socorro Santa Lúcia	2	2	2
MS	Associação Beneficiente de Campo Grande	3	3	3
MS	Hospital Regional do Mato Grosso do Sul Rosa Pedrossian	3	3	3
PA	Secretaria Municipal de Saúde e Meio Ambiente (Sesma) – Hospital de Pronto-Socorro Municipal	3	3	3
PB	Hospital Nossa Senhora das Neves	6	6	6
PR	Hospital da Cruz Vermelha	2	2	2
PR	Hospital Universitário Cajuru	2	2	2
PR	Hospital Universitário do Oeste do Paraná	2	2	2
PR	Prefeitura Municipal de Curitiba	2	2	2
RJ	Instituto D'or de Pesquisa e Ensino	2	2	2
RJ	Hospital Geral de Nova Iguaçu	2	2	2
RJ	Hospital Municipal Miguel Couto	2	2	2
RS	Hospital das Clínicas de Porto Alegre	6	6	6
RS	Hospital de Pronto-Socorro de Porto Alegre	6	6	6
RS	Hospital Nossa Senhora da Conceição	6	6	6
RS	Hospital São Lucas da Pontifícia Universidade Católica do Rio Grande do Sul (PUCRS)	4	4	4
RS	Hospital Universitário da Universidade Federal de Santa Maria (UFSM)	4	4	4
RS	Hospital Moinhos de Vento	2	2	2
RS	Universidade Luterana do Brasil (Ulbra)	1	1	1
SC	Fundo Municipal de Saúde de Florianópolis	4	4	4
SC	Hospital Regional Hans Dieter Schmidt	4	4	4
SP	Faculdade de Ciências Médicas da Universidade Estadual de Campinas (Unicamp)	4	4	4

(continua)

TABELA 1 Vagas de residência médica de medicina de emergência no Brasil no ano de 2021 *(continuação)*

UF	Programa	R1	R2	R3
SP	Faculdade de Medicina da Universidade de São Paulo (FMUSP)	24	24	24
SP	Fundação Leonor de Barros Camargo	4	4	4
SP	Hospital Alemão Oswaldo Cruz	3	3	3
SP	Hospital de Clínicas da Faculdade de Medicina de Ribeirão Preto da Universidade de São Paulo (FMRP-USP)	4	4	4
SP	Hospital Geral do Grajaú	2	2	2
SP	Hospital Israelita Albert Einstein	2	2	2
SP	Hospital Regional de Presidente Prudente	2	2	2
SP	Hospital Santa Marcelina	6	6	6
SP	Irmandade da Santa Casa de Misericórdia de Santos	2	2	2
SP	Santa Casa de Misericórdia de Barretos	6	6	6
SP	Faculdade de Medicina de São José do Rio Preto	4	4	4
SP	Hospital São Lucas	2	2	2
SP	Universidade Federal de São Paulo (Unifesp)	6	6	6
SP	Irmandade da Santa Casa de Misericórdia de São Paulo	3	3	3
SP	Município de São José do Rio Preto	4	4	4

Adaptada do Sistema da Comissão Nacional de Residência Médica.

O modelo da medicina de emergência, por sua vez, é descrito por três componentes que diferenciam a prática clínica dessa especialidade de outras:

- Avaliação de risco do paciente.
- Descrição das tarefas que devem ser realizadas para fornecer atendimento médico emergencial adequado.
- Conhecimentos médicos, atendimento ao paciente e habilidades de procedimento.

Esse modelo contém as informações essenciais e habilidades necessárias para a prática clínica da medicina de emergência por médicos de emergência (também denominados emergencistas) certificados.

A medicina de emergência analisa sinais e sintomas com a preocupação imediata de revertê-los ou atenuá-los, por isso a abordagem de um médico de emergência para o atendimento ao paciente começa com o reconhecimento de padrões na apresentação do paciente que apontam para um diagnóstico. Esse reconhecimento é a marca registrada e a pedra angular da prática clínica da medicina de emergência, que orienta toda a abordagem diagnóstica subsequente e as intervenções terapêuticas durante todo o contato com o paciente.

Tempo necessário para a formação do emergencista

A duração dos programas de residência médica é variável. Nos Estados Unidos, por exemplo, cerca de 75% dos programas adotam 3 anos de formação. Algumas importantes instituições americanas, no entanto, adotam 4 anos (por exemplo, Harvard, Yale, University of Pennsylvania, University of California, San Francisco).[6]

Os dados sobre o impacto de 1 ano adicional de treinamento nas habilidades clínicas de um emergencista são limitados. De acordo com um estudo de Hayden e Panacek, no entanto, a soma total de procedimentos executados foi maior entre residentes de programas de 4 anos.[7] Como contraponto, o índice de aprovação na American Board of Emergency Medicine (ABEM) é semelhante para as duas variedades de programas.

Os defensores do modelo de 4 anos argumentam que esse ano adicional oferece mais tempo para aprendizagem estruturada, experiência clínica e tempo para ganhar autoconfiança.[8] Há indicações, no entanto, de que o nível de competência alcançado pelo residente ao final do programa é mais um reflexo de quão bem o residente foi treinado durante sua residência do que propriamente um resultado diretamente proporcional à duração do treinamento.[9]

A maioria dos países europeus possui programas de duração de 5 anos, e a Austrália, de 7 anos.

CONTEÚDO DA MATRIZ DE COMPETÊNCIA DE URGÊNCIAS E EMERGÊNCIAS

De acordo com a EUSEM e o Australasian College for Emergency Medicine (ACEM), a matriz de competências de um médico da emergência deve compreender alguns itens fundamentais:[10-12]

- Capacidade de triar e estabilizar os pacientes no departamento de emergência.
- Capacidade de ação com base em sinais e sintomas e considerando o estado clínico do paciente no momento do atendimento.
- Capacidade de diagnósticos sindrômicos.
- Competências em procedimentos e exames diagnósticos.
- Competências em exames de imagem.
- Competências em transferência e transporte do paciente.
- Profissionalismo.

Triagem e estabilização do paciente

Mesmo com informações limitadas, o médico da emergência deve avaliar as necessidades de tratamento e reavaliar essas necessidades de forma contínua. Essa é a base do conceito de triagem na emergência. Pacientes que estão gravemente enfermos requerem tratamento imediato de acordo com as diretrizes estabelecidas, com foco na aplicação rápida de terapia capaz de diminuir a morbidade e o mortalidade, apesar de inicialmente não se saber o diagnóstico do paciente. Esse processo é conhecido como estabilização e é composto pela análise do ABCDE – acrônimo em inglês para *airway* (vias aéreas), *breathing* (respiração e ventilação), *circulation* (circulação e controle de hemorragia), *disability* (incapacidade, determinada a partir de exames do estado neurológico) e *exposure* (exposição e controle de ambiente) – e por prontos procedimentos para resolução da situação.

Ação com base em sinais, sintomas e estado clínico do paciente

Com o sintoma, sinal ou situação de apresentação do paciente como ponto de partida, o especialista em medicina de emergência deve ser capaz de obter de forma sistemática e eficiente as informações necessárias para:

- Estimar a gravidade.
- Identificar e priorizar situações de emergência (por exemplo, dores no peito: síndrome coronariana aguda, dissecção aguda da aorta e tromboembolismo pulmonar).
- Iniciar terapêutica imediata, se necessário.

Diagnósticos sindrômicos

Infarto do miocárdio, pneumonia e overdose de heroína são exemplos de "diagnósticos" que podem ser confirmados no pronto-socorro. O termo "síndrome" refere-se a uma combinação de sintomas, fatores de risco, achados físicos e resultados de testes que se apresentam em conjunto e apontam para uma condição fisiopatológica que pode ser tratada em um estado específico, mesmo que o diagnóstico ainda não esteja claro. Síndrome coronariana aguda, sepse e intoxicação por opioide são exemplos de síndromes.

Na emergência, essas síndromes são o foco principal porque tratam-se de condições nas quais a ação deve ser rápida. Nesses casos, o tratamento oportuno, dentro do escopo de horas a dias, tem impacto significativo na morbidade e na mortalidade. Síndrome coronariana aguda, anafilaxia, sepse, hiperpotassemia grave e abscesso epidural espinal são exemplos dessas condições. Condições cujo tratamento imediato ou rápido não afeta a morbidade e a mortalidade não são o foco principal na medicina de emergência. Podem ser citados como exemplos o câncer de pulmão e a esclerose lateral amiotrófica.

Com relação às situações sindrômicas de emergência, o médico da emergência deve:

- Conhecer os fatores de risco para sua ocorrência.
- Conhecer os possíveis sintomas, sinais e situações de apresentação.
- Ser capaz de estimar a probabilidade de que o paciente esteja sofrendo dessas condições com base na história, achados físicos e resultados de testes no local de atendimento.
- Saber como gerenciar no início, no âmbito da medicina de emergência, pacientes potencialmente sofrendo dessas condições, incluindo ser capaz de estimar os riscos e benefícios de várias investigações e tratamentos de maneira individualizada.
- Saber encaminhar adequadamente os pacientes fora do âmbito da emergência.
- Gerenciar a transferência de cuidados.

Algumas situações sindrômicas de emergência devem fazer parte da matriz de competência desse profissional. O Quadro 1 apresenta diversos exemplos.

QUADRO 1 Situações sindrômicas de emergência

Parada cardíaca	
Vias aéreas ▪ Anafilaxia ▪ Angioedema ▪ Infecções profundas do espaço do pescoço ▪ Epiglotite	▪ Corpo estranho ▪ Faringite, amigdalite, laringite ▪ Traqueíte ▪ Danos térmicos nas vias aéreas superiores
Pulmão ▪ Asma ▪ Bronquiolite ▪ Bronquite ▪ Doença pulmonar obstrutiva crônica ▪ Empiema ▪ Hemotórax	▪ Derrame pleural ▪ Pneumomediastino ▪ Pneumonia ▪ Pneumotórax ▪ Edema pulmonar
Cardiovascular ▪ Síndromes coronarianas agudas ▪ Síndromes de insuficiência cardíaca aguda ▪ Arritmias ▪ Bloqueio atrioventricular ▪ Tamponamento cardíaco ▪ Perturbações de condução ▪ Endocardite ▪ Miocardite ▪ Pericardite ▪ Isquemia aguda de membro ▪ Dissecção aórtica ▪ Dissecção da artéria carótida/vertebral	▪ Trombose venosa profunda ▪ Emergências hipertensivas ▪ Embolia pulmonar ▪ Aneurisma de aorta abdominal roto ▪ Choque – Hipovolêmico – Cardiogênico – Obstrutivo – Distributivo – Tóxico/metabólico ▪ Arterite temporal ▪ Tromboflebite
Sistema nervoso central ▪ Trombose do seio cerebral ▪ Meningoencefalite ▪ Dores de cabeça primárias ▪ Pressão intracraniana elevada	▪ Síndromes de acidente vascular cerebral ▪ Hemorragia subaracnóidea ▪ Ataque isquêmico transitório

(continua)

QUADRO 1 Situações sindrômicas de emergência *(continuação)*

Medula espinal e sistema nervoso periférico	
▪ Cauda equina/*conus medullaris* ▪ Mononeuropatia ▪ Polineuropatia ▪ Radiculopatia	▪ Síndromes da medula espinal ▪ Abscesso epidural espinal ▪ Neuralgia trigeminal
Olho	
▪ Glaucoma agudo ▪ Conjuntivite ▪ Abrasões da córnea ▪ Corpo estranho	▪ Ruptura do globo ▪ Herpes-zóster oftálmico ▪ Celulite orbital e periorbital
Orelha e nariz	
▪ Otite média aguda ▪ Vertigem posicional paroxística benigna ▪ Corpo estranho	▪ Mastoidite ▪ Abscesso peritonsilar ▪ Neurite vestibular
Gastrointestinal	
▪ Apendicite ▪ Síndromes anorretais ▪ Obstrução intestinal (intestino delgado e grosso) ▪ Diverticulite ▪ Ruptura esofágica ▪ Corpo estranho ▪ Gastroenterite	▪ Sangramento gastrointestinal (inferior e superior) ▪ Hérnias ▪ Doença de Hirschsprung ▪ Doença inflamatória intestinal ▪ Isquemia intestinal ▪ Intussuscepção ▪ Úlcera péptica
Hepatobiliar	
▪ Ascites ▪ Cólica biliar ▪ Colangite ▪ Colecistite ▪ Insuficiência hepática fulminante	▪ Encefalopatia hepática ▪ Hepatite ▪ Pancreatite ▪ Peritonite bacteriana espontânea
Urogenital	
▪ Lesão renal aguda ▪ Balanite ▪ Abscesso da glândula de Bartholin ▪ Cistite ▪ Epididimite ▪ Gangrena de Fournier ▪ Hidronefrose ▪ Síndrome nefrótica ▪ Orquite ▪ Torção ovariana ▪ Ruptura de cisto ovariano	▪ Parafimose ▪ Doença inflamatória pélvica/abscesso tubo-ovariano ▪ Priapismo ▪ Prostatite ▪ Pielonefrite ▪ Infecções sexualmente transmissíveis ▪ Torção testicular ▪ Ureterolitíase ▪ Retenção urinária ▪ Vulvovaginite
Obstetrícia	
▪ Descolamento prematuro de placenta ▪ Gravidez extrauterina ▪ Síndrome HELLP (hemólise, enzimas hepáticas elevadas e plaquetas baixas) ▪ Hiperêmese gravídica ▪ Síndrome de hiperestimulação ovariana após fertilização *in vitro*	▪ Cardiomiopatia periparto ▪ Placenta prévia ▪ Pré-eclâmpsia e eclâmpsia ▪ Aborto espontâneo ▪ Ruptura uterina
Trauma	
▪ Trauma abdominal ▪ Barotrauma ▪ Trauma torácico ▪ Síndrome de esmagamento ▪ Trauma facial ▪ Trauma na cabeça	▪ Trauma de membro ▪ Trauma cervical ▪ Trauma pélvico ▪ Trauma espinal ▪ Sondas urogenital e anorretal

(continua)

QUADRO 1 Situações sindrômicas de emergência *(continuação)*

Psiquiatria	
▪ Transtornos de conversão ▪ Transtornos delirantes	▪ Transtorno de humor
Intoxicações	
▪ Toxidromo anticolinérgico ▪ Intoxicação por antagonista de betabloqueador/ canal de cálcio ▪ Toxidromo colinérgico ▪ Intoxicações por cumarina e novos anticoagulantes orais (NOAC) ▪ Intoxicação por digoxina ▪ Intoxicação e abstinência de etanol ▪ Hipertermia maligna ▪ Envenenamento por cogumelo ▪ Síndrome maligna neuroléptica	▪ Inoxicação por opioide ▪ Intoxicação por paracetamol ▪ Intoxicação por salicilato ▪ Toxidromos sedativos/hipnóticos ▪ Síndrome da serotonina ▪ Síndrome simpaticomimética ▪ Envenenamento do canal de sódio ▪ Inalação de fumaça, em particular envenenamento por monóxido de carbono e cianeto ▪ Intoxicação por álcool tóxico
Metabolismo/endocrinologia/autoimunidade	
▪ Crise adrenal ▪ Cetoacidose diabética ▪ Síndrome hiperglicêmica hiperosmolar ▪ Doença óssea metabólica	▪ Hipertireoidismo grave ▪ Hipotireoidismo grave ▪ Encefalopatia de Wernicke
Infectologia	
▪ Botulismo ▪ Herpes-zóster ▪ Gripe ▪ Doença de Lyme e neuroborreliose ▪ Malária ▪ Sarampo	▪ Meningococcemia ▪ Raiva ▪ Sepse ▪ Tétano ▪ Febre hemorrágica viral
Musculoesquelético	
▪ Artropatia ▪ Bursite ▪ Síndrome do compartimento ▪ Discite	▪ Deslocamentos ▪ Osteomielite ▪ Radiculopatia ▪ Rabdomiólise
Pele e tecido celular subcutâneo	
▪ Abscesso ▪ Celulite ▪ Erisipela ▪ Mastite	▪ Fasciíte necrosante e miosite ▪ Síndrome de Stevens-Johnson e necrólise epidérmica tóxica ▪ Síndrome do choque tóxico
Hematologia/coagulação	
▪ Coagulação intravascular disseminada ▪ Febre neutropênica	▪ Crise de células falciformes ▪ Reação transfusional

Procedimentos e exames diagnósticos

O ACEM reconhece 145 procedimentos que exigem níveis variáveis de domínio, com não menos que 51 reconhecidos como essenciais para salvamento de vida, de um membro ou da visão.[6] No Quadro 2, são listados procedimentos essenciais para o médico especialista em emergência.

Exames de imagem

No Quadro 3, são listadas as competências em exames de imagem essenciais para o médico especialista em emergência.

QUADRO 2 Procedimentos essenciais ao médico de emergência, de acordo com o ACEM

Acesso a via aérea
Utilização de dispositivos de ventilação não invasiva
Drenagem de tórax
Cardioversão/desfibrilação
Redução de fraturas
Punção lombar
Sedação para procedimentos
Acesso venoso central
Acesso arterial para pressão arterial média
Realização de ultrassom à beira do leito em protocolos de trauma

Adaptada de Australasian College for Emergency Medicine (ACEM).[10]

QUADRO 3 Competências relacionadas a exames de imagem essenciais ao médico de emergência

Indicações, contraindicações e riscos com estudos de contraste	
Indicações e benefícios da ressonância magnética em circunstâncias especiais	
Interpretação básica dos seguintes estudos: ▪ Radiografia abdominal ▪ Radiografia da coluna cervical ▪ Radiografia do tórax	 ▪ Radiografia de extremidades ▪ Radiografia pélvica ▪ Radiografia da coluna toracolombar
Tomografia computadorizada da cabeça: ▪ Hemorragia ▪ Pressão intracraniana elevada ▪ Efeito em massa	 ▪ Fratura de crânio ▪ Hidrocefalia
Tomografia computadorizada das órbitas faciais: ▪ Fratura	 ▪ Aprisionamento orbital
Tomografia computadorizada de tórax: ▪ Fratura ▪ Pneumotórax ▪ Hemotórax ▪ Processo infiltrativo	 ▪ Efusão ou consolidação ▪ Aneurisma de vaso principal, dissecção, ruptura ou oclusão
Tomografia computadorizada da coluna: ▪ Fratura	 ▪ Prolapso de disco
Tomografia computadorizada de rins/trato urinário/bexiga: ▪ Cálculo	 ▪ Sinais de obstrução
Tomografia computadorizada do abdome/pelve: ▪ Perfuração/laceração de órgão ▪ Lesão em massa ▪ Processo inflamatório	 ▪ Aneurisma de vaso principal, dissecção, ruptura ou oclusão
Angiografia por tomografia computadorizada: ▪ Dissecção aórtica ▪ Embolia pulmonar	 ▪ Oclusão/dissecção arterial extracraniana

Competências em transferência e transporte do paciente

O médico de emergência deve conhecer as modalidades e os protocolos básicos de comunicação relacionada à transferência e ao transporte de pacientes. Deve ser capaz de realizar o monitoramento e o tratamento durante a transferência ou transporte.

Profissionalismo

Os médicos da emergência devem ser capazes de organizar a prestação de cuidados dentro do ambiente de emergência, a fim de garantir o atendimento ideal ao paciente. Essa competência trata da capacidade de priorizar as diferentes necessidades de saúde, alocar de forma otimizada os recursos disponíveis (pessoal, equipamentos, medicamentos etc.) para atender a essas necessidades de saúde e antecipar mudanças na natureza e no número de necessidades e recursos, sabendo adaptar-se a elas. Um pré-requisito para a ótima utilização de recursos, portanto, é o conhecimento da natureza e do número de recursos disponíveis no pronto-socorro, no hospital e no ambiente extra-hospitalar, além de saber como e quando ativar esses recursos.

A comunicação eficaz, verbal e não verbal, é essencial para a segurança do paciente, bem como para construir e manter boas relações com pacientes, parentes e colegas. Ao se comunicar com pacientes e parentes, os emergencistas devem usar linguagem adaptada às circunstâncias e confirmar o entendimento. Devem dar especial atenção a:

- Obter consentimento informado antes dos procedimentos diagnósticos e terapêuticos.
- Informar os pacientes e/ou parentes sobre os resultados dos testes.
- Envolver o paciente e/ou parentes na tomada de decisão.
- Fornecer instruções claras após a alta, de preferência por escrito.
- Superar os desafios associados às barreiras linguísticas e dificuldades de expressão (por exemplo, secundárias a acidente vascular cerebral).

A prática do médico da emergência deve ser reflexiva e autoeducativa, ou seja, ele deve refletir continuamente sobre sua própria prática clínica, identificar lacunas no conhecimento e nas competências e preencher essas lacunas por meio da autoeducação. Deve estar ciente, ainda, do valor e das limitações das várias modalidades educacionais.

Também é importante que os médicos da emergência estejam envolvidos na avaliação e na melhoria dos processos locais de saúde e dos padrões de qualidade, a partir da análise de resultados clínicos. Para tanto, devem reconhecer o valor dos padrões de qualidade e os benefícios de medir os indicadores de desempenho para melhorar o atendimento ao paciente. Além disso, devem ser capazes de reconhecer quando o atendimento foi insatisfatório, preencher um relatório médico-legal que descreva com precisão os eventos e os resultados do paciente, contribuir para a análise dos fatores que tornaram o atendimento insatisfatório e determinar quais ações podem ser tomadas para diminuir o risco de repetir tais eventos, contribuindo para a melhora da morbidade e da mortalidade.

CONSIDERAÇÕES FINAIS

Apesar de a medicina de emergência ser uma especialidade com mais de quatro décadas de existência, sua implantação no Brasil ainda é recente. Ainda há poucas vagas disponíveis em relação ao total de vagas de residência ofertadas no território nacional e vários estados ainda não contam com a especialidade. A demanda de jovens médicos pela especialidade também ainda é muito pequena. Condições precárias de trabalho e remuneração podem ser citadas como motivos para a falta de entusiasmo pela especialidade. Uma carreira de estado específica ou condições especiais para o trabalhador da emergência são reivindicações antigas que não prosperaram no Legislativo.

Outra dificuldade que não pode ser ignorada é a necessidade de recursos e de uma ampla gama de especialidades e cenários de prática para a formação do médico da emergência, o que não é facilmente disponível nos centros de formação médica do país. Dessa forma, a medicina de emergência enfrenta graves problemas estruturais e de perspectiva profissional para prosperar.

Trata-se, no entanto, de especialidade essencial para o sistema de saúde e em crescimento em todas as partes do mundo, principalmente nos Estados Unidos.

É razoável esperar que, em um futuro próximo, essas dificuldades sejam superadas e o Brasil seja abastecido de um número suficiente desses profissionais.

REFERÊNCIAS

1. Cameron PA. International emergency medicine: past and future. Emerg Med Australas. 2014;26(1):50-5.
2. Williams DJ. Brief history of the specialty of emergency medicine. Emerg Med J. 2018;35(3):139-41.
3. Sabbe MB. The European Society for Emergency Medicine is 25 years old: a moment of reflection. Eur J Emerg Med. 2019;26(5):312-3.
4. Petrino R, Bodiwala G, Meulemans A, Plunkett P, Williams D; European Society for EmergencyMedicine. EuSEM core curriculum for emergency medicine. Eur J Emerg Med. 2002;9(4):308-14.
5. European Society of Emergency Medicine. UEMS Section of Emergency Medicine. Policy statement on emergency medicine in Europe. 2013. Disponível em: https://www.eusem.org/images/policy_statement_on_em_in_europe_-_may_2013.pdf. Acessado em: 28 out 2021.
6. Nelson LS, Keim SM, Baren JM, Beeson MS, Carius ML, Chudnofsky CR, et al. American Board of Emergency Medicine report on residency and fellowship training information (2017-2018). Ann Emerg Med. 2018;71(5):636-48.
7. Hayden SR, Panacek EA. Procedural competency in emergency medicine: the current range of resident experience. Acad Emerg Med. 1999;6(7):728-35.
8. Weichenthal L. Advantages of a four-year residency. Cal J Emerg Med. 2004;5(1):18-9.
9. Ross TM, Wolfe RE, Murano T, Alleyne P, Dyne PL, Cheaito MA, et al. Three- vs. four-year emergency medicine training programs. J Emerg Med. 2019;57(5):e161-5.
10. Australasian College for Emergency Medicine. Curriculum framework. 2015. Disponível em: https://acem.org.au/getmedia/fae9de05-e9c2-40d3-bee9-be1e66b-3b84f/ACF440_0-5.aspx. Acessado em: 05 set 2021.
11. Härtel C, Prosem G, Brown R, Dryver E. European core curriculum for emergency medicine. Disponível em: https://eusem.org/images/Curriculum_2.0_WEB.pdf. Acessado em: 05 set 2021.
12. Kwan J, Jouriles N, Singer A, Anantharaman V, Bodiwala G, Cameron P, et al. Designing assessment programmes for the model curriculum for emergency medicine specialists. CJEM. 2015;17(4):462-7.

CAPÍTULO 12

Preceptoria e estratégias de supervisão

Raquel Autran Coelho Peixoto
Elfie Tomaz Figueiredo
Sheyla Ribeiro Rocha

INTRODUÇÃO

A figura do preceptor é conhecida desde a mitologia grega, na história de Asclépio ou Esculápio (518-438 a.C.), deus da cura, que nasceu da relação entre o deus-Sol, Apolo, e a mortal Coronis. Asclépio foi entregue ao preceptor Quíron (em grego, *Kheíron,* que significa mão), um centauro que foi o responsável pela educação e pela criação do menino, com quem aprendeu todos os segredos da arte curativa com plantas medicinais. Como preceptor e educador, Quíron auxiliou Asclépio no desenvolvimento da arte de curar e aliviar as dores e doenças.[1]

Recentemente, o ensino tem experimentado mudanças progressivas, especificamente na área da saúde, que evidenciam a complexidade que envolve a formação desses profissionais. A simplificação e a fragmentação do saber têm dado lugar a novos modelos de formação e gestão da força de trabalho.[2] As inovações tecnológicas, científicas e econômicas estão estabelecendo transformações nas regras de convivência social e nas práticas profissionais. Há, portanto, uma necessidade de atualização contínua na área da educação.

Os profissionais mais experientes que promovem atividades formativas na medicina recebem diferentes denominações, com destaque para "preceptor", "supervisor", "tutor" e "mentor". Esses termos trazem uma grande variedade de funções e intervenções relacionadas à aprendizagem, tanto na graduação como na residência.[3] A Comissão Nacional de Residência Médica, por exemplo, em sua Resolução n. 5, de 2004, referiu-se à função de preceptoria/tutoria, assumindo uma equivalência entre essas duas denominações.

Botti e Rego,[3] em 2008, discutiram sobre as competências essenciais na residência médica que garantem maior efetividade ao processo de formação, melhorando os resultados dessa modalidade de pós-graduação. É fundamental que haja um profissional que ajude o residente a reconhecer suas potencialidades e fraquezas. Esse profissional tem importante papel na escolha da especialidade e do caminho a ser percorrido pelo jovem profissional. Dessa forma, os autores definiram os conceitos de preceptor, supervisor, mentor e tutor, conforme apresentados no Quadro 1.

O preceptor é aquele que ajuda o novo profissional a adquirir prática e segurança em suas atividades diárias. Ele serve de modelo para o desenvolvimento e o crescimento pessoal dos residentes e estudantes, auxiliando na sua formação ética.[4] Para desenvolver competências que capacitem os preceptores para o processo de ensino e aprendizagem de residentes nos diferentes cenários de prática, é fundamental estruturar as atividades da preceptoria seguindo algumas etapas:[5]

QUADRO 1 Principais diferenças entre preceptor, supervisor, tutor e mentor

Profissional	Principais papéis	Principal local de atuação	Deve avaliar?	Principais requisitos
Preceptor	▪ Ensinar a clinicar, por meio de instruções formais e com objetivos e metas ▪ Integrar os valores da escola e do trabalho	Situações clínicas reais, no próprio ambiente de trabalho	Sim	▪ Competência técnica em procedimentos clínicos ▪ Competência pedagógica
Supervisor	▪ Observar o exercício de determinada atividade ▪ Zelar pelo profissional ▪ Atuar na revisão da prática profissional	Situações clínicas reais, no ambiente de trabalho ou fora dele	Sim	▪ Excelência no desempenho de habilidade técnica ▪ Capacidade de proporcionar reflexão sobre a prática
Tutor	▪ Guiar e facilitar o processo de ensino-aprendizagem centrado no aluno ▪ Atuar na revisão da prática profissional	Ambientes escolares	Sim	▪ Competência clínica ▪ Capacidade de ajudar a aprender ▪ Compreensão da prática profissional
Mentor	▪ Guiar, orientar e aconselhar na realização dos objetivos pessoais, buscando o desenvolvimento interpessoal, psicossocial, educacional e profissional	Fora do ambiente imediato de prática profissional	Não	▪ Capacidade de servir como guia ▪ Capacidade de oferecer suporte e estimular o raciocínio crítico ▪ Capacidade de ouvir, questionar e estimular justificações

Adaptada de Botti e Rego, 2008.[3]

- Definir expectativas, inserir experiências, avaliar resultados e melhorar todo o ambiente de ensino para que os alunos percebam o comportamento profissional articulado em todo o sistema em que eles trabalham e aprendem.
- Facilitar a comunicação entre os preceptores e entre estes e os supervisores de programas, partilhando experiências de ensino.
- Participar de atividades de desenvolvimento docente para treinamento de competências de ensino e avaliação, individualizadas segundo as suas necessidades.
- Conhecer o currículo do programa a que está vinculado, para adequação do método de ensino-aprendizagem a cada cenário.
- Estimular o comportamento favorável ao processo de ensino-aprendizagem: estar aberto a questões, dar *feedback*, demonstrar entusiasmo ao ensinar, revisar diagnósticos diferenciais e delegar responsabilidades apropriadas para o cuidado com o paciente.

A relação educacional de residentes e estudantes com o preceptor, no entanto, nem sempre acontece nas melhores condições. Por ser um profissional do serviço de saúde que assume as funções no processo de educação em saúde, observa-se em muitos casos ausência de capacitação pedagógica do preceptor, além de inadequação dos espaços ou do tempo disponível para desempenhar essa atividade, que concorre com as suas responsabilidades assistenciais.

Além dos preceptores, os supervisores de programas de residência médica também carecem de capacitação, reconhecimento e remuneração adequados à função. Isso prejudica o processo de ensino-aprendizagem, pois o preceptor devidamente habilitado é capaz de auxiliar na solução da maior parte dos desafios do setor. Para exercer essa função, portanto, além de ser um bom médico, é necessário ter formação pedagógica e didática. Esse profissional precisa desenvolver as potencialidades de médico, professor, supervisor e pessoa.[4]

A avaliação é outro aspecto importante. Ela integra o processo de ensino-aprendizagem e deve ser coerente com a metodologia de trabalho do docente, favorecendo a aprendizagem, auxiliando o estudante a entender suas necessidades nos diferentes momentos do seu estágio de desenvolvimento e indicando as correções necessárias.[6] A avaliação pode ser realizada em três contextos:[7]

- Avaliação diagnóstica: permite a definição do ponto de partida do ensino, utilizada para determinar o nível de domínio prévio dos estudantes e classificá-los.
- Avaliação formativa: possibilita a interação entre o professor e o aluno ao longo do processo de ensino-aprendizagem, uma vez que auxilia com informações acerca dos objetivos alcançados e indica os esforços necessários para o que ainda não foi atingido.
- Avaliação somativa: assume o papel de uma avaliação final que serve para julgar o valor dos currículos acabados. Testes dessa natureza podem ser aplicados em vários momentos, todavia tendem a ser aplicados somente ao final de um curso.

Todo processo avaliativo é complexo e dá margem a dúvidas. Na avaliação da residência médica não poderia ser diferente. Habilidades, raciocínio clínico, técnica, ética e conhecimentos adquiridos devem ser avaliados de modo a saber se foram adequadamente desenvolvidos e permitir uma análise crítica de todo o processo de aprendizagem. Para avaliar, é necessário, portanto, conhecer as competências que o médico residente deve alcançar. Essas competências devem ser apresentadas e discutidas com os profissionais no início do programa, e a equipe de preceptores deve pactuar com eles as formas de avaliação. Por conta disso, a residência médica não deve ser vista nem como um processo de trabalho, nem como uma forma de educação, isoladamente, sendo por isso considerada um treinamento em serviço que se dá sob supervisão de educadores capacitados e experientes em sua área de atuação.[8]

ESTRATÉGIAS DE SUPERVISÃO E ASPECTOS CRÍTICOS PARA IMPLEMENTAÇÃO

SNAPPS

O SNAPPS é uma ferramenta de discussão de casos clínicos descrita pela primeira vez em 2003. Seu nome é um acrônimo formado a partir das seis etapas que compõem a ferramenta:[9]

1. Sumarizar (*summarize*): o residente deve apresentar de forma concisa um relato resumido sobre os principais elementos do caso. Esta etapa deve levar menos de 50% do tempo.
2. Numerar (*narrow*): o residente deve reduzir o diagnóstico diferencial a duas ou três possibilidades relevantes.
3. Analisar (*analyze*): o residente deve analisar o diagnóstico diferencial, comparando com outras possibilidades, e propor evidências para cada hipótese.
4. Perguntar (*probe*): o residente deve apresentar suas incertezas, dificuldades ou abordagens alternativas. O preceptor deve facilitar a conexão de conhecimentos prévios dos aprendizes a novos conhecimentos.
5. Planejar (*plan*) o manejo dos problemas do paciente: os residentes devem iniciar uma discussão colaborativa com o preceptor para o planejamento do plano diagnóstico e terapêutico.
6. Selecionar (*select*) um assunto relacionado ao caso para a aprendizagem autodirigida: o residente deve assumir a responsabilidade de aprender mais sobre determinado assunto a partir do caso do paciente. O objetivo não é a leitura de um capítulo de livro didático, mas sim uma pesquisa de uma questão formulada com foco relacionado ao cuidado do paciente.

Até a quarta etapa, o estudante deve conduzir as discussões, tendo papel ativo na formulação do problema e na identificação das possíveis dúvidas. Na quinta etapa, o planejamento é

QUADRO 2 Estrutura de seis etapas da ferramenta SNAPPS

S	Sumarizar o caso e os achados
N	Numerar de 2-3 diagnósticos diferenciais
A	Analisar os diagnósticos diferenciais, comparando/contrastando as possibilidades
P	Perguntar para sondar o preceptor
P	Planejar o gerenciamento do problema
S	Selecionar um problema do caso para aprendizagem autodirigida

Adaptada de Pascoe et al., 2015.[9]

colaborativo, com o aluno sugerindo planos de gestão e o preceptor atuando de forma mais ativa caso seja necessário. Na última etapa, deve ser feita a escolha de um ponto para dar ênfase e individualizar os aspectos mais relevantes.[9] O Quadro 2 resume a estrutura da ferramenta.

Os alunos que receberam esse modelo de treinamento, em comparação com modelos tradicionais, foram capazes de elencar maior quantidade de diagnósticos diferenciais, justificaram seu raciocínio clínico cinco vezes mais e expressaram maior número de perguntas e dúvidas na discussão.[9]

Preceptor-minuto

O método preceptor-minuto, ou *one minute preceptor* (OMP), foi desenvolvido em 1992 para ser usado quando um estudante, após avaliar um caso clínico, solicita auxílio de seu preceptor para a solução de um ou mais quesitos, em curto espaço de tempo e de maneira eficaz. Envolve a elaboração de cinco etapas fundamentais na forma dos questionamentos (denominados *microskills*) a seguir:[10]

1. Comprometimento com o caso: entender o que o estudante compreende após a apresentação de um caso por meio de questionamentos amplos. Para isso, são utilizadas perguntas abertas como "O que você acha que está acontecendo com o paciente?". Perguntas específicas ou comentários desestimulantes devem ser evitados, pois inibem a manifestação espontânea do aluno e limitam o espaço para futuras discussões.
2. Busca de evidências concretas: questionar o aluno sobre os motivos que o levam a definir um diagnóstico ou conduta, expressando seus conhecimentos sobre determinada doença.
3. Transmissão de regras gerais de ensinamento: iniciar com conhecimentos básicos e progredir para assuntos mais complexos à medida que as habilidades dos alunos aumentam. O conhecimento sobre determinado assunto é mais bem transmitido e memorizado quando são introduzidas regras gerais e preceitos amplos, em vez de informações detalhadas. Com isso, o desafio para a pesquisa e o acréscimo de conhecimento também se desenvolvem, e o ensino pode continuar mesmo sem o contato direto com o preceptor.
4. Reforço dos acertos: enfatizar o que foi feito de correto para aumentar a autoconfiança e estimular o aluno a buscar novos conhecimentos.
5. Correção dos erros: é importante corrigir o que está incorreto assim que possível, durante o processo de discussão do caso, sempre de forma agradável e possibilitando a discussão aberta. Pode-se, ainda, sugerir leituras complementares.

Cerca de 90% dos médicos residentes que receberam treinamento utilizando esse método posteriormente treinaram seus alunos utilizando os mesmos preceitos. Os estudos mostram que residentes que foram submetidos a esse tipo de treinamento apresentaram maior motivação e comprometimento; no entanto, os parâmetros de desempenho do processo não foram testados.[11]

Seki et al.[12] compararam a apresentação de casos utilizando SNAPPS e OMP. Observaram que a primeira técnica pode dar mais satisfação aos residentes. Observaram que há diferenças individuais nos resultados do ensino usando as duas técnicas e que ambas exigem dos preceptores um entendimento profundo da estratégia, além de habilidade para ensinar de acordo com o modelo mental do aluno. Apesar disso, ainda é necessário avançar nos estudos para investigar até que ponto as características do aluno e sua formação cultural interferem na apresentação dos casos clínicos.

Feedback

Classicamente, o termo *feedback* implica o controle de um sistema a partir da reinserção dos resultados dentro desse mesmo sistema. O conceito surgiu por volta de 1940, no contexto da engenharia de foguetes, e desde então vem sendo aplicado a várias áreas do conhecimento. Se as informações obtidas forem processadas e utilizadas para modificar o método utilizado e o padrão de desempenho, o processo foi capaz de promover o aprendizado.[13] Esse processo é reconhecido há bastante tempo como um dos principais fatores que possibilitam a aprendizagem efetiva nas profissões da saúde.

Órgãos reguladores da formação médica, como o Accreditation Council for Graduate Medical Education (ACGME) dos Estados Unidos e o Royal College of Physicians and Surgeons of Canada, determinaram que o *feedback* seja incorporado à rotina dos programas de residência como uma modalidade de avaliação formativa.[14] Ele permite regular o processo de ensino-aprendizagem, fornecendo informações para que o estudante perceba o quão distante – ou próximo – está dos objetivos almejados. Essas informações são valiosas na medida em que fornecem um estímulo para a mudança de comportamento e a aquisição de novas competências.[13,15]

A importância do *feedback* para a aquisição de competências decorre da própria natureza do processo de formação médica, que é baseado na prática profissional. A competência clínica, entendida como um conjunto de conhecimentos, habilidades e atitudes, é mais facilmente demonstrada do que descrita.[13,14,16]

Para prover *feedback* efetivo, o preceptor deve apresentar conhecimento sobre as técnicas de *feedback* e sobre o procedimento que será observado. O conteúdo do *feedback* deverá ser estruturado a partir de um padrão de desempenho esperado.[17] Esse mesmo referencial deverá nortear todas as práticas de ensino, avaliações e *feedback*. Para garantir a efetividade do *feedback*, deve existir um ambiente acolhedor e privativo, além de comunicação respeitosa, clara e objetiva.[6,15,16]

O ideal é que o *feedback* aconteça o mais próximo possível do atendimento, evitando que detalhes importantes da observação sejam perdidos. Deve-se começar solicitando uma autoavaliação do residente. Os comentários do preceptor devem ser descritivos e específicos, restritos ao que foi observado naquela situação, evitando julgamentos e comentários dirigidos à personalidade do residente.

Para que o residente possa aprender a partir do *feedback*, ele deve ser fornecido de forma construtiva e positiva. Quando existem vários pontos negativos, recomenda-se focar o ponto mais importante a ser corrigido. O residente deve ser levado a refletir criticamente sobre seu desempenho e elaborar um plano de melhoria da sua prática.[18,19]

As duas estratégias descritas a seguir são boas para a realização do *feedback*:

- Regras de Pendleton:[20]
  1. Peça ao residente para comentar o que ele fez bem durante a avaliação e por que ele chegou a essa conclusão.
  2. Peça ao residente para comentar o que ele não fez tão bem e como poderia ter feito diferente.
  3. Discuta o que poderia ter sido feito diferente e qual a melhor maneira de executar aquela tarefa.

- "Técnica do sanduíche": o *feedback* sobre comportamentos inadequados é fornecido entre duas ações ou comportamentos positivos. Essa estratégia é particularmente útil para os residentes considerados mais resistentes ou quando se observam muitas ações inadequadas ou comportamentos indesejáveis.[21]

Independentemente da técnica utilizada, a estrutura de um encontro de *feedback* deve incluir quatro componentes: a autoavaliação do residente, a avaliação do preceptor, o plano de ação e o resumo do encontro, conforme detalhado no Quadro 3.[22]

A validade do processo de *feedback* se baseia na qualidade das observações feitas, por isso a preparação dos preceptores é essencial.[23,24] Dar *feedback* exige habilidade, compreensão do processo, bem como a criação de um ambiente propício e de uma relação de confiança.[25] Esse processo demonstrou ser uma técnica válida para avaliação formativa de residentes de ginecologia e obstetrícia em diferentes cenários, permitindo a incorporação de competências em avaliações posteriores.[26]

Existem várias evidências de que o *feedback* também é efetivo em melhorar o aprendizado do residente, resultando em melhor desenvolvimento profissional. O real impacto, no entanto, é de difícil mensuração, principalmente em razão das inúmeras variações que podem ocorrer dentro do contexto em que ele é aplicado. Estudos mostram que a utilização do *feedback* pode melhorar o desempenho de habilidades clínicas de forma geral.[17-19,27]

Professores e preceptores que sabem fornecer *feedback* de maneira eficaz têm sido valorizados por residentes e estudantes de medicina.[28,29] Em contraposição, residentes se queixam de não receber devolutiva com frequência e sugerem que ela deveria ser realizada "com" eles e não "para" eles.[30] Preceptores de residentes de ginecologia e obstetrícia, por sua vez, percebem muitas vezes falta de treinamento em avaliação e *feedback*.[31,32] As múltiplas tarefas atribuídas ao professor/preceptor no aprendizado da prática clínica parecem contribuir para limitar o tempo dedicado a fornecer *feedback* aos residentes.[23] A falta de treinamento, o desejo de não ofender e a vontade de manter a autoestima dos alunos são outras causas citadas para justificar o pouco uso da estratégia.[24] Para sua implementação bem-sucedida e eficaz, portanto, todos os envolvidos devem compreender o processo de *feedback* e aceitá-lo como uma oportunidade de crescimento pessoal e profissional, uma ferramenta de desenvolvimento de carreira.[6]

Além disso, é importante apontar que o valor educacional da avaliação poderia ser ampliado se o *feedback* fosse mais direcionado para as tarefas listadas nas atividades profissionais confiabilizadoras (em inglês, *entrustable professional activities* – EPA). Essa estratégia permite

QUADRO 3 Componentes do *feedback*

Etapa	Sugestões
Autoavaliação do residente	▪ "Como você acha que foi seu desempenho?" ▪ "O que você fez bem?" ▪ "O que pode melhorar?"
Avaliação do preceptor	▪ O ideal é começar com o reforço de aspectos positivos: "Fiquei satisfeito porque a manobra foi realizada de forma adequada" ▪ Em seguida, pode-se questionar sobre as eventuais lacunas: "Percebi que você não prescreveu a medicação X; explique-me melhor sua escolha"
Plano de ação	▪ O plano de melhoria deve ser desenvolvido em conjunto: "O que você faria de modo diferente da próxima vez?"
Resumo do encontro	▪ Os pontos fortes e as principais lacunas identificadas, bem como o plano de ação e de acompanhamento, devem ser resumidos

Retirado de Rocha et al., 2020.[22]

evidenciar, por exemplo, que competências com escores sempre baixos ou falhas repetitivas nas devolutivas ao residente podem resultar de uma lacuna significativa do programa, e não apenas individual.[27,33,34]

Há que se destacar, ainda, que uma devolutiva de má qualidade pode causar prejuízos à formação do residente, além de estimular o comportamento defensivo. Para que ocorra aprendizagem efetiva, portanto, é necessário que o *feedback* desenvolva no aprendiz a capacidade de autoavaliação e autorregulação do próprio aprendizado.[13,18] Assim, os residentes devem ser gradativamente conscientizados sobre o seu nível de competência e estimulados a buscar aprimoramento, processos essenciais ao desenvolvimento da prática reflexiva.[22]

Debriefing

Debriefing é uma forma de prática reflexiva que promove avaliação de atitudes no processo de educação continuada. Essa prática consiste na realização de um fórum para que os alunos possam refletir sobre a ação, identificar lacunas de desempenho, discutir áreas para melhoria e consolidar conhecimentos e habilidades para aplicação prática com o intuito de melhorar cuidados de saúde e resultados do paciente.[35-37]

Os termos "*debriefing*" e "*feedback*" são frequentemente usados como sinônimos em simulação de saúde; no entanto, existem distinções entre os dois constructos. O *feedback*, como discutido anteriormente, consiste na informação sobre o desempenho fornecida aos participantes da simulação com a intenção de modificar o comportamento para melhorar o desempenho futuro. Em contraste, o *debriefing* é definido como uma discussão ou conversa interativa, multi ou bidirecional e reflexiva. O *debriefing* também envolve algum nível de facilitação ou orientação (por um facilitador ou pelos alunos) para auxiliar o processo reflexivo.[35,38-41]

Para guiar o *debriefing*, deve-se construir um roteiro. Vários autores têm descrito técnicas diferentes que podem ser experimentadas nessa tarefa, de acordo com os objetivos principais de aprendizado e performance a serem alcançados. Entre todas as variedades da técnica, há aspectos considerados essenciais para o *debriefing* efetivo, como a criação de um ambiente seguro de aprendizagem e o estabelecimento de regras para garantir a segurança psicológica dos participantes, a utilização de técnicas de conversação específicas, como perguntas abertas e momentos de silêncio. Outros elementos que podem ser utilizados são considerados auxiliares, como a presença de um cofacilitador ou a opção por abordagens práticas que possam ser adicionadas à experiência, como o uso de vídeos para revisão da performance com evidências objetivas.[42]

É possível afirmar que esse planejamento se inicia ao elencar os elementos estruturais fundamentais para a discussão, a saber:[38,42]

- Facilitador: esse papel pode ser desempenhado pelo aluno ou pelo preceptor, sendo o guiado pelo preceptor o mais comum.
- Participantes: deve-se entender o nível do público-alvo. Quanto mais elevado for o nível, menor será a necessidade de intervenção do preceptor, no sentido de garantir que os objetivos da atividade sejam alcançados.
- Intervenção educativa em si: é necessário compreender qual metodologia ativa de ensino será empregada.
- Objetivos: deve-se observar quais objetivos os alunos devem atingir, a evolução desejada no desempenho e quais lacunas devem ser preenchidas.
- Tempo: também chamado de "*debriefing* terminal", geralmente é desenvolvido após o evento. Como alternativa, pode ser guiado pelo facilitador durante o evento, quando ele interrompe a ação para correção e o aluno tenta novamente.

A estrutura de discussão deve ser organizada para que haja tempo para os residentes lidarem com as emoções. Normalmente, divide-se a reflexão em três fases:

A. Descrição: consiste em uma recapitulação dos eventos, permitindo-se estabelecer um modelo mental compartilhado.
B. Análise: centrada no aluno e em suas ações, inicia-se comumente com uma autoavaliação sobre o desempenho (por exemplo: "O que foi bem?", "O que pode ser mudado?"). Em seguida, o facilitador deve explorar profundamente os aspectos-chave da performance. Ao final, deve fornecer informações a partir das lacunas de conhecimento ou de comportamentos, com o objetivo de auxiliar a resolução do problema.
C. Aplicação/resumo: consiste em garantir todos os objetivos importantes propostos e fornecer uma revisão de lições aprendidas e suas possíveis aplicações.

Várias estruturas de *debriefing* pós-evento guiadas por facilitadores expandiram os modelos de três fases, adicionando fases adicionais à conversa. Essas fases adicionais podem fornecer estruturas de suporte para o *debriefing*.[42] Uma abordagem combinada de *debriefing* chamada promoção da excelência e aprendizagem reflexiva na simulação (PEARLS), por exemplo, usa uma estrutura de quatro fases: reação, descrição, análise e sumário. A fase de descrição foi adicionada para permitir um resumo dos principais problemas clínicos enfrentados durante a atividade. Ela foi projetada para garantir que o facilitador e os participantes tenham um modelo mental compartilhado do que aconteceu durante a simulação.[41]

Como acontece na maioria das conversas humanas, o *debriefing* está sujeito a emoções e mal-entendidos. A primeira chave para o sucesso com relação a essas situações é tentar evitá-las antes de sua ocorrência. Há estratégias proativas e reativas que podem ser utilizadas como recursos para contornar e/ou gerenciar situações de *debriefing* difíceis comuns.[43] Podem-se utilizar, por exemplo, técnicas de conversação, como *feedback* direcionado para identificar as lacunas do desempenho, questões circulares que colocam os residentes na posição de observadores e autocorreção guiada pela equipe.

Embora muitas experiências de aprendizagem exijam devolutivas, nem todas se beneficiam do *debriefing*, que pode ser entendido como um tipo especial de *feedback*. Se o núcleo dos objetivos é ensinar uma habilidade técnica, é possível que não seja necessária uma facilitação tão complexa e reflexiva. Se a abordagem associar técnica com cognição/atitudes, por outro lado, permitirá a obtenção de conhecimento com liberdade suficiente para explorar a natureza pessoal da experiência e incorporar o aprendizado à prática. A formulação prévia dos objetivos é, portanto, fundamental para definir qual ferramenta será utilizada e, se a escolhida for o *debriefing*, quão profundo ele deve ser.[38]

A utilização do *debriefing* após a utilização da simulação realística como metodologia de ensino esteve estatisticamente associada a um aumento na habilidade, no comportamento e nos desfechos positivos para o paciente. Apesar disso, a falta de padronização do método dificulta a compreensão da dimensão de seus benefícios, bem como sua reprodutibilidade.[35]

É possível afirmar, por fim, que o método escolhido e seus elementos estruturais são menos importantes do que o próprio ato da discussão. Roteiros são importantes principalmente para facilitadores iniciantes, pois coordenam a discussão, mantêm o foco onde é preciso dar maior ênfase e otimizam o tempo para que a vivência não se torne cansativa e desmotivada.[42] O preceptor mais experiente vai ganhando autonomia nesse processo para escolher como conduzir a discussão a depender da intervenção educativa que for proposta.

CONSIDERAÇÕES FINAIS

O objetivo fundamental da residência médica é a aquisição de experiência para atender aos pacientes com qualidade e eficiência. Na ausência de reflexão sobre a prática, os erros não são corrigidos, o bom desempenho não é reforçado e a competência clínica pode não ser alcançada. Sem a orientação adequada do preceptor, os residentes podem se sentir frustrados e consolidar formas inadequadas de lidar com as situações clínicas, perpetuando erros e vícios. Esse aspecto é corroborado por estudos que demonstram que as avaliações formativas devem ser incorporadas na rotina dos programas de residência.[22]

REFERÊNCIAS

1. Simões JC. O que o preceptor Quíron pode ensinar ao preceptor da residência médica. In: Simões JC (ed.), Conselho Regional de Medicina do Paraná. Manual do preceptor da residência médica. Curitiba: Conselho Regional de Medicina do Paraná; 2011.
2. Püschel VAA, Costa D, Reis PP, Oliveira LB, Carbogim FDC. Nurses in the labor market: professional insertion, competencies and skills. Rev Bras Enferm. 2017;70(6): 1220-6.
3. Botti SHO, Rego S. Preceptor, supervisor, tutor e mentor: quais são seus papéis. Rev Bras Educ Med. 2008; 32(3):363-73.
4. Nunes MPT, Michel JLM, Haddad AE, Brenelli SL, Oliveira RAB. A residência médica, a preceptoria, a supervisão e a coordenação. Cadernos ABEM. 2011; 7:35-40.
5. Bentes A, Leite AJM, Montenegro APDR, Paiva Júnior BR, Fernandes CR, Chiesa D, et al. Preceptor de residência médica: funções, competências e desafios. A contribuição de quem valoriza porque percebe a importância: nós mesmos! Cadernos ABEM. 2013;9:32-38.
6. Zeferino AMB, Domingues RCL, Amaral E. Feedback como estratégia de aprendizado no ensino médico. Rev Bras Educ Med. 2007;31(2):176-9.
7. Miquelante MA, Pontara CL, Cristovão VLL, Silva RO. As modalidades da avaliação e as etapas da sequência didática: articulações possíveis. Trabalhos em Linguística Aplicada. 2017;56(1):259-99.
8. Viana AM, Santos AM, Guedes A, Bastos C, Portela DS, Daltro DLR, et al. Como promover o reconhecimento da função de preceptor da residência médica? Como promover uma boa formação para os nossos residentes? Estratégias de enfrentamento – sínteses dos grupos Aprendendo a ensinar e Mosaico. Cadernos ABEM. 2013;9:24-30.
9. Pascoe JM, Nixon J, Lang VJ. Maximizing teaching on the wards: review and application of the One-Minute Preceptor and SNAPPS models. J Hosp Med. 2015; 10(2):125-30.
10. Neher JO, Gordon KC, Meyer B, Stevens N. A five-step "microskills" model of clinical teaching. J Am Board Fam Pract. 1992;5(4):419-24.
11. Chemello D, Manfrói WC, Machado CLB. O papel do preceptor no ensino médico e o modelo preceptoria em um minuto. Rev Bras Educ Med. 2009;33(4):664-9.
12. Seki M, Otaki J, Breugelmans R, Komoda T, Nagata-Kobayashi S, Akaishi Y, et al. How do case presentation teaching methods affect learning outcomes? SNAPPS and the One-Minute preceptor. BMC Med Educ. 2016;16:12.
13. Ende J. Feedback in clinical medical education. JAMA. 1983;250(6):777-81.
14. Telio S, Ajjawi R, Regehr G. The "educational alliance" as a framework for reconceptualizing feedback in medical education. Acad Med. 2015;90(5):609-14.
15. Bienstock JL, Katz NT, Cox SM, Hueppchen N, Erickson S, Puscheck EE, et al. To the point: medical education reviews – providing feedback. Am J Obstet Gynecol. 2007;196(6):508-13.
16. Borges MC, Miranda CH, Santana RC, Bollela VR. Avaliação formativa e feedback como ferramenta de aprendizado na formação de profissionais da saúde. Medicina (Ribeirão Preto) [Internet]. 2014;47(3):324-31. Disponível em: https://www.revistas.usp.br/rmrp/article/view/86685. Acessado em: 21 set 2021.
17. Veloski J, Boex JR, Grasberger MJ, Evans A, Wolfson DB. Systematic review of the literature on assessment, feedback and physicians' clinical performance: BEME guide n. 7. Med Teach. 2006;28(2):117-28.
18. Collins J. Education techniques for lifelong learning: principles of adult learning. Radiographics. 2004;24(5): 1483-9.
19. Henderson P, Ferguson-Smith AC, Johnson MH. Developing essential professional skills: a framework for teaching and learning about feedback. BMC Med Educ. 2005;5(1):11.
20. Pendleton D, Schofield T, Tate P. The consultation: an approach to learning and teaching. Oxford: Oxford University Press; 1984.
21. Lucas JH, Stallworth JR. Providing difficult feedback: TIPS for the problem learner. Fam Med. 2003;35(8):544-6.
22. Rocha SR, Coelho RA, Romão GS, Sá MFS. Feedback: técnicas e importância na residência em GO. Femina. 2020;48(3):160-4.
23. Salerno SM, O'Malley PG, Pangaro LN, Wheeler GA, Moores LK, Jackson JL. Faculty development seminars based on the one-minute preceptor improve feedback in the ambulatory setting. J Gen Intern Med. 2002; 17(10):779-87.
24. Dobbie A, Tysinger JW. Evidence-based strategies that help office-based teachers give effective feedback. Fam Med. 2005;37(9):617-9.
25. Gordon J. ABC of learning and teaching in medicine: one to one teaching and feedback. BMJ. 2003;326(7388): 543-5.
26. Johnson NR, Pelletier A, Berkowitz LR. Mini-clinical evaluation exercise in the era of milestones and entrustable professional activities in obstetrics and gynaecology: resume or reform? J Obstet Gynaecol Can. 2020;42(6):718-25.

27. Amaral E, Domingues RCL, Bicudo-Zeferino AM. Avaliando competência clínica: o método de avaliação estruturada observacional. Rev Bras Educ Med. 2007;31(3):287-90.
28. Scheerens J. Process indicators of school functioning: a selection based on the research literature on school effectiveness. Stud Educ Eval. 1991;17(2-3):371-403.
29. Schultz KW, Kirby J, Delva D, Godwin M, Verma S, Birtwhistle R, et al. Medical students' and residents' preferred site characteristics and preceptor behaviours for learning in the ambulatory setting: a cross-sectional survey. BMC Med Educ. 2004;4:12.
30. Urquhart LM, Rees CE, Ker JS. Making sense of feedback experiences: a multi-school study of medical students' narratives. Med Educ. 2014;48(2):189-203.
31. Tannenbaum E, Furmli H, Kent N, Dore S, Sagle M, Caccia N. Exploring faculty perceptions of competency-based medical education and assessing needs for implementation in obstetrics and gynaecology residency. J Obstet Gynaecol Can. 2020;42(6):707-17.
32. Homer M, Setna Z, Jha V, Higham J, Roberts T, Boursicot K. Estimating and comparing the reliability of a suite of workplace-based assessments: an obstetrics and gynaecology setting. Med Teach. 2013;35(8):684-91.
33. Kilminster S, Cottrell D, Grant J, Jolly B. AMEE guide n. 27: effective educational and clinical supervision. Med Teach. 2007;29(1):2-19.
34. Coelho RA, Medeiros FC, Peixoto Junior AA, Diniz RVZ, McKinley D, Bollela VR. Workplace based assessment in obstetrics and gynecology clerkship to detect learning gaps. Rev Bras Educ Med. 2019;43:181-6.
35. Cheng A, Eppich W, Grant V, Sherbino J, Zendejas B, Cook DA. Debriefing for technology-enhanced simulation: a systematic review and meta-analysis. Med Educ. 2014;48(7):657-66.
36. Cook DA, Hamstra SJ, Brydges R, Zendejas B, Szostek JH, Wang AT, et al. Comparative effectiveness of instructional design features in simulation-based education: systematic review and meta-analysis. Med Teach. 2013;35(1):e867-98.
37. Dieckmann P, Friss SM, Lippert A, Ostergaard D. The art and science of debriefing in simulation: ideal and practice. Med Teach. 2009;31(7):e287-94.
38. Fanning RM, Gaba DM. The role of debriefing in simulation-based learning. Simul Healthc. 2007;2(2):115-25.
39. Eppich WJ, Hunt EA, Duval-Arnould JM, Siddall VJ, Cheng A. Structuring feedback and debriefing to achieve mastery learning goals. Acad Med. 2015;90(11):1501-8.
40. Voyer S, Hatala R. Debriefing and feedback: two sides of the same coin? Simul Healthc. 2015;10(2):67-8.
41. Eppich W, Cheng A. Promoting excellence and reflective learning in simulation (PEARLS): development and rationale for a blended approach to health care simulation debriefing. Simul Healthc. 2015;10(2):106-15.
42. Sawyer T, Eppich W, Brett-Fleegler M, Grant V, Cheng A. More than one way to debrief: a critical review of healthcare simulation debriefing methods. Simul Healthc. 2016;11(3):209-17.
43. Grant VJ, Robinson T, Catena H, Eppich W, Cheng A. Difficult debriefing situations: a toolbox for simulation educators. Med Teach. 2018;40(7):703-12.

CAPÍTULO 13

Desenvolvimento de competência pedagógica de preceptores: a experiência da Abem

Denise Herdy Afonso
Lia Márcia Cruz da Silveira
Oscarina da Silva Ezequiel

INTRODUÇÃO

O século XXI trouxe para o foco dos debates da educação médica o indispensável desenvolvimento de competências pedagógicas dos educadores envolvidos nos cursos de graduação e residência médica.

Esse tema merece especial atenção no Brasil, pois a legislação que regulamenta a residência médica no país indica a necessidade de "orientação de profissionais médicos de elevada qualificação ética e profissional", sem, no entanto, definir o que qualifica esse educador.[1] Da mesma forma, embora as atribuições do preceptor estejam citadas de forma dispersa em algumas resoluções da Comissão Nacional de Residência Médica do Ministério da Educação, incluindo sua responsabilidade no acompanhamento e na supervisão direta do treinamento prático, na discussão de casos clínicos, na realização de seminários e na avaliação periódica de conhecimentos, habilidades e atitudes dos residentes, não há uma resolução específica que conceitue, normatize e oriente as atividades de preceptoria.

Movimentos como os da Comissão Interinstitucional Nacional de Avaliação do Ensino Médico (Cinaem), entre os anos de 1990 e 2000,[2] e, posteriormente, as mudanças nas Diretrizes Curriculares Nacionais (DCN) do curso de graduação em medicina de 2001 e 2014[3,4] já salientaram a necessidade de capacitação e qualificação docente e de preceptoria. Apesar desses debates e dos consequentes avanços promovidos, ainda tem sido um desafio definir e implantar estratégias amplas, em âmbito nacional, que possibilitem os resultados necessários: clareza do papel dos educadores, desenvolvimento de competências para o exercício dessas funções e valorização adequada.

CONCEITO E PRÁTICA DA PRECEPTORIA

A especialização da preceptoria e a definição das competências desses profissionais emerge como tema recorrente quando se discute a qualidade de implementação de políticas públicas de qualificação da educação e da saúde no âmbito do Sistema Único de Saúde (SUS). Preceptores de programas de internato e/ou residência são profissionais com especialização na área da saúde que têm a responsabilidade de ensinar internos e residentes e que, quase invariavelmente, não têm formação em educação. Enfim, são profissionais de saúde que incorporam um novo ofício – ensinar – em função de um outro para o qual se prepararam – cuidar.

De acordo com Botti,[5] cabe ao preceptor ensinar a clinicar por meio de instruções formais e com objetivos determinados. Entre as suas características marcantes, portanto, devem estar o conhecimento e a habilidade para desempenhar procedimentos clínicos. Nesse sentido, o preceptor se preocupa, principalmente, com a competência clínica ou com os aspectos de ensino-aprendizagem que dizem respeito ao desenvolvimento profissional, favorecendo a aquisição de competências pelos recém-graduados em situações clínicas reais, no próprio ambiente de trabalho. Está claro, então, que a capacidade de integrar os conceitos e valores da escola e do trabalho é necessária para que possa ajudar o profissional em formação a desenvolver estratégias factíveis para resolver os problemas cotidianos da atenção à saúde.

Nesse sentido, ao discorrer sobre as competências para ensinar, Perrenoud[6] destaca como centrais para a educação no século XXI a prática reflexiva, a profissionalização, o trabalho em equipe e por projetos, autonomia e responsabilidade crescentes, pedagogias diferenciadas, a centralização nas situações de aprendizagem e a sensibilidade na relação com o saber e com a lei.

DESENVOLVIMENTO DE COMPETÊNCIAS PEDAGÓGICAS DE PRECEPTORES

O ofício da preceptoria não é imutável. Em um período de transição como o vivenciado agora, suas transformações passam pela emergência de novas competências relacionadas às mudanças no mundo do trabalho (por exemplo, a convivência com os profissionais da residência multiprofissional e as contribuições do matriciamento), à evolução das práticas pedagógicas (como o desafio da educação em ambientes virtuais de aprendizagem e da avaliação formativa) e pela acentuação de competências já reconhecidas.[7]

Há que se cuidar dos preceptores que reagem de forma conservadora, sob o pretexto da ausência de evidências em relação às novas práticas pedagógicas e que, segundo Perrenoud,[6] questionam tanta minúcia no processo já conhecido e praticado de ensinar e as complicações que isso traz. A resposta a esses questionamentos é simples: diante de muitos desafios, em tempos de transição, impõe-se a tarefa de inventariar as competências constitutivas prioritárias da identidade de preceptor, que em seu ofício necessita estabelecer uma nova relação com as instituições, com o programa e com os internos e residentes.

Esse inventário, que descreve o que supostamente um preceptor deve saber, pode gerar duas reações opostas nos profissionais: alguns entendem que ele favorece seu "balanço pessoal" e o aproxima, progressivamente, pois orienta sua reflexão sobre o que não domina; outros rejeitam os enunciados "abstratos", adotando uma postura mais conservadora, provavelmente por conta da dificuldade de lidar com o que se é em comparação com o que se espera ser. Ambas as reações decorrem do fato de que a profissionalização de um ofício é um processo de transformação estrutural que ninguém domina sozinho. Trata-se de uma construção coletiva e uma mudança complexa, que não acontecem por imposição e tampouco resultam da simples soma de tendências individuais.

As iniciativas pontuais de preceptores em busca de projetos com novas propostas pedagógicas para seus programas de residência que têm acontecido apontam para o reconhecimento do ofício de preceptor como específico e passível de aprendizado e desenvolvimento. A profissionalização da preceptoria, contudo, não avançará se não for deliberadamente estimulada por políticas que incentivem e valorizem a formação dos preceptores. Para isso, é necessário um referencial de competências que, mais do que instrumento reservado ao especialista da educação, constitui-se como um meio para os preceptores construírem sua identidade coletiva.

No Quadro 1, estão correlacionadas as competências gerais das profissões de saúde, descritas nas Diretrizes Curriculares Nacionais de 2001[3] e reapresentadas nos eixos das Diretrizes Curriculares Nacionais de 2014,[4] com as competências necessárias à prática da preceptoria nos tempos atuais.

QUADRO 1 Competências pedagógicas necessárias ao preceptor

Competências gerais de referência presentes nas Diretrizes Curriculares Nacionais	Competências para desenvolvimento no ofício do preceptor
1. Atenção à saúde	▪ Para uma especialidade específica, conhecer os conteúdos, técnicas e atitudes a serem ensinados e sua tradução em objetivos de aprendizagem
2. Tomada de decisões	▪ Fazer balanços periódicos de competências e tomar decisões de progressão ▪ Oferecer apoio integral aos internos ou residentes com dificuldades de aprendizagem
3. Comunicação	▪ Desenvolver a cooperação entre internos e residentes, além de estratégias de ensino interdisciplinar ▪ Utilizar recursos de tecnologia da informação e de comunicação ▪ Refletir e estabelecer vínculos entre a experiência de aprendizagem e as teorias subjacentes
4. Liderança	▪ Instituir e operacionalizar o funcionamento de um conselho de classe regular com preceptores, internos e residentes ▪ Direcionar as ações a partir de uma visão longitudinal dos objetivos de ensino
5. Administração e gerenciamento	▪ Trabalhar a partir dos erros e das dificuldades de aprendizagem ▪ Administrar a heterogeneidade no âmbito do grupo de internos e residentes ▪ Oferecer atividades opcionais de formação e suporte
6. Educação permanente	▪ Estimular os educandos a estabelecer seu próprio balanço de competências e seu programa pessoal de desenvolvimento ▪ Oportunizar espaços de reflexão sobre situações práticas e complexas ▪ Buscar projetos de desenvolvimento comuns aos membros da equipe

Retirado de Afonso e Silveira, 2012.[7]

O cenário para o exercício e o aprendizado dessas competências deve constituir, portanto, um terreno fértil para a educação permanente no desenvolvimento de uma atenção à saúde de qualidade, mediada pela comunicação entre os atores e marcada pelo exercício da liderança para tomada de decisões e pelo gerenciamento de questões do cotidiano do trabalho. Esse cenário corrobora o conceito de preceptor como educador apresentado por Botti:

> O preceptor inicialmente identifica as oportunidades de aprendizagem, os cenários de exposição, tornando sua prática uma possibilidade para ensinar ao residente. Não atua apenas como um facilitador [...]. Ele mostra ao residente como se faz. Então funciona como uma vitrine de atributos técnicos e relacionais, tendo habilidades pedagógicas, o que lhe permite trocar e construir conhecimentos, formando verdadeiros cidadãos.[5]

É possível compreender, então, que para o adequado exercício e reconhecimento da preceptoria faz-se necessário colocar em prática os diferentes atributos das competências (conhecimentos, habilidades e atitudes), além das responsabilidades técnicas, de gestão e educacionais explicitadas em ato, com os preceptorados. Em fórum de discussão do tema realizado em 2009, os próprios preceptores, estimulados a refletir sobre suas práticas, constroem claramente um rol de competências que corrobora esses pressupostos.[8]

FORMAÇÃO DE PRECEPTORES

No contexto das políticas públicas de educação dos profissionais de saúde, a primeira década do século XXI se caracterizou como um período de importante investimento no diagnóstico situacional das necessidades de formação desses profissionais, considerando as especificidades das categorias profissionais, das diferentes regiões do país e do perfil de nossa sociedade. Ficaram evidentes as seguintes necessidades:

- Implementação de políticas indutoras de mudanças curriculares.
- Melhor distribuição da formação de especialistas para resolução dos "vazios nacionais".
- Melhor indução da formação de profissionais das outras categorias que integram as equipes de saúde.
- Maior alcance de estratégias de educação em todas as localidades do país, que tem dimensões continentais.
- Organização do SUS a partir do fortalecimento da atenção primária à saúde.
- Provimento imediato de profissionais médicos com formação generalista, considerando a extrema iniquidade de acesso e a qualidade dos serviços de saúde no país.
- Reorganização dos modelos de interação entre ensino e serviço, de tal forma que a proposta de formação em serviço alcance o impacto pretendido na reestruturação das instituições de ensino superior (IES) e nas unidades que integram a rede de cuidados.

Em todas as políticas públicas necessárias, merece destaque o profissional que atua como educador, preceptor e/ou docente, independentemente do cenário ou vínculo institucional que possui. De uma perspectiva educacional, é indispensável desenvolver nesses profissionais competências pedagógicas para atuar no ensino em saúde, buscando fomentar um modo de "ensinar cuidando" e de "cuidar ensinando" que privilegie a realidade e a aplicação imediata do aprendizado, a valorização da interprofissionalidade como estratégia de qualificação da rede de cuidados, a importância da gestão das situações de aprendizagem nos diversos cenários de prática e a importância do trabalho colaborativo, presencial ou virtual, promovendo a ampliação e a potencialização das ações desses educadores inseridos em comunidades de práticas.

Nesse campo de tensão entre as necessidades do país para qualificação da educação e do cuidado em saúde e as oportunidades de reflexão e ação nos contextos educacionais da graduação e da residência, em 2009, a partir de um diagnóstico de demanda local, docentes do Hospital Universitário Pedro Ernesto, vinculado à Universidade do Estado do Rio de Janeiro (Hupe-Uerj) organizaram um curso destinado a preceptores, que se constituiu, posteriormente, em um projeto de intervenção educacional do Programa Faimer Brasil. A proposta foi apresentada pela Professora Denise Herdy Afonso e concebida desde sua origem em parceria com a Professora Lia Márcia Cruz da Silveira.[9]

O produto coletivo do fórum de discussão sobre o tema realizado em 2009,[8] elaborado a partir da reflexão dos próprios preceptores, mostrou-se estruturante para a organização desse curso, direcionado ao desenvolvimento dos atributos relacionados às competências pedagógicas.[8] Inicialmente ofertado como curso de aperfeiçoamento profissional, com atividades presenciais e a distância, foi estruturado nos seguintes eixos:

- Cuidado: valoriza o modelo de atenção integral e princípios do SUS.
- Educação: prioriza o debate sobre modelos pedagógicos, metodologias de ensino-aprendizagem, competências gerais das DCN, educação continuada/educação permanente e educação de adultos.
- Gestão do trabalho em saúde: aborda temas como modelos de planejamento, comunicação, liderança, trabalho em equipe, motivação e gerenciamento de conflitos.

Concepção pedagógica do curso de desenvolvimento de preceptores

Os preceptores enfrentam inúmeros desafios em sua rotina diária. Para citar apenas dois exemplos, ao mesmo tempo que são pressionados pela realização de atividades acadêmicas que demandam novos conhecimentos e habilidades a cada dia, precisam se adaptar à realidade de avaliação do aluno e das demandas de educação nos ambientes virtuais de aprendizagem. Esse contexto favorece a implementação de ações regulares voltadas ao aprimoramento das práticas pedagógicas com o objetivo de contribuir para que esses educadores da área da saúde desenvolvam, nos espaços de formação em serviço, ações educativas conscientes e estruturadas.[10]

Todo projeto de educação possui, em sua concepção, dois principais eixos estruturantes: um relacionado ao domínio da intencionalidade pedagógica e outro por meio do qual se organizam as opções e preocupações com as estratégias didáticas. A coerência entre esses dois eixos interfere diretamente nos resultados e nos impactos educativos. Considerando esse pressuposto, a criação do curso de aperfeiçoamento profissional teve como objetivo valorizar o ato de aprender, tomando como ponto de partida a definição dos principais interessados, preceptores do serviço. Assim, o curso conferiu maior centralidade aos alunos-preceptores para que eles fossem capazes de construir projetos de vida e de trabalho exequíveis e gratificantes.

Os pressupostos educacionais que guiaram a construção desse curso e sustentam sua continuidade são:

- A valorização da educação como um direito humano e um caminho para a humanidade.
- A identificação da andragogia como recurso educacional adequado ao público-alvo, os preceptores.
- O reconhecimento da aprendizagem significativa como estruturante do aprendizado.
- A escolha do ensino orientado pela problematização como estratégia educacional conectada com a realidade da preceptoria.
- A construção de um ambiente de aprendizagem coerente com a proposta educacional.
- A experiência como elemento central na organização pedagógica.
- A sistematização da importância dos vínculos e do papel do grupo no processo de "ensinagem".
- O reconhecimento da relação entre emoção, cognição e aprendizado.
- O desenvolvimento das capacidades de observação, análise e reflexão sobre a prática.
- A valorização das competências digitais.
- A arte como recurso educacional potente.

Valorização da educação como um direito humano e um caminho para a humanidade

De acordo com o relatório da Comissão Internacional sobre Educação para o Século XXI para a Organização das Nações Unidas para a Educação, a Ciência e a Cultura (Unesco), publicado em 1996 e conhecido como Relatório Delors a educação é um trunfo indispensável à humanidade em sua construção dos ideais de paz, liberdade e justiça social. Além disso, esse relatório traz a educação como potencial para um desenvolvimento humano mais harmonioso e autêntico.[11]

Apoiando-se nesses princípios e considerando a oportunidade de construir um curso para desenvolver competências de educadores que têm em sua prática a oportunidade de interagir na interface cuidado-educação e influenciar as práticas individuais e coletivas de todos os envolvidos, optou-se por não privilegiar apenas o acesso ao conhecimento e, nesse sentido, promover estratégias para o reconhecimento e o desenvolvimento de todos os outros atributos.

Identificação da andragogia como recurso educacional adequado aos preceptores

A organização pedagógica do curso se fundamentou no conceito de andragogia, definida por Knowles[12] como a arte e a ciência de orientar adultos a aprender, que considera os seguintes pressupostos:

- Autoconceito: possibilita o movimento de uma dependência total (infância) para o autodirecionamento. Demanda que o processo educacional vivenciado reconheça o aprendiz como indivíduo capaz de se autogerir, evitando, assim, o ressentimento ou resistência. O adulto acumula um reservatório crescente de experiência que se torna um recurso cada vez maior para sua aprendizagem. Os programas educacionais devem ter ênfase crescente em técnicas vivenciais (debates, laboratório, simulação, experiência de campo, projeto da equipe), que facilitam a experiência dos alunos e sua análise.

- Prontidão para aprender: o adulto faz uma seleção natural e realista das oportunidades de aprendizado, com base no que reconhece como útil para enfrentar problemas de sua vida pessoal ou profissional.
- Orientação para a aprendizagem: com o amadurecimento, há uma mudança da perspectiva de tempo que faz com que o aluno adulto busque uma aplicação imediata do conhecimento. Esse conhecimento precisa, portanto, ter um significado prático para a resolução de problemas da vida, o que desfavorece uma aprendizagem centrada em conteúdo.
- Motivação: os adultos são sensíveis a estímulos de natureza externa (promoção profissional), mas os principais fatores de motivação para realização de aprendizagens são de ordem interna, baseados na própria vontade de crescimento individual (satisfação profissional, autoestima, qualidade de vida).

Reconhecimento da aprendizagem significativa como estruturante do aprendizado

O reconhecimento da aprendizagem significativa como estruturante do aprendizado remete ao conceito construído por Santos[13] a partir do encontro de três diferentes dimensões teóricas (de David Ausubel, Carl Rogers e Cesar Coll Salvador), que trazem princípios comuns. Esse conceito considera a aprendizagem significativa um movimento de dentro para fora por parte do indivíduo que aprende em relação ao "objeto" de aprendizagem, de tal modo que esse "objeto", precisa "fazer sentido", em um processo progressivo de ampliação da capacidade de aprender. Em outras palavras,

> [...] aprendizagem significativa é aquela que ocorre a partir do surgimento de um sentido pessoal por parte de quem aprende, o que desencadeia uma atitude proativa que tenta desvendar o novo e (re)construir conceitos que ampliam cada vez mais a habilidade de aprender.[13]

Assim, é possível afirmar que a proatividade e a abertura para reelaboração pessoal necessitam de desejo, curiosidade e disponibilidade por parte dos participantes – alunos-preceptores e facilitador/professor. Esse envolvimento é promovido pelo planejamento pedagógico do curso.

Escolha do ensino orientado pela problematização como estratégia educacional conectada com a realidade da preceptoria

Com o objetivo de garantir a proximidade constante do desenho pedagógico com a realidade dos preceptores, optou-se por utilizar a metodologia da problematização como estratégia de ensino e aprendizagem. Essa abordagem facilita o "fazer sentido" e ao mesmo tempo promove o reconhecimento coletivo das realidades distintas, um equilíbrio instável de certezas, e promove a busca por caminhos criativos de solução.

Essa problematização tem sido proposta como:

> [...] metodologia de ensino, de estudo e de trabalho, para ser utilizada sempre que seja oportuno, em situações em que os temas estejam relacionados com a vida em sociedade.[14]

Tal abordagem tem como referencial teórico Paulo Freire[15] e a perspectiva da problematização como eixo estruturador da prática dos educadores.

Essa abordagem foi colocada em prática na organização das atividades. Progressivamente, os preceptores são colocados em contato com sua(s) realidade(s), o que possibilita que identifiquem e priorizem seus principais problemas, buscando sair do senso comum para a apropriação de teorias e hipóteses de solução até alcançar a possibilidade de elaborar suas ideias e agir, de alguma maneira, transformando a própria realidade.

Construção de um ambiente de aprendizagem coerente com a proposta educacional

A constância de participação e interesse dos preceptores no curso se relaciona diretamente com o cuidado dedicado ao espaço de aprendizagem, com a coerência entre intenção e gesto docente e com a importância dada à sua alegria e "boniteza". As escolhas relacionadas a esses aspectos, privilegiando espaços com rigor metodológico, planejados e revistos a cada passo e sempre definindo a participação dos interessados e privilegiando seu bem-estar para bem produzir encontram respaldo na orientação pedagógica de Freire.[15] Cria-se, assim, um ambiente amistoso e com amorosidade, que deixa claro que não há incompatibilidade entre a competência técnico-científica e o rigor metódico.

Experiência como elemento central na organização pedagógica

As atividades educacionais foram organizadas considerando-se os recursos das experiências individuais, refletidas a partir de alguma estratégia pedagógica disparadora, e de experiências coletivas, vivenciadas durante o tempo/espaço do curso. Cabe destacar que, embora toda educação verdadeira seja fruto da experiência, como afirma Dewey,[16] nem todas as experiências são igualmente educativas. Algumas são deseducativas, gerando indiferença, insensibilidade e limitando possibilidades de novas experiências. Deve-se considerar, ainda, que a experiência tem dois aspectos: um imediato, que pode ser agradável ou desagradável; e um mediato, que é sua influência sobre experiências posteriores.

Tornar a experiência o elemento central na organização pedagógica e valorizar estratégias educacionais que promovam experiências coerentes e relacionadas às práticas da preceptoria são desafios que mudam de forma significativa a organização dos currículos e o planejamento das atividades, pois os resultados da aprendizagem são mais complexos de se organizar em um ambiente menos controlado. Os frutos dessa proposta de ensino surgem no aprendizado de preceptores ao trabalhar na incerteza, desenvolvendo neles a flexibilidade e a capacidade de reorganização, que se reflete no sistema educacional e, consequentemente, no cuidado em saúde.

Sistematização da importância dos vínculos e do papel do grupo no processo de "ensinagem"

Na organização do curso, com relação à temática dos vínculos e do grupo, foram utilizados dois autores que sustentam conceitos relacionados a vínculo e constituição de grupos operativos com foco na educação. Pichon-Rivière[17] identifica na análise de fenômenos sociais três dimensões de investigação:

- A do indivíduo como ponto de partida de qualquer fenômeno (neste caso, o preceptor).
- A do grupo, que constitui uma estrutura (neste caso, o colegiado de preceptores de onde parte a necessidade e para quem se direciona o curso).
- A da instituição (inicialmente, o Hupe-Uerj e, posteriormente, em âmbito nacional).

Pichon-Rivière[17] afirma que a organização de todo grupo é, a um só tempo, "objetiva" e "subjetiva", envolvendo racionalidade e afetividade. A aprendizagem se relaciona com os objetivos racionais do grupo tanto quanto com suas ansiedades, medos e prazeres, por isso pode ser facilitada pela identificação dos membros participantes. O planejamento das atividades do curso visou integrar, portanto, a verticalidade, que se refere à história de cada participante, e a horizontalidade, que se refere ao "campo grupal", ou à história coletiva, necessariamente centrada na relação educador/educando.

Além disso, segundo Madalena Freire,[18] a construção de uma rotina pedagógica com a intencionalidade de constituição de um grupo necessita de:

- Constância da presença de seus elementos.
- Organização de encaminhamentos e intervenções por parte do educador para sistematização do conteúdo em estudo.
- Espaço heterogêneo que acolha e valorize a diferença entre cada participante.
- Enfrentamento do medo que o novo ou diferente pode provocar no educando.
- Construção de vínculo com educadores que facilitam o processo de aprendizado e entre preceptores.
- Compartilhamento e cumplicidade de emoções.

Assim, o ambiente de aprendizagem do curso foi definido como "espaço seguro", construído pelo, com e no grupo, o que possibilita que os atributos do grupo se concretizem no processo educativo.

Reconhecimento da relação entre emoção, cognição e aprendizado

Durante muito tempo, o papel exercido pelas emoções na aprendizagem humana foi praticamente ignorado nas discussões acadêmicas, e emoção e razão foram colocadas em oposição. Atualmente, entretanto, as mudanças nos contextos e a necessidade de reavaliação das práticas de aprendizagem associadas à compreensão da cognição e da emoção como fenômenos entrelaçados vêm contribuindo para um aumento da busca por compreensão desse tema. Pesquisas têm confirmado o papel central que os fenômenos emocionais desempenham na atividade cognitiva humana, especialmente no que se refere a atividades de percepção, atenção, planejamento, raciocínio, memória e tomada de decisão – enfim, aprendizagem.[19]

Emoções e sentimentos constituem o começo e o fim de um processo contínuo e têm importante papel na regulação das relações no processo de ensino-aprendizagem e na estreita inter-relação entre predisposição para aprender e aprendizagem significativa, estando relacionados aos impulsos, interesses e motivações dos educandos e educadores. Assim, as emoções e os sentimentos que permeiam as interações no ambiente de aprendizagem são determinantes no envolvimento e na motivação do educando, sendo necessárias por parte do educador uma constante reavaliação de suas estratégias e a reflexão sobre os efeitos no comportamento de todos e do grupo.

Em síntese, para atingir o objetivo de reorganizar os processos educativos em direção a uma cultura que valorize o aprendiz e seu aprendizado, que seja fundamentada em práticas colaborativas, que considere a experiência prévia e que aposte na construção coletiva, é fundamental reconhecer que as emoções desempenham um papel fundamental na história de cada preceptor e, dessa forma, somente uma rotina pedagógica associada a emoções positivas poderá levar à aprendizagem e à apreensão de uma nova cultura.

Desenvolvimento da capacidade de observação, análise e reflexão sobre a prática

Para o desenvolvimento da capacidade de observação, análise e reflexão sobre a prática, uma importante competência pedagógica, é fundamental criar ambientes de análise da prática, de partilha de contribuições e de reflexão sobre a forma como se pensa, decide, comunica e reage em um cenário de aprendizagem. Observar, olhar o outro e olhar a si próprio significam estar atento, acompanhando o ritmo do outro, buscando sintonia. A observação, portanto, faz parte da aprendizagem do olhar, que é uma ação altamente movimentada e reflexiva.

Essa prática reflexiva do preceptor/educador possibilita a conquista de etapas fundamentais, incluindo:

- Rompimento da anestesia do cotidiano, que é acelerado, compulsivo, passivo, cego.
- Distanciamento para tomar consciência do que sabe ou não.
- Diagnóstico das hipóteses adequadas e inadequadas da prática pedagógica.
- Constatação das contradições entre o pensar teórico, a prática e o pensar-fazer individual com o dos outros.
- Resgate da história de educando do preceptor para poder pensar melhor sua prática de educador.
- Clareza de sua opção pedagógica e política no ato de educar.[18]

Uma prática pedagógica reflexiva pressupõe, portanto, um profissional que reexamina constantemente seus objetivos, procedimentos, evidências e saberes e se insere em um ciclo permanente de aprimoramento. Cabe destacar que a organização pedagógica que valoriza essa prática precisa ser redirecionada para priorizar atividades de resolução de problemas e articulação entre tempo de intervenção no campo e tempo de análise, propiciando a oportunidade desse exercício. Segundo Perrenoud,[20] é preciso fazer escolhas e:

> Renunciar à atitude de sobrecarregar o currículo com saberes disciplinares e metodológicos [...]. Mais que fornecer todas as respostas possíveis, uma formação orientada para prática reflexiva multiplica as oportunidades de que os estudantes-estagiários elaborem esquemas gerais de reflexão e ajuste.

Propiciar o desenvolvimento da competência reflexiva dos educadores/preceptores se constitui em ação estratégica central para que a educação permanente deixe de ser um belo texto de uma política pública e se transforme em uma prática na interface ensino-cuidado-gestão em saúde.

Valorização das competências digitais

Nesse contexto de uma matriz crítico-reflexiva, partindo da experiência, e que acontece em ambiente coletivo e colaborativo, com forte componente de trabalho em grupo, buscando a aprendizagem significativa e autonomia crescente, combinar o modelo pedagógico com a tecnologia em ambiente virtual de aprendizagem, em um formato híbrido, representa um grande desafio.

É preciso compreender que esse cenário não representa uma competição entre a sala de aula e o estudo *on-line*, ou entre presencial e não presencial, mas sim uma busca pelo desenvolvimento de estilos mais colaborativos, envolventes e críticos de aprender bem. O que se observa em situações semelhantes é a utilização de novidades tecnológicas por instituições educacionais, mantendo, no entanto, formas tradicionais de ensino. Por essa razão, as atividades *on-line* do curso dependem das *off-line*, isto é, da qualidade de seu conteúdo, dos processos de gestão do aprendizado, do suporte aos participantes, da qualidade da equipe docente e dos vínculos que se constroem continuamente.

Como ponto de partida, seguindo a percepção de Demo,[21] tomou-se a tecnologia como meio e o ser humano como o fim. Nessa relação complexa e dinâmica, no entanto, o ser humano também deve ser reconhecido como tecnologia da natureza, não linear. É aquele que cria novas tecnologias, sendo por elas recriado, e quem define, em última instância, os objetivos e a forma como irá utilizar as demais tecnologias para o alcance de suas metas. Assim, tomou-se como pensamento estruturante do curso a ideia de que "não faz sentido opor tecnologia e ser humano, porque, ao fundo, fazem parte da mesma evolução. Mas é sempre crucial saber guinar tecnologia em favor da sociedade".[21]

Entre os fatores que mais influenciam a aprendizagem nessa perspectiva, que se destaca por ser complexa, rápida e com diversas fontes de conhecimento, estão a força dos laços ou vínculos entre os participantes e a ampliação da capacidade de aprender que se relaciona com a ampliação dos "nós" dessa rede. Nesse modelo de aprendizagem, o papel do facilitador é de orientar e, principalmente, apoiar a aprendizagem e as novas descobertas, respeitando as ideias e estilos de trabalho dos participantes, encorajando a criatividade, a experimentação e a receptividade a novas ideias, e buscando formas de interação e aprendizagem.

Nesse sentido, a proposta pedagógica do curso de aperfeiçoamento profissional foi ancorada tanto no ambiente presencial quanto a distância, para resolução de problemas complexos, sendo ambos necessariamente coletivos, cooperativos e seguros. Isso foi feito sem que se imaginassem os desafios educacionais que surgiriam na década seguinte, com a pandemia da covid-19. Assim, as atividades em ambiente virtual foram distribuídas da seguinte maneira:

- O eixo do cuidado é apresentado no ambiente virtual de aprendizagem (AVA) por meio do exercício indispensável da comunicação e do vínculo em um sistema aberto, cujas regras de controle são discutidas pela própria comunidade e de maneira que as decisões são tomadas por grupos interdisciplinares.
- No eixo educação, o ambiente virtual é utilizado para o exercício de práticas que podem romper com as distâncias espaço-temporais e viabilizar a interatividade, a recursividade e as múltiplas interferências, conexões e trajetórias, não se restringindo à disseminação de informações e tarefas inteiramente definidas *a priori*.
- A gestão, por sua vez, expressa-se de várias formas na educação a distância, seja pela necessidade de integração de ambientes; pela gestão das estratégias de comunicação e mobilização dos participantes; pela gestão da participação dos alunos por meio do registro das produções, interações e caminhos percorridos; pela gestão do apoio e da orientação aos alunos; ou pela gestão da avaliação. Como pré-requisito de conclusão do curso, todos os participantes devem desenvolver um projeto de intervenção que qualifique os programas de residência em que estão inseridos.

A arte como recurso educacional potente

Na construção do planejamento educacional do curso de aperfeiçoamento profissional, foram incluídos como professores convidados dois arte-educadores integrantes do grupo de palhaços Roda Gigante, responsável por ações artístico-educativas destinadas à promoção da saúde. No acompanhamento das atividades desse grupo, foi possível perceber o potencial de suas práticas, aplicando-as em jogos que foram adaptados ao contexto da educação com o objetivo de desenvolvimento de competências profissionais nucleares da área da saúde.[22] O objetivo principal dessa medida foi sensibilizar os participantes do curso para a reflexão crítica de temas que permeiam sua rotina na educação e na saúde, reconhecendo a arte como potente estratégia de desenvolvimento de educadores e educandos, a partir do resgate de valores e do aperfeiçoamento de linguagens mais adequadas ao cuidado e à educação em saúde. Assim, reconhece-se a estreita relação existente entre arte, educação e aprendizagem, ou seja, o valor pedagógico da arte nos sentidos do conhecimento, da expressão de sentimentos e emoções, da comunicação, da sensibilidade, da interação e do seu potencial para a criatividade.

Assim, ao longo do curso, foram inseridas diversas oportunidades de trabalho com imagens, música, fotografias e jogos, estes sempre orientados por uma concepção de educação que considera a relevância da crítica e da reflexão e promove a participação dos profissionais em estratégias que ativam sua capacidade de pensar para além da experiência do jogo. No jogo, há algo "em jogo" que vai além da finalidade biológica, como o divertimento por si mesmo. Essa dinâmica exige organização e reorganização, mental e fisicamente, com rapidez, e isso depende também de condições exteriores que devem ser elaboradas de forma reflexiva, guiadas por questões norteadoras, sistematizadas a partir da contribuição de todos e que permitem resgatar e avaliar essas vivências, dando sentido ao aprendizado.

A criatividade, enquanto competência necessária ao educador do século XXI, definida como a capacidade de mobilizar aprendizados para criar estratégias inovadoras necessárias à abordagem de situações conhecidas ou desconhecidas, tem nos jogos as condições necessárias para seu desenvolvimento. Os jogos e dinâmicas valorizam as inter-relações, as múltiplas linguagens (lógica, artística, estética, corporal, lúdica) e o pensamento criativo, intuitivo, inventivo e integrado, favorecendo uma melhor percepção do outro. Permitem, ainda, a abertura para um processo de socialização pautado em relações solidárias, cooperativas e amorosas, necessárias à prática profissional.

IMPLEMENTAÇÃO DO CURSO EM ÂMBITO NACIONAL

No final de 2011, já haviam sido realizados dois cursos no Hupe-Uerj, que ofereceram 51 vagas, incluindo sete categorias de profissionais da saúde e sete instituições de origens distintas, com alta adesão e certificação de 82%. Por conta desses resultados, a diretoria da Associação Brasileira de Educação Médica (Abem) convidou as organizadoras para desenhar uma proposta, com demanda e financiamento do Ministério da Saúde, direcionada ao desenvolvimento da preceptoria com ênfase nas competências pedagógicas, em âmbito nacional, que recebeu o nome de Projeto Preceptoria Abem.

Na fase I desse projeto, em 2012, a ampliação para uma oferta nacional exigiu a construção de um novo curso de aperfeiçoamento, oferecido na modalidade semipresencial, direcionado à formação de tutores (24 tutores por turma) para atuação nas diferentes regiões do país. Duplas de tutores com acompanhamento presencial das coordenadoras do projeto multiplicaram a formação de preceptores em doze cursos desenvolvidos em parceria com doze instituições de ensino superior, que se constituíram como centros colaboradores do projeto, nas regiões Norte, Nordeste e Centro-Oeste, acompanhando as diretrizes do Pró-Residência.[23]

O Curso Nacional de Preceptores, por sua vez, manteve a proposta original do curso de aperfeiçoamento profissional. Foram feitos alguns ajustes necessários na modelagem, e o curso passou a contar com dois momentos de imersão presencial de 3 dias (totalizando 30 horas cada) e dois períodos a distância, com carga horária total de 180 horas e finalização com um projeto de intervenção.

Em 2012, foram oferecidas 320 vagas, com uma relação candidato/vaga de 1,7. Foram certificados 304 preceptores (95% de adesão). Como desfecho inesperado, ocorreu a publicação de um volume dos *Cadernos da Abem* intitulado "O preceptor por ele mesmo".[24] Todos os capítulos são produto da reflexão dos participantes locais a respeito de um problema específico e relevante em sua prática. A participação da comunidade Faimer Brasil nessa etapa foi fundamental, representando 60% dos membros do Núcleo Docente Estruturante (NDE) do projeto.

O projeto Preceptoria Abem teve continuidade com uma fase II, em 2015, com demanda e financiamento pelo Ministério da Saúde, por meio da Secretaria de Gestão do Trabalho e Educação na Saúde e pela Organização Pan-Americana da Saúde, com ampliação de oferta de 80% das vagas (570 vagas) e de 60% dos centros formadores (de doze para dezenove), inclusão de profissionais de outras áreas da saúde e ampliação em 100% do NDE (80 membros), passando a alcançar as cinco macrorregiões do país e contando com participantes de todos os Estados da Federação. Nessa fase, a relação candidato/vaga foi de 2,73 e foram certificados 483 participantes (84,7% de adesão). A garantia do AVA adequado à concepção pedagógica do curso foi possível a partir da parceria, em 2012, com o Telessaúde Uerj e em 2015, com quinze núcleos de telessaúde nos centros formadores.

Quanto à pesquisa no campo da preceptoria, esses cursos foram objeto de três dissertações de mestrado e ensejaram a produção do livro *Educação médica – gestão, cuidado e avaliação*, além de dois capítulos presentes no *e-book His-*

tória da telemedicina no Rio de Janeiro. A consolidação da experiência do curso também proporcionou a produção do *Caderno de ensinagem do tutor*, da Abem. Também houve a ampliação da rede de tele-educação com SIG colaborativo "Educação médica" que, a partir desse projeto, ampliou suas sessões com a inclusão do grupo de interesse especial (em inglês, *special interest group* – SIG) "Preceptoria", sob coordenação do Professor José Diniz da Universidade Federal do Rio Grande do Norte e membro do NDE do curso.

Entre 2016 e 2019, com a interrupção do financiamento público e do apoio da Abem para a oferta do curso, houve continuidade a partir da demanda própria de algumas escolas médicas, com oferta direcionada ao seu corpo docente e de preceptores. Em 2019, foi firmado novo compromisso institucional com a Abem para a oferta e a certificação do curso.

Após toda a experiência de 47 cursos realizados, com a certificação de 1.202 educadores em todo o país, os projetos de intervenção dos concluintes foram categorizados pela coordenação em diferentes temáticas de interesse, conforme apresentado no Quadro 2. Essa categorização mostra o potencial de qualificação das práticas individuais e coletivas de cuidado e educação e o compromisso dos educadores (docentes e preceptores) envolvidos nos cursos, expresso na aplicação imediata das competências desenvolvidas e no aprimoramento institucional.

QUADRO 2 Distribuição das temáticas de interesse presentes nos projetos de intervenção produzidos ao final dos cursos de formação de preceptores e tutores

Temática central do projeto	Percentual de escolha
Aperfeiçoamento do processo de avaliação	28%
Incorporação de novas estratégias didáticas	26%
Desenvolvimento de pares educadores	24%
Aprimoramento de programas/ componentes curriculares	15%
Acolhimento/ambientação de calouros	7%

CONSIDERAÇÕES FINAIS

Concebido em uma instituição pública universitária e reverberado a partir do alcance do projeto Preceptoria Abem, o curso destinado a educadores da área da saúde (docentes, preceptores e tutores) teve como objetivos iniciais ampliar e consolidar as ações de desenvolvimento de competência pedagógica, considerando as necessidades identificadas no âmbito dos Ministérios da Educação e da Saúde, para fortalecer o SUS e as políticas públicas, em sintonia com a responsabilidade social das escolas médicas e a missão da Abem para o desenvolvimento da educação médica no Brasil. Também se pode considerar como meta alcançada a consolidação de uma rede colaborativa de educadores vinculados às escolas médicas de graduação, públicas e privadas, e residências em saúde distribuídas por todos os Estados do país e o Distrito Federal. A autonomia progressiva de centros formadores na oferta de novas turmas desse curso e/ou releituras adaptadas de atividades educacionais que compuseram o planejamento pedagógico, assim como a autonomia de educadores em seus cenários de atuação para aplicação imediata e progressiva do aprendizado, somam-se a esses resultados positivos.

Assim, a despeito de todas as possibilidades futuras com relação à educação neste século, que vão desde a previsão de sua extinção, passam pelas mudanças nos percursos de aprendizagem a partir dos conhecimentos da neurociência, da informática e da genética, e chegam à probabilidade de comunicação entre pessoas dispersas por lugares distantes, cada qual com sua língua original e compreendendo todas as outras por conta de um *chip* de tradução simultânea, reitera-se a percepção de Perrenoud[20] de que a probabilidade de as práticas educativas continuarem baseadas fundamentalmente na palavra e nas trocas entre um professor e um grupo de alunos, mesmo em uma classe virtual, é a hipótese mais coerente com a constituição de nossa humanidade.

Vale destacar, no entanto, que para constituir processos de educação permanente de educadores é imprescindível inserir a reflexão sobre as práticas como uma estratégia central, de preferência como método e como objetivo de formação. Como método, essa reflexão é inseparável da experiência educativa, das situações de aprendizagem e da articulação entre teoria e prática. Como objetivo, ela segue o movimento rumo ao preceptor educador com maior autonomia, autoria e responsabilidade profissionais.

Guiados pela premissa de atendimento às necessidades educacionais identificadas, por vezes os formuladores de políticas educacionais se satisfazem com ganhos apenas quantitativos, ignorando a desigualdade das proficiências alcançadas. Como resultado disso, existem atualmente alguns modelos de formação organizados em torno da atualização de saberes disciplinares, das referências didáticas, de métodos de gestão de ensino e dos avanços tecnológicos, alguns de forma prescritiva, disfarçados e embrulhados em papel de presente com as cores das inovações pedagógicas.

A partir da compreensão do desafio de definir políticas públicas que respondam às dimensões nacionais das necessidades relacionadas ao desenvolvimento de competências pedagógicas de educadores envolvidos na formação de profissionais de saúde, é possível identificar a pertinência da construção de uma forte parceria em três níveis específicos, relacionados diretamente ao sistema educacional:

- Fundamentado nas políticas públicas de educação de profissionais de saúde.
- Nas instituições de ensino superior envolvidas na graduação dos profissionais de saúde e comprometidas com o desafio de tornarem-se parceiras efetivas no desenvolvimento permanente dos preceptores.
- Com os próprios preceptores e educadores nos campos de prática, a quem cabe decidir livremente sobre associar-se à concepção, à operacionalização e à regulação da prática da preceptoria em seus cenários de atuação, transformando-os em cenários qualificados de aprendizagem.

Os dados apresentados permitem afirmar que a interação nesses três níveis deve, de forma conjunta, direcionar o caminho para definir um projeto nacional de desenvolvimento de competências pedagógicas com um planejamento educacional libertador, guiado por uma concepção pedagógica que valorize as relações e os produtos colaborativos, que se sustente na educação permanente fruto da prática reflexiva, que faça do ambiente virtual um caminho para sua efetivação e que apresente indicadores de resultado que identifiquem a efetiva implementação das práticas pedagógicas. Para que esse esforço seja efetivo, deve-se facilitar o envolvimento dos preceptores, valorizá-los simbolicamente, retribuí-los financeiramente, estimulá-los pedagogicamente e inseri-los cientificamente nas pesquisas em educação como protagonistas dos estudos, conferindo-lhes assim o *status* claro de mérito acadêmico enquanto educadores das profissões da saúde.

Dois fragmentos do portfólio coletivo das turmas iniciais do curso de aperfeiçoamento profissional oferecido no Hupe-Uerj ilustram qual é o caminho a se seguir e ampliar:

- Portfólio da turma 1: "Deixamos nossos corações, nossa alegria e o grande orgulho por fazermos parte da primeira turma a realizar um sonho. Deixamos o desânimo e a falta de perspectiva que dificultava nossa atuação como preceptores. Deixamos nossa marca e a esperança de, agora unidos, termos a possibilidade de modificar a relevância do papel do preceptor na nossa instituição".
- Portfólio da turma 2: "Aprendizado! De trabalhar em equipe e exercitar a escuta. Vontade e compromisso de multiplicar o que aprendemos a partir da oportunidade. Cer-

teza, a partir da nossa experiência com o curso, de que há limites, mas também possibilidades inovadoras para a formação pedagógica. Motivação de sermos preceptores que instrumentalizarão os residentes a exercitarem qualidade nos serviços prestados à população usuária do SUS. Enfim, saudades da riqueza desta vivência".

Os aprendizados que ficam com essa experiência são: trabalhar juntos, investir com responsabilidade os recursos públicos, valorizar a comunidade de prática e celebrar todas as conquistas. Inspirados em Steinert,[25] é possível confirmar: se você construir o desenvolvimento de educadores, eles virão.

REFERÊNCIAS

1. Brasil. Lei n. 6.932, de 7 de julho de 1981. Dispõe sobre as atividades do médico residente e dá outras providências. Diário Oficial da União 9 jul 1981.
2. Siqueira BP. CINAEM: um pouco de sua história. Cadernos ABEM. 2006;2:54-6.
3. Brasil. Ministério da Educação. Conselho Nacional de Educação. Resolução CNE/CES n. 4, de 7 de novembro de 2001. Institui diretrizes curriculares nacionais do curso de graduação em medicina. Disponível em: http://portal.mec.gov.br/cne/arquivos/pdf/CES04.pdf. Acessado em: 03 set 2021.
4. Brasil. Ministério da Educação. Resolução CNE/CES n. 3, de 20 de junho de 2014. Institui diretrizes curriculares nacionais do curso de graduação em medicina e dá outras providências. Disponível em: http://portal.mec.gov.br/index.php?option=com_docman&view=download&alias=15874-rces003-14&category_slug=junho-2014-pdf&Itemid=30192. Acessado em: 03 set 2021.
5. Botti SHO. O papel do preceptor na formação de médicos residentes: um estudo de residências em especialidades clínicas de um hospital de ensino. Tese [Doutorado]. Rio de Janeiro: Escola Nacional de Saúde Pública Sérgio Arouca; 2009. 104 f. Disponível em: https://www.arca.fiocruz.br/bitstream/icict/2582/1/ENSP_Tese_Botti_Sergio_Henrique.pdf. Acessado em: 18 mai 2021.
6. Perrenoud P. Dez novas competências para ensinar. 2.ed. Porto Alegre: Artmed; 2008.
7. Afonso DH, Silveira LMC. Os desafios na formação de futuros preceptores no contexto de reorientação da educação médica. Revista HUPE. 2012;11(1):82-6.
8. Afonso DH, Silveira LMC, Oliveira LR, Araújo MFM. Fórum Permanente de Residência: processo coletivo de (re)construção da preceptoria – relato de experiência. Revista HUPE. 2012;11(1):87-96.
9. Afonso DH. Desenvolvimento de competência pedagógica para a prática da preceptoria e docência. Cadernos ABEM. 2016;12(1):95-8.
10. Afonso DH. Educação a distância na formação pedagógica de preceptores: avaliando a construção de ambientes colaborativos. Dissertação [Mestrado]. Rio de Janeiro: Faculdade de Ciências Médicas, Universidade do Estado do Rio de Janeiro; 2014 140 f. Disponível em: https://www.bdtd.uerj.br:8443/bitstream/1/8763/1/DISSERTACAO_FINAL_PUBLICADA_Denise_Herdy_Afonso.pdf. Acessado em: 03 set 2021.
11. Delors J, Al-Mufti I, Amagi I, Carneiro R, Chung F, Geremek B, et al. Educação: um tesouro a descobrir. 4.ed. Lisboa: Unesco/Asa; 1998.
12. Knowles MS. The modern practice of adult education: andragogy versus pedagogy. 3.ed. New York: Association Press; 1970.
13. Santos JCF. Aprendizagem significativa: modalidades de aprendizagem e o papel do professor. 2.ed. Porto Alegre: Mediação; 2009.
14. Berbel N. A problematização e a aprendizagem baseada em problemas: diferentes termos ou diferentes caminhos? Interface. 1998;2(2):139-54.
15. Freire P. Pedagogia da autonomia: saberes necessários à pratica educativa. 25.ed. São Paulo: Paz e Terra; 1996.
16. Dewey J. Experiência e educação. 3.ed. São Paulo: Companhia Editora Nacional; 1979.
17. Pichon-Rivière E. O processo grupal. 5.ed. São Paulo: Martins Fontes; 1994.
18. Madalena F. Educador, educa a dor. 2.ed. São Paulo: Paz e Terra; 2008.
19. Damásio A. O mistério da consciência: do corpo e das emoções ao conhecimento de si. 10.ed. São Paulo: Companhia das Letras; 2011.
20. Perrenoud P. Prática reflexiva no ofício de professor: profissionalização – razão pedagógica. 2.ed. Porto Alegre: Artmed; 2002.
21. Demo P. Educação hoje: "novas" tecnologias, pressões e oportunidades. São Paulo: Atlas; 2009.
22. Afonso DH, Silveira LMC. Caderno de ensinagem do tutor: curso de desenvolvimento de competência pedagógica para prática da preceptoria e docência. Rio de Janeiro: Abem; 2016.
23. Brasil. Ministério da Educação. Portaria Interministerial MEC/MS n. 1.001, de 22 de outubro de 2009. Institui o Programa Nacional de Apoio à Formação de Médicos Especialistas em Áreas Estratégicas – Pró-Residência. Diário Oficial da União. 23 out 2009.
24. Streit D, Afonso DH, Silveira LMC (eds.). O preceptor por ele mesmo. Cad Abem; 2013.
25. Steinert Y, Macdonald ME, Boillat M, Elizov M, Meterissian S, Razack S, et al. Faculty development: if you build it, they will come. Med Educ. 2010;44(9):900-7.

CAPÍTULO 14

Capacitação de preceptores: a experiência da Febrasgo

Gustavo Salata Romão
César Eduardo Fernandes
Marcos Felipe Silva de Sá

INTRODUÇÃO

Em todo o mundo, a educação médica evoluiu para se tornar uma área de desenvolvimento e especialização. Como consequência, surgiram novas demandas para os educadores, professores, gestores e instituições de ensino. Essa necessidade de profissionalização da educação médica gera pressão crescente para a profissionalização da prática docente, que inclui a capacitação e o treinamento de professores e preceptores em seus novos papéis e responsabilidades. Essa tarefa, no entanto, não é fácil. Requer apoio institucional, liderança, alocação de recursos e reconhecimento da excelência no ensino.[1]

FORMAÇÃO MÉDICA

Houve um tempo em que qualquer indivíduo formado em um curso de medicina era considerado apto a ensinar novas gerações de estudantes. Atualmente, no entanto, é bem estabelecida a concepção de que as habilidades relacionadas ao ensino e à avaliação não podem ser tratadas como "dons inatos". Além de abranger um conteúdo específico, o ensino também envolve um processo e, para desenvolver a "arte" de ensinar, os futuros professores e supervisores precisam de apoio e treinamento.[2]

Os primeiros programas de desenvolvimento docente surgiram na década de 1970 e visavam a preparação dos professores para o ensino, sendo essa a sua principal responsabilidade naquela época. À medida que a educação médica se tornou mais profissional e mais complexa, novos objetivos foram acrescentados a esses programas. Em 1990, Sheets e Schwenk[3] definiram desenvolvimento docente como "qualquer atividade planejada para melhorar o conhecimento e as habilidades de um indivíduo em áreas prioritárias da atuação de um membro do corpo docente de um departamento ou programa de residência". Essa definição inclui habilidades de ensino, habilidades administrativas, habilidades de pesquisa e habilidades clínicas.

A partir da década de 1990, com a inserção dos novos métodos de aprendizagem autodirigida e centrada no aluno, houve significativa mudança nas atribuições do professor, que deixou de ser um "transmissor de conhecimento" para se tornar um "facilitador da aprendizagem".[1] Para assumir esses novos papéis, houve a necessidade de treinamento docente em novas habilidades, sendo necessário reformular os programas de desenvolvimento docente.

Na virada do milênio, a formação por competências emergiu nos cursos de graduação e programas de residência e, mais uma vez, novas habilidades foram estabelecidas para o treinamento de professores e preceptores.[1] De acordo com esse novo modelo, internacionalmente reconhecido, foram descritas seis áreas de atuação do professor de medicina do século XXI:[4]

- Provisão de informações técnico-científicas.
- Modelo de atuação profissional.
- Facilitação do processo de aprendizagem.
- Apoio, suporte e mentoria dos aprendizes.
- Planejamento de atividades educacionais.
- Desenvolvimento de recursos de ensino e aprendizagem.

Para tanto, o bom professor deve desempenhar os seguintes papéis:[4]

- Palestrante ou conferencista de temas e assuntos de sua especialidade.
- Instrutor e supervisor em atividades aplicadas e/ou prática clínica.
- Modelo de atuação como profissional médico (ética, postura, comunicação, habilidades técnicas e profissionalismo em consulta clínica, procedimentos, orientação de pacientes e trabalho em equipe).
- Modelo de atuação como professor (ética, postura, comunicação, profissionalismo e entrega de *feedback* em aulas, facilitações, supervisões e avaliações).
- Tutor, mentor e orientador dos aprendizes em sua futura carreira profissional.
- Facilitador da aprendizagem dos estudantes e/ou residentes.
- Participação no planejamento e na aplicação das avaliações.
- Participação na avaliação curricular.
- Planejamento curricular.
- Organização do curso e/ou disciplina.
- Produção e elaboração de guias, protocolos e roteiros de atividades.
- Produção e elaboração de recursos de apoio às atividades didáticas, como textos, vídeos, simuladores.

Embora a maioria das iniciativas de desenvolvimento docente descritas na literatura consista em programas formais (ou estruturados), como oficinas (*workshops*), seminários, programas longitudinais e especializações (*fellowships*), essa capacitação pode ocorrer em uma ampla variedade de contextos e cenários, e geralmente se inicia como um aprendizado formal no ambiente de trabalho.

A Figura 1 representa esquematicamente os espectros do desenvolvimento docente em duas dimensões, a das experiências (das individuais ou independentes às coletivas, vivenciadas em grupo) e a das abordagens (das informais às formais). A mentoria está posicionada no centro do esquema, pois qualquer estratégia de

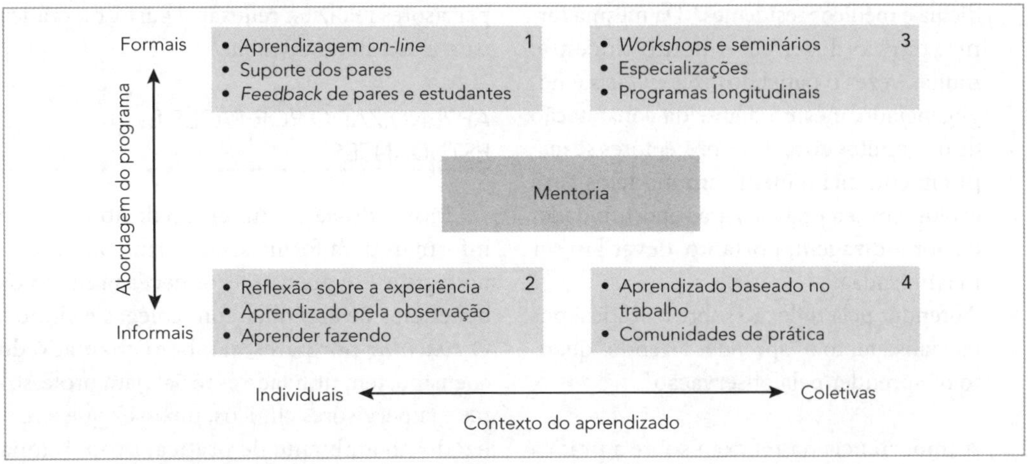

FIGURA 1 Desenvolvimento docente: dos *workshops* às comunidades de prática.
Adaptada de Steinert, 2010.[5]

desenvolvimento pessoal pode se beneficiar do suporte fornecido por um mentor qualificado.[5]

APRENDIZADO A PARTIR DA EXPERIÊNCIA

Sabe-se que preceptores e professores se tornam adeptos do seu trabalho, da natureza de suas responsabilidades e adquirem aprendizado a partir da sua rotina de atividades. Embora essa forma de aprender não seja considerada por muitos como uma das abordagens do desenvolvimento docente, ela é essencial para seu aprimoramento.[5]

Para fins práticos, esse aprendizado a partir da experiência pode ser subdividido em:[5]

- Aprender fazendo: é muitas vezes descrito como "aprendizagem experiencial" (*experiential learning*). Embora esta forma de aprendizado tenha sido amplamente reconhecida para o contexto clínico, suas implicações para o desenvolvimento docente ainda carecem de evidências.[5] Uma discussão aprofundada desse tipo de aprendizado se encontra em outro capítulo deste livro.
- Aprender pela observação: os modelos de bons profissionais (*role models*) adquirem um papel fundamental na aquisição de habilidades e atitudes pelos estudantes de medicina e médicos residentes.[6] Da mesma forma, para o desenvolvimento docente, muitas vezes o papel dos *role models* é negligenciado, mesmo diante da constatação de que muitos docentes e preceptores se inspiram conscientemente em modelos para evoluir em sua prática. Essas oportunidades de aprendizagem, portanto, deveriam ser maximizadas.
- Aprender pela reflexão sobre a prática: potencializa tanto o "aprender fazendo" quanto o "aprender pela observação".

A importância da reflexão sobre a prática médica já foi amplamente descrita e seus principais componentes são:[5]

- A reflexão na ação, que consiste na análise de uma atividade que está em andamento (que está sendo realizada).
- A reflexão sobre a ação, que consiste na análise sobre uma atividade, ação ou tarefa que foi realizada ou concluída.
- A reflexão para a ação, que consiste na análise do aprendizado adquirido a partir de uma experiência e de suas implicações para futuras ações ou atividades.[7]

Independentemente da nomenclatura, a autoconsciência, a análise crítica e o desenvolvimento de uma nova ideia ou perspectiva são fundamentais para o processo de reflexão sobre as atividades, sendo possível identificar diferentes formas de promover o desenvolvimento docente a partir de sua reflexão sobre a prática.[5]

A programação de reuniões regulares do corpo docente pode deflagar o processo de reflexão a partir da prática. Outras estratégias para esse aprimoramento são as anotações pessoais e as filmagens, que podem oferecer novos elementos (ou *insights*) para padrões recorrentes de comportamento. Assistir colegas em ação também pode desencadear reflexão. Seja qual for o local, fazer a si mesmo uma série de perguntas críticas pode ajudar na autorreflexão e no autodesenvolvimento.[5] Nesse contexto, vale lembrar que a forma como os professores e supervisores realizam reflexão a partir da prática é uma escolha individual.

APRENDIZADO POR PARES E ESTUDANTES

Movendo-se da dimensão de abordagens informais para formais, conforme observado na Figura 1, é preciso reconhecer também os benefícios de aprender com colegas e alunos. O *coaching* por pares, também chamado de coensino, tem utilidade especial para professores e supervisores clínicos, uma vez que é realizado no ambiente de prática, proporciona aprendizagem individual e estimula a aprendizagem colaborativa.[5] Essa modalidade de aprendizagem aprimora a prática clínica e pedagógica de professores e preceptores, possibilitando a melhoria das habilidades de ensino, avaliação e *feedback* nos ambientes de prática.[8] Assim, essa estratégia deve ser reconhecida como parte do desenvolvimento docente, porque permite que professores e preceptores aprendam uns com os outros enquanto ensinam juntos.[9]

É notável o fato de que muitos professores e preceptores relutam em buscar *feedback* de seus colegas. Nesses casos, cada docente ou preceptor deve ser estimulado a pedir a um colega para observá-lo em alguma atividade e fornecer *feedback* em seguida.[10]

Solicitar *feedback* aos alunos e médicos residentes também pode proporcionar melhora significativa no desempenho do professor ou supervisor. O *feedback* de alunos e residentes sobre uma determinada atividade conduzida pelo docente ou preceptor pode envolver as seguintes questões:[5]

- Esta atividade foi útil para você? O que você aprendeu com ela?
- Quais são as suas sugestões para melhorar esta atividade?

WORKSHOPS, SEMINÁRIOS E PROGRAMAS LONGITUDINAIS

As atividades apresentadas no terceiro quadrante da Figura 1 são as mais citadas quando se trata do desenvolvimento docente.

Os *workshops* (oficinas) se tornaram populares em razão de sua flexibilidade, aceitabilidade e por promoverem aprendizagem ativa.[5] Os participantes geralmente valorizam atividades com esse formato por conta de sua utilidade para o treinamento de habilidades como ensino em pequenos grupos, *feedback* e *workplace-based assessment*. Os *workshops* são também comumente utilizados para promover o engajamento do corpo docente com relação às mudanças curriculares e para adaptação dos docentes e preceptores aos novos ambientes de ensino, como o ensino no ambiente ambulatorial. Essas atividades apresentam objetivos e formatos variados.[5]

Como alternativa aos *workshops*, foram desenvolvidos mais recentemente programas longitudinais integrados para os quais o corpo docente compromete entre 10 e 20% de sua carga horária durante um longo período (1 a 2 anos). Esse formato permite que os professores e preceptores mantenham a maioria de suas responsabilidades nas áreas clínica, administrativa e de pesquisa enquanto promovem seu próprio desenvolvimento profissional.[5] Os componentes desses programas incluem uma variedade de métodos, como cursos, seminários, projetos de pesquisa independentes e participação em atividades de desenvolvimento de pessoal.[11] Além disso, o desenvolvimento de lideranças educacionais e atividades acadêmicas na área clínica também são estimulados nesses programas.[5]

Os cursos de especialização com certificados também têm se difundido no meio acadêmico. Um interesse crescente nessas atividades se deve a uma tendência de profissionalização da educação médica. Diversos autores defendem a necessidade de certificar os educadores médicos como forma de garantir padrões de qualidade.[5] Outros discordam, argumentando que isso representaria uma privação de direitos de educadores interessados e comprometidos.[12] Há, ainda, alguns que defendem que a especialização seria particularmente útil para profissionais interessados em liderança educacional, administração ou pesquisa.[13]

APRENDIZAGEM BASEADA NO TRABALHO E COMUNIDADES DE PRÁTICA

O quarto quadrante da Figura 1 apresenta duas estratégias para o desenvolvimento docente: a aprendizagem baseada no trabalho e as comunidades de prática.

A aprendizagem baseada no trabalho, ou aprendizagem para o trabalho,[14] baseia-se nos preceitos da aprendizagem experiencial, pois "aprender no trabalho" consiste no primeiro passo para a inserção de um profissional no ensino e na educação. Essa modalidade de aprendizagem ocorre dia a dia nos ambientes de trabalho, à medida que os professores conduzem as atividades de ensino e pesquisa e interagem entre si e com alunos e residentes. Nesse tipo de aprendizagem, as experiências cotidianas devem ser reconhecidas como experiências de aprendizagem e é importante refletir com os colegas, alunos e residentes sobre a aprendizagem que ocorre.[15]

Tradicionalmente, as atividades de desenvolvimento docente têm sido conduzidas longe dos ambientes de prática, sendo necessário que os professores e preceptores capacitados levem as lições aprendidas por eles de volta para esses locais. Talvez seja o momento para se pensar maneiras de melhorar o aprendizado que ocorre no próprio ambiente de trabalho. Trabalhando juntos e participando de uma comunidade maior, médicos, professores, gestores e cientistas básicos podem produzir novos conhecimentos e estratégias para lidar com os problemas e desafios educacionais.[5]

Conceitualmente, a comunidade de prática é definida como uma rede social persistente e sustentável de indivíduos que compartilham e desenvolvem uma base de conhecimento, crenças, valores, história e experiências com foco em uma prática comum e/ou empreendimento mútuo.[16]

Para um professor ou preceptor, tornar-se membro de uma comunidade de prática pode representar um passo crítico para o seu desenvolvimento.[5]

Lave e Wenger[17] sugerem que o sucesso de uma comunidade de prática depende dos seguintes fatores:

- Existência de um objetivo comum a ser compartilhado pela comunidade.
- Uso de conhecimento para alcançar esse objetivo.
- Natureza e importância dos relacionamentos formados entre os membros dessa comunidade.
- Relações entre a comunidade e aqueles que estão fora dela.
- Relação entre o trabalho da comunidade e o valor da atividade.

MENTORIA (OU *MENTORING*)

A mentoria é uma estratégia utilizada para promover socialização e desenvolvimento do corpo docente em nível acadêmico.[18] Os mentores podem fornecer orientação, apoio ou experiência para membros do corpo docente em uma variedade de perspectivas. Podem também facilitar a compreensão por parte dos professores e preceptores sobre a cultura e os valores institucionais no seu espaço de trabalho e inserir os novos professores nas redes profissionais.[19]

Daloz[20] descreveu um modelo de mentoria com três elementos principais: suporte, desafio e uma visão da carreira futura do indivíduo. Esse modelo pode servir como uma estrutura útil para o desenvolvimento docente, especialmente considerando que, para alguns autores, a mentoria é uma etapa crítica para o aprimoramento de um professor. Os mentores devem ser escolhidos com base em sua experiência, *expertise* e necessidades específicas.[5]

A implementação da formação baseada em competências (CBME) na residência médica no Brasil[21,22] e em diversos países no mundo[23] representa uma mudança nos referenciais para a capacitação de preceptores e supervisores. Os papéis atribuídos aos "formadores" dos médicos especialistas se tornaram mais diversificados e passaram a se estender muito além do domínio técnico da especialidade médica. De acordo com os novos referenciais, os supervisores devem exercer as funções de provedores de informação técnica atualizada e confiável, "facilitadores" do aprendizado, avaliadores, organizadores do currículo e dos cenários de aprendizagem, provedores de recursos de treinamento, além de atuarem como modelos de prática profissional.[24] Diante dessas novas necessidades, é preciso repensar o modelo, o formato e os objetivos dos cursos de capacitação de preceptores.

CURSO DE CAPACITAÇÃO DE PRECEPTORES DA FEBRASGO

Visando a qualificação da formação dos futuros especialistas de acordo com os novos referenciais da CBME, a Federação Brasileira das Associações de Ginecologia e Obstetrícia (Febrasgo) tomou a iniciativa de implementar um curso de capacitação para supervisores e preceptores de programas de residência médica nessa área a partir de 2018.[25]

O programa foi desenvolvido no modelo híbrido (*blended-learning*), contendo um módulo não presencial (na modalidade de ensino remoto assíncrono) e um módulo presencial (no formato *workshop*), tendo sido oferecido a todos os supervisores e preceptores de programas de residência médica em ginecologia e obstetrícia do país. Para participação no curso, a inscrição conta com uma ficha cadastral na qual devem constar o nome do programa em que o participante está inserido e o papel que desempenha no treinamento de médicos residentes.

O acesso à plataforma digital que hospeda as atividades do módulo não presencial é feito a partir de um *link* disponibilizado a todos os participantes do curso.

O módulo não presencial é subdividido em cinco blocos de atividades sobre os seguintes temas:

- Residência orientada por competências.
- Teste de progresso individual do residente.
- Avaliação em ambiente simulado pelo método de exame clínico objetivo e estruturado (do inglês *objective structured clinical examination* – OSCE).
- Avaliação em ambiente real pelos métodos de miniexercício clínico avaliativo (do inglês *mini-clinical exercise* – Mini-CEX) e observação direta de habilidades procedimentais (do inglês *direct observation of procedural skills* – DOPS) e técnicas de *feedback*.
- Elaboração de itens de boa qualidade.

Cada bloco de atividades contempla uma videoaula sobre o tema, material de suporte didático, referências bibliográficas, testes de memorização (*quiz*) e testes de verificação de conhecimento. Para progressão entre os blocos, é necessário que o participante apresente desempenho satisfatório nos testes de avaliação. A conclusão do último bloco, "Elaboração de itens de boa qualidade", exige que o participante elabore três testes de múltipla escolha de acordo com os preceitos de boa qualidade apresentados.

A participação dos alunos no módulo não presencial ocorre de maneira assíncrona e o candidato pode acessar o conteúdo dos blocos nos dias e horários que lhe forem mais convenientes, durante um período de 60 dias. A conclusão desse primeiro módulo é pré-requisito para participação no segundo módulo (presencial).

O módulo presencial é desenvolvido no formato de *workshops* (oficinas) para pequenos grupos de 20 a 30 participantes e tem como objetivo o treinamento de preceptores em novos métodos de avaliação e técnicas de *feedback*. Para esse treinamento, são utilizadas metodologias ativas de ensino para pequenos grupos, como discussões interpares, simulação e *role-playing*. Todas as atividades são facilitadas e supervisionadas pelos membros da Comissão de Residência Médica da Febrasgo (Coreme-Febrasgo). O curso é oferecido aos finais de semana, com dois períodos de atividade (manhã e tarde), no seguinte formato:

- Período da manhã: treinamento em *workplace-based assessment*, utilizando os métodos Mini-CEX e DOPS e treinamento em técnicas de *feedback*. Os participantes assistem a vídeos de atendimentos simulados e avaliam o desempenho (simulado) dos médicos residentes, utilizando ferramentas específicas de avaliação. Em seguida, sessões de *feedback* são simuladas entre os participantes (*role-playing*).

- Período da tarde: treinamento em métodos de avaliação em ambiente simulado, utilizando o método OSCE. Os participantes são informados sobre os objetivos da atividade e subdivididos em grupos de três participantes. Cada grupo recebe a tarefa de elaborar uma estação a partir da qual será feito o exame clínico, com inversão dos grupos (simulação). Ao final, a atividade é discutida entre os participantes sob a mediação de um facilitador (*debriefing*).

Desde a sua implementação, o curso de capacitação oferecido pela Febrasgo contou com a participação de mais de 380 preceptores de programas de residência médica em ginecologia e obstetrícia, de todas as regiões brasileiras. O módulo presencial foi oferecido em seis versões, sendo quatro realizadas na cidade de São Paulo (SP), uma em Belo Horizonte (MG), uma em Curitiba (PR) e uma em Fortaleza (CE).

Em 2019, foi realizada uma pesquisa de satisfação com 186 egressos. Para 92% dos entrevistados, a modalidade de ensino remoto assíncrono facilitou o acesso às atividades; para 87%, o curso proporcionou aquisição de conhecimento novo e relevante sobre o tema; e para 83%, a organização geral dos módulos foi satisfatória. A qualidade das apresentações (86%), dos *slides* (91%) e do material didático (86%) também foram satisfatórias para a maioria dos candidatos.[25] Esses resultados demonstram um elevado grau de satisfação dos participantes com os objetivos, conteúdo e formato do curso.

O conhecimento sobre as novas estratégias de ensino e avaliação tem despertado interesse crescente nas novas gerações de professores e preceptores, principalmente em decorrência das mudanças nos referenciais de ensino e avaliação que ocorreram nas últimas décadas em nível mundial. Muitas instituições de ensino e programas de residência médica estão se adaptando a essas mudanças, e a preparação do corpo docente e dos preceptores às suas novas atribuições e reponsabilidades requer programas de treinamento e capacitação voltados a essas necessidades.

O formato híbrido do curso favorece a adesão dos preceptores, possibilitando sua participação nas atividades em ambiente não presencial de forma assíncrona, em dias e horários mais oportunos e convenientes. O módulo presencial, no formato de *workshop*, apresenta elevados níveis de satisfação quando utilizado para esse tipo de treinamento.[5] A estrutura pedagógica do treinamento utiliza princípios da andragogia e metodologias de ensino para pequenos grupos centradas no aprendiz. Esses métodos são apoiados pela teoria construtivista moderna, descrita em outro capítulo deste livro.

Em 2020, em decorrência da pandemia de covid-19 e em respeito às recomendações da vigilância sanitária, houve a necessidade de interrupção das atividades presenciais do curso, que devem ser retomadas em formato atualizado mediante a flexibilização das restrições.

REFERÊNCIAS

1. McLean M, Cilliers F, van Wyk JM. Faculty development: yesterday, today and tomorrow. Med Teach. 2008;30(6):555-84.
2. Benor DE. Faculty development, teacher training and teacher accreditation in medical education: twenty years from now. Med Teach. 2000;22(5):503-12.
3. Sheets KJ, Schwenk TL. Faculty development for family medicine educators: an agenda for future activities. Teach Learning Med. 1990;2(3):141-8.
4. Harden RM, Crosby J. AMEE guide n. 20: The good teacher is more than a lecturer – the twelve roles of the teacher. Med Teach. 2000;22(4):334-47.
5. Steinert Y. Faculty development: from workshops to communities of practice. Med Teach. 2010;32(5):425-8.
6. Cruess SR, Cruess RL, Steinert Y. Role modelling: making the most of a powerful teaching strategy. BMJ. 2008;336(7646):718-21.
7. Lachman N, Pawlina W. Integrating professionalism in early medical education: the theory and application of reflective practice in the anatomy curriculum. Clin Anat. 2006;19(5):456-60.
8. Flynn SP, Bedinghaus J, Snyder C, Hekelman F. Peer coaching in clinical teaching: a case report. Fam Med. 1994;26(9):569-70.
9. Showers B, Joyce B. The evolution of peer coaching. Educ Leadership. 1996;53(6):12-6.
10. Newman LR, Lown BA, Jones RN, Johansson A, Schwartzstein RM. Developing a peer assessment of lecturing instrument: lessons learned. Acad Med. 2009;84(8):1104-10.

11. Gruppen LD, Simpson D, Searle NS, Robins L, Irby DM, Mullan PB. Educational fellowship programs: common themes and overarching issues. Acad Med. 2006;81(11):990-4.
12. Purcell N, Lloyd-Jones G. Standards for medical educators. Med Educ. 2003;37(2):149-54.
13. Cohen R, Murnaghan L, Collins J, Pratt D. An update on master's degrees in medical education. Med Teach. 2005;27(8):686-92.
14. Swanwick T. See one, do one, then what? Faculty development in postgraduate medical education. Postgrad Med J. 2008;84(993):339-43.
15. Boud D, Middleton H. Learning from others at work: communities of practice and informal learning. J Workplace Learning. 2003;15:194-202.
16. Barab SA, Barnett M, Squire K. Developing an empirical account of a community of practice: Characterizing the essential tensions. J Learning Sci. 2002;11(4): 489-542.
17. Lave J, Wenger E. Situated learning: legitimate peripheral participation. Cambridge: Cambridge University Press; 1991.
18. Bligh J. Mentoring: an invisible support network. Med Educ. 1999;33(1):2-3.
19. Walker WO, Kelly PC, Hume RF. Mentoring for the new millennium. Med Educ Online. 2002;7(1):4543.
20. Daloz LS. Effective teaching and mentoring. California, US: Bass Publishers; 1986.
21. Romão GS, Reis FJC, Cavalli RC, Sá MFS. Matriz de competência em ginecologia e obstetrícia: um novo referencial para os programas de residência médica no Brasil. Femina. 2017;45(3):172-7.
22. Romão GS, Sá MFS. Competency-based training and the competency framework in gynecology and obstetrics in Brazil. Rev Bras Ginecol Obstet. 2020;42(5):272-88.
23. Carraccio C, Wolfsthal SD, Englander R, Ferentz K, Martin C. Shifting paradigms: from Flexner to competencies. Acad Med. 2002;77(5):361-7.
24. Fernandez N, Audétat MC. Faculty development program evaluation: a need to embrace complexity. Adv Med Educ Pract. 2019;10:191-9.
25. Romão GS, Sá MFS. Curso de capacitação de preceptores da Febrasgo: pesquisa de satisfação (2019). Femina. 2019;47(6):365-6.

CAPÍTULO 15

Residente como educador

Ionara Diniz Evangelista Santos Barcelos
Karen Cristine Abrão

INTRODUÇÃO

O papel do médico residente na formação de estudantes e de residentes menos graduados faz parte da história da educação médica. Apesar da falta de dados nacionais sobre esse tema, a literatura internacional mostra que entre um terço e dois terços da formação em medicina envolve profissionais menos experientes que fazem parte da equipe dos serviços de saúde, incluindo médicos residentes. Estima-se, ainda, que um quarto do tempo de treinamento do médico residente envolve atividades de ensino para estudantes e outros residentes.[1,2] De modo geral, os estudantes apreciam estar em contato com os residentes e estes gostam de ensinar os estudantes e seus pares menos experientes, embora poucos se sintam realmente confiantes com relação a sua capacidade de ensino.[3,4]

Alguns autores utilizam o termo "*near-peer teachers*" (ou "professores pares") para caracterizar esse tipo de ensino, no qual quem ensina não é ainda um educador profissional nem especialista em um determinado campo e, enquanto ensina alunos ou colegas menos graduados, dá continuidade ao próprio aprendizado.[2,5]

ENSINAR A ENSINAR

Se, por um lado, estudos demonstram que os residentes apresentam uma atuação fundamental e complementam a atividade do docente; por outro, eles próprios relatam anseio por melhorar suas habilidades de ensino.[6,7] Embora muitos médicos residentes destinem parte significativa de seu tempo ao treinamento de residentes menos experientes e até alunos de graduação, apenas raramente são ensinados a ensinar. Quando devidamente capacitados, no entanto, os residentes podem cumprir essa tarefa de forma mais eficaz.[8]

A organização de atividades formais para o desenvolvimento de competências pedagógicas entre os residentes, a fim de que possam exercer adequadamente o papel de educadores, é um tema que recentemente tem sido bastante abordado na literatura de educação médica. Considerando essa preocupação, a Federação Brasileira das Associações de Ginecologia e Obstetrícia (Febrasgo), em sua matriz de competências para a residência médica de ginecologia e obstetrícia, apontou no eixo "Profissionalismo" (eixo 16) as habilidades docentes como parte das competências a serem desenvolvidas durante a residência da especialidade. Segundo esse documento, espera-se que a partir do segundo ano do programa o residente "colabore, auxilie e apoie os residentes menos experientes em seu processo de aprendizado e desenvolvimento técnico".[9] Uma discussão mais aprofundada sobre profissionalismo é abordada em outro capítulo deste livro.

Essa recomendação segue uma tendência mundial. O Accreditation Council for Graduate Medical Education (ACGME) dos Estados Unidos, por exemplo, recomenda que os programas de residência capacitem os residentes para que desenvolvam habilidades de docência e possam educar de forma efetiva pacientes, famílias, estudantes, colegas residentes e outros profissionais de saúde.[10] Já o Liaison Committee on Medical Education, que atua nos Estados Unidos e no Canadá, sugere que é atribuição dos programas de residência fornecer treinamento e avaliação dos médicos residentes no sentido de assegurar o desenvolvimento de suas competências como "professores".[11] Como resposta a essas expectativas e necessidades, tomando como objetivo aprimorar as habilidades de ensino dos residentes, alguns programas têm adicionado o tema a seu currículo.[12]

Uma revisão sistemática sobre a eficácia de programas para o desenvolvimento de competências docentes entre médicos residentes encontrou resultados positivos quanto à satisfação dos residentes com os programas, mudanças positivas nas atitudes com relação ao ensino e melhora no conhecimento sobre os princípios educacionais.[13] É necessário destacar, no entanto, que o número de estudos incluídos nessa revisão foi pequeno, com desenhos heterogêneos, de maneira que o conjunto de evidências disponíveis que abordam estruturas curriculares que contemplem a formação de "residentes como instrutores" é muito escasso, dificultando a adaptação e/ou reprodução por outros programas de residência.[14]

As diretrizes da Association for Medical Education in Europe sobre esse tema listam os seguintes objetivos e benefícios da criação de programas dessa natureza:[5]

- Desenvolver habilidades de ensino e aprendizagem eficazes e fundamentadas em evidências.
- Promover o interesse pela docência e por outras atividades de liderança educacional, bem como identificar potenciais futuros líderes em educação.
- Criar uma cultura de positividade e efetividade com relação à educação dentro dos programas de ensino.
- Aumentar a capacidade educacional dos programas e departamentos e aliviar a sobrecarga de docentes em atividades educativas.
- Melhorar a experiência de quem aprende, permitindo que aprendam melhor com o auxílio de mais profissionais.
- Formar modelos de comportamento para os estudantes e residentes mais jovens.
- Identificar líderes no programa de residência que possam influenciar direta ou indiretamente os demais no fornecimento de ensino eficaz para colegas, outros membros da equipe e alunos.

Outra iniciativa que merece ser citada foi a criação de um consenso sobre o treinamento de residentes como instrutores por um grupo de multiespecialistas da Harvard Medical School. Esse grupo tomou por base sua experiência acumulada como líderes no ensino médico e como instrutores *experts* em uma grande variedade de funções, como coordenadores de estágio, supervisores de programas de residência, preceptores, coordenadores de educação médica, entre outros.[15] Esse consenso, descrito no formato de *checklist*, ainda precisa de validação, mas pode ser utilizado pelos programas de residência e de estágio para desenvolver programas de formação do "residente como instrutor", avaliar o que o programa já oferece e estimular a cultura do ensino. O Quadro 1 apresenta os elementos de formação de competências de ensino definidos por esse consenso.

ELABORAÇÃO DE PROGRAMAS DE FORMAÇÃO DE RESIDENTES COMO EDUCADORES

Os formatos dos programas de desenvolvimento de competências docentes para residen-

QUADRO 1 Elementos de formação de competências de ensino para residentes

Currículo formal	Ambiente cultural e de aprendizado	Avaliação
▪ Orientação sobre o papel de instrutor para o novo residente ▪ Visão geral sobre o currículo do ensino médico ▪ Expectativas do residente como instrutor ▪ Introdução ao ensino clínico ▪ Características de instrutores efetivos ▪ Teoria do ensino para adultos ▪ Estabelecimento de expectativas e contratos de educação ▪ Ensino em pequenos grupos ▪ Ensino em grandes grupos ▪ Realização de *feedback* efetivo ▪ Melhora do ambiente de aprendizado (redução de maus-tratos) ▪ Ensino de raciocínio clínico e pensamento crítico ▪ Ensino em ambiente ambulatorial ▪ Ensino de procedimentos ▪ Ensino à beira do leito ▪ Ensino de habilidades clínicas ▪ Currículo oculto (ou "individualizando o profissionalismo") ▪ Situações desafiadoras do ensino e da aprendizagem ▪ Ensino e avaliação de profissionalismo ▪ Realização de grandes encontros sobre educação (pelo menos um por ano)	Oferecimento de ensino especializado ▪ Programa de mentoria para residentes com objetivos de formação de liderança em educação ▪ Apoio para projetos de pesquisa em educação ▪ Grupo de interesse em educação médica para residentes ▪ Programa de ensino para residentes já em treinamento ▪ Tempo e apoio financeiro para instrutores e residentes para assistirem a conferências sobre educação (locais, regionais ou nacionais) ▪ Academia de professores no hospital ou escola médica para desenvolvimento, reconhecimento e premiação de instrutores e residentes no quesito ensino ▪ Sistema departamental para lidar com queixas de maus-tratos Compensação e promoção do instrutor ▪ Instrutor recompensado financeiramente pelo ensino ▪ Avaliações escritas e/ou ensino do instrutor ligados a promoção e/ou salário Premiações do ensino ▪ Premiações do departamento para instrutores pelo ensino de residentes ▪ Premiações do departamento para instrutores pelo ensino de alunos de medicina ▪ Premiações do departamento para residentes pelo ensino de outros residentes ▪ Premiações do departamento para residentes pelo ensino de alunos de medicina ▪ Premiações do hospital para residentes que orientam estudantes de medicina ▪ Premiações do hospital para instrutores que orientam estudantes de medicina ▪ Outros prêmios de ensino	Estagiários avaliados segundo habilidade de ensino ▪ Pelo corpo de instrutores ▪ Pelos residentes/*fellows* ▪ Pelos estudantes Avaliação das habilidades de ensino ▪ Avaliação de ensino objetiva e estruturada ▪ Vídeo do ensino com *feedback* ▪ Observação direta do ensino com *feedback* ▪ Avaliações do ensino usadas nos encontros semestrais para revisão de desempenho Avaliação do instrutor em habilidades de ensino ▪ Pelos residentes/*fellows* ▪ Pelos estudantes de medicina Desenvolvimentos do instrutor em habilidades de ensino ▪ *Workshop* ou curso de educação médica ▪ Disponibilidade de observação de seus pares Avaliação externa ▪ Revisão externa do programa educacional do departamento por consultores ou instrutores especializados convidados para assegurar qualidade

Adaptado de McKeon et al., 2019.[15]

tes oferecidos em outros países variam bastante na literatura, envolvendo desde *workshops* com duração de 1 dia até programas longitudinais ou atividades eletivas. Um ponto de partida importante para a construção desse tipo de programa é o entendimento das necessidades de cada instituição.[17] Nesse processo, é preciso responder a perguntas como:

- Com que atividades de ensino os residentes estarão envolvidos?
- Para quais grupos eles ensinam: estudantes de medicina, residentes mais jovens, equipe multiprofissional?
- Como se organiza o currículo desses cursos e programas?
- Quais serão os papéis e responsabilidades?
- As atividades possuem caráter formal ou informal?
- Qual o perfil desses residentes e como eles gostam de aprender?
- Qual o tempo que poderá ser dedicado a essa aprendizagem?
- Que recursos estão disponíveis para organizar esse programa?
- Quem serão os responsáveis por ensinar essas competências aos residentes?
- Quais são os resultados esperados dessa aprendizagem?

Com os resultados dessa avaliação inicial em mãos, o programa será construído de maneira mais objetiva e direcionada, com maiores chances de atingir os objetivos inicialmente propostos. Partindo dos resultados de aprendizagem esperados, cria-se o desenho do programa, com a escolha de conteúdos, atividades e formas de avaliação que permitam desenvolver essas habilidades entre os residentes, no contexto da educação baseada em competências. É interessante que educadores mais experientes estejam envolvidos nesse momento.[17]

A supervisão e a avaliação das atividades criadas são fundamentais para o sucesso do programa, idealmente medindo-se não apenas a satisfação dos residentes ou a melhora da autoconfiança no que tange ao exercício de atividades de ensino, mas também verificando-se os resultados em termos de mudanças comportamentais, experiência daqueles que estão sendo ensinados por eles e resultados na aprendizagem e na assistência ao paciente.

FORMAÇÃO DO RESIDENTE COMO INSTRUTOR NO BRASIL

Recentemente, a Universidade Estadual de Campinas (Unicamp) criou o programa Discentes Educadores do Amanhã, voltado ao desenvolvimento de habilidades de educação médica entre estudantes da graduação. A Associação Brasileira de Educação Médica firmou uma parceria com a Unicamp para oferecer esse programa em âmbito nacional.[16] O programa aborda os seguintes temas:

- Aspectos do ensino e da aprendizagem.
- Papel do educador.
- Papel do educando.
- Responsabilidade social da escola médica.
- Engajamento estudantil.
- Desenvolvimento curricular.
- Ensino baseado em competências.
- Avaliação.

Ainda não existem, no entanto, programas estruturados em nível nacional focados na formação do residente como educador. Para alguns dos envolvidos diretamente nas dificuldades e demandas diárias dos programas de residência médica, isso pode parecer uma tarefa difícil de ser alcançada, pois muitas vezes os próprios preceptores da residência médica ainda não possuem essa formação.[1]

Considerando a realidade dos programas de residência em funcionamento no país, em que, com frequência, o tempo é um ativo valioso, é válido começar com programas breves de formação do residente como instrutor, oferecendo uma visão geral e enfoque nos aspectos mais importantes para o serviço em questão. A partir daí, será possível avaliar os resultados e, aos poucos, incrementar as atividades à medida que se forma a cultura de profissionalização do ensino.

Nesse sentido, a Federação Brasileira das Associações de Ginecologia e Obstetrícia (Febrasgo) tem apoiado o desenvolvimento de competências de ensino por meio da oferta do curso de capacitação para profissionais envolvidos com a residência médica, como um primeiro passo para a profissionalização da educação nos programas de residência de ginecologia e obstetrícia.

CONSIDERAÇÕES FINAIS

O desenvolvimento de uma compreensão mais acurada das habilidades necessárias para o sucesso como "médico educador" é um grande avanço que pode resultar em melhora da qualidade do ensino e elevar os resultados de aprendizado. Ferramentas padronizadas para avaliar aspectos do residente como instrutor dentro do programa podem auxiliar e devem contemplar não apenas o residente, mas outros aspectos como currículo formal, ambiente de ensino e avaliação, no sentido de apoiar e promover a cultura do ensino.

As referências da experiência internacional, bem como a matriz de competências da Febrasgo, podem auxiliar os responsáveis pelos programas de residência de ginecologia e obstetrícia a adotarem uma abordagem mais sistemática para o desenho e a implementação de atividades que desenvolvam competências de ensino durante a residência médica.

A Comissão de Residência Médica da Febrasgo tem trabalhado no sentido de viabilizar a capacitação e o acesso de supervisores e preceptores de residência médica a essas ferramentas, com o objetivo de profissionalizar essa atividade e aprimorar a qualidade dos programas de residência do país.

REFERÊNCIAS

1. Feijó LP, Fakhouri Filho SA, Nunes MPT, Augusto KL. Residente como professor: uma iniciação à docência. Rev Bras Educ Med. 2019;43(2):225-30.
2. Ross MT, Cameron HS. Peer assisted learning: a planning and implementation framework: AMEE guide n. 30. Med Teach. 2007;29(6):527-45.
3. Bing-You RG, Sproul MS. Medical students' perceptions of themselves and residents as teachers. Med Teach. 1992;14(2-3):133-8.
4. Busari JO, Prince KJAH, Scherpbier AJJA, van der Vleuten CPM, Essed GGM. How residents perceive their teaching role in the clinical setting: a qualitative study. Med Teach. 2002;24(1):57-61.
5. Ramani S, Mann K, Taylor D, Thampy H. Residents as teachers: near peer learning in clinical work settings: AMEE guide n. 106. Med Teach. 2016;38(7):642-55.
6. Jafri W, Mumtaz K, Burdick WP, Morahan PS, Freeman R, Zehra T. Improving the teaching skills of residents as tutors/facilitators and addressing the shortage of faculty facilitators for PBL modules. BMC Med Educ. 2007;7:34.
7. Wachtel JK, Greenberg MR, Smith AB, Weaver KR, Kane BG. Residents as teachers: residents' perceptions before and after receiving instruction in clinical teaching. J Am Osteopath Assoc. 2013;113(1):23-33.
8. Morrison EH, Hafler JP. Yesterday a learner, today a teacher too: residents as teachers in 2000. Pediatrics. 2000;105(1 Pt 3):238-41.
9. Romão GS, Sá MFS. Competency-based training and the competency framework in gynecology and obstetrics in Brazil. Rev Bras Ginecol Obstet. 2020;42(5):272-88.
10. Accreditation Council for Graduate Medical Education. Common program requirements. Disponível em: https://www.acgme.org/What-We-Do/Accreditation/Common-Program-Requirements. Acessado em: 13 out 2021.
11. Liaison Committee on Medical Education. Functions and structure of a medical school: accreditation and the Liaison Committee on Medical Education, standards for accreditation of medical education programs leading to the MD degree. Washington, DC/Chicago: Association of American Medical Colleges/American Medical Association; 2016.
12. Fromme HB, Whicker SA, Paik S, Konopasek L, Koestler JL, Wood B, et al. Pediatric resident-as-teacher curricula: a national survey of existing programs and future needs. J Grad Med Educ. 2011;3(2):168-75.
13. Hill AG, Yu TC, Barrow M, Hattie J. A systematic review of resident-as-teacher programmes. Med Educ. 2009;43(12):1129-40.
14. Bree KK, Whicker SA, Fromme HB, Paik S, Greenberg L. Residents-as-teachers publications: what can programs learn from the literature when starting a new

or refining an established curriculum? J Grad Med Educ. 2014;6(2):237-48.

15. McKeon BA, Ricciotti HA, Sandora TJ, Ramani S, Pels R, Miloslavsky EM, et al. A consensus guideline to support resident-as-teacher programs and enhance the culture of teaching and learning. J Grad Med Educ. 2019;11(3):313-8.
16. Afonso DH, Batista NA, Pereira DVR. Aprimoramento da qualidade dos cursos de medicina brasileiros. Boletim Abem. 2020;XLVI:6. Disponível em: https://website.abem-educmed.org.br/wp-content/uploads/2020/10/Boletim-do-Cobem-final.pdf. Acessado em: 10 set 2021.
17. Mann KV, Sutton E, Frank B. Twelve tips for preparing residents as teachers. Med Teach. 2007;29(4):301-6.

CAPÍTULO 16

Princípios éticos na formação do residente

Maria Celeste Osório Wender
Lia Cruz Vaz da Costa Damásio

INTRODUÇÃO

O termo "bioética" foi inicialmente proferido pelo médico americano Van Rensselaer Potter em um artigo publicado em 1970 intitulado "Bioethics, the science of survival".[1] "Bioética" pode ser definida, em apertada síntese, como o estudo sistemático da conduta humana no âmbito das ciências da vida e da saúde, enquanto esta conduta é examinada à luz de valores e princípios morais.[1] Esse conceito se desenvolveu em decorrência de fatores como o desenvolvimento tecnológico e científico, a manifestação dos direitos individuais, a modificação da relação médico-paciente, o pluralismo social e o crescimento econômico do pós-guerra.[1]

Em 1979, Beauchamp e Childress publicaram uma obra que tornou-se um importante marco na história da bioética, intitulada *Princípios da ética biomédica*.[2] Nela, apresentaram pela primeira vez os quatro princípios bioéticos: beneficência, não maleficência, autonomia e justiça.[3] Segundo os próprios autores, ao analisarem a evolução histórica 45 anos depois, eles tiveram como objetivo escrever um volume geral, distinto e necessário, sobre ética biomédica, que fosse abrangente em termos de identificação de noções morais relevantes e de suas aplicações para a maioria dos tipos de casos, desenvolvido sistematicamente e com apresentação integrada de ética e teoria.[4] Os princípios apresentados nessa obra são usados para ajudar a resolver questões morais e problemas que surgem em alguns casos; e os casos, por sua vez, são usados como testes de adequação dos princípios.[4]

Esses quatro princípios são igualmente importantes, não havendo diferença hierárquica entre eles.[3] A autonomia é o único desses princípios que não é contemplado desde o "Juramento de Hipócrates", escrito no século V a.C.[3]

PRINCÍPIOS DA ÉTICA BIOMÉDICA

Princípio da beneficência

O princípio da beneficência estabelece a obrigação moral de agir em benefício do paciente, referindo-se à obrigação ética de maximizar o benefício.[5] Pode ser encontrada referência a ele no "Juramento de Hipócrates" no seguinte trecho: "Em toda a casa, aí entrarei para o bem dos doentes, mantendo-me longe de todo o dano voluntário".[3] O Código de Ética Médica prevê, em seus princípios, que o alvo de toda a atenção do médico é a saúde do ser humano, em benefício da qual deverá agir com o máximo de zelo e o melhor de sua capacidade profissional.[6]

Para atender a esse princípio, o profissional deve ter a maior convicção e o máximo de informação técnica possíveis que assegurem ser o ato médico benéfico ao paciente – ação que faz o bem.[5]

Princípio da não maleficência

Para muitos doutrinadores, o princípio da não maleficência destaca, enfatiza e reforça o princípio da beneficência, na medida em que estabelece a obrigação moral de não prejudicar o paciente.[3] A não maleficência está consagrada no "Juramento de Hipócrates como "*primum non nocere*" (primeiro não prejudicar).[5] No Código de Ética Médica, o artigo 1º do capítulo "Responsabilidade profissional" estabelece que é vedado ao médico causar dano ao paciente, por ação ou omissão, caracterizável como imperícia, imprudência ou negligência.[6] Em consonância com o tipo de responsabilidade atribuída ao médico, que é subjetiva, a não maleficência destaca a obrigação de não infligir danos de maneira intencional ou sem intenção validada para o diagnóstico ou terapêutica.[4]

Beauchamp e Childress fazem uso do seguinte caso para analisar os limites entre os princípios da beneficência e da não maleficência:[1]

> Robert Mcfall estava morrendo de anemia aplástica, e seus médicos recomendaram um transplante de medula óssea extraído de um doador geneticamente compatível, o que faria com que suas chances de sobreviver por mais 1 ano passassem de um índice de 25% para um intervalo de 40 a 60%. O primo do paciente, David Shimp, concordou com se submeter aos exames para determinar se seria um doador adequado. Depois de completar os exames de compatibilidade de tecido, ele se recusou a fazer o exame de compatibilidade genética. Havia mudado de ideia sobre a doação. Sendo ajuizada uma ação para obrigar o primo a realizar os exames restantes, e caso desse positivo, a se submeter obrigatoriamente ao procedimento, o advogado do enfermo argumentou que ao concordar com se submeter ao primeiro exame e depois desistir, havia provocado um prejuízo enorme ao paciente, considerado um atraso de proporções críticas, o que teria violado o princípio da não maleficência. O juiz decidiu negar o pedido, pois considerou que o primo não violou nenhuma obrigação legal, mas que sua atitude foi moralmente reprovável. Este caso serve para constatar a dificuldade de identificar as obrigações específicas implicadas pelos princípios da não maleficência e da beneficência.[1]

Princípio da autonomia

O princípio da autonomia preceitua que, exceto em situação de risco de morte, cabe ao paciente decidir sobre as práticas diagnósticas e terapêuticas a que quer se submeter.[3] Na bioética, portanto, prevalece o conceito de autonomia que se refere ao poder de tomada de decisão no cuidado com a saúde.[1] De acordo com esse princípio, os indivíduos capacitados a deliberarem sobre suas escolhas pessoais devem ser tratados com respeito pela sua capacidade de decisão, desde as escolhas terapêuticas, alternativas, até as decisões sobre a terminalidade da vida.[5] Quaisquer atos médicos devem ser autorizados pelo paciente, seja por declaração expressa ou consentimento tácito, devidamente registrado em prontuário.[5,6]

Além da capacidade do paciente, é condição indispensável para o exercício da autonomia a liberdade, no sentido de atuação livre de interferência de terceiros, livre de limitações pessoais que possam restringir a escolha e livre de lacunas de informação e de entendimento.[7] Essa capacidade apresenta três importantes dimensões: tomar decisões com base em motivos racionais, chegar a resultados razoáveis por meio de decisões e a própria capacidade de tomar decisão.[1]

A Federação Internacional de Ginecologia e Obstetrícia (Figo), por meio do seu Comitê para Assuntos Éticos da Reprodução Humana e Saúde da Mulher, divulga, desde 1994, em um dos seus marcos de referência ética para os cuidados ginecológicos e obstétricos, o seguinte trecho:

> O princípio da autonomia enfatiza o importante papel que a mulher deve adotar na tomada de decisões com respeito aos cuidados de sua saúde. Os médicos deverão observar a vulnerabilidade feminina, solicitando expressamente sua escolha e respeitando suas opiniões.[5]

Em pacientes intelectualmente deficientes e no caso de crianças, o princípio da autonomia deve ser exercido pela família ou responsável legal.[5] Carlindo Filho, no entanto, afirma que, embora os pais sejam responsáveis por seus filhos, não são os seus donos.[3] Crianças e adolescentes têm vontades e personalidades próprias e, portanto, têm direito a graus diferentes de autonomia.[3] A capacidade da criança e do adolescente de enfrentar problemas é diversificada e subjetiva e varia com a maturidade e o grau de compreensão, não sendo tão estritamente determinada pela idade cronológica.[3] Por isso, as crianças e os adolescentes devem ter direito à autonomia no limite de seu discernimento e devem ser ouvidas e respeitadas sempre, apesar de a decisão final ser do responsável de acordo com a idade e a determinação legal.[3]

No Código de Ética Médica, a autonomia é abordada já nos princípios fundamentais:

> Capítulo I – Princípios fundamentais
> [...]
> XXI. No processo de tomada de decisões profissionais, de acordo com seus ditames de consciência e as previsões legais, o médico aceitará as escolhas de seus pacientes, relativas aos procedimentos diagnósticos e terapêuticos por eles expressos, desde que adequadas ao caso e cientificamente reconhecidas.[6]

Nos deveres, há diversas vedações citadas envolvendo a questão da autonomia, sendo vedado ao médico:

- Deixar de obter consentimento do paciente ou de seu representante legal após esclarecê-lo sobre o procedimento a ser realizado, salvo em caso de risco iminente de morte (artigo 22).
- Deixar de garantir ao paciente o exercício do direito de decidir livremente sobre sua pessoa ou seu bem-estar, bem como exercer sua autoridade para limitá-lo (artigo 24).
- Deixar de respeitar a vontade de qualquer pessoa, considerada capaz física e mentalmente, em greve de fome, ou alimentá-la compulsoriamente, devendo cientificá-la das prováveis complicações do jejum prolongado e, na hipótese de risco iminente de morte, tratá-la (artigo 26).
- Desrespeitar o direito do paciente ou de seu representante legal de decidir livremente sobre a execução de práticas diagnósticas ou terapêuticas, salvo em caso de iminente risco de morte (artigo 31).

Além disso, há as previsões de informação, sigilo, confidencialidade e obtenção do consentimento, que também impactam a autonomia real.[3,6]

Existe também uma preocupação e extremo respeito com a questão da autonomia do médico, que se destacam nos seguintes artigos do Código de Ética Médica vigente:[6]

> Capítulo I – Princípios fundamentais
> [...]
> VII. O médico exercerá sua profissão com autonomia, não sendo obrigado a prestar serviços que contrariem os ditames de sua consciência ou a quem não deseje, excetuadas as situações de ausência de outro médico, em caso de urgência ou emergência, ou quando sua recusa possa trazer danos à saúde do paciente.
> [...]
> Capítulo II – Direitos dos médicos
> É direito do médico:
> [...]
> IV. Recusar-se a exercer sua profissão em instituição pública ou privada onde as condições de trabalho não sejam dignas ou possam prejudicar a própria saúde ou a do paciente, bem como a dos demais profissionais. Nesse caso, comunicará imediatamente sua decisão à comissão de ética e ao Conselho Regional de Medicina.
> [...]
> IX. Recusar-se a realizar atos médicos que, embora permitidos por lei, sejam contrários aos ditames de sua consciência.
> [...]

> Capítulo V – Relação com pacientes e familiares
> É vedado ao médico:
> [...]
> Artigo 36 Abandonar paciente sob seus cuidados.
> § 1º Ocorrendo fatos que, a seu critério, prejudiquem o bom relacionamento com o paciente ou o pleno desempenho profissional, o médico tem o direito de renunciar ao atendimento, desde que comunique previamente ao paciente ou seu responsável legal, assegurando-se da continuidade dos cuidados e fornecendo todas as informações necessárias ao médico que lhe suceder.
> § 2º Salvo por motivo justo, comunicado ao paciente ou a seus familiares, o médico não abandonará o paciente por ser este portador de moléstia crônica ou incurável, mas continuará a assisti-lo ainda que para cuidados paliativos.

O equilíbrio entre o respeito à autonomia do paciente e do médico deve sempre prevalecer a favor dos demais princípios bioéticos da relação médico-paciente e, sempre que possível, em benefício do paciente.

Princípio da justiça

O princípio da justiça diz respeito ao dever de agir com equidade, oferecendo mais a quem tem menos e menos a quem tem mais, na forma da justiça distributiva. Assim, devem-se tratar os desiguais desigualmente para que se possam equilibrar os recursos disponíveis e igualar as oportunidades de acesso.[3,5]

IMPORTÂNCIA DO TEMA PARA A FORMAÇÃO DO MÉDICO RESIDENTE, A PRÁTICA PROFISSIONAL E OS PROGRAMAS DE RESIDÊNCIA

Como já mencionado, entre os quatro princípios não há qualquer hierarquia estabelecida, por isso, em situações de conflito entre eles no caso concreto, deve-se analisar detalhadamente para decidir qual deve prevalecer.[5] Para a prática ética e moralmente correta da medicina, portanto, não há respostas prontas e previamente definidas. Assim, em cada situação, a aplicação dos princípios pode ajudar no processo decisório.

Além disso, a realidade da prática profissional e da educação médica acompanha a evolução social e democrática do acesso à justiça e do conhecimento e da defesa dos direitos e deveres, com consequente aumento da judicialização na área da saúde. Os efeitos dessa evolução são positivos, mas também desafiadores na atividade médica. Relações médico-paciente paternalistas e impositivas, abusos de autoridade na educação médica e na formação de residentes, bem como a alienação dos médicos em geral quanto aos assuntos legais e jurídicos são cada vez mais ultrapassados e pouco tolerados. Como exemplo, Boyaciyan nos traz a narrativa de Pedro Piva e Antonacci Carvalho:

> [...] em um paciente com risco iminente de vida, justifica-se a aplicação de medidas salvadoras (diálise, amputação, histerectomia, ventilação assistida, transplantes etc.) mesmo que tragam consigo algum grau de sofrimento, prevalecendo assim o princípio da beneficência sobre o da não maleficência. O primeiro objetivo neste momento é a preservação da vida.[5]

O autor complementa que, por outro lado, quando o paciente se encontra em fase de morte inevitável e a cura já não é mais possível, o princípio da não maleficência prepondera sobre o da beneficência, ou seja, tomam-se medidas que proporcionam o alívio da dor em primeira instância. Instituir nesta fase um tratamento mais agressivo, visando a cura (um transplante, por exemplo), além de ser um ato ineficaz, traria maior sofrimento.[5]

IMPLEMENTAÇÃO

Na organização dos programas de residência médica, devem ser levados em consideração não só a produção do conhecimento e o treinamento de habilidades, como também a aplicabilidade desse saber à realidade social do país.[8] Fortemente vinculado a essas questões está o problema de como realizar tais tarefas sem desrespeitar a dignidade das pessoas doentes e contemplando seus direitos de participação nas decisões sobre sua saúde.[8] Do ponto de vista ético, isso significa buscar os princípios e valores que possam justificar, por exemplo, o fato de alguns médicos se especializacrem na prática de atos médicos complexos.[8]

Esses aspectos éticos envolvem o residente, enquanto médico e responsável pelos seus atos de maneira personalíssima, e a responsabilidade do preceptor.[6] Segundo Genival Veloso de França, a responsabilidade do preceptor é consequente do caráter peculiar da tarefa de preceptoria e deve ser definida como responsabilidade derivada ou compartida, já que cada membro da equipe carrega consigo a corresponsabilidade por atos médicos praticados. O autor acrescenta que, em decorrência disso, cada um deles é passível de responder, ética e juridicamente, por atos médicos realizados, bastando, para tanto, que cada instância judicante defina a responsabilidade a ser atribuída a cada integrante da equipe.[9]

PRINCIPAIS DILEMAS ÉTICOS POR ESPECIALIDADE

Algumas questões éticas são comuns a todas as especialidades, como a relação médico-paciente, as relações com os colegas e com o hospital, o prontuário médico e todos os documentos médicos obrigatórios, os atestados, o sigilo e a confidencialidade, o uso adequado dos termos de consentimento livre e esclarecido, entre outros.[5,6] Como essa lista extensa e não exaustiva demonstra, é impossível aprender e exercer qualquer atividade médica sem atender às normas vigentes e sem respeitar os preceitos éticos, legais e morais envolvidos na profissão.

Residentes e preceptores devem conhecer as normas, suas fontes de regulamentação e atualização, aprender a pesquisar e entender o funcionamento dos conselhos de classe, ter conhecimento básico do processo legislativo para, assim, construir um programa que permita a adequada formação e orientação do médico residente.

Ginecologia e obstetrícia

Em ginecologia e obstetrícia, os dilemas éticos são uma constante, pois a especialidade envolve em sua base as questões da privacidade e da intimidade da mulher e assuntos polêmicos e com escassas regulamentações, como o abortamento, as malformações fetais, a violência sexual, o assédio, a atividade sexual de adolescentes, o planejamento familiar e a reprodução assistida, entre vários outros.

Com relação à cesariana eletiva, tema que vem sendo amplamente discutido na sociedade brasileira, a Resolução n. 2.284/2020 do Conselho Federal de Medicina, publicada em 2021, estabelece que é ético o médico atender à vontade da gestante de realizar parto cesariano, desde que garantidas a autonomia do médico, a autonomia da paciente e a segurança do binômio materno-fetal, reforçando a importância da compreensão e da aplicação dos princípios bioéticos para a atuação médica.[10] É direito da gestante, nas situações eletivas, optar pela realização de cesariana, garantida por sua autonomia, desde que tenha recebido todas as informações de forma pormenorizada sobre o parto vaginal e cesariana, seus respectivos benefícios e riscos.[10] A decisão deve ser registrada em termo de consentimento livre e esclarecido, elaborado em linguagem de fácil compreensão, respeitando as características socioculturais da gestante.[10] Para garantir a segurança do feto, a cesariana a pedido da gestante, nas situações de risco habitual, somente poderá ser realizada a partir de 39 semanas completas de gestação (273 dias), devendo haver o registro em prontuário.[10] Nos casos de discordância entre a decisão médica e a vontade da gestante, o médico poderá alegar o seu direito de autonomia profissional e, então, encaminhar a gestante a outro profissional.[10] É interessante destacar, como exemplo de alguns limites estabelecidos pelas normas à autonomia, que o Parecer n. 14/2019 do mesmo conselho afirma que não se deve realizar histerectomia a pedido sem que haja uma indicação médica absoluta.[11]

Na área da reprodução assistida, até a presente data, não há legislação específica no Brasil. Tramitam no Congresso Nacional, há anos, diversos projetos a respeito do assunto, mas nenhum deles chegou a termo. A norma vigente sobre o tema, em constante atualização, é a Resolução n. 2.168/2017 do Conselho Federal de Medicina. Nela, são abordados os princípios gerais da reprodução assistida, as principais normas e documentos para clínicas e serviços atuantes na área, a questão da doação de gametas ou embriões, a criopreservação de gametas e embriões, o uso do diagnóstico genético, a gestação de substituição (ou cessão temporária do útero) e a reprodução assistida *post-mortem*.[12] Todos são temas palpitantes sob a perspectiva ética e que requerem extremo cuidado e empatia no ensino e na assistência.

Clínica médica

Nos programas de clínica médica, além das várias questões em comum já elencadas, destacam-se situações éticas de comunicação de más notícias e a abordagem da terminalidade da vida.

Com relação à terminalidade da vida, por exemplo, quando a morte se mostra inevitável, pode ser uma estratégia aceitável privilegiar a não maleficência e o alívio do sofrimento, sem obstinação terapêutica que apenas cause mais sofrimento.[3] De maneira geral, aplica-se o pensamento inverso quando o paciente grave tem grande possibilidade de recuperação, sendo aceitável colocar a beneficência acima da não maleficência e adotar uma terapêutica mais invasiva e insistente.[3]

Cirurgia

Na cirurgia enquanto especialidade, os dilemas éticos vão desde os mais gerais, como os ligados à alocação de recursos públicos que, pela sua exiguidade, deixam pacientes meses e meses em fila esperando tratamentos operatórios, envolvendo o princípio da justiça, até os mais específicos, como a preocupação ética com extensas ressecções intestinais, com curtíssimo intestino remanescente e posterior exposição do paciente à falta de condições e recursos, na maioria dos locais, para os cuidados que a síndrome do intestino curto determinada pela ressecção exigirá.[13] Também requer buscar o equilíbrio entre os princípios bioéticos a situação de ressecções pancreáticas totais, principalmente nas doenças benignas, com expectativa de vida mais longa, e considerar como ficarão os suportes de insulina e enzimas digestivas que a ressecção vai determinar por toda a vida.[13]

Um outro exemplo relativamente comum é quando há discordância sobre os benefícios da cirurgia. Por exemplo, se o paciente acredita que a cirurgia é desnecessária e que outro tratamento (como uma abordagem de medicina alternativa) tem maior probabilidade de ser benéfico, mas o médico sente fortemente que a cirurgia é de longe a melhor opção para o paciente, isso cria um dilema ético para o médico.[14] O respeito pela autonomia ajudaria a permitir que o paciente tomasse suas próprias decisões em relação a seus cuidados médicos; no entanto, o princípio da beneficência apoiaria todos os esforços para garantir que o paciente recebesse o tratamento que mais provavelmente seria benéfico, sobretudo nas situações em que a vida do paciente estivesse em risco.[14]

Ortopedia

Na ortopedia, uma abordagem ética muito relacionada à especialidade diz respeito ao relacionamento com fabricantes de matérias e indicações de órteses e próteses. De acordo com a Resolução n. 1.956/2010 do Conselho Federal de Medicina, cabe ao médico assistente determinar as características (tipo, matéria-prima, dimensões) das órteses, próteses e materiais especiais implantáveis, bem como o instrumental compatível, necessário e adequado à execução do procedimento.[15] O pedido deve ser justificado clinicamente, desde que observadas as práticas cientificamente reconhecidas e as legislações vigentes no país, e é vedado ao médico assistente requisitante exigir fornecedor ou marca comercial exclusivos.[15] Está previsto, no entanto, o trâmite para quando o médico assistente julgar inadequado ou deficiente o material ou instrumental: pode recusá-los e oferecer à operadora ou instituição pública pelo menos três marcas de produtos de fabricantes diferentes, quando disponíveis, regularizados na Anvisa, e que atendam às características previamente especificadas.[15]

Anestesiologia

Em relação aos residentes de anestesiologia, a Resolução n. 2.174/2017 do Conselho Federal de Medicina dispõe sobre a prática do ato anestésico e traz importantes preceitos éticos a serem seguidos no exercício da especialidade e para a preceptoria e a residência médica da área.[16]

Há recomendação ética de consulta pré-anestésica antes da realização de qualquer anestesia, exceto nas situações de emergência.[16] Além disso, com o objetivo de garantir a segurança do procedimento, o médico anestesista deve permanecer dentro da sala do procedimento, mantendo vigilância permanente, assistindo o paciente até o término do ato anestésico e, no caso do residente, sob constante supervisão do médico preceptor.[16,17]

Conforme previsto na norma ética vigente, a documentação mínima dos procedimentos anestésicos deverá incluir obrigatoriamente informações relativas à avaliação e à prescrição pré-anestésicas, à evolução clínica e ao tratamento intra e pós-anestésico.[16] Cabe aos médicos residentes e aos preceptores a observância ao adequado preenchimento e à utilização correta desses documentos, com modelos disponíveis na resolução citada, como boa prática ética no exercício da anestesiologia.[16,17]

Para a prática da anestesia, o médico anestesista responsável deve avaliar e definir previamente, na forma prevista no artigo 2º, o risco do procedimento cirúrgico, o risco do paciente e as condições de segurança do ambiente cirúrgico e da sala de recuperação pós-anestésica. É também sua incumbência certificar-se da existência das condições mínimas de segurança antes da realização do ato anestésico.

O procedimento ético corretamente previsto quando as condições mínimas de segurança para a prática do ato anestésico levarem à suspensão da realização do procedimento é registrar no prontuário médico e informar o ocorrido por escrito ao diretor técnico da instituição e, se necessário, à comissão de ética médica do serviço ou ao Conselho Regional de Medicina.[16] A suspensão pode ser mantida até que tais inconformidades sejam sanadas, salvo em casos de urgência ou emergência nos quais o atraso no procedimento acarretará maiores riscos ao paciente do que a realização do ato anestésico em condições não satisfatórias, tendo sempre como elementos norteadores a beneficência e a não maleficência em prol do paciente.[16]

Quanto à presença constante do médico anestesista dentro da sala do procedimento, no Parecer n. 23/2015, o Conselho Federal de Medicina, em consonância com a Sociedade Brasileira de Anestesiologia, esclarece que o médico anestesiologista não pode realizar anestesias simultâneas em pacientes distintos, independentemente de ser preceptor ou não de médicos residentes, pois isso infringe o disposto na Resolução n. 2.174/2017, que afirma que "É vedada a realização de anestesias simultâneas em pacientes distintos, pelo mesmo profissional ao mesmo tempo".[17]

O programa de residência médica insere o médico residente em um processo de ensino-aprendizagem exercido na prática médica, com o objetivo de formá-lo como especialista na área.[17] Colocar o médico residente diretamente na assistência, relegando o processo de ensino-aprendizagem a um plano secundário, definitivamente não é o objetivo da residência médica.[17] Assim, o médico residente em anestesiologia, em obediência ao disposto na Lei n. 6.932/1981, deve acompanhar o preceptor e ser por ele dirigido e orientado durante todo o ato anestésico.[17]

Esse raciocínio se aplica a todas as especialidades, mas encontra-se bem descrito no parecer citado e serve como ótima exemplificação: em caso de cirurgias, o preceptor deve sempre se fazer presente para orientar e supervisionar, evitando eventuais erros que possam ser cometidos pelos residentes.[17] Nesse sentido, a atuação do médico residente sem supervisão direta do médico supervisor, independentemente de ser R1, R2 ou R3, é aprioristicamente irregular, pois, em que pese o residente ter direito ao pleno exercício da profissão de médico, ele está submetido ao regime da residência médica, assumindo ser imperito na especialidade que está aprimorando e devendo necessariamente, por isso, ser supervisionado.[17]

Salienta-se que, em caso de ausência do preceptor e ocorrendo erro médico do residente, o médico preceptor responderá pelos danos causados, na medida de sua culpa *in vigiland*, pois o objetivo dos programas de residência médica é dar aperfeiçoamento médico sob treinamento dirigido, não sendo admissível que as cirurgias sejam realizadas sem a presença do preceptor na sala cirúrgica em tempo integral.[17] Não obstante, os médicos orientadores/preceptores possuem o dever, sob pena de responsabilidade, de acompanhar de perto as atividades inerentes à especialidade e desenvolvidas pelo médico residente durante o aprendizado.[17]

CONSIDERAÇÕES FINAIS E RECOMENDAÇÕES

A ética é tema transversal na educação e na atuação médica e, certamente, vai muito além do principialismo. Apesar disso, entender, aplicar e defender os quatro princípios fundamentais da bioética constituem uma abordagem importante para a base de uma boa prática médica, em prol da boa medicina. Erra muito menos o preceptor e o residente que atuarem pautados no respeito à autonomia, à beneficência, à não maleficência e à justiça, sem deixar de incorporar, na atualidade, várias regras derivadas, incluindo regras de veracidade, confidencialidade, privacidade e fidelidade, como uma abordagem à ética profissional.[4,7] Uma vez bem fundamentados nos princípios, os preceptores podem aprofundar os estudos e pesquisa em bioética, aplicando-os aos casos reais e ampliando os métodos de análise ética dos casos.

Sugere-se a manutenção de uma frequência mínima e constante de análise dos aspectos éticos nas discussões dos casos clínicos. Essa prática, além de melhorar o cuidado, o ensino e a assistência, tem valor incalculável no desenvolvimento da cidadania e da autorresponsabilidade dos especialistas em formação, uma vez que só no exercício da resolução dos problemas reais serão conhecidos os trâmites burocráticos, administrativos, de conselhos de classe e dos órgãos da justiça que estejam envolvidos em cada solução.

Além do principialismo, existem outras abordagens que podem se aplicar melhor a depender do caso, como a primazia da beneficência, a ética baseada no cuidado, a ética feminista, a narrativa ética, entre outras.[14] O mais importante é que essa discussão seja implementada no programa de residência médica, de modo que, com o suporte multiprofissional e dos preceptores, seja buscada sempre a melhor solução ética nos diversos dilemas que podem surgir.

O valor da abordagem dos princípios, quando devidamente entendida, é fornecer um conjunto de compromissos morais universalizáveis, embora *prima facie*, que todos os médicos podem aceitar, uma linguagem moral básica e uma estrutura analítica moral básica para os mais variados e complexos dilemas éticos do cotidiano na atividade médica, em uma verdadeira "declaração de missão moral" intercultural para os objetivos e a prática da medicina.[7]

REFERÊNCIAS

1. Maia LDL. Os princípios da bioética. Revista Âmbito Jurídico [Internet]. 2017. Disponível em: https://ambitojuridico.com.br/edicoes/revista-158/os-principios-da-bioetica. Acessado em: 26 abr 2021.
2. Beauchamp T, Childress T. Principles of biomedical ethics. New York: Oxford University Press; 1979.

3. Silva Filho CSM. Os princípios bioéticos. Residência Pediátrica [Internet]. 2017;7(1):39-41. Disponível em: https://cdn.publisher.gn1.link/residenciapediatrica.com.br/pdf/v7n1a09.pdf. Acessado em: 26 abr 2021.
4. Beauchamp T, Childress J. Principles of biomedical ethics: marking its fortieth anniversary. Am J Bioeth. 2019;19(11):9-12.
5. Boyaciyan K. Princípios bioéticos. In: Boyaciyan K (org.). Ética em ginecologia e obstetrícia. 5.ed. São Paulo: Conselho Regional de Medicina do Estado de São Paulo; 2018. p.19-25.
6. Código de Ética Médica: Resolução CFM n. 2.217, de 27 de setembro de 2018, modificada pelas Resoluções CFM n. 2.222/2018 e 2.226/2019. Brasília: Conselho Federal de Medicina; 2019.
7. Gillon R. Defending the four principles approach as a good basis for good medical practice and therefore for good medical ethics. J Med Ethics. 2015;41(1):111-6.
8. Kipper DJ, Loch JA. Questionamentos éticos relativos à graduação e à residência médica. Rev Bioet. 2002; 10(2):107-28.
9. França GV. Direito médico. 10.ed. São Paulo: Revinter; 2010.
10. Conselho Federal de Medicina. Resolução n. 2.284/2020. Dispõe que é ético o médico atender à vontade da gestante de realizar parto cesariano, garantidas a autonomia do médico e da paciente e a segurança do binômio materno-fetal, e revoga a Resolução CFM n. 2.144/2016, publicada no DOU de 22 de junho de 2016, Seção I, p. 138. Diário Oficial da União. 24 mai 2021.
11. Conselho Federal de Medicina. Processo-consulta n. 8/2019 –Parecer n. 14/2019. Não se deve realizar histerectomia a pedido sem que haja uma indicação médica absoluta. Disponível em: https://sistemas.cfm.org.br/normas/visualizar/pareceres/BR/2019/14. Acessado em: 23 abr 2021.
12. Conselho Federal de Medicina. Resolução n. 2.168/2017. Adota as normas éticas para a utilização das técnicas de reprodução assistida – sempre em defesa do aperfeiçoamento das práticas e da observância aos princípios éticos e bioéticos que ajudam a trazer maior segurança e eficácia a tratamentos e procedimentos médicos –, tornando-se o dispositivo deontológico a ser seguido pelos médicos brasileiros e revogando a Resolução CFM n. 2.121, publicada no DOU de 24 de setembro de 2015, Seção I, p. 117. Diário Oficial da União. 10 nov 2017.
13. Jorge Filho I. A bioética na cirurgia. Rev Col Bras Cir. 2010;37(3):163.
14. Taylor RM. Ethical principles and concepts in medicine. Handb Clin Neurol. 2013;118:1-9.
15. Conselho Federal de Medicina. Resolução n. 1.956/2010. Disciplina a prescrição de materiais implantáveis, órteses e próteses e determina arbitragem de especialista quando houver conflito. Diário Oficial da União. 25 out 2010.
16. Conselho Federal de Medicina. Resolução n. 2.174/2017. Dispõe sobre a prática do ato anestésico e revoga a Resolução CFM n. 1.802/2006. Diário Oficial da União. 27 fev 2018.
17. Conselho Federal de Medicina. Parecer n. 23/2015. O médico anestesiologista não pode realizar anestesias simultâneas em pacientes distintos, independentemente de ser preceptor ou não de médicos residentes, pois isto infringe o disposto na Resolução CFM n. 1.802/06. Disponível em: https://sistemas.cfm.org.br/normas/arquivos/pareceres/BR/2015/23_2015.pdf. Acessado em: 23 abr 2021.

CAPÍTULO 17

Humanização e profissionalismo na residência

Olímpio Barbosa de Moraes Filho
Marianne Regina Araújo Sabino
Tatiana Magalhães Aguiar
Aline Veras Morais Brilhante
Liduína de Albuquerque Rocha e Sousa

INTRODUÇÃO

Os temas da humanização e do profissionalismo médico dizem respeito a como o médico deve se comportar dentro de sua profissão. Há um pressuposto de que o médico é uma pessoa que se doa ao cuidado do outro, no entanto, o que se observa são grandes quantidades de denúncias e ações contra médicos, e a maioria delas se resolveria se houvesse uma boa comunicação e uma boa relação médico-paciente.

O conceito de humanização emerge quando a sociedade inicia um movimento de revisão dos valores morais e atitudinais que marcaram a Modernidade. De forma resumida, e sem qualquer pretensão de realizar aqui um resgate histórico profundo, esse período foi marcado por ideais éticos e estéticos de supervalorização da razão humana e pela noção de que o progresso deve ser buscado independentemente de referenciais absolutos. No âmbito da saúde, foram inúmeras as descobertas realizadas à custa de experimentações e práticas violentas, legitimadas pela franca segregação humana. Além disso, a tradição individualista e o foco em uma pretensa "racionalidade pura" culminaram na normatização de práticas clínicas orientadas apenas pela dimensão da doença. Como contraponto, a segunda metade do século XX foi marcada pela emergência de movimentos e pensamentos de contestação dessa realidade, como os direitos humanos, a bioética e a humanização. Na saúde, os movimentos de humanização emergiram na década de 1970, em meio a denúncias de violência institucional, principalmente no âmbito da saúde mental e da assistência obstétrica, e culminaram na Reforma Psiquiátrica e em movimentos de humanização do parto e do nascimento.[1,2]

O termo "profissionalismo", por sua vez, apareceu pela primeira vez no dicionário Webster em 1856, referindo-se a "conduta, objetivo ou qualidade esperada para uma profissão ou profissional". A sua utilização na literatura médica, entretanto, também só ocorreu a partir da década de 1970. Desde então, foram realizadas diversas tentativas de se estabelecer precisamente o seu significado.[3]

Nos últimos anos do século XIX e início do século XX, o profissionalismo médico avançou por meio da especialização do ensino médico. O destacado progresso visto até então havia gerado também algumas perdas, como a falta de integração entre o paciente e a doença. Dessa forma, formar um médico adequado, competente e atualizado tornou-se o desafio do início do século XXI. Dentro desse contexto humanístico e profissional, um aspecto importante no relacionamento médico-paciente é a empatia. Sabe-se que assim o paciente consegue expor melhor suas queixas e preocupações, o que propicia melhor diagnóstico e tratamento. Apesar disso, o médico atual tem receio de que, ao ser empático, possa perder o discernimento e a capacidade de julgamento, além de sofrer com os pacientes, por isso distancia-se deles.[4,5]

As matrizes de competências estabelecidas pela Comissão Nacional de Residência Médica foram planejadas para que o residente possa adquirir qualidades nesse sentido, pois se baseiam na ideia de que é preciso ter profissionais que mostrem aos residentes como se comprometer com o cuidado, como se comunicar adequadamente, colocando o paciente no centro do cuidado, como se relacionar com os pares e como trabalhar em equipe multiprofissional. Olhando para os cenários de prática disponíveis, é possível observar o domínio de um "currículo informal", que envolve aprendizados não explicitados ou ensinados formalmente e que podem determinar normas e valores a serem seguidos por estudantes e residentes.[6] O intuito de discutir humanização e profissionalismo deve ser, portanto, abordar as formas de ensino e aprendizagem dessa competência (conjunto de conhecimentos, habilidades e atitudes), que tipo de avaliação é necessário nesse contexto e como é possível ensiná-la na residência médica.

DEFINIÇÕES

A humanização da saúde não deve ser entendida como a retomada de uma imagem idealizada do humano, tampouco ser confundida com caridade ou concessão. Esse movimento visa um modelo de atenção pautado por interações interpessoais éticas e respeitosas de profissionais entre si e destes com as pessoas que assistem, além de demandar melhores condições de trabalho e uma ambiência adequada para as práticas assistenciais.[7]

Não é fácil, no entanto, definir profissionalismo. A natureza em constante mudança do meio organizacional e social em que a medicina opera cria uma situação dinâmica em que nenhuma definição se consolidou como definitiva, por isso profissionalismo é um constructo que não tem um consenso nem homogeneidade. Essa dificuldade também traz dificuldades com relação à forma de ensino e de avaliação, pois não há uma padronização do conteúdo a ser transmitido. O que se sabe é que o profissionalismo deve ser construído por meio de um conjunto de atitudes e comportamentos expressos no exercício da profissão, orientado por valores pessoais e profissionais e permeado pelos aspectos históricos, sociais, culturais e institucionais que delimitam a realidade da prática.[7,8]

Além disso, embora a profissão médica apresente diferenças culturais e tradições nacionais, a humanização e o profissionalismo devem ser embasados em três princípios éticos fundamentais:

- Princípio do bem-estar do paciente.
- Princípio da autonomia do paciente.
- Princípio da justiça social.

Há, também, um conjunto de responsabilidades que são atribuídas ao médico:

- Compromisso com a competência profissional.
- Compromisso com a honestidade com os pacientes.
- Compromisso com a confidencialidade do paciente.
- Compromisso de manter relações adequadas com os pacientes.
- Compromisso com a melhoria da qualidade do atendimento.
- Compromisso com a melhora no acesso aos cuidados.
- Compromisso com uma distribuição justa de recursos finitos.
- Compromisso com o conhecimento científico.
- Compromisso de manter a confiança gerenciando conflitos de interesse.
- Compromisso com a responsabilidade profissional.

Diante desse contexto, fica patente que os conceitos de humanização e profissionalismo dizem respeito a encontrar lugar no campo mais nobre dos valores humanos. Antes de se tornarem bons profissionais, é preciso que sejam humanos dotados de ética, empatia e responsabilidade social.

Importância da humanização e do profissionalismo para a formação do médico residente

A humanização e o profissionalismo são condições basilares para a qualificação satisfatória das práticas profissionais em saúde. A formação de profissionais de saúde deve ser capaz, portanto, de unir o saber técnico-científico à capacidade de estabelecer relações interpessoais respeitosas e pautadas por aspectos psicossociais e culturais. Quando a formação se estrutura nessas bases, o profissional em formação é convocado a assumir uma postura crítica e reflexiva sobre si e sobre sua atuação profissional, estando, inclusive, menos propenso a lapsos éticos e de profissionalismo. Vale ressaltar, contudo, que nossa sociedade atual ainda é marcada por individualismo exacerbado, situação que se estende também à prática médica. Não à toa, parte significativa de cursos de medicina e também das residências médicas ainda apresentam dificuldades com a humanização e o profissionalismo em suas grades curriculares. Como a postura individualista ainda é socialmente hegemônica na cultura ocidental, a restrição dos temas sobre humanização no chamado "currículo informal" favorece o silêncio sobre o tema e fomenta a priorização de práticas tradicionais centradas no professor e na transmissão de conhecimento.[9] Assim, a base da formação médica, de modo geral, ainda prioriza quase exclusivamente o aprendizado técnico, destinando pouco tempo para temas relacionados à humanização, e na residência médica não é diferente.

É importante, portanto, o desenvolvimento de estratégias que levem tanto preceptores como residentes a refletirem sobre as interações entre si, entre seus pares e com os pacientes, construindo, assim, espaços para a humanização e o profissionalismo das relações. Posto que as realidades dos cenários de residência médica são bastante distintas, esse debate deve constar de forma explícita em currículos e projetos pedagógicos, incluindo dimensões éticas e humanistas na formação discente, entre outros aspectos.

ESTRATÉGIA DE ENSINO DE HUMANIZAÇÃO E PROFISSIONALISMO

Se definir humanização e profissionalismo não é tarefa fácil, é possível imaginar que o ensino e a avaliação desses temas também sejam bastante desafiadores. Embora de maneira geral haja um consenso de que a humanização e o profissionalismo devem fazer parte de todo o currículo médico formal, as especificações de sequência, profundidade, detalhe e natureza de como integrar profissionalismo com outros elementos do currículo permanecem questões teóricas ainda em evolução, pois sabe-se que até agora não surgiu uma unificação do modelo teórico ou prático para integrar o ensino da humanização e do profissionalismo ao currículo médico.

A conclusão das atuais evidências sobre o ensino e a formação humanística do profissionalismo foi que a modelagem de papéis ou de comportamento e reflexões pessoais, idealmente guiadas por professores, são os elementos mais importantes nos programas de ensino atuais e são amplamente consideradas as técnicas mais eficazes para o desenvolvimento dessas competências. Os preceptores representam "modelos" nos estágios que supervisionam; e sua postura, ao atender os pacientes, exerce influência sobre os aprendizes, fornecendo referências para suas reflexões e autocríticas. A partir da atuação desses modelos, é possível verificar a ocorrência de resultados desejáveis e, assim, os aprendizes conseguem internalizar esses comportamentos em seus próprios padrões de conduta.[10,11]

O currículo formal tem pouca importância na transmissão da essência do profissionalismo, por isso o "currículo informal", ou oculto, é fundamental, baseando-se na atuação de professores e preceptores como modelos de ética e de boas práticas para alunos e residentes.[10,11] Portanto, de acordo com o que sugeriu Cruess em 2006, a "modelagem de papéis (*role-modeling*) seria a principal estratégia de ensino do profissionalismo e continua sendo o meio mais potente de transmissão dos valores intangíveis que foram chamados de arte da medicina".[12]

Nas matrizes de competências da Comissão Nacional de Residência Médica, não constam explicitamente a humanização e o profissionalismo, mas as condutas profissionais e os princípios éticos estão presentes. Isso é importante, pois a Comissão Nacional de Residência Médica define competências que são gerais e comuns a todos os programas de residência médica para que haja a inserção desses temas na residência médica. No Canadá, que serve como um modelo para o Brasil, o profissionalismo é colocado entre as sete competências necessárias para que o médico seja formado na residência médica: *expertise* médica (competência integradora), comunicação, colaboração, liderança, advocacia do paciente (promover e defender os interesses e bem-estar dos pacientes), aprendizado contínuo e profissionalismo.[13]

Deve haver uma combinação de estratégias de ensino diversificadas para o ensino do profissionalismo, como instrução direta, discussão de casos, a prática reflexiva e a aprendizagem situada a partir de modelos. Os autores citam ainda o conceito de identidade profissional, considerando que "para moldar um novato em um efetivo praticante de medicina, é necessário fornecer-lhe uma identidade profissional para que ele pense, aja e sinta como um médico".[8,14] Para a avaliação do profissionalismo, a aprendizagem a partir da prática com a observação de modelos de comportamento desponta como a estratégia mais apropriada para o tema. Os preceptores são os exemplos, que supervisionam os residentes, e são acompanhados em suas consultas pelos aprendizes, tornando-se referências para suas reflexões e autocríticas. A pirâmide de Miller foi publicada em 1990 por George Miller para esquematizar a avaliação das competências e habilidades que têm impacto na educação médica.[15] Nesse artigo, Miller apresentou uma estrutura piramidal com quatro níveis para representar as avaliações para cada um desses níveis, que são as etapas de aprendizagem ao longo da formação médica, podendo ser aplicada para médicos e estudantes. Essa pirâmide foi revisada para incluir um quinto nível (Figura 1). Esse nível se refere à formação da identidade profissional do médico, sendo designado "é" para diferenciá-lo do nível anterior "faz".[16]

Quando George Miller propôs a pirâmide de avaliação de competências de aprendizagem médica, ele fundamentou sua tese no fato de que um método isolado não seria capaz de contemplar a complexidade da avaliação da formação, portanto, seria essencial estruturar esse processo em níveis. Começando pela base, era preciso adquirir conhecimento teórico como princípios, teorias ou recordação de fatos, ou seja, era preciso saber ("sabe"). A partir daí, era possível passar para o segundo nível que correspondia à habilidade de resolver problemas e descrever procedimentos, ou seja, era necessário saber como ("sabe como"). Em um terceiro nível, chega-se ao momento de mostrar como se faz ("demonstra"), executando a prática de habilidades em ambiente simulado. No último e quarto nível proposto por Miller, encontrava-se a observação da prática em ambiente real ("faz"). De acordo com a sua proposta, portanto, o ápice da pirâmide da formação médica correspondia à capacidade de atuar na prática com pacientes reais, aplicando conhecimento teórico e habilidades técnicas.[15]

Uma mudança nesse paradigma surge a partir de uma publicação de Cruess et al. em 2016. Nesse artigo, os autores reconheciam e

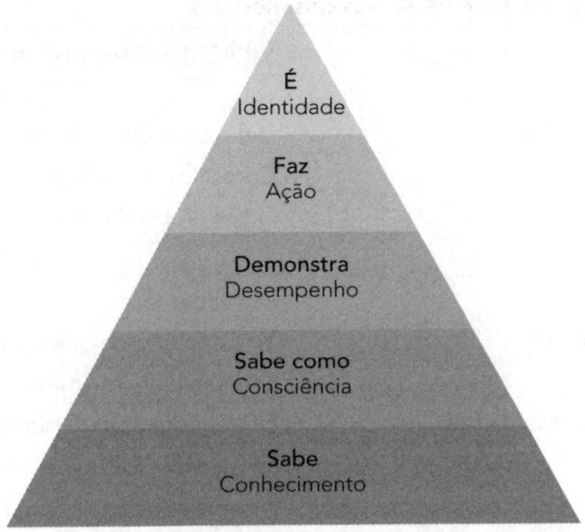

FIGURA 1 Pirâmide de Miller modificada incluindo a identidade profissional.
Adaptada de Cruess et al., 2016.[16]

enalteciam a importância dos estudos de Miller sobre os quatro níveis de avaliação da formação à época em que foram propostos, porém afirmavam que o novo momento pedia uma releitura da pirâmide original, propondo então um quinto nível para a formação médica. Esse novo ápice da pirâmide deveria corresponder à identidade profissional ("é"). Segundo consta no artigo, diz respeito à capacidade de "demonstrar consistentemente as atitudes, valores e comportamentos esperados de quem veio pensar, agir e sentir-se como um médico". Esse conceito é o desenvolvimento da identidade profissional ou do profissionalismo.[16]

Ao ingressar na residência médica, os aprendizes têm suas personalidades e, no decorrer do processo de formação, vão socializando com os membros do programa – pares, preceptores, equipe multiprofissional e demais membros da instituição de saúde de que fazem parte. Assim, aprendem o modo de agir dentro da especialidade e a viver com a ambiguidade de se ver como pessoa e como profissional simultaneamente. Com o passar do tempo no programa, aprendem a agir como os especialistas que querem se tornar e aprendem sobre hierarquia e o poder das relações. É importante também nesse processo a orientação de uma prática pautada na ética e na bioética e em acordo com os padrões profissionais para seus pacientes e comunidade. Para se ter um ensino do profissionalismo, portanto, é preciso ter contato com comportamentos profissionais positivos que sirvam de modelos. Os preceptores são modelos efetivos, cuja atuação é capaz de demonstrar uma consistência entre o que está no currículo e o que os residentes observam no dia a dia. As características positivas e negativas dos modelos são apresentadas no Quadro 1.[12,13]

Algumas dicas são importantes para o ensino do profissionalismo, pois podem ajudar a guiar como os preceptores devem organizar esse espaço de aprendizagem (Quadro 2).[13]

MÉTODOS DE AVALIAÇÃO DE HUMANIZAÇÃO E PROFISSIONALISMO

Ao longo dos anos, os métodos de avaliação dos conhecimentos e habilidades foram bem desenvolvidos, mas avaliar com excelência uma variável tão subjetiva como o profissionalismo é uma tarefa mais difícil. Estudos recentes indicam que dois métodos têm maior validade, a avaliação 360º, ou avaliação multifonte (em inglês, *multisource feedback*), e o exercício de miniavaliação do profissionalismo (do inglês *professionalism mini-evaluation*

QUADRO 1 Características positivas e negativas dos modelos

Características positivas	Características negativas
A. Competência clínica	
Excelência de conhecimento e habilidade	Deficiência de conhecimento e habilidade
Comunicação eficaz	Comunicação ineficaz
Bom raciocínio clínico	Pobre raciocínio clínico
B. Habilidade de ensino	
Consciente	Inconsciente
Explícito sobre o que é modelado	Implícito sobre o que é modelado
Com tempo para ensinar	Sem tempo para ensinar
Respeito às necessidades dos estudantes	Desrespeito às necessidades dos estudantes
Com *feedback*	Sem *feedback*
Incentiva a reflexão dos alunos	Não incentiva a reflexão dos alunos
C. Qualidades pessoais	
Sensível e atencioso	Insensível e desatencioso
Honesto	Desonesto
Entusiasmado com a prática médica	Desentusiasmado com a prática médica
Habilidade interpessoal	Ausência de habilidade interpessoal
Comprometimento com a excelência	Comprometimento com resultados medíocres
Coleguismo	Falta de coleguismo
Bom humor	Mau humor

QUADRO 2 Dicas para o ensino do profissionalismo e ferramentas

1	Falar sobre os desafios do profissionalismo na prática diária
2	Facilitar e promover o profissionalismo na prática do dia a dia
3	Fornecer informações e recursos sobre as questões éticas mais frequentes ou importantes e os tópicos de padrões profissionais encontrados na prática
4	Usar recursos específicos da especialidade para ensinar resiliência, bem-estar e autocuidado

exercise – P-Mex). Evidências também sugerem que se deve utilizar mais de uma estratégia de avaliação e autoavaliação e sempre fornecer *feedback*.[17,18]

O instrumento de avaliação 360º foi desenvolvido a partir de uma revisão sistemática sobre métodos de avaliação de profissionalismo. Trata-se de uma combinação de encontros clínicos observados, *feedback* de múltiplas fontes, opiniões dos pacientes, testes em papel ou simulações, medidas de pesquisa e/ou atividades de ensino e análise das autoavaliações em comparação com as avaliações feitas por outros.[17]

Uma outra revisão sistemática, no entanto, concluiu que o P-Mex é o método com melhor desempenho com esse objetivo.[18] Esse instrumento foi projetado para uso em vários ambientes, testado em diversos cenários clínicos, de cirurgia, em obstetrícia e ginecologia, em psiquiatria e em pediatria. Trata-se de uma avaliação em tempo real de 24 itens agrupados em quatro domínios (Quadro 3): habilidades de relacionamento médico-paciente, habilidades reflexivas, habilidades de gerenciamento de tempo e habilidades de relacionamento interprofissional. Entre os 24 itens, é possível destacar: "escuta atentamente o paciente", "mostra interesse no paciente", "solicita e aceita *feedback*", "gerencia o tempo" e "mantém limites apropriados com pacientes e colegas".[12]

QUADRO 3 Exercício de miniavaliação do profissionalismo (P-Mex)

Habilidades no relacionamento médico-paciente	1. Escuta atentamente o paciente 2. Demonstra interesse no paciente como ser humano 3. Demonstra respeito pelo paciente 4. Reconhece e atende às necessidades do paciente 5. Aceita as inconveniências para atender às necessidades do paciente 6. Advoga a favor das necessidades do paciente e seus familiares 7. Mantém limites apropriados na relação com pacientes
Habilidades reflexivas	8. Demonstra consciência sobre as suas limitações 9. Admite suas falhas e omissões 10. Solicita *feedback* 11. Aceita *feedback* 12. Mantém a compostura em situações difíceis
Habilidades de gerenciamento de tempo	13. É pontual 14. Conclui as tarefas de maneira confiável no tempo previsto 15. Tem disponibilidade para pacientes e colegas
Habilidades no relacionamento interprofissional	16. Mantém limites apropriados na relação com colegas 17. Mantém aparência adequada 18. Identifica e reconhece as próprias lacunas em conhecimentos e habilidades 19. Demonstra respeito pelos colegas 20. Evita linguagem depreciativa 21. Auxilia colegas quando necessário 22. Mantém sigilo e confidencialidade 23. Utiliza os recursos de forma adequada 24. Respeita as regras e regulamentos do sistema de saúde

P-Mex: *professionalism mini-evaluation exercise.*

EXPERIÊNCIA DE SERVIÇO E DA FEBRASGO NO ENSINO E NA AVALIAÇÃO DE RESIDENTES

Em 2002, a reforma curricular do curso de medicina da Universidade de Pernambuco estabeleceu o "Eixo humanístico" como parte do currículo, com a inserção de temas como ética, humanização e profissionalismo como obrigatórios para todos os alunos da graduação em medicina. O módulo "Direitos sexuais e reprodutivos" desse eixo é um componente curricular do sexto período desse curso e tem como objetivo fomentar reflexões e discussões sobre aspectos dos direitos civis, sociais, sexuais e reprodutivos das usuárias e usuários do sistema de saúde. Somam-se a isso a discussão e o reconhecimento do contexto de violências e desigualdades infligidas a parcelas da população e o prejuízo que isso impõe à saúde; além do papel do sistema de saúde no acolhimento, no cuidado e no acompanhamento desses indivíduos. É possível observar que esse módulo fornece ferramentas aos alunos para desenvolver atitudes que ajudarão a fundamentar sua prática médica e sua abordagem no atendimento de muitas pessoas, com todas as suas especificidades, de uma forma acolhedora, reflexiva e proativa. Essa experiência bem-sucedida na graduação tem sido expandida para a residência médica com o objetivo de que o médico residente de tocoginecologia seja capaz de:

- Compreender o contexto da má prática médica na ginecologia e na obstetrícia e conhecer formas de preveni-la.
- Analisar as repercussões da gravidez indesejada na mulher e em seu núcleo familiar e conhecer as formas como isso pode ser evitado.
- Entender o contexto histórico e a importância da discussão sobre a igualdade entre gêneros.
- Compreender os aspectos biopsicossociais da assistência à saúde das pessoas trans e seus desafios tanto na sociedade quanto no sistema de saúde.

- Conhecer os direitos da gestante e parturiente e saber como informá-las sobre esses direitos.
- Compreender as formas como o racismo afeta os direitos sexuais e reprodutivos da população negra.
- Analisar e debater sobre saúde reprodutiva dentro das discussões sobre infecções sexualmente transmissíveis e aids.
- Entender o papel da Promotoria de Justiça na defesa dos direitos sexuais e reprodutivos.
- Reconhecer as formas de violência contra a mulher, como isso afeta a saúde física e mental delas, e entender como reagir nesse contexto.
- Discutir e analisar possíveis dilemas éticos dentro da neonatologia.
- Analisar a temática da mortalidade materna e reconhecer a importância dos comitês de mortalidade materna.
- Compreender o problema de saúde pública proporcionado pelo aborto ilegal.
- Conhecer as modalidades do abortamento previstas em lei.
- Analisar e discutir os aspectos bioéticos no contexto da reprodução assistida.

Nos últimos anos, a Federação Brasileira das Associações de Ginecologia e Obstetrícia (Febrasgo) tem publicado artigos sobre o tema e se aprofundado na educação médica por meio de sua Comissão de Residência Médica por entender a importância do tema na formação do especialista.[8] Essa tem sido uma tendência mundial cujo foco principal visa garantir a segurança do paciente.

Além disso, a partir do entendimento de que os direitos sexuais e reprodutivos são direitos humanos das mulheres, entre os quais estão incluídos seus direitos a terem controle e decidirem livre e responsavelmente sobre questões relacionadas à sexualidade e à saúde sexual e reprodutiva, livres de coerção, discriminação e violência, a Comissão Nacional Especializada em Violência Sexual e Interrupção Gestacional Prevista em Lei da Febrasgo referenda as "Diretrizes para o atendimento em violência", para que sejam aplicadas não só nos programas de residência médica de tocoginecologia, mas também no curso de medicina. Essas diretrizes vêm ao encontro do que a literatura médica tem evidenciado recentemente com relação à importância e à relevância do treinamento baseado em competências. Nesse contexto e alinhada a esse direcionamento, a Febrasgo desenvolveu a matriz de competências em ginecologia e obstetrícia do Brasil, tendo como referência a Comissão Nacional de Residência Médica do Ministério da Educação e Cultura e o American College of Obstetricians and Gynecologists (ACOG). Na segunda versão dessa matriz de competências (Quadro 4), o último dos dezesseis eixos contemplados é o "Profissionalismo".

CONSIDERAÇÕES FINAIS

A residência médica é uma modalidade de pós-graduação *lato sensu*, sendo considerada mundialmente como padrão-ouro na formação do especialista. Nesse período especial da vida do médico, não basta consolidar aprendizados de conhecimentos teóricos e habilidades técnicas. É preciso mais: é preciso que os programas de residência médica estejam empenhados na consolidação das atitudes que são a essência da humanização e do profissionalismo.

Além disso, neste mundo repleto de desafios e inserido em um verdadeiro jogo de forças de mercado e interesses diversos, o maior diferencial entre os profissionais não será técnico, e sim ético. Para alcançar esse objetivo, é imprescindível a inserção da humanização e do profissionalismo na nossa residência médica. Esse ensino deve se dar pela atuação prática de modelos a serem seguidos, por isso é importante reconhecer que a maior herança que preceptores podem deixar aos residentes é a medicina pautada nos princípios bioéticos de beneficência, não maleficência, autonomia e justiça.

QUADRO 4 Eixo "Profissionalismo" da matriz de competências de ginecologia e obstetrícia

Residente do primeiro ano (R1)	■ Mantém limites apropriados na relação com pacientes, familiares e colegas ■ Demonstra pontualidade e gerenciamento apropriado do tempo ■ Demonstra consciência sobre suas limitações e necessidades de aperfeiçoamento ■ Solicita e aceita feedback do supervisor e preceptores ■ Aceita feedback de seus pares e pacientes, e respeita as diferenças de opinião ■ Mantém compostura mesmo em situações difíceis ■ Mantém apresentação pessoal adequada e de acordo com as normas institucionais e resoluções nacionais ■ Garante o sigilo médico e confidencialidade em todas as situações nas quais as pacientes estão envolvidas, não veiculando suas informações, fotos ou exames de imagem, inclusive em mídias sociais, conforme legislação vigente ■ Conhece e respeita a legislação vigente em relação a uso de imagem em publicações científicas ■ Respeita regras e regulamentos do sistema de saúde no qual está inserido ■ Tem compromisso de hierarquia com os outros residentes e preceptores ■ Demonstra compreensão e interpreta corretamente o Código de Ética Médica, as resoluções e normas dos Conselhos de Medicina, bem como a legislação e normas brasileiras ■ É cooperativo com a equipe de trabalho
Residente do segundo ano (R2)	■ Atua de forma eficaz em equipes de saúde interprofissionais e interdisciplinares ■ Considera as evidências científicas na tomada de decisão ■ Colabora, auxilia e apoia os residentes menos experientes em seu processo de aprendizado e desenvolvimento técnico ■ Dispõe-se a aceitar as responsabilidades pelas condutas de seus subordinados
Residente do terceiro ano (R3)	■ Incorpora a gestão de riscos no processo de comunicação e atua como modelo de comunicação eficaz para colegas menos experientes ■ Comunica-se de forma apropriada com pacientes e familiares em situações de maior complexidade (más notícias) ■ Demonstra capacidade de liderança e mediação de conflitos ■ Dispõe-se a aceitar as responsabilidades pelas condutas de seus subordinados

Adaptado de Romão e Sá, 2020.[19]

REFERÊNCIAS

1. Rios IC. Humanização: a essência da ação técnica e ética nas práticas de saúde. Rev Bras Educ Med. 2009; 33(2):253-61.
2. Souza WS, Moreira MCN. A temática da humanização na saúde: alguns apontamentos para debate. Interface (Botucatu). 2008;12(25):327-38.
3. DeAngelis CD. Medical professionalism. JAMA. 2015;313(18):1837-8.
4. American Board of Internal Medicine; American College of Physicians-American Society of Internal Medicine; European Federation of Internal Medicine. Medical professionalism in the new millennium: a physician charter. Ann Intern Med. 2002;136(3):243-6.
5. Andrade RA. Profissionalismo médico: desenvolvimento de um instrumento de avaliação do médico residente. Dissertação [Mestrado]. Belo Horizonte: Universidade José do Rosário Vellano; 2018.
6. Li H, Ding N, Zhang Y, Liu Y, Wen D. Assessing medical professionalism: a systematic review of instruments and their measurement properties. PLoS One. 2017;12(5):1-28.
7. Benevides R, Passos E. A humanização como dimensão pública das políticas públicas de saúde. Ciênc Saúde Coletiva. 2005;10(3):561-71.
8. Romão GS, Coelho RA, Brito MB, Barcelos IDES, Sá MFS. Profissionalismo na residência médica. Femina. 2019;47(6):413-8.
9. Amore Filho ED, Dias RB, Toledo Jr. ACC. Ações para a retomada do ensino da humanização nas escolas de medicina. Rev Bras Educ Med. 2018;42(4):14-28.
10. Birden H, Glass N, Wilson I, Harrison M, Usherwood T, Nass D. Teaching professionalism in medical education: a Best Evidence Medical Education (BEME) systematic review. BEME guide n. 25. Med Teach. 2013;35(7).
11. Hsieh JG, Kuo LC, Wang YW. Learning medical professionalism – the application of appreciative inquiry and social media. Med Educ Online. 2019:24(1): 1586507.
12. Cruess R, McIlroy JH, Cruess S, Ginsburg S, Steinert Y. The professionalism mini-evaluation exercise: a preliminary investigation. Acad Med. 2006;81(10 Suppl):S74-8.
13. Frank JR, Snell L, Sherbino J (eds.). CanMEDS 2015 physician competency framework. Ottawa: Royal College of Physicians and Surgeons of Canada; 2015.

14. Romão GS, Sá MFS. A formação orientada por competências e a matriz de competências em ginecologia e obstetrícia no Brasil. Femina. 2019;47(3):146-51.
15. Miller GE. The assessment of clinical skills/competence/performance. Acad Med. 1990;65(9 Suppl):S63-7.
16. Cruess RL, Cruess SR, Steinert Y. Amending Miller's pyramid to include professional identity formation. Acad Med. 2016;91(2):180-5.
17. Wilkinson TJ, Wade WB, Knock LD. A blueprint to assess professionalism: results of a systematic review. Acad Med. 2009;84(5):551-8.
18. Kwan YH, Png K, Phang JK, Leung YY, Goh H, Seah Y, et al. A systematic review of the quality and utility of observer-based instruments for assessing medical professionalism. J Grad Med Educ. 2018;10(6):629-38.
19. Romão GS, Sá MFS. Competency-based training and the competency framework in gynecology and obstetrics in Brazil. Rev Bras Ginecol Obstet. 2020;42(5):272-8.

SEÇÃO 3

Treinamento do residente

CAPÍTULO 18

Telemedicina e ensino mediado por tecnologia na residência médica

Sheyla Ribeiro Rocha
Maria Eugênia Bresolin Pinto
Elaine Christine Dantas Moisés
Silvana Maria Quintana

INTRODUÇÃO

Em uma sociedade com um aumento substancial da utilização de tecnologia nas tarefas cotidianas, incluindo a inteligência artificial, o uso de tecnologias na formação médica tem evoluído em paralelo com os avanços tecnológicos utilizados nas práticas médicas. No Brasil, no entanto, ainda há uma longa distância até se incorporarem as tecnologias de educação no ensino médico, utilizando todo seu abrangente potencial.

Assim como os componentes tecnológicos vêm sendo incorporados na prática médica, a exemplo da teleconsulta, para qualificar os resultados, é fundamental dedicar a mesma atenção na qualificação do processo de aprendizagem dos futuros médicos especialistas.[1,2] As tecnologias específicas têm pouco valor nesse sentido, pois o mais importante é a forma como são usadas. A utilização indiscriminada tende a descredibilizá-las como ferramentas no ensino.

Este capítulo visa demonstrar como utilizar a tecnologia e o meio digital, integrando-os à aprendizagem dos residentes, de forma a tirar o melhor proveito que ela pode proporcionar e não ser limitado por ela.

DEFINIÇÃO DE TERMOS E CONCEITOS

O ensino digital engloba uma abordagem pedagógica que busca ser flexível e centrada no estudante, incentivando a interação e a colaboração entre os participantes com atividades síncronas e assíncronas. Os cursos e os módulos de aprendizagem podem ser exclusivamente *on-line* ou podem ser um misto de atividades *on-line* e presenciais (aprendizado combinado ou, em inglês, *blended learning*).[1] O Quadro 1 apresenta as descrições de termos e definições utilizados na área da educação em meio digital.

ENSINO MEDIADO POR TECNOLOGIA NA RESIDÊNCIA MÉDICA

Cada vez que um residente acessa um *smartphone* pode ser uma oportunidade de aprender algo que apoie a sua tomada de decisão no cuidado de pacientes. Essa característica pode ser ampliada para as outras tecnologias que vêm sendo incorporadas no processo de formação especializada na medicina.[3,4] Assim, é possível afirmar que o conhecimento das tecnologias educacionais pelos preceptores permite que essas tecnologias sejam aplicadas de forma correta para que possam se tornar ferramentas com potencial de desenvolver as competências necessárias à formação dos médicos residentes em cada especialidade.

Estudos apontam que os alunos têm atitudes positivas com relação ao ensino digital e que atividades desenvolvidas no ambiente virtual proporcionaram ganhos semelhantes em co-

QUADRO 1 Termos e definições da educação em meio digital

Termo	Definição
Educação a distância (EAD)	Modalidade de ensino na qual o aluno e o docente não se encontram no mesmo local geográfico. Deve conter uma metodologia planejada que pode envolver distintos materiais de apoio (DVD, textos, vídeos, transmissões síncronas) e necessita de um meio de interação que pode ou não ser um ambiente virtual de aprendizagem
E-learning ou *web-based learning*	Modalidade de EAD que sempre utiliza um meio digital (ambiente virtual de aprendizagem) para a sua execução
Ambiente virtual de aprendizagem (AVA)	Local, no meio digital, que armazena conteúdos e promove interação entre os atores do processo ensino-aprendizagem
Ensino remoto	Atividades mediadas por meio digital que permitem a comunicação a distância de forma síncrona (todos presentes virtualmente ao mesmo tempo) ou assíncrona (aluno e docente têm acesso em tempos diferentes)
Ensino mediado por tecnologia	Atividades que utilizam meios digitais ou outras tecnologias (equipamentos, *softwares*, bonecos de simulação de alta fidelidade, realidade virtual aumentada, vídeos, áudios etc.) para mediar o processo de ensino-aprendizagem
Educação digital ou ensino digital	Prática de utilização de meios digitais nos métodos de ensino, frequentemente associada a processos mais dinâmicos de aprendizagem
Ensino híbrido	Atividades educacionais que combinam ensino digital e ensino presencial tradicional
Realidade virtual aumentada	Meio digital que permite a imersão em situações realísticas, com a utilização de equipamentos que permitem interação com imagens e sons
Competências digitais	Conhecimentos, habilidades e atitudes necessários para a utilização adequada dos aparelhos e equipamentos digitais, de *big data*, inteligência artificial etc.

nhecimento e habilidades quando comparadas ao ensino tradicional.[2] A educação digital, portanto, pode ser particularmente útil na residência médica ao prover conteúdos que podem ficar disponíveis para serem acessados de acordo com a disponibilidade e a necessidade do médico residente. Além disso, a educação digital tem sido apontada como importante na aquisição de hábitos de aprendizagem de longo prazo.[5]

Ensino digital no contexto atual

Em tempos sem precedentes, o mundo vivencia profundas mudanças em decorrência da pandemia da covid-19. Essa situação aumentou a demanda de trabalho para os profissionais da saúde, modificou a rotina dos serviços e impactou drasticamente a formação médica. O cancelamento de atividades educacionais presenciais e a necessidade de utilizar meios digitais desafiaram a forma convencional de ensino-aprendizagem dos cursos de medicina e dos programas de residência médica em todo o mundo.

É notório que os avanços tecnológicos da década de 2010 já possibilitavam que atividades educacionais tradicionais fossem complementadas pela educação digital. Esse ambiente digital já estava presente nos prontuários eletrônicos, nos grupos de aplicativos utilizados na discussão de casos, nos teleatendimentos, na socialização de informações científicas, entre outros. É inegável também que o ambiente digital vem mudando a maneira como os médicos aprendem, interagem e atuam no atendimento ao paciente.[1] No Brasil, o Ministério da Educação autorizou a substituição de aulas presenciais por aulas em meios digitais enquanto durar a pandemia.[6] No caso dos cursos de medicina, essa autorização se aplica apenas às atividades teórico-cognitivas. A Comissão Nacional de Residência Médica também recomendou a utilização de meios digitais para cumprir o componente teórico dos programas de residência médica.[7] Nesse contexto, as instituições formadoras foram solicitadas a adaptar parte dos seus currículos ao ambiente virtual de forma emergencial.

Essa adaptação das atividades ao ensino remoto emergencial, no entanto, não pode ser confundida com a educação a distância (EAD) propriamente dita. No Brasil, os objetivos da EAD englobam ampliar e flexibilizar o acesso à formação, com planejamento, políticas de acesso, acompanhamento e avaliação específica. Em contraposição, o ensino remoto emergencial é uma adaptação temporária das atividades educacionais e tem por objetivo possibilitar a continuidade da formação durante uma emergência ou crise, sendo necessário assegurar o acesso rápido e confiável às atividades em meio digital. Um aspecto que exemplifica essa diferença diz respeito à sincronicidade: enquanto grande parte das atividades de EAD é desenvolvida de forma assíncrona, no ensino remoto a maior parte das atividades ocorre em tempo real, com o objetivo de reproduzir de forma mais fiel as atividades presenciais.[8] Diferentes plataformas de videoconferência estão disponíveis para atividades síncronas, conforme apresentado no Quadro 2 mais adiante.

Nos meses que se seguiram ao primeiro caso de covid-19 no Brasil, as escolas médicas e programas de residência implementaram uma série de adaptações em seus currículos para garantir a manutenção das atividades acadêmicas e assistenciais. Docentes, preceptores, graduandos e residentes enfrentaram – e continuam enfrentando, quase 2 anos depois – muitos desafios causados pela mudança rápida e inesperada para o ensino digital. Esse é um momento ótimo para explorar os recursos disponíveis, revisar conceitos e programas de ensino e desenvolver novas habilidades pedagógicas. O aprendizado construído a partir da vivência desse momento provavelmente será útil para reflexões futuras sobre as possíveis respostas diante de situações de crise, que criam interrupções e impõem mudanças. Além disso, tensionam a possibilidade de repensar o uso de tecnologias da informação e comunicação na formação médica.

METODOLOGIAS E DISPOSITIVOS DE ENSINO DIGITAL

Apesar da grande disponibilidade de conhecimento científico para os estudantes da área da saúde, a tradução desse conhecimento para a prática clínica parece ser lenta.[9] Nesse sentido, o uso de ferramentas educacionais interativas e de fácil acesso pode auxiliar o processo de atualização desses alunos. Entre as oportunidades tecnológicas com tal propósito, podem-se citar atividades de aprendizagem síncronas e assíncronas, materiais educacionais, pacientes virtuais, simulação aprimorada por tecnologia, avaliações baseadas em computador, instrução de anatomia bidimensional e tridimensional, impressões em 2D e 3D. Nesse contexto, tecnologias foram implementadas para contribuir com aspectos como portabilidade e mobilidade, buscando obter disponibilidade e onipresença das tecnologias de informação e comunicação.

Esse paradigma da computação móvel, além de uma opção comunicativa, representa também uma alternativa à educação.[2,3]

Educação a distância (EAD)

Em seus primórdios, a EAD correspondia aos estudos por correspondência, que aos poucos evoluíram para o estudo apoiado por tecnologias, destacando-se o uso de computadores, celulares e internet. Regulamentada no Brasil em 1996, a EAD é uma possibilidade de inovação e democratização das oportunidades educacionais. Atualmente, consiste em uma das principais metodologias de ensino digital utilizadas na educação médica, principalmente em cursos de educação continuada, por permitir flexibilidade de tempo e local.[1]

A EAD pode abranger comunicação síncrona e assíncrona em ambientes virtuais de aprendizagem utilizados para realização de palestras, avaliações e *feedbacks*, bem como ensino híbrido. O ambiente de aprendizado modular orientado ao objeto (do inglês *modular object-oriented dynamic learning environment* – Moodle) é o tipo de ambiente virtual de aprendizagem mais utilizado no Brasil. O Moodle é uma plataforma gratuita de construção colaborativa (*open source*) e pode ser usado diretamente no navegador *web* ou em aplicativo disponível para dispositivos móveis.

As sociedades de especialidades médicas ofertam cursos de educação continuada utilizando a EAD. Em 2018 e 2019, a Sociedade de Ginecologia e Obstetrícia do Estado de São Paulo (Sogesp), por exemplo, organizou o "Curso teórico-prático de emergências obstétricas" para profissionais de saúde com foco principal em diagnóstico e assistência à morbidade materna grave no Estado de São Paulo. Esse curso aplicou metodologia ativa de ensino, mesclando atividades teóricas e práticas interativas. Com a pandemia da covid-19, o grupo coordenador reorganizou o curso, mesclando atividades assíncronas por meio de vídeos com simulações com alto grau de fidelidade. As avaliações dos profissionais capacitados foram muito positivas no que diz respeito aos objetivos propostos. Ressalta-se que é fundamental avaliar, no futuro, o impacto dessa capacitação nos desfechos obstétricos.

Outro exemplo de EAD são os cursos ofertados gratuitamente pela Universidade Aberta do Sistema Único de Saúde (Unasus), criada em 2010 pelo Ministério da Saúde em parceria com universidades públicas e organismos internacionais. A Unasus tem como objetivo ofertar capacitação aos trabalhadores do Sistema Único de Saúde (SUS), democratizando o acesso à educação permanente. Oferece cursos de pós-graduação e de extensão universitária em diferentes formatos e nas diversas especialidades e áreas de conhecimento da saúde.[10]

Os residentes devem ser incentivados a participar de cursos EAD como forma de estimular o hábito da aprendizagem autodirigida. O hábito de utilizar os meios digitais na aprendizagem tem a tendência de permanecer como uma alternativa para a educação continuada.

Dispositivos móveis

Os dispositivos móveis evoluíram muito nos anos 2000 e, na atualidade, são amplamente utilizados pelos profissionais da saúde no atendimento a pacientes. Os *smartphones* possuem aplicativos que permitem a obtenção rápida de informações sobre diagnósticos, calculadoras, registros de pacientes, gestão da clínica ou literatura científica. Facilitam também acesso a atividades educacionais e materiais disponíveis nos ambientes virtuais de aprendizagem. Eles permitem, ainda, uma comunicação rápida entre a equipe, favorecendo a resposta às demandas dos pacientes. Não existem estudos, no entanto, associando o uso de dispositivos móveis a melhores resultados no cuidado aos pacientes.[9]

A incorporação e o uso de dispositivos móveis têm sido bem documentados na residência médica e no treinamento em serviço. Essa opção pode apresentar uma estratégia para aumentar a aprendizagem dos residentes em um cenário que requer alta mobilidade. As limitações ao seu uso se referem ao tempo de duração da bateria, ao risco de vírus nos dispositivos, a violações de privacidade e a erros nas informações obtidas nas pesquisas. Outro aspecto importante é a percepção negativa do uso de *smartphones* durante os atendimentos e os efeitos colaterais negativos do uso do celular (por exemplo, distração, dependência excessiva, isolamento social), que devem ser considerados visando estratégias para evitá-los e regular seu uso no ambiente clínico.[3]

Impressão em 3D

A impressão em 3D, ou seja, em três dimensões, é um recurso da computação gráfica de alta qualidade que permite produzir estruturas anatômicas personalizadas e com detalhamento realístico para fins educacionais e assistenciais. As imagens e modelos produzidos podem ser utilizados para o estudo de anatomia, para a correlação entre a anatomia e métodos de diagnóstico por imagem e para criar simuladores de baixo custo para o treinamento cirúrgico.[11] Também pode reproduzir órgãos com alterações patológicas com base em imagens de biópsias, próteses personalizadas e estruturas anatômicas para planejamento cirúrgico utilizando imagens de tomografia do paciente. Os modelos são produzidos em gesso, plástico ou resina.

Os arquivos digitais permitem a reprodução e a customização das peças de acordo com o objetivo educacional. Além disso, as impressoras 3D têm apresentado substancial melhora de qualidade e redução de preço com o passar dos anos, o que possibilita sua popularização. Esse recurso já está disponível em algumas instituições universitárias brasileiras.[12]

Simulação de consultas clínicas

Simulações computadorizadas interativas que reproduzem cenários de prática profissional para fins de treinamento ou avaliação estão entre as metodologias de maior relevância na educação digital.

A simulação de consultas pode ser realizada utilizando programas de conferência via *web* ou inteligência artificial. As simulações utilizando plataformas de conferência via *web* contam com pacientes humanos padronizados; e a inteligência artificial, com pacientes virtuais. O uso de pacientes padronizados e virtuais no ensino tem como referencial a aprendizagem experiencial, na qual o aprendiz pode agir e refletir sobre a ação em um ambiente seguro.[13,14]

Pacientes humanos padronizados

Pacientes humanos padronizados são atores profissionais ou pessoas comuns treinadas para atuar como pacientes no ambiente de treinamento. As plataformas de conferência via *web* permitem simular consultas de forma realística em tempo real. Os pacientes padronizados e o facilitador podem fornecer *feedback* imediato com o uso dessas plataformas, o que potencializa o aprendizado.

Esse recurso pode ser utilizado para simular atividades, como obter dados da história clínica, fazer orientações, tomar decisões diagnósticas e terapêuticas. Os pacientes padronizados também podem ser utilizados para avaliação utilizando o exame clínico objetivo e estruturado virtual (em inglês, *web-objective structured clinical examination* – Web-OSCE) conduzido de forma síncrona por plataforma de videoconferência. Apesar do pequeno número de estudos publicados sobre o tema, evidências apontam que o Web-OSCE tem boa aceitabilidade e é eficaz na avaliação de habilidades clínicas, como comunicação e raciocínio clínico no contexto da telemedicina.[13]

Pacientes virtuais

Pacientes virtuais podem ser definidos como um programa computacional interativo que simula cenários clínicos da prática para fins de treinamento ou avaliação de profissionais de saúde. Permite simular atividades como obter dados da história clínica, realizar um exame físico, tomar decisões diagnósticas e terapêuticas.[15] Revisão sistemática recente apontou evidências de que os pacientes virtuais são pelo menos tão eficazes quanto a educação tradicional (sem utilização de método digital) no ganho de conhecimento e mais eficazes no ganho de habilidades. Houve melhora com relação a habilidades de raciocínio clínico, procedurais e para o trabalho em equipe. Podem ter um impacto maior ao combinar conhecimento, habilidades e resolução de problemas, e quando o contato direto com o paciente ainda não é possível. É possível, no entanto, que a substituição de formas passivas de educação por pacientes virtuais traga mais benefícios do que a substituição de métodos ativos de aprendizagem. Os pesquisadores alertam, portanto, para a falta de evidências que justifiquem o uso de pacientes virtuais para substituir ou reduzir a carga horária de ensino prático.[14]

"Gamificação" e jogos sérios

"Gamificação" é a aplicação dos princípios usados na elaboração de jogos (interação, pertencimento, sensação de realização e de descobrimento) no desenvolvimento de processos pedagógicos e de ferramentas digitais de apoio. Esses elementos que agregam diversão e aceitação pelos usuários estão associados à utilização de estrutura narrativa, à existência de níveis progressivos de dificuldade, à gratificação (pontuação, ganhar benefícios, passar de nível) e ao *feedback* imediato.[16] A introdução dos elementos da "gamificação" deve ocorrer de forma a apoiar o desenvolvimento de objetivos de aprendizagem, não precisando ser usados todos ao mesmo tempo. Por exemplo, é possível desenvolver uma atividade no formato do "Qual é a música?" substituindo o objeto por imagens radiológicas para residentes de clínica médica revisarem conhecimentos e reconhecerem padrões.

O chamado "jogo sério" utiliza a "gamificação" em jogos computacionais que apresentam situações de assistência à saúde e cujos propósitos não são de entretenimento, mas sim de aprendizagem.[17] Para um objeto de aprendizagem ser considerado um jogo sério, deve possuir os seguintes elementos:

- Objetivos e regras claras.
- Percepção imediata dos objetivos atingidos.
- Elevado grau de interatividade.
- Noção de superação de desafios em certo nível de competição associada a algum nível de motivação e envolvimento.[18]

Na educação médica, eles podem ser classificados nos domínios cognitivo, psicomotor e afetivo. Existem vários jogos sérios no mercado com os mais variados objetivos de aprendizagem e qualidade. Antes de indicar a sua utilização, é importante que os preceptores realizem testes para verificar se correspondem às necessidades de formação dos residentes. Como essa área vem crescendo muito na esfera acadêmica e de pesquisa, várias instituições de ensino têm iniciativas que vêm ampliando o conhecimento sobre os seus mecanismos, as melhores formas de utilização e a eficácia dos jogos na área da aprendizagem.

Os jogos sérios de realidade virtual aumentada envolvem a representação em 3D para a visualização com óculos de imersão. Eles têm se mostrado um meio de aprendizagem capaz de proporcionar uma vivência de imersão em cenários com imagens e sons nos quais o indivíduo pode se sentir dentro de situações simuladas, nas quais tem que tomar decisões influenciado por diferentes fatores predeterminados no jogo. Podem também ser utilizados para desenvolver atitudes ou avaliar conhecimentos.[17]

A repetição é um elemento importante na aprendizagem que a "gamificação" e os jogos sérios proporcionam. Além disso, os usuários dessas modalidades relatam maior satisfação com a experiência de aprendizagem.[19]

AVALIAÇÃO NO AMBIENTE VIRTUAL

O uso do ambiente virtual nos processos de avaliação tem acompanhado o avanço da educação digital na formação médica. Pode compor avaliações formativas e somativas, oferecendo ganhos ao processo de avaliação como:[20]

- Maior variedade e autenticidade no desenho das avaliações, com abordagens inovadoras baseadas no uso de mídia criativa, simulações e jogos sérios.
- Maior envolvimento do aluno por meio de avaliações formativas interativas com *feedback* adaptativo.
- Possibilidade de escolha do momento e local das avaliações.
- Plataforma para envio e armazenamento de material didático, trabalhos e portfólio.
- Maior rapidez e facilidade na correção das avaliações e na liberação de resultados.

Avaliação formativa

A avaliação formativa tem como objetivo permitir que os alunos monitorem seu processo de aprendizagem após uma atividade educacional, a fim de apontar pontos consolidados e outros que necessitam de aprimoramento. O ambiente virtual se adapta bem a essa finalidade, pois permite que os alunos tenham acesso aos resultados de todas as avaliações realizadas, uma vez que ficam armazenadas no sistema de dados. O *feedback* pode ser imediato, assim que o estudante responde à pergunta (sugestões, materiais de apoio), e/ou depois (desempenho, explicação da resposta, sugestão de acompanhamento).

As avaliações de caráter formativo não exigem sistemas de vigilância e monitoramento, o que permite ao estudante realizar o teste conforme a sua disponibilidade. Um exemplo disso é o teste de progresso formativo, no qual os alunos têm um período de 1 semana para fazer o teste e depois recebem acesso ao resultado. Também ficam disponíveis as questões acertadas e erradas, além de comentários de *feedback*. Esse tipo de avaliação não é utilizado para progressão e tem a função de ajudar o estudante a identificar suas lacunas de aprendizagem e se preparar para os testes somativos.[21]

Avaliação somativa

Tradicionalmente, a aceitação do uso das tecnologias de informação e comunicação para avaliações somativas na formação médica é muito mais limitada do que para as formativas. Fatores que impedem uma adoção mais ampla incluem a falta de acesso e equipamentos e a dificuldade de garantir a segurança do teste, o que alimenta a desconfiança com relação a esse tipo de avaliação.[21] Para garantir a segurança, podem-se utilizar o monitoramento remoto por supervisores treinados, aplicativos que restringem o acesso à internet e a randomização da ordem das questões. Há limitações a sua aplicação, no entanto, por conta do alto custo desses serviços.[22]

A pandemia de covid-19 e o novo contexto resultante na educação médica também influenciaram essa questão. A necessidade de adoção de medidas de isolamento social e a popularização do acesso à internet ampliaram a inserção das tecnologias de informação e comunicação na formação médica em todos os aspectos, inclusive as avaliações somativas. Apesar das reservas, no ano de 2020 foram relatadas experiências utilizando o ambiente virtual não apenas para testes cognitivos,[22] mas também para a condução de avaliações somativas de habilidades clínicas do tipo OSCE.[13,23,24]

Teste computadorizado adaptativo

O teste computadorizado adaptativo é uma forma de avaliação baseada em um algoritmo matemático que seleciona o próximo item a ser respondido pelo estudante com base nas respostas dadas nos itens anteriores. Consequentemente, cada estudante realiza um teste personalizado e adaptado ao seu nível de conhecimento. Evidências recentes sugerem que testes adaptativos também podem ter impactos positivos sobre os estudantes com relação à motivação e ao envolvimento em comparação com os testes tradicionais, pois apresentam como vantagem a boa aceitação dos estudantes. Uma desvantagem associada, no entanto, é a exigência de um banco de itens calibrados que permita ao algoritmo escolher a dificuldade do item da próxima pergunta com base nas respostas fornecidas.[25]

O uso do ambiente virtual também permite uma maior diversidade no tipo de itens utilizados em comparação com as avaliações em papel. Itens de múltipla escolha são facilmente modificados para o ambiente virtual, com a vantagem de permitir a inclusão de recursos audiovisuais (por exemplo, vídeos de pacientes, interações médico-paciente e procedimentos). Outra possibilidade é o uso das questões interativas, que permitem avaliar o conhecimento a partir da identificação de estruturas em imagens (por exemplo, anatomia, histologia, dermatologia, exame físico etc.).[21]

Exame clínico objetivo e estruturado virtual (Web-OSCE)

O Web-OSCE é uma proposta de adaptação do exame clínico objetivo e estruturado (OSCE) ao ambiente virtual, conduzido de forma síncrona, utilizando plataformas de videoconferência. Apesar de ser uma modalidade nova de avaliação, é possível encontrar relatos de sua utilização em programas de residência e escolas médicas com caráter formativo e somativo.[23,26,27]

O uso do ambiente virtual propicia a avaliação de estudantes que estão no ensino digital ou em locais remotos.[26,28] Há relatos de experiências com a utilização do Web-OSCE para avaliar habilidades clínicas como comunicação, exame físico, procedimentos e profissionalismo.[13,23] Esses exames também foram utilizados para avaliar habilidades de telemedicina que, em razão da pandemia de covid-19, também se tornaram essenciais na oferta de cuidados em saúde e, acredita-se, serão cada vez mais exigidas na prática médica.[27,29] Várias plataformas de videoconferência estão disponíveis para executar o Web-OSCE e serão descritas no Quadro 2, mais adiante.

Feedback

No contexto de atividades realizadas em meio virtual, o *feedback* tem duplo papel: avaliar o desempenho e promover a interação entre o estudante e o facilitador. Pesquisas mostraram que a maioria dos alunos avalia positivamente o *feedback* fornecido por meio virtual, considerado essencial para motivar e apoiar os alunos na educação digital.[30] Esse *feedback* pode ser imediato ou agendado, fornecido pelo preceptor ou pelo sistema. A devolutiva por videoconferência é uma opção viável para os encontros agendados e pode favorecer a interação estudante-facilitador, a motivação e compreensão do aluno.[22]

As limitações do *feedback on-line* envolvem o acesso e a familiaridade com os meios digitais e a motivação dos estudantes para acessar a devolutiva. Estudantes com desempenho insatisfatório têm maior tendência a não acessar. O *feedback* que tem impacto na progressão é acessado com mais frequência. Para superar essas dificuldades, recomenda-se que os estudantes recebam formação no uso de tecnologias. Apesar de serem jovens, não se deve presumir que sejam capazes de utilizar as plataformas corretamente. Pesquisas recentes demonstraram que fornecer treinamento sobre como acessar e processar o *feedback on-line* pode apoiar positivamente o processo de aprendizagem do aluno.[31]

Outro ponto importante é que o *feedback on-line*, na ausência da discussão face a face, pode levar a dificuldades na compreensão e na implementação das sugestões recebidas. Isso pode impactar negativamente a motivação do estudante para se engajar na avaliação e aceitar o *feedback*.[32] Nesse caso, recomenda-se que sessões de *feedback* agendado sejam realizadas utilizando plataformas de videoconferência, a fim de manter um encontro individual entre o facilitador e o aluno.[22]

FERRAMENTAS DE CONFERÊNCIA VIA *WEB* PARA ATIVIDADES SINCRÔNICAS

Atualmente, estão disponíveis diversas plataformas de conferência via *web* confiáveis e acessíveis. Cada plataforma tem diferentes recursos, vantagens e desvantagens, por isso a escolha entre elas deve considerar a facilidade de acesso e a familiaridade dos usuários. Quando envolver a presença de pacientes, cabe ao médico certificar a segurança da ação com o corpo técnico de informática para que seja obedecida a Lei Geral de Proteção de Dados (LGPD). O Quadro 2 resume as funcionalidades das principais plataformas disponíveis em versão gratuita.

Conferência web®

O conferência web®, disponível no endereço https://conferenciaweb.rnp.br, foi desenvolvido pela Rede Nacional de Pesquisa (RNP) do

QUADRO 2 Recursos gratuitos das principais plataformas de videoconferência

	Conferência web®	Skype®	Zoom Meetings®	Google Meet®
Compartilhamento de tela	X	X	X	X
Gravação	X	X	X	–
Chat	X	X	X	X
Criação de subgrupos	X	–	X	–
Número máximo de participantes/ conferência	75	50	100	100
Limitações	Funcionalidades limitadas pelo número de participantes Exige adesão institucional à Rede Nacional de Pesquisa	Problemas de privacidade	Problemas de privacidade	Durante o compartilhamento de tela, diminui a interação

Adaptado de Rocha et al., 2020.[33]

governo brasileiro em parceria com a Empresa Mconf e é gratuito. Estão disponíveis funcionalidades como *chat*, bloco de notas e compartilhamento de imagens, arquivos, quadro branco ou tela do computador. Suporta conferências com até 75 pessoas, com uma delas utilizando câmera aberta e compartilhamento de tela e o restante apenas como ouvintes, ou doze pessoas utilizando todos os recursos (áudio, câmera e compartilhamento de conteúdo). Conta com sistema fácil de agendamento e convites. Pode ser acessado tanto por computador quanto por dispositivo móvel. Suas salas podem ser públicas ou privadas e toda comunicação é feita de forma segura. Permite transmissões via *streaming* quando a sala atinge sua capacidade máxima. Disponibiliza uma central de ajuda *on-line*.

Algumas instituições já utilizam essa plataforma para teleconsulta, seguindo as normas atuais do Conselho Federal de Medicina para atendimento remoto. Uma limitação dessa plataforma, no entanto, é que, para organizar uma reunião virtual, é necessário que a instituição de ensino tenha feito a adesão à Rede Nacional de Pesquisa.

Skype®

O Skype®, disponível no endereço https://www.skype.com, é uma plataforma de videoconferência muito conhecida, o que pode ser um forte atrativo para muitas pessoas. Sua versão gratuita suporta chamadas de vídeo em grupo para até cinquenta pessoas e as funcionalidades de compartilhamento de tela, *chat*, gravação da chamada, legenda ao vivo e desfoque automático do fundo. O Skype® pode ser usado em um navegador *web* sem que o aplicativo seja instalado. O convite para participar pode ser enviado por um endereço de *e-mail*. A opção para realizar videoconferências com maior número de pessoas está disponível apenas na versão paga.

Zoom Meetings®

O Zoom Meetings®, disponível no endereço https://zoom.us, é uma plataforma rápida e fácil de configurar, além de oferecer uma ampla variedade de recursos. Sua versão gratuita suporta chamadas de vídeo para até cem pessoas com 40 minutos de duração e permite número ilimitado de reuniões. Estão disponíveis gratuitamente as funcionalidades de agendamento, compartilhamento de tela, *chat* particular e em grupo, controles do anfitrião, função "levantar a mão" para pedir a palavra, gravação da chamada, fundo virtual e sala de espera. É compatível com Mac®, Windows® e Linux®, e está disponível para dispositivos móveis que utilizam os sistemas iOS e Android. Tem um sistema de segurança integrado que utiliza a criptografia TLS de 256 bits. A opção para realizar videoconferências com maior número de pessoas (até mil) está disponível apenas na versão paga.

Google Meet®

O Google Meet®, disponível no endereço https://meet.google.com, é uma plataforma do Google para realização de reuniões. Sua versão gratuita permite realizar número ilimitado de reuniões com até cem participantes acessando a Google Agenda® e programando a atividade. Ao adicionar o endereço de *e-mail* dos participantes, é gerado um *link* de acesso para a videoconferência. Uma desvantagem é que, durante o compartilhamento de tela, o apresentador não enxerga o *chat* nem os participantes, o que pode prejudicar a interação. Recursos avançados, como realizar reuniões com até 250 participantes e gravar as videochamadas, estão disponíveis apenas na versão paga. Pode ser utilizado via aplicativos para Android® e iOS® e pela versão *web*. Em todas as versões, oferece suporte *on-line* aos usuários.

Moodle

O Moodle, disponível no endereço https://moodle.org, é uma plataforma gratuita e colaborativa que permite a programação de atividades *on-line*, como fóruns, *chats*, aulas, provas etc. Apresenta como limitação o fato de não ter sido desenvolvido para a realização de videoconferências, sendo necessária a utilização de *plugin* que permita essa funcionalidade, como o do conferência web®.

CONDUÇÃO DE ATIVIDADES EDUCACIONAIS EM AMBIENTE VIRTUAL

A seguir, são apresentadas algumas dicas para conduzir as atividades educacionais em ambiente virtual utilizando ferramentas de videoconferência:[33]

- Utilização da plataforma de videoconferência: deve-se escolher aquela que seja mais fácil de utilizar e disponibilize os recursos necessários (Quadro 2). Sugere-se buscar um tutorial sobre a ferramenta escolhida e familiarizar-se com a plataforma. Quando envolver pacientes reais, como uma teleconsulta com a presença simultânea de residentes, devem-se seguir as normas do Conselho Federal de Medicina.[34,35]
- Organização do encontro: o encontro deve ser organizado com antecedência e os alunos e palestrantes convidados devem receber orientações antes da atividade. Isso inclui os *links* para a plataforma de videoconferência, os requisitos do navegador e a conexão de internet, além de orientações sobre como testar câmeras e áudio antes do início. Esses ajustes visam reduzir os atrasos gerados por problemas técnicos. Recomenda-se ter internet de retaguarda (por exemplo, cabo e roteador) para casos de queda da rede.
- Roteiro: deve-se elaborar e divulgar um roteiro de recomendações e regras para as atividades *on-line*, pois muitas vezes os participantes não têm experiência com esse tipo de atividade. Sugerem-se recomendações como acessar a plataforma 5 minutos antes do horário, manter o microfone desligado durante a apresentação, usar preferencialmente um dispositivo com acesso a câmera, entre outros.
- Câmera ligada: as câmeras devem permanecer ligadas durante a atividade para estabelecer uma conexão entre os participantes. Sugere-se que se posicione a câmera de forma que o participante possa olhar diretamente para ela enquanto fala, favorecendo a percepção de contato visual. É importante utilizar câmera de boa qualidade, iluminação adequada, bom enquadramento e cenário de fundo sem distratores.

- Boa qualidade de áudio: para garantir a qualidade do áudio, devem-se utilizar microfones e fones de ouvido. Variações na entonação e no ritmo da voz são importantes para reter a atenção dos alunos e evitar a monotonia. É importante pedir aos participantes para desligar os microfones quando não estiverem falando, a fim de reduzir os ruídos de fundo.
- Orientações sobre as regras de convivência: devem-se orientar os participantes sobre as regras de convivência a serem seguidas. Antes do início da atividade, é importante enfatizar orientações sobre silenciar telefones e outros aplicativos, utilizar fones de ouvido para garantir áudio de qualidade, manter microfones desligados quando não estiverem falando, levantar a mão para pedir a palavra, utilizar linguagem profissional no *chat*, vestir-se de forma adequada *etc*.
- Senso de comunidade: é importante construir um senso de comunidade. Para tanto, pode-se, por exemplo, sugerir aos alunos que liguem suas câmeras e microfones no início da atividade para se cumprimentarem (isso pode ser mais difícil em grupos com mais de dez pessoas, mas é possível se for pactuado no início) ou desenvolver alguma atividade que favoreça o entrosamento do grupo. Sugere-se reservar tempo para que os alunos possam compartilhar experiências, fazer e responder perguntas.
- Duração da atividade: deve-se pactuar o tempo de duração da atividade. No ambiente virtual, é muito importante limitar o tempo. Sugere-se enviar previamente o material de leitura e utilizar o tempo *on-line* para a atividade e/ou discussão em grupo. Considera-se importante, ainda, que os encontros virtuais sejam curtos, em torno de 1 a 2 horas. Caso seja necessário, pode-se considerar reduzir o tempo de duração e aumentar o número de encontros.
- Envolvimento dos alunos: é importante envolver os alunos com frequência e de diferentes formas. No ambiente virtual, é possível usar estratégias, como chamar os alunos pelo nome, fazer perguntas frequentes durante a palestra para que as respondam no *chat* ou permitir que os alunos façam apresentações de temas.
- Encorajamento a perguntas: deve-se encorajar os participantes a fazer perguntas no *chat* e fazer pausas frequentes para responder às perguntas uma a uma, chamando o aluno pelo nome (isso favorece o envolvimento, o senso de comunidade e de presença). Se não for possível responder a todas as perguntas durante o encontro, pode-se considerar a possibilidade de responder às perguntas após o término dele.
- Simplicidade: as apresentações devem ser simples e sem excesso de texto. Isso facilita a concentração durante a atividade.
- Exercícios e atividades após o encontro: sugere-se elaborar uma atividade para ser realizada após o encontro, como exercícios que auxiliem o aluno a refletir sobre o tema e fixar as mensagens mais importantes.
- *Feedback*: é importante fornecer e pedir *feedback* sempre que possível. Uma rodada breve de avaliação pode ser realizada ao final de cada encontro, na qual facilitador e participantes possam expressar sua opinião sobre a atividade e sugerir melhorias.

CONSIDERAÇÕES FINAIS

É consenso que as metodologias de ensino digital se tornaram parte integrante da educação médica e representam importante avanço no acesso ao conhecimento. Especificamente na formação do médico residente, considera-se fundamental o treinamento em serviço e a aquisição de conhecimento de forma contínua e progressiva. Ensinar e treinar profissionais a constantemente estudarem e buscarem novos conhecimentos é um desafio que pode ter como aliado o uso educacional da tecnologia.

A pandemia de covid-19 certamente acelerou o processo de utilização do ensino digital em todos os níveis de ensino no Brasil e no mundo. Os programas de residência médica passaram a oferecer atividades *on-line* para seus aprendizes com o objetivo de complementar a formação profissional. O leque de opções para a realização do ensino digital é amplo, e tornou-se necessário que tanto a coordenação dos programas quanto os médicos residentes se adaptassem e aprendessem sobre métodos de ensino digital e as plataformas utilizadas nesse tipo de ensino. Além disso, mas não menos importante, foi necessário desenvolver estratégias para manter a atenção dos residentes em atividades *on-line*, assim como criar novos hábitos e etiquetas nesse ambiente virtual. Sabe-se, ainda, que o hábito de utilizar os meios digitais na aprendizagem, se adquirido durante a residência médica, tem a tendência de permanecer como alternativa para a educação continuada, principalmente nesta e nas gerações futuras.

Embora a maioria dos programas de residência médica tenha mantido, pelo menos parcialmente, as atividades do treinamento em serviço presenciais, outro desafio importante consiste na avaliação de residentes utilizando o sistema *on-line*. Embora vários métodos tenham sido descritos e outros tenham sido adaptados para o formato virtual com esse objetivo, observa-se que a maioria dos programas está obtendo experiência à medida que implementa o novo formato. Destaca-se, nesse contexto, que a avaliação formativa, com ênfase no *feedback*, deve ser realizada em todos os cenários de prática do residente. Espera-se que essa seja uma oportunidade para desencadear processos de reestruturação, sem perder de vista a qualidade da formação médica. Só o aprendizado permitirá avançar por novos caminhos com segurança.

REFERÊNCIAS

1. Ellaway R, Masters K. AMEE guide n. 32: e-Learning in medical education Part 1 – learning, teaching and assessment. Med Teach. 2008;30(5):455-73.
2. Han H, Resch DS, Kovach RA. Educational technology in medical education. Teach Learn Med. 2013;25 Suppl 1:S39-43.
3. Short SS, Lin AC, Merianos DJ, Burke RV, Upperman JS. Smartphones, trainees, and mobile education: implications for graduate medical education. J Grad Med Educ. 2014;6(2):199-202.
4. Chretien KC, Yarris LM, Lin M. Technology in graduate medical education: shifting the paradigm and advancing the field. J Grad Med Educ. 2014;6(2):195-6.
5. Wittich CM, Agrawal A, Cook DA, Halvorsen AJ, Mandrekar JN, Chaudhry S, et al. E-learning in graduate medical education: survey of residency program directors. BMC Med Educ. 2017;17(1):114.
6. Brasil. Ministério da Educação. Portaria n. 544, de 16 de junho de 2020. Dispõe sobre a substituição das aulas presenciais por aulas em meios digitais, enquanto durar a situação de pandemia do novo coronavírus – Covid-19, e revoga as Portarias MEC n. 343, de 17 de março de 2020, n. 345, de 19 de março de 2020, e n. 473, de 12 de maio de 2020. Diário Oficial da União. 17 jun 2020.
7. Brasil. Ministério da Educação. Nota Técnica n. 1/2020/CNRM/CGRS/DDES/SESU. Recomendações quanto ao desenvolvimento das atividades dos Programas de Residência Médica (PRM) durante enfrentamento à pandemia por COVID-19. Disponível em: http://portal.mec.gov.br/index.php?option=com_docman&view=download&alias=145481-sei-23000&category_slug=2020&Itemid=30192. Acessado em: 10 set 2021.
8. Hodges CB, Moore S, Lockee B, Trust T, Bond M. The difference between emergency remote teaching and online learning. Educause Review. 2020;27:1-12.
9. Moran J, Briscoe G, Peglow S. Current technology in advancing medical education: perspectives for learning and providing care. Acad Psychiatry. 2018;42(6):796-9.
10. Oliveira AEF, Ferreira EB, Sousa RR, Castro Junior EF, Maia MFL. Educação a distância e formação continuada: em busca de progressos para a saúde. Rev Bras Educ Med. 2013;37(4):578-83.
11. Bettega AL, Brunello LFS, Nazar GA, De-Luca GYE, Sarquis LM, Wiederkehr HA, et al. Simulador de dreno de tórax: desenvolvimento de modelo de baixo custo para capacitação de médicos e estudantes de medicina. Rev Col Bras Cirurgiões. 2019;46(1).
12. Wen CL. Homem virtual (Ser Humano Virtual 3D): a integração da computação gráfica, impressão 3D e realidade virtual para aprendizado de anatomia, fisiologia e fisiopatologia. Rev Grad USP. 2016;1(1):7-15.
13. Hopwood J, Myers G, Sturrock A. Twelve tips for conducting a virtual OSCE. Med Teach. 2021:43(6):633-6.
14. Kononowicz AA, Woodham LA, Edelbring S, Stathakarou N, Davies D, Saxena N, et al. Virtual patient simulations in health professions education: systematic review and meta-analysis by the Digital Health Education Collaboration. J Med Internet Res. 2019; 21(7):e14676.
15. Berman NB, Durning SJ, Fischer MR, Huwendiek S, Triola MM. The role for virtual patients in the future of medical education. Acad Med. 2016;91(9):1217-22.

16. Singhal S, Hough J, Cripps D. Twelve tips for incorporating gamification into medical education. MedEdPublish. 2019;8(3):67.
17. Bigdeli S, Kaufman D. Digital games in medical education: key terms, concepts, and definitions. Med J Islam Repub Iran. 2017;31:52.
18. Kickmeier-Rust MD, Peirce N, Conlan O, Schwarz D, Verpoorten D, Albert D, editors. Immersive digital games: the interfaces for next-generation e-learning? Universal Access in Human-Computer Interaction Applications and Services. Berlin/Heidelberg: Springer; 2007. p.646-55.
19. Telner D, Bujas-Bobanovic M, Chan D, Chester B, Marlow B, Meuser J, et al. Game-based versus traditional case-based learning: comparing effectiveness in stroke continuing medical education. Can Fam Physician. 2010;56(9):e345-51.
20. Conrad D, Openo J. Assessment strategies for online learning: engagement and authenticity. Alberta: Athabasca University Press; 2018.
21. Dennick R, Wilkinson S, Purcell N. Online eAssessment: AMEE guide n. 39. Med Teach. 2009;31(3):192-206.
22. Said JT, Schwartz AW. Remote medical education: adapting Kern's curriculum design to tele-teaching. Med Sci Educ. 2021;31(2):1-8.
23. Lara S, Foster CW, Hawks M, Montgomery M. Remote assessment of clinical skills during COVID-19: a virtual, high-stakes, summative pediatric objective structured clinical examination. Acad Pediatr. 2020; 20(6):760-1.
24. Blythe J, Patel NSA, Spiring W, Easton G, Evans D, Meskevicius-Sadler E, et al. Undertaking a high stakes virtual OSCE ("VOSCE") during Covid-19. BMC Med Educ. 2021;21(1):221.
25. Collares CF, Cecilio-Fernandes D. When I say... computerised adaptive testing. Med Educ. 2019;53(2): 115-6.
26. Palmer RT, Biagioli FE, Mujcic J, Schneider BN, Spires L, Dodson LG. The feasibility and acceptability of administering a telemedicine objective structured clinical exam as a solution for providing equivalent education to remote and rural learners. Rural Remote Health. 2015;15(4):3399.
27. Sartori DJ, Olsen S, Weinshel E, Zabar SR. Preparing trainees for telemedicine: a virtual OSCE pilot. Med Educ. 2019;53(5):517-8.
28. Prettyman AV, Knight EP, Allison TE. Objective structured clinical examination from virtually anywhere! J Nurs Pract. 2018;14(8):e157-63.
29. Marshall M, Howe A, Howsam G, Mulholland M, Leach J. COVID-19: a danger and an opportunity for the future of general practice. Br J Gen Pract. 2020;70(695): 270-1.
30. Stone A. Online assessment: what influences students to engage with feedback? Clin Teach. 2014;11(4): 284-9.
31. Hast M, Healy C. "It's like fifty-fifty": using the student voice towards enhancing undergraduates' engagement with online feedback provision. J Teach Learn Technology. 2018;7(1):139-51.
32. Hast M. Higher education in times of COVID-19: giving online feedback implementation another look. Higher Educ Studies. 2021;11(1):1-7.
33. Rocha SR, Quintana SM, Romão GS. Ensino remoto emergencial no contexto da pandemia da Covid-19. Femina. 2020;48(8):475-9.
34. Conselho Federal de Medicina. Resolução n. 1.643/2002. Define e disciplina a prestação de serviços através da telemedicina. Diário Oficial da União. 26 ago 2002. Disponível em: https://sistemas.cfm.org.br/normas/visualizar/resolucoes/BR/2002/1643. Acessado em: 20 out 2021.
35. Brasil. Lei n. 13.709, de 14 de agosto de 2018. Dispõe sobre a proteção de dados pessoais e altera a Lei n. 12.965, de 23 de abril de 2014. Diário Oficial da União. 15 ago 2018. Disponível em: http://www.planalto.gov.br/ccivil_03/_ato2015-2018/2018/lei/l13709.htm. Acessado em: 21 jul 2021.

CAPÍTULO 19

Treinamento por meio da simulação

Cristiane de Freitas Paganoti

INTRODUÇÃO

Os cenários de simulação são uma realidade cada vez mais bem-vista e estimulada nos centros de ensino em saúde, tanto como método de avaliação de conhecimentos adquiridos quanto para treinamento de habilidades práticas.[1-3]

Para sua implementação, é necessária a organização de centros de simulação adequados ao propósito, bem como equipe profissional capacitada metodologicamente para desempenhar tal função, a fim de proporcionar solidificação de conteúdo teórico ao desempenhar atividades práticas que simulam a realidade e trazer segurança à ação profissional.[1,3,4]

Dessa forma, para o sucesso dos ambientes de simulação realística, é imprescindível que haja alinhamento entre as atividades simuladas e o método pedagógico desse tipo de ensino, o que se reflete em maior segurança no cuidado com o paciente.

Além da solidificação de conhecimento e da melhora do raciocínio clínico e do atendimento na prática médica, o treinamento por meio da simulação permite, também, desenvolver habilidades de comunicação efetiva e de trabalho em equipe multiprofissional.[3,5]

Isso decorre do fato de que o atendimento simulado de uma situação real em ambiente controlado permite ao aluno ou ao profissional médico já formado aprimorar suas técnicas e habilidades, tanto práticas quanto de comunicação com o paciente, recebendo *feedback* sobre pontos específicos do processo que requerem melhorias. Esse método permite, ainda, a repetição do cenário de treinamento de forma a refinar a habilidade a ser adquirida.[1,2,4]

Ressalta-se que, para atingir esses objetivos, a simulação realística deve sempre englobar, simultaneamente, o aperfeiçoamento de habilidades técnicas (treinamento específico de procedimentos característicos de cada área médica) e de habilidades não técnicas (cognitivo-comportamental), que são essenciais para o estabelecimento da relação médico-paciente.[2,3,5]

DEFINIÇÃO

De acordo com Romão et al.,[1] a simulação realística na área médica pode ser entendida como:

> [...] representação artificial de situações ou ambientes da prática real visando o ensino e o treinamento de procedimentos diagnósticos e terapêuticos, a assimilação de conceitos médicos e o aprimoramento na tomada de decisões por um profissional ou por uma equipe de profissionais.[1]

Nessa representação, os pacientes reais são substituídos por modelos artificiais, atores ou pacientes de realidade virtual, que simulam situações reais de forma a promover um cenário de avaliação e *feedback*.[5,6]

A simulação realística deve ser capaz de permitir ao aprendiz a imersão em um ambiente fictício o mais fiel possível às situações do cotidiano da prática médica diária, de forma a facilitar a aquisição e/ou a consolidação do conhecimento por meio da repetição, da reflexão e do *feedback* (ou *debriefing*), porém em um ambiente desprovido dos riscos inerentes à relação médico-paciente.[1,5]

Visando a promoção do aperfeiçoamento de habilidades técnicas e não técnicas, o ensino por meio da simulação realística é etapa importante e necessária para proporcionar a reflexão e a mudança de comportamento, o que, como consequência, permite aprimorar competências relacionadas ao cuidado com o paciente enquanto se busca atingir os objetivos propostos no processo de aprendizagem.[3,7-9]

MOTIVOS PARA IMPLEMENTAÇÃO DA SIMULAÇÃO REALÍSTICA

A tecnologia de simulação começou a ganhar ampla aceitação na educação médica em razão da segurança do meio ambiente, da adaptabilidade para demonstrar vários problemas, da reprodutibilidade do conteúdo e da facilidade de simular eventos críticos.[5]

Dessa forma, entre os motivos pelos quais a simulação realística deve ser implementada na educação médica, podem-se destacar:

- Impacto no conhecimento.
- Segurança no atendimento ao paciente.
- Formação profissional.

Impacto no conhecimento

As situações simuladas requerem raciocínio clínico direcionado, no entanto, permitem a possibilidade do erro, pois proveem um ambiente favorável à intervenção do mentor, que tem papel importante para corrigir e pontuar as melhorias necessárias para uma boa condução clínica.

Segurança no atendimento ao paciente

O treinamento por meio da simulação permite desenvolver olhar crítico e diminuir inseguranças nos momentos de atendimento. Assim, ao favorecer o aprendizado, o método tem como consequência também a diminuição da possibilidade de falha. Isso decorre do fato de que todas as atividades são realizadas em ambiente controlado, que permite o erro sem julgamentos. O resultado disso é a transposição de uma assistência mais segura ao paciente para as atividades práticas clínicas reais.

Essa aproximação da realidade aumenta a capacidade de intervenção imediata após a identificação do problema, incluindo a proposição de soluções, em prol dos melhores resultados terapêuticos.

Formação profissional

O uso da simulação realística como ferramenta de ensino é fator importante, ainda, para a consolidação de conhecimento teórico e habilidades práticas. A repetição dos eventos simulados minimiza os erros na prática profissional que podem pôr em risco a vida do paciente.

SIMULAÇÃO MÉDICA

Aspectos históricos

O primeiro manequim usado para ensinar habilidades no manejo das vias aéreas e de ressuscitação, conhecido como Resusci-Annie, foi desenvolvido por dois anestesiologistas, o Dr. Peter Safar, americano, e o Dr. Bjorn Lind, norueguês, na década de 1950.[5,10]

No final da década de 1980, duas equipes de anestesiologistas, da University of Florida e da Stanford University, desenvolveram um novo manequim de simulação, associando as habilidades de engenharia com a ideia de usar a simulação na educação para o treinamento de equipes com o objetivo de melhorar a segurança do paciente. O resultado foi um simulador de paciente interativo e realista que pode replicar a resposta humana a várias interações fisiológicas e farmacológicas.[5,10]

Ferramenta educacional

As habilidades clínicas adquiridas durante toda a formação profissional médica, desde a faculdade até o término da residência médica, são resultado da integração entre habilidade de solucionar problemas (estabelecer raciocínio clínico para se chegar ao diagnóstico e propor terapêutica adequada), habilidade de comunicação e técnica, as quais devem ser rigorosamente treinadas para que o resultado seja a segurança e o cuidado com o paciente. É nesse contexto que o treinamento por meio da simulação se faz necessário.[1,5,11]

Assim, quando se programa a utilização da simulação realística como método de ensino médico, os princípios pedagógicos do ensino de adultos devem ser levados em conta para que se tenha sucesso na transmissão do conhecimento, tanto teórico quanto prático.[5]

Bryan et al.[11] descreveram os cinco princípios do ensino de adultos, que também podem ser aplicados ao ensino médico:

- Adultos precisam saber por que estão aprendendo.
- Adultos são motivados pela necessidade de solucionar problemas.
- Experiências prévias dos adultos devem ser respeitadas.
- A abordagem educacional deve corresponder à diversidade e à experiência dos adultos.
- Os adultos precisam se envolver ativamente no processo.

Para que a simulação realística atenda a essas necessidades, é importante que se tenha espaço físico adequado à modalidade de simulação realística pretendida e equipe profissional capacitada para esse tipo de ensino, sobretudo no que diz respeito à capacidade de prover *feedback*.[1,11-13] Além desses quesitos, são fundamentais o envolvimento e a participação por completo do aluno.

Dessa forma, cria-se ambiente seguro e controlado no qual o aluno se expõe mais para obter o aprendizado, uma vez que o erro não resultará em um desfecho ruim. Um ambiente com essas características será capaz de estimular a discussão pautada no conhecimento, em possibilidades de melhoria e ajustes de conduta, visando o aprimoramento da condução do caso, e não a cultura da culpa a fim de apontar erros.[12]

Deve-se considerar, no entanto, que, de acordo com os princípios da pirâmide de Miller (Figura 1), o conhecimento é o alicerce para todo o processo de aquisição de conceitos e habilidades clínicas práticas, bem como para a estruturação da identidade profissional.[1,14] Dessa forma, é importante que os alunos sejam expostos às simulações realísticas somente após a solidificação de conteúdo teórico. Em um segundo momento, os alunos devem ser capazes de saber usar esse conhecimento, o que se configura como uma forma de avaliação de competências e representa a evolução para o passo seguinte, o de "saber como" utilizar os conhecimentos e colocá-los em prática.[14] É nesse ponto da pirâmide que a simulação realística pode auxiliar os alunos a melhorar sua performance, executando e treinando habilidades e competências adquiridas ao longo de sua formação profissional em um ambiente controlado – e repetindo o treinamento quantas vezes forem necessárias.

Por fim, esse processo gradual e sequencial de aquisição de habilidades e competências chega ao seu ápice quando o aluno é capaz de transpor para a prática médica diária todo o conhecimento adquirido, agregado aos valores éticos e morais da profissão, bem como ao cuidado propriamente dito do paciente.

Modalidades, tipos de simuladores e tecnologias de simulação

Quando se planeja um treinamento por meio da simulação realística, deve-se pautar a organização do evento em cinco questões:[16,17]

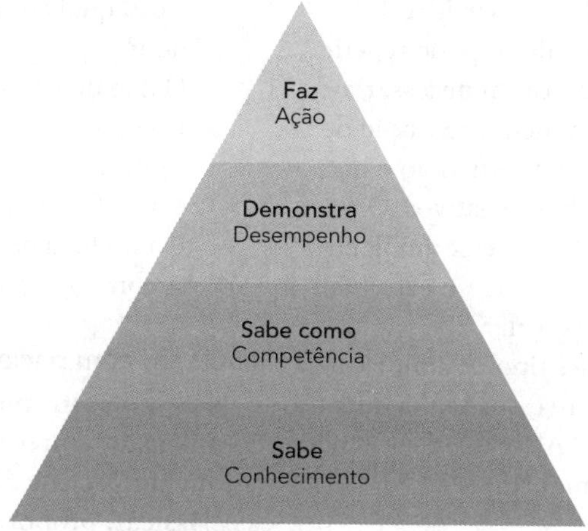

FIGURA 1 Pirâmide de Miller.
Adaptada de Miller, 1990.[15]

- Quem será treinado?
- Qual será o tópico do treinamento?
- Onde é o melhor local para o treinamento atingir os objetivos de aprendizagem?
- Quando os participantes realizarão o treinamento?
- Por que o treinamento está sendo realizado (objetivos de aprendizagem)?

Além disso, para que o treinamento impacte positivamente o cuidado ao paciente, é essencial que envolva uma equipe multiprofissional.[16]

Existem diferentes modalidades de simulação realística, cada qual com seus respectivos objetivos de aprendizagem. Assim, os objetivos de aprendizagem devem ser bem definidos e a escolha da modalidade deve estar pautada nesse resultado final que se pretende atingir, de modo que a modalidade seja adequada à forma como o conhecimento será transmitido e/ou consolidado.[1,18]

Simulação de procedimentos

A simulação de procedimento consiste no treinamento de habilidades técnicas com foco em aperfeiçoar aptidões psicomotoras. Nessa modalidade de simulação, são necessários o uso de *checklists* padronizadas e a repetição da técnica até que a habilidade seja executada com maestria, de forma que se minimizem riscos ao paciente. Trata-se de modalidade simples e de fácil execução, focada no ensino e no treinamento dos aprendizes.[1,3,4,12]

Nesses treinamentos, são utilizados simuladores processuais que representam parte do corpo humano.[1,12,18,19]

Imersão clínica simulada ou cenário de alta fidelidade

A imersão clínica simulada é uma modalidade de maior complexidade, em que o ambiente real do cuidado do paciente é recriado com a máxima fidedignidade possível. Desse modo, o ambiente leva os aprendizes a se dedicarem verdadeiramente ao cenário proposto de aprendizagem.[1,4,18-20]

Nessa modalidade, o participante tem a oportunidade de treinar habilidades como tomada de decisão clínica, além do trabalho em equipe multiprofissional e da comunicação com essa equipe. Para a execução da atividade, são utilizados atores ou manequins de simulação.[1,4,18-20]

Essas atividades podem ser desenvolvidas em paralelo à atuação clínica real, como forma de comparação, e para transpor os aprendizados teóricos e práticos adquiridos no treinamento em um ambiente controlado para a vida real.[1,12,18] No ambiente controlado, o aluno pode repetir a habilidade quantas vezes forem necessárias, permitindo-se ao erro com menor sensação de culpa, uma vez que o paciente é fictício e não há implicação com desfechos negativos. O resultado, na verdade, é contrário: esse ambiente permitirá o aprendizado para que o erro não aconteça na prática médica real.[18]

Como a interação nesse tipo de simulação é mais intensa, recomenda-se que tenha duração entre 5 e 15 minutos.[1,4] Além disso, os itens a seguir são de extrema importância:

- Uso de *checklist*: permite organizar o raciocínio clínico e as etapas de atuação, de forma a reforçar e memorizar o passo a passo do sequenciamento do atendimento ao paciente em determinada situação, bem como garantir que nenhuma etapa do cuidado seja deixada de lado.[1,4,12,13,19]
- *Feedback*: trata-se da orientação direcionada ao aluno com o objetivo de reforçar conceitos, fortalecer a segurança no cuidado com o paciente e orientar melhorias na atuação de situações clínicas reais.[13,19,20]
- *Debriefing*: é a discussão que ocorre após o término da simulação, com duração média de 15 a 30 minutos.[1,13,20] Este momento é a oportunidade para que os alunos, guiados por orientador/organizador da simulação, possam refletir sobre suas atuações, quais melhorias podem ser feitas, como o caso foi conduzido e se algo poderia ter sido feito de forma diferente. É, também, oportunidade para refletir sobre como trabalhar em equipe e discutir papéis de liderança.[18] O orientador da simulação deve sempre zelar pela manutenção de um ambiente construtivo e não punitivo. Os erros devem ser valorizados como oportunidade de melhoria.[13,19] Algumas questões podem ser feitas pelo orientador para estimular essa discussão, como:
    - Com qual situação clínica a equipe lidou?
    - O que deu certo? O que deu errado?
    - Como vocês se sentiram? O que foi mais significativo?
    - Vocês fariam alguma coisa diferente?
    - Como foi a organização do trabalho?
    - A comunicação foi efetiva?

Simulação com paciente padronizado

Na simulação com paciente padronizado, são utilizados atores ou outras pessoas que se passam por pacientes e simulam rotinas médicas clássicas, proporcionando ao aprendiz o treinamento da anamnese e de exame físico, bem como da comunicação com a equipe e com o paciente.[1,19] A avaliação dessa simulação permite uma boa observação da comunicação com a equipe e com o paciente.

Simulação computadorizada

A simulação computadorizada é uma modalidade na qual um computador é utilizado como interface para o aprendizado, podendo ser utilizado tanto para avaliação de habilidades técnicas (treinamento para videolaparoscopia, por exemplo) quanto para decisão de conduta clínica.[1,12,18,19]

O paciente virtual é um *software* de computador padronizado que permite a simulação de cenários clínicos reais, desde os mais frequentes até os mais críticos. O objetivo é expor os alunos a cenários mais raros ou de maior dificuldade no ambiente virtual.[12] Com isso, o aluno se sente mais preparado para lidar com essas situações, de maneira mais segura, caso elas aconteçam na prática médica real.

Simulações híbridas

São conhecidas como simulações híbridas aquelas que agregam duas ou mais modalidades.[1,19,20]

Construção de cenários de simulação

A possibilidade de aprendizado utilizando-se um cenário de simulação realística é uma estratégia que tem sido utilizada por muitos centros de ensino e hospitais para treinar e aperfeiçoar as habilidades de seus profissionais.

O treinamento por meio da simulação de cenários pode ser feito de modo individual ou, principalmente, por uma equipe da mesma ou de diferentes especialidades ou profissões, em ambiente simulado organizado da forma mais semelhante possível com o verdadeiro, e tem o intuito de imergir os alunos em uma experiência mais próxima da vida real.[18-20]

O planejamento e a estruturação do cenário nesses contextos devem ser condizentes com os objetivos de aprendizagem propostos, e o grau de fidelidade do cenário deve estar em consonância com esses objetivos.[3,4,20]

O caso clínico constitui o gatilho para a abordagem teórica vinculada ao cenário, que pressupõe a participação e a interação dos alunos/aprendizes e deve ter semelhança suficiente com a situação real para possibilitar o aprendizado, o raciocínio clínico e a resolução de problemas.[1,3,4]

O desenrolar do caso clínico e do cenário devem ocorrer de forma gradual e sequencial, com base nas decisões dos participantes. Diferentes possibilidades de caminhos, de acordo com a ação dos participantes, devem ser previstas, e o orientador deve ser capaz de identificá-las e reorientar ou reorganizar o desenrolar do caso, se for necessário.[4,21,22]

De acordo com a literatura, podem-se destacar oito passos na construção dos cenários de simulação:[3,4,21,22]

- Definição dos objetivos de aprendizagem.
- Inventário de recursos.
- Parâmetros iniciais e instruções para o operador.
- Documentação de suporte.
- Contexto do cenário.
- Ferramentas de apoio ao ensino.
- Referências bibliográficas.
- Observações para o instrutor.

O Quadro 1 apresenta como deve ser feita a construção dos cenários de simulação.

Para que o aproveitamento do cenário de simulação seja o melhor possível, é ideal que ele esteja adequado ao nível de conhecimento do(s) participante(s), o que possibilita maior interação e posterior discussão, tornando a aprendizagem mais significativa.[1,3,4,18,20-22]

CONSIDERAÇÕES FINAIS

A utilização do treinamento por meio da simulação em todas as etapas e vivências do ensino médico permite ao aluno (acadêmico, residente ou médico mais experiente):

- Repetir a atuação em determinado cenário clínico elaborado para treinar habilidades práticas e raciocínio clínico quantas vezes forem necessárias.
- Cometer erros em um ambiente controlado sem apontamentos de culpa ou resultados negativos para o paciente.
- Aprender com os erros de modo a aperfeiçoar sua ação na prática clínica diária.
- Ponderar sobre situações e problemas clínicos, decidindo pela conduta mais adequada e pertinente à questão relacionada ao paciente.
- Receber *feedback* adequado para melhorar suas ações.
- Traçar curva de aprendizado.

Essas ponderações levam ao crescimento pessoal e profissional, bem como à maior segurança no cuidado e na relação médico-paciente, minimizando potenciais erros que possam estar relacionados à prática médica diária e pôr em risco a segurança do paciente.

QUADRO 1 Construção de cenários de simulação

Passo	Tipo	Descrição
1	Definição dos objetivos de aprendizagem	▪ Definir o conteúdo a ser abordado ▪ Definir o público-alvo ▪ Definir os pré-requisitos para participação ▪ Estabelecer as habilidades a serem treinadas ▪ Determinar os objetivos a serem atingidos ao final da atividade, de maneira clara e sucinta (número máximo preconizado: 5) ▪ Considerar o tempo de duração da atividade (tempo preconizado: 15-30 minutos) ▪ Estimar o tempo necessário para *briefing* e *debriefing*
2	Inventário de recursos	▪ Especificar o tipo e a quantidade de recursos necessários ao desenvolvimento do cenário, como materiais, humanos, locais (essas informações dependem do tipo de cenário/situação clínica a ser executado)
3	Parâmetros iniciais e instruções para o operador	▪ Determinar os parâmetros iniciais e suas variações no decorrer do cenário, a depender das ações dos participantes (essas informações dependem do tipo de cenário/situação clínica a ser executado)
4	Documentação de suporte	▪ Predeterminar, identificar e separar os materiais de apoio necessários para condução do cenário ▪ Preparar as informações a respeito do paciente simulado, como ficha de encaminhamento, receitas, triagem etc.
5	Contexto do cenário	▪ Predeterminar o papel (atuação) dos atores ▪ Informar aos participantes, durante o *briefing*: – Papel de cada participante – O que está acontecendo – Em qual local o cenário se desenvolverá – Quais os recursos disponíveis – Motivos para o que está acontecendo (contextualização do cenário) ▪ Realizar reunião prévia com o orientador do cenário
6	Ferramentas de apoio ao ensino	▪ Utilizar materiais complementares para discussão e fixação dos objetivos de aprendizagem (aulas expositivas, vídeos, fluxogramas)
7	Referências bibliográficas	▪ Selecionar material didático científico que apoiou a elaboração do cenário ▪ Oferecer leitura complementar para fixação de conteúdo
8	Observações para o instrutor	▪ Determinar ações que serão observadas pelo orientador do cenário ▪ Orientar o uso de *checklist* para guiar se todos os objetivos de aprendizagem foram devidamente cumpridos pelos participantes ▪ Orientar interferência do orientador na condução do cenário, quando necessário ▪ Estimular o *debriefing*

REFERÊNCIAS

1. Romão GS, Abrão KC, Sá MFS. O ensino por meio da simulação na residência médica. Femina. 2019;47(8): 473-8.
2. Brandão CFS, Carvalho-Filho MA, Cecilio-Fernandes D. Centros de simulação e projeto pedagógico: dois lados da mesma moeda. Sci Med. 2018;28(1):ID28709.
3. Kaneko RMU, Lopes MHBM. Realistic health care simulation scenario: what is relevant for its design? Rev Esc Enferm USP. 2019;53:e03453.
4. Neves FF, Pazin-Filho A. Construindo cenários de simulação: pérolas e armadilhas. Sci Med. 2018;28(1): ID28579.
5. Okuda Y, Bryson EO, DeMaria Jr S, Jacobson L, Quinones J, Shen B, et al. The utility of simulation in medical education: what is the evidence? Mt Sinai J Med. 2009;76(4):330-43.
6. Gaba DM. The future vision of simulation in health care. Qual Saf Health Care. 2004;13(Suppl 1):i2-10.
7. Berragan L. Simulation: an effective pedagogical approach for nursing? Nurse Educ Today. 2011; 31(7):660-3.

8. Teixeira CRS, Pereira MCA, Kusumota L, Gaioso VP, Mello CL, Carvalho EC. Evaluation of nursing students about learning with clinical simulation. Rev Bras Enferm. 2015;68(2):284-91, 311-9.
9. Harvey R, Mellanby E, Dearden E, Medjoub K, Edgar S. Developing non-technical ward- round skills. Clin Teach. 2015;12(5):336-40.
10. Rosen KR. The history of medical simulation. J Crit Care. 2008;23(2):157-66.
11. Bryan RL, Kreuter MW, Brownson RC. Integrating adult learning principles into training for public health practice. Health Promot Pract. 2009;10(4):557-63.
12. Isaza-Restrepo A, Gómez MT, Cifuentes G, Argüello A. The virtual patient as a learning tool: a mixed quantitative qualitative study. BMC Med Educ. 2018;18(1): 297-306.
13. Bowe SN, Johnson K, Puscas L. Facilitation and debriefing in simulation education. Otolaryngol Clin North Am. 2017;50(5):989-1001.
14. Cruess RL, Cruess SR, Steinert Y. Amending Miller's pyramid to include professional identity formation. Acad Med. 2016;91(2):180-5.
15. Miller GE. The assessment of clinical skills/competence/performance. Acad Med. 1990;65(9 Suppl):S63-7.
16. Argani CH, Eichelberger M, Deering S, Satin AJ. The case for simulation as part of a comprehensive patient safety program. Am J Obstet Gynecol. 2012;206(6):451-5.
17. Arafeh JMR. Update: simulation-based training. J Perinat Neonatal Nurs. 2017;31(4):286-9.
18. Al-Elq AH. Simulation-based medical teaching and learning. J Family Community Med. 2010;17(1):35-40.
19. Chiniara G, Cole G, Brisbin K, Huffman D, Cragg B, Lamacchia M, et al. Simulation in healthcare: a taxonomy and a conceptual framework for instructional design and media selection. Med Teach. 2013;35(8): e1380-95.
20. Volk MS. Improving team performance through simulation-based learning. Otolaryngol Clin North Am. 2017;50(5):967-87.
21. Alinier G. Developing high-fidelity health care simulation scenarios: a guide for educators and professionals. Simul Gaming. 2011;42(1):9-26.
22. Seropian MA. General concepts in full scale simulation: getting started. Anesth Analg. 2003;97(6):1695-705.

CAPÍTULO 20

Construção e uso de simuladores de baixo custo

Roxana Knobel
Raphael Raniere de Oliveira Costa

INTRODUÇÃO

Estudos referentes ao ensino de profissionais de saúde com simulação demonstram o alto potencial dessa estratégia na habilitação do estudante para lidar com situações de ansiedade e estresse próprias da prática clínica.[1] Além de envolver aspectos do conhecimento teórico, do desenvolvimento de habilidades técnicas e do pensamento crítico, os estudantes podem vivenciar questões emocionais, espirituais e éticas no cuidado à pessoa e sua família, aplicáveis no contexto de simulação.[1,2]

Nesse sentido, o uso de simuladores e/ou ambientes simulados é uma ferramenta importante, já que muitas vezes se impõe a impossibilidade ética de treinamento de aprendizes em pacientes reais. Certas situações de urgências e emergências, por serem eventos potencialmente capazes de causar dano grave ou até a morte, também não podem ser executadas em pacientes reais por profissionais pouco capacitados. Além disso, esses eventos não são programáveis e, por isso, nem todos os aprendizes poderão vivenciar situações de urgência em seus campos de estágio prático.[3,4] Os ambientes simulados replicam um cenário clínico, mas com situação controlada, o que permite a observação detalhada dos estudantes em ação, o fornecimento de *feedback* e a repetição, tantas vezes quanto for necessário, sem nenhum risco de dano a pacientes.[3]

Ambientes simulados e simuladores de alta fidelidade, apesar de comprovadamente úteis, têm barreiras para sua utilização no ensino.[3,5] As evidências de efetividade do ensino baseado em simulações mostraram uma dificuldade significativa: tanto a aquisição quanto a manutenção de simuladores hiper-realistas são caras, o que inviabiliza sua utilização em várias regiões do Brasil e do mundo.[3,6,7]

Sem perder a efetividade no processo de ensino e aprendizagem, o uso de simuladores artesanais e de baixo custo se apresenta como uma alternativa viável e acessível. Ao longo deste capitulo, serão apresentadas ideias para fazer e utilizar simuladores desse tipo, apresentando projetos que podem – e devem – ser reproduzidos.

DEFINIÇÕES

- Simulador: é uma peça física – equipamento, instrumento, utensílio – ou a simples representação da tarefa que deve ser replicada.[8] Por exemplo, a representação da pelve feminina e um feto de plástico com cordão e placenta são simuladores que podem ser usados para simular o mecanismo de parto. Além disso, uma espuma de sofá moldada e coberta com látex pode simular regiões anatômicas para a prática de administração de medicamentos. É importante destacar que um simulador, a depender de suas características materiais e tecnológicas, pode apresentar diferentes níveis de fidelidade.

- Simulação clínica ou ambiente simulado: experiência na qual se imitam as peculiaridades de uma situação real em um ambiente controlado. É uma estratégia que recorre a um cenário e/ou peça artificial, recriando uma situação real com o objetivo de praticar, aprender, avaliar, testar ou desenvolver conhecimentos, habilidades e atitudes.[8,9] Por exemplo, se a pelve plástica e o feto de plástico com cordão e placenta são utilizados para simular uma resolução de distocia, recriando o ambiente da sala de parto, trata-se de uma simulação clínica. Do mesmo modo, um molde de espuma para a prática de administração de medicamentos pode ser acoplado a um simulador ou paciente simulado para compor um cenário com múltiplas tarefas. É importante destacar que instituições e facilitadores devem buscar um referencial teórico para seguir as etapas de uma sessão de simulação clínica.
- Fidelidade de um simulador: o termo fidelidade descreve, em geral, o realismo da peça ou da experiência. Simuladores de baixa fidelidade são destinados à prática de habilidades simples, como o treino de técnica de sutura em um pedaço de tecido de couro sintético. Já os simuladores de média e alta fidelidades permitem uma prática mais complexa, por exemplo, apresentando respostas diferentes conforme a intervenção é praticada.[8,9] Os simuladores de alta fidelidade em geral necessitam de manutenções programadas e mão de obra especializada.
- Simulador de baixo custo: com a aceitação da simulação como importante instrumento de ensino e aprendizagem, surgem em países em desenvolvimento na América Latina e na África alternativas para construir e validar simuladores com menor custo (de confecção e manutenção), sem necessariamente perder a qualidade.[10-12] O conceito não está bem definido na literatura e, evidentemente, o "baixo custo" é uma característica bastante diversa, dependente da realidade socioeconômica do local.
- Simulador artesanal: a produção artesanal de simuladores é menos estudada, embora existam diversos exemplos de simuladores criados dessa maneira.[6,7,11,13] É importante destacar que simulação de baixo custo e simuladores artesanais não são necessariamente sinônimos. Como a própria denominação demonstra, o baixo custo se refere aos gastos de aquisição e manutenção. Para tanto, durante o projeto de criação do simulador de baixo custo, é importante realizar uma pesquisa de mercado e comparar as características do simulador em desenvolvimento com aqueles que estão disponíveis na indústria de simuladores. Já a denominação "artesanal" ou "*homemade*" se refere aos materiais e ao próprio processo de montagem. Em geral, simuladores artesanais são de baixo custo, mas é importante estar atento a essa diferença.

RELEVÂNCIA

O uso de simuladores e ambientes de simulação para o ensino de profissionais de saúde já está bem estabelecido.[3,14] Sabe-se que essa estratégia pode melhorar habilidades clínicas, técnicas de comunicação, o trabalho em equipe e o desempenho, além de reduzir erros.[3,15] No caso do treinamento cirúrgico, por exemplo, podem reduzir custos e melhorar os resultados clínicos também.[15] McGaghie et al.,[16] em 2011, mostraram que a educação médica baseada em simulações pode melhorar tanto o aprendizado em si quanto o cuidado ao paciente e a prática clínica, com a possibilidade de apresentar efeito positivo na saúde pública.

No ensino de obstetrícia, por exemplo, o uso de simuladores e ambientes simulados foi estudado para diversos cenários, principalmente emergências obstétricas como distocia de ombros,[17,18] hemorragia pós-parto,[5,11,19-21] pré-eclâmpsia e eclâmpsia.[5] Também existem evidências sobre a simulação para aprimorar habilidades cirúrgicas, como sutura de lacerações vaginais e lacerações graves.[6,22] Um acompanhamento de 10 anos de um treinamento em equipes com simulações de correção de distocia de ombros aumentou o diagnóstico e se associou com menor número de lesões neonatais de plexo braquial.[17] Ao menos um estudo conduzido no México[23] conseguiu demonstrar, ainda, que a implementação de um programa de ensino continuado que incluía simulações chegou a modificar a prática obstétrica, com melhores resultados em termos de boas práticas. Outro programa de treinamento com simulação na Tanzânia mostrou uma redução de 47% nas taxas de transfusão sanguínea pós-parto.[19]

Como já citado, a aquisição e a manutenção de simuladores de alta fidelidade podem ser uma barreira para a utilização dessa estratégia. Apesar disso, com objetivos de aprendizagem bem estabelecidos, a utilização de simuladores de baixo custo pode ser uma alternativa. O baixo custo e, por vezes, até a baixa fidelidade de um simulador não representam um empecilho a seu uso eficaz. Não há evidência que indique que a hiper-realidade do simulador melhore a aprendizagem do participante.[24] Situações obstétricas demonstram, na verdade, que simuladores de baixo custo podem ser eficazes no processo de ensino e aprendizagem.[5,11,15,24,25]

A produção artesanal de simuladores é menos estudada, mas há diversos exemplos de simuladores criados dessa maneira.[1,5-7,11,13] Até mesmo a concepção e a construção dos simuladores artesanais podem ser instrumentos de aprendizagem.[1] Os aprendizes necessitam de conhecimento teórico suficiente para propor e montar um simulador, além de precisarem utilizar a criatividade e habilidades de planejamento e trabalho em equipe para montagem de simuladores e/ou ambientes simulados. Esse processo ainda pode ser lúdico e, como consequência, facilitar a aquisição de competências.

COMO FAZER UM SIMULADOR ARTESANAL

Não há uma única maneira de montar um simulador, projeto ou protótipo, pois diferentes técnicas e métodos podem ser utilizados.

Assim como um projeto de pesquisa começa com a definição de objetivos, o passo inicial da concepção de um simulador é saber quais resultados são esperados com seu uso. Quando o simulador é desenvolvido com as pessoas que o utilizarão (professores, estudantes e pacientes), as chances de sucesso aumentam.[9]

Identificar uma necessidade educacional

A primeira etapa do processo é identificar uma lacuna ou *gap*, ou seja, uma necessidade dos aprendizes.[3] Essa necessidade pode ser de conhecimento (por exemplo, conhecer as camadas anatômicas da parede abdominal ou a musculatura do períneo), de habilidades (por exemplo, resolução de distocias, punção de cistos, sutura de diferentes estruturas anatômicas) ou de atitudes (trabalho em equipe e/ou comunicação). A maioria dos simuladores treina habilidades.

Procurar ideias e inspirações

É importante buscar formas de trabalhar a necessidade levantada.[1,3,9] Alguns questionamentos podem guiar esse levantamento:

- Alguém já criou um simulador semelhante?
- O que é necessário simular?

Devem-se buscar experiências prévias em artigos científicos, na literatura cinzenta (como documentos de associações e/ou federações de simulação clínica, manuais e edições limitadas) e em outros espaços (por exemplo, *sites* de buscas como o Google e canais de compartilhamento de vídeos como o YouTube).

Caso seja encontrado simulador semelhante, devem-se examinar os materiais utilizados, as etapas e buscar alternativas locais para viabilizar a simulação. Em diversas ocasiões, no entanto, não existirá ainda um simulador como o desejado. Essa ausência é uma vantagem da criação de simuladores artesanais, pois estimula a criatividade.

FAZER O PILOTO

É necessário, então, partir para a ação e montar um simulador inicial, avaliando que materiais são necessários e quais se prestam melhor à necessidade educacional.

Se a ideia é pioneira e não há outros simuladores artesanais para tomar como base, deve-se procurar fazer diversos modelos diferentes nesta etapa, utilizando várias estruturas, materiais e processos. Assim, será possível avaliar vantagens e desvantagens, além de custos e benefícios.

Caso a necessidade aventada englobe a necessidade de fidelidade, como treinar técnicas de sutura, um modelo com carne de frango ou língua de boi pode ser adequado. Esse modelo, no entanto, será perecível e trará algumas dificuldades em termos de local de realização e limpeza. Se a necessidade não depende da verossimilhança com a estrutura, por exemplo, treinar técnica de manipulação de instrumentos ou treinar como dar nós específicos, um modelo de couro sintético ou espuma pode ser suficiente.

Uma outra possibilidade sempre disponível é montar modelos híbridos, com simuladores ou peças já existentes no serviço.

TESTAR

Para certificar-se de que o simulador funciona conforme planejado, deve-se fazer a simulação com pessoas mais experientes e/ou pequenos grupos e, assim, verificar se os objetivos de aprendizagem são atingidos.

Com as impressões coletadas nesse teste, o piloto pode ser refeito quantas vezes for necessário.

Validar

O simulador criado tem que ser validado. Antes de implementar uma simulação e avaliar o desempenho/habilidade adquirida com o simulador, é necessário que haja evidências de que o simulador realmente recria o que se propõe.[3] A validação pode ser feita por especialistas da área, aprendizes ou observadores diversos.

Deve-se sempre tomar como ponto de partida dessa validação os objetivos de aprendizagem que se espera atingir.[3,25,26] Assim, por exemplo, a utilização de um bloco de espuma pode ser uma possibilidade barata para o treino de suturas perineais, mas não é eficaz para o treino de anestesia local.

Há também outras validações possíveis, com destaque para a validade de face e a validade de conteúdo:

- Validade de face: avalia se a estrutura que se pretende realmente é simulada, ou seja, se o simulador apresenta as características necessárias para o que pretende simular (pode envolver aparência, fidelidade anatômica, fidelidade procedimental, sensação tátil, capacidade de manipulação).[25,26]
- Validade de conteúdo: diz respeito ao valor pedagógico, ou seja, à efetividade para resolver o problema proposto.

Uma ação possível nesta etapa é solicitar a avaliação de colegas que tenham experiência na área. Aulas e cursos de curta duração ou *workshops* podem ser excelentes oportunidades também para a validação do modelo.

Implementar

Depois de validar um simulador, deve-se iniciar seu uso. Para isso, será preciso encontrar momentos no treinamento para inserir seu uso. É importante lembrar, ainda, que o simulador em si é apenas uma parte do processo de aprendizagem e que é necessário planejar toda a estratégia educacional envolvida. Em alguns casos, no momento da implementação, novas mudanças se mostram necessárias no simulador.

Avaliar

Para avaliação da efetividade do processo, existem diversos modelos, com destaque para o modelo de Kirkpatrick.[27,28] Proposto inicialmente pelo autor na década de 1960, trata-se de um modelo amplamente aceito e utilizado desde então.[27] Sua popularidade se deve ao fato de que resulta em um sistema bem definido para demonstrar os resultados de uma intervenção ou treinamento.[27] Apesar de ter pontos críticos (por exemplo, pode ser incompleto ou assumir associações causais irreais), simplifica o complexo processo de avaliação de treinamentos.

O modelo de avaliação de Kirkpatrick propõe quatro níveis de avaliação:

- Nível 1 – reação: avalia a reação dos participantes ao programa de treinamento. Por exemplo, avalia o que o aprendiz considera em termos de satisfação com a simulação, com os instrutores e com a possibilidade de utilizar o que foi aprendido na sua prática.
- Nível 2 – aprendizado: avalia se os objetivos de aprendizado foram atingidos. Pode envolver indicadores quantificáveis, como um teste ou uma prova de conhecimentos.
- Nível 3 – comportamento: avalia quais conhecimentos e/ou habilidades adquiridos no treinamento foram aplicados no trabalho do aprendiz e/ou resultaram em uma melhoria de performance.
- Nivel 4 – resultados: avalia o impacto do treinamento na resolução de um problema existente e/ou nos indicadores/objetivos organizacionais.[27]

Compartilhar

Compartilhar a criação pode ajudar outras pessoas ao redor do mundo.[1] Esse ambiente colaborativo contribui para que diversos professores e estudantes no mundo possam sugerir mudanças e aperfeiçoar as criações, inclusive. Assim, cria-se uma comunidade de tecnologia aberta que está sempre crescendo e se fortalecendo. Nesse processo, sempre se devem indicar os créditos das ideias que inspiraram a simulação.

ASPECTOS CRÍTICOS

No processo de criar e construir simuladores artesanais, algumas dificuldades podem surgir, como:

- A criação do simulador toma tempo e requer paciência e persistência.
- O uso de materiais alternativos nem sempre é de baixo custo, por isso deve ser avaliado com cautela. Há, ainda, cuidados específicos com material orgânico e perecível.
- Por serem materiais alternativos, há dificuldades inerentes ao seu financiamento em processos e licitações.
- No processo de criação, é comum surgir a possibilidade de o simulador se tornar mais importante que a simulação ou o aprendizado em si. Para evitar que isso ocorra, é importante lembrar o objetivo de aprendizagem.
- Com simuladores mais simples, pode haver maior dificuldade de o estudante sentir que está vivenciando uma situação clínica real.

EXEMPLO DE CRIAÇÃO DE UM SIMULADOR ARTESANAL

Na Unidade de Atenção à Saúde da Mulher do Hospital Universitário da Universidade Federal de Santa Catarina (UFSC), alguns residentes de primeiro ano e uma residente de segundo ano apresentaram nas reuniões clínicas sua dificuldade de extração fetal na cesariana. Trata-se de uma dificuldade comum no início do treinamento do especialista em ginecologia e obstetrícia. Como o treinamento em campo pode se tornar difícil e perigoso, esse processo gera angústia e sensação de impotência no médico residente. Os residentes de anos mais avançados relataram que também tinham dificuldades com extrações fetais difíceis, como a apresentação fetal muito encaixada ou muito alta.

Foi proposta, então, uma simulação inicial com a participação dos residentes, utilizando a pelve e o feto já disponíveis no serviço para simulação de partos vaginais. Com essa simulação, a equipe chegou à conclusão de que a necessidade educacional era o treinamento da manobra de Geppert para os residentes do primeiro ano e das manobras de extração fetal difícil (por exemplo, a extração pélvica reversa e a técnica de Patwardhan) para residentes de segundo e terceiro anos.

Apenas a pelve e o boneco não permitiam o treinamento dessas manobras, por não apresentarem as paredes uterinas e a limitação da histerotomia para retirada do concepto. Apesar de existirem diversos outros simuladores para o parto vaginal, com diferentes tipos tanto de pelve materna quanto de bebês e placentas, há poucas simulações descritas para cirurgia cesariana. No momento em que foram feitas as buscas, existiam disponíveis no mercado dois simuladores comerciais, com preço mínimo de aproximadamente 40 mil reais. Não foram encontrados, nesse caso, modelos de simuladores artesanais já existentes.

No próprio serviço, já existia a experiência anterior de criação e implementação de um útero puerperal de neoprene para o treinamento de condutas na hemorragia pós-parto,[1] por isso optou-se por fazer um útero maior desse material com histerotomia, para adaptar no simulador de pelve materna (manequim), com a sínfise púbica, já disponível. Foram utilizados os bonecos com corpo de pano para simular os fetos, que permitem maior flexibilidade para as extrações difíceis.

Ao colocar o simulador em prática, alguns ajustes foram necessários. O "útero" foi inicialmente apenas colocado na pelve. Sem a "parede abdominal" e os "ligamentos", a estrutura ficava totalmente móvel, o que dificultava a simulação das manobras. Além disso, no modelo inicial, a histerotomia foi apenas cortada no tecido, e com as múltiplas extrações fetais simuladas o tecido foi estirando e rasgando justamente nas bordas do corte da "histerotomia".

Foram anexadas no modelo, então, fitas elásticas grossas, fixando o útero na pelve de uma maneira que ainda permitia movimentação (Figura 1) e um tecido sintético firme e elástico para simular a resistência da parede abdominal. Também foi feita uma bainha em toda a "histerotomia" (Figura 2).

O modelo perdeu um pouco da verossimilhança anatômica com essa bainha, mas avaliou-se que o objetivo do simulador era treinar a extração fetal, e não estudar a anatomia ou a técnica cirúrgica, por isso esse aspecto não tinha tanta relevância.

O simulador de extração fetal difícil na cesariana foi testado inicialmente por quatro obstetras experientes e que realizam cesarianas com frequência. Depois de feitas as alterações

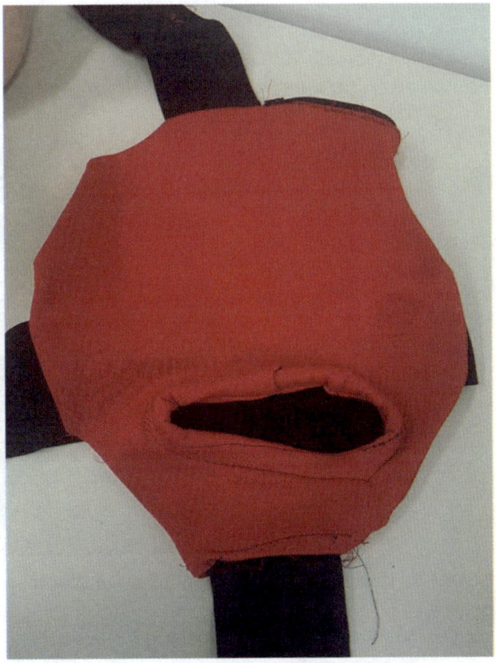

FIGURA 1 Simulador de extração fetal na cesariana pronto.
Imagem fornecida por Roxana Knobel (arquivo pessoal).

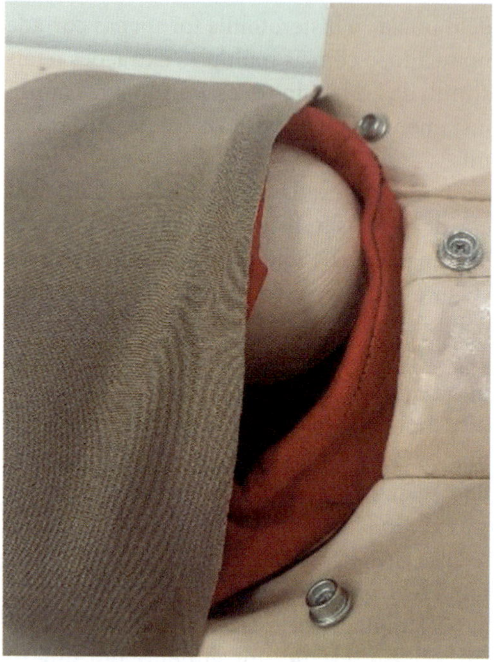

FIGURA 2 Simulador de extração fetal na cesariana dentro do manequim.
Imagem fornecida por Roxana Knobel (arquivo pessoal).

sugeridas, o modelo foi testado novamente até a aprovação dos especialistas.

Por fim, o simulador de extração fetal foi utilizado no programa de residência. Para os residentes do primeiro ano, foi incorporado ao treinamento da manobra de Geppert. A manobra foi demonstrada e treinada pelos residentes quantas vezes considerassem necessárias. Depois, em uma aula sobre extração fetal difícil na cesariana, após a apresentação teórica, foram apresentados diversos casos e os residentes tinham que optar pela melhor forma de extração fetal e realizar os procedimentos com o simulador, conforme segue:

- Cabeça profundamente insinuada (Figura 3): para esses casos, foi treinada a extração pélvica reversa pela técnica de Patwardhan (Figura 4).
- Cabeça flutuante: para esses casos, foram treinadas a versão podálica interna e o uso de fórcipe e vácuo-extrator (Figura 5).
- Técnica para extração do feto transverso.

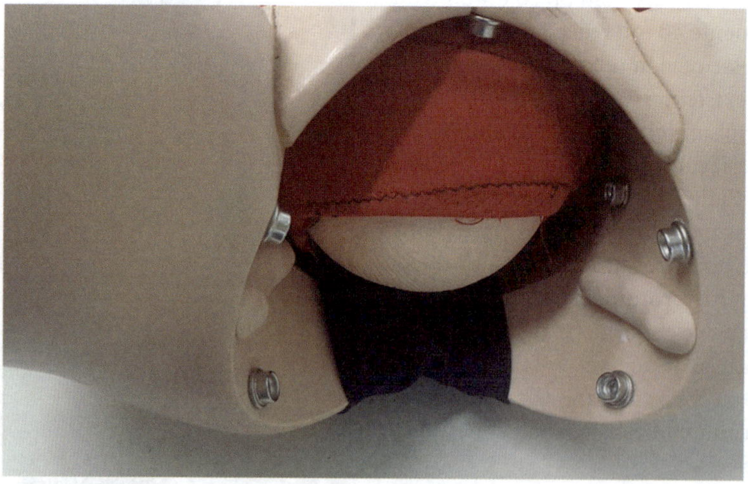

FIGURA 3 Cabeça fetal insinuada no simulador de extração fetal na cesariana, inserido no manequim (visão pélvica).
Imagem fornecida por Roxana Knobel (arquivo pessoal).

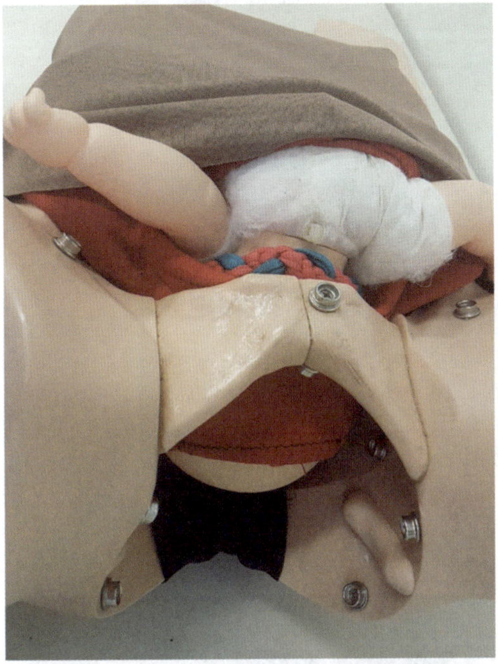

FIGURA 4 Treinamento da técnica de Patwardhan com simulador de extração fetal na cesariana.
Imagem fornecida por Roxana Knobel (arquivo pessoal).

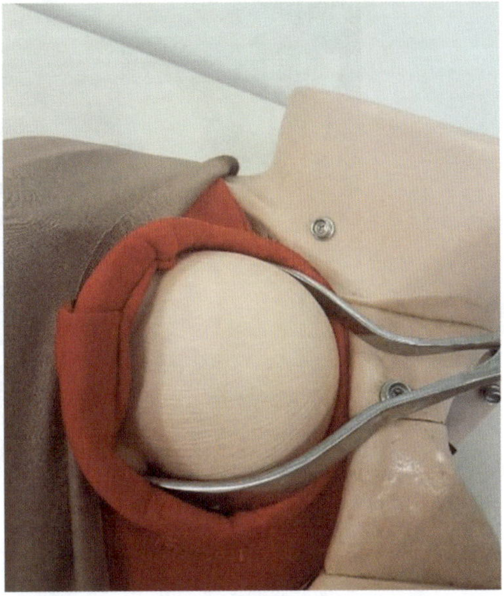

FIGURA 5 Simulador de extração fetal na cesariana adaptado para treinamento de extração fetal com fórcipe.
Imagem fornecida por Roxana Knobel (arquivo pessoal).

Resultados

O simulador foi desenvolvido em 2018. Todos os residentes que o utilizaram relataram satisfação com a aula e a simulação. Os residentes de primeiro ano notaram melhora em sua capacidade de realizar a extração fetal. Os residentes mais avançados relataram que passaram a se sentir mais seguros e menos ansiosos frente a situações de extração fetal difícil. Após o início das aulas e do uso do simulador, a técnica de Patwardhan foi utilizada ao menos duas vezes no serviço, com sucesso.

Utilização do simulador

Os simuladores aqui descritos estão disponíveis para serem feitos e aperfeiçoados no *site* da UFSC, na página "Simuladores artesanais".[29,30] Todos utilizam a licença Creative Commons.

No caso do modelo de extração fetal, optou-se pela licença "compartilhar igual", o que significa que outras pessoas podem compartilhar e adaptar, mas devem atribuir e compartilhar igual, como explicado a seguir:

- Compartilhar: copiar e redistribuir o material em qualquer suporte ou formato.
- Adaptar: remixar, transformar e criar a partir do material (para qualquer fim, mesmo que comercial).
- Atribuir: dar o crédito apropriado, fornecer um *link* para a licença e indicar que mudanças foram feitas (se for o caso).
- Compartilhar igual: quem fizer um simulador baseado nos modelos, mesmo com adaptações, pode (e deve) compartilhar sua criação, mas é obrigatório que siga a mesma licença Creative Commons que o original, ou seja, também deve permitir o compartilhamento e novas adaptações.

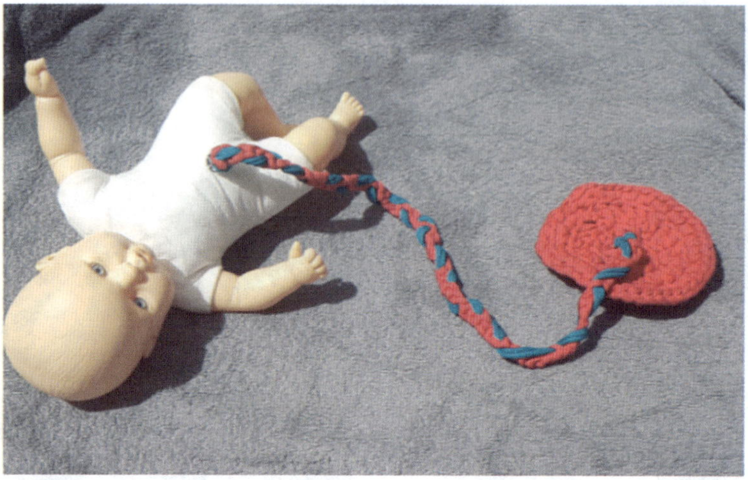

FIGURA 6 Feto simulado com boneco comercial.
Imagem fornecida por Roxana Knobel (arquivo pessoal).

SIMULADORES DESENVOLVIDOS NA UFSC

Outros simuladores desenvolvidos na UFSC estão disponíveis no *site* da instituição.[29]

Bermuda para parto

A bermuda para parto é uma bermuda de tecido elástico com uma abertura para simular o períneo), utilizada em conjunto com um boneco comercial para simular o feto e uma placenta em crochê. Permite simular partos e treinar resolução de distocias (Figuras 6 e 7).

Esse é um exemplo de simulador simples e que permite diversas abordagens. Além de treinar as manobras para resolução de distocias, por exemplo, também permite o treinamento de habilidades de comunicação e trabalho em equipe. Um residente pode ser a parturiente, vestindo a bermuda, e depois fazer o *debriefing* sobre como se sentiu durante o processo.

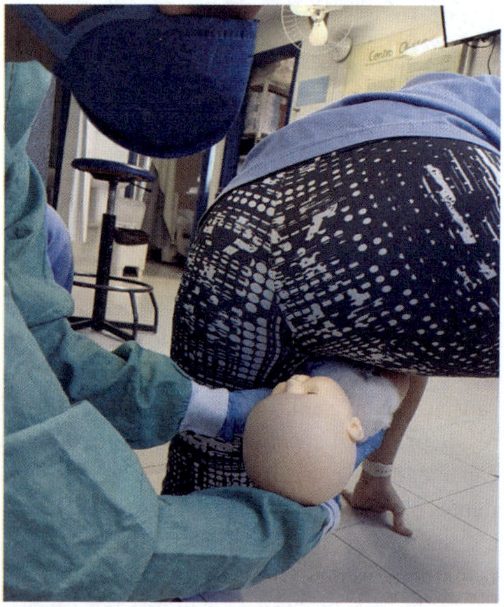

FIGURA 7 Treinamento de resolução de distocias com bermuda para parto.
Imagem fornecida por Roxana Knobel (arquivo pessoal).

Útero de neoprene

O útero de neoprene é usado para o treinamento de resolução de hemorragias pós-parto.

Trata-se de um simulador que permite a melhor compreensão de manobras como a compressão bimanual (Figura 8) e que também pode ser utilizado em cenários simulados com diferentes graus de dificuldade (Figura 9).

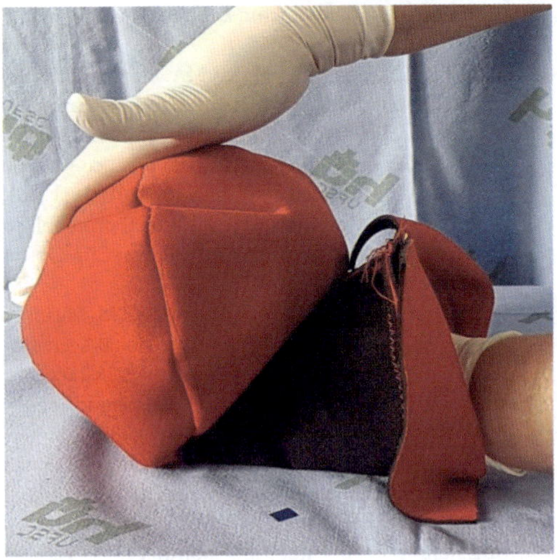

FIGURA 8 Simulação da compressão bimanual do útero para controle de hemorragia pós-parto.
Imagem fornecida por Roxana Knobel (arquivo pessoal).

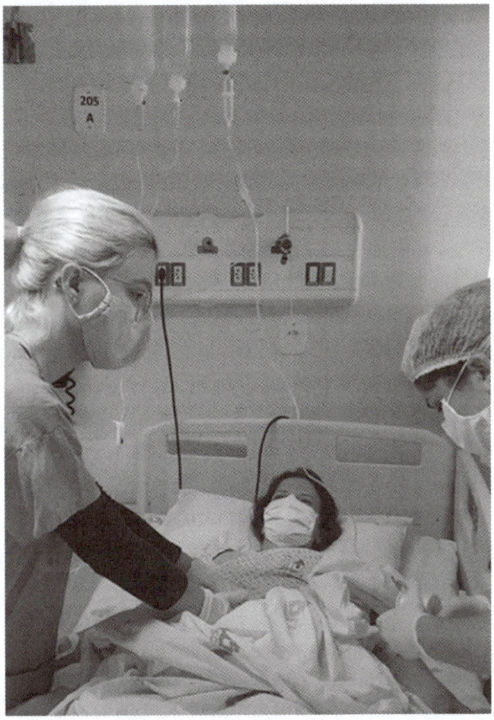

FIGURA 9 Cenário de simulação de hemorragia pós-parto utilizando o útero de neoprene para massagem uterina.
Imagem fornecida por Roxana Knobel (arquivo pessoal).

CONSIDERAÇÕES FINAIS

Construir e usar simuladores artesanais é uma ferramenta potente de ensino e aprendizagem. O planejamento, o desenvolvimento e a construção dos simuladores é, por si, um incentivo à ampliação de conhecimentos, habilidades e atitudes.

Seu uso diminui a barreira econômica e permite que instituições com orçamento limitado também possam se beneficiar do ensino baseado em simulações. Além disso, torna possível o desenvolvimento de modelos conforme a necessidade e a especificidade de cada instituição.

Além disso, a atividade de criar simuladores é lúdica, incentiva a criatividade e o trabalho em equipe, bem como promove a ampliação do conhecimento, as interações e parcerias com outros profissionais (por exemplo, atores para fazer simulações, engenheiros para desenvolver peças, programadores para criar ambientes virtuais de simulação, costureiros para trabalhar nas peças em tecido e similares). Todas essas são competências importantes, mas pouco trabalhadas nos currículos dos cursos de saúde.

Sugere-se que os iniciantes montem e utilizem os simuladores mais simples, para os quais poucos recursos são necessários, e, a partir dessa experiência, comecem a pensar, planejar, executar e compartilhar novos modelos de simuladores. Assim, espera-se montar uma comunidade de prática com desenvolvimento e melhoria de simuladores de tecnologia aberta, acessíveis a cada vez mais escolas e aprendizes.

REFERÊNCIAS

1. Knobel R, Menezes MO, Santos DS, Takemoto MLS. Planning, construction and use of handmade simulators to enhance the teaching and learning in obstetrics. Rev Latino-Am Enfermagem. 2020;28. Disponível em: https://www.scielo.br/j/rlae/a/gsZXgtHfn8Yw8ncjBftMKTv/?lang=en. Acessado em: 10 set 2021.
2. Teixeira CRS, Pereira MCA, Kusumota L, Gaioso VP, Mello CL, Carvalho EC. Avaliação dos estudantes de

enfermagem sobre a aprendizagem com a simulação clínica. Rev Bras Enferm. 2015;68(2):311-9.

3. Ellinas H, Denson K, Simpson D. Low-cost simulation: how-to guide. J Grad Med Educ. 2015;7(2):257-8.
4. Gueye M, Moreira PM, Faye-Dieme ME, Ndiaye-Gueye MD, Gassama O, Kane-Gueye SM, et al. Simulation training for emergency obstetric and neonatal care in Senegal preliminary results. Med Sante Trop. 2017;27(2):131-4.
5. Magee SR, Shields R, Nothnagle M. Low cost, high yield: simulation of obstetric emergencies for family medicine training. Teach Learn Med. 2013;25(3):207-10.
6. Knobel R, Volpato LK, Gervasi LC, Viergutz RA, Trapani Jr A. A simple, reproducible and low-cost simulator for teaching surgical techniques to repair obstetric anal sphincter injuries. Rev Bras Ginecol Obstet. 2018;40(8):465-70.
7. Grahem HD, Teixeira RKC, Feijó DH, Yamaki VN, Valente AL, Feitosa Jr DJS, et al. Treinamento de anastomoses vasculares de baixo custo: o cirurgião vai à feira. J Vasc Bras. 2017;16(3):262-6.
8. Shah A, Mai CL, Shah R, Levine AI. Simulation-based education and team training. Otolaryngol Clin North Am. 2019;52(6):995-1003.
9. Silva JP, Pereira Jr GA, Meska MHG, Mazzo A. Construção e validação de simulador de baixo custo para capacitação de pacientes com diabetes mellitus e/ou de seus cuidadores na aplicação de insulina. Esc Anna Nery. 2018;22(3):e20170387.
10. Cortés HEO, Martínez RR, Lopez SM, Mendoza AJFN, Martinez YFR. Marco conceptual para el desarrollo de un simulador de bajo costo. In: Martinez RR, Cortés MCHEO, eds. Simuladores de bajo costo realizados en casa. Ciudad de Mexico: Federación Latinoamericana de Simulación Clínica y Seguridad de Paciente; 2019. p. 5-10.
11. Ramseyer AM, Lutgendorf MA. Implementation of low-cost obstetric hemorrhage simulation training models for resident education. Military Med. 2019; 18(11-2):e637-41.
12. Bulamba F, Sendagire C, Kintu A, Hewitt-Smith A, Musana F, Lilaonitkul M, et al. Feasibility of simulation-based medical education in a low-income country: challenges and solutions from a 3-year pilot program in Uganda. Simul Healthc. 2019;14(2):113-20.
13. Shea KL, Rovera EJ. Vaginal examination simulation using citrus fruit to simulate cervical dilation and effacement. Cureus. 2015;7(9):1-8.
14. McGaghie WC, Issenberg SB, Cohen ER, Barsuk JH, Wayne DB. Does simulation-based medical education with deliberate practice yield better results than traditional clinical education? A meta-analytic comparative review of the evidence. Acad Med. 2011;86(6):706-11.
15. Rowse PG, Ruparel RK, Brahmbhatt RD, Dy BM, Al-Jamal YN, Abdelsattar J, et al. Assimilating endocrine anatomy through simulation: a pre-emptive strike! Am J Surg. 2015;209(3):542-6.
16. McGaghie WC, Draycott TJ, Dunn WF, Lopez CM, Stefanidis D. Evaluating the impact of simulation on translational patient outcomes. Simul Healthc. 2011;6 Suppl(Suppl):S42-7.
17. Dahlberg J, Nelson M, Dahlgren MA, Blomberg M. Ten years of simulation-based shoulder dystocia training: impact on obstetric outcome, clinical management, staff confidence, and the pedagogical practice – a time series study. BMC Pregnancy Childbirth. 2018;18(1):361.
18. Smith S. Team training and institutional protocols to prevent shoulder dystocia complications. Clin Obstet Gynecol. 2016;59(4):830-40.
19. Egenberg S, Masenga G, Bru LE, Eggebø TM, Mushi C, Massay D, et al. Impact of multi-professional, scenario-based training on postpartum hemorrhage in Tanzania: a quasi-experimental, pre- vs. post-intervention study. BMC Pregnancy Childbirth. 2017;17(1):287.
20. Melo BCP, Falbo AR, Muijtjens AMM, van der Vleuten CPM, van Merriënboer JJG. The use of instructional design guidelines to increase effectiveness of postpartum hemorrhage simulation training. Int J Gynecol Obstet. 2017;137(1):99-105.
21. Marshall NE, Vanderhoeven J, Eden KB, Segel SY, Guise JM. Impact of simulation and team training on postpartum hemorrhage management in non-academic centers. J Matern Fetal Neonatal Med. 2015;28(5):495-9.
22. Rizvi RM. Assessment of experimental animal model for training obstetric anal sphincter injury techniques. J Pak Med Assoc. 2013;63(1):103-5.
23. Fritz J, Walker DM, Cohen S, Angeles G, Lamadrid-Figueroa H. Can a simulation-based training program impact the use of evidence-based routine practices at birth? Results of a hospital-based cluster randomized trial in Mexico. PLoS One. 2017;12(3):e0172623.
24. DeStephano CC, Chou B, Patel S, Slattery R, Hueppchen N. A randomized controlled trial of birth simulation for medical students. Am J Obstet Gynecol. 2015; 213(1):91.e1-7.
25. Perosky J, Richter R, Rybak O, Gans-Larty F, Mensah MA, Danquah A, et al. A low-cost simulator for learning to manage postpartum hemorrhage in rural Africa. Simul Healthc. 2011;6(1):42-7.
26. Seeley MA, Fabricant PD, Lawrence JTR. Teaching the basics: development and validation of a distal radius reduction and casting model. Clin Orthop Relat Res. 2017;475(9):2298-305.
27. Dorri S, Akbari M, Sedeh MD. Kirkpatrick evaluation model for in-service training on cardiopulmonary resuscitation. Iran J Nurs Midwifery Res. 2016;21(5):493-7.
28. Curran VR, Fleet L. A review of evaluation outcomes of web-based continuing medical education. Med Educ. 2005;39(6):561-7.
29. Universidade Federal de Santa Catarina. Simuladores artesanais. Disponível em: https://saudesimuladores.paginas.ufsc.br. Acessado em: 15 set 2021.
30. Universidade Federal de Santa Catarina. Extração fetal na cesariana. Disponível em: https://saudesimuladores2.paginas.ufsc.br/extracao-fetal-na-cesariana/. Acessado em: 15 set 2021.

CAPÍTULO 21

Princípios gerais e modalidades de simulação

Karen Cristine Abrão
Dario Cecílio-Fernandes

INTRODUÇÃO

O cenário da formação de profissionais de saúde em todo o mundo apresenta diversos desafios e oportunidades, como pouca experiência clínica dos ingressantes, redução da exposição dos residentes a determinados procedimentos e situações clínicas de risco, aumento da cobrança da sociedade a respeito da segurança no atendimento aos pacientes, entre outros. Houve, então, uma redução na oportunidade de aprendizagem à beira do leito, com consequente diminuição de variabilidade de doenças e pacientes. Por fim, questões éticas têm sido amplamente discutidas, sobre ser ou não adequado que o aprendiz "pratique" em um paciente sem ter o conhecimento, a habilidade ou a competência necessários. Com isso, a utilização da simulação vem crescendo em todos os níveis de ensino.[1]

Na área de saúde, simulação tem sido definida como uma metodologia que emprega uma situação ou ambiente que permite que as pessoas experimentem uma representação de um evento real, com o propósito de praticar, aprender, avaliar, testar ou ganhar conhecimento de sistemas ou ações humanas.[2] Trata-se, portanto, de uma representação artificial de um processo complexo do mundo real, com o objetivo de ensinar por meio da imersão, da reflexão e do *feedback*, mas sem os riscos inerentes a uma experiência semelhante na vida real.

A prática simulada de atividades profissionais na área de saúde acontece há mais de um século, quando foi criado o modelo Madame du Coudray para ensino de manobras utilizadas na assistência ao parto.[3] Apesar disso, apenas no começo da década de 1960 percebeu-se o potencial de aplicação desse tipo de estratégia de simulação na área da saúde, e o conceito de simulação se consolidou com a criação dos primeiros manequins para treinamento de ressuscitação cardiopulmonar.

A evolução do conceito de segurança do paciente na década de 1990 e no início dos anos 2000 impulsionou o interesse pelo tema da simulação, em especial após a divulgação do relatório "To err is human" do Institute of Medicine dos Estados Unidos. Esse relatório apresentou a área da saúde como a menos segura entre as "indústrias de alto risco", como a aeronáutica e a militar. O relatório estimava que aproximadamente 100 mil pacientes morriam a cada ano de erros preveníveis nos hospitais norte-americanos, e números recentes chegam a quase 500 mil mortes. Entre as recomendações do relatório, estava a utilização da simulação clínica para o treinamento das equipes multiprofissionais, com o objetivo de aumentar a segurança dos pacientes no sistema de saúde.[4]

Nas décadas seguintes, houve avanço exponencial das tecnologias aplicadas à simulação, com aperfeiçoamento dos simuladores, simulações virtuais e hápticas. De outro lado, evoluiu também a ciência educacional relacionada à simulação, com o estabelecimento de sólida fundamentação teórica sobre a aprendizagem e estudos que demonstraram sua efetividade e delinearam melhores práticas a serem empregadas em cada ambiente ou situação educacional. Neste capítulo, serão apresentados alguns conceitos básicos da simulação e conceitos educacionais que determinam maneiras pelas quais a simulação pode levar a uma melhor aprendizagem.

CONCEITOS FUNDAMENTAIS DA SIMULAÇÃO

A tecnologia é muito importante para a simulação. Atualmente, com o emprego de tecnologia avançada, já existem simuladores de pacientes feitos com manequins em tamanho real, controlados remotamente por *software*, capazes de reproduzir sinais clínicos de acordo com o que se deseje, podendo simular fala, respiração e uma gama de sinais clínicos como sopros cardíacos, arritmias, alterações pupilares, ou até mesmo a evolução do trabalho de parto.

O grau de tecnologia dos equipamentos muitas vezes se relaciona diretamente com sua fidelidade e sua capacidade de representar as tarefas equivalentes na prática real, conforme segue:[2]

- As tecnologias envolvidas na criação e na produção dos simuladores de baixa fidelidade costumam ser simples. As peças costumam ser utilizadas apenas no treino de habilidades motoras.
- As tecnologias necessárias para a construção de simuladores de média fidelidade são mais complexas e possibilitam representar as tarefas de maneira mais elaborada, em geral combinando elementos físicos com *softwares* que permitem interatividade e resposta às tarefas executadas.
- Para construção dos simuladores de alta fidelidade, são necessárias tecnologias bastante avançadas. Eles são usados para treinamentos de situações clínicas avançadas e, para isso, possibilitam diferentes intervenções procedimentais simultaneamente, com respostas semelhantes àquelas que se observariam na prática real.

O conceito de fidelidade, no entanto, aplica-se apenas ao simulador. Para caracterizar globalmente uma atividade ou sessão de simulação, incluindo o ambiente e a atividade que serão representados, o conceito adotado é o de realismo. Ele pode ser dividido em quatro elementos:

- Realismo conceitual: trata-se da relação entre os elementos do cenário, garantindo que o participante veja o cenário como uma unidade.
- Realismo físico: trata-se da aparência física do entorno e dos componentes que replicam a vida real.
- Realismo funcional: diz respeito à forma como os equipamentos utilizados "respondem" às ações dos participantes.
- Realismo psicológico: relaciona-se com a capacidade de gerar/alterar emoções, crenças e recordações de pensamentos dos participantes durante a simulação.

Dessa forma, as sessões de simulações podem ser desenhadas de forma a integrar realismo e fidelidade, o que resulta em uma gama diversa de modalidades de simulação.

MODALIDADES DE SIMULAÇÃO

Para que se possa desenhar adequadamente uma atividade simulada ou um programa de simulação, é preciso conhecer as diferentes modalidades. Cada uma delas apresenta características que as tornam mais ou menos adequadas para o objetivo de aprendizagem pretendido. É importante conhecer essas especificidades para selecionar o que melhor se adéqua à necessidade de cada programa.

A rede canadense para simulação em saúde emitiu, em 2013, uma taxonomia das atividades com simulação contendo as seguintes categorias:[5]

- Simulação de procedimentos: equivalente ao treino de habilidades, em que o foco principal é a aquisição de habilidades psicomotoras.
- Imersão clínica simulada: também conhecida como cenário de alta fidelidade, em que o ambiente profissional é real ou recriado com fidelidade e os participantes exercitam habilidades, atitudes, tomada de decisão e outros elementos da competência clínica de uma maneira mais completa. Essas simulações podem ser realizadas com manequins que simulam pacientes ou com atores.
- Simulação com paciente padronizado: atores ou pacientes representam pacientes para que, na interação com eles, os participantes treinem a competência clínica e habilidades de comunicação e comportamento. Pacientes padronizados atuam em um cenário com anamnese, sinais clínicos ou reação emocional predefinidos.
- Simulação computadorizada: tem como interface de interação dos participantes uma tela de computador, com graus variáveis de fidelidade.
- Simulação híbrida: combina mais de uma modalidade de simulação.

Essa classificação permite diferenciar as atividades com simulação conforme os diferentes níveis de aprendizagem que podem promover. Uma simulação de procedimentos, por exemplo, é uma atividade simples e bem enfocada, que enfatiza fortemente o domínio psicomotor. Já um cenário de alta fidelidade envolve múltiplos domínios, requerendo a integração de conhecimentos, habilidades e comportamento do aprendiz. Uma simulação computadorizada, ainda, pode enfocar uma habilidade, como a destreza para a realização de procedimentos laparoscópicos ou se tratar de um cenário virtual onde a tomada de decisão é o foco. Pode-se dizer, portanto, que essa classificação enfatiza o cerne da simulação como metodologia e não simplesmente com base na tecnologia envolvida.

Para o treinamento de habilidades e procedimentos, são utilizados, principalmente, os simuladores de baixa fidelidade ou *task trainers*, que em geral reproduzem um segmento do corpo humano. O objetivo é treinar repetidamente uma ou mais habilidades específicas, como suturas, punção venosa, manobras de reanimação cardiopulmonar, manobras de parto, entre outras. Apesar de serem consideradas simulações de baixa fidelidade, muitas vezes possuem boa fidelidade para a representação da tarefa a ser treinada e podem até mesmo fornecer *feedback* automático sobre o desempenho no procedimento executado, como a qualidade das compressões em alguns simuladores de ressuscitação cardiopulmonar ou a força utilizada na extração fetal em partos com distocia de ombro (média fidelidade). Nesse grupo, também podem ser incluídos os simuladores hápticos utilizados no treinamento de cirurgia laparoscópica, que podem ser úteis tanto no aprendizado de novas técnicas quanto no aprimoramento de técnicas adquiridas anteriormente.

A simulação computadorizada, por sua vez, inclui pacientes virtuais e atividades "gamificadas" que reproduzem diferentes cenários, desde uma consulta médica até cenários de emergência. Estão incluídas nesse grupo também as simulações que incluem realidade virtual ou realidade aumentada, algumas integradas a dispositivos hápticos, como os simuladores de procedimentos videoendoscópicos que respondem de maneira realística aos comandos motores.

Apesar dos diferentes graus de sofisticação e tecnologia que os simuladores e os ambientes simulados podem apresentar, o elemento essencial da simulação como ferramenta de ensino-aprendizagem não é a tecnologia, mas sim a ciência educacional que a permeia, de maneira que a eleição do melhor simulador a ser utilizado em uma simulação sempre deve ser feita considerando o objetivo de aprendizagem daquela sessão. A fidelidade do simulador, por melhor que seja, não substitui a construção pedagógica da atividade simulada.

Simulação *in situ*

A simulação *in situ* é aquela fisicamente integrada ao ambiente real de prática. É uma modalidade de simulação que permite aos educadores, além de treinar os aprendizes, fazer um diagnóstico do próprio ambiente de trabalho. A prática deliberada e a integração das habilidades do trabalho em equipe no ambiente clínico, pressionado pelo tempo, fornecem grande realismo e são um recurso valioso para identificar ameaças latentes e problemas do sistema que podem comprometer a segurança do paciente. Além disso, a realização das atividades no próprio ambiente de prática e com os mesmos profissionais que atuam em conjunto na assistência ao paciente permite consolidar protocolos a serem seguidos e comportamentos a serem reforçados.[6]

Apesar desse alto realismo conseguido ao se aproveitar o ambiente do próprio local de trabalho, há barreiras a serem superadas, como a competição pelo tempo dos profissionais na assistência aos pacientes, a disponibilidade do espaço para realizar as atividades e também a resistência dos profissionais, que podem se sentir constrangidos e receosos de estarem sendo avaliados. A criação de um ambiente de confiança e a *expertise* dos facilitadores das simulações é essencial, portanto, para o sucesso dessa prática, pois conflitos latentes podem se manifestar e precisam ser adequadamente manejados por quem realiza o *debriefing* da sessão.

Simulações híbridas

As simulações híbridas são aquelas constituídas por mais de uma modalidade de simulação. A mais comum é aquela que utiliza um paciente padronizado em combinação com um simulador de baixa/média fidelidade. Isso é feito, em geral, para aumentar a fidelidade e o realismo da simulação, por exemplo, quando se deseja obter um dado de exame físico ou executar um procedimento para o qual é necessário um simulador (por exemplo, na realização de um parto) e também para ampliar a dimensão da comunicação com o paciente, que é mais bem realizada quando se trabalha com pacientes padronizados (atores). Outro exemplo é a utilização dos monitores multiparamétricos simulados de simuladores de alta fidelidade em conjunto com pacientes padronizados, para permitir a simulação de alterações nos parâmetros fisiológicos dos atores e adicionar realismo ao cenário.

É importante salientar que, apesar de esse tipo de simulação poder incrementar o realismo das simulações, a fidelidade e o realismo não devem ser objetivos em si mesmos dentro da metodologia da simulação. A literatura demonstra que a fidelidade do simulador não é o elemento central a ser perseguido no contexto da simulação clínica.

Outros tipos de combinações de modalidades de simulação também são possíveis, como a adição de tarefas em simuladores dentro de uma sessão de simulação virtual com realidade aumentada, desde que seguindo a orientação de que a escolha sempre deve ser feita observando-se o objetivo educacional de cada sessão.

QUANDO UTILIZAR SIMULAÇÃO

A escolha das atividades simuladas que se devem incluir em um programa de residência médica, graduação ou mesmo da educação continuada, deve ser baseada na análise de duas características dos casos específicos, série de casos ou condições que são o foco desejado do treinamento: acuidade e oportunidade. A acuidade é definida como a gravidade potencial de um evento ou uma série de eventos e seu impacto subsequente no paciente. Oportunidade é definida como a frequência com que os aprendizes têm a oportunidade de estar expostos e praticar esses eventos ao longo do período de treinamento.[5]

Essas duas características definem uma matriz criada por Chiniara et al.,[5] que pode ser dividida em quatro quadrantes:

- Alta acuidade/baixa oportunidade (AABO): abrange situações clínicas que têm alto potencial para impactar gravemente o paciente, mas não são ocorrências comuns entre o grupo-alvo de alunos. Exemplos disso seriam o manejo da eclâmpsia ou uma parada cardíaca em gestante.
- Alta acuidade/alta oportunidade (AAAO): inclui situações clínicas que têm alto potencial para impactar gravemente o paciente, mas são ocorrências comuns entre o grupo-alvo, como o manejo de uma hemorragia pós-parto.
- Baixa acuidade/baixa oportunidade (BABO): inclui situações clínicas que têm um potencial menor de impactar gravemente o paciente, mas são pouco frequentes.
- Baixa acuidade/alta oportunidade (BAAO): envolve situações clínicas que têm um potencial menor de impactar gravemente o paciente se não forem tratadas de forma adequada e às quais os aprendizes estão frequentemente expostos, como uma consulta de pré-natal.

A zona ideal de simulação, conforme mostrado na Figura 1, é aquela na qual simular essas atividades pode ser vantajoso comparativamente com outros tipos de atividades educativas. Dentro dela, a simulação pode servir como um substituto ou complemento. Essa zona abrange todas as situações de AABO e o maior número possível de situações de AAAO. Simulações também podem ser usadas para adquirir habilidades introdutórias em situações de BAAO, apesar de não serem o método mais eficiente nesse contexto.

ELEMENTOS EDUCACIONAIS QUE AUMENTAM A EFETIVIDADE DAS SIMULAÇÕES

Existe uma vasta literatura demonstrando o ganho de aprendizagem tanto no uso da simulação quanto na sua transferência para o ambiente real de prática.[7] Recentemente, as

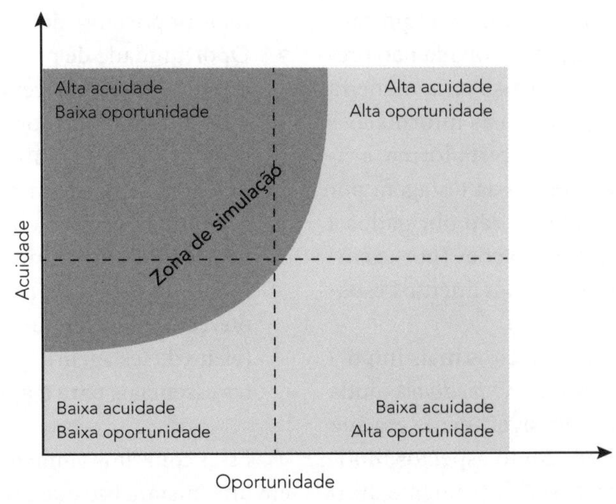

FIGURA 1 Quadrantes de treinamento e zona de simulação.
Adaptada de Chiniara et al., 2013.[5]

pesquisas têm se voltado para investigar diferentes componentes educacionais para melhorar a aquisição e a retenção de conhecimento ou habilidades. Destacam-se o uso da prática deliberada[8] e a simulação baseada no domínio da aprendizagem (em inglês, *simulation based mastery learning*).[9] Ambas se embasam em conceitos da psicologia cognitiva, como prática espaçada, testagem, *feedback* e oportunidade de prática até a proficiência:

- Prática espaçada: quando os treinamentos são espaçados no tempo, os alunos demonstram uma maior retenção do que aqueles que treinaram em uma única sessão, com o mesmo tempo de treinamento. Esse efeito positivo é conhecido como efeito do espaçamento e é encontrado nas mais diversas habilidades e áreas de conhecimento.[10] O melhor espaçamento entre as sessões ainda precisa ser definido.
- Testagem: estudos demonstram que ser testado produz uma melhor retenção do que apenas estudar o mesmo material. Esse efeito é conhecido como efeito da testagem e é mais evidente em estudos relacionados à aquisição e à retenção de conhecimento. Já existe literatura, no entanto, mostrando que ele também se aplica à aquisição e à retenção de habilidades médicas.[11] É importante frisar que a avaliação envolvida não precisa ser formal, mas apenas uma maneira de os alunos recuperarem as informações sem nenhuma ajuda. De certa forma, a simulação propicia o efeito da testagem por si mesma, pois os alunos são obrigados a atuar e recuperar informações (por exemplo, conhecimentos ou movimentos específicos de alguma técnica).
- *Feedback*: é um dos conceitos mais importantes na aprendizagem. O *feedback* ajuda o aluno a corrigir possíveis erros em sua memorização, assim como aspectos motivacionais. Apesar de ser amplamente utilizado no ensino em saúde, nem sempre está alinhado às melhores práticas. O *feedback* pode ser realizado durante, imediatamente após ou em tempo posterior à tarefa. A literatura demonstra que o melhor tempo depende da complexidade da tarefa e do nível do aprendizado. De forma geral, sugere-se que o *feedback* seja retirado aos poucos do treinamento, pois, se é contínuo, acaba sendo incorporado na memória do aluno, o que dificulta a atuação posterior. Além disso, o melhor tipo de *feedback* também pode estar relacionado à aquisição ou à retenção. Cecilio-Fernandes et al., em 2020, compararam três tipos de *feedback* para aquisição e retenção de ultrassonografia:[12] um grupo teve *feedback* dado pelo *expert*; outro grupo, pelo simulador; e o terceiro grupo, uma combinação do *feedback* do *expert* e do simulador. Todos os alunos treinaram até a proficiência. O grupo com *feedback* do *expert* foi mais rápido que os outros grupos; no entanto, no teste de retenção, essa diferença não se manteve. Em comparação, o grupo com *feedback* do *expert* e do simulador obteve imagens com melhor qualidade do que os outros dois grupos. Outra possibilidade é o uso do *feedback* com foco na tarefa ou no processo. Em uma grande revisão sobre *feedback*, Hattie e Timperley demonstraram que o *feedback* no processo é mais importante do que na tarefa em si.[13]
- Oportunidade de prática até a proficiência: a aplicação dos conceitos mencionados demonstra que todos os alunos deveriam ter oportunidade de prática e treinar até a proficiência. A oportunidade de prática deve ser alinhada com o conceito da prática intercalada e ser proporcionada posteriormente ao *feedback*, pois este geralmente é oferecido durante uma avaliação do aluno (efeito da testagem), integrando componentes essenciais para a aprendizagem.

Esses conceitos também foram identificados em uma metanálise que investigou quais recursos utilizados em simulações de alta fidelidade produzem aprendizado mais efetivo. Nessa metanálise, foram incluídos 109 estudos comparativos que avaliaram quantitativamente o impacto das simulações sobre a aprendizagem. Os resultados sugerem que simulações médicas de alta fidelidade facilitam a aprendizagem quando elaboradas sob as seguintes condições:[14]

- *Feedback*: há forte associação entre aprendizagem e *feedback*, sendo este o recurso educacional mais importante na educação médica baseada em simulação. O *feedback* também parece retardar o decaimento das habilidades adquiridas e permite que os aprendizes se autoavaliem e monitorem seu progresso na aquisição e na manutenção da habilidade. O *feedback* pode ser incorporado a um simulador ou fornecido por um instrutor em tempo real durante a simulação ou logo a seguir, por meio do *videodebriefing* (ou seja, assistir à gravação da simulação realizada). A fonte do *feedback* é menos importante do que a sua presença.
- Prática repetitiva: 39% dos artigos identificaram a prática repetitiva como um recurso-chave para a aprendizagem. A oportunidade para os aprendizes realizarem a prática focada e repetitiva é um recurso básico e não ocioso para as simulações médicas de alta fidelidade. A prática repetitiva requer envolvimento intenso, repetitivo e focado do aprendiz em um ambiente protegido. Esse treinamento permite ao aprendiz corrigir seus erros, aprimorar seu desempenho e demonstrar automação e domínio da habilidade sem maior esforço. Os resultados atribuídos a essa prática deliberada incluem a aquisição mais rápida das habilidades com relação ao trabalho rotineiro nas enfermarias e melhor transferência de comportamento do ambiente simulado para o ambiente real da prática com os pacientes. Para realizar a prática repetitiva, é necessário que o centro de simulação esteja disponível para treinamento pelos aprendizes, com facilidade de acesso e flexibilidade de horários de uso. Estudos recentes mostram a importância da simulação tanto para a aquisição quanto para a manutenção das habilidades clínicas.
- Integração curricular: 25% dos artigos citaram a integração de atividades com simulação às outras atividades curriculares na graduação e na pós-graduação como um recurso essencial para produzir aprendizado efetivo. Isso significa que a simulação não deve ser uma atividade extracurricular, pois deve estar atrelada ao currículo e ao sistema de avaliação regular das competências. A aprendizagem eficaz decorre do engajamento do aprendiz com relação à prática deliberada, com problemas e situações clínicas em configurações simuladas. O treinamento em ambiente simulado deve ser um componente obrigatório do currículo padrão.
- Oscilação do grau de dificuldade (prática intercalada): 14% dos artigos revelaram a importância de compatibilizar o grau de dificuldade das tarefas com o nível de progressão dos aprendizes. Assim, é possível produzir aprendizagem eficaz quando os aprendizes têm oportunidade de participar do treinamento de habilidades médicas em um amplo espectro de graus de dificuldade. Os aprendizes iniciam nos níveis básicos das habilidades e, ao demonstrarem domínio destas em avaliações objetivas, progridem para o treinamento em níveis crescentes de dificuldade. Os aprendizes apresentarão diferentes curvas de aprendizagem em termos de forma e aceleração, mas os resultados da aprendizagem no longo prazo, medidos objetivamente, devem ser idênticos.
- Variedade de condições clínicas (prática intercalada): 10% dos artigos verificaram que os simuladores que captam uma ampla variedade de condições clínicas são mais úteis que aqueles com possibilidades limitadas. Simulações médicas de alta fidelidade devem capturar ou representar uma ampla variedade de problemas ou condições do paciente. É importante que as simulações sejam

amostras fiéis de amplo universo de condições clínicas, demografia e respostas dos pacientes aos tratamentos para aumentar o alcance das simulações com relação às situações reais da prática a serem vivenciadas pelos futuros profissionais. Assim, uma maior variedade de pacientes simulados vistos pelos aprendizes permite que eles desenvolvam habilidades para lidar com condições e doenças raras, por exemplo, e equalizam o aprendizado em programas de residência que apresentam menor variabilidade de condições clínicas dos pacientes reais.

- Ambiente protegido: 9% dos artigos enfatizaram a importância de usar simulações de alta fidelidade em um ambiente controlado, no qual os aprendizes possam executar tarefas, bem como detectar e corrigir erros sem consequências adversas, enquanto os instrutores podem se concentrar nos aprendizes e não nos pacientes. Simulações de alta fidelidade são ideais para o trabalho controlado, padronizado e protegido, em contraste com o caráter não controlado e não protegido da maioria dos locais de atendimento aos pacientes reais. A educação em ambiente simulado permite aos instrutores e aprendizes concentrarem-se nas oportunidades de ensino sem distração, obtendo-se maior aproveitamento delas. Isso também reflete uma cultura clínica e educacional focada em treinamento ético envolvendo aprendizes e pacientes.
- Aprendizagem individualizada: 9% dos artigos destacaram a importância de promover experiências educacionais em que os aprendizes sejam ativos e não apenas meros espectadores. A oportunidade de experiências educacionais reprodutíveis e padronizadas dos aprendizes, nas quais estes participam ativamente e não passivamente, é uma qualidade importante das simulações de alta fidelidade. Isso significa que a aprendizagem a partir da experiência pode ser individualizada e adaptada às necessidades individuais dos aprendizes. Simulações permitem que tarefas clínicas complexas sejam divididas em seus subcomponentes para o domínio educacional sequencial e progressivo. Assim, os aprendizes podem assumir a responsabilidade pelo seu próprio progresso educacional dentro dos limites do currículo. Os objetivos curriculares comuns do aprendizado por meio da simulação podem ser alcançados pela aprendizagem individualizada nas simulações de alta fidelidade.
- Objetivos definidos: 6% dos artigos citaram a importância de se estabelecer previamente quais serão os objetivos do treinamento, que estes objetivos sejam alcançáveis por meio da simulação e mensuráveis, para que os aprendizes possam demonstrar domínio das habilidades pretendidas ao final da simulação. Os aprendizes são mais propensos a dominar as habilidades-chave se os resultados forem definidos e ajustados ao seu nível de treinamento.
- Validade do simulador: 3% dos artigos evidenciaram uma correlação direta da validade da simulação com a aprendizagem eficaz. A validade equivale ao grau de realismo ou fidelidade que o simulador fornece com relação às situações clínicas reais em termos de apresentação clínica, complexidade, princípios e tarefas. A alta validade do simulador é essencial para ajudar os aprendizes a aumentar suas habilidades perceptivas visuoespaciais e para aguçar suas respostas a incidentes críticos. Além disso, os aprendizes preferem alto grau de realismo (validade aparente) com oportunidades para experiência prática. A validade concorrente está relacionada à generalização de aprendizagem baseada em simulação para a prática real com o paciente.

Apenas o conceito do efeito da testagem na psicologia não aparece entre os resultados dessa metanálise, o que se deve à pouca utilização desse conceito e pouco entendimento. Do ponto de vista teórico, o conceito do efeito da testagem já está presente na simulação, quando o aluno é obrigado a trazer todos os conceitos que aprendeu sem nenhuma ajuda. Essa condição permite o *feedback* e a identificação das principais lacunas dos alunos.

Infelizmente, ainda há pouca aplicação desses conceitos no contexto de simulação no Brasil. Cursos de imersão, por exemplo, são pouco eficientes quando o aluno ou profissional não tem oportunidade de prática posterior. Além disso, poucos cursos treinam até algum tipo de proficiência – na prática, em muitos casos, isso demoraria alguns meses.

ORGANIZAÇÃO DE ATIVIDADES COM SIMULAÇÃO

Quando se trata de treinamento clínico, há vários elementos de aprendizagem envolvidos. A base da pirâmide de competência clínica (ou pirâmide de Miller) é a aquisição de conhecimento. Isso significa que os participantes devem dominar o conhecimento necessário para a solução de uma situação a ser simulada antes de iniciarem uma simulação. Esse fator é crucial para o sucesso de uma simulação: não se deve simular algo para o qual o estudante ainda não foi preparado ou não teve contato, pois sabe-se que essa opção irá gerar frustração.

A próxima etapa é garantir que os estudantes tenham tido oportunidade de praticar e desenvolver as habilidades psicomotoras dos procedimentos envolvidos na prática profissional cotidiana. Trata-se da simulação de procedimentos ou treino de habilidades, quando eles poderão executar, repetir e praticar as tarefas em simuladores processuais ou do tipo *task trainer*. Esse tipo de simulação envolve sempre trabalho individual, *feedback* e repetição exaustiva até que se atinja o nível esperado. Idealmente, deve-se trabalhar com guias ou *checklists*, que são descrições padronizadas e detalhadas de cada etapa do procedimento a ser treinado. Esse processo permite a comparação com uma referência e o *feedback* ao estudante sobre seu desempenho.

Depois de dominar os aspectos cognitivos e psicomotores envolvidos na prática profissional, os estudantes poderão ser submetidos a simulações imersivas, os chamados cenários de alta fidelidade, nos quais irão demonstrar a competência clínica de maneira integral, unindo conhecimentos, habilidades e atitudes, na solução de situações clínicas que recriam problemas da vida real.

Em geral, essas simulações devem ter curta duração, pois se trata de experiências educacionais intensas. Habitualmente, o tempo que os participantes passam dentro do cenário é de 5 a 15 minutos, o que é sucedido por uma discussão, também conhecida como *debriefing*. É nesse momento de discussão que os participantes, com um instrutor ou facilitador, identificam o que foi feito corretamente e o que precisa ser melhorado, de maneira a extrair a aprendizagem da situação vivida.

É essencial planejar antecipadamente uma atividade de simulação, o que significa descrever previamente tudo que deverá ocorrer em um cenário ou treino de habilidades. O Anexo 1 apresenta um modelo de planejamento de um cenário de simulação de manejo de eclâmpsia, desenhado para residentes de ginecologia e obstetrícia. Essa situação clínica corresponde à zona de simulação (ou seja, de alta acuidade e baixa oportunidade) e representa, portanto, um tipo de situação ideal para treinamento com simulação.

O planejamento deve conter todo o detalhamento do cenário, que engloba o objetivo educacional, o resumo do caso, os recursos que serão necessários, o papel de cada participante, a sequência de eventos e as correspondentes reações por parte do simulador/ator, antecipando tudo que poderá acontecer em resposta às ações dos residentes participantes do cenário. Também são identificados todos os pontos essenciais a serem tratados durante o *debriefing* da simulação. Esse tipo de planejamento permite maior aproveitamento das sessões de simulação, a sua reprodutibilidade com diferentes facilitadores e também ao longo dos anos, com pequenos ajustes quando necessário.

Esse planejamento delimita a diferença entre cenário e caso clínico. O caso clínico é o resumo da situação clínica, o disparador daquela atividade simulada, enquanto o cenário corresponde a todos os elementos que compõem a atividade de simulação que se configura como ferramenta educacional. Os componentes do cenário permitem que o participante interaja ativamente, realizando procedimentos, tomando decisões e comunicando-se, o que promove a aprendizagem profunda que se observa com o método.

Embora seja importante que os participantes dominem o tema a ser tratado no cenário do ponto de vista teórico, as situações que ocorrerão durante a simulação não devem ser reveladas antecipadamente aos participantes, para que o elemento surpresa permita maior fidelidade e que o desempenho seja, de fato, mais próximo do que teria sido em uma situação real.

EVIDÊNCIAS DA LITERATURA

Existe pouca dúvida de que a simulação possa ser amplamente utilizada e melhore muitos aspectos da educação e do desempenho dos aprendizes. Há um bom corpo de literatura disponível sobre a aplicação da simulação na formação de especialistas, porém grande parte dos estudos disponíveis ainda enfoca aspectos educacionais, como a descrição dos efeitos de um treinamento com simulação sobre o desempenho subsequente, medido em simuladores ou simulações correspondentes. É mais difícil demonstrar, no entanto, a transferência dos resultados do treinamento simulado para a prática profissional e, em especial, para os resultados clínicos dos pacientes, por isso os estudos são menos frequentes.[15]

Um dos primeiros estudos sobre a transferência da simulação para o ambiente de prática foi realizado com a inserção de cateter central guiada por ultrassom. Nesse estudo, Evans et al.,[16] em 2010, compararam o treinamento tradicional com o treinamento simulado e sua transferência no cuidado ao paciente. Os resultados mostraram que os profissionais do grupo simulado tiveram uma performance melhor na prática profissional do que os profissionais do grupo tradicional.

Na área da obstetrícia, por sua vez, uma publicação de 2008 mostrou redução de lesões do plexo braquial em recém-nascidos que sofreram distocia de ombro intraparto após a realização de um treinamento com simuladores.[17] Em 2016, outro estudo publicou resultados de um programa para treinar residentes no uso do fórcipe de Simpson, usando simulações em manequim de parto. Após a aplicação do programa, houve redução de 26% nas lacerações perineais de terceiro e quarto graus, mesmo com aumento do uso de fórcipe.[18]

Benefícios também foram observados em um estudo brasileiro multicêntrico e prospectivo publicado em 2007 com pacientes que sofreram paradas cardíacas intra-hospitalares. Quando os pacientes foram atendidos por equipes que tinham pelo menos um membro treinado com atividades simuladas, houve maior taxa de retorno à circulação espontânea e também maior sobrevida até 1 ano após a alta hospitalar.[19]

EXPERIÊNCIAS NACIONAIS

Diversas universidades brasileiras empregam a simulação como estratégia educacional em seus programas de graduação e pós-graduação na área médica, desde a residência até a educação médica continuada.

Recentemente, foi apresentada dissertação de mestrado profissional que avaliou o uso da simulação realística em programas de residência médica de ginecologia e obstetrícia na cidade de São Paulo. Por meio de uma análise qualitativa do discurso de entrevistas com os coordenadores de programas de residência médica na especialidade, foi identificado amplo conhecimento a respeito da simulação e tentativas de implementação da simulação realística pela maior parte dos programas avaliados. Observou-se, no entanto, que na maioria dos programas as atividades eram concentradas em alguns períodos imersivos, priorizavam o treinamento de habilidades em comparação com cenários e, na maioria das vezes, não figuravam como parte do currículo oficial do programa de residência.[20] Como entraves à implementação da simulação, foram observadas questões relativas a recursos físicos, inexistência de espaço e equipamentos específicos para simulação, bem como falta de treinamento dos preceptores na metodologia.

Com relação à simulação computadorizada, pode-se citar o exemplo da utilização da plataforma Moodle (ambiente de aprendizado modular orientado ao objeto, do inglês *modular object-oriented dynamic learning environment*), que é gratuita e permite o acesso por instituições com poucos recursos financeiros. Dentro do Moodle, foi desenvolvida uma série de atividades das quais os alunos poderiam voluntariamente participar. A principal atividade pode ser considerada a visita virtual na qual um caso é apresentado na segunda-feira e os alunos vão interagindo de forma *on-line*, e a cada dia da semana o caso apresenta uma evolução. Dessa forma, é possível desenvolver o raciocínio clínico dos alunos por meio da simulação computadorizada. Notou-se, nessa atividade simulada, um grande engajamento dos alunos, assim como a aquisição de conhecimento e relação direta com a nota final da disciplina.[21,22]

A simulação também tem sido amplamente usada para a atualização de protocolos como os da covid-19. No começo da pandemia, o Hospital das Clínicas da Universidade Estadual de Campinas (Unicamp) implementou atividades simuladas para a revisão do protocolo do manejo de vias aéreas. Essa atividade teve como objetivo atualizar o protocolo para os profissionais da área de saúde que atuavam na linha de frente do combate à covid-19. A simulação *in situ*, ou seja, no ambiente profissional, nesse caso dentro da instituição, permitiu uma proximidade maior dos profissionais e ao mesmo tempo evitou que eles circulassem no *campus* da universidade para o treinamento. Os resultados indicaram a eficiência do treinamento, demonstrando a aquisição de conhecimento sobre o novo protocolo.[23] Dessa forma, também evidenciou-se como a simulação pode ser utilizada para adaptar novos protocolos de forma rápida e segura.

Neste contexto pandêmico, ressalta-se a importância da simulação para proporcionar uma maior variabilidade de atividades e atendimentos, principalmente com as suspensões de diversos ambulatórios, unidades básicas de saúde, cirurgia eletiva, entre outros. Muitas atividades simuladas foram transformadas para atividades virtuais, com pequenos ajustes nos objetivos de aprendizagem. Na Unicamp, por exemplo, uma atividade simulada presencial foi transformada em virtual.[24] Essa atividade consistia em dois atendimentos simulados, sendo o primeiro com o objetivo de diagnosticar o diabetes; e o segundo, o início da insulinização. Ambas as atividades foram ajustadas para o contexto virtual, principalmente retirando os aspectos que exigiam habilidades motoras, como demonstrar a aplicação de insulina, aumentando-se o foco no raciocínio clínico. Notou-se dificuldade de ensinar a habilidade de comunicação não verbal e a interação com o paciente nesse cenário; no entanto, de forma geral, a atividade atendeu aos novos objetivos propostos, com alta satisfação dos estudantes.

CONSIDERAÇÕES FINAIS

Há grande oportunidade para melhorar a qualidade da formação dos profissionais de saúde com a inclusão da simulação nos currículos. Para tanto, é importante considerar o contexto e entender as necessidades de cada currículo. É necessário, ainda, aprofundar o conhecimento da simulação enquanto metodologia de ensino, reconhecendo melhores práticas nacionais e internacionais na área para que essa implementação seja bem-sucedida. A utilização dessas evidências permite otimizar a eficácia da simulação na formação dos profissionais de saúde.

REFERÊNCIAS

1. Galland J, Abbara S, Terrier B, Samson M, Tesnières A, Fournier JP, et al. Simulation-based learning and internal medicine: opportunities and current perspectives for a national harmonized program. Rev Med Intern. 2018;39(6):414-20.
2. Lopreiato JO, Downing D, Gammon W, Lioce L, Sittner B, Slot V, et al. Healthcare simulation dictionary. Society for Simulation in Healthcare. 2016. Disponível em: http://www.ssih.org/dictionary. Acessado em: 11 out 2021.
3. Satin AJ. Simulation in obstetrics. Obstet Gynecol. 2018;132(1):199-209.
4. Institute of Medicine Committee on Quality of Health Care in America; Kohn LT, Corrigan JM, Donaldson MS (eds.). To err is human: building a safer health system. Washington (DC): National Academies Press; 2000.
5. Chiniara G, Cole G, Brisbin K, Huffman D, Cragg B, Lamacchia M, et al.; Canadian Network for Simulation in Healthcare Guidelines Working Group. Simulation in healthcare: a taxonomy and a conceptual framework for instructional design and media selection. Med Teach. 2013;35(8):e1380-e1395.
6. Patterson MD, Blike GT, Nadkarni VM. In situ simulation: challenges and results. In: Henriksen K, Battles JB, Keyes MA, et al. (eds.). Advances in patient safety: new directions and alternative approaches, vol. 3: Performance and tools. Rockville: Agency for Healthcare Research and Quality; 2008.
7. McGaghie WC, Issenberg SB, Barsuk JH, Wayne DB. A critical review of simulation-based mastery learning with translational outcomes. Med Educ. 2014;48(4):375-85.
8. McGaghie WC, Issenberg SB, Cohen MER, Barsuk JH, Wayne DB. Does simulation-based medical education with deliberate practice yield better results than traditional clinical education? A meta-analytic comparative review of the evidence. Acad Med. 2011;86(6):706.
9. Cook DA, Brydges R, Zendejas B, Hamstra SJ, Hatala R. Mastery learning for health professionals using technology-enhanced simulation: a systematic review and meta-analysis. Acad Med. 2013;88(8):1178-86.
10. Cecilio-Fernandes D, Cnossen F, Jaarsma D, Tio R. Avoiding surgical skill decay: a systematic review on the spacing of training sessions. J Surg Educ. 2017;75: 471-80.
11. Kromann CB, Jensen ML, Ringsted C. The effect of testing on skills learning. Med Educ. 2009;43(1):21-7.
12. Cecilio-Fernandes D, Cnossen F, Coster J, Jaarsma ADC, Tio RA. The effects of expert and augmented feedback on learning a complex medical skill. Percept Mot Skills. 2020;127(4):766-84.
13. Hattie J, Timperley H. The power of feedback. Rev Educ Res. 2007;77:81-112.
14. Issenberg SB, McGaghie WC, Petrusa ER, Lee Gordon D, Scalese RJ. Features and uses of high-fidelity medical simulations that lead to effective learning: a BEME systematic review. Med Teach. 2005;27:10-28.
15. McGaghie WC, Issenberg SB, Barsuk JH, Wayne DB. A critical review of simulation-based mastery learning with translational outcomes. Med Educ. 2014;8(4):375-85.
16. Evans LV, Dodge KL, Shah TD, Kaplan LJ, Siegel MD, Moore CL, et al. Simulation training in central venous catheter insertion: improved performance in clinical practice. Acad Med. 2010;85(9):1462-9.
17. Draycott TJ, Crofts JF, Ash JP, Wilson LV, Yard E, Sibanda T, et al. Improving neonatal outcome through practical shoulder dystocia training. Obstet Gynecol. 2008;112(1):14-20.
18. Gossett DR, Gilchrist-Scott D, Wayne DB, Gerber SE. Simulation training for forceps-assisted vaginal delivery and rates of maternal perineal trauma. Obstet Gynecol. 2016;128:429-35.
19. Moretti MA, Machado LA, Nusbacher A, Kern KB, Timerman S, Franchini JA. Advanced Cardiac Life Support training improves long-term survival from in-hospital cardiac arrest. Resuscitation. 2007;72:458-65.
20. Vidotti SP. Simulação clínica na residência médica de obstetrícia e ginecologia: uma análise no município de São Paulo. [Dissertação Mestrado Profissional]. Programa de Pós-graduação em Ensino em Ciências da Saúde. São Paulo: Universidade Federal de São Paulo; 2021. 122 fl.
21. Grangeia TDAG, Jorge B, Cecílio-Fernandes D, Tio RA, Carvalho-Filho MA. Learn+ Fun! Social Media and Gamification sum up to foster a community of practice during an Emergency Medicine Rotation. Health Professions Education. 2019;5(4):321-35.
22. Grangeia TDAG, Jorge B, Franci D, Martins Santos T, Vellutini Setubal MS, Schweller M, et al. Cognitive load and self-determination theories applied to e-learning: impact on students' participation and academic performance. PloS One. 2016;11(3):e0152462.
23. Santos TM, Pedrosa RBDS, Carvalho DRS, Franco MH, Silva JLG, Franci D, et al. Implementing healthcare professionals' training during COVID-19: a pre and post-test design for simulation training. Sao Paulo Med J. 2021;139(5):514-9.
24. Parisi MCR, Frutuoso L, Benevides SSN, Barreira NHM, Silva JLG, Pereira MC, et al. The challenges and benefits of online teaching about diabetes during the COVID-19 pandemic. Diabetes & metabolic syndrome. 2020;14(4):575-6.

ANEXO 1 – PLANEJAMENTO DE UM CENÁRIO DE SIMULAÇÃO

CENÁRIO DE OBSTETRÍCIA: ECLÂMPSIA	
Data de criação/última revisão	Criado em 28/01/16, última revisão 23/10/19
Público-alvo	Residentes de ginecologia e obstetrícia de primeiro, segundo e terceiro anos (R1, R2 e R3)
Autor(es)	Karen Cristine Abrão
Especialidade(s)	▪ Ginecologia e obstetrícia ▪ Enfermagem
Participantes do cenário	▪ Gestante (manequim SimMom) – o instrutor faz a voz da SimMom ▪ Mãe da gestante (acompanhante) – atriz ▪ Obstetra plantonista 1 – aluno 1 ▪ Obstetra plantonista 2 – aluno 2 ▪ Auxiliar de enfermagem – aluno 3 ▪ Enfermeira obstétrica – aluno 4

Objetivos de aprendizagem

- Identificar a iminência de eclâmpsia em pré-eclâmpsia grave.
- Ser capaz de manejar uma crise convulsiva por eclâmpsia e prover os cuidados necessários imediatamente após uma convulsão eclâmptica.
- Demonstrar comunicação eficaz durante uma situação de emergência relacionada a pré-eclâmpsia e eclâmpsia.

Inserção curricular

Pré-requisitos de aprendizagem
- Conhecimento:
  - Fisiopatologia da pré-eclâmpsia e da eclâmpsia
  - Sinais de iminência de eclâmpsia
  - Tratamento da crise convulsiva
  - Proteção de vias aéreas
- Habilidades:
  - Comunicação com a paciente/familiar sobre o diagnóstico e tratamento da iminência de eclâmpsia e eclâmpsia
  - Comunicação de alça fechada com a equipe multiprofissional sobre as intervenções a serem realizadas para o tratamento da eclâmpsia e no pós-eclâmpsia

Duração da atividade	
Briefing	5 minutos
Cenário	10 minutos
Debriefing	30 minutos

Recursos necessários

Manequins:
- Manequim obstétrico de alta fidelidade com monitor fetal (SimMom/Noelle/Victoria)

Equipamentos:
- Maca hospitalar
- Bomba de infusão (se possível)
- Carrinho de parada (se possível)
- Oxímetro de pulso
- Monitor fetal do manequim
- Monitor da paciente
- Laringoscópio e lâminas
- Materiais descartáveis
- Luvas de procedimento
- Cateter de oxigênio nasal e/ou máscara facial
- Tubos para coleta de exames
- Jelcos adulto
- Agulhas rosa
- Seringas de 10 e 20 mL
- Ampola de plasil
- Ampola de sulfato de magnésio 50% (10 mL)
- Ampola de gluconato de cálcio 10% (10 mL)
- Ampola de hidralazina 20 mg/mL
- Ampola de fenitoína 250 mg
- Flaconetes de água destilada e soro fisiológico para diluição
- Comprimido de nifedipina
- Comprimido de metildopa
- Equipo de soro
- Bolsas de soro fisiológico, Ringer-lactato e/ou soro glicosado
- Sonda vesical de demora
- Cânula de intubação
- Cânula de Guedel

Recursos necessários *(continuação)*

Prontuário
- Cartão de pré-natal da gestante

Moulage: não é necessária
Vestuário:
- Camisola hospitalar para a paciente
- Demais participantes com roupas normais (jaleco)

Equipamento para gravação para *videodebriefing* (se possível)

Descrição detalhada do cenário

Paciente primigesta com 37 semanas de gestação vem ao pronto-socorro com queixa de mal-estar e náuseas. A gestação evoluiu sem intercorrências, fez cinco consultas de pré-natal, e a última consulta foi há 4 semanas (33 semanas).
Nega contrações uterinas, perda de líquido ou sangramento vaginal. Relata boa movimentação fetal.

A paciente apresenta no exame físico hipertensão arterial de 170 x 110 mmHg.
Logo no início da avaliação da equipe médica, a paciente vai evoluir com convulsão eclâmptica de curta duração e resolução espontânea.

Após a convulsão, a paciente retorna confusa e sonolenta. Apresenta alteração da cardiotocografia que se resolve após a convulsão.

Espera-se que os residentes realizem o diagnóstico de eclâmpsia e realizem o manejo adequado da condição, incluindo:
- Proteção da via aérea
- Monitoramento de dados vitais (incluindo oximetria) e da vitalidade fetal
- Solicitação e instalação de acesso venoso
- Sulfatação de maneira apropriada
- Administração de medicação anti-hipertensiva de maneira apropriada
- Solicitação de sondagem vesical
- Solicitação da coleta de exames laboratoriais
- Avaliação da necessidade de parto imediato

Além do manejo técnico da eclâmpsia, observar:
- Interação entre membros da equipe
- Perfil da liderança
- Comunicação dos membros da equipe
- Comunicação com paciente e acompanhante

Organização do ambiente

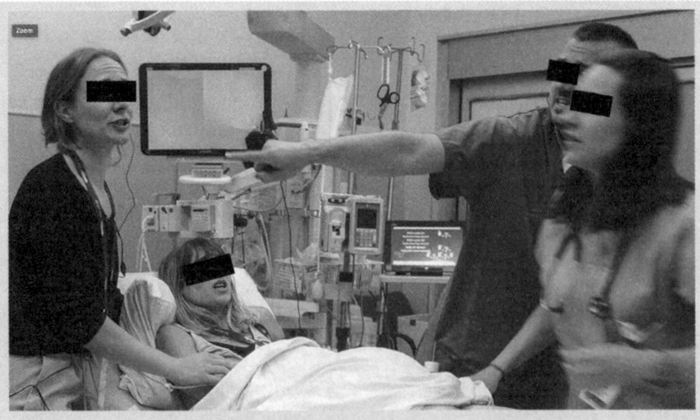

Ambiente organizado como pronto-socorro:
- Paciente deitada na maca e acompanhante sentada em banco na cabeceira
- Paciente monitorizada (monitorização materna e fetal)
- Materiais (luvas, medicamentos etc,) na mesa lateral
- Outros materiais e medicamentos nos carrinhos ou bancadas, identificados

Programação da manequim

Início do cenário

- Dados vitais maternos (apresentar apenas quando monitor ligado pelos participantes)
  - Pressão arterial (PA): 180 x 110 mmHg
  - Frequência cardíaca (FC): 102 bpm
  - Saturação de oxigênio (SPO_2): 96%
  - Cardiotocografia (apresentar apenas quando monitor ligado pelos participantes)
- Linha de base da frequência cardíaca fetal (FCF): 136 bpm
  - Variabilidade: reduzida – 2 bpm
  - Ausência de desacelerações
  - Atividade uterina: ausente

Modificação dos parâmetros: conforme *briefing*

***Briefing* para os participantes**

Vocês são a equipe de plantão em uma maternidade.
Acabam de ser chamados para atender no pronto-socorro a gestante Adriana, 37 semanas, que veio com queixa de náuseas e dor abdominal. Ela está na sala de atendimento, acompanhada de sua mãe. Não teve intercorrências até o momento no pré-natal. O cartão pré-natal está disponível.

A paciente é o simulador SimMom, que permite a realização do parto de maneira realística, bem como monitoração materna e da cardiotocografia fetal.
O monitor fetal mostra a cardiotocografia. Caso vocês queiram monitorar o feto, devem solicitar verbalmente. A contração uterina não pode ser palpada no abdome, mas pode ser verificada pelo traçado da cardiotocografia.
Se quiserem monitorar dados da paciente, devem solicitar especificamente o que querem e colocar o monitor.
O simulador pode mostrar frequência cardíaca, pressão arterial, pulso e saturação de oxigênio. Se quiserem obter nova aferição, podem clicar no monitor para tirar novas medidas.
Possui ausculta cardíaca e pulmonar e acessos venosos e local para aplicação de medicação intramuscular e subcutânea. As medicações disponíveis no pronto-socorro estão na caixa ao lado, bem como os respectivos insumos para aplicação. Sempre que forem aplicar uma medicação, verbalizem o que está sendo feito.
Se quiserem exames, também podem solicitar verbalmente e simular a coleta.
Usem equipamento de proteção individual (luvas etc.) conforme necessário.
Se decidirem remover a paciente do pronto-socorro para outro local e tomar diferentes condutas, avisem verbalmente.

Tratem o cenário da maneira mais real possível, mesmo que em alguns momentos ocorra falha de fidelidade. Se precisarem de mais algum recurso ou membro na equipe, solicitem em voz alta.
Lembrem-se de que estamos aqui para aprender, então erros e acertos são esperados e fazem parte do processo de ensino-aprendizagem, não gerando qualquer repercussão negativa futura.

Instruções para atores (pacientes padronizados)

Voz da manequim:
Adriana é uma gestante de 37 semanas, grávida do primeiro bebê. Hoje começou a sentir-se mal, com enjoos desde cedo e também uma dor na parte superior da barriga. Não vomitou, não teve alterações nas fezes ou urina. Não teve sangramentos ou contração. O bebê se mexeu pouco hoje.
Está fazendo pré-natal no posto de saúde, trouxe o cartão de pré-natal A última consulta foi há 1 mês. Tudo foi normal no pré-natal até agora. O bebê vai se chamar Antônio.
DUM: 28/02/2019
DPP: 05/12/2019
Se perguntarem se está com pressão alta, diga que não, mas nunca mediu. Que tentou consulta no posto antes, mas não conseguiu. Que está muito inchada, mas acha isso normal da gestação.
Depois da convulsão, a paciente retorna torporosa, confusa, perguntando o que ocorreu, se está tudo bem com o bebê. Às vezes, fala com a mãe; às vezes, com a equipe médica.

Atriz – mãe e acompanhante da paciente:
Paula é a mãe que veio trazer a filha ao pronto-socorro. Acha que a filha está muito inchada, mas não mostra nenhum sinal de preocupação até que a convulsão aconteça.
Quando a filha convulsionar, desespera-se e faz perguntas sobre o que está acontecendo, se o bebê vai morrer. Diz que a filha nunca teve nenhum problema de saúde.
Depois que a paciente parar de convulsionar, diz que ela teve convulsão febril quando bebê e pergunta se tem alguma coisa a ver com o quadro atual.
Se propuserem fazer cesárea, diz que tem que falar com o marido da paciente.

Algoritmo do caso

Tempo aproximado	Parâmetros no monitor	Eventos ou ações do manequim/ator	Intervenções esperadas	Marcações para atores ou operadores do manequim
1° minuto	PA (quando iniciada a monitoração): 180 x 110 mmHg FC: 102 bpm SPO_2: 96%	Quando os participantes entram no cenário, a paciente comunica que está com náusea e dor abdominal. Ela informa os dados da gravidez até o momento e mostra o cartão de pré-natal. Sua mãe (atriz) ajuda a dar as informações.	Participantes se apresentam e avaliam a paciente, aferem dados vitais e notam a PA aumentada. Solicitam monitorização materna (SPO_2, PA, FC) e fetal (CTG). Solicitam coleta de exames e consideram medicação anti-hipertensiva. Podem iniciar sulfatação para iminência de eclâmpsia	Não intervir e responder às perguntas da anamnese
Após 2-3 minutos	PA: 192 x 115 mmHg SPO_2: 83% FC: 118 bpm FR: 10 irpm CTG: FCF cai para 90 por 4 minutos, com variabilidade de 5 bpm, sem contrações	Paciente entra em convulsão, que vai durar 2 minutos e melhorar espontaneamente	Identifica eclâmpsia Solicita ajuda Faz ABC e protege via aérea Instala acesso venoso Administra $MgSO_4$ Realiza sondagem vesical Administra medicação anti-hipertensiva Solicita exames caso não tenham sido solicitados antes Monitora parâmetros maternos e fetais (CTG)	A mãe da paciente deve se manifestar com ansiedade: "Ela está convulsionando? O que está acontecendo?"
Após 5° minuto	PA: 160 x 100 mmHg SPO_2: 93% FC: 100 bpm FR: 10 irpm CTG: Linha de base: 140 bpm Variabilidade: reduzida – 2 bpm Ausência de desacelerações Atividade uterina: ausente	Paciente tem melhora da convulsão, retorna à consciência sonolenta e torporosa. Quando a sulfatação e a medicação anti-hipertensiva forem administradas, comunicar o fim do cenário. Se decidirem antes por cesárea, comunicar o fim do cenário	Espera-se que um dos obstetras assuma a liderança do caso, use comunicação de alça fechada, peça ajuda, inicie as medicações adequadas até a resolução da convulsão e monitore a paciente. Deve haver discussão sobre a realização do parto. Também deve ser feita a comunicação do ocorrido para paciente e acompanhante	Ao observar a conduta da equipe, a acompanhante deverá inquirir sobre o que está acontecendo e por que estão sendo realizados os procedimentos. Caso a equipe aja sem boa comunicação, a manifestação deve ser de maior ansiedade
O cenário é encerrado se a equipe tomar todas as condutas listadas e o fim é antecipado se decidirem enviar ao centro obstétrico antes da estabilização				

CTG: cardiotocografia; FC: frequência cardíaca; FCF: frequência cardíaca fetal; FR: frequência respiratória; PA: pressão arterial; SPO_2: saturação de oxigêncio.

Debriefing

Descrição/reação:
- Alguém pode descrever o que aconteceu nessa simulação (sempre começando pelos participantes)?
- Como vocês se sentiram atuando nesse cenário?
- De que maneira isso afetou as decisões e ações que foram tomadas/resultado?
- Qual foi a primeira coisa que vocês notaram ao entrar no cenário?
- Quando a convulsão aconteceu, o que vocês estavam pensando?

Análise/compreensão:
- Qual foi o diagnóstico de vocês?
- Quais condutas foram tomadas? Elas foram tomadas no momento correto?
- O que vocês gostariam de ter feito diferente?
- Como foi a comunicação do grupo? Como ela poderia ter sido melhor?
- Como foi a comunicação com a paciente e sua mãe? O que poderia ter sido melhor?
- Quais foram os pontos positivos do trabalho da equipe?
- Alguém assumiu a liderança do caso? Quem?
- Como os demais se comportaram?
- Alguém se sentiu/esteve sobrecarregado? O que fazer nessa situação?
- Quais são as melhores maneiras de se comunicar em uma situação de crise como essa (revisar comunicação em alça fechada)?

Quando chamarem ajuda externa (obstetra ou enfermeira adicional), perguntar a este participante:
- Você sentiu que tinha a informação necessária ao chegar no cenário?
- Quando você chegou no cenário, o que viu?

Caso haja *videodebriefing*, usar pontos críticos da gravação a cada manobra e perguntar ao grupo:
- Qual a avaliação de vocês neste momento? (repita a pergunta no próximo ponto, assim por diante)

Problemas comuns em cenários de eclâmpsia e que devem ser enfatizados caso tenham ocorrido:
- Não chamar por ajuda.
- Não explicar claramente o caso quando novos elementos do time chegam ao cenário.
- Não realizar os passos do suporte básico de vida (BLS), especialmente avaliar e proteger via aérea.
- Não tratar a hipertensão.
- Fazer a administração incorreta do $MgSO_4$.
- Não estabilizar a paciente adequadamente antes do parto.
- Não restringir fluidos.

Síntese/avaliação:
- O que vocês aprenderam com este cenário?
- Em que este cenário irá ajudá-los na vida real?

Se houver tempo e o grupo desejar, pode-se permitir que todos retreinem as habilidades novamente após o *debriefing*.

Referências, protocolos, diretrizes ou algoritmos

- Zugaib M, Francisco RPV (eds.). Doença hipertensiva específica da gestação. In: Zugaib obstetrícia. 4.ed. Barueri: Manole; 2019.
- American Academy of Family Physicians. Complicações clínicas da gravidez. In: Advanced life support in obstetrics (ALSO) course syllabus. 8.ed. 2017.

Variantes de cenário

- Evolução para descolamento prematuro de placenta no pós-convulsão
- Parada cardiorrespiratória após convulsão

CAPÍTULO 22

Treinamento em procedimentos cirúrgicos em ginecologia e obstetrícia

Gustavo Anderman Silva Barison
Mariana Corinti Son
Nilson Abrão Szylit
Mariano Tamura Vieira Gomes
Sérgio Podgaec

INTRODUÇÃO

A residência médica de ginecologia e obstetrícia é um curso de pós-graduação que visa a formação especializada do médico nessa área, permitindo que ele adquira as informações e habilidades necessárias para fornecer um atendimento adequado para as pacientes.[1]

O aprendizado da cirurgia ginecológica e obstétrica é parte fundamental na formação do residente e, para ser eficiente, necessita de algumas premissas:

- Adoção de metodologia adequada ao aprendizado de adultos.
- Presença de preceptores capacitados.
- Disponibilidade de método avaliativo eficiente capaz de certificar que o residente adquiriu o conhecimento teórico.

Além das habilidades técnicas, é necessário desenvolver aptidões não técnicas, como o trabalho em equipe, essencial para a execução plena da atividade cirúrgica.[1,2]

Apesar disso, ainda hoje, o treinamento do médico residente em muitos locais segue o princípio do "ver-praticar-ensinar". Essa abordagem de ensino desperta interesse e motiva o médico recém-formado que está ávido por atividades práticas e aparentemente é um método que melhora a prática cirúrgica quando o volume de procedimentos é significativo, como ocorre com relação à cesariana. Por outro lado, esse tipo de treinamento tem restrições do ponto de vista ético e de segurança e, portanto, deve ser substituído por outros modelos.[3]

A capacitação plena para a realização de procedimentos técnicos em qualquer área do conhecimento, dependendo da complexidade da intervenção, pode chegar a 5 mil horas ou 10 anos de experiência na atividade.[2,4] É crucial, portanto, que, antes de o médico executar um procedimento cirúrgico, tenha se preparado em laboratórios de ensino clínico e cirúrgico com manequins, cenários situacionais e de simulação direta ou virtual.[2]

TREINAMENTO EM GINECOLOGIA CIRÚRGICA MINIMAMENTE INVASIVA

A endoscopia ginecológica tem conquistado um espaço cada vez mais sólido na prática cirúrgica do médico ginecologista ao longo das últimas décadas, sendo atualmente aceita como padrão-ouro para diagnóstico e tratamento de diversas doenças do trato genital feminino.[5,6] A laparoscopia, de fato, mostrou superioridade com relação à laparotomia no tratamento de inúmeras afecções ginecológicas, pois, além de permitir um campo de visão ampliado e seguro, assegura também menor perda sanguínea, menor dor pós-operatória, menores taxas de infecção e alta hospitalar precoce, além de tempo de recuperação abreviado.[7,8] A histeroscopia, paralelamente, é bem consolidada como técnica-padrão minimamente invasiva na abordagem de doenças que acometem o interior da cavidade uterina.[9,10]

Na Europa e na América do Norte, existem amplos modelos de treinamento e avaliação do aprendizado em laparoscopia e histeroscopia já bem estabelecidos para residentes de ginecologia e obstetrícia.[11-13] No Brasil, a matriz de competências elaborada pela Febrasgo em 2019 prevê habilidades essenciais que os residentes do primeiro, segundo e terceiro anos devem ter ao final do curso.[14] Ainda são escassos, no entanto, estudos brasileiros que avaliem o treinamento cirúrgico dos tocoginecologistas,[15,16] e permanece necessária a elaboração padronizada de um conteúdo programático custo-efetivo para reprodutibilidade em centros universitários.

Para a formação do cirurgião ginecológico laparoscópico, é preciso mais do que apenas entrar em campo. Antes disso, o conhecimento teórico e o treinamento intensivo em habilidades e atividades de propriocepção são fundamentais, uma vez que a cirurgia laparoscópica exige uma curva de aprendizado maior em comparação com a laparotomia. Os modelos de simulação são opções altamente recomendadas como transição entre a observação e a prática supervisionada na paciente. Dessa forma, busca-se, após o treinamento, uma melhor performance cirúrgica inicial *in vivo*, além de redução de eventos adversos no intraoperatório, do tempo cirúrgico prolongado e da morbidade propriamente dita do procedimento.[12]

Estruturação do treinamento

Sabe-se que, nos programas de residência médica dos Estados Unidos, a histerectomia laparoscópica ganhou notório crescimento desde 2005, ao passo que a laparotômica tem perdido espaço.[17] O modelo americano de estruturação do treinamento e de competências a ser exigido em cirurgia ginecológica minimamente invasiva[18] tem como objetivo final a realização da histerectomia laparoscópica com segurança e confiança. Esse modelo ganha especial relevância por se tratar, de um lado, de uma cirurgia habitual e essencial e, de outro, de uma cirurgia que abrange diferentes habilidades, como dissecção, apreensão, domínio de energia, sutura intracorpórea e conhecimento de anatomia.

Buscando esse objetivo de realizar efetivamente uma histerectomia segura, o residente deve realizar um treinamento teórico-prático. A sequência de treinamento apresentada adiante é utilizada no Setor de Endoscopia Ginecológica do Hospital Israelita Albert Einstein (HIAE), cujas competências exigidas e cujo ganho progressivo de habilidades parecem ser alcançáveis e reprodutíveis na formação do cirurgião ginecológico em diferentes serviços.

Módulo teórico

Estudar os conceitos fundamentais em cirurgia ginecológica, cirurgia laparoscópica e histeroscopia é dever do médico residente. Pode-se dividir e diluir essa carga teórica com atividades consideradas didáticas e interativas e que, com certeza, agregam aprendizado e vivência em cirurgia ginecológica.

- Aulas teóricas: assistir a aulas ministradas por médicos especialistas e coordenadores de programas de residência é enriquecedor, em especial quando se trata de aulas interativas e entremeadas com casos e situações clínicas. Ainda no que diz respeito à parte teórica e seguindo a pirâmide de aprendizado, é importante que os alunos também preparem e ministrem suas próprias aulas, o que garante que estudem e treinem como passar adiante o tema estudado e assimilem de forma mais consistente esse conteúdo.
- Material em vídeo: assistir a vídeos de cirurgias laparoscópicas convencionais e assistidas por robô, assim como vídeos de histeroscopias cirúrgicas e ambulatoriais, é interessante e deve ser estimulado. A cirurgia minimamente invasiva permite que

quem esteja assistindo aprenda simplesmente ao observar os movimentos cirúrgicos, além de aprender observando como o cirurgião se desvencilha de eventuais dificuldades e situações desafiadoras.

- Edição de vídeo: editar vídeos de cirurgias ginecológicas minimamente invasivas é outra ferramenta de extrema importância para o aprendizado, já que, para sua execução, o residente inevitavelmente precisa se familiarizar com conceitos de anatomia, além de estudar os tempos cirúrgicos, treinar o raciocínio clínico-cirúrgico e as estratégias operatórias. Espera-se, ainda, que o residente desenvolva a habilidade de síntese, de forma que os vídeos de cirurgia sejam breves (em torno de 5 a 7 minutos) e condensem os eventos principais daquele procedimento.
- *E-learning*: realizar outras atividades disponibilizadas em plataformas *on-line*, como provas, testes, pílulas de conhecimento, além da participação em cursos e eventos *on-line*, são recomendáveis para agregar conhecimento teórico.

Módulo prático

O modelo de treinamento prático proposto se subdivide nas atividades consideradas essenciais para o ganho de habilidades (Figura 1) e que atinjam competências exigidas na formação do cirurgião ginecológico, a saber:

1. Caixa preta (Lap-Box®).
2. Simulador abdominal (*pelvic trainer*).
3. Modelo animal.
4. Simulador para histeroscopia.

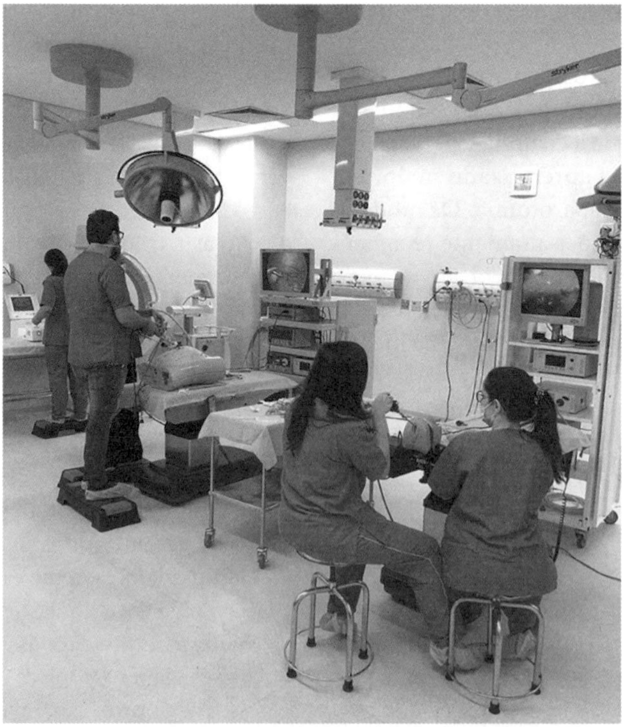

FIGURA 1 Sala de simulação de centro de treinamento em cirurgia, onde podem ser realizados concomitantemente treinamento em caixa branca, simulador abdominal e simulador para histeroscopia.
Imagem fornecida por Gustavo Anderman Silva Barison (arquivo pessoal).

5. Simulação em sala cirúrgica: envolve checagem de materiais, posicionamento da paciente e simulação de falhas técnicas e acidentes durante a cirurgia.

Caixa preta

A caixa preta (Figura 2) é um dispositivo de treinamento para exercícios iniciais de propriocepção em laparoscopia. É o primeiro passo para entendimento do novo cenário e permite o desenvolvimento de uma série de exercícios que exigem ambidestria, percepção de profundidade em interface bidimensional, ajuste de movimentos contraintuitivos, coordenação motora fina e manuseio das pinças com sensação tátil distinta, assim como movimentos harmônicos e sincronizados. A caixa preta pode ser adquirida em vários modelos diferentes ou pode até ser confeccionada no serviço.

Os exercícios a serem desenvolvidos são inúmeros e contam com a criatividade do corpo docente; porém, é importante que as atividades promovam o desenvolvimento de habilidades motoras e propriocepção dos residentes. Como exemplos, podem-se citar:

- Manuseio de materiais de diferentes tamanhos e consistências (feijão, arroz, milho).
- Colocação de materiais diversos em recipientes diferentes utilizando pinças laparoscópicas em ambas as mãos.
- Colocação e retirada de elásticos em uma placa com pregos.
- Treinamento de nó e sutura laparoscópica (estes treinamentos apresentam maior complexidade e, por isso, são recomendados após o ganho de habilidades com os iniciais).

Não existe um tempo de treinamento ideal, pois pode haver variação individual, de acordo com cada residente. Apesar disso, uma média de 2 a 3 horas de treino semanais durante 4 semanas tem efeito nítido na melhora dessas habilidades.[16]

Simulador abdominal

O simulador abdominal para cirurgias laparoscópicas (Figura 3) deve ser um modelo de pelve verossímil, que permita a realização de procedimentos de diferentes níveis de complexidade e familiarização com a disposição da equipe cirúrgica durante o procedimento, assim como com os equipamentos de videocirurgia. Sugere-se o modelo de etil-vinil acetato (EVA), polímero emborrachado, flexível, com propriedades adesivas e diferentes cores, consistências e elastici-

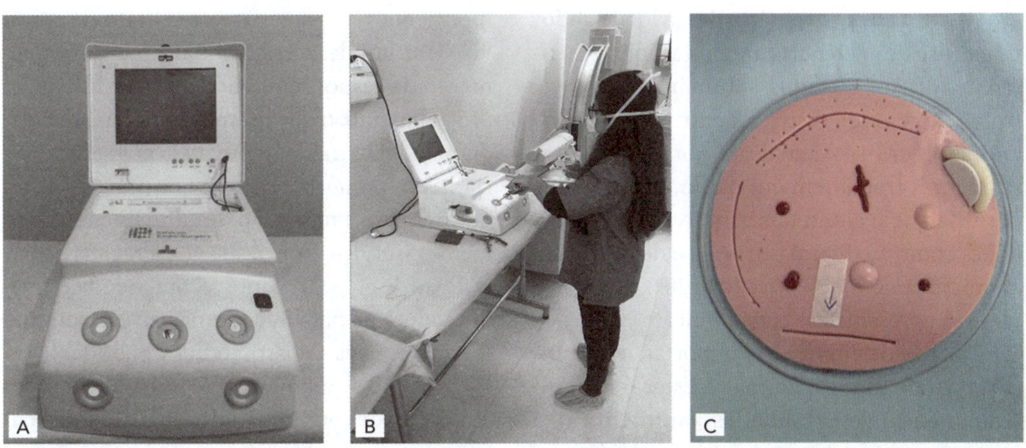

FIGURA 2 A: caixa branca com luz e câmera fixas e cinco portais para inserção do instrumental laparoscópico; B: aluna treinando usando a caixa branca; C: modelo de silicone para treinamento de sutura em caixa branca, com incisões em múltiplas orientações e "lesões" para exérese e dissecção.
Imagens fornecidas por Gustavo Anderman Silva Barison (arquivo pessoal).

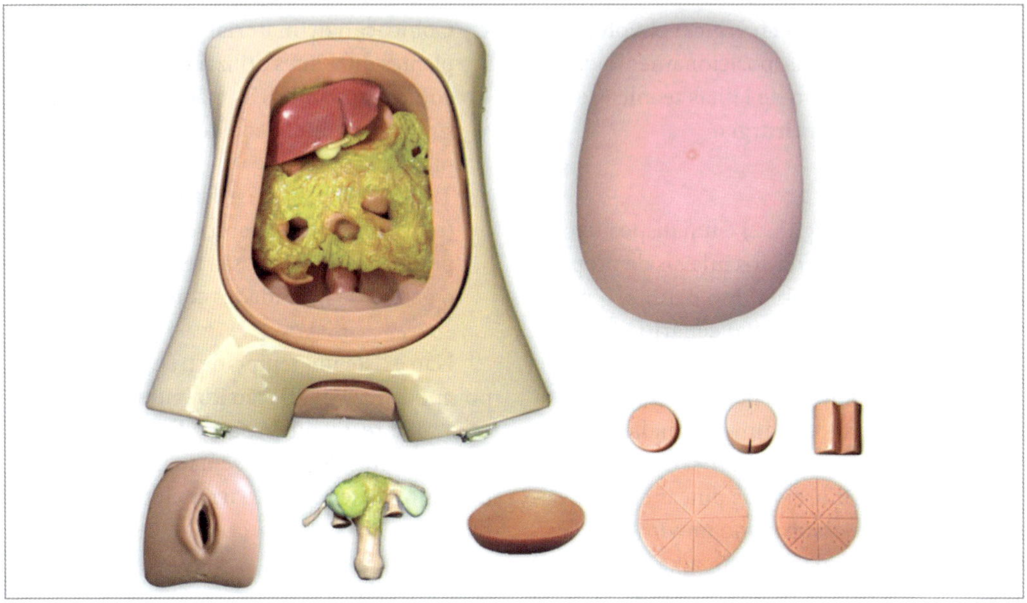

FIGURA 3 Simulador abdominal produzido em etil-vinil acetato (EVA) para cirurgias laparoscópicas e seus acessórios reutilizáveis de sutura e dissecção.
Imagem fornecida por Gustavo Anderman Silva Barison (arquivo pessoal).

dades, capaz de simular a mucosa, podendo ter propriedades secretivas e até simular sangramentos. A resistência e a qualidade do material permitem que os alunos reutilizem várias vezes o modelo após exercícios de sutura e dissecção.

Com esse simulador, o residente consegue treinar atividades como planejamento e inserção dos trocartes, inventário da cavidade abdominal, lise de aderências, mobilização e apreensão dos órgãos e tecidos, sutura intracorpórea, treino de retirada de peças, entre outras atividades (Figura 4). Além disso, por exigir que os residentes trabalhem em dupla, o simulador permite que o aluno também treine as habilidades como auxiliar da cirurgia e de utilização da microcâmera e da ótica (0° e 30°), concomitantes à apresentação com a pinça.

Trata-se de um modelo importante de transição para o modelo animal. Destaca-se que o treinamento de habilidades, tanto em caixa preta como nos simuladores abdominais, permite absorção de 70% dos conceitos e habilidades cirúrgicas, que serão impressas posteriormente na cirurgia *in vivo*.[19]

Modelo animal

O treinamento em modelo animal pode ser considerado o último passo antes de se partir para a cirurgia em humanos. A proximidade das proporções anatômicas do suíno com o humano faz com que esse animal seja um dos modelos animais mais utilizados para o treinamento em técnica cirúrgica. O fato de ser *in vivo* traz um desafio adicional, com o complemento da responsabilidade pela qualidade do procedimento, o que promove uma maior fidedignidade do treinamento. Essa etapa necessariamente requer o envolvimento dos comitês de ética para a utilização de animais em treinamento cirúrgico. Com a adequada regularização, trata-se de etapa bastante recomendada e enriquecedora na habilitação em cirurgia minimamente invasiva (laparoscópica e robótica).

No modelo animal, é possível praticar todas as habilidades previamente treinadas, acrescentando-se, ainda, etapas como a primeira punção e a obtenção do pneumoperitônio, e o estudo da anatomia por meio da dissecção e apresentação de órgãos, vasos e estruturas retroperito-

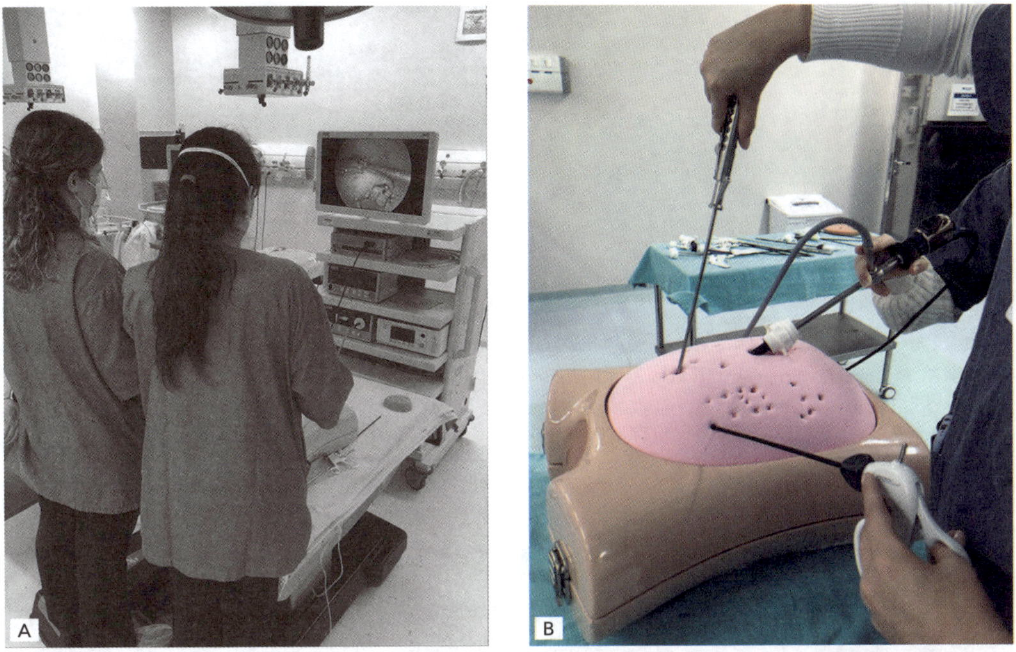

FIGURA 4 Residentes treinando sutura laparoscópica em simulador abdominal em centro de treinamento em cirurgia.
Imagens fornecidas por Gustavo Anderman Silva Barison (arquivo pessoal).

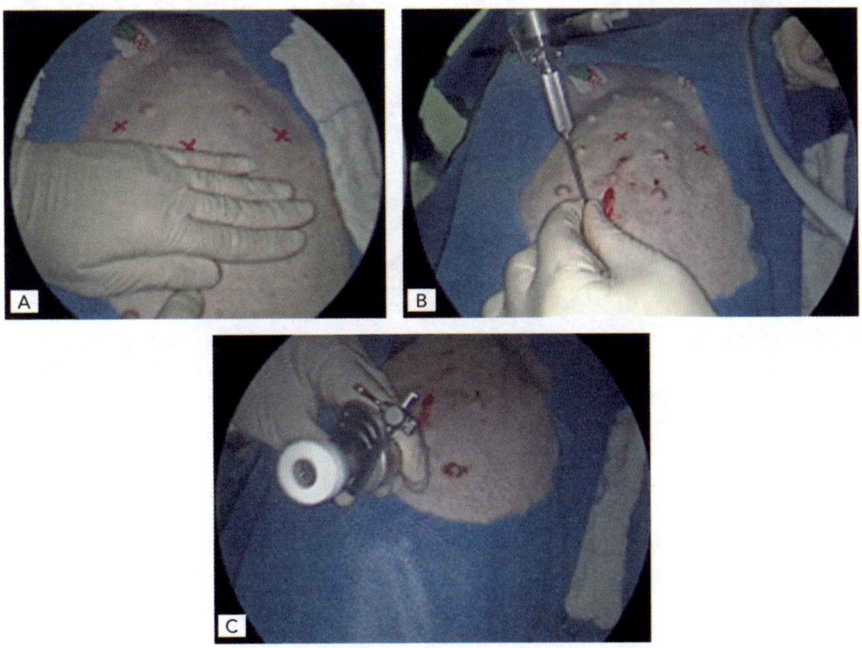

FIGURA 5 A: marcação dos sítios de punção no modelo animal; B: obtenção do pneumoperitônio através da agulha de Veress; C: inserção do primeiro trocarte de 11 mm para passagem da ótica.
Imagens fornecidas por Gustavo Anderman Silva Barison (arquivo pessoal).

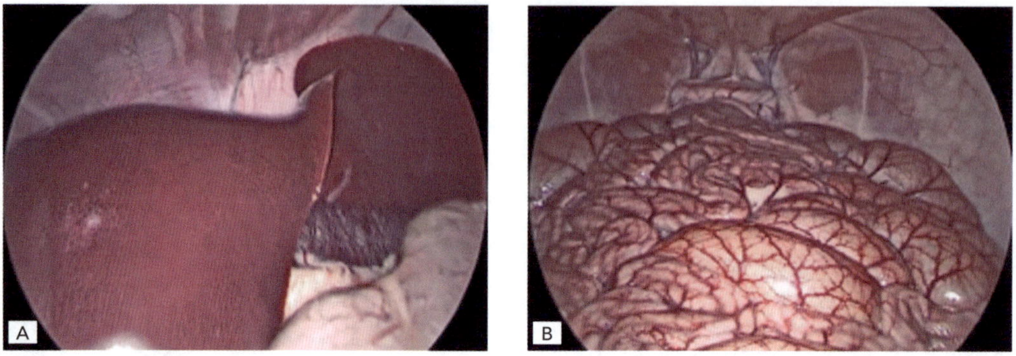

FIGURA 6 Realização do inventário da cavidade no modelo animal. A: andar superior do abdome; B: andar inferior do abdome e pelve.
Imagens fornecidas por Gustavo Anderman Silva Barison (arquivo pessoal).

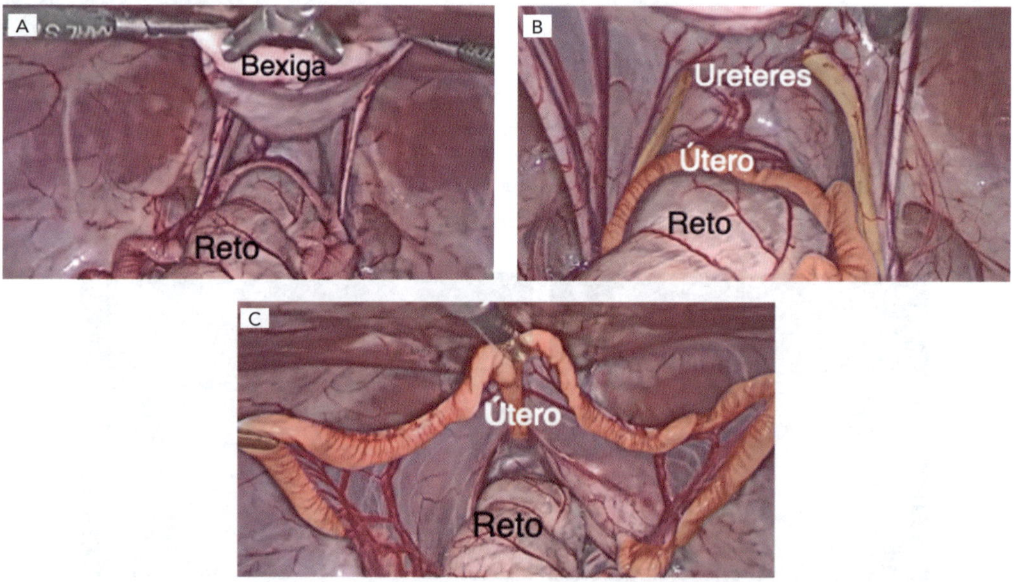

FIGURA 7 Identificação da anatomia da pelve suína. Nota-se a semelhança com as proporções e disposições anatômicas no ser humano. A: bexiga sendo suspensa anteriormente pelas pinças laparoscópicas e o reto visualizado posteriormente; B: visão da pelve, evidenciando o trajeto dos ureteres em amarelo e o útero em laranja, cujo aspecto no suíno é bicorno; C: útero sendo suspenso pelo corpo, para melhor visualização dos lados direito e esquerdo, assim como a mesossalpinge e a visão do compartimento posterior da pelve.
Imagens fornecidas por Gustavo Anderman Silva Barison (arquivo pessoal).

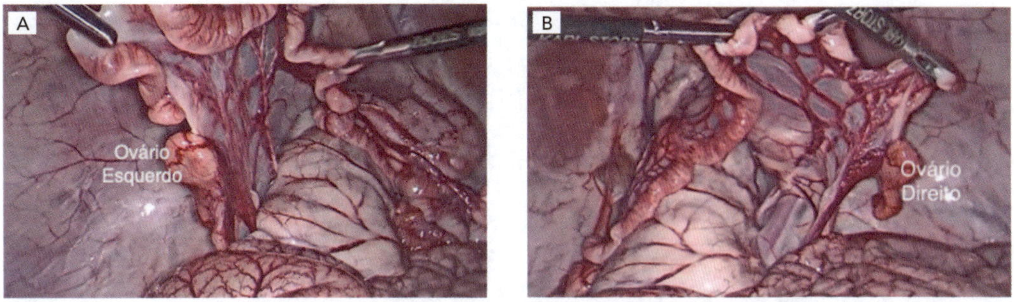

FIGURA 8 Identificação dos ovários esquerdo (A) e direito (B) do suíno e visualização dos vasos ovarianos e vasos da mesossalpinge.
Imagens fornecidas por Gustavo Anderman Silva Barison (arquivo pessoal).

neais. Além disso, promove o ganho de habilidades como controle de sangramento com o uso de eletrocirurgia, uso do aspirador e treinamento em sutura laparoscópica (Figuras 5 a 8).

Simulador para histeroscopia

Existem modelos sintéticos fidedignos para o treinamento de habilidades práticas em histeroscopia ambulatorial e cirúrgica. Assim como na laparoscopia, os modelos de etil-vinil acetato são altamente recomendados, em razão de sua consistência e da elasticidade que se assemelham, de alguma forma, ao que é encontrado na prática real. Nesses modelos, o residente consegue treinar os movimentos e o manejo do histeroscópio, além do diagnóstico de diferentes doenças endometriais, como pólipos, miomas, septos e neoplasias. Existem modelos próprios também para treinamento de habilidades em cirurgia histeroscópica ambulatorial ou com ressectoscópio (Figura 9).

Simulação em sala cirúrgica

É dever do cirurgião entender e saber tudo o que é necessário para o início de uma cirurgia minimamente invasiva. Nesse sentido, torna-se fundamental que os alunos sejam treinados e avaliados quanto à sua capacidade de realizar uma *checklist* do que é imprescindível na sala cirúrgica para que o procedimento ocorra.

Dentro desse conceito, estão incluídos:

- Checagem do instrumental.
- Checagem do funcionamento da mesa cirúrgica.
- Checagem dos equipamentos do *rack* de videocirurgia.
- Checagem dos geradores de energia (quando houver).
- Posicionamento da paciente.

Essa *checklist* tem o objetivo de garantir uma cirurgia segura, com menor tempo cirúrgico, redução de riscos e acidentes, e menor morbidade.

Competências

Ao final do modelo teórico-prático proposto, o residente em cirurgia ginecológica deverá ser capaz de:

- Dominar e manusear adequadamente o equipamento necessário para laparoscopia e histeroscopia segura.
- Entender e manusear adequadamente os tipos de energia em eletrocirurgia.
- Dominar nomes, montagem e funcionamento do instrumental laparoscópico e histeroscópico, como pinças, trocartes e alças de ressecção.
- Montar e desmontar todo o sistema histeroscópico de insuflação e aspiração, assim

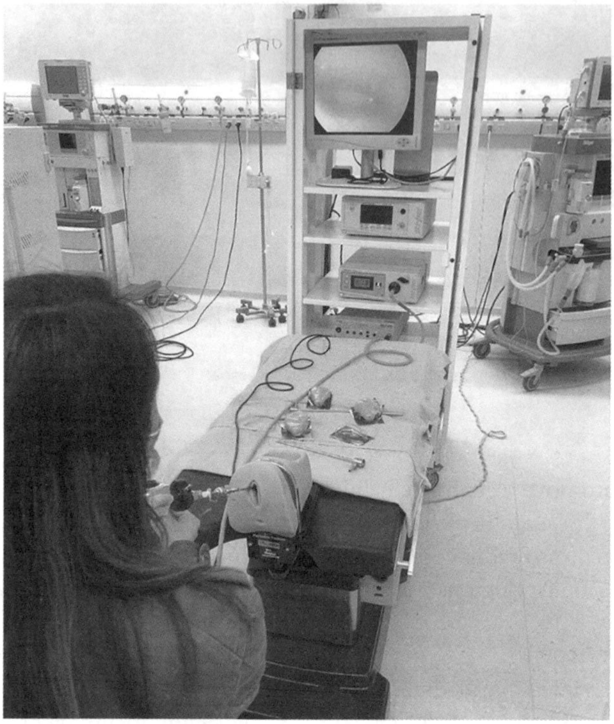

FIGURA 9 Treinamento em histeroscopia usando modelo sintético em etil-vinil acetato de vagina com possibilidade de troca de modelos de úteros pela parte posterior, cada útero com uma doença intracavitária distinta. Nesta imagem, um útero com cavidade endometrial normal é mostrado no monitor.
Imagem fornecida por Gustavo Anderman Silva Barison (arquivo pessoal).

como verificar seu bom funcionamento e ajuste de parâmetros.

- Saber posicionar a paciente com segurança antes do início do procedimento cirúrgico.
- Conhecer e saber manusear diferentes tipos de manipuladores uterinos.
- Saber como se posicionar ergonomicamente para a realização ou o auxílio de procedimento laparoscópico ou histeroscópico.
- Realizar adequadamente a primeira punção de acesso à cavidade (usando todas as técnicas disponíveis: aberta, fechada direta e fechada com agulha de Veress).
- Saber manusear satisfatoriamente óticas de 30º e 0º.
- Reconhecer a anatomia pélvica laparoscópica: vísceras, anexos e estruturas retroperitoneais (vasos, nervos, ureteres, espaços avasculares).
- Desenvolver e aplicar propriocepção e movimentos finos na dissecção de estruturas anatômicas.
- Identificar relações e marcos anatômicos na pelve distorcida por endometriose ou grandes massas pélvicas.
- Saber e realizar técnicas de extração de peças cirúrgicas da cavidade abdominal.
- Realizar procedimentos de baixa complexidade: histeroscopia ambulatorial, histeroscopia cirúrgica (para ressecção de pólipos e corpos estranhos), laqueadura tubária, ressecção de tumores anexiais benignos.
- Realizar procedimentos de média complexidade: histerectomia laparoscópica, tratamento de endometriose peritoneal, histeroscopia cirúrgica (para ressecção de miomas uterinos e septos uterinos).

- Ter familiaridade e auxiliar procedimentos de alta complexidade: miomectomia laparoscópica, tratamento de endometriose profunda, oncologia pélvica.

Desfecho

Em linhas gerais, o modelo de treinamento teórico-prático proposto é o que tem sido usado no programa de residência do Hospital Israelita Albert Einstein, que parece reprodutível nos demais programas de residência e pode suprir as competências exigidas para a formação do cirurgião ginecológico. A combinação da teoria, abrangendo o estudo dos fundamentos da cirurgia ginecológica e anatomia, com a prática, por meio de abordagem múltipla com caixa preta, simuladores e modelo animal, é fundamental para o desenvolvimento inicial de habilidades cirúrgicas.[16]

Após essas etapas, o médico em treinamento pode passar para a realização de procedimentos cirúrgicos *in vivo*, com complexidade progressiva, sempre sob supervisão e orientação do médico assistente. Ao final do treinamento, seguindo o modelo americano, considera-se que o médico está habilitado a realizar procedimentos de média complexidade, como a histerectomia laparoscópica, com segurança e destreza.

TREINAMENTO DE PROCEDIMENTOS CIRÚRGICOS EM OBSTETRÍCIA

Assim como em toda a medicina, a prática da obstetrícia passou por transformações significativas nas últimas décadas. O conhecimento médico se expandiu e novas tecnologias foram incorporadas ao arsenal terapêutico, o que levou à diminuição dos riscos da atividade cirúrgica e, por outro lado, menor número de intervenções. Por outro lado, a melhora do sistema de saúde levou a um incremento da expectativa de vida das mulheres que, em conjunto com as transformações sociais e profissionais, levou grande parte a postergar a maternidade, com o aumento da chance de comorbidades e distocias durante o parto. Concomitantemente, ocorreu um aumento da judicialização da medicina, em particular na obstetrícia.[1,20,21] Em vários países, também ocorreram modificações na regulamentação do trabalho dos médicos residentes, com diminuição da carga horária e, consequentemente, do tempo de treinamento.[2,3]

Esses fatores podem explicar o motivo da insegurança, relatada por muitos residentes, de praticar de forma autônoma procedimentos cirúrgicos ao término dos seus estágios.[2,21] No campo da cirurgia obstétrica, os principais procedimentos a serem abordados são: parto assistido por vácuo-extrator e fórcipe, cerclagem do colo uterino, manejo das lacerações de assoalho pélvico e sutura de B-Lynch.

Treinamento em parto assistido por vácuo-extrator e fórcipe

Contexto histórico

Antes de 1970, era frequente em diversos lugares do mundo os residentes se valerem de um procedimento "eletivo", em casos nos quais não existia uma indicação clara da necessidade do parto instrumentalizado para treinar o fórcipe. Essa conduta disponibilizava mais casos, o que aumentava a experiência e as habilidades dos residentes; no entanto, era realizada, muitas vezes, sem o consentimento da paciente.[2,21] Nessa época, o "ver uma vez, fazer uma, ensinar uma" era um modelo de ensino aceito e comum. Excluindo-se o componente ético da ausência da anuência da paciente, o treinamento em procedimentos de baixo risco podia até ser realizado com segurança sob a orientação de instrutor qualificado. Apesar disso, a supervisão, em grande número das vezes, era realizada por residentes em formação, o que não garantia transferência adequada de habilidades. No campo complexo da tocurgia, essa atitude pode ter consequências catastróficas, tanto para o feto como para a paciente.

Nas últimas décadas, houve uma diminuição significativa dos partos fórcipe puramente eletivos, o que fechou a porta para tais experiências

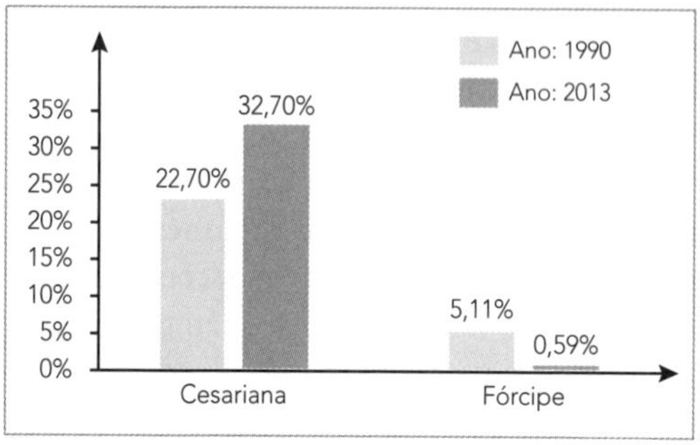

FIGURA 10 Evolução das taxas de cesariana e fórcipe nos Estados Unidos.
Adaptada de Martin et al., 2015.[24]

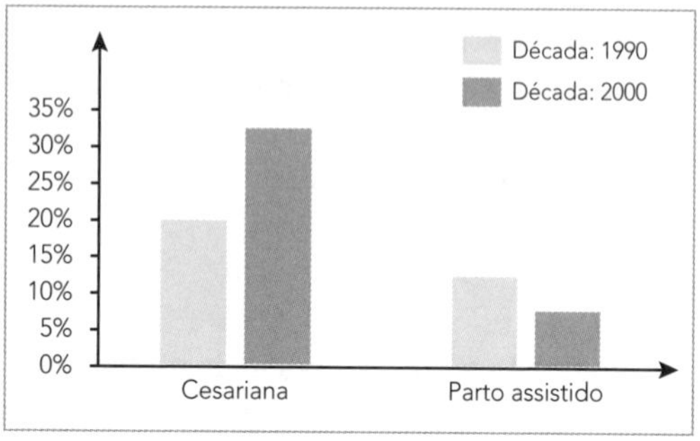

FIGURA 11 Diminuição dos partos vaginais assistidos e aumento da cesariana.
Adaptada de Werner et al., 2011.[26]

de treinamento.[21] Paralelamente, ocorreu um aumento dos processos médicos, em particular na obstetrícia, tanto no Brasil como nos Estados Unidos, fato que, sem dúvida, contribuiu para a diminuição dos partos vaginais assistidos.[22,23] Essa diminuição no uso do fórcipe nos Estados Unidos pode ser vista na Figura 10.

Importância do ensino do uso do fórcipe e do vácuo-extrator

O parto assistido pelo fórcipe certamente tem indicações, com real benefício para a mãe e para o feto, nos casos em que existe a necessidade de abreviação do período expulsivo, o que pode ser alcançado por um parto assistido por fórcipe ou pelo vácuo-extrator.

A escolha entre um ou outro depende das características do caso e da experiência do médico assistente.[20] Em 2015, nos Estados Unidos, 3,1% de todos os partos foram assistidos, e apenas 0,6% foram por meio do fórcipe.[20,24] A queda no número desse tipo de procedimento foi verificada em estudo retrospectivo no banco de dados do Accreditation Council for Graduate Medical Education (ACGME), que analisou registros das cirurgias feitas pelos residentes de obstetrícia norte-americanos graduados entre os anos acadêmicos de 2002-2003 a 2012-2013. Foi constatada uma diminuição significativa dos partos vaginais (18,6%, $p < 0,001$) e dos partos vaginais operatórios (redução de 64,7% nos partos fórcipe, $p < 0,001$; e redução de 26% nos partos com vácuo, $p < 0,001$). As cesarianas por residente, por sua vez, aumentaram 16,7% ($p < 0,001$).[21]

Essas mudanças na formação obstétrica são semelhantes ao que ocorreu no Brasil e levantam questões sobre a proficiência do médico residente.[3] O declínio na experiência de procedimentos importantes exige estratégias inovadoras para ajudar a melhorar as habilidades dos médicos que estão se especializando.[2]

Para que o número de cesarianas por indicação primária diminua, é fundamental, para os obstetras, dominar a execução do parto vaginal operatório, em particular do fórcipe.[2,25] Na Figura 11,[26] pode ser observado um aumento das indicações primárias de cesariana nos Estados Unidos, comparando-se a década de 1990 com a década de 2000. O treinamento por simulação é essencial para que os residentes voltem a executar essa técnica com segurança e eficácia, contribuindo para diminuir as taxas de nascimentos por via abdominal.[2]

Número de procedimentos obstétricos necessários para atingir a aptidão

Não existem dados sobre o número mínimo de procedimentos supervisionados necessários para que a autonomia da execução de um parto com fórcipe seja alcançada, e provavelmente ela depende também da aptidão individual inata de cada um. O ACGME propôs, em 2012, um limite mínimo para procedimentos obstétricos básicos realizados pelos residentes durante o período do seu estágio: foi recomendada execução mínima de duzentos partos vaginais normais, 145 cesáreas e 15 partos operatórios (fórcipe e vácuo).[21] Em contraposição, pesquisas feitas por meio de questionários enviados aos residentes no final de sua formação mostraram que, apesar de terem executado o nível mínimo de procedimentos proposto para o seu treinamento em obstetrícia operatória, eles provavelmente deixariam de executar fórcipe e até vácuo-extrator por falta de confiança.[21]

Estruturação do curso

Atualmente, diferentes sociedades médicas, como o American College of Obstetricians and Gynecologists e o Royal College of Obstetricians and Gynaecologists, e, no Brasil, a Federação Brasileira das Associações de Ginecologia e Obstetrícia (Febrasgo), recomendam que os obstetras, antes de efetuarem um parto assistido com auxílio de vácuo-extrator ou fórcipe, realizem o aprendizado em cenários por meio de processos já padronizados, como o exame clínico objetivo e estruturado (em inglês, *objective structured clinical examination* - OSCE), o miniexercício clínico avaliativo (do inglês *mini-clinical exercise* - Mini-CEX) e portfólios. A aquisição de conhecimento deve incluir, além do conhecimento teórico, treinamento de simulação e treinamento em campo prático sob observação qualificada, até que o residente se sinta seguro para enfrentar o procedimento sem supervisão.[1,2,4]

No parto vaginal assistido, as manobras tendem a mimetizar o parto vaginal espontâneo, auxiliando a passagem do feto pelo canal de parto com o objetivo de evitar a morbidade materna ou neonatal. O conhecimento da anatomia da pelve, da cabeça do feto e do mecanismo do trabalho de parto normal são pré-requisitos para quem vai conduzir um parto operatório. É imperativo, portanto, que os obstetras ganhem experiência no parto vaginal espontâneo e conheçam o seu mecanismo antes de iniciar o treinamento em parto com vácuo-extrator ou fórcipe.[2,20]

Objetivos do treinamento

Para a realização de um parto vaginal assistido, é necessário que o residente tenha:

- Aptidão técnica (manual): conhecimento técnico, que inclui a aplicação correta das colheres do fórcipe ou da ventosa do vácuo-extrator na cabeça do feto, bem como aplicação de força para que a tração seja adequada e no sentido correto ao longo do canal do parto.
- Pensamento crítico: habilidade de verificar, no decorrer do período expulsivo, se existe indicação e/ou contraindicação para o parto assistido e, em caso afirmativo, como selecionar qual é o mais adequado, além de tentar determinar se o risco de lesão materna e/ou fetal envolvida é aceitável. Além disso, é necessário estar atento para evitar a tração excessiva e, se a extração não progredir adequadamente, determinar quando o procedimento deve ser abandonado.[2,20]

O cenário da simulação do parto assistido no Hospital Israelita Albert Einstein é constituído por modelos de pelve com detalhes para determinar os pontos de referência da bacia materna, manequins de fetos em que é possível identificar os pontos de referência fetais e instrumentos para treinar a aplicação (fórcipes de Simpson-Braun, Kielland e Piper e vácuo-extrator).

Quando se pensa em procedimento cirúrgico, o treinamento do pensamento crítico é tão ou mais importante do que a técnica do procedimento. Da mesma forma, nos partos vaginais assistidos, determinar "quando" fazer é tão importante quanto o "como fazer".[2] Essa situação pode ser treinada em um manequim ou em uma pelve simples, quando o instrutor posiciona a cabeça do feto em diferentes alturas dentro da pelve, para treinamento da avaliação

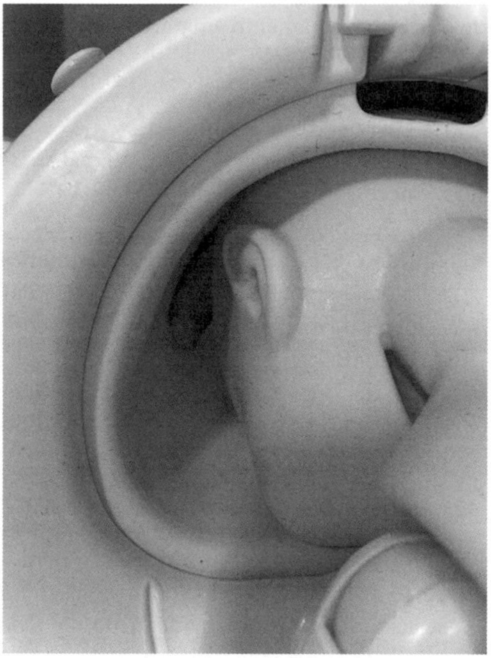

FIGURA 12 Identificação da espinha isquiática para determinar a altura da apresentação.
Imagem fornecida por Nilson Abrão Szylit (arquivo pessoal).

da altura da apresentação e discute-se qual a melhor conduta para cada situação (Figura 12).

Modelos e escolha do instrumento

Para uma aplicação segura, a escolha do instrumento deve ser baseada no julgamento da complexidade do procedimento e na habilidade do médico, mas não nas características particulares do dispositivo. O vácuo-extrator será escolhido para os cenários mais fáceis, como extrações baixas ou de alívio, enquanto o fórcipe pode ser usado tanto nessas extrações quanto naquelas em que se vislumbram mais dificuldades.[2,27]

Existem três opções para vácuo-extração:

- Ventosa macia de silicone, em forma de sino ou trompete.
- Ventosa rígida tipo Malmström.
- Ventosa de disco rígido (por exemplo, os modelos Kiwi® – Figura 13), que pode ser utilizada para extrações a vácuo até nas apre-

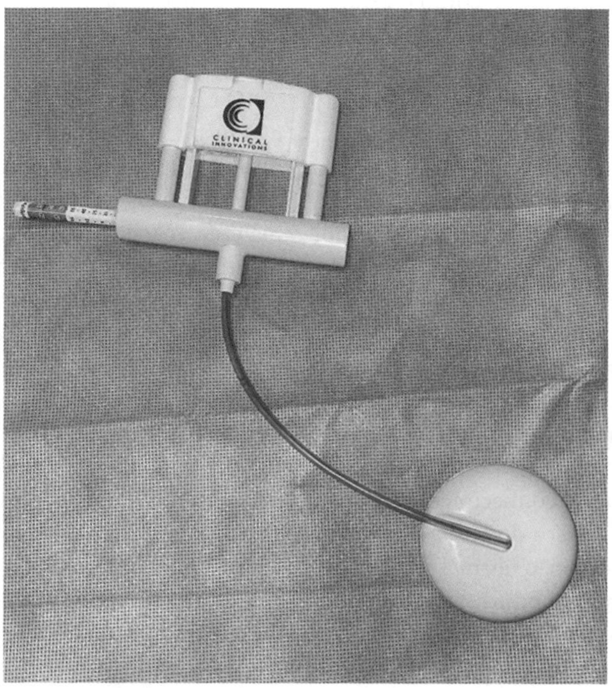

FIGURA 13 Vácuo-extrator modelo Kiwi®.
Imagem fornecida por Nilson Abrão Szylit (arquivo pessoal).

sentações médias a baixas: por ter maior aderência, a chance de que se desprenda é menor, apesar da necessidade de maior tração e de possuir um cordão flexível não rígido, em vez de uma haste firme, sendo, portanto, mais maleável nos movimentos.[28,29]

Da mesma forma, existem três tipos de fórcipe utilizados mais frequentemente:

- Fórcipe de Simpson-Braun: mais utilizado para extrações em que não há necessidade de rotação maior do que 45° da cabeça fetal.
- Fórcipe de Kielland: desenhado sem a curvatura pélvica da bacia materna, o que o torna particularmente adequado para as apresentações transversas. Algumas escolas, aqui no Brasil, utilizam este modelo também para extrações baixas e não rotacionais.[2,30]
- Fórcipe de Piper: reservado para as apresentações pélvicas com cabeça derradeira encravada.

A Figura 14 mostra alguns fórcipes; e a Figura 15, o manequim com o qual é possível treinar a identificação dos pontos de referência do feto.

Antes da aplicação do fórcipe ou na situação occipitossacra, a rotação manual da cabeça do feto pode ser possível e pode ser demonstrada facilmente no modelo (Figura 16).

A aplicação do fórcipe é demonstrada da seguinte maneira:

- Figura 17: introdução da primeira colher do fórcipe.
- Figura 18: verificação da pega.
- Figura 19: tração do fórcipe.

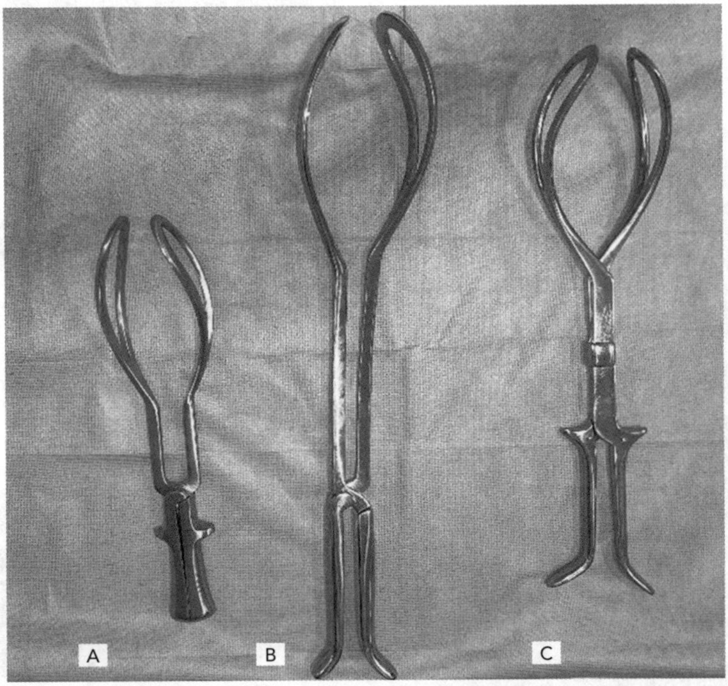

FIGURA 14 Modelos de fórcipes que podem ser utilizados no treinamento. A: fórcipe de Simpson-Braun; B: fórcipe de Piper; C: fórcipe de Kielland.
Imagem fornecida por Nilson Abrão Szylit (arquivo pessoal).

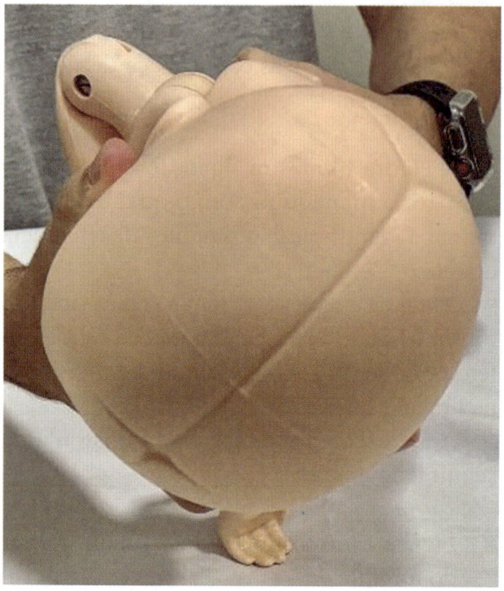

FIGURA 15 Cabeça fetal com seus pontos de referência.
Imagem fornecida por Nilson Abrão Szylit (arquivo pessoal).

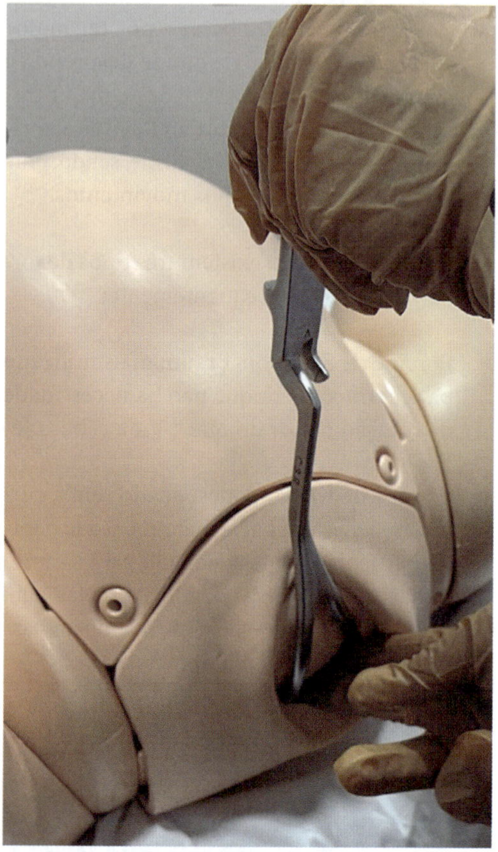

FIGURA 17 Introdução da colher esquerda.
Imagem fornecida por Nilson Abrão Szylit (arquivo pessoal).

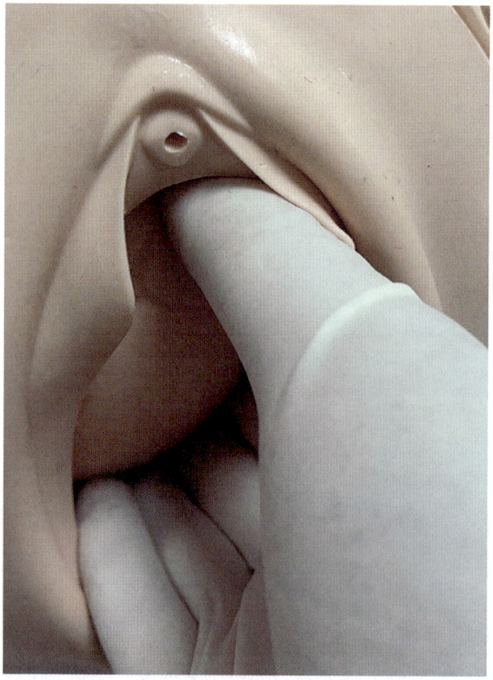

FIGURA 16 Rotação manual da cabeça do feto.
Imagem fornecida por Nilson Abrão Szylit (arquivo pessoal).

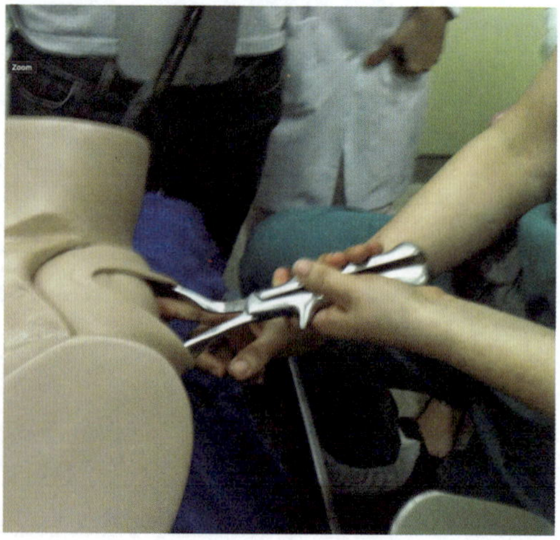

FIGURA 18 Verificação da pega na aplicação do fórcipe.
Imagem cedida por Romulo Negrini.

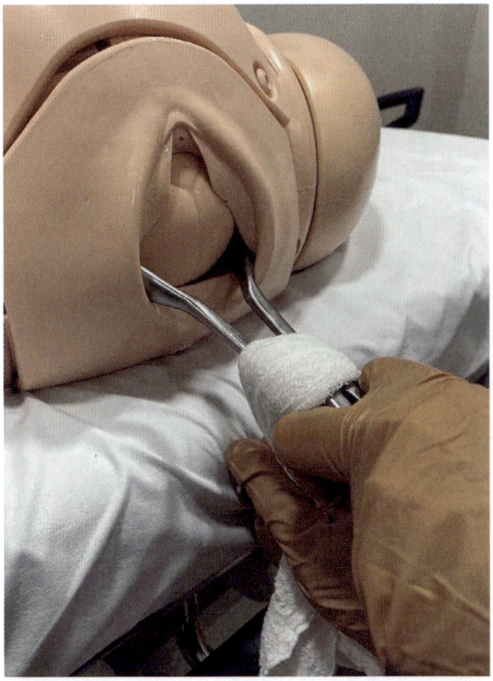

FIGURA 19 Demonstração da tração com o fórcipe de Simpson.
Imagem fornecida por Nilson Abrão Szylit (arquivo pessoal).

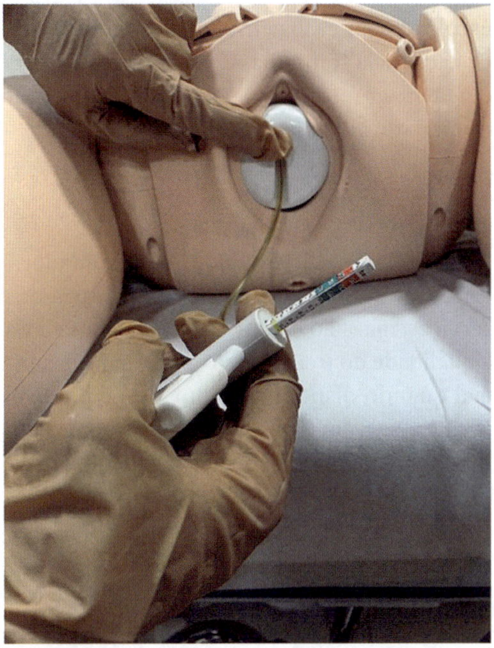

FIGURA 20 Aplicação do vácuo-extrator Kiwi®.
Imagem fornecida por Nilson Abrão Szylit (arquivo pessoal).

O vácuo-extrator moderno começou a ser desenvolvido pelo Professor Malmström, na Suécia. Em 1970, Bird introduziu melhorias, separando as vias de tração da de sucção, o que diminuiu o risco de soltura do dispositivo, e desenvolveu um copo específico para as apresentações occipitoposteriores.[2] Na Figura 20, estão demonstradas a aplicação do vácuo-extrator e a checagem de que nenhum tecido materno ficou preso pelo instrumento.

Ainda que, nos Estados Unidos, os partos tanto com vácuo-extrator quanto com fórcipe tenham diminuído em volume no universo dos partos vaginais assistidos, o uso do vácuo-extrator aumentou em proporção ao do fórcipe. A maioria dos obstetras jovens se sente mais confiante usando extrações a vácuo do que usando o fórcipe, tanto em decorrência da facilidade do seu uso quanto por conta do menor número de complicações quando comparado com o fórcipe. Apesar de o procedimento com o vácuo ser mais amigável, o treinamento para a sua utilização correta é absolutamente necessário para prevenir complicações. O protocolo do Royal College of Obstetricians and Gynaecologists determina que "o operador deve escolher o instrumento mais apropriado para as circunstâncias e de acordo com a sua competência" e que os obstetras devem ser competentes e se sentir seguros para usar os dois instrumentos para partos não rotacionais e para usar pelo menos para um deles naqueles em que há necessidade de rotação do polo cefálico.[2,20]

Além disso, é essencial que a técnica de aplicação de fórcipe seja mantida e incrementada nos programas de residência, visto que existem situações da prática obstétrica nas quais a aplicação criteriosa do fórcipe baixo tem indicação melhor do que o vácuo e pode ser preferível a uma cesariana, como aquelas abaixo de 34 semanas, por conta do risco de hemorragia intracraniana. O vácuo pode ser escolhido em casos em que a expectativa de extração seja tranquila. Caso contrário, o fórcipe tem a preferência, pois apresenta menor número de falhas.[20]

Modelos com o uso de tecnologia (simuladores computadorizados)

A utilização de simuladores computadorizados ainda é um sonho para a maioria dos serviços, mas não há dúvida de que aumentará a qualidade do treinamento de forma substancial quando disponível. Com eles, é possível verificar se a angulação da introdução das colheres do fórcipe está adequada e medir a pressão exercida na cabeça do feto pela tração das colheres ou do vácuo-extrator.[31]

Uso do ultrassom

O diagnóstico correto da posição da cabeça do feto pode auxiliar um parto vaginal assistido seguro e, portanto, é também objeto de treinamento tanto dos médicos em formação quanto dos mais experientes, mas que ainda não dominam esta técnica.[32]

Treinamento da cerclagem do colo uterino

Na cerclagem do colo uterino, como em toda cirurgia por via vaginal, o campo cirúrgico é muito limitado por conta do espaço restrito das paredes vaginais, o que dificulta a execução dos tempos do procedimento, além da limitação visual de uma supervisão em caso de treinamento. Delgado et al.[33] conceberam recentemente um modelo de baixo custo para o treinamento desse procedimento.

O exercício, que serve como exemplo para ser implantado em outras instituições, consiste em uma palestra de aproximadamente 20 a 30 minutos sobre o papel da cerclagem na prevenção do parto prematuro. Na sequência, é ministrado o treinamento prático com um modelo que emprega, na sua construção, uma garrafa de plástico de 1 L, fio de sutura Vicryl 0 e uma rosca para coque de cabelo (um "*donut*" de malha enrolado para fixar coques) (Figura 21).

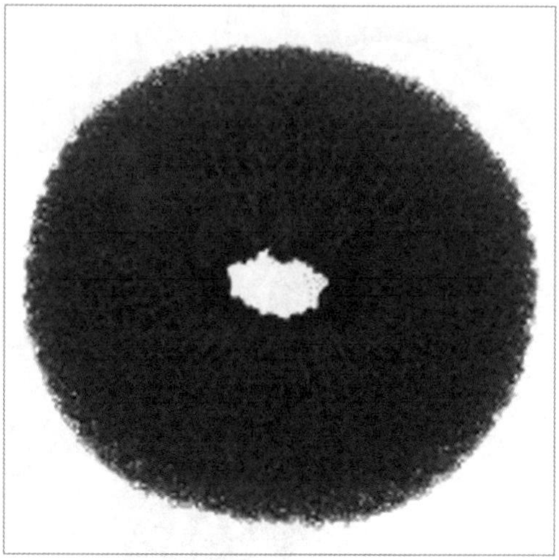

FIGURA 21 Rosca para coque de cabelo.

A manufatura do protótipo é fácil e barata. É possível criar canais vaginais de diferentes comprimentos, colos de diferentes espessuras e diversos graus de resistência com base nos materiais escolhidos. O treinamento foi validado por uma pesquisa com questionário respondida anteriormente e após o treinamento, da qual participaram vinte médicos (mediana de 2 anos de experiência em residência, com desvio-padrão de 1,6). Os residentes sentiram diminuição da necessidade de treinamento adicional após a simulação de cerclagem.

Noventa por cento dos residentes relataram que aprender a realizar uma cerclagem foi mais fácil após a simulação. Também foi relatado aumento significativo no conforto ao realizar a sutura da cerclagem em comparação com a pré-simulação. Setenta por cento dos residentes concordaram que esse treinamento de simulação foi útil.

Laceração perineal pós-parto

No Brasil, recentemente, Knobel et al.[34] idealizaram um modelo de baixo custo para treinamento e reparação de lacerações de quarto grau.

Para sua construção, foram utilizados (Figura 22):

- Preservativo, preferencialmente sem lubrificante: simula a mucosa retal.
- Chocolate em barra: simula o conteúdo intestinal e propicia volume ao modelo.
- Retalho de tecido de algodão de 15 × 10 cm: simula o esfíncter anal interno.
- Carne bovina cortada em tiras de aproximadamente 1 × 1 × 8 cm: simula o esfíncter anal externo. A carne não deve ter gordura e deve ser preparada com as fibras mais longas correndo longitudinalmente, para simular as fibras do esfíncter.
- Material cirúrgico (pinça, porta-agulha, tesoura, pinça Allis).
- Sutura.

O treinamento foi ministrado para vinte residentes e, após 6 meses, sete deles tiveram a oportunidade de testar o aprendizado em situações reais e todos relataram que a simulação facilitou a execução do procedimento real.

Os passos para a montagem do simulador são os seguintes:

- Inserir a barra de chocolate no preservativo.
- Envolver o preservativo com o retalho de tecido de algodão (deve ser suturada isoladamente).
- Posicionar a tira de carne na borda do conjunto.
- Reproduzir a laceração (Figura 23).

Para um tratamento adequado de lacerações, é necessário que no pós-parto se examine todo o canal de parto. A integridade dos esfíncteres, tanto interno como externo, deve ser checada. A paciente precisa estar anestesiada e bem posicionada, com iluminação adequada, que propicie uma boa visualização do campo cirúrgico.

Para a sutura de laceração da mucosa anal, pode ser utilizada a poliglactina trançada 3-0 ou 4-0 com sutura contínua; uma alternativa é a sutura monofilamentar com poliglecaprone. O esfíncter anal interno deve ser identificado e reparado individualmente (Figura 24), usando uma sutura contínua de poliglactina 3-0 ou uma sutura sintética monofilamentar 3-0 (por exemplo, poliglecaprone 25). As agulhas cônicas são mais adequadas para essas suturas.

O esfíncter anal externo deve ser suturado com técnicas de ponta a ponta ou plicatura sobreposta (Figura 25), com pontos interrompidos ou "em 8", utilizando-se sutura de polidioxanona 2-0 ou 3-0 ou poliglactina 2-0 em agulha cônica. Na simulação, podem ser usados fios mais baratos.

Cirurgia de B-Lynch

A hemorragia pós-parto é a maior causa mundial de histerectomia periparto, e a atonia uterina é a sua causa mais frequente. Em cenários de emergência como o dessa intercorrência, é importante que o especialista conheça técnicas que possam preservar o útero quando os tratamentos não invasivos não forem efetivos.[35]

Na cirurgia de B-Lynch, o útero deve ser exteriorizado e comprimido bimanualmente pelo auxiliar. O início da sutura se dá com a introdução da agulha cerca de 3 cm abaixo da borda inferior da incisão da histerotomia, a 3 cm da margem lateral direita do útero, e sai 3 cm acima da margem superior da histerotomia e a 4 cm da borda uterina lateral direita. O fio deve ser tracionado e passa externamente percorrendo a superfície externa do corpo uterino, em direção ao fundo uterino, que é contornado, seguindo então em direção ao ligamento uterossacro direito. Na altura da histerotomia (da parede anterior), a parede

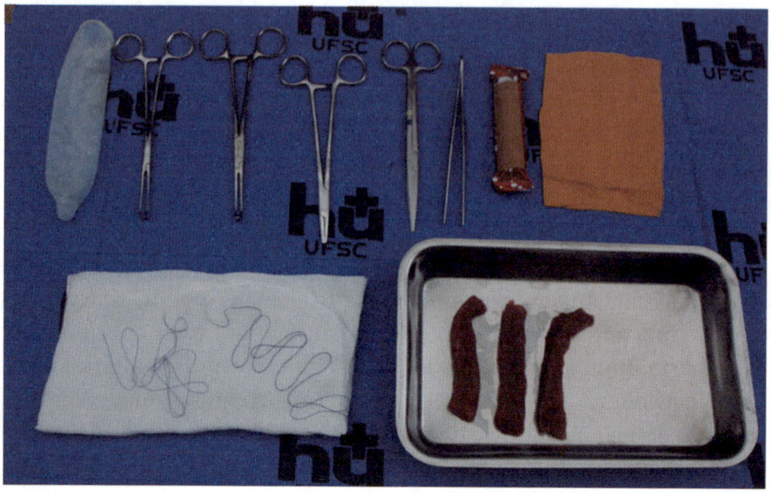

FIGURA 22 Material necessário para o cenário de laceração perineal.
Adaptada de Knobel et al., 2018.[34]

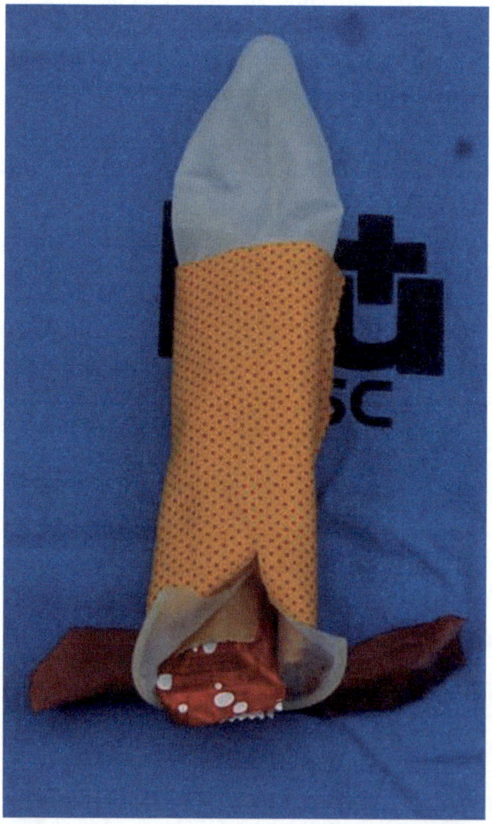

FIGURA 23 Representação da laceração perineal completa.
Retirada de Knobel et al., 2018.[34]

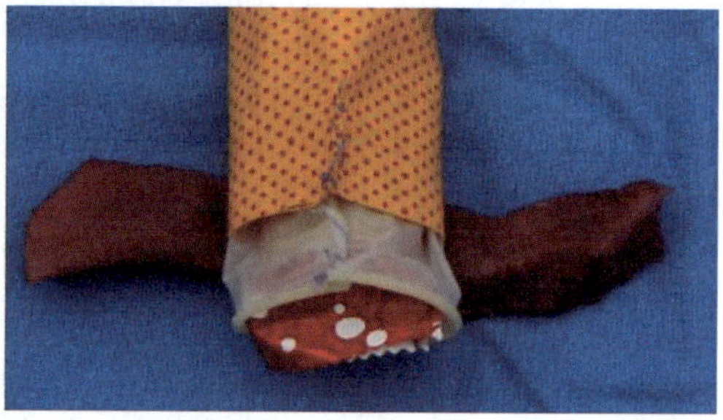

FIGURA 24 Representação da mucosa retal e do esfíncter anal interno suturados.
Retirada de Knobel et al., 2018.[34]

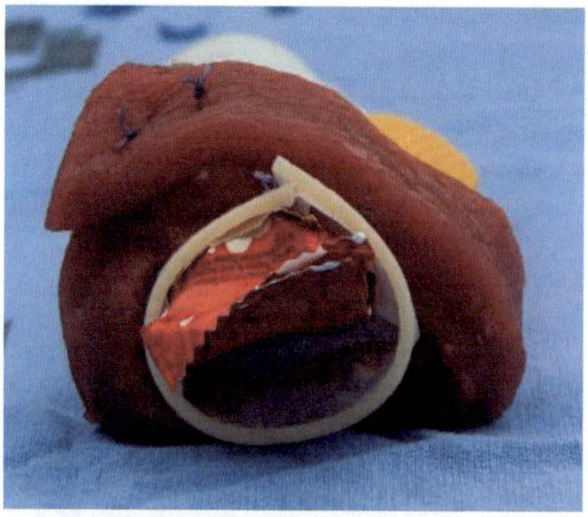

FIGURA 25 Representação do reparo do esfíncter anal externo: plicatura sobreposta.
Retirada de Knobel et al., 2018.[34]

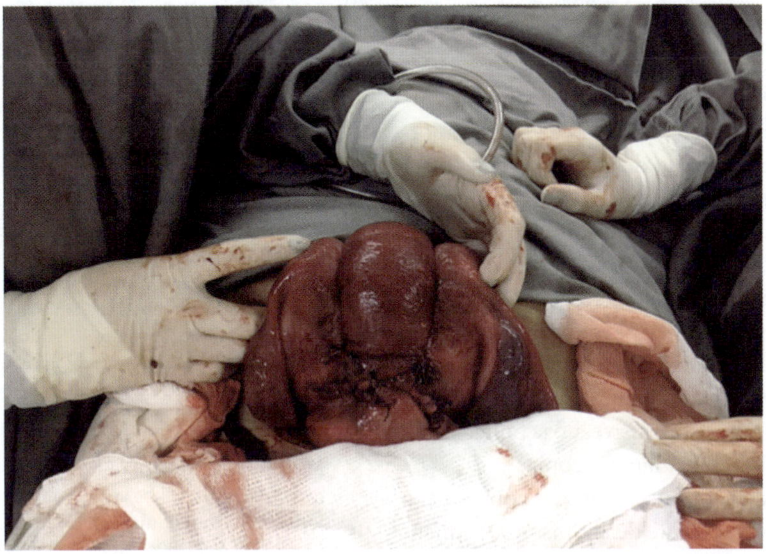

FIGURA 26 Aspecto final da sutura de B-Lynch.
Imagem cedida por Fernanda Lima Malburg.

posterior é transfixada do lado direito para o esquerdo. O fio sobe pela face posterior esquerda do útero, percorre externamente o trajeto inverso ao do lado direito, e desce a superfície anterior em direção à borda superior da histerotomia. A parede anterior é, então, transfixada 3 cm acima da borda superior, continuando o caminho inverso do início da sutura contralateral. A sutura é finalizada com um nó duplo seguido de dois nós simples e histerorrafia.[7] O resultado final da cirurgia é retratado na Figura 26.

No Centro de Simulação Realística Albert Einstein, do Instituto Israelita de Ensino e Pesquisa, utiliza-se uma bolsa de água para o treinamento da técnica dessa sutura (Figura 27). O aluno participa previamente de uma atividade teórica para conhecer as causas e tratamentos da hemorragia pós-parto, e, em seguida, no cenário prático, tem oportunidade de treinar a técnica da sutura juntamente com outras práticas, como: a colocação do balão intrauterino, o trabalho em equipe em uma situação de emergência, como reconhecer a hemorragia e sua gravidade, e as etapas do protocolo de atendimento nessa situação.

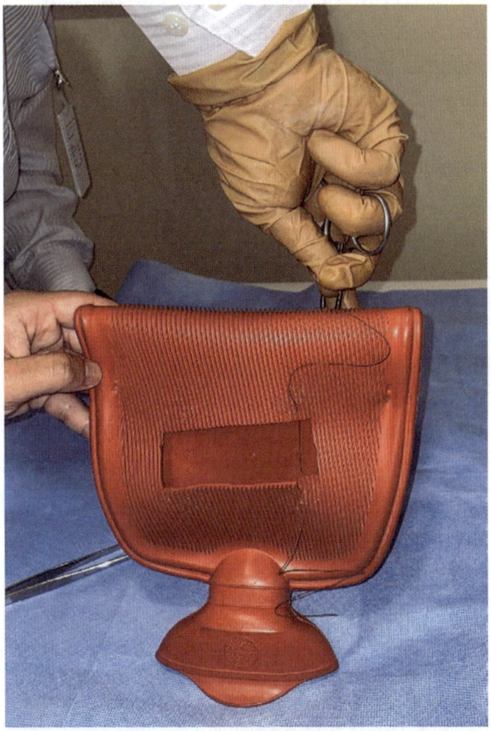

FIGURA 27 Simulação da sutura de B-Lynch com uma bolsa de água.
Imagem fornecida por Nilson Abrão Szylit (arquivo pessoal).

CONSIDERAÇÕES FINAIS

O treinamento em cirurgia minimamente invasiva tem se tornado cada vez mais importante para o residente de ginecologia, por ser essa área de atuação uma realidade cada vez mais sólida na prática cirúrgica atual. Indo além, pensando cada vez mais na incorporação de tecnologia à cirurgia, a laparoscopia é a porta de entrada para a cirurgia robótica, que vem emergindo crescentemente, e cuja incorporação do treinamento pode seguir modelo semelhante, aproveitando-se, inclusive, dos conhecimentos adquiridos com a laparoscopia.

Na obstetrícia, por sua vez, a constatação do número decrescente de alguns procedimentos sugere a necessidade de estratégias a fim de incrementar as habilidades dos residentes para realizar procedimentos cirúrgicos. Alguns estudos recomendam a contratação de médicos assistentes experientes e proativos, em tempo integral, para treinar seus residentes em procedimentos pouco frequentes. Além disso, podem ser usadas sessões de treinamento de vídeo e com simulador, nas quais cada aprendiz pratica repetidamente etapas de interesse de procedimentos, em seu próprio ritmo.

Nesse novo modelo de ensino médico, é importante criar, com base na matriz de competências de ginecologia e obstetrícia, novos modelos eficientes e de baixo custo, sempre que possível, para que a capacitação dos residentes seja plena, tanto no aspecto técnico como no cognitivo. Dessa forma, a sua formação será completa, trazendo segurança para a paciente.

REFERÊNCIAS

1. Romão GS, Sá MFS. Competency-based training and the competency framework in gynecology and obstetrics in Brazil. Rev Bras Ginecol Obstet. 2020;42(5):272-88.
2. Attilakos G, Draycott T, Gale A, Siassakos D, Winter C. ROBuST: RCOG operative birth simulation training – course manual. Cambridge: Cambridge University Press; 2013.
3. Ramos JGL. Ensino em ginecologia e obstetrícia. Femina. 2015;43(2):55-7.
4. Ericsson KA. Deliberate practice and the acquisition and maintenance of expert performance in medicine and related domains. Acad Med. 2004;79(10 Suppl):S70-81.
5. Antoniou SA, Antoniou GA, Koutras C, Antoniou AI. Endoscopy and laparoscopy: a historical aspect of medical terminology. Surg Endosc. 2012;26(12):3650-4.
6. De Win G, Van Bruwaene S, Kulkarni J, Van Calster B, Aggarwal R, Allen C, et al. An evidence-based laparoscopic simulation curriculum shortens the clinical learning curve and reduces surgical adverse events. Adv Med Educ Pract. 2016;7:357-70.
7. Campo R, Wattiez A, Tanos V, Sardo AS, Grimbizis G, Wallwiener D, et al. Gynaecological endoscopic surgical education and assessment: a diploma programme in gynaecological endoscopic surgery. Gynecol Surg. 2016;13:133-7.
8. Medeiros LRF, Rosa DD, Bozzetti MC, Fachel JM, Furness S, Garry R, et al. Laparoscopy versus laparotomy for benign ovarian tumour. Cochrane Database Syst Rev. 2009;(2):CD004751.
9. Abuzeid O, Farhan D, Pacheco A, La Chance J, Hebert J, Sharara F, et al. 60: Hysteroscopy is the gold standard for determining the prevalence of subseptate uterus and arcuate uterine anomaly. Am J Obstet Gynecol. 2018;218(2):S931.
10. Gimpelson RJ, Whalen TR. Hysteroscopy as gold standard for evaluation of abnormal uterine bleeding. Am J Obstet Gynecol. 1995;173(5):1637-8.
11. Singh SS, Marcoux V, Cheung V, Martin D, Ternamian AM. Core competencies for gynecologic endoscopy in residency training: a national consensus project. J Minim Invasive Gynecol. 2009;16(1):1-7.
12. Munro MG, Brown AN, Saadat S, Gomez N, Howard D, Kahn B, et al. Essentials in minimally invasive gynecology manual skills pilot validation trial. J Minim Invasive Gynecol. 2020;27(2):518-34.
13. Shore EM, Lefebvre GG, Grantcharov TP. Gynecology resident laparoscopy training: present and future. Am J Obstet Gynecol. 2015;212(3):298-301, 298.e1.
14. Romão GS, Sá MFS. Competency-based training and the competency framework in gynecology and obstetrics in Brazil. Rev Bras Ginecol Obstet. 2020;42(5): 272-8.
15. Fernandes CFK, Ruano JMC, Kati LM, Noguti AS, Girão MJBC, Sartori MGF. Assessment of laparoscopic skills of Gynecology and obstetrics residents after a training program. Einstein (Sao Paulo). 2016;14(4):468-72.
16. Maranhão DDA, Barison GAS, Alvarenga-Bezerra V, Ferreira LAP, Leal AAS, Moretti-Marques R, et al. Evaluation of a laparoscopic multi-approach training for obstetrics and gynecology residents. Rev Bras Ginecol Obstet. 2020;42(7):404-10.
17. Gressel GM, Potts JR 3rd, Cha S, Valea FA, Banks E. Hysterectomy route and numbers reported by graduating residents in obstetrics and gynecology training programs. Obstet Gynecol. 2020;135(2):268-73.

18. Deering S, Auguste TC, Goffman D (eds.). Comprehensive healthcare simulation: obstetrics and gynecology. Berlin: Springer; 2018.
19. Fernandes CE, Sá MFS. Tratado de ginecologia Febrasgo. Rio de Janeiro: Elsevier; 2019.
20. Operative vaginal birth: ACOG Practice Bulletin, n. 219. Obstet Gynecol. 2020;135(4):e149-59.
21. Gupta N, Dragovic K, Trester R, Blankstein J. The changing scenario of obstetrics and gynecology residency training. J Grad Med Educ. 2015;7(3):401-6.
22. Leal MC, Pereira APE, Domingues RMSM, Theme Filha MM, Dias MAB, Nakamura-Pereira M, et al. Ampliando o debate. Cad Saúde Pública. 2014;30(Suppl 1):S43-7.
23. Rayburn WF, Klagholz JC, Murray-Krezan C, Dowell LE, Strunk AL. Distribution of American Congress of Obstetricians and Gynecologists fellows and junior fellows in practice in the United States. Obstet Gynecol. 2012;119(5):1017-22.
24. Martin JA, Hamilton BE, Osterman MJ, Curtin SC, Matthews TJ. Births: final data for 2013. Natl Vital Stat Rep. 2015;64(1):1-65.
25. Rose K, Jensen K, Guo R, Afshar Y. Simulation to improve trainee skill and comfort with forceps-assisted vaginal deliveries. AJP Rep. 2019;9(1):e6-9.
26. Werner EF, Janevic TM, Illuzzi J, Funai EF, Savitz DA, Lipkind HS. Mode of delivery in nulliparous women and neonatal intracranial injury. Obstet Gynecol. 2011; 118(6):1239-46.
27. Sinha P, Dutta A, Langford K. Instrumental delivery: how to meet the need for improvements in training. The Obstetrician & Gynaecologist. 2010;12(4):265-71.
28. Keriakos R, Sugumar S, Hilal N. Instrumental vaginal delivery: back to basics. J Obstet Gynaecol. 2013;33(8): 781-6.
29. Ali UA, Norwitz ER. Vacuum-assisted vaginal delivery. Rev Obstet Gynecol. 2009;2(1):5-17.
30. Murphy DJ, Strachan BK, Bahl R; Royal College of Obstetricians anda Gynaecologists. Assisted vaginal birth: Green-top Guideline n. 26. BJOG. 2020;127(9):e70-112.
31. O'Brien SM, Winter C, Burden CA, Boulvain M, Draycott TJ, Crofts JF. Pressure and traction on a model fetal head and neck associated with the use of forceps, Kiwi™ ventouse and the BD Odon Device™ in operative vaginal birth: a simulation study. BJOG. 2017;124(Suppl 4):19-25.
32. Youssef A, Ghi T, Pilu G. How to perform ultrasound in labor: assessment of fetal occiput position. Ultrasound Obstet Gynecol. 2013;41(4):476-8.
33. Delgado A, Cleberg R, Gimovsky AC. A novel transvaginal cervical cerclage model for resident training. MedEdPORTAL. 2021;17:11102.
34. Knobel R, Volpato LK, Gervasi LC, Viergutz RA, Trapani Jr A. A simple, reproducible and low-cost simulator for teaching surgical techniques to repair obstetric anal sphincter injuries. Rev Bras Ginecol Obstet. 2018; 40(8):465-70.
35. Alves AL, Francisco AA, Osanan GC, Vieira LB. Hemorragia pós-parto: prevenção, diagnóstico e manejo não cirúrgico. Femina. 2020;48(11):671-9.

CAPÍTULO 23

Treinamento em emergências obstétricas: a experiência do Zero Morte Materna

Gabriel Costa Osanan
Mônica Iassanã dos Reis
Juliana Silva Barra

INTRODUÇÃO

A hemorragia pós-parto é uma das principais causas de morbidade e mortalidade materna no mundo.[1,2] Estima-se que, anualmente, ocorram 14 milhões de novos casos e 150 mil mortes maternas relacionadas a essa intercorrência, o que corresponde a uma morte materna a cada 4 minutos.[3,4] Além disso, entre as mulheres que sobrevivem a um quadro grave de hemorragia pós-parto, observa-se a ocorrência de uma série de sequelas físicas e emocionais, como a esterilidade, o estresse pós-trauma e a depressão.[3,4] Hemotransfusão e histerectomia, realizadas para tratamento do quadro, são necessárias em aproximadamente 0,6 e 0,2% de todos os partos, respectivamente.[5,6]

Na América Latina e no Brasil, a hemorragia pós-parto se destaca como a segunda causa direta de morte materna, sendo suplantada apenas pelas causas relacionadas às síndromes hipertensivas na gestação. Ademais, no Brasil, entre as principais etiologias de morte materna, os óbitos maternos por hemorragia são os que apresentaram taxa de redução mais lenta.

As mortes por hemorragia pós-parto, em sua maioria, são consideradas potencialmente preveníveis por medidas de complexidade variável. Isso significa que a abordagem dessa intercorrência deve estar fundamentalmente associada à oferta de assistência obstétrica qualificada e oportuna.[2] Nesse cenário, por conta de sua relevância, aspectos relacionados ao diagnóstico, à prevenção e ao tratamento da hemorragia pós-parto têm sido discutidos amplamente em todo o país e foram incluídos na matriz de competências dos programas de residência médica de ginecologia e obstetrícia.[7]

Estratégia Zero Morte Materna por Hemorragia

A iniciativa Zero Morte Materna por Hemorragia (0MMxH) é um projeto da Organização Pan-Americana da Saúde (Opas), escritório regional da Organização Mundial da Saúde (OMS). Foi desenvolvida em seu Centro Latino-Americano para Perinatologia, Saúde das Mulheres e Reprodutiva (Clap/SMR) e dedicada à prevenção da morte materna por hemorragia obstétrica.[2,8,9]

O Ministério da Saúde do Brasil, com o apoio técnico da representação da Opas no país, tomou a decisão de institucionalizar o projeto como uma de suas estratégias nacionais para acelerar a redução da morbidade e da mortalidade materna por hemorragia.[8] Assim, essa iniciativa que tem mobilizado governos, sociedades de classe, universidades e comunidades nos países por onde já passou expandiu sua abrangência no Brasil com o apoio do governo federal. As ações têm alcançado serviços de referência nas redes de saúde do Sistema Único de Saúde (SUS) e também em maternidades do segmento privado, por meio de cooperação técnica firmada entre a Opas e a Associação Nacional de Hospitais Privados (Anahp).[10]

A estratégia 0MMxH extrapola o conceito de treinamento dos profissionais de saúde e está alicerçada em eixos importantes do cuidado em saúde, a saber:

- Redução das barreiras para o acesso aos serviços de saúde.
- Melhoria dos sistemas de vigilância e informação.
- Qualificação profissional na abordagem das emergências obstétricas hemorrágicas.
- Melhoria e incentivo à qualificação dos fluxos de trabalho.
- Melhoria dos sistemas de comunicação.[2,8,9]

A metodologia de implementação na íntegra da 0MMxH envolve um conjunto de atividades desenvolvidas ao longo de 12 meses nos serviços de referência para sua efetivação. Este capítulo enfoca o eixo de fortalecimento do processo formativo de profissionais para a abordagem das emergências obstétricas hemorrágicas, por meio de treinamento de habilidades e simulação.

TERMOS, CONCEITOS E PRINCÍPIOS

Entende-se como competência profissional/médica o uso habitual e criterioso de comunicação, conhecimento, habilidades técnicas, raciocínio clínico, emoções, valores e reflexão na prática diária para o benefício do indivíduo e da comunidade a ser servida.[7] A simulação e o treinamento de habilidades exercem papel fundamental nessa construção da qualificação profissional do indivíduo em formação.[11]

A simulação é uma técnica utilizada para reproduzir ou amplificar experiências reais por meio de experiências guiadas que evocam ou replicam aspectos substanciais do mundo real de maneira totalmente interativa. O treinamento de habilidades consiste em um conjunto de atividades ou ações que, por meio do uso de simuladores/simulações de alta ou baixa fidelidade, visam desenvolver destreza e familiaridade com técnicas profissionais específicas, como de comunicação, clínicas e cirúrgicas, ou mesmo técnicas processuais. Idealmente, para maior otimização dos treinamentos, as simulações e os treinamentos de habilidades devem estar vinculados à aquisição de conhecimentos teóricos sobre o tema simulado.[12]

O uso da simulação e do treinamento de habilidades são consagrados em diversas áreas do conhecimento há décadas. Na aviação e nas indústrias aeroespacial e nuclear, por exemplo, é inaceitável que profissionais responsáveis por processos complexos não tenham treinamentos e capacitações prévios, uma vez que erros nesses setores frequentemente podem ocasionar danos a vidas humanas.[13] No ensino médico, o uso de simulação também não é novidade. Há relatos de modelos anatômicos desde a Idade Média e do uso de manequins para treinamento de ressuscitação há quase meio século.[14]

Atividades simuladas permitem uma experiência concreta durante a qual o participante pode identificar falhas de conhecimento e sobre a qual pode refletir após um *debriefing*. O *debriefing* é o momento em que o participante contempla seu desempenho, auxiliado por um instrutor que apresenta uma visão mais objetiva desse desempenho. Após dar sentido ao que aconteceu, o participante estará apto a abstrair e modificar seu modelo mental, que será testado em experimentação ativa, gerando nova experiência concreta.[15] Assim, sabe-se que o desenvolvimento de competências profissionais por meio da repetição de situações simuladas tem o potencial de aumentar a segurança do paciente e do ambiente de trabalho, pois o erro faz parte da existência humana e não pode ser evitado unicamente pelo esforço individual.[16]

Em obstetrícia, esses treinamentos ganham especial importância, já que frequentemente a equipe médica da sala de partos é composta por profissionais com conhecimentos, competências e experiências díspares, que trabalham em ambiente de elevada complexidade tecnológica, o que aumenta o potencial de equívocos assistenciais.[11] O número crescente de internos e residentes de ginecologia e obstetrícia e o aumento do volume de trabalho de seus formadores (preceptores e professores) têm determinado um impacto negativo no ganho experiencial adquirido.[11] Assim, principalmente nos hospitais de ensino (a exemplo daqueles vinculados a programas de residência médica), os processos de trabalho precisam estar articulados com estratégias educacionais que favoreçam a tomada de decisão oportuna e em equipe.[15]

RELEVÂNCIA DA HEMORRAGIA PÓS-PARTO PARA OS PROGRAMAS DE RESIDÊNCIA MÉDICA

Estudos já demonstraram que o treinamento e a simulação do atendimento à hemorragia obstétrica melhoram a performance dos profissionais da equipe e resultam em melhores resultados assistenciais.[17] Dessa forma, pode-se afirmar que o desenvolvimento de competências profissionais relacionadas ao tema da hemorragia pós-parto é essencial não apenas durante a formação do profissional, mas também para se reduzir a morbidade e a mortalidade materna. Por se tratar de intercorrência obstétrica frequente e com significativo impacto na saúde materna em todo o mundo, é preciso capacitar os profissionais:

- No reconhecimento dos fatores de risco da hemorragia pós-parto.
- Nas estratégias de diagnóstico da hemorragia após um parto.
- No uso de medidas profiláticas na prática obstétrica.
- Na abordagem do quadro de hemorragia obstétrica.

Essa estratégia é essencial para melhorar a formação do residente e aumentar a segurança do paciente e dos profissionais de saúde nos serviços obstétricos.

Nesse contexto, a Federação Brasileira das Associações de Ginecologia e Obstetrícia (Febrasgo), alinhada com as necessidades de garantir ao residente de ginecologia e obstetrícia brasileiro uma formação adequada e segura, contemplou, na matriz de competências de ginecologia e obstetrícia, a necessidade de os profissionais de saúde em formação desenvolverem competências médicas essenciais para diagnosticar, prevenir e tratar corretamente essa intercorrência.[7]

METODOLOGIA DE CAPACITAÇÃO

No contexto de implementação institucional da estratégia 0MMxH, as oficinas de qualificação profissional para a prevenção, o diagnóstico e o tratamento da hemorragia puerperal constituem uma etapa importante. A metodologia de trabalho dessas oficinas para profissionais encontra-se descrita em um documento denominado "Manual de orientação para o curso de prevenção de manejo obstétrico da hemorragia: Zero Morte Materna por Hemorragia", disponível para consulta *on-line*, que apresenta as características, a logística e a lista de insumos necessários para cada momento do treinamento, assim como a metodologia a ser aplicada em cada atividade teórica e prática.[9]

Cada aula e todas as estações práticas da oficina foram desenhadas para atingir objetivos de aprendizagem bem definidos sob uma perspectiva multiprofissional, abrangendo todos os profissionais que atuam na assistência ao parto – enfermeiros generalistas e obstetras, médicos obstetras e anestesistas e profissionais em formação acadêmica. Essa sistematização é importante para que não ocorra desvio do objetivo de cada aula, de forma a garantir o desenvolvimento de conhecimento e habilidades principais de cada tema para os profissionais que participam das atividades (Figura 1).

Na oficina, discute-se amplamente o tema hemorragia pós-parto em aulas expositivas que abordam o contexto epidemiológico de relevância no cenário obstétrico e as dificuldades

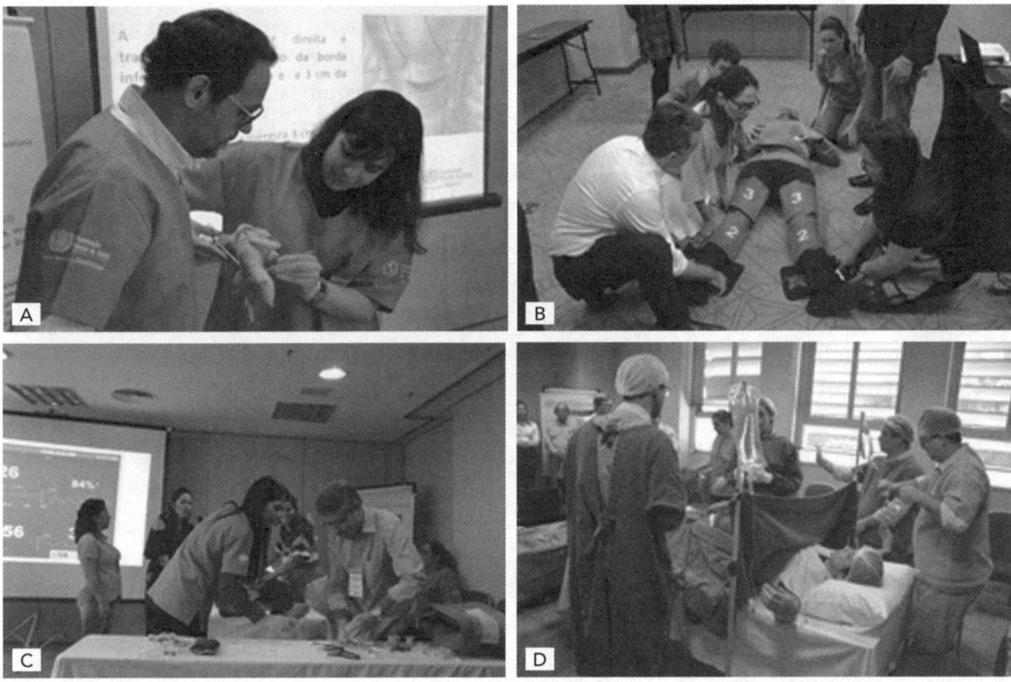

FIGURA 1 Imagens da oficina de capacitação profissional da estratégia Zero Morte Materna por Hemorragia (0MMxH).

Fonte: banco de imagens da Organização Pan-Americana da Saúde. Imagens capturadas antes do período da pandemia da covid-19.

advindas do enfrentamento dessa intercorrência nas ações assistenciais do dia a dia, permitindo troca de experiência entre os participantes a partir das recomendações nacionais do Ministério da Saúde. As estações de treinamento de habilidades e simulação visam aprimorar procedimentos e processos assistenciais, além de desenvolver atitudes positivas (profissionais, pessoais e institucionais) diante de um quadro hemorrágico emergencial. Assim, treinam-se estratégias para diagnosticar e prevenir um quadro de hemorragia pós-parto e pratica-se o uso de procedimentos terapêuticos úteis na assistência da paciente com hemorragia. A proposta tem como objetivo desenvolver responsabilidades e tarefas que devem ser realizadas na atenção à paciente, desde ações simples até atividades de alta complexidade.

Como um dos pontos de atenção da oficina é a diversidade de formação profissional dos participantes, as atividades procuram estimular o trabalho em equipe e o desenvolvimento de competências que cada profissional, dentro do seu escopo legal e ponto de formação, deve adquirir para que o seu desempenho no atendimento da hemorragia obstétrica melhore e, assim, melhore também o serviço de saúde. Esse contexto é fortemente desenvolvido a partir de disparadores que contêm estratégias de comunicação e trabalho em equipe.

Essa oficina também é um momento de contato com os profissionais de saúde que atendem as gestantes nas diversas realidades das regiões do país. Nesse momento, portanto, é possível identificar e discutir as fragilidades e as fortalezas dos profissionais nos diferentes contextos nacionais e dos processos de trabalho que vivenciam nas suas maternidades. O desenvolvimento das competências profissionais, incluindo conhecimentos teóricos, habilidades e atitudes dos participantes da oficina, são avaliados por meio dos seguintes aspectos:

- Interação e observação direta pelos instrutores da 0MMxH durante as atividades da oficina.
- Aplicação, como instrumento sistematizado, de atividade no formato de pré e pós-testes.
- Uma avaliação coletiva e compartilhada em um momento final de *feedback* que envolve todos os participantes.

APLICAÇÃO DO TREINAMENTO NOS PROGRAMAS DE RESIDÊNCIA

Considerando-se o contexto dos programas de residência médica, a capacitação e o treinamento dos residentes nos aspectos de prevenção, diagnóstico e tratamento da hemorragia pós-parto não é apenas plausível e desejável, mas, sim, essencial para o cuidado obstétrico qualificado. Esses treinamentos podem ser realizados com utilização de simuladores de baixa complexidade e no próprio ambiente hospitalar, com o uso de tecnologias simples.

O formato da capacitação em hemorragia pós-parto da 0MMxH permite adaptação às diferentes realidades dos diversos programas de residência. As discussões do tema e os treinamentos podem ocorrer no formato de curso de imersão, com a disponibilização de 1 a 2 dias de atividades intensivas dos residentes, ou mesmo de forma gradual, com reuniões nas quais um subtema teórico e/ou prático é escolhido para ser discutido e treinado/simulado por todos durante períodos reservados para discussão teórica no programa de residência.

Uma estratégia que pode ser útil nesse contexto e beneficiar todo o fluxo da maternidade é incluir, nesses treinamentos dos residentes, as equipes multiprofissionais dos vários setores do hospital (inclusive, recomendando-se a inclusão de colaboradores dos setores de banco de sangue e farmácia). Essa estratégia favorece o desenvolvimento de atitudes e competências interdisciplinares essenciais para a abordagem da hemorragia pós-parto, além de desenvolver o sentido de equipe dentro da instituição, assim como de fomento ao uso racional de sangue e de medicamentos seguros.

Outro fator que favorece em muito o desenvolvimento de competências profissionais relacionadas à hemorragia pós-parto dentro de um programa de residência é a dinâmica das maternidades, a partir da contextualização da abordagem de casos reais que eventualmente tenham ocorrido no serviço e ilustram importantes aspectos do cuidado dessa intercorrência. Isso permite ajustar fluxos e estratégias de cuidados para as pacientes obstétricas. Nesse sentido, a realização de simulações realísticas com cenários recriados a partir dos casos vivenciados localmente potencializa os resultados esperados.

É importante, ainda, durante todo o treinamento, ter clareza sobre o objetivo de cada etapa da capacitação, assim como conhecer o grupo que será treinado, para alinhar adequadamente as competências que cada profissional deverá desenvolver de acordo com sua formação ou momento da residência/vida profissional em que se encontra. Assim, devem estar claras quais são as responsabilidades e habilidades que um residente do primeiro ano deve ter, assim como quais competências mínimas devem ser garantidas para um residente do terceiro e último ano de residência de ginecologia e obstetrícia para que esses profissionais estejam aptos a abordar um caso de hemorragia pós-parto após finalizar sua formação.

A estratégia 0MMxH sugere que, caso os serviços de residência ainda não tenham um plano específico para capacitação nessa intercorrência, comecem a qualquer momento, tomando como ponto de partida discussões fundamentais, como identificação de fatores de risco e estratégias de diagnóstico e prevenção, e progredindo gradualmente para a capacitação em procedimentos terapêuticos de maior complexidade. É essencial, contudo, que, paralelamente às ações de construção de competências profissionais, os serviços de saúde criem ambiência favorável para abordagem da hemorragia pós-parto por meio da adoção de um protocolo único e da criação de *kits* de hemorragia.[2,9]

Os aspectos técnicos de cada estação da oficina da estratégia 0MMxH, que podem apoiar a ação de educação médica, tanto teórica (aulas) quanto prática (logística, insumos necessários para cada estação, número de participantes, entre outros), estão descritos no manual de orientação para o curso[9] e no documento "Recomendações assistenciais para prevenção, diagnóstico e tratamento da hemorragia obstétrica",[2] ambos disponíveis nos *sites* do Ministério da Saúde e da Opas.

No contexto da pandemia de covid-19, uma outra ação vem sendo desenvolvida pelo Ministério da Saúde em parceria com a Opas no sentido de apoiar esse processo de construção de capacitação na hemorragia pós-parto nos serviços de residência em todo o país. Trata-se da gravação de videoaulas contendo breves conteúdos a respeito das recomendações nacionais para a prevenção, o diagnóstico e o tratamento dessa intercorrência. Esse material estará disponível nos *sites* do Ministério da Saúde e da Opas e poderá auxiliar a distância a atualização de temas relacionados à hemorragia pós-parto.

DESAFIOS DA IMPLEMENTAÇÃO

Um dos pontos principais para a implementação e a utilização de um processo de capacitação em hemorragia pós-parto é a sensibilização dos gestores de cada hospital, dos supervisores de residência e da equipe assistencial a respeito da relevância do tema, para motivá-los.

No que se refere à metodologia proposta, o custo usualmente não é elevado e dependerá do grau de fidelidade dos simuladores e do material de simulação utilizado. O ambiente hospitalar pode ser utilizado para treinamento de habilidades simuladas. Isso é desejável, na verdade, pois a contextualização com a prática diária favorece o aprendizado.

O envolvimento do supervisor da residência, assim como do preceptor/professor/facilitador, e sua visão sobre o que é ensinar e aprender, são essenciais para a renovação da prática educacional e do atual modelo de formação do profissional de saúde. Assim, identificar líderes locais que se alinhem com esses treinamentos e estejam aptos a apoiar e liderar o processo de capacitação é outro aspecto importante.

A inclusão de toda a equipe assistencial no treinamento para melhorar o atendimento da hemorragia pós-parto na instituição também é desejável, mas nem sempre é fácil em um primeiro momento. Sabe-se que a simples inclusão melhora o processo de aprendizagem, melhora o trabalho em equipe e, por conseguinte, também melhora a qualidade da assistência às pacientes.

Os benefícios da simulação para os processos de aprendizagem podem relacionar-se especialmente à possibilidade de atualização e à construção de novos conhecimentos na área estudada, com base na projeção de situações ainda não vivenciadas por profissionais em formação ou raramente vivenciadas na prática clínica.[18] Assim, com base na experiência da estratégia 0MMxH, demonstra-se que é possível articular a identificação de quatro principais potencialidades e desafios da simulação na saúde:

- Articulação entre teoria e prática.
- Erro como oportunidade de aprendizagem.
- Relação entre mundo virtual e mundo real.
- Fortalecimento do trabalho em equipe.[19]

REPERCUSSÃO DA ESTRATÉGIA ZERO MORTE MATERNA POR HEMORRAGIA NO BRASIL

Desde sua chegada ao país em 2015, a estratégia 0MMxH tem mobilizado, de forma crescente, sociedades de classes, universidades e profissionais de saúde de vários Estados do país. Nesse contexto, as sociedades de classe, com destaque para a Febrasgo, suas federadas e a Associação Brasileira de Obstetrizes e Enfermeiros Obstetras (Abenfo), têm apoiado a estratégia por meio da introdução do tema da hemorragia pós-parto em seus eventos científicos.

A Associação de Ginecologistas e Obstetras de Minas Gerais (Sogimig) e a Associação de Obstetrícia e Ginecologia do Estado de São Paulo (Sogesp) foram pioneiras, já no ano de 2017, na realização de jornadas científicas que contemplaram a programação teórica e prática da oficina 0MMxH, em sua íntegra, respectivamente, em Belo Horizonte e em Ribeirão Preto. Várias outras federadas da Febrasgo têm discutido com frequência o tema "Zero morte materna por hemorragia" dentro dos seus eventos, inclusive na forma de cursos antes ou durante os congressos.

A estratégia também tem recebido o apoio de várias universidades do país. Além de contribuírem com a participação de seus docentes como instrutores das oficinas, apoiadores técnico-científicos da ação e colaboradores do processo de implementação da estratégia em Estados brasileiros, em conjunto com o Ministério da Saúde e a Opas, essas instituições têm promovido a discussão da hemorragia pós-parto por meio de iniciativas de pesquisa, ensino e extensão.

No cenário nacional, desde seu surgimento, a estratégia 0MMxH tem obtido boa adesão estadual à proposta metodológica de implementação oferecida pelo Ministério da Saúde, por meio das Secretarias Estaduais de Saúde, já tendo alcançado profissionais em diversos Estados, com perspectiva de ampliação nos próximos anos. As ações extrapolaram, inclusive, o âmbito dos serviços de saúde pública. Em 2020, a Anahp, por meio de cooperação técnica firmada com a Opas, aderiu à estratégia 0MMxH.

CONSIDERAÇÕES FINAIS

A hemorragia pós-parto é uma intercorrência frequente e com elevado potencial de morbidade extremamente grave e letalidade. Por outro lado, é uma das intercorrências que mais se beneficia da sistematização do atendimento e do treinamento de equipes. Por isso, é possível afirmar que o desenvolvimento das competências profissionais relacionadas à hemorragia pós-parto é essencial à formação do residente de ginecologia e obstetrícia. Tais competências estão formalmente listadas na matriz de competências dos programas de residência médica de ginecologia e obstetrícia vigente no país, formuladas pela Febrasgo.

Além disso, é possível e recomendável realizar treinamentos e simulações sobre hemorragia pós-parto em todas as maternidades do país, independentemente da sua complexidade. Essas ações devem envolver aquisição de conhecimento teórico, treinamento de habilidades e simulação. A contextualização com cenários de casos reais otimiza o aprendizado. A presença de protocolo único de hemorragia pós-parto em cada instituição também favorece o aprendizado e o desenvolvimento das habilidades e atitudes desejadas. Identificar apoiadores ao processo de capacitação e melhoria da assistência a essa intercorrência também pode favorecer esses treinamentos. O convite para capacitação conjunta com todo o corpo assistencial do hospital que lida com a emergência hemorrágica obstétrica pode otimizar o treinamento e, adicionalmente, melhorar a segurança dos pacientes e dos profissionais de saúde.

A estratégia 0MMxH disponibiliza um manual que auxilia gestores, profissionais e coordenadores de programas de residência no desenvolvimento de ambientes de treinamento simulados para seus profissionais de saúde.

REFERÊNCIAS

1. Quantitative blood loss in obstetric hemorrhage: ACOG Commitee Opinion Summary, n. 794. Obstet Gynecol. 2019;134(6):1368-9.
2. Organização Pan-Americana da Saúde. Recomendações assistenciais para prevenção, diagnóstico e tratamento da hemorragia obstétrica. Brasília: Organização Pan-Americana da Saúde; 2018. Disponível em: https://iris.paho.org/bitstream/handle/10665.2/34879/9788579671241-por.pdf?sequence=1&isAllowed=y. Acessado em: 23 set 2021.
3. AbouZahr C. Global burden of maternal death and disability. Br Med Bull. 2003;67(1):1-11.
4. Osanan GC, Tavares ABT, Reis MI, Múcio B. Hemorragia pós-parto. In: Fernandes CE, Sá MFS. Tratado

de obstetrícia Febrasgo. Rio de Janeiro: Elsevier; 2019. p.944-62.
5. Kramer MS, Berg C, Abenhaim H, Dahhou M, Rouleau J, Mehrabadi A, et al. Incidence, risk factors, and temporal trends in severe postpartum hemorrhage. Am J Obstet Gynecol. 2013;209(5):449.e1-7.
6. Allam IS, Gomaa IA, Fathi HM, Sukkar GFM. Incidence of emergency peripartum hysterectomy in Ain-shams University Maternity Hospital, Egypt: a retrospective study. Arch Gynecol Obstet. 2014;290(5):891-6.
7. Romão GS, Sá MFS. Competency-based training and the competency framework in gynecology and obstetrics in Brazil. Rev Bras Ginecol Obstet. 2020;42(5):272-88.
8. Osanan GC, Padilla H, Reis MI, Tavares AB. Strategy for Zero Maternal Deaths by Hemorrhage in Brazil: a multidisciplinary initiative to combat maternal morbimortality. Rev Bras Ginecol Obstet. 2018;40(3):103-5.
9. Organização Pan-Americana da Saúde. Manual de orientação para o curso de prevenção de manejo obstétrico da hemorragia: Zero Morte Materna por Hemorragia. Brasília: Organização Pan-Americana da Saúde; 2018. Disponível em: https://iris.paho.org/handle/10665.2/34880. Acessado em: 23 set 2021.
10. Organização Pan-Americana da Saúde. Anahp e Opas firmam acordo para reduzir mortalidade materna por hemorragia em hospitais privados do Brasil. Opas/OMS. 16 out 2020. Disponível em: https://www.paho.org/bra/index.php?option=com_content&view=article&id=6310:anahp-e-opas-firmam-acordo-para-reduzir-mortalidade-materna-por-hemorragia-em-hospitais-privados&Itemid=820. Acessado em: 01 fev 2021.
11. Black RS, Brocklehurst P. A systematic review of training in acute obstetric emergencies. BJOG. 2003;110(9):837-41.
12. Draycott T, Sibanda T, Owen L, Akande V, Winter C, Reading S, et al. Does training in obstetric emergencies improve neonatal outcome? BJOG. 2006;113(2):177-82.
13. Gluck P. Medical error theory. Obstet Gynecol Clin North Am. 2008;35(1):11-7.
14. Rosen MA, Salas E, Wu TS, Silvestri S, Lazzara EH, Lyons R, et al. Promoting teamwork: an event-based approach to simulation-based teamwork training for emergency medicine residents. Acad Emerg Med. 2008;15(11):1190-8.
15. Melo MCB, Magalhães AMPB, Silva NLC, Liu PMF, Cerqueira Filho LC, Gresta MM, et al. Ensino mediado por técnicas de simulação e treinamento de habilidades de comunicação na área da saúde. Rev Med Minas Gerais. 2016;26:e-1805.
16. Institute of Medicine Committee on Quality of Health Care in America; Kohn LT, Corrigan JM, Donaldson MS (eds.). To err is human: building a safer health system. Washington: National Academy Press; 2000.
17. Dillon SJ, Kleinmann W, Fomina Y, Werner B, Schultz S, Klucsarits S, el al. Does simulation improve clinical performance in management of postpartum hemorrhage? Am J Obstet Gynecol. 2021;S0002-9378(21):00593-7.
18. Reid-Searl K, Happell B, Vieth L, Eaton A. High fidelity patient silicone simulation: a qualitative evaluation of nursing students' experiences. Collegian. 2012;19(2):77-83.
19. Masiello I. Why simulation-based team training has not been used effectively and what can be done about it. Adv Health Sci Educ Theory Pract. 2012;17(2):279-88.

CAPÍTULO 24

Treinamento em ambientes de prática

Raquel Autran Coelho Peixoto
Arnaldo Aires Peixoto Júnior

INTRODUÇÃO

O ensino em ambiente clínico, no qual estão envolvidos pacientes e seus problemas, tem papel fundamental na educação médica. Os programas de ensino na área médica são responsáveis por expor os alunos ao contato com esse ambiente de forma segura, o mais precocemente possível. Por meio dessa estratégia de ensino, os alunos podem vivenciar situações clínicas e exercitar a capacidade de relacionar essas situações com o conteúdo previamente exposto em aulas teóricas ou grupos tutoriais. O papel do professor e/ou preceptor no ensino em ambiente de prática é fundamental para o aprimoramento das habilidades procedurais, de comunicação e do profissionalismo.[1]

Esse ensino a partir da exposição a pacientes em ambientes clínicos tem como um dos seus pontos fortes o fato de ser focado em problemas reais e pacientes reais. Outro ponto forte é que, nesses cenários, é possível balizar as habilidades, técnicas e não técnicas, as atitudes e os conhecimentos aplicados, essenciais para a formação profissional, a partir da atuação de professores clínicos. Assim, atributos essenciais como anamnese e exame físico, raciocínio clínico, avaliação de riscos, planejamento e tomada de decisões, manutenção de registros, trabalho em equipe e liderança podem ser aprendidos de forma integrada.[2]

Pode-se afirmar, portanto, que os encontros clínicos vivenciados durante a residência médica e sob a supervisão do preceptor oferecem oportunidades poderosas de aprendizagem.[3] Esse processo requer que residentes e supervisores tenham um envolvimento que pode ser desafiador. O objetivo principal dessas interações é fornecer o cuidado adequado ao paciente, mas, para atingir esse objetivo, os residentes e supervisores precisam construir um entendimento compartilhado.[4]

Uma ferramenta que pode ajudar a entender as interações dos residentes e supervisores no local de trabalho é o conceito de intersubjetividade, definido por Zlatev et al.[5] como o "compartilhamento de conteúdo experiencial (sentimentos, percepções e pensamentos) entre uma pluralidade de assuntos". De acordo com essa definição, a mente humana é uma mente compartilhada em que as pessoas constroem significado por meio de suas interações sociais. Billett[6] refinou o conceito, incluindo a noção de um entendimento compartilhado entre tutor e aluno sobre a aquisição de conhecimento, atitudes e habilidades para a realização de um objetivo comum e levando em consideração os desafios contextuais. Para desenvolver esse entendimento, os residentes precisam de orientação e apoio constantes de seus supervisores.

O processo de adaptação no treinamento de residência é, portanto, bidirecional, na medida em que ambos os membros devem mudar suas práticas para trabalharem juntos, transformando, assim, o significado de sua prática conforme seu relacionamento se desenvolve gradualmente. Reconhecer que existe um conjunto de ferramentas disponíveis para esse objetivo pode facilitar a maneira como a interação se desenvolve durante as atividades do dia a dia. Algumas circunstâncias exigirão que o supervisor assuma a liderança, enquanto outros contextos permitirão que o residente e o supervisor trabalhem como iguais, dando ao residente um papel mais central dentro da díade.[7]

Nesse sentido, pode-se aplicar à residência médica o conceito de zona de desenvolvimento proximal (ZDP), originalmente desenvolvido por Lev Vygotsky:

> [...] a distância que media entre o nível atual de desenvolvimento da criança, determinado pela sua capacidade actual de resolver problemas individualmente, e o nível de desenvolvimento potencial, determinado através da resolução de problemas sob orientação de adultos ou em colaboração com pares mais capazes.[49]

A zona de desenvolvimento proximal aplicada à residência médica se refere, então, à aprendizagem que ocorre quando o residente está sendo auxiliado por um colega com um conjunto de habilidades superior, pois sabe-se que o residente iniciante é incapaz de completar certas habilidades sem a ajuda do preceptor. Essa assistência deve ser continuada, mas gradualmente reduzida, até que o residente possa realizar a tarefa de forma independente. No que diz respeito ao ensino em cenário de prática, a zona de desenvolvimento proximal poderia assumir a forma de atribuição deliberada de pacientes para serem vistos na clínica com base no nível atual de desempenho do residente. Assim, por exemplo, um residente de ginecologia e obstetrícia pode ser instruído primeiro a se concentrar na avaliação inicial de uma paciente que apresenta uma nova massa mamária e, depois de demonstrar a capacidade de realizar a avaliação apropriada independente da assistência do preceptor, poderia fazer a transição gradual para um estágio no qual ele seria designado para aconselhar uma paciente com um novo diagnóstico de câncer de mama no curso de tratamento recomendado.[8] Uma discussão mais aprofundada sobre teorias de aprendizagem se encontra em outro capítulo deste livro.

ESTRATÉGIAS DE ENSINO EM CENÁRIOS DE PRÁTICA NA RESIDÊNCIA

Não há nenhum requisito de tempo mínimo específico para o treinamento de médicos residentes e, de acordo com as diretrizes do Accreditation Council for Graduate Medical Education (ACGME) e do American Board of Obstetrics and Gynecology (ABOG), a proficiência deve ser baseada na competência.[9] Por conta disso, o aspecto geral mais importante a se considerar ao analisar o tempo disponível para o ensino em todos os locais clínicos é a cultura educacional do programa.[10] O currículo oculto incorporado na cultura educacional é, de muitas maneiras, mais difundido e tem maior influência na aprendizagem do que estruturas curriculares mais abertas.

Conceber o programa de residência como uma comunidade de aprendizagem e promover um ambiente que prioriza a educação como um hábito coletivo é impactante de maneira que não pode ser mensurada. A promoção e a facilitação desse tipo de ambiente por gestores de programas e educadores é um tópico notoriamente complexo. Kim e Mellinger[8] oferecem as seguintes sugestões:

- Os supervisores de programa precisam modelar a maneira de inspirar um ambiente que prioriza o aprendizado em todos os níveis. Deve-se valorizar a humildade sobre os limites do próprio conhecimento. O conhecimento que se autocorrige ou se desculpa por violações desse padrão é fundamental para essa formação cultural.

- Comportamentos exemplares podem ser premiados, chamando a atenção do residente para hábitos do corpo docente que personificam a competência em conhecimento e outras áreas de desenvolvimento profissional críticas para o seu crescimento.
- Deve haver estratégias de desenvolvimento de liderança entre os residentes que estimulem habilidades de gerenciamento de tempo, inteligência emocional, habilidade de construção de equipes, resolução de conflitos e outras competências essenciais de liderança.

Com relação aos preceptores, sabe-se que há grandes pressões externas para atenderem um elevado padrão de produtividade clínica e de pesquisa, apesar dos recursos frequentemente escassos para apoiar as atividades acadêmicas. Essa difícil simultaneidade entre ensino e serviço leva muitas vezes a uma diminuição nas interações entre preceptores e residentes.[11] Os preceptores, em especial supervisores de programas, devem se esforçar para promover a aprendizagem contínua, independentemente da atividade. Os residentes passam uma quantidade significativa de tempo em ambientes clínicos em salas de cirurgia, enfermarias, unidade de terapia intensiva, sala de emergência ou em ambulatório e, nesses ambientes, nenhuma atividade pode ser considerada inútil para seu desenvolvimento.[12]

Ensino à beira do leito (*bedside teaching*)

Em 1904, Osler[13] afirmou que não há ensino sem um paciente e que o melhor ensino é aquele ensinado pelo próprio paciente. Partindo dessa premissa, o ensino à beira do leito (EBL) tem inúmeras vantagens para a educação médica, que incluem a facilitação da prática clínica de habilidades, o ensino de empatia e a construção de relações médico-paciente.[14,15] Essa prática expõe os residentes a uma abordagem holística de atendimento ao paciente – anamnese, habilidades de exame, atitude profissional e como chegar a um diagnóstico diferencial final –, bem como à modelagem de cuidados clínicos apropriados e à abordagem respeitosa aos pacientes e suas famílias.[12] Os alunos relatam que é a forma mais eficaz de aprender habilidades clínicas.[16]

Apesar dessas vantagens, há evidências de que a prática do ensino à beira do leito está em declínio, tendo diminuído de 75% na década de 1950 para 17% em 2009.[17] As causas postuladas incluem preocupações com relação às reações do paciente, sobre quem detém o "poder" durante a prática (paciente, estudantes ou o professor), além do medo de causar desconforto ao paciente. Somam-se, ainda, a natureza dinâmica dos cuidados hospitalares, tempos de admissão reduzidos, restrições de tempo dos participantes (incluindo pacientes, alunos e professores), conhecimentos e habilidades de professores e dos alunos, bem como o aumento da carga de trabalho do corpo clínico.[18,19]

As publicações prévias sobre essa prática enfocavam os pontos de vista de médicos e estudantes.[16,18] Aqueles que revisaram as experiências dos participantes relataram que os pacientes sentiram que o ensino à beira do leito foi agradável e aumentou a percepção favorável com relação aos médicos e estagiários.[15,19] Um estudo relatou maior índice de recusa em ginecologia e obstetrícia,[19] em comparação com outras especialidades, mas é possível que essa taxa de recusa possa decorrer da natureza sensível da ginecologia e da obstetrícia ou de atitudes específicas das mulheres com relação à prática do ensino à beira do leito. De modo geral, no entanto, as pacientes apoiaram a participação dos aprendizes, desde que certos critérios tivessem sido atendidos. A confidencialidade de informações e o consentimento para participar foram cruciais. Com esses critérios atendidos, as mulheres forneceram um conhecimento único das experiências vividas na gravidez, no parto ou sobre questões com as quais os residentes poderiam aprender. Elas reconheceram que os alunos devem aprender com as pessoas se pretendem trabalhar com elas. Além disso, algumas mulheres consideraram as discussões úteis para consolidar informações sobre suas próprias condições ou motivos de internação, embora a maioria tenha relatado já ter recebido essas informações na rodada clínica multiprofissional.[20]

Nesse sentido, a teoria da educação médica "paciente como professor" redefine a educação de forma que os pacientes e usuários do serviço, em vez dos médicos, sejam os professores. "Pacientes como professores" foram formalmente classificados em quatro níveis diferentes, do informal (papel educacional passivo, ou trabalhando com um clínico como facilitador) ao formal (com um papel mais ativo na educação e no planejamento de currículo ou avaliação).[21] Os pacientes relataram ficar satisfeitos com o fato de que suas opiniões eram consideradas e os professores eram altruístas ao permitir que os alunos aprendessem.[20]

No ambiente atual da prática clínica, há estratégias capazes de promover o ensino à beira do leito. Em um contexto geral, pode ser citada a construção de uma cultura que promova uma comunidade de aprendizagem e forneça suporte para os residentes em sua progressão gradual para a prática autônoma. Dentro dos ambientes de prática, há também técnicas específicas como o preceptor-minuto (em inglês, *one minute preceptor*) e miniapresentações ou ensino por pares. A implementação intencional e proativa dessas estratégias e de outras com esse objetivo pode ajudar os educadores a capturar os "momentos resgatáveis" que ocorrem no decurso do atendimento clínico de rotina à beira do leito do paciente.[8]

Na estratégia de ensino por pares, quando o preceptor identifica uma lacuna de conhecimento após a corrida de leito, um tópico de aprendizagem é atribuído ao residente. O aluno tem a oportunidade de pesquisar o tópico longe do leito do paciente e depois pode voltar para fazer uma miniapresentação, geralmente com menos de 5 minutos, sobre o tópico. Muitas vezes, isso pode ocorrer como ensino por pares, no qual o residente ensina o tópico para seu grupo de pares. Ao se envolver no ensino de pares, o aluno ganha o benefício de reforçar seu próprio conhecimento.[22] Essa estratégia, quando aplicada ao ensino à beira do leito, pode ser altamente eficaz e eficiente.

Para a promoção e a efetividade do ensino à beira do leito, os membros do corpo docente precisam permanecer ativamente envolvidos em atividades compartilhadas, como corridas de leito e consultas, de uma forma que continue a promover o impacto insubstituível que o ensino ao lado do paciente pode ter nos aprendizes.

Pronto atendimento e maternidade

A mortalidade materna e neonatal é significativamente influenciada por intervenções clínicas. Estudos que avaliaram a eficácia do treinamento em emergência obstétrica mostraram aumento da competência, com melhorias significativas em conhecimentos e habilidades, maior adesão aos protocolos de atendimento e prática baseada em evidências, o que permite afirmar que a maioria dessas mortes poderia ser evitada por cuidados obstétricos de emergência oportunos e eficazes. Em geral, no entanto, há poucos dados para traduzir esse melhor resultado em impacto na saúde.[23] Nesse sentido, alguns estudos demonstram que há necessidade de melhores reconhecimento e gerenciamento de complicações comuns, como melhora na prevenção da hemorragia pós-parto e redução do número de mulheres com hemorragia pós-parto grave, mas também há poucos estudos de alta qualidade capazes de demonstrar que o treinamento em emergência obstétrica resulta na redução de natimortos, mortalidade neonatal ou materna.[23]

Ainda na área da obstetrícia, pesquisas com aprendizes no Reino Unido identificaram uma necessidade de maior treinamento para o gerenciamento de parto vaginal operatório.[24,25] Nos Estados Unidos, estudos descobriram que mais de 90% dos residentes relataram confiança para realizar extração a vácuo, enquanto menos de 57% relataram confiança para realizar parto com fórcipe. De todos os participantes incluídos, 95,9% declararam o desejo de aprender a fazer o parto a fórcipe, ampliando suas opções de parto vaginal operatório.[26] Isso sugere que os residentes estão ansiosos para expandir suas habilidades e são receptivos ao treinamento direcionado.

Avaliações das mortes maternas mostraram problemas causados pelo atendimento abaixo do padrão de gerenciamento dessas emergências, com temas comuns identificados, incluindo falta de reconhecimento de *near miss*, falhas no envolvimento com outras especialidades e falta de comunicação. Estudos focalizando especificamente o treinamento obstétrico de emergência em ambientes no Reino Unido, na Austrália, nos Estados Unidos e no Zimbábue identificaram melhorias significativas nos resultados neonatais da vida real, incluindo reduções nos índices de Apgar baixos, na encefalopatia hipóxico-isquêmica e na lesão do plexo braquial.[27,28]

Pode-se dizer, portanto, que o treinamento baseado em simulação para emergências obstétricas com *feedback* em tempo real e em maternidade permite melhorias significativas no conhecimento, dos comportamentos e dos resultados. Esse treinamento tem sido associado também a melhor trabalho em equipe e comunicação, além de melhor prestação de cuidados.[28,29] O treinamento experimental tradicional "no trabalho", por si só, em comparação, muitas vezes não é suficiente para treinar com sucesso residentes competentes e confiantes. A evidência atual sugere que o treinamento de simulação *in situ* (local) é o treinamento de simulação mais eficaz. Essa simulação oferece a oportunidade única de treinar equipes de profissionais de saúde ao mesmo tempo que avalia a aplicação de novas tecnologias e aprimora os sistemas que dão suporte à prestação de cuidados de saúde seguros.[30] Essa comparação com o treinamento em centros de simulação central, no entanto, ainda não foi associada a melhorias nos resultados clínicos.[31]

Os programas de treinamento que se concentraram no ensino proativo prático de habilidades específicas, por sua vez, têm obtido resultados positivos. Um estudo implementou um processo de ensino formal para reverter o declínio local no número de nascimentos com fórcipe. O treinamento incluiu palestras formais seguidas de treinamento de simulação com manequim. Os partos instrumentais subsequentes na "vida real" foram supervisionados diretamente até que os residentes fossem considerados competentes e, a partir dessa determinação, fossem autorizados a realizar a extração a vácuo. Essa estratégia demonstrou um aumento significativo nos partos com fórcipe após a intervenção, sem alteração nas taxas de episiotomia, trauma perineal significativo ou morbidade neonatal.[32] É importante lembrar, nesse contexto, que habilidades como gerenciamento de tarefas, tomada de decisões, trabalho em equipe e comunicação são parte essencial da assistência obstétrica e devem ser consideradas para melhorar a experiência materna e, possivelmente, reduzir a morbidade materna.[33]

O treinamento multidisciplinar é considerado o padrão-ouro para o treinamento de emergência.[30] Avaliar o impacto desse treinamento é desafiador em razão da natureza multifatorial das emergências e das muitas maneiras pelas quais os programas de treinamento são fornecidos, mas sabe-se que ele melhora o conhecimento, as habilidades, a comunicação e o trabalho em equipe dos profissionais de saúde.[27] É vital que todos os membros da equipe entendam a emergência ou procedimento a fim de fornecer atendimento coordenado, oportuno e seguro ao paciente.

A organização, o conteúdo e o formato dos programas de treinamento em serviço são essenciais para sua eficácia. O treinamento em serviço em emergência obstétrica é considerado uma forma eficaz de melhorar o conhecimento e as habilidades dos profissionais de saúde e pode potencialmente reduzir a morbidade e mortalidade.

Bloco cirúrgico

Usualmente, espera-se que os residentes aprendam ao longo do tempo com a exposição repetida a um conjunto diversificado de procedimentos de complexidade crescente. O treinamento cirúrgico tem sido caracterizado pelo mantra "ver um, fazer um, ensinar um", no qual a aquisição de habilidades ocorre rapidamente. Nesse cenário, à medida que o volume cirúrgico diminuiu, a aplicação da teoria da aprendizagem de adultos surgiu como uma estratégia alternativa para que os cirurgiões em treinamento adquirissem competência.[34]

Além do treinamento, o *feedback* de um professor de cirurgia passou a ser considerado essencial também para orientar a melhoria.[35] No treinamento, as habilidades técnicas cirúrgicas dos residentes podem ser avaliadas, por exemplo, pela avaliação objetiva e estruturada das habilidades técnicas (em inglês, *objective structured assessment technical skills* - OSATS), que fornece uma base para *feedback* construtivo durante o treinamento cirúrgico, com menor subjetividade. Sabe-se, ainda, que o espaçamento temporal de dias a semanas entre as sessões de treinamento permite a consolidação das vias neurais e está associado à retenção de habilidades em longo prazo.[34]

A aprendizagem segura em bloco cirúrgico ocorre por meio de uma série de pequenas etapas de trabalho cooperativo que revelam e, em seguida, preenchem as lacunas de aprendizagem do residente. Na educação cirúrgica, a evolução dentro da zona de desenvolvimento proximal é gradual, com redução progressiva da orientação fornecida para satisfazer os objetivos da aprendizagem intraoperatória.[36] Claramente, existem limites de volume cirúrgico nos quais muitos cirurgiões se tornam competentes para indicar o procedimento, realizar a cirurgia e solucionar problemas; no entanto, esses limites não estão bem definidos e estão associados a uma grande margem de erro.[9]

Um aspecto importante dessa discussão é a preocupação de que a exposição cirúrgica dos residentes de ginecologia e obstetrícia atuais não atenda às curvas de aprendizado de proficiência cirúrgica. Apesar das extensas mudanças nas técnicas cirúrgicas com o advento da laparoscopia, não foi adicionado tempo correspondente à residência da especialidade, mesmo enquanto o treinamento cirúrgico geral e especializado foi alongado.[37] Dados recentes revelaram que apenas 20% de recém-formados foram capazes de realizar uma histerectomia vaginal de forma independente e apenas 46% foram capazes de realizar independentemente uma histerectomia abdominal.[38] Ciente dessa preocupação, o comitê de revisão de ginecologia e obstetrícia do ACGME alterou os requisitos cirúrgicos de 20 histerectomias laparoscópicas para 70 histerectomias minimamente invasivas (vaginais ou laparoscópicas). Não está claro, no entanto, se esse mínimo de casos atende ao limite crítico de competência e se é atingível para a maioria dos programas.[9]

Destaca-se, ainda, que é a orientação do cirurgião responsável durante o treinamento que permite que a operação prossiga, a partir do controle de quais elementos o residente gerencia de forma autônoma e quais ele executa com ajuda.[39] Os cirurgiões costumam utilizar um conjunto complexo e conciso de instruções, dependendo muito de movimentos físicos, mas geralmente não estão cientes disso. Essas instruções de ensino cirúrgico entregues de forma breve e dependendo do residente para interpretar os gestos físicos são suscetíveis a falhas de comunicação e, como consequência, a erro cirúrgico. O preceptor deve ser capaz de identificar o conhecimento/habilidade específica que falta ao residente e, em seguida, preencher a lacuna para permitir que o residente atinja uma determinada meta de desempenho e a operação prossiga com segurança e eficiência. A consideração cuidadosa de pequenos passos pode levar ao desenvolvimento de técnicas pedagógicas mais amplamente aplicáveis à prática de ensino intraoperatória.[36] A evolução do residente nes-

QUADRO 1 Estratégias utilizadas para o avanço da comunicação em centro cirúrgico

Estratégia	Explicação
Pistas de movimento	Movimento discreto, geralmente pequeno e fugaz, tipicamente das mãos, braços ou instrumentos, que carrega significado
Pausa estratégica	Pausa durante a cirurgia, geralmente breve, para discutir o quadro geral do próximo conjunto de etapas
Pergunta	Pergunta sobre o conhecimento do conteúdo do residente que está relacionado diretamente à próxima etapa cirúrgica
Comando	Instrução direta, solicitando uma ação imediata

Adaptado de Sampene et al., 2019.[41]

se contexto é indicada pelo cirurgião preceptor por gestos e ações silenciosas, como reposicionar os instrumentos e as mãos dos alunos (Quadro 1).[40]

É possível citar, ainda, algumas estratégias de ensino que são bastante úteis em unidades cirúrgicas, como verbalizar a tarefa enquanto a executa, exercer supervisão regressiva (apoiando o aluno e, em seguida, diminuindo gradativamente o apoio), fornecer *feedback* efetivo, promover a reflexão (pedindo ao aluno que reflita sobre suas habilidades de resolução de problemas) e permitir a exploração (oferecendo oportunidade para que o aluno estabeleça seus próprios objetivos de aprendizagem).[40]

O formato de pergunta e resposta permite que o especialista confirme se o conhecimento do residente é adequado para realizar a próxima etapa, realizando a prevenção de erros de ensino. Essa estratégia possibilita, ainda, conscientizar o aluno dos elementos que precedem um erro. Essa consciência situacional é mais bem ensinada em uma sala de cirurgia do que em uma simulação.[41]

Se a comunicação entre os membros da equipe for obstruída, por conta da hierarquia, da cultura organizacional ou de mudanças na estrutura da equipe, a segurança do paciente está comprometida. Embora os professores cirúrgicos devam ensinar as etapas do procedimento ao residente, muito do seu ensino intraoperatório deve se concentrar nas técnicas e na tomada de decisões necessárias para evitar complicações, especialmente durante as etapas de maior risco.[42]

Ambulatório

Há várias estratégias de ensino e aprendizagem que podem ser usadas em ambiente ambulatorial. De maneira geral, as práticas de ensino interativas são bem apreciadas pelos alunos. Nesse cenário, a duração das interações entre preceptores e alunos tende a ser mais curta e envolver discussão sobre diagnóstico, tratamento e manejo. Assim, por necessidade, o ensino em ambiente clínico deve ser rápido, flexível e eficiente. Duas estruturas de ensino baseadas em casos e em ambiente clínico muito utilizadas são o preceptor-minuto e o SNAPPS.[43]

O preceptor-minuto (em inglês, *one minute preceptor* – OMP) é amplamente utilizado para orientar o ensino baseado em casos no cenário clínico, sendo adequado para práticas de ambulatórios e enfermarias.[44] Facilita o ensino clínico eficiente com o uso de cinco micro-habilidades que auxiliam o preceptor a conduzir a atividade de ensino:[45]

- Comprometimento com o caso: o preceptor pede ao residente que se comprometa com um diagnóstico presumido. "O que você acha que está acontecendo?" é uma pergunta comum nessa etapa.
- Busca de evidências concretas: o residente é solicitado a apoiar seu raciocínio clínico. Podem-se utilizar perguntas como "Quais fatores apoiam o seu diagnóstico?".
- Transmissão de regras gerais de ensinamento: o preceptor deve ser capaz de identificar

a lacuna de aprendizagem, utilizando perguntas como "O que é que o residente não sabe que eu posso ensinar?".

- Reforço dos acertos: o *feedback* é dado destacando-se o que o aluno fez bem.
- Correção dos erros: sugerem-se ações corretivas.

O modelo SNAPPS, por sua vez, fornece uma abordagem centrada no aluno e promove raciocínio clínico e pensamento crítico. Sua aplicação não dura mais do que a apresentação de casos tradicionais. Para sua implementação, é necessário que preceptor e aluno tenham alguma familiaridade com esse modelo de ensino, que se baseia no acrônimo de seis etapas específicas: sumarizar (*summarize*), numerar (*narrow*), analisar (*analyze*), perguntar (*probe*), planejar (*plan*) e selecionar (*select*).[46]

As ferramentas SNAPPS e preceptor-minuto se complementam e são de fácil utilização, com ótimos resultados na preceptoria de alunos em atividades clínicas.[45] Ambas são abordadas de forma mais aprofundada em outro capítulo deste livro.

Já se sabe que na educação clínica é importante fornecer *feedback*, mas existem poucos métodos de ensino baseados na observação direta de alunos em situações da vida real, incorporando a perspectiva de colegas e pacientes, ou avaliando resultados clínicos. A avaliação baseada em cenários de prática ou no local de trabalho (*workplace based assessment* – WBA) consiste na observação direta do desempenho do aluno em ambientes clínicos, seguida pelo fornecimento de *feedback* focado.[47]

Esses métodos visam definir os pontos fortes e fracos individuais e envolver os formandos no processo de reflexão. Os resultados do WBA devem ser interpretados em conjunto com outros métodos de avaliação (como o miniexercício clínico avaliativo ou, em inglês, *mini-clinical exercise* – Mini-CEX), para se obter uma avaliação abrangente da competência profissional. O Mini-CEX se trata da observação instantânea de um encontro clínico, usando um formulário de classificação padrão.[48]

O *feedback* aliado a intervenções educativas tem se mostrado a melhor forma de melhorar a qualidade da aprendizagem no contexto clínico, tanto na residência médica quanto na graduação. Discussões aprofundadas sobre Mini-CEX e *feedback* se encontram em outros capítulos deste livro.

CONSIDERAÇÕES FINAIS

Os desafios para o ensino em ambiente de prática são vários e devem ser reconhecidos pelos professores e/ou preceptores e supervisores de programas de residência. Entre eles, podem-se citar:

- As condições do ambiente físico, que deve ter espaço seguro para pacientes, alunos e preceptores.
- A disponibilidade de pacientes no nível de complexidade adequado.
- O consentimento dos agentes envolvidos no ensino (professores e/ou preceptores e pacientes).

Apesar de todo o seu potencial, a educação clínica pode esbarrar, ainda, em obstáculos como:

- Falta de objetivos claros.
- Concentração na recordação factual em vez do raciocínio e de habilidades.
- Complexidade do ensino em descompasso com o nível do aluno ou com a continuidade do restante do currículo.
- Alunos e residentes não envolvidos ativamente.
- Supervisão inadequada e falta de momento dedicado a avaliação e feedback.
- Pouca oportunidade para reflexão.
- Negligência com o respeito ou a dignidade do paciente.
- Falha na criação de um ambiente de ensino acolhedor.

O aumento da complexidade em ginecologia e obstetrícia e a necessidade de cuidado baseado na segurança do paciente levou à crescente integração da simulação no treinamento de residentes dessa especialidade, como exemplificado, que vem sendo e deve continuar a ser ampliada para as outras especialidades. O ensino com simulação idealmente deve preceder a experiência clínica, permitindo maior assimilação de habilidades básicas em ambiente seguro, principalmente antes de procedimentos cirúrgicos de maior complexidade.

Outro desafio dos ambientes de formação profissional é a necessidade de adaptações, como a vivenciada em razão do enfrentamento da pandemia da covid-19. Os serviços precisaram adaptar suas atividades teóricas a ambientes virtuais de aprendizagem, cuidados e procedimentos eletivos foram temporariamente comprometidos e houve necessidade de readequação dos programas quanto ao número mínimo de procedimentos e cenários que possibilitassem a aquisição das competências e atitudes.

O reconhecimento do cenário de ensino clínico, a formação de preceptores e o planejamento prévio focado no ensino complementar à assistência adequada são recomendações importantes para o enfrentamento dos obstáculos possíveis. É necessário, ainda, manter um canal de comunicação entre supervisor, preceptores e residentes, além de fornecer suporte psicológico aos residentes e preceptores.

REFERÊNCIAS

1. Seki M, Otaki J, Breugelmans R, Komoda T, Nagata-Kobayashi S, Akaishi Y, et al. How do case presentation teaching methods affect learning outcomes? SNAPPS and the one-minute preceptor. BMC Med Educ. 2016;16:12.
2. Spencer J. Learning and teaching in the clinical environment. In: Cantillon P, Wood D (eds.). ABC of learning and teaching in medicine. 2.ed. West Sussex: Blackwell Publishing Ltd; 2010. p.33-7.
3. Brown J, Nestel D, Clement T, Goldszmidt M. The supervisory encounter and the senior GP trainee: managing for, through and with. Med Educ. 2018;52(2): 192-205.
4. Olmos-Vega FM, Dolmans DHJM, Vargas-Castro N, Stalmeijer RE. Dealing with the tension: how residents seek autonomy and participation in the workplace. Med Educ. 2017;51(7):699-707.
5. Zlatev J, Racine T, Sinha C, Itkonen E. The shared mind: perspectives on intersubjectivity. Philadelphia: John Benjamins Publishing; 2008.
6. Billett SR. Securing intersubjectivity through interprofessional workplace learning experiences. J Interprof Care. 2014;28(3):206-11.
7. Olmos-Vega FM, Dolmans DH, Guzmán-Quintero C, Stalmeijer RE, Teunissen PW. Unravelling residents' and supervisors' workplace interactions: an intersubjectivity study. Med Educ. 2018;52(7):725-35.
8. Kim RH, Mellinger JD. Educational strategies to foster bedside teaching. Surgery. 2020;167(3):532-4.
9. Glaser LM, Brennan L, King LP, Milad MP. Surgeon volume in benign gynecologic surgery: review of outcomes, impact on training, and ethical contexts. J Minim Invasive Gynecol. 2019;26(2):279-87.
10. Khoushhal Z, Hussain MA, Greco E, Mamdani M, Verma S, Rotstein O, et al. Prevalence and causes of attrition among surgical residents: a systematic review and meta-analysis. JAMA Surg. 2017;152(3):265-72.
11. Cooke M, Irby DM, Sullivan W, Ludmerer KM. American medical education 100 years after the Flexner report. N Engl J Med. 2006;355(13):1339-44.
12. Peters M, Cate OT. Bedside teaching in medical education: a literature review. Perspect Med Educ. 2014;3(2):76-88.
13. Osler W. The hospital as a college. In: Osler W (ed.). Aequanimatus and other addresses. Londres: H H Lewis; 1904. p.331-2.
14. McGee S. A piece of my mind: bedside teaching rounds reconsidered. JAMA. 2014;311(19):1971-2.
15. Lehmann LS, Brancati FL, Chen MC, Roter D, Dobs AS. The effect of bedside case presentations on patients' perceptions of their medical care. N Engl J Med.1997;336(16):1150-6.
16. Jones P, Rai BP. The status of bedside teaching in the United Kingdom: the student perspective. Adv Med Educ Pract. 2015;6:421-9.
17. Qureshi Z, Maxwell S. Has bedside teaching had its day? Adv Health Sci Educ Theory Pract. 2012;17(2):301-4.
18. Deane R, Joyce P, Murphy DJ. Team objective structured bedside assessment (TOSBA) as formative assessment in undergraduate obstetrics and gynecology: a cohort study. BMC Med Educ. 2015;15(1):172.
19. Marwan Y, Al-Saddique M, Hassan A, Karim J, Al-Saleh M. Are medical students accepted by patients in teaching hospitals? Med Educ Online. 2012;17:17172.
20. Carty M, O'Riordan N, Ivers M, Higgins MF. Patient perspectives of bedside teaching in an obstetrics, gynaecology and neonatology hospital. BMC Med Educ. 2020;20(1):111.
21. Walters K, Buszewicz M, Russell J, Humphery C. Teaching as therapy: cross-sectional and qualitative evaluation of patients' experiences of undergraduate psychia-

try teaching in the community. BMJ. 2003;326(7392): 740-5.
22. Yu TC, Wilson NC, Singh PP, Lemanu DP, Hawken SJ, Hill AG. Medical students-as-teachers: a systematic review of peer-assisted teaching during medical school. Adv Med Educ Pract. 2011;2:157-72.
23. Ameh CA, Mdegela M, White S, van den Broek N. The effectiveness of training in emergency obstetric care: a systematic literature review. Health Policy Plan. 2019;34(4):257-70.
24. Gale A, Siassakos D, Attilakos G, Winter C, Draycott T. Operative vaginal birth: better training for better outcomes. BJOG. 2014;121(5):643-4.
25. Tempest N, Navaratnam K, Hapangama DK. Does advanced operative obstetrics still have a place in contemporary practice? Curr Opin Obstet Gynecol. 2015;27(2):115-20.
26. Powell J, Gilo N, Foote M, Gil K, Lavin JP. Vacuum and forceps training in residency: experience and self-reported competency. J Perinatol. 2007;27(6):343-6.
27. Siassakos D, Crofts JF, Winter C, Weiner CP, Draycott TJ. The active components of effective training in obstetric emergencies. BJOG. 2009;116(8):1028-32.
28. Crofts JF, Fox R, Draycott TJ, Winter C, Hunt LP, Akande VA. Retention of factual knowledge after practical training for intrapartum emergencies. Int J Gynaecol Obstet. 2013;123(1):81-5.
29. Egenberg S, Karlsen B, Massay D, Kimaro H, Bru LE. "No patient should die of PPH just for the lack of training!" Experiences from multi-professional simulation training on postpartum hemorrhage in northern Tanzania: a qualitative study. BMC Med Educ. 2017;17(1): 119.
30. Draycott TJ, Collins KJ, Crofts JF, Siassakos D, Winter C, Weiner CP, et al. Myths and realities of training in obstetric emergencies. Best Pract Res Clin Obstet Gynaecol. 2015;29(8):1067-76.
31. Fransen AF, van de Ven J, Schuit E, van Tetering A, Mol BW, Oei SG. Simulation-based team training for multi-professional obstetric care teams to improve patient outcome: a multicentre, cluster randomised controlled trial. BJOG. 2017;124(4):641-50.
32. Skinner S, Davies-Tuck M, Wallace E, Hodges R. Perinatal and maternal outcomes after training residents in forceps before vacuum instrumental birth. Obstet Gynecol. 2017;130(1):151-8.
33. Bahl R, Murphy DJ, Strachan B. Non-technical skills for obstetricians conducting forceps and vacuum deliveries: qualitative analysis by interviews and video recordings. Eur J Obstet Gynecol Reprod Biol. 2010;150(2):147-51.
34. Moulder JK, Louie M, Toubia T, Schiff LD, Siedhoff MT. The role of simulation and warm-up in minimally invasive gynecologic surgery. Curr Opin Obstet Gynecol. 2017;29(4):212-7.
35. Reznick RK, MacRae H. Teaching surgical skills: changes in the wind. N Engl J Med. 2006;355(25):2664-9.
36. Sutkin G, Littleton EB, Kanter SL, Cianciolo AT, Chen XP, Cope A, et al. Teaching, learning, and performance in the surgical workplace: insights from the examination of intraoperative interactions. Teach Learn Med. 2017;29(4):378-82.
37. Pulliam SJ, Berkowitz LR. Smaller pieces of the hysterectomy pie: current challenges in resident surgical education. Obstet Gynecol. 2009;113(2 Pt 1):395-8.
38. Guntupalli SR, Doo DW, Guy M, Sheeder J, Omurtag K, Kondapalli L, et al. Preparedness of obstetrics and gynecology residents for fellowship training. Obstet Gynecol. 2015;126(3):559-68.
39. Chen XP, Williams RG, Sanfey HA, Smink DS. A taxonomy of surgeons' guiding behaviors in the operating room. Am J Surg. 2015;209(1):15-20.
40. Torbeck L, Wilson A, Choi J, Dunnington GL. Identification of behaviors and techniques for promoting autonomy in the operating room. Surgery. 2015;158(4): 1102-10.
41. Sampene KC, Littleton EB, Kanter SL, Sutkin G. Preventing error in the operating room: five teaching strategies for high-stakes learning. J Surg Res. 2019; 236:12-21.
42. Zahiri HR, Park AE, Pugh CM, Vassiliou M, Voeller G. "See one, do one, teach one": inadequacies of current methods to train surgeons in hernia repair. Surg Endosc. 2015;29(10):2867-72.
43. Aluko A, Rana J, Burgin S. Teaching & learning tips 9: case-based teaching with patients. Int J Dermatol. 2018;57(7):858-61.
44. Neher JO, Gordon KC, Meyer B, Stevens N. A five-step "microskills" model of clinical teaching. J Am Board Fam Pract. 1992;5(4):419-24.
45. Feijó LP, Fakhouri Filho SA, Nunes MPT, Augusto KL. Residente como professor: uma iniciação à docência. Rev Bras Educ Med. 2019;43(2):225-30.
46. Corleta OC, Capp E. Preceptoria estruturada (SNAPPS, preceptor minuto). In: Avaliação de competências no internato: atividades profissionais confiabilizadoras essenciais para a prática médica. Porto Alegre: UFRGS; 2019. p.28-32.
47. Coelho RA, Medeiros FC, Peixoto Júnior AA, Diniz RVZ, McKinley DW, Bollela VR. Workplace based assessment in obstetrics and gynecology clerkship to detect learning gaps. Rev Bras Educ Med. 2019;43(1): 181-6.
48. Norcini JJ, Blank LL, Duffy FD, Fontana GS. The mini-CEX: a method for assessing clinical skills. Ann Intern Med. 2003;138(6):476-81.
49. Fino CN. Vygotsky e a zona de desenvolvimento proximal (ZDP): três implicações pedagógicas. Rev Portuguesa Educ. 2001;14:273-91.

CAPÍTULO 25

Segurança do paciente e formação do residente

Katharina Reichmann Rodrigues
Henrique Trombini Pinesi
Carlos Vicente Serrano Junior

INTRODUÇÃO

Competências médicas consistem em conhecimentos, habilidades e atitudes que são fundamentais para o exercício da profissão. Organizações como o Royal College of Physician and Surgeons of Canada, o Accreditation Council for Graduate Medical Education dos Estados Unidos e o General Medical Council do Reino Unido publicaram diferentes documentos que definem quais são as principais competências médicas. Em todos esses documentos, está presente a preocupação com a promoção de ações que visam reduzir os danos desnecessários associados ao cuidado em saúde.

Eventos adversos em saúde consistem em incapacidades temporárias ou permanentes, prolongamento de internação ou morte que ocorrem como consequência da assistência à saúde. Eles podem ser classificados de acordo com a sua gravidade, variando entre "quase eventos" (*near miss*) e eventos que resultam em morte. Também podem ser subdivididos em evitáveis e inevitáveis. Em um estudo realizado por Leape et al.,[1] concluiu-se que mais do que dois terços dos eventos adversos na amostra eram evitáveis, sendo 28% atribuíveis à negligência de um profissional de saúde, e 42% a outros fatores, como má gestão médica.

Vários estudos já foram realizados para avaliar a incidência de eventos adversos em saúde. Muitos desses estudos são retrospectivos e baseados na revisão de dados de prontuário, portanto, a cultura de identificação e notificação de eventos adversos de cada instituição influencia bastante esses resultados. Mendes et al.[2] publicaram, em 2005, uma revisão sistemática para avaliar a ocorrência de eventos adversos em hospitais. A incidência variou conforme o país, sendo de 7,5% no Canadá e 16,6% na Austrália. Ainda na Austrália, outra análise demonstrou que erros resultaram em 18 mil mortes desnecessárias e mais de 50 mil pacientes com deficiências.[3] Nos Estados Unidos, estima-se um número de pelo menos 44 mil mortes desnecessárias por ano, além de 1 milhão de outros danos.[4] Em 1999, o relatório "To err is human"[4] do Institute of Medicine dos Estados Unidos estimou entre 44 mil e 98 mil o número de mortes anuais secundárias a erro médico em hospitais, o que tornaria os eventos adversos em saúde a oitava principal causa de morte no mundo.

Além do evidente custo humano associado a esses eventos adversos, estão envolvidos também custos econômicos significativos. A Australian Patient Safety Foundation estimou em cerca de 18 milhões de dólares os custos em processos de negligência médica no estado da Austrália do Sul no período de 1997 a 1998.[5] No relatório "To err is human", o Institute of Medicine estimou em 17 bilhões de dólares anuais os custos diretos e indiretos causados por erros evitáveis no mundo.

ASPECTOS FUNDAMENTAIS DA SEGURANÇA DO PACIENTE

Com a publicação do relatório "To err is human" pelo Institute of Medicine, em 1999, a responsabilização pelos eventos adversos em saúde deixou de focar o indivíduo e passou a focar a complexidade dos sistemas de saúde. A análise de desastres tecnológicos de larga escala, envolvendo naves espaciais, plataformas de petróleo e usinas nucleares, entre outros, chegou à mesma conclusão: não apenas fatores individuais, mas também condições do ambiente de trabalho, fatores organizacionais latentes e decisões de gestão estão frequentemente envolvidos na gênese de eventos adversos. O acidente com o voo 447 da Air France é um exemplo de desastre na aviação cujos aprendizados podem ser extrapolados para a prática assistencial em saúde.[6] Em um artigo intitulado "Lessons for surgeons in the final moments of Air France Flight 447", os autores discorrem sobre o fato de que uma somatória de falha técnica no avião, erros na comunicação e inexperiência tanto do piloto quanto do copiloto levaram ao acidente.

Os sistemas de saúde estão cada vez mais complexos. Um número crescente e mais variado de profissionais está integrando a equipe que fornece assistência em saúde (médicos, dentistas, enfermeiros, farmacêuticos, assistentes sociais, nutricionistas, fisioterapeutas, fonoaudiólogos, terapeutas ocupacionais e outros). Se estratégias para facilitar a troca de informações entre todas essas partes não forem desenvolvidas, erros vão ocorrer invariavelmente. Além disso, ao mesmo tempo que o desenvolvimento de novos medicamentos, terapias de suporte e métodos de monitoramento melhoraram o cuidado, também acrescentaram mais variáveis à assistência à saúde. Nos países em desenvolvimento, a ausência de recursos também contribui para a ocorrência de eventos adversos. Nesses países, frequentemente, a infraestrutura e os equipamentos disponíveis são precários, o suprimento e a qualidade dos medicamentos não são confiáveis, o controle de infecções e a gestão de resíduos são deficientes e o financiamento é insuficiente. Dados da Organização Mundial da Saúde (OMS) mostram que, em alguns países, cerca de 40% dos leitos hospitalares estão localizados em estruturas originalmente construídas para outros propósitos.[7]

Levando em consideração toda a complexidade dos sistemas de saúde, o psicólogo britânico James Reason desenvolveu a teoria do queijo suíço (Figura 1).[8] Esse modelo demonstra que falhas em apenas um nível de organi-

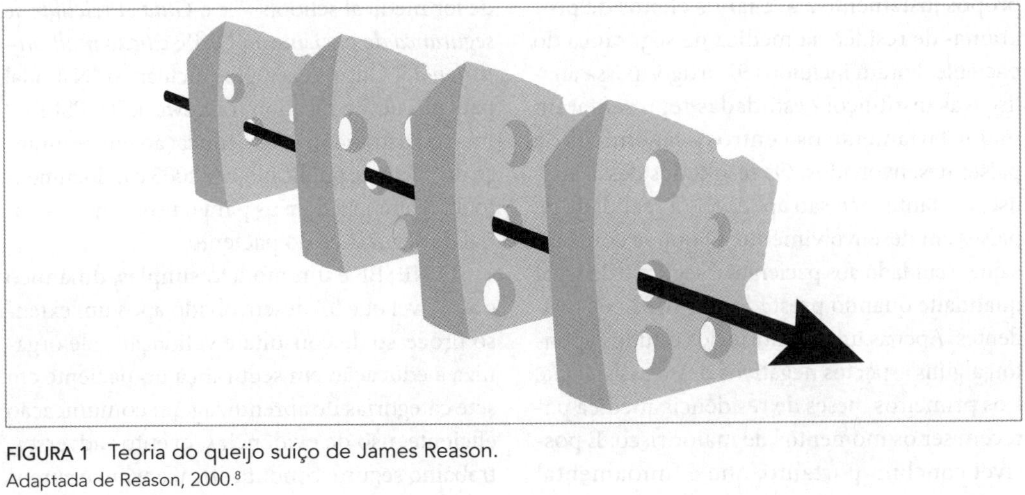

FIGURA 1 Teoria do queijo suíço de James Reason.
Adaptada de Reason, 2000.[8]

zação não costumam ser suficientes para causar um acidente. Para a ocorrência de um evento adverso, habitualmente é necessário o surgimento de uma trajetória de oportunidade causada por falhas em vários níveis diferentes, que devem se alinhar de forma simultânea. Além disso, Reason também explicou que apenas uma abordagem sistêmica (em oposição à abordagem mais comum, baseada em culpar indivíduos) é capaz de criar uma cultura de cuidado mais segura. Por fim, é essencial que análise e relatos dos erros sejam realizados, de modo a identificar os principais fatores determinantes e implementar ferramentas que evitem erros semelhantes no futuro. Com base nesses aprendizados, os serviços de saúde têm estimulado e adotado a política institucional de notificação dos eventos adversos e de *feedback* de toda a equipe assistencial quando da ocorrência de um evento.

RELAÇÃO ENTRE EVENTO ADVERSO E A PRESENÇA DE ESTUDANTES NA PRÁTICA ASSISTENCIAL

A realidade dos sistemas de saúde fez surgir o questionamento sobre a possibilidade de a presença de profissionais de saúde em treinamento interferir na qualidade do serviço prestado aos pacientes. Uma revisão sistemática publicada em 2012 por van der Leeuw et al.[9] se propôs justamente a avaliar os efeitos de programas de residência médica na segurança do paciente. Foram incluídos 97 artigos nessa análise e as instituições estudadas representaram majoritariamente os centros acadêmicos de países desenvolvidos. Os resultados dessa análise, portanto, não são aplicáveis à realidade de países em desenvolvimento. O que se concluiu é que o cuidado aos pacientes é seguro e de igual qualidade quando prestado por médicos residentes. Apenas uma minoria dos estudos apontou alguns aspectos negativos dessa assistência, e os primeiros meses de residência médica parecem ser os momentos de maior risco. É possível concluir, portanto, que é fundamental garantir uma supervisão mais intensa nesse início. Por fim, os autores também concluíram que a supervisão adequada, o tempo maior para procedimentos cirúrgicos, bem como a atenção e a avaliação individualizada das competências médicas de cada residente poderiam ter um impacto positivo no cuidado aos pacientes.

Outro ponto a ser levado em consideração é que a presença de estudantes e residentes no serviço de saúde estimula o uso da medicina baseada em evidências e a adesão às diretrizes mais recentes, o que é benéfico para o cuidado do paciente.

SEGURANÇA DO PACIENTE COMO ITEM CURRICULAR FUNDAMENTAL DAS PROFISSÕES EM SAÚDE

Espera-se que profissionais da saúde sejam capazes de prestar serviços de saúde com base em evidências e de manter um ambiente seguro para os seus pacientes. Para que esse objetivo seja alcançado, é preciso que o tema segurança do paciente seja incluído como item curricular fundamental nas profissões da saúde. Como esse assunto é relativamente novo para a maioria dos educadores da área, guias foram desenvolvidos a fim de auxiliar as instituições acadêmicas a implementar o aprendizado em segurança do paciente. A OMS publicou o documento "WHO patient safety curriculum guide for medical schools"[10] e o *Guia curricular de segurança do paciente da OMS: edição multiprofissional*.[11] Outros exemplos incluem o "National patient safety education framework" (NPSEF),[12] marco australiano sobre educação em segurança do paciente publicado em 2005 e o documento de referência do país para o programa nacional de segurança do paciente.

O NPSEF é um modelo simples, dinâmico e acessível que foi desenvolvido após um extenso processo de consulta e validação. Ele organiza a educação em segurança do paciente em sete categorias de aprendizagem: comunicação eficiente, uso de evidências, eventos adversos, trabalho seguro, conduta ética, ensino e aprendizagem, e questões específicas. Para cada uma dessas categorias, são pontuados os conhecimentos, habilidades e atitudes necessários para um bom desempenho. Além disso, as categorias profissionais em saúde são divididas em quatro níveis e as responsabilidades de cada um desses níveis são delineadas. O NPSEF serviu de base para o documento canadense publicado em 2009 sob o título de "The safety competencies: enhancing patient safety across the health professions".[13]

Também é possível traçar um paralelo entre o marco australiano e o documento da OMS. Este documento contém sugestões excelentes de ferramentas a serem utilizadas para integrar o aprendizado em segurança do paciente ao currículo das profissões em saúde.[12] Para citar alguns exemplos, são apresentadas sugestões de como elaborar uma disciplina autônoma de segurança do paciente nos anos finais de um currículo tradicional ou de como implementar a segurança do paciente como disciplina autônoma dentro de disciplinas preexistentes. A abordagem da segurança do paciente foi dividida em onze tópicos distintos no guia curricular da OMS. Para cada um deles, há sugestões do conteúdo que deve ser ensinado e de metodologias de ensino que podem ser utilizadas. Os onze tópicos são os seguintes:[11]

1. O que é segurança do paciente?
2. Por que empregar fatores humanos é importante para a segurança do paciente?
3. A compreensão dos sistemas e do efeito da complexidade nos cuidados ao paciente.
4. Atuação em equipe de forma eficaz.
5. Aprendizado com os erros para evitar danos.
6. Compreensão e gerenciamento do risco clínico.
7. Utilização de métodos de melhoria de qualidade para melhorar os cuidados.
8. Envolvimento de pacientes e cuidadores.
9. Prevenção e controle de infecções.
10. Segurança do paciente e procedimentos invasivos.
11. Melhora da segurança no uso de medicações.

No Brasil, o documento que sumariza as diretrizes curriculares para a aplicação da segurança do paciente é o Programa Nacional de Segurança do Paciente (PNSP), que foi publicado pelo Ministério da Saúde em 2013. Nele, além da descrição das práticas assistenciais, há um destaque para a necessidade de inclusão do tema na formação dos profissionais de saúde e o trabalho em equipe é enfatizado.[14]

É importante destacar, ainda, que cerca de 70% dos eventos adversos caracterizados como erros médicos são resultado de erros diagnósticos. Portanto, ao elaborar um programa educacional que visa o ensino da segurança do paciente, é interessante acrescentar discussões sobre como o raciocínio clínico se desenvolve e quais são os possíveis vieses cognitivos que podem resultar desse processo. Ensinar sobre estratégias que visem diminuir a ocorrência de erros e vieses durante esse raciocínio é fundamental.[15]

METODOLOGIAS DE ENSINO NO ENSINO DA SEGURANÇA DO PACIENTE

Entender a segurança do paciente como um valor é essencial, por isso aspectos fundamentais de segurança devem ser incorporados aos objetivos educacionais da formação de profissionais de saúde. Para alcançar essa meta, várias metodologias de ensino podem ser utilizadas. De acordo com o *Guia curricular de segurança do paciente da OMS*,[11] os princípios a serem seguidos são:

1. Contextualize os princípios de segurança do paciente: utilize exemplos reais e identifique aplicações práticas.
2. Crie ambientes de aprendizagem seguros, eficazes, cooperativos e acolhedores.
3. Dê aos estudantes oportunidades para aplicar os conhecimentos, habilidades e atitudes necessários para garantir a segurança do paciente.

Exemplos de técnicas de ensino a serem utilizadas incluem palestras, estudos de casos, elaboração de projetos de melhorias, atividades em pequenos grupos, aprendizagem no contexto da prática (durante as rondas clínicas), dramatizações (*role-playing*) e simulações. O *Guia curricular de segurança do paciente da OMS*[11] pontua as principais vantagens e dificuldades envolvidas com o uso de cada uma dessas técnicas. A seguir, será apresentada a prática da simulação como método para o ensino sobre a segurança do paciente, tomando como inspiração o que Joseph Lowman disse uma vez: "Não fale aos alunos quando você pode demonstrar e não demonstre quando eles podem fazer sozinhos".[16]

TREINAMENTO EM SEGURANÇA DO PACIENTE COM O USO DE SIMULAÇÕES

A simulação é uma estratégia de ensino em que situações reais são replicadas em um ambiente controlado e sob supervisão, visando o aprendizado na prática de forma interativa. Essa estratégia não está necessariamente associada ao uso de tecnologia, pois o foco da estratégia é reproduzir experiências como forma de aprendizado.[17]

O desenvolvimento e o aperfeiçoamento da simulação como método de ensino em saúde foram estimulados nos últimos anos justamente como forma de aumentar a segurança do paciente. O uso da simulação advém das indústrias de alta confiabilidade, como usinas nucleares, indústria química e aviação civil. Essas indústrias desenvolveram uma série de estratégias para aumentar a segurança nos seus processos e atualmente são consideradas ultrasseguras por conta do baixo número de eventos fatais por exposição, enquanto os serviços de saúde são considerados perigosos.[18]

O uso da simulação na saúde foi iniciado com a anestesiologia. O primeiro simulador de alta fidelidade, desenvolvido por Abrahamson e Denson na década de 1960, tinha como objetivo reproduzir as respostas fisiológicas do corpo humano ao estresse cirúrgico. Nesse contexto, no entanto, a prática continuou restrita a poucos centros. O uso da simulação tornou-se mais frequente somente após a publicação do relatório "To err is human", do Institute of Medicine, em 1999. Nesse relatório, foram analisados os eventos adversos em saúde, e a cultura de segurança do paciente passou a ser mais valorizada.

Naturalmente, o uso da simulação como estratégia de ensino potencializa a segurança do ambiente de saúde. Isso se deve principalmente ao fato de o aprendizado ser realizado em um ambiente seguro, sem a presença do paciente, em que o erro não causará dano a ninguém e poderá ser utilizado como oportunidade de crescimento. A presença da supervisão e um adequado *debriefing* da situação são fatores fundamentais para potencializar esse aprendizado. Além disso, a simulação permite que o aluno seja exposto a situações infrequentes na prática clínica, pois estará preparado quando elas ocorrerem e necessitarem de ações urgentes e precisas. Nesse sentido, o uso da simulação possibilita, na realidade, uma maior confiabilidade dos pacientes no serviço de saúde.[19]

A simulação é, portanto, uma metodologia ativa de ensino, em que os conhecimentos teóricos são colocados em prática para aumentar sua fixação. Essa estratégia pode ser aplicada com diversos graus de tecnologia, desde o *role-playing* com o próprio grupo de alunos até simulações de alta fidelidade utilizando equipamentos de alta tecnologia capazes de reproduzir características do corpo humano. Além dos conhecimentos técnicos, a simulação possibilita a oportunidade de aprendizado de habilidades não técnicas, como comunicação, liderança, capacidade de decisão, priorização e manejo de tarefas.

Além de ser utilizada como método de ensino, a simulação também pode ser uma forma de testar os protocolos e fluxos dos serviços, propiciando a identificação de falhas de forma mais precoce e evitando que erros aconteçam na situação real.[20]

AVALIAÇÃO DO APRENDIZADO EM SEGURANÇA DO PACIENTE

A avaliação do aprendizado em segurança do paciente deve ser desenhada de acordo com os objetivos educacionais do programa. É recomendável que vários métodos sejam empregados – e não apenas um – e que sejam valorizadas técnicas somativas e formativas de avaliação. A pirâmide de Miller (Figura 2) pode servir de modelo para auxiliar na escolha das metodologias de avaliação. Essa pirâmide divide o desenvolvimento das competências clínicas em quatro níveis hierárquicos: "sabe", "sabe como", "demonstra" e "faz". Diferentes estratégias de avaliação são empregadas para cada um desses níveis:

- O nível "sabe", o mais baixo da pirâmide, pode ser avaliado por meio de questões dissertativas ou questões de múltipla escolha.
- O segundo e o terceiro níveis da pirâmide, "sabe como" e "demonstra", podem ser avaliados por meio de exercícios que propõem a resolução de casos clínicos e por meio do exame clínico objetivo e estruturado (do inglês *objective structured clinical examination* – OSCE), respectivamente. A simulação é outra ferramenta que pode ser utilizada na avaliação do nível "demonstra".
- Por fim, o topo da pirâmide deve ser avaliado por meio da observação direta em cenários clínicos reais. *Feedback* sob observação direta, miniexercício clínico avaliativo (do inglês *mini-clinical exercise* – Mini-CEX), avaliação 360º (também conhecida como avaliação multifonte ou, em inglês, *multisourde feedback*) e atividades profissionais confiabilizadoras ou confiáveis (do inglês *entrustable professional activities* – EPA) são exemplos de formas de se avaliar o nível "faz".

CONSIDERAÇÕES FINAIS

A segurança do paciente é uma das principais preocupações do médico na sua prática diária. Estratégias para minimizar ao máximo os eventos adversos são cada vez mais desenvolvidas e valorizadas pelos sistemas de saúde. A presença da segurança do paciente como item curricular na formação de alunos e residentes é fundamental para que sejam formados profissionais de saúde mais completos e preparados.

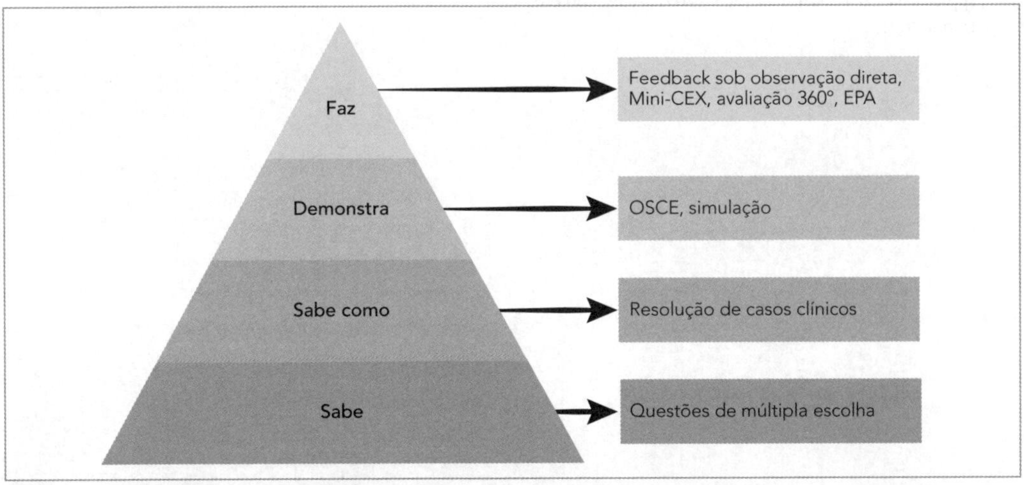

FIGURA 2 Correlação entre a pirâmide de Miller e os métodos de avaliação.
EPA: atividades profissionais confiabilizadoras (em inglês, *entrustable professional activities*); Mini-CEX: miniexercício clínico avaliativo (em inglês, *mini-clinical exercise*); OSCE: exame clínico objetivo e estruturado (em inglês, *objective structured clinical examination*).

REFERÊNCIAS

1. Leape LL, Lawthers AG, Brennan TA, Johnson WG. Preventing medical injury. QRB Qual Rev Bull. 1993;19(5):144-9.
2. Mendes W, Travassos C, Martins M, Noronha JC. Revisão dos estudos de avaliação da ocorrência de eventos adversos em hospitais. Rev Bras Epidemiol. 2005;8(4):393-406.
3. Weingart SN, Wilson RM, Gibberd RW, Harrison B. Epidemiology of medical error. BMJ. 2000;320:774-7.
4. Institute of Medicine Committee on Quality of Health Care in America; Kohn LT, Corrigan JM, Donaldson MS (eds.). To err is human: building a safer health system. Washington (DC): National Academies Press; 2000.
5. Runciman WB. Iatrogenic injury in Australia: a report prepared by the Australian Patient Safety Council. Adelaide: Australian Patient Safety Foundation; 2001.
6. Bhangu A, Bhangu S, Stevenson J, Bowley DM. Lessons for surgeons in the final moments of Air France Flight 447. World J Surg. 2013;37(6):1185-92.
7. Issakov A. Health care equipment: a WHO perspective. In: van Grutting CWD (ed.). Medical devices: international perspectives on health and safety. Amsterdam: Elsevier Science; 1994.
8. Reason J. Human error: models and management. BMJ. 2000;320(7237):768-70.
9. van der Leeuw RM, Lombarts KM, Arah OA, Heineman MJ. A systematic review of the effects of residency training on patients outcomes. BMC Med. 2012;10:65.
10. World Health Organization. WHO patient safety curriculum guide for medical schools. France: World Health Organization; 2009. Disponível em: https://apps.who.int/iris/handle/10665/44091. Acessado em: 18 out 2021.
11. Guia curricular de segurança do paciente da Organização Mundial da Saúde: edição multiprofissional. Rio de Janeiro: Autografia; 2016.
12. Walton MM, Shaw T, Barnet S, Ross J. Developing a national patient safety education framework for Australia. Qual Saf Health Care. 2006;15(6):437-42.
13. Canadian Patient Safety Institute. The safety sompetencies: enhancing patient safety across the health professions. 2.ed. Edmonton: Canadian Patient Safety Institute; 2020.
14. Ministério da Saúde. Portaria n. 529, de 1° de abril de 2013. Institui o Programa Nacional de Segurança do Paciente (PNSP). Diário Oficial da União, 2 abr 2013.
15. Royce CS, Hayes MM, Schwartzstein RM. Teaching critical thinking: a case for instruction in cognitive biases to reduce diagnostic errors and improve patient safety. Acad Med. 2019;94(2):187-94.
16. Lowman J. Mastering the techniques of teaching. San Francisco: Jossey-BassPublishers; 1995.
17. Gaba DM. The future vision of simulation in health care. Qual Saf Health Care. 2004;13 Suppl 1(Suppl 1):i2-10.
18. Ferner R. An agenda for UK clinical pharmacology: medication errors. Br J Clin Pharmacol. 2012;73(6): 912-6.
19. Graber MA, Wyatt C, Kasparek L, Xu Y. Does simulator training for medical students change patient opinions and attitudes toward medical student procedures in the emergency department? Acad Emerg Med. 2005;12(7):635-9.
20. Higham H, Baxendale B. To err is human: use of simulation to enhance trainisg and patient safety in anaesthesia. Br J Anaesthesia. 2017;119(suppl 1):i106-14.

CAPÍTULO 26

Desenvolvimento da competência em comunicação clínica

Sheyla Ribeiro Rocha
Maria Silvia Vellutini Setubal

INTRODUÇÃO

Até a Segunda Guerra Mundial, os médicos eram mais generalistas e conheciam bem seus pacientes. Estes, por sua vez, confiavam e esperavam uma atitude paternalista diante do sofrimento causado pelas doenças, dores e morte, pois havia poucos recursos para tratamento. A partir da segunda metade do século XX, com as descobertas de terapias mais eficazes como os antibióticos, a explosão da tecnologia para diagnóstico e tratamento de doenças, além do aumento das pesquisas e das especialidades, estabeleceu-se uma tendência crescente de distanciamento entre os médicos e seus pacientes. A relação continuou, no entanto, paternalista, não mais porque o médico conhecia bem seu paciente, mas porque possuía uma gama muito maior de conhecimentos e possibilidades de tratamentos, detentor de um saber inacessível à compreensão do outro. Assim, um distanciamento ainda maior se impõe na comunicação entre o médico e seus pacientes, o que faz com que estes não se sintam compreendidos ou escutados nas suas necessidades. A pesquisa, a especialização e o tratamento ganharam predominância sobre o cuidado. Nesse modelo biomédico, o paciente deixou de ser o ator principal do processo saúde-doença para tornar-se um coadjuvante.[1]

Na década de 1980, ganha corpo uma preocupação crescente com a prática e o ensino da medicina com relação às habilidades de comunicação na relação médico-paciente. Em 1977, Engel, um psiquiatra da University of Rochester Medical School, propôs o modelo biopsicossocial da saúde, uma abordagem que engloba os aspectos biológicos (situações e enfermidades que trazem o paciente ao encontro), as dimensões pessoais e emocionais, e os fatores familiares e da comunidade da pessoa. Esse foi um dos primeiros modelos de medicina holística.[2]

Nos anos 1990, muitas escolas médicas reconheceram a necessidade de revisar seus currículos para incluir o ensino de habilidades de comunicação e buscaram modelos que reconhecessem a importância do papel do paciente nesse diálogo. Vários consensos e modelos para a prática e ensino da comunicação em medicina foram publicados, ampliando o enfoque biomédico ao incluir as necessidades dos pacientes, seus interesses e preocupações. A habilidade de comunicação passou a ser vista como uma competência central a ser desenvolvida, medida e avaliada, e as agências reguladoras passaram a exigir que as escolas norte-americanas inserissem em seus currículos o ensino e a avaliação dessas habilidades para obterem seus credenciamentos.[3]

Em 1999, um grupo de 21 pesquisadores e especialistas em habilidades de comunicação nas escolas de medicina e representantes das entidades reguladoras americanas e canadenses definiram um consenso sobre os elementos essenciais à comunicação médico-paciente. O resultado ficou conhecido como Consenso Kalamazoo, utilizado posteriormente para nortear a implantação do ensino dessas habilidades nos currículos de medicina em todo o mundo.[3]

No Brasil, as Diretrizes Curriculares Nacionais (DCN) para o curso de medicina, publicadas em 2001, já mencionavam a necessidade de incluir as habilidades de comunicação nos currículos.[4] A versão mais recente dessas diretrizes, publicada em 2014, amplia e detalha essa necessidade, propondo como modelo teórico o cuidado centrado na pessoa.[5] Com relação especificamente aos programas de residência, as diretrizes de 2006 ainda não valorizavam a comunicação como uma competência clínica essencial, mas a partir de 2019 as matrizes de competências das especialidades incluíram explicitamente a necessidade de que os residentes desenvolvessem habilidades de comunicação no contato com o paciente, os familiares e as equipes.

DEFINIÇÃO DE TERMOS E CONCEITOS

A comunicação humana é um processo complexo, subjetivo e culturalmente mediado, que envolve uma combinação de valores, conhecimentos, habilidades e atitudes. Por consequência, comunicar-se envolve mais aspectos do que simplesmente as palavras que são ditas. Nesse sentido, pode-se dividir o processo de comunicação em dois componentes básicos: o verbal e o não verbal. A comunicação verbal se refere às palavras (escrita ou oral) que compõem as mensagens, e a não verbal inclui a linguagem corporal e a paralinguagem ou linguagem paraverbal (ou seja, o tom de voz).

O psicólogo Albert Mehrabian conduziu um importante estudo, na década de 1970, que destacou o papel da comunicação não verbal no processo de comunicação humana. Esse estudo postulou a regra "7/38/55", afirmando que 7% da comunicação vem das palavras ditas; 38%, da paralinguagem; e 55%, da linguagem corporal. Desde então, a comunicação não verbal vem sendo apontada como uma importante ferramenta na construção de vínculo, que pode impactar tanto positiva quanto negativamente a relação médico-paciente.[6,7]

Os elementos da linguagem não verbal são inerentes ao processo comunicacional e respondem pelo efeito que a comunicação tem no receptor da mensagem. A linguagem corporal se expressa por meio de comportamentos como contato visual, expressões faciais, postura e posição corporais, movimentos repetitivos da cabeça, tronco e extremidades. O tom de voz refere-se à forma como as palavras são ditas e expressa-se por meio de duração, pausa, entonação, ritmo, volume e textura da voz. Esse repertório de comportamentos e atitudes corresponde às chamadas "qualidades humanísticas" ou "habilidades interpessoais".[3] Assim, o uso adequado dessas habilidades permite ao profissional transmitir uma sensação de acolhimento, respeito, empatia, conforto, confiança e apoio. Por outro lado, a desatenção pode refletir desinteresse, tédio, raiva, irritação, impaciência ou descrença, prejudicando a construção de vínculo. Além disso, observar a comunicação não verbal do paciente pode revelar informações importantes a serem consideradas pelo médico na condução do atendimento.[6]

Assim, na prática médica, as habilidades de comunicação podem ser definidas como um repertório de capacidades que permitem ao médico se relacionar de forma empática, efetiva e eficaz, bem como ser capaz de evitar e resolver conflitos, utilizando comunicação verbal e não verbal no processo de comunicação com os pacientes, suas famílias e outros profissionais.[8] Espera-se, portanto, que os médicos que apresentam essas habilidades bem desenvolvidas sejam capazes de:

- Criar e manter uma relação médico-paciente forte, empática, terapêutica e ética.
- Utilizar a escuta ativa para obter as informações necessárias, incluindo habilidades

verbais (explicativas, questionadoras, orientadoras) e não verbais.

- Compartilhar informações de maneira clara, encorajando o paciente a fazer perguntas e a participar das decisões.
- Trabalhar harmoniosamente com outros profissionais, tanto como membro quanto como líder de uma equipe de saúde.[8]

IMPORTÂNCIA DAS HABILIDADES DE COMUNICAÇÃO PARA A FORMAÇÃO DO MÉDICO RESIDENTE

Segundo Rider et al.,[9] a comunicação é a atividade mais comum na prática médica. Ao longo da sua carreira, um médico fará entre 160 mil e 600 mil atendimentos. Essa é, portanto, uma competência clínica essencial que deve ser considerada como todas as outras exigidas na prática médica, com a mesma seriedade e importância. Os autores afirmam que essas habilidades se correlacionam com a melhora dos cuidados em saúde por parte dos pacientes, têm um impacto significativo naqueles que cuidam e, quando não são efetivas, associam-se a processos jurídicos. Além desses aspectos, o mais importante é que elas podem e devem ser ensinadas e aprendidas.[9]

Compreender como a comunicação se estabelece é essencial para os profissionais de saúde, pois a comunicação efetiva é uma ferramenta indispensável para a prática clínica. Os problemas de comunicação na relação médico-paciente são importantes e comuns. Estudos evidenciam que a maioria das reclamações por má prática não trata de problemas de competência clínica, mas de problemas de comunicação na relação médico-paciente-familiares. A ansiedade e a insatisfação do paciente geralmente se relacionam com a imprecisão e/ou a falta de explicações transmitidas pelo médico, que não atende à quantidade e ao tipo de informação que os pacientes desejam. A linguagem utilizada muitas vezes não é clara, com uso de jargões e ausência de significados compartilhados entre médico e paciente.[10] Esse aspecto assume papel de destaque ao se considerar o impacto das diferenças socioculturais no uso da linguagem, que exigem adaptação do profissional para interagir de forma efetiva com as pessoas e comunidades.

Estudos apontam que a comunicação não verbal também repercute em importantes desfechos em saúde, como o grau de satisfação e a adesão dos pacientes ao plano de cuidados.[11] Por conta disso, os profissionais devem estar atentos não apenas a "o que" se fala (componente verbal) mas também a "como" se fala (componente não verbal). Para alcançar esse objetivo, o médico deve utilizar técnicas adequadas de entrevista e estar atento às mensagens que transmite com sua linguagem não verbal, bem como à linguagem não verbal dos pacientes.

TREINAMENTO DE HABILIDADES DE COMUNICAÇÃO NA RESIDÊNCIA MÉDICA

Diversos consensos recomendam o treinamento de um conjunto de habilidades essenciais para que a comunicação entre médicos e pacientes seja efetiva. O Consenso de Kalamazoo[3] é um importante referencial nesse sentido e se baseia em vários modelos teóricos de comunicação médico-paciente. O treinamento de comunicação clínica deve se iniciar na graduação e continuar por toda a formação médica, incluindo a residência, a educação continuada e a educação permanente. Os componentes-chave de uma consulta ambulatorial de acordo com esse consenso estão descritos no Quadro 1.

HABILIDADES DE COMUNICAÇÃO A SEREM APRIMORADAS NA RESIDÊNCIA

As atividades profissionais do médico exigem diferentes habilidades de comunicação, que compreendem desde as mais básicas, como a coleta de informações, até as mais complexas, como respostas empáticas e conversas difíceis (por exemplo, terminalidade e más notícias). Residentes devem ser capazes de demonstrar

QUADRO 1 Habilidades de comunicação essenciais na consulta médica

Abertura da consulta
Apresentar-se e explicar o seu papel Permitir que o paciente fale o motivo da consulta sem interrupção Identificar o motivo da consulta Estabelecer/manter conexão com o paciente Estabelecer uma agenda para a consulta
Coleta de informações
Fazer uso equilibrado de perguntas abertas e fechadas Estruturar, esclarecer e resumir as informações Demonstrar escuta ativa utilizando linguagem verbal (p. ex. paráfrases e sumarização) e não verbal (p. ex. contato visual) Obter informações suficientes para ser capaz de descrever e caracterizar as queixas do paciente
Compreensão da perspectiva do paciente
Explorar fatores contextuais (p. ex., família, gênero, idade, espiritualidade, questões culturais e socioeconômicas) Identificar crenças, medos, preocupações, expectativas e explicações do paciente sobre o seu processo de saúde-doença Identificar e responder às ideias e sentimentos do paciente com empatia e respeito
Compartilhamento de informações
Fornecer explicações utilizando linguagem que o paciente possa compreender Evitar o uso de jargão médico Verificar a compreensão do paciente e corrigir conforme apropriado Incentivar o paciente a fazer perguntas
Formular um acordo sobre problemas e plano de cuidados
Incentivar o paciente a participar da tomada de decisões na medida que ele o desejar Avaliar a vontade e a intenção do paciente de seguir o plano de cuidados proposto Identificar recursos e apoios para a condução do plano Negociar diferenças de perspectiva e objetivos
Encerramento da consulta
Perguntar ao paciente se tem outros problemas ou preocupações Incentivar a fazer perguntas Resumir e pactuar o plano de cuidados elaborado Discutir o acompanhamento/retorno e próximos passos (p. ex., consulta de retorno, plano de ação para resultados inesperados, próximos exames etc.)

Adaptado de Makoul, 2001.[3]

habilidades interpessoais e de comunicação que resultem em troca efetiva de informações com os pacientes, suas famílias e os outros profissionais da equipe. Espera-se que criem e sustentem uma boa relação terapêutica e ética, usem habilidades de escuta eficazes, obtenham e forneçam informações utilizando-se de habilidades verbal e não verbal adequadas, e desenvolvam habilidades escritas igualmente competentes.

A seguir, são apresentadas três atividades profissionais que exigem habilidades de comunicação avançadas e que podem ser incluídas nos currículos dos programas de residência médica.

Tomada de decisões compartilhada

Na prática médica, o processo de tomada de decisões pode se dar:

- Conduzido pelo médico, que define as condutas sem a participação ativa do paciente (decisão paternalista).
- Conduzido pelo paciente, em que o médico informa as opções baseando-se em evidências científicas, mas não faz recomendações, e o paciente faz as suas escolhas sozinho (decisão com autonomia máxima do paciente).

- Decisão compartilhada, em que profissional e paciente atuam ativamente na tomada de decisão, baseando-se em evidências científicas, princípios éticos e na preferência do paciente.[12]

Nas últimas décadas, o processo de tomada de decisão na prática médica vem mudando seu foco de um padrão paternalista para a decisão compartilhada.[12] Chewning et al., em 2012, concluíram, após revisão sistemática da literatura, que os pacientes preferem estar ativamente envolvidos na tomada de decisão e que essa preferência aumentou nas duas décadas anteriores.[13] Shay e Lafata, em 2015, publicaram revisão sistemática apontando, ainda, que a decisão compartilhada é importante para promover a autonomia e a satisfação do paciente, além de estar associada a menos conflito diante da decisão e a melhores desfechos em saúde.[14]

Para utilizar a tomada de decisão compartilhada, recomenda-se que o médico estruture a entrevista seguindo o modelo integrativo para a decisão compartilhada, descrito por Makoul e Clayman.[15] Esse modelo teórico define os seguintes passos a serem seguidos pelo médico:

- Definir e explicar o problema.
- Apresentar as opções e discutir os prós e contras de cada uma (riscos, benefícios, custos).
- Incentivar o paciente a fazer perguntas e a expressar seus valores e preferências.
- Discutir a capacidade e a disponibilidade do paciente de aderir às opções apresentadas (autoeficácia).
- Verificar a compreensão do paciente e esclarecer dúvidas.
- Deixar claro se a decisão deve ser tomada de imediato ou em outro momento (se possível, adiar a tomada de decisão até que o paciente se sinta seguro).
- Planejar/organizar o acompanhamento.

No Brasil, a Recomendação do Conselho Federal de Medicina n. 1 de 2016,[16] que trata da obtenção de consentimento livre e esclarecido, é a orientação mais completa para a tomada de decisão compartilhada na prática médica. Tem como objetivo estimular a comunicação efetiva e atribui ao médico a responsabilidade de desenvolver uma relação intersubjetiva com o paciente, estabelecendo conexões mais simétricas e igualitárias. Essa recomendação visa respeitar a autonomia do paciente, garantindo-lhe o direito de ser esclarecido sobre sua condição de saúde e possibilidades terapêuticas, bem como de participar ativamente da tomada de decisão. Visa também garantir mais segurança ao ato médico, ao reconhecer a autonomia do paciente para deliberar diante das recomendações recebidas.[10] Segundo o Código de Ética Médica Brasileiro, o médico está liberado de obter o consentimento do paciente ou de seu representante legal somente quando tratar-se de risco iminente de morte.

Para adotar essa abordagem, no entanto, o profissional deve estar convicto da necessidade de apoiar a autonomia do paciente, respeitando a capacidade individual e a interdependência dos envolvidos na tomada de decisão. Essa habilidade comunicacional é essencial em consultas médicas que envolvam orientações para mudança de hábitos (por exemplo, em casos de diabetes e hipertensão), definição de abordagem terapêutica (por exemplo, no tratamento oncológico e no aconselhamento contraceptivo) e autorização para procedimentos (por exemplo, antes de exames invasivos e cirurgias).

Comunicação de más notícias

Entre as habilidades de comunicação a serem desenvolvidas ao longo da formação médica, uma das mais difíceis, em qualquer especialidade, é a comunicação de notícias contrárias às expectativas de todos os envolvidos: paciente, familiares e médicos. A falta de preparo e a relutância em lidar com as emoções dos pacientes são consideradas os principais motivos pelos quais os médicos evitam esses encontros.[17] Transmitir uma notícia difícil de forma clara e empática, atendendo às necessidades individualizadas dos pacientes, exige preparo. Há na literatura, no entanto, um consenso de que a comunicação de más notícias é uma habilidade que pode ser aprendida e deve ser ensinada e treinada em um ambiente de apoio emocional. Esse treinamento visa oferecer ao profissional estratégias para agir de forma mais assertiva e lidar com o seu próprio desconforto e com as reações dos pacientes. Evidências apontam que o treinamento aumenta a confiança e contribui para diminuir o estresse do médico diante desse tipo de tarefa.[17]

Diferentes modelos foram descritos para o treinamento de comunicação de notícias difíceis. O modelo Spikes, desenvolvido por Baile para treinar oncologistas na transmissão de más notícias, é o mais utilizado em diversas áreas da saúde. Spikes é o acrônimo das seis etapas a serem seguidas no preparo dos médicos e na comunicação, utilizado para facilitar a memorização. A primeira etapa envolve preparar o cenário (*setting*), ou seja, escolher um lugar adequado, privado, sem interrupções, onde o paciente possa se sentir acolhido e respeitado, e sem a pressão do tempo. A comunicação se inicia ao verificar a percepção (*perception*) do paciente e o que ele sabe sobre a situação, a doença e os riscos, demonstrando habilidade de escuta. Em seguida, recomenda-se convidar (*invitation*) o paciente para receber a notícia ou introduzir o fato de que notícias difíceis estão por vir, para só depois compartilhar o conhecimento clínico (*knowledge*) sobre o problema. Em seguida, deve-se deixar tempo e espaço para responder às reações emocionais (*emotions*) do paciente, incluindo o choro e o silêncio. Por fim, deve-se oferecer um resumo dos próximos passos, o desenvolvimento de uma estratégia (*strategize and summarize*) ou plano de acompanhamento com o qual o paciente concorde. De acordo com Baile, Spikes é uma abordagem baseada em evidências sobre as habilidades necessárias para se transmitir más notícias e deve ser vista como um guia flexível para ajudar os profissionais da saúde a oferecer um atendimento centrado nas necessidades individualizadas dos pacientes e suas famílias.[18] No Quadro 2, estão detalhados os passos a serem seguidos.

QUADRO 2 Protocolo Spikes para comunicação de más notícias

S – *Setting* (cenário)	Providenciar um local privativo Envolver outras pessoas importantes para o paciente Estabelecer vínculo Informar restrições de tempo e possíveis interrupções
P – *Perception* (percepção da condição/gravidade)	Identificar o que o paciente sabe sobre a sua condição de saúde e o seu nível de compreensão
I – *Invitation* (convite à informação)	Perguntar ao paciente o quanto deseja saber sobre sua condição de saúde Disponibilizar-se para responder às perguntas em outro momento se o paciente assim o desejar
K – *Knowledge* (conhecimento e informação)	Usar linguagem adequada, considerando nível de escolaridade, sociocultural e o estado emocional do paciente Dar informações aos poucos, verificando a compreensão sobre o que foi dito
E – *Emotions* (emoções)	Responder às reações do paciente de forma empática e respeitosa Dar tempo ao paciente para expressar seus sentimentos, validando suas emoções
S – *Strategize and summarize* (estratégia e resumo)	Verificar se o paciente está preparado para discutir o plano de cuidados a ser seguido Discutir o plano de forma objetiva Resumir o que foi dito, dando oportunidade ao paciente para esclarecer dúvidas Encerrar a consulta explicando os próximos passos

No Brasil, o Ministério da Saúde ofereceu, entre 2009 e 2011, um treinamento utilizando o modelo Spikes como ferramenta de instrumentalização do profissional da saúde para a manutenção da qualidade do vínculo com o usuário.[19] Penello[20] sugere agregar o modelo Spikes a outras ferramentas fundamentais para o trabalho em saúde, chamadas pela autora de "tecnologia de cuidado", uma formação técnica mais ampla que envolve o desenvolvimento de um novo modelo de enfrentar o sofrimento, que é: "cuidar-se cuidando".

Comunicação com a equipe

Sabe-se que a comunicação eficaz amplia as capacidades dos pacientes de seguir as recomendações de tratamento, de manejar adequadamente suas doenças crônicas e de adotar comportamentos preventivos para a manutenção da saúde. Além disso, os modernos sistemas de saúde estão estruturados de maneira que o cuidado com o paciente envolve múltiplas e diversas interações entre profissionais de saúde com diferentes níveis educacionais e treinamentos distintos. Há, portanto, muitas informações críticas que devem ser comunicadas com precisão. Nesse cenário, a colaboração entre os membros da equipe é fundamental. Além de aumentar a satisfação dos pacientes, a boa comunicação da equipe evita também erros médicos, pois, quando os profissionais de uma equipe não conseguem se comunicar efetivamente, colocam em risco a segurança do paciente.[21]

Equipes que funcionam bem se caracterizam por respeito mútuo, confiança e colaboração, com uma abordagem interdisciplinar. Cada membro da equipe é responsável pela sua parte, pelo todo e pelo bem-estar da equipe, tendo como objetivo comum o bem-estar do paciente.[21] São considerados componentes necessários para um trabalho em equipe bem-sucedido:[22]

- Comunicação clara e aberta entre os membros.
- Ambiente não punitivo.
- Conhecimento e desempenho dos papéis e atividades designados para cada membro da equipe.
- Atmosfera de respeito.
- Compartilhamento de responsabilidades individuais para o sucesso do trabalho em equipe.
- Reconhecimento e processamento de conflitos.
- Definições claras quanto à autoridade e à responsabilidade de cada um.
- Processo de decisão claro e conhecido.
- Comunicação e compartilhamento de informações regulares e rotineiros.
- Ambiente adequado que inclua acesso a recursos necessários e mecanismos para avaliar os resultados e fazer ajustes necessários.

Essas habilidades são fundamentais nas interações dos médicos em formação com as equipes multiprofissionais.

Para que haja um funcionamento harmônico, faz-se necessário ampliar a educação e o treinamento em habilidades de comunicação nas equipes interdisciplinares e multiprofissionais, aumentando a colaboração e a corresponsabilidade.[21] Um modelo que vem sendo utilizado para esses treinamentos é o das ferramentas e estratégias para equipes melhorarem o desempenho e a segurança do paciente (em inglês, *team strategies and tools to enhance performance and patient safety* – TeamSTEPPS®). O foco desse treinamento é o desenvolvimento das quatro competências essenciais para o trabalho em equipe: comunicação, liderança, monitoramento de situações críticas e apoio mútuo.[23] As fases do TeamSTEPPS® estão apresentadas no Quadro 3.[23]

ESTRATÉGIAS DE TREINAMENTO DAS HABILIDADES DE COMUNICAÇÃO

O treinamento da comunicação clínica deve compreender os três componentes da competência (conhecimento, habilidades e atitudes) e ser ofertado de forma contínua ao longo de todo o processo de formação. Considera-se que

QUADRO 3 Fases do treinamento TeamSTEPPS®

Fase	Ações
Fase 1 – Avaliação da demanda e planejamento de acordo com as necessidades e especificidades de cada instituição	Fazer uma avaliação do local, identificando as deficiências da equipe Definir o problema, desafio ou oportunidade para melhoria: mapear as informações, o objetivo das intervenções e a disponibilidade para mudanças Definir o objetivo da intervenção e acessar a necessidade de treinamento
Fase 2 – Treinamento, implementação e manutenção	Determinar objetivos específicos do treinamento Definir a intervenção e quais ferramentas utilizar Desenvolver um plano para avaliar a intervenção Desenvolver um plano de comunicação: como será feito e qual o objetivo a ser atingido Preparar a instituição Implementar o treinamento, de preferência com uma equipe variada, com diferentes profissionais, com uma combinação de currículos Treinar os treinadores: 2 dias para formar instrutores para treinar outros membros da equipe
Fase 3 – Sustentabilidade e melhoria na atuação da equipe	Providenciar oportunidades de prática dos comportamentos aprendidos Garantir líderes que enfatizem as novas habilidades aprendidas e o envolvimento constante da equipe Providenciar *feedback* regular para garantir que as mudanças se sustentem Celebrar os ganhos, reconhecer os esforços e convencer os céticos Medir os sucessos: satisfação com o treinamento, uso no trabalho das estratégias aprendidas e mudanças nos processos e nos resultados Atualizar o planejamento de acordo com as mudanças de necessidade

Adaptado de King et al., 2008.[23]

há uma grande possibilidade de os residentes ampliarem suas habilidades de comunicação quando os treinamentos:

- Baseiam-se em demonstrações e/ou descrições das habilidades a serem desenvolvidas.
- Utilizam um modelo conceitual reconhecido, com um referencial teórico.
- Oferecem a oportunidade de praticar as habilidades a serem aprimoradas.
- Fornecem *feedback* imediato.
- Reforçam a necessidade de aplicar regularmente as habilidades, tanto durante os atendimentos quanto nas discussões de caso com preceptores.[24]

Com esses objetivos, o treinamento das habilidades de comunicação deve contemplar atividades teóricas e práticas, além de envolver simulações e aprendizagem em serviço.

Atividades teóricas

Apresentar um corpo de conhecimento teórico sobre a relevância das habilidades de comunicação na saúde é essencial para que os treinamentos sejam compreendidos como uma parte fundamental da formação médica. Há diversas formas de se apresentar esse conhecimento teórico, tanto em grupos pequenos quanto nos grandes, como:

- Cinema-educação: filmes podem ser utilizados como disparadores da discussão conduzida em pequenos grupos, sendo um dos objetivos refletir sobre os bons e os maus modelos de comunicação na relação médico-paciente.[25]
- Discussão de caso clínico: as sessões tradicionais são enriquecidas com temas da interação médico-paciente-família-equipe, ampliando o debate sobre ética e profissionalismo e integrando discussões/reflexões sobre comunicação (oral e escrita) às demais competências clínicas.
- Seminários: artigos de revistas especializadas, romances da literatura universal ou mesmo tratados das ciências humanas podem ser utilizados como base para a reflexão de temas importantes, como o impacto da

doença e da morte, ética, profissionalismo, trabalho em equipe, entre outros. Essa proposta tem sido muito bem aceita como parte de projetos de educação continuada.[26]

- Elaboração de narrativas reflexivas: textos elaborados sobre vivências nos serviços e atendimentos a pacientes podem aprofundar a compreensão sobre a importância e as dificuldades na comunicação com pacientes, familiares e equipe, do profissionalismo, da ética, entre ouros. Também favorece o desenvolvimento do raciocínio crítico-reflexivo e habilidades de escrita.[26]

No Quadro 4, apresenta-se um resumo das estratégias de ensino e treinamento de habilidades de comunicação.

Grupos Balint

A abordagem dos grupos Balint foi desenvolvida nos anos 1950 por Michael Balint, psicanalista britânico, e até hoje é muito utilizada nas escolas médicas em treinamentos de habilidades de comunicação. O principal objetivo é auxiliar o médico a alcançar uma compreensão mais profunda da carga emocional envolvida na relação médico-paciente. Envolve um grupo de 6 a 10 membros que se encontra com regularidade. No início da sessão, um dos participantes faz o relato espontâneo de um caso que o tenha marcado emocionalmente. A discussão é confidencial, em um ambiente seguro para expressar as dificuldades e os sentimentos negativos suscitados pelo relato, evitando-se debater aspectos biomédicos.

Um facilitador treinado na metodologia conduz os encontros. Suas funções são criar um clima de segurança, garantir que todos tenham voz e permitir a discussão de qualquer tópico que se apresente relativo ao caso em foco. O treinamento auxilia os profissionais a melhor compreender e explorar suas habilidades interpessoais e seus pontos frágeis nas interações com o paciente. Esses grupos podem ser liderados por profissionais de outras áreas fora da medicina, como psicólogos e assistentes sociais.[27]

Treinamento prático

O treinamento prático consiste em atividades que podem ser desenvolvidas tanto no ambiente simulado quanto nos serviços. Envolve a observação direta da interação residente-paciente-familiar-equipe seguida de um momento de *feedback* e/ou *debriefing*. A interação também pode ser filmada e reavaliada posteriormente. É fundamental que o treinamento prático se estruture a partir de um modelo teórico, como os apresentados anteriormente, e que os preceptores recebam formação para conduzi-lo.

QUADRO 4 Estratégias de ensino e treinamento de habilidades de comunicação

Apresentação da teoria sobre habilidades de comunicação	Discussão em pequenos grupos com diferentes disparadores (filmes, narrativas, textos científicos e literários) Palestras em grandes grupos
Reflexão sobre a comunicação médico-paciente	Discussão em pequenos grupos com diferentes disparadores (filmes, narrativas, textos científicos e literários) Grupos Balint Seminários baseados em casos clínicos com discussão sobre comunicação Narrativas reflexivas
Treinamento simulado	Consulta com paciente padronizado *Role playing* (dramatização) Simulação mista: bonecos e pacientes padronizados Revisão de vídeos das consultas simuladas *Debriefing* e *feedback* em grupos pequenos
Treinamento em serviço	Observação direta do atendimento com *feedback* imediato Revisão de filmagem de atendimentos com *feedback*

Treinamento no ambiente simulado

O treinamento em ambiente simulado envolve a interação entre o residente e pacientes simulados seguida, obrigatoriamente, de um momento de *feedback* e/ou *debriefing*. Recomenda-se que o *feedback* e/ou *debriefing* sejam fornecidos em pequenos grupos e conduzidos por facilitador experiente no tema. Discussão mais aprofundada sobre esse tema se encontra em outro capítulo deste livro.

Para tanto, podem-se utilizar pacientes padronizados ou a técnica de *role playing* (dramatização):

- Pacientes padronizados: atores profissionais ou pessoas comuns são treinados para atuarem como pacientes. Esses participantes podem fornecer *feedback* construtivo a respeito do encontro, auxiliando o profissional a ganhar confiança para lidar com as situações reais desafiadoras. Sua utilização permite que o residente explore suas dificuldades sem causar danos a pacientes reais. Podem ser utilizados, ainda, em simulações hibridas, que combinam pacientes padronizados e manequins. Uma limitação dessa estratégia é o custo com a contratação de atores, que pode ser reduzido por meio de parcerias com estudantes das escolas de artes cênicas ou com a capacitação de funcionários e leigos para atuarem como personagens.[28]
- *Role playing* (dramatização): pessoas do próprio grupo assumem o papel de um dos personagens (médico, paciente ou familiar). Recebem um roteiro preestabelecido com a descrição do caso, atitudes e personalidades que cada personagem irá desenvolver. Os demais envolvidos no treinamento serão observadores externos. Após cada "ato", faz-se uma sessão de *feedback* e/ou *debriefing* em que se discutem as dificuldades, as emoções e sentimentos desencadeados e outros aspectos. A troca de papéis também é possível e permite aos participantes experimentarem cada papel e refletir sobre suas reações. Uma das vantagens dessa modalidade é a ausência de custo, uma vez que o paciente simulado é um dos participantes do treinamento. Uma das limitações, no entanto, é o desconforto que alguns podem sentir diante da proposta de se expor.[29]

Treinamento em serviço

Estudos sugerem que os cenários de prática são fundamentais para o aprendizado de habilidades de comunicação. A principal estratégia de ensino envolve a observação direta da interação residente-paciente pelo preceptor, seguida de *feedback* imediato ou da revisão de uma filmagem do atendimento. O ideal é que esse treinamento esteja incorporado ao treinamento das demais habilidades clínicas e se estenda por todos os anos de residência.[30] Discussão mais aprofundada sobre treinamento em serviço e técnicas de *feedback* se encontra em outro capítulo deste livro.

Gravação do atendimento

Assistir à filmagem dos encontros entre profissionais e pacientes pode ser uma ferramenta muito útil nos treinamentos, pois traz uma nova perspectiva para os residentes, que podem se ver atuando. Essa estratégia auxilia o profissional a identificar as próprias reações diante das situações da prática clínica. Tem como vantagem, ainda, a possibilidade de revisão da cena caso haja discordância do residente sobre os pontos apresentados no *feedback*.

Tradicionalmente, essa estratégia é muito utilizada nos treinamentos em ambiente simulado, mas pode ser utilizada nos cenários de prática real. Estudo recente conduzido no Brasil mostrou impacto educacional positivo do *feedback* de filmagens de atendimentos a pacientes reais.[31] Para a filmagem, é necessária a autorização do paciente (real ou simulado) e a garantia de que a filmagem não será usada para outros fins. Como o objetivo é a avaliação de habilidades de comunicação, recomenda-se que o exame físico não seja filmado.

ESTRATÉGIAS DE AVALIAÇÃO

A avaliação é propulsora do processo de aprendizagem e, por isso, ocupa papel fundamental no desenvolvimento de habilidades. Se a comunicação clínica não for avaliada durante o programa de residência, não haverá incentivo para que os residentes reconheçam a necessidade de aprimorar suas habilidades nessa área e desenvolvam a comunicação efetiva.

Para que os processos de avaliação sejam bem-sucedidos, recomenda-se:

- Incluir as avaliações de habilidades de comunicação na rotina do programa.
- Oferecer treinamento aos preceptores para conduzir a avaliação e fornecer feedback.
- Avaliar atendimentos representativos da prática, diversificando métodos, cenários e pacientes.
- Avaliar o residente no início do programa a fim de identificar os pontos fortes e fragilidades, ajudando-o a desenvolver um plano de aprendizagem para melhoria.
- Reavaliar o residente após um período de treinamento para verificar a evolução.

Os métodos de avaliação precisam abranger os componentes verbais e não verbais da comunicação e podem ocorrer tanto em ambiente simulado quanto nos cenários de prática, com caráter formativo ou somativo. Podem, ainda, contemplar exclusivamente as habilidades de comunicação ou avaliá-las de forma integrada a outras habilidades clínicas. Cada contexto exigirá estratégias e instrumentos de avaliação adequados, conforme apresentado no Quadro 5.

Avaliação em ambiente simulado

No ambiente simulado, a estratégia de avaliação mais utilizada é o exame clínico objetivo e estruturado (em inglês, *objective structured clinical examination* – OSCE). O avaliador pode ser médico, paciente simulado, outros profissionais de saúde ou estudante de medicina treinados. Os pacientes simulados são excelentes avaliadores, pois vivenciam os efeitos da comunicação durante a interação. Estudos revelam que todos os avaliadores apresentam confiabilidade semelhante a examinadores médicos.[32] Recomenda-se utilizar instrumentos de avaliação validados para uso no Brasil, como a ferramenta de avaliação da comunicação (em inglês, *communication assessment tool* – CAT)[33] e o formulário Gap-Kalamazoo.[34] Discussão mais aprofundada sobre OSCE se encontra em outro capítulo deste livro.

Avaliação nos cenários da prática

Observação direta

Como o próprio nome diz, esse tipo de avaliação requer que a interação entre o residente e o paciente seja observada e avaliada pelo preceptor. Isso pode acontecer ao vivo ou a partir da filmagem de um atendimento. O preceptor deve utilizar um instrumento padronizado, o que facilita o fornecimento de *feedback* estru-

QUADRO 5 Avaliação das habilidades de comunicação na residência médica

O que avaliar	Em que contexto avaliar	Como avaliar
Habilidades básicas de comunicação e trabalho em equipe	Simulação	OSCE
	Serviços	Avaliação 360° Percepção do paciente Portfólio reflexivo
Tomada de decisão e comunicações difíceis (pacientes inseguros ou resistentes, más notícias)	Simulação	OSCE
	Serviços	Observação direta Percepção do paciente

OSCE: exame clínico objetivo e estruturado (em inglês, *objective structured clinical examination*).

turado ao residente. Recomenda-se utilizar instrumentos validados para uso no Brasil, como a escala de codificação de quatro hábitos (EC4H),[35] específica para avaliação de comunicação, e o miniexercício clínico avaliativo (do inglês *mini-clinical exercise* - Mini-CEX), que avalia a consulta médica como um todo, incluindo a comunicação médico-paciente. Discussão mais aprofundada sobre o Mini-CEX se encontra em outro capítulo deste livro.

Percepção do paciente

Pacientes são excelentes avaliadores da comunicação clínica, pois vivenciam diretamente os efeitos dessa interação. Podem-se investigar aspectos gerais (por exemplo, tempo gasto com o paciente, qualidade do atendimento, empatia) e específicos (como as explicações fornecidas durante o atendimento, a escuta ativa e o respeito às crenças e à autonomia do paciente). Recomenda-se utilizar instrumentos de avaliação validados para uso no Brasil, como a CAT[33] e a escala Care de empatia (do inglês *consultation and relational empathy*).[36]

Avaliação 360°

A avaliação 360º, também conhecida como avaliação multifonte (em inglês, *multisource feedback*), envolve a avaliação do residente por diferentes fontes, como outros residentes, profissionais da equipe de saúde (por exemplo, preceptores e enfermeiros), funcionários, pacientes e a autoavaliação. Essa avaliação tem caráter formativo e visa orientar mudanças de comportamento,[37] fornecendo *feedback* sobre o desempenho do médico em habilidades de comunicação com pacientes e equipe.

Recomenda-se que seja conduzida ao final de cada estágio, a fim de capturar o desempenho do residente naquela etapa do seu treinamento. O *feedback*, no entanto, pode ser fornecido semestralmente, agregando informações de diversos estágios, para preservar a identidade dos avaliadores.[37] Os instrumentos elaborados por Sousa,[38] em 2015, são uma opção para implementar a avaliação 360º, a fim de avaliar médicos residentes da Universidade Federal do Rio Grande do Norte (UFRN). Discussão mais aprofundada sobre a avaliação 360º se encontra em outro capítulo deste livro.

Portfólio reflexivo

A avaliação da comunicação clínica pode ser feita a partir de narrativas reflexivas que retratam experiências profissionais com enfoque em aspectos da comunicação e no profissionalismo. Fornece *feedback* sobre o desempenho na comunicação com pacientes e com a equipe. Para avaliar o portfólio, deve-se utilizar um instrumento padrão de verificação que pode ser desenvolvido pelo próprio serviço a partir de referenciais da literatura.[39] Discussão mais aprofundada sobre portfólio se encontra em outro capítulo deste livro.

CURRÍCULO

Evidências apontam que um bom currículo deve integrar a avaliação do residente, a aprendizagem na prática clínica e múltiplos domínios da comunicação.[40] O objetivo de um currículo de comunicação clínica é treinar o residente para construir relacionamentos éticos e terapêuticos com pacientes e seus familiares e trabalhar em equipe com eficácia. Para elaborá-lo, deve-se utilizar como referencial a matriz de competências da especialidade.

O currículo de comunicação clínica deve contemplar os três componentes da competência: conhecimento, habilidades e atitudes, conforme exemplificado no Quadro 6.

Como demonstrado, a comunicação clínica pode e deve ser ensinada e avaliada a partir dos desempenhos esperados em diferentes contextos da prática profissional. Ressalta-se que é necessário um ambiente educacional favorável ao desenvolvimento dessa competência, com espaços protegidos de diálogo entre preceptor e residente, relações respeitosas e avaliações formativas com *feedback* frequente.

A incorporação de um currículo de comunicação ao programa de residência permite que

QUADRO 6 Exemplos de conhecimentos, habilidade e atitudes relevantes para o currículo de comunicação clínica

Conhecimentos
Temas de ética médica Saúde mental (capacidade para reconhecer sinais e sintomas de depressão, ansiedade, somatização, fases do luto) Estrutura e funções da entrevista médica Componentes da comunicação humana
Habilidades
Coleta de informações Construção de vínculo Resposta a questões difíceis (tabus, raiva, más notícias, erros médicos) Tomada de decisão compartilhada Escuta ativa Uso da linguagem não verbal
Atitudes
Reconhecimento da importância da autonomia do paciente Conscientização de que as ideias, crenças, sentimentos e valores, tanto do paciente quanto do profissional, influenciam os desfechos em saúde

essa competência seja desenvolvida de forma longitudinal, propiciando a integração do treinamento de comunicação ao dia a dia do programa. O currículo deve prever um conjunto diversificado de estratégias de ensino e avaliação, contemplando atividades teóricas, reflexões, treinamento em ambiente simulado e nos serviços; incorporando a comunicação como competência essencial na formação médica de alta qualidade; e incluindo o uso de tecnologias de informação e comunicação.[41]

Uma questão estratégica na implementação de um currículo de comunicação na residência médica é o treinamento dos preceptores. De modo geral, os preceptores atuais aprenderam a se comunicar observando seus professores, sem nenhum treinamento formal específico. A formação direcionada dos preceptores a essa habilidade permitirá disseminar as melhores práticas em comunicação clínica e dará sustentação à proposta curricular. Discussão mais aprofundada sobre desenvolvimento docente se encontra em outros capítulos deste livro.

CONSIDERAÇÕES FINAIS

Estudos demonstram que a melhora na qualidade da comunicação médico-paciente está diretamente relacionada a aumento na qualidade da atenção em saúde, maior satisfação de médicos e pacientes, melhor prognóstico físico e psicológico do paciente, melhor adesão ao tratamento, redução de reclamações por má prática, maior segurança do paciente e redução de erros.[42] Sabe-se, ainda, que a habilidade de se comunicar adequadamente é uma competência que não pode ser aprendida apenas por observação e tende a declinar ao longo do curso de medicina.[9] Recomenda-se, portanto, que seu ensino se estenda de forma coerente da graduação à residência e se mantenham programas de educação continuada.

Considerando-se as inúmeras dificuldades para se implementar novos treinamentos durante a residência (grade horária intensa, excesso de responsabilidades dos residentes e preceptores, falta de espaços de reflexão, complexidade de organização e execução, alto custo e a necessidade de profissionais aptos a conduzir o treinamento), sugere-se que o treinamento de comunicação seja incorporado à rotina do programa e realizado juntamente com as demais atividades formativas, de maneira longitudinal. Além disso, é necessário que se contemple o treinamento de preceptores, que, de um modo geral, não tiveram formação específica nessa área. Preceptores treinados tornam-se sensíveis à importância do ensino e do treinamento dos residentes e podem se tornar aliados importantes no sucesso da incorporação dessas atividades aos currículos das residências. Assim, a comunicação clínica poderá ser ensinada e avaliada em diferentes contextos da prática profissional, visando a segurança do paciente e o ético exercício da medicina.

REFERÊNCIAS

1. A brief history of physician-patient communication. Medical Council of Canada; 2021.Disponível em: https://physiciansapply.ca/commskills/introduction-to-medical-communication-skills/a-brief-history-of-physician-patient-communication. Acessado em: 15 set 2021.
2. Engel GL. The need for a new medical model: a challenge for biomedicine. Science. 1977;196(4286):129-36.
3. Makoul G. Essential elements of communication in medical encounters: the Kalamazoo consensus statement. Acad Med. 2001;76(4):390-3.
4. Ministério da Educação. Conselho Nacional de Educação. Câmara de Educação Superior. Resolução n. 4, de 7 de novembro de 2001. Institui Diretrizes Curriculares Nacionais do curso de graduação em medicina. Disponível em: http://portal.mec.gov.br/cne/arquivos/pdf/CES04.pdf. Acessado em: 05 ago 2021.
5. Ministério da Educação. Conselho Nacional de Educação. Câmara de Educação Superior. Resolução n. 3, de 20 de junho de 2014. Institui Diretrizes Curriculares Nacionais do curso de graduação em medicina e dá outras providências. Disponível em: http://portal.mec.gov.br/index.php?option=com_docman&view=download&alias=15874-rces003-14&category_slug=junho-2014. Acessado em: 05 ago 2021.
6. D'Agostino TA, Bylund CL. Nonverbal accommodation in health care communication. Health Commun. 2014;29(6):563-73.
7. Riess H, Kraft-Todd G. E.M.P.A.T.H.Y.: a tool to enhance nonverbal communication between clinicians and their patients. Acad Med. 2014;89(8):1108-12.
8. Accreditation Council for Graduate Medical Education. Advancing education in interpersonal and communication skills: an educational resource from the ACGME Outcome Project. Chicago: Accreditation Council for Graduate Medical Education; 2005.
9. Rider EA, Hinrichs MM, Lown BA. A model for communication skills assessment across the undergraduate curriculum. Med Teach. 2006;28(5):e127-34.
10. Pazinatto MM. A relação médico-paciente na perspectiva da Recomendação CFM n. 1/2016. Rev Bioética. 2019;27(2):234-43.
11. Hale AJ, Freed J, Ricotta D, Farris G, Smith CC. Twelve tips for effective body language for medical educators. Med Teach. 2017;39(9):914-9.
12. Kon AA. The shared decision-making continuum. JAMA. 2010;304(8):903-4.
13. Chewning B, Bylund CL, Shah B, Arora NK, Gueguen JA, Makoul G. Patient preferences for shared decisions: a systematic review. Patient Educ Couns. 2012;86(1):9-18.
14. Shay LA, Lafata JE. Where is the evidence? A systematic review of shared decision making and patient outcomes. Med Decis Making. 2015;35(1):114-31.
15. Makoul G, Clayman ML. An integrative model of shared decision making in medical encounters. Patient Educ Couns. 2006;60(3):301-12.
16. Conselho Federal de Medicina. Recomendação CFM n. 1/2016. Dispõe sobre o processo de obtenção de consentimento livre e esclarecido na assistência médica. Brasília, 21 jan 2016. Disponível em: https://portal.cfm.org.br/images/Recomendacoes/1_2016.pdf. Acesso em: 05 ago 2021.
17. Setubal MSV, Gonçalves AV, Rocha SR, Amaral EM. Breaking Bad News Training Program based on video reviews and SPIKES strategy: what do perinatology residents think about it? Rev Bras Ginecol Obstet. 2017;39(10):552-9.
18. Baile WF. Giving bad news. Oncologist. 2015;20(8):852-3.
19. Instituto Nacional de Câncer. Comunicação de notícias difíceis: compartilhando desafios na atenção à saúde. Rio de Janeiro: Inca; 2010.
20. Penello LM. Inovação tecnológica e humanização no processo de produção de saúde: um diálogo possível e necessário – estudo realizado no Hospital do Câncer II/Inca/MS. [Dissertação Mestrado]. Rio de Janeiro: Escola Nacional de Saúde Pública Sergio Arouca, Fundação Oswaldo Cruz; 2007. 180p. Disponível em: https://www.arca.fiocruz.br/handle/icict/5401. Acessado em: 05 ago 2021.
21. Brock D, Abu-Rish E, Chiu C-R, Hammer D, Wilson S, Vorvick L, et al. Interprofessional education in team communication: working together to improve patient safety. BMJ Qual Saf. 2013;22(5):414-23.
22. O'Daniel M, Rosenstein AH. Professional communication and team collaboration. In: Hughes RG (ed.). Patient safety and quality: an evidence-based handbook for nurses. Rockville: AHRQ Publication; 2008.
23. King HB, Battles J, Baker DP, Alonso A, Salas E, Webster J, et al. TeamSTEPPS™: team strategies and tools to enhance performance and patient safety. In: Advances in patient safety: new directions and alternative approaches (vol. 3: performance and tools). Rockville: Agency for Healthcare Research and Quality; 2008.
24. Gordon B. Assessment of physician-patient communication. In: ACGME/ABMS-assessment of physician patient communication conference. Rosemont, Illinois, 2002.

25. Darbyshire D, Baker P. A systematic review and thematic analysis of cinema in medical education. Med Humanit. 2012;38(1):28-33.
26. Sklar DP, Doezema D, McLaughlin S, Helitzer D. Teaching communications and professionalism through writing and humanities: reflections of ten years of experience. Acad Emerg Med. 2002;9(11):1360-4.
27. Roberts M. Balint groups: a tool for personal and professional resilience. Can Fam Physician. 2012;58(3):245-7.
28. Setubal MSV, Antonio MARGM, Amaral EM, Boulet J. Improving perinatology residents' skills in breaking bad news: a randomized intervention study. Rev Bras Ginecol Obstet. 2018;40(3):137-46.
29. Joyner B, Young, L. Teaching medical students using role play: twelve tips for successful role plays. Med Teach. 2006;28(3):225-9.
30. Møller JE, Malling BV. Workplace-based communication skills training in clinical departments: examining the role of collegial relations through positioning theory. Med Teach. 2019;41(3):309-17.
31. Dohms MC, Collares CF, Tibério IC. Video-based feedback using real consultations for a formative assessment in communication skills. BMC Med Educ. 2020;20(1):57.
32. Swanson DB, Van Der Vleuten CP. Assessment of clinical skills with standardized patients: state of the art revisited. Teach Learn Med. 2013;25 Suppl 1:S17-25.
33. Rocha SR, Romão GS, Setúbal MSV, Lajos GJ, Luz AG, Collares CF, et al. Cross-cultural adaptation of the communication assessment tool for use in a simulated clinical setting. Teach Learn Med. 2020;32(3):308-18.
34. Amaral ABCN, Rider EA, Lajolo PP, Tone LG, Pinto AMC, Lajolo MP, et al. Development of a Brazilian Portuguese adapted version of the Gap-Kalamazoo communication skills assessment form. Int J Med Educ. 2016;7:400-5.
35. Catani RR, Valadares ES, Lacombe JB, Mendonça TMS, Silva CHM, Paro HBMS. Cross-cultural adaptation of the Four Habits Coding Scheme (4HCS) for teaching and assessing patient-centered communication skills in Brazil. Cad Saúde Pública. 2018;34(11):e00013918.
36. Scarpellini GR, Capellato G, Rizzatti FG, Silva GA, Martinez JAB. Escala CARE de empatia: tradução para o português falado no Brasil e resultados iniciais de validação. Medicina (Ribeirao Preto). 2014;47(1):51-8.
37. Webber K, Selman R. UK palliative medicine trainees and multisource communication skills feedback: an educational tool? BMJ Support Palliat Care. 2020. [no prelo]
38. Sousa JCVD. Implementação da avaliação 360º do residente no programa de residência médica em cardiologia e clínica médica do Hospital Universitário Onofre Lopes (HUOL). [Dissertação Mestrado]. Programa de Pós-Graduação em Ensino na Saúde. Natal: Universidade Federal do Rio Grande do Norte; 2015. 51f.
39. Franco CAG, Franco RS, Cecílio-Fernandes D, Severo M, Ferreira MA, Carvalho-Filho MA. Added value of assessing medical students' reflective writings in communication skills training: a longitudinal study in four academic centres. BMJ Open. 2020;10(11):e038898.
40. Peterson EB, Boland KA, Bryant KA, McKinley TF, Porter MB, Potter KE, et al. Development of a comprehensive communication skills curriculum for pediatrics residents. J Grad Med Educ. 2016;8(5):739-46.
41. Noble LM, Scott-Smith W, O'Neil B, Salisbury H; UK Council of Clinical Communication in Undergraduate Medical Education. Consensus statement on an updated core communication curriculum for UK undergraduate medical education. Patient Educ Couns. 2018;101(9):1712-9.
42. Makoul G. Improving communication with all patients. Med Educ. 2008;42(11):1050-2.

CAPÍTULO 27

Empatia na formação médica

Cláudia Lourdes Soares Laranjeira
Rívia Mara Lamaita

INTRODUÇÃO

A empatia é uma habilidade humanística fundamental para o comportamento ético e humanizado. É descrita como elemento-chave nas interações médico-paciente e considerada um dos pilares da comunicação na prática clínica, mantendo relação direta com melhores resultados terapêuticos. Pode-se dizer, portanto, que a empatia é essencial para o desenvolvimento da identidade profissional. Um atendimento médico feito com empatia pode até mesmo aumentar a motivação do paciente para participar ativamente de uma proposta terapêutica.[1]

Durante os anos de residência médica, é crucial incluir no plano de ensino o desenvolvimento de habilidades de comunicação, com pacientes e membros da equipe assistencial, de modo que o especialista esteja preparado para um atendimento com profissionalismo. Nesse sentido, considerando-se que uma das formas de se garantir habilidade de comunicação é por meio da empatia, esta se torna um dos objetivos de aprendizagem essenciais na formação dos profissionais da saúde. Alguns autores, no entanto, observaram queda nos níveis de empatia ao longo dos anos de residência, apesar de se observar que nos anos da graduação há uma valorização discente do aprendizado de técnicas adequadas para o atendimento, entre elas o desenvolvimento da empatia.

Existem muitos estudos sobre técnicas para ensinar empatia na graduação e na residência médica que envolvem aspectos psicológicos, éticos, morais, habilidades cognitivas e comportamentais.[2] Têm sido avaliados os resultados das estratégias empregadas para o ensino da empatia durante o período de formação profissional.

O uso da matriz de competências nos programas de residência médica propõe o profissionalismo como um eixo à parte, com competências específicas a serem desenvolvidas, e algumas relacionam-se diretamente com ter ou não empatia. Dessa forma, espera-se que, do ponto de vista do comportamento empático do médico pelo paciente durante as atividades de ensino, o indivíduo em treinamento seja capaz de:[3]

- Utilizar escuta ativa e linguagem apropriada, de fácil compreensão e não depreciativa em toda a sua relação médico-paciente.
- Demonstrar compaixão, integridade e respeito pelos pacientes e colegas de equipe.
- Demonstrar respeito pela privacidade e pela autonomia do paciente.
- Comunicar-se de forma apropriada com pacientes e familiares em situações de menor ou maior complexidade.
- Organizar e participar de orientações em equipe multidisciplinar para pacientes e familiares.

- Engajar-se na tomada de decisão compartilhada, incorporando quadros culturais dos pacientes e das famílias.

Como já sugerido por alguns autores, portanto, o treinamento da empatia deve ser realizado de forma padronizada na formação do especialista. Algumas técnicas são mais apropriadas para esse objetivo, como *workshops* de habilidades interpessoais e comunicação, vídeos com experiências boas e ruins durante o atendimento, cenários de simulações específicos para atitudes adequadas e inadequadas na relação médico-paciente.[4] Para que o processo educacional do ensino da empatia seja duradouro, é importante que faça parte do conteúdo programático curricular dos programas de residência médica e que, durante os anos de formação do especialista, essas atividades sejam replicadas em vários momentos.

Deve-se considerar, no entanto, que o ensino da empatia durante a residência médica apresenta desafios, pois pode significar exposição psicológica do residente, visto que ele já está em um período de pós-graduação e pode se sentir apto a estabelecer um contato médico-paciente empático com técnicas de comunicação já aprendidas na graduação. Diante desses desafios, cabe aos preceptores e educadores desenvolverem técnicas especializadas para o ensino da empatia.

DEFINIÇÃO

"Empatia" é uma palavra de origem grega. *Empátheia*, em grego, significa "paixão, estado de emoção". Na língua portuguesa, empatia é definida como a capacidade de se identificar com outra pessoa, de sentir o que ela sente, de querer o que ela quer e de apreender do modo como ela apreende. Pode-se dizer, portanto, que a empatia envolve componentes afetivos, cognitivos e reguladores de emoções. Na área da psicologia, por sua vez, empatia pode ser entendida como o processo de identificação em que o indivíduo se coloca no lugar do outro e, com base em suas próprias suposições ou impressões, tenta compreender o comportamento do outro. E nas definições relacionadas à sociologia é considerada uma forma de cognição do "eu social" mediante três aptidões: para se ver do ponto de vista de outrem, para ver os outros do ponto de vista de outrem ou para ver os outros do ponto de vista deles mesmos.[5]

A partir de todas essas definições, é possível inferir que a empatia aplicada à relação médico-paciente é a capacidade do médico de demonstrar sentimentos pelo outro sob vários domínios: o afetivo, quando o médico sente o que o outro sente; o cognitivo, quando entende o que o outro sente; e o comportamental, quando comunica a percepção e o entendimento do sentimento do outro. O domínio comportamental é parte essencial da relação médico-paciente e deve ser exercitado pelo médico a cada atendimento. Assim, a empatia pode ser demonstrada pelo contato visual, pela expressão corporal, pela postura, pelo afeto pelo outro, pelo tom de voz, ouvindo-se o paciente como um todo e por meio de respostas com foco no problema do outro.[6]

IMPACTO DA EMPATIA NO DESENVOLVIMENTO DO PROFISSIONALISMO

Durante a graduação e a residência médica, situações terríveis como desigualdade social, injustiça, dor, sofrimento, perda, luto e morte são frequentes. Infelizmente, contudo, não há espaço no currículo médico para refletir sobre as emoções que essas experiências despertam. Os sentimentos gerados por essas situações acabam sendo reprimidos e, muitas vezes, são considerados tabus e/ou, eventualmente, um sinal de fraqueza do profissional de saúde. Não se ensina, de modo geral, como lidar com as emoções. Assim, professores, médicos preceptores, alunos e residentes evitam e ignoram os problemas que não se sentem capazes de resolver.

Essa repressão de sentimentos pode levar a um distanciamento com relação ao paciente, como forma de proteção, o que, muitas vezes, culmina em certo cinismo e traz prejuízos para a relação médico-paciente. Esse, no entanto, não é o único efeito danoso. O distanciamento emocional também interfere de forma negativa na realização profissional. Ter a oportunidade de ajudar o outro é uma fonte de grande alegria e de potência, que só é vivida em plenitude se houver conexão emocional com a pessoa ajudada.

Ao se questionar a importância da empatia para a consolidação do profissionalismo médico, observa-se que variáveis como qualidade do atendimento, confiança e acreditação na conduta médica se correlacionam com a prática da empatia do médico no contexto de uma consulta médica. Surge nesse contexto, no entanto, uma questão interessante, denominada "paradoxo técnica-empatia": alguns entrevistados relatam receio de serem empáticos, pois entendem que pode decorrer disso um distanciamento da técnica existente na identidade médica e um distanciamento do profissionalismo. Outro achado interessante, que se denomina "fator-paciente", é o fato de que alguns profissionais acreditam que a atitude pró-empática não depende necessariamente do médico, mas da aceitação do paciente; ou seja, em tese, todos os médicos tendem a ser empáticos, mas essa característica transparece nas inter-relações que permitem a sua fruição, muito dependente do outro integrante, o paciente. Além da característica paciente-dependente, também se acredita que a empatia seja dependente da situação que motivou o atendimento.

Ainda é possível se deparar, nesse contexto, com afirmações como: "O médico pode tratar tecnicamente bem, conhecer muito a doença, sem estabelecer uma empatia tão boa com o doente". Conforme esse entendimento, empatia se relaciona mais com a qualidade do que com o sucesso da intervenção médica, sendo assertivamente "um adjuvante importante ao tratamento" e ao manejo do paciente.[7]

Talvez a empatia encontre seu significado mais compreensível, então, na célebre frase de Ambroise Paré: "Curar ocasionalmente, aliviar frequentemente e consolar sempre".[8]

ENSINAR EMPATIA

A medicina é uma das profissões mais antigas e respeitadas no mundo e as escolas médicas têm a necessidade constante de treinar sistematicamente as qualidades humanísticas em seus alunos. Em muitas sociedades, o direito de ver e tratar pacientes foi limitado a profissionais bem formados e treinados, seja em uma comunidade universitária, ou em uma associação profissional com suas próprias normas e regras.[9,10]

Segundo Carl Rogers, um conhecido psicólogo humanista e fundador da terapia centrada no cliente, a empatia poderia ser considerada uma habilidade com possibilidade de ser ensinada. Em seus trabalhos, ele admitiu que a empatia não era tanto uma habilidade, mas um modo de ser, e afirmou que talvez fosse diretamente dependente do contato do indivíduo com vários ambientes, como o familiar e o escolar, a escola médica e as pessoas com as quais o especializando entrou em contato ao longo da vida.[11]

Em comparação, Edith Stein, uma fenomenologista alemã, e Carol Davis, descrevem que a empatia pode ser facilitada.[7,12] Stein a descreveu como um processo muito mais complexo, afirmando que a empatia pode estar interrompida ou bloqueada, mas não pode ser forçada a acontecer, o que a tornaria única e desenvolvida por cada pessoa. Quando a empatia ocorre, descobre-se que foi experimentada sem que nada a forçasse para acontecer. Essa é a característica que torna o ato de empatia difícil de ser ensinado. Para Stein, esse processo pode ser, portanto, apenas facilitado pelo desenvolvimento de outras atitudes e comportamentos importantes para um atendimento de saúde de qualidade. Tais atitudes e comportamentos, como autoconsciência, consideração positiva sem julgamentos pelos outros, boas habilidades de escuta e autoconfiança, são sugeridos, então, como quesitos importantes no desenvolvimento de médicos que demonstraram disposição empática.

Ainda sobre esse tema, Di Blasi e Kleijnen apontam em seu estudo que a possibilidade de ensinar a ser empático é uma ferramenta útil para transformar o paciente "propriamente dito" em um ser autônomo.[13] Entre os vários aspectos que compõem a relação médico-paciente, portanto, a empatia merece destaque.[14]

Halpern, por sua vez, descreve a importância da construção da empatia entre médico e paciente como uma forma de deixar o paciente mais seguro e disposto a informar com mais desenvoltura seus problemas, sintomas e dúvidas. Pode-se dizer que a familiaridade, a confiança e a colaboração do paciente têm importância fundamental para a efetividade dos processos diagnósticos e terapêuticos, que são indispensáveis ao resultado da arte médica.[15]

Na prática, um dos maiores empecilhos à confecção de práticas e pesquisas que abordem a empatia é a falta de ferramentas operacionais capazes de mensurar ou ser sensíveis à percepção de empatia. Essas dificuldades vêm diminuindo nas últimas 5 décadas com o surgimento de algumas escalas para medidas de empatia entre os profissionais de saúde, como a escala de Jefferson de empatia dos profissionais de saúde (em inglês, *Jefferson scale of physician empathy* – JSPE), o índice de reatividade interpessoal (em inglês, *interpersonal reactivity index* – IRI) e medidas de empatia emocional como as descritas por Mehrabian e Epstein. Entre todos esses métodos, a JSPE mostrou maior validade. Embora tenha características exclusivas, ela produz uma avaliação significativa para medir sinais de empatia que são relevantes para o atendimento ao paciente (tomada de perspectiva e preocupação empática) quando comparada ao IRI, que foi desenvolvido para uma avaliação mais generalizada.[16] A transmissibilidade da empatia na formação de novos médicos tem sido descrita nesse contexto como "exemplo" em vez de algo a ser, de fato, ensinado e aprendido. Momentos de ocorrência dessa prática educacional são fragmentados ao longo do curso médico, com carga "docente-

QUADRO 1 Estrutura de discussão para o ensino da empatia

	Tópico	Estratégia	Objetivos de aprendizado
Bases de treinamento da empatia	Por que ser empático?	Cognitiva: entender o outro	▪ Identificar a conexão entre os objetivos pessoais e benefícios da empatia
	O que é ser empático?	Cognitiva, comportamental e afetiva: entender o outro, sentir e demonstrar	▪ Definir e compreender a base neurobiológica da empatia ▪ Comparar as experiências pessoais dos participantes e aplicar os conceitos de empatia ▪ Agir motivado por sentimentos
Maneiras de aumentar a empatia	Cuidado de si	Causar bem-estar e estimular autocuidado	▪ Descrever as razões pelas quais a empatia diminui ao longo do treinamento médico ▪ Discutir maneiras de aumentar o autocuidado entre estudantes e médicos
	Desenvolvimento de habilidades de comunicação	Treinamento de técnicas de comunicação	▪ Revisar como fazer contato visual e entender expressão corporal ▪ Fazer exercícios de reformulação e síntese do atendimento
	Role-playing (interpretar papéis)	Simulação	▪ Realizar análise crítica (*debriefing*) dos cenários de *role-playing*

Adaptado de Aggarwal et al., 2014.[2]

-dependente", o que se repete na formação dos envolvidos na especialização médica. Vivenciar uma relação médico-paciente que apresenta como alicerce a empatia pode reforçar positivamente o treinamento de habilidades voltadas à consolidação de práticas.[14]

Exercícios para ensino de empatia

A empatia pode ser ensinada tanto pelo "exemplo dado" como por estratégias de ensino diretas envolvendo discussão de situações reais ou cenários de simulação com *debriefing* estruturado. Ambas as estratégias devem ser focadas nas experiências empáticas e não empáticas dos residentes, e a condução da discussão pode ser realizada de acordo com bases de treinamento e maneiras para ensinar empatia já comprovadas, conforme mostra o Quadro 1.

Em um estudo de avaliação das formas para ensinar e aprender empatia, os alunos consideraram a definição de empatia como "um processo de várias etapas em que a consciência do médico quanto às preocupações do paciente produz uma sequência de reações com envolvimento emocional, compaixão e desejo de ajudar o paciente".[17] A compreensão dos residentes quanto a essa definição é essencial, pois os incentiva a discutir as experiências pessoais e as mudanças comportamentais entre os membros da equipe e com os pacientes.

O ensino de práticas empáticas em grupos de discussão é realizado a partir de relatos de atendimentos empáticos, com explicitação das técnicas de comunicação utilizadas, como contato visual e expressões corporais. Nessas discussões, percebe-se que as citações de atitudes não empáticas praticadas por outros residentes é um ponto forte de debate. É importante destacar, ainda, que um estudo realizado com discussão de casos revelou que os alunos dão grande valor ao modelo de comportamento dos alunos mais velhos, o que elucidou uma lição importante, mas muitas vezes ignorada, de que empatia gera empatia. Nesses grupos de discussão, também há oportunidade para os participantes aprenderem com experiências pessoais de doença vividas por outros colegas e sentirem-se mais empáticos com relação a eles. Os residentes que participam relatam aumento da empatia para com os pacientes quando demonstraram empatia pelos médicos assistentes e por outros profissionais não médicos.[2,18]

Outra forma de treinamento com foco no desenvolvimento de empatia é realizar sessões de dramatização do tipo *role playing*, em que residentes voluntários podem interpretar o papel de pacientes em situações difíceis e outros residentes interpretam o papel do médico que está também em situaão não habitual no momento que é chamado para o atendimento. Nesse exemplo, portanto, os residentes podem vivenciar o atendimento médico, tanto da perspectiva do paciente quanto do médico. A partir dessa estratégia, é possível afirmar que a realização de *feedback* informal após as simulações de atendimentos é uma técnica efetiva e importante para treinamento em empatia.[19]

CONSIDERAÇÕES FINAIS

Discutir a formação da identidade médica é importante para o exercício do profissionalismo. Nesse processo, é necessário resgatar a importância do conhecimento humanístico para a construção de planos terapêuticos realmente compartilhados que consigam contemplar todas as dimensões. O contato mais humano e a atenção especial a cada paciente fazem o médico reafirmar a paixão pela medicina e se lembrar da visão "utópica" que em geral se tem no primeiro ano da graduação e que, muitas vezes, perde-se ao longo dos anos e nas "enfermarias".

A prática de ensino da empatia nos anos da residência médica deve ser valorizada, portanto, por supervisores e preceptores. A aprendizagem pode ser alcançada tanto pelo exemplo vivenciado quanto por experiências de atendimento com situações empáticas ou não empáticas. Discussões de grupo sobre atendimentos realizados e cenários simulados do tipo *role-playing* também apresentam bons resultados.

REFERÊNCIAS

1. Winefeld HR, Chur-Hansen A. Evaluating the outcome of communication skill teaching for entry-level medical students: does knowledge of empathy increase? Med Educ. 2000;34(2):90-4.
2. Aggarwal R, Guanci N. Teaching empathy during clerkship and residency. Acad Psychiatry. 2014;38(4): 506-8.
3. Romão GS, Sá MFS. Competency-based training and the competency framework in gynecology and obstetrics in Brazil. Rev Bras Ginecol Obstet. 2020;42(5): 272-8.
4. Stepien KA, Baernstein A. Educating for empathy: a review. J Gen Intern Med. 2006;21(5):524-30.
5. Eres R, Molenberghs P. The influence of group membership on the neural correlates involved in empathy. Front Hum Neurosci. 2013;7:176.
6. Ford P. How to be polite: and why simple manners can transform your relationships. Medium. 2014. Disponível em: https://medium.com/s/story/how-to-be-polite-9bf1e69e888c. Acessado em: 20 set 2021.
7. Davis CM. What is empathy, and can empathy be taught? Phys Ther. 1990;70(11):707-11.
8. Barros Filho AA. De barbeiro a cirurgião do rei: a fantástica história de Ambroise Paré. Boletim da FCM. 2007;2(10):10.
9. Hornblow AR, Kidson MA, Ironside W. Empathetic processes: perception by medical students of patients' anxiety and depression. Med Educ. 1988;22(1):15-8.
10. Cate OT. Guia atualizado sobre atividades profissionais confiáveis (APCs). Rev Bras Educ Med. 2019;43(1 Supl. 1):721-30.
11. Grogan J. It's not enough to listen. Psychology Today. 2013. Disponível em: https://www.psychologytoday.com/us/blog/encountering-america/201303/its-not-enough-listen. Acessado em: 20 set 2021.
12. Stein E. On the problem of empathy. 2.ed. Holanda: Martinus Nijhoff/Dr W Junk Publishers; 1970.
13. Di Blasi Z, Kleijnen J. Context effects: powerful therapies or methodological bias? Eval Health Prof. 2003; 26(2):166-79.
14. Costa FD, Azevedo RCS. Empatia, relação médico-paciente e formação em medicina: um olhar qualitativo. Rev Bras Educ Med. 2010;34(2):261-5.
15. Halpern J. From detached concern to empathy: humanizing medical practice. New York: Oxford University Press; 2006.
16. Hojat M, Mangione S, Kane GC, Gonnella JS. Relationships between scores of the Jefferson scale of physician empathy (JSPE) and the interpersonal reactivity index (IRI). Med Teach. 2005;27(7):625-7.
17. Benbassat J, Baumal R. What is empathy, and how can it be promoted during clinical clerkships? Acad Med. 2004;79(9):832-8.
18. Cançado P, Moura EP, Peixoto JM. O efeito do mapa da empatia em saúde no comportamento empático médico percebido pelo paciente. Saud Pesq. 2021;14(2):e 90819.
19. Laranjeira CLS, Lamaita RM. É possível ensinar empatia durante a residência médica? Femina. 2020;48(12):730-4.

CAPÍTULO 28

Saúde mental do médico residente

Leonardo Baldaçara
Antônio Geraldo da Silva

INTRODUÇÃO

O comprometimento da saúde mental pode prejudicar significativamente a qualidade de vida e a empatia. Além disso, sabe-se que um maior bem-estar mental está positivamente associado à empatia e negativamente associado a ideação suicida, comportamentos não profissionais e síndrome de *burnout*.[1] É possível afirmar, ainda, que o impacto dos transtornos mentais na vida do aluno afeta também suas capacidades de organizar horas de estudo altamente exigentes, socializar e ter um bom desempenho acadêmico. Em estudantes de profissões da saúde, esse processo pode afetar o atendimento ao paciente, uma vez que a empatia e o profissionalismo podem ser prejudicados.[1]

A literatura relata que estudantes de medicina apresentam pior bem-estar psicossocial quando comparados a outras pessoas da mesma idade e apresentam maior prevalência de depressão e síndrome de *burnout* do que a população geral, presumivelmente em decorrência da intensa carga de trabalho esperada.[1,2] Em particular, uma série de fatores potencialmente estressantes foi relatada entre graduandos de medicina brasileiros, incluindo um ambiente altamente estressante, a competitividade, carga de trabalho excessiva, privação de sono, pressão dos colegas e muitos outros fatores pessoais, curriculares, institucionais e afetivos.[1]

ESTRESSE, SÍNDROME DE *BURNOUT* E DEPRESSÃO

A saúde mental do médico residente tem sido destaque, tanto na imprensa[3,4] quanto na literatura acadêmica,[5,6] o que sugere um interesse crescente nos desafios que os médicos em desenvolvimento enfrentam e nas consequências desses desafios. Em uma revisão sistemática, observou-se que os estudantes de medicina demonstram consistentemente maior sofrimento psicológico geral em comparação com amostras da população geral e de pares de mesma idade.[7] Os fatores que contribuem para o sofrimento psicológico incluem pressões acadêmicas, encargos financeiros, maus-tratos estudantis e desenvolvimento de cinismo profissional, para citar alguns.[8] Os impactos negativos desse sofrimento psicológico são exacerbados durante a residência por conta de fatores como longas jornadas, turnos noturnos, dívidas, insatisfação com o estilo de vida e com o trabalho e falta de autonomia.[8]

Considerando-se esses desafios psicológicos, não é surpreendente que as taxas de esgotamento e depressão sejam altas entre esses aprendizes. O maior estudo multicêntrico sobre síndrome de *burnout* de residentes realizado revelou incidência de 51,5% desse distúrbio em uma amostra de 16.192 residentes de medicina interna no ano acadêmico de 2008-2009.[8,9] Uma metanálise sobre depressão em residentes publicada em 2015 revelou, ainda, uma prevalência geral de depressão ou sintomas depressivos de 28,8% em 17.560 médicos residentes, com taxas semelhantes entre especialidades, anos de pós-graduação e país de prática, e um aumento médio de 15,8% nos sintomas depressivos ao longo do primeiro ano de treinamento em 4.255 médicos residentes.[5] Essas descobertas indicam que o treinamento em residência médica é fundamentalmente estressante e que os residentes pagam um preço substancial em termos de sua saúde mental por suportar esse estresse.

Além disso, a literatura tem mostrado consistentemente uma correlação entre sobrecarga, angústia e fadiga e a frequência de erros médicos percebidos ou autorrelatados,[5,8] o que sugere que podem não ser apenas os médicos que pagam o preço, mas seus pacientes também. Em uma iniciativa interessante, primeiro em 2003 e depois em 2011, o Accreditation Council for Gradute Medical Education (ACGME), dos Estados Unidos, fez esforços para implementar restrições de horário de expediente a fim de promover um "ambiente humanístico" e, como consequência, promover também um "atendimento excelente e seguro ao paciente".[10] Um estudo de coorte longitudinal mostrou que, embora essas mudanças tenham levado a uma redução pequena, mas estatisticamente significativa, nas horas de trabalho (de 67,0 para 64,3 horas em média), essa redução não foi associada a mudanças estatisticamente significativas relacionadas a sono, depressão ou bem-estar e ainda houve um aumento inesperado de erros médicos autorrelatados.[11] A estratégia de condensar estágios para reduzir a carga horária esteve associada, portanto, a maior esgotamento dos residentes e maiores níveis de estresse.[8,12]

ABORDAGEM DE INTERVENÇÃO MULTIFACETADA

Para conseguir fornecer treinamento médico que prepare os médicos residentes para se tornarem médicos qualificados e preservar sua saúde mental nesse processo, será necessário implementar intervenções inovadoras e baseadas em evidências em diversos níveis, destinadas a residentes (individualmente), escolas médicas, programas de residência, instituições de saúde e sistemas educacionais.

Um dado importante nesse cenário é que, apesar das taxas alarmantes de esgotamento e depressão entre médicos residentes, eles não procuram prontamente tratamento de saúde mental apropriado com profissionais qualificados, por conta, em parte, de preocupações com confidencialidade e estigma.[8] É essencial compreender mais completamente as barreiras ao acesso aos cuidados e encontrar soluções para superá-las. Considerando esse fator, em um programa de saúde mental para funcionários internos da University of Michigan, os psiquiatras consultam os residentes por meio de uma avaliação inicial confidencial que não é documentada em prontuário médico, oferecem consultas no local do hospital e esperam adicionar consultas "fora do expediente" em breve.[8]

Uma vez que o estigma de buscar tratamento persiste, também são necessárias pesquisas academicamente rigorosas sobre alternativas razoáveis ao tratamento psiquiátrico tradicional em consultório. Encontrar maneiras criativas e eficazes para os aprendizes utilizarem de forma rápida e privada tecnologias multimodais e basear essas abordagens em boa ciência parece um investimento valioso. Nesse sentido, um ensaio clínico randomizado recente mostrou que uma intervenção de terapia cognitivo-comportamental baseada na *web* para a prevenção do suicídio em médicos internos foi bem-sucedida na redução da ideação suicida.[8,13-15]

Intervenções não clínicas também podem ser úteis. Programas de tutoria que abordam o desenvolvimento pessoal e profissional e sistemas de apoio entre pares, nos quais os residentes são encorajados a falar abertamente sobre sua experiência compartilhada, também podem fornecer oportunidades para alcance terapêutico e comunicação aberta,[8] o que indica que podem ser utilizados como medidas complementares. Em outra frente, na última década, deu-se maior atenção à prevenção por meio da melhoria proativa do bem-estar, em oposição ao tratamento reativo dos problemas de saúde mental que surgem durante o treinamento médico e à avaliação do impacto dos programas de bem-estar.[8] A American Medical Association (AMA) lançou recentemente um módulo de aprendizagem com o objetivo de fornecer uma estrutura para o desenvolvimento de programas de bem-estar bem-sucedidos. Foram delineados, nesse contexto, vários modelos de bem-estar que já foram implementados em diversas instituições dos Estados Unidos.[8] Esses programas de bem-estar podem ser um recurso valioso nas escolas de medicina e nos níveis de educação médica de pós-graduação.

Finalmente, essa pesquisa também mostrou que as instituições têm maior influência do que a especialidade na satisfação dos residentes com seu ambiente de aprendizagem e sua carga de trabalho, o que sugere que a atenção à cultura institucional será crucial para melhorar a educação e reduzir o esgotamento e as doenças psiquiátricas.[8] O ACGME está prestando atenção formal à qualidade dos ambientes de treinamento por meio de seu programa de revisão do ambiente de aprendizagem clínica (em inglês, *clinical learning environment review* – CLER), que estabelece uma expectativa de que os programas forneçam educação e medidas de síndrome de *burnout* anualmente.[8] Essa iniciativa demonstra que é importante não apenas rastrear o esgotamento, mas também abordar suas causas subjacentes, oferecendo intervenções eficazes para combatê-lo.

REVISITANDO A NOÇÃO DO "BOM MÉDICO"

O conhecimento já estabelecido sobre as consequências negativas do treinamento médico para a saúde mental gera questionamentos importantes, como:

- É ético manter o *status quo* cultural da profissão?
- É possível fornecer o cuidado ideal para os pacientes quando grande parcela dos médicos residentes envolvidos nesse cuidado está deprimida, e a metade deles, esgotada?
- Posto que a prática médica é fundamentalmente uma arte de cura, é ético ignorar o próprio sofrimento?

Os residentes são pessoas inteligentes e entusiasmadas que começam sua jornada com taxas mais baixas de esgotamento e depressão do que os graduados da mesma idade,[8] mas são submetidos a estressores ambientais no treinamento que promovem uma prevalência dramática de depressão, ansiedade e esgotamento.[8] Não parece ético ignorar que a própria natureza desse treinamento contribui para esse declínio na saúde mental. A evidência empírica indica que a residência é fundamentalmente estressante e tem consequências negativas para a saúde dos aprendizes. Essa situação exige esforços para mudar fundamentalmente o sistema de modo que se possa promover o bem-estar, reduzir a carga de doenças e melhorar o acesso a tratamentos eficazes de saúde mental para os próprios profissionais da saúde. É dever dos médicos curar um sistema quebrado, uns aos outros e a si mesmos nesse processo.[8]

Em escolas de medicina e programas de residência médica, é preciso criar uma cultura na qual os aprendizes sejam incentivados a cuidar de si mesmos, a reconhecer quando estão lutando e a buscar apoio quando necessário. Os líderes docentes devem fazer sua parte para desestigmatizar as doenças mentais, promover o bem-estar e incentivar os residentes a buscarem ajuda quando necessário. Eles não devem se esquivar de falar sobre angústia, depressão, ansiedade e esgotamento dos residentes, pois essas são realidades que existem como parte do ambiente de treinamento atual.[8]

É possível argumentar, ainda, que focar apenas o esgotamento, sem discutir também depressão e suicídio e os riscos reais para os residentes,[8] pode reforçar as crenças motivadas pelo estigma de que seria aceitável um residente sentir-se esgotado, mas não ter depressão. Nesse sentido, um diálogo aberto sobre doença mental, apropriadamente nomeado e discutido, é uma expectativa razoável para programas de treinamento. Não se pode continuar simplesmente reagindo a essas dificuldades uma vez que elas já tenham surgido. Também é preciso lidar proativamente com os estresses básicos do treinamento médico e promover o bem-estar dos residentes.[8]

Nos consultórios psiquiátricos, é possível observar que os residentes em tratamento são homens e mulheres brilhantes, empáticos e dedicados que estão dispostos a reconhecer seu próprio sofrimento e agir para amenizá-lo. Sua introspecção e coragem, bem como sua disposição de nadar contra a corrente cultural predominante de "poder através" e "resistir" deve ser aplaudida. A comunidade médica finalmente lança luz sobre a realidade da experiência de treinamento de médicos e espera-se que continue desenvolvendo maneiras inovadoras de promover o bem-estar, ambientes de aprendizagem positivos e conscientização sobre saúde mental, reduzindo, consequentemente, o fardo da doença mental nos médicos. É preciso mudar a forma como se entende o que significa ser um "bom médico", reconhecendo a humanidade e as vulnerabilidades humanas.[8]

LIDANDO COM O ADOECIMENTO

Com frequência, os residentes podem passar a demonstrar sinais de piora de sua saúde mental e a apresentar sinais ou sintomas suficientes para o diagnóstico de uma doença ou transtorno mental. Pode haver, no entanto, resistência para reconhecer essa condição, seja pelo medo do estigma, por medo de interromper suas atividades, pela busca por admiração de seus pares, pela falta de recursos para tratamento, ou por outras razões. Por outro lado, a sensação de impotência, falta de conhecimento e até estigma podem fazer com que supervisores e preceptores ignorem a sintomatologia. Essas tentativas de ignorar são frustradas, uma vez que a evolução do transtorno mental ficará cada vez mais evidente e terá implicações nas relações com pares, chefia e pacientes, no desempenho médico, na evolução do aprendizado, na tomada de decisão e na qualidade de vida.

O reconhecimento precoce e o encaminhamento com suporte são as medidas mais eficazes para auxiliar o médico residente. O Quadro 1 apresenta uma proposta de suporte ao médico residente que requer avaliação do especialista.

A avaliação psiquiátrica solicitada deve abordar apenas a questão da capacidade do residente de retornar ao treinamento e qualquer possível acomodação necessária para o tratamento. Se a avaliação psiquiátrica for obriga-

QUADRO 1 Proposta de encaminhamento para avaliação psiquiátrica do médico residente

Preparação
▪ Rever o que determinam o conselho médico estadual e as diretrizes e regulamentos institucionais ▪ Identificar recursos para referência, incluindo programas de assistência ao funcionário ▪ Incluir treinamento em questões de saúde mental de médicos, recursos e regulamentos no currículo de residentes ▪ Manter sigilo sobre todas as medidas
Referência
▪ Documentar cuidadosamente as preocupações e reuniões com o residente ▪ Fornecer um encaminhamento para fora da instituição, se solicitado pelo residente ▪ Decidir se a avaliação é obrigatória e, em caso afirmativo, determinar as consequências caso o residente opte por renunciar a essa avaliação ▪ Realizar avaliação com foco na capacidade de continuar com o treinamento e retornar às responsabilidades clínicas ▪ Procurar uma avaliação independente se o residente já estiver em tratamento

Adaptado de Thomas, 2017.[16]

tória, as consequências apropriadas para o não cumprimento devem ser consideradas e apresentadas ao residente com antecedência.[16] Dependendo das razões para tornar a avaliação obrigatória, as ações por descumprimento podem incluir suspensão das funções clínicas, suspensão ou não promoção em treinamento, ou não renovação do contrato de treinamento. Os conselhos médicos podem exigir relatórios de qualquer tratamento psiquiátrico para médicos licenciados e residentes com licenças de treinamento, e os programas devem ajudar os residentes a cumprir esses regulamentos.[16]

Muitos fatores contribuem para as decisões de médicos que sofrem de doença mental de não buscar tratamento e cuidados adequados. É responsabilidade do programa de residência médica não apenas ajudar os residentes que lutam com problemas de saúde mental, mas também treinar todos os residentes para estarem cientes dessas questões e saber como melhor abordá-las a fim de que os residentes e os médicos em geral possam encontrar caminhos em direção ao bem-estar. A taxa de suicídio médico é um claro alerta de que mais deve ser feito para resolver os problemas de saúde mental dessa população. Esse trabalho deve ser prioritário para a comunidade da educação médica.[16]

COMO PRESERVAR A SAÚDE MENTAL

Não é necessário esperar adoecer para tomar medidas de cuidados com a saúde. A prevenção não apenas evita o adoecimento, como também permite uma melhor qualidade de vida e melhor desempenho acadêmico. Seguem algumas sugestões de prevenção durante a residência médica:[17]

- Maximizar a experiência educacional por meio de técnicas de estabelecimento de prioridades. O objetivo da residência médica é realizar um aprendizado condensado, aprofundado e especializado, por isso o residente deve aproveitar ao máximo seu tempo e esse período. É importante sempre se lembrar do motivo de estar ali.
- Cuidar de si mesmo durante toda a residência. É importante separar horários para si, incluindo lazer e autocuidado. Deve-se cuidar do sono e da alimentação. Praticar atividade física também é importante.
- Inteirar-se sobre justiça e ética médica pode propiciar maior segurança na tomada de decisão.
- Dedicar-se aos pacientes que estão recebendo cuidados.
- Cuidar e planejar as finanças pessoais durante e após o treinamento de residência. É importante ter uma visão realista sobre a própria situação financeira e lembrar-se de que ainda está em período de formação profissional.
- Em caso de desânimo ou ao enfrentar dificuldades, é importante olhar para o futuro e concentrar-se no motivo de estar em treinamento.
- Caso se perceba adoecendo, não se pode hesitar em pedir ajuda.

REFERÊNCIAS

1. Pacheco JP, Giacomin HT, Tam WW, Ribeiro TB, Arab C, Bezerra IM, et al. Mental health problems among medical students in Brazil: a systematic review and meta-analysis. Rev Bras Psiquiatr. 2017;39:369-78.
2. Jafari N, Loghmani A, Montazeri A. Mental health of medical students in different levels of training. Int J Prev Med. 2012;3(Suppl 1):S107-12.
3. Carroll AE. Silence is the enemy for doctors who have depression. New York Times. 2016. Disponível em: https://www.nytimes.com/2016/01/12/upshot/silence-is-the-enemy-for-doctors-who-have-depression.html. Acessado em: 15 set 2021.
4. Ziv S. Two numbers: do residencies make doctors-in-training depressed? Newsweek. 2015. Disponível em: https://www.newsweek.com/do-residencies-make-doctors-training-depressed-402684. Acessado em: 15 set 2021.
5. Mata DA, Ramos MA, Bansal N, Khan R, Guille C, Di Angelantonio E, et al. Prevalence of depression and depressive symptoms among resident physicians: a systematic review and meta-analysis. JAMA. 2015; 314(22):2373-83.
6. Dyrbye L, Shanafelt T. A narrative review on burnout experienced by medical students and residents. Med Educ. 2016;50(1):132-49.

7. Dyrbye LN, Thomas MR, Shanafelt TD. Systematic review of depression, anxiety, and other indicators of psychological distress among US and Canadian medical students. Acad Med. 2006;81(4):354-73.
8. Baker K, Sen S. Healing medicine's future: prioritizing physician trainee mental health. AMA J Ethics. 2016; 18(6):604-13.
9. West CP, Shanafelt TD, Kolars JC. Quality of life, burnout, educational debt, and medical knowledge among internal medicine residents. JAMA. 2011;306(9):952-60.
10. Nasca TJ, Day SH, Amis Jr ES; ACGME Duty Hour Task Force. The new recommendations on duty hours from the ACGME Task Force. N Engl J Med. 2010; 363(2):e3.
11. Sen S, Kranzler HR, Didwania AK, Schwatrz AC, Amarnath S, Kolars JC, et al. Effects of the 2011 duty hour reforms on interns and their patients: a prospective longitudinal cohort study. JAMA Intern Med. 2013; 173(8):657-62.
12. Ludmerer KM. Redesigning residency education: moving beyond work hours. N Engl J Med. 2010;362(14): 1337-8.
13. Baldaçara L, Rocha GA, Leite VS, Porto DM, Grudtner RR, Diaz AP, et al. Brazilian Psychiatric Association guidelines for the management of suicidal behavior: part 1 – risk factors, protective factors, and assessment. Braz J Psychiatry. 2020;S1516-44462020005035202.
14. Baldaçara L, Grudtner RR, Leite VS, Porto DM, Robis KP, Fidalgo TM, et al. Brazilian Psychiatric Association guidelines for the management of suicidal behavior: part 2 – screening, intervention, and prevention. Braz J Psychiatry. 2020;S1516-44462020005039201.
15. Silva AG, Baldaçara L, Cavalcante DA, Fasanella NA, Palha AP. The impact of mental illness stigma on psychiatric emergencies. Front Psychiatry. 2020;11:573.
16. Thomas CR. Deciding to refer residents for psychiatric evaluation. J Grad Med Educ. 2017;9(2):151-3.
17. Foreman T, Dickstein LJ, Garakani A. A resident's guide to surviving psychiatric training. 2.ed. Arlington: American Psychiatric Association; 2007.

CAPÍTULO 29

Programas de apoio ao residente

Zsuzsanna Ilona Katalin de Jármy Di Bella
Alberto Carlos Moreno Zaconeta

INTRODUÇÃO

De acordo com o Ministério da Educação, a residência médica é uma modalidade de ensino de pós-graduação destinada a médicos, sob a forma de curso de especialização. É notório que esse período demanda dedicação integral à profissão, com momentos restritos de descanso. Pelo fato de várias gerações de médicos terem passado os anos de residência médica absolutamente envolvidos com a profissão, deixando muitas vezes de lado a vida pessoal e familiar, até pouco tempo considerava-se normal a sensação de cansaço e esgotamento físico e mental nesse período. Nos últimos anos, no entanto, houve uma mudança de paradigma sobre o aprendizado, pois entendeu-se que ele pode ser mais completo se a saúde física e psíquica do residente estiver preservada. Isso promoveu, ainda que de forma incipiente, o surgimento de programas de apoio na residência médica.[1,2]

Esses programas de apoio englobam ações planejadas dentro do programa de residência médica, idealmente em conjunto com os residentes, que visam promover o bem-estar psíquico, emocional, social e físico. O apoio pode e deve ser realizado também durante o aprendizado teórico e prático extracurricular. Inclui, ainda, facilitar a transição do período de treinamento em serviço para a vida profissional do recém-especializado.[1,2]

IMPORTÂNCIA

Nos últimos anos, as publicações sobre ensino médico têm chamado a atenção para a importância ímpar dos programas de apoio ao residente, que ainda são incipientes na maior parte dos programas de residência médica. Na maioria das vezes, eles surgiram a partir do reconhecimento de altos índices de síndrome de *burnout* e da procura de estratégias para preveni-la.[3] Em outras situações, a ocorrência de situações extremas, como suicídio de residentes, foram o fator inicial. O aumento da desistência ao longo do treinamento da residência médica também foi um indicador indireto de que algo podia estar inadequado.[2,4]

A observação sistematizada desse cenário aponta dados interessantes, como diferenças de vulnerabilidade entre os gêneros e os anos de residência. Um estudo brasileiro mostrou que residentes mulheres, jovens e no primeiro ano de treinamento apresentam maiores índices de incerteza com relação ao cuidado adequado dos pacientes, avaliado por meio de um questionário específico.[5] Esse dado é importante porque, atualmente, 75 a 80% dos residentes de ginecologia e obstetrícia são mulheres e esse grupo apresenta estressores adicionais, como o planejamento da maternidade, muitas vezes incompatível com a atuação na residência médica, que pode durar mais de 5 anos em algumas especialidades.

Infelizmente, nos anos de 2020 e 2021, em razão da pandemia da covid-19, programas de residência médica que investiram em programas de apoio ao residente tiveram que recuar, mesmo que parcialmente, em decorrência da imposição de distanciamento social e do aumento de trabalho dos residentes, que foram realocados para atuar na linha de frente no atendimento da pandemia. Essa situação é contrária ao ideal, pois é justamente nessas situações de sobrecarga e ansiedade adicionais que os programas de apoio se tornam fundamentais.[5]

PRINCÍPIOS GERAIS DA ESTRATÉGIA

Na fase inicial do programa de apoio ao residente, é fundamental avaliar os riscos emocionais de cada residente, bem como trabalhar a redução do estresse e dos medos relacionados ao treinamento e à atuação profissional. Um programa bem estruturado deve contemplar quatro pilares de promoção do bem-estar desses médicos: psicológico, profissional, físico e social. A partir da atuação nessas áreas, consegue-se um balanço entre o trabalho em ambiente de treinamento e os demais aspectos da vida.[1,2]

Com relação aos aspectos psicológicos, o primeiro passo é o reconhecimento de que os residentes estão mais expostos a quadros de depressão do que os outros profissionais e de que são necessários programas de apoio que propiciem a autopercepção, a procura por ajuda, o diagnóstico e o tratamento adequados.[1-3]

Entre as principais estratégias de ação para prevenção de depressão, destacam-se:

- Discussões individuais e em grupo a respeito do assunto e tempo para reflexão individual.
- Acesso ao atendimento psicológico sempre que necessário, sem julgamentos.
- Mentoria oferecida por preceptores e também por colegas residentes de diferentes anos de formação, que proporcionam uma diminuição do estresse e a criação de uma relação de camaradagem.
- Criação de um senso de comunidade e segunda família entre residentes, o que ajuda a criar a sensação de bem-estar.

Deve ser oferecido serviço de apoio psicológico realizado por equipe de profissionais especializados na lida com residentes, com atendimentos em grupo e individuais.[1,2] A mentoria, por sua vez, tem se mostrado parte muito importante no aspecto de apoio psicológico dos residentes. É importante que o mentor se manifeste voluntariamente como uma pessoa disposta a estar próxima ao residente, e que este se sinta acolhido e seguro por contar com um mentor, seja um residente mais graduado, ou um preceptor. O bom relacionamento entre os residentes, caracterizado pela sensação de comunidade e segunda família, deve ser fomentado. Isso pode ser feito com a realização de atividades curriculares e extracurriculares que promovam o convívio com pares, preceptores e outros membros da equipe do ambiente da residência médica.

Essas estratégias para melhorar o pilar psicológico incluem a implementação de programas fora do ambiente da residência médica, como viagens de 1 dia, passeios ciclísticos, piqueniques no parque, assistir a um filme no cinema ou ir a uma peça de teatro em grupos. Pequenas reuniões de residentes e mentores para experiências gastronômicas também têm um grande potencial no controle da ansiedade diária. Um ponto difícil de contornar, no entanto, é que é impossível contemplar todos os residentes ao mesmo tempo, em razão da escala de plantões e da alta possibilidade de alguns residentes optarem por dedicar o tempo livre a questões pessoais ou familiares.

Com relação ao pilar profissional, o apoio na decisão da escolha do estágio optativo ou extracurricular também é de grande auxílio para o residente.[2,6] O estímulo para produzir trabalhos científicos com o apoio de preceptor ou mentor também é visto como muito gratificante pelos residentes, pois, além de se sentirem valorizados, consideram que dessa forma sua formação se torna mais completa, por contemplar tanto o treinamento teórico-prático quanto o aprofundamento no conhecimento de sua especialidade.[6]

A diminuição de atividades práticas dos residentes imposta pela pandemia da covid-19 no ano de 2020 levou algumas instituições a montarem cursos abertos para os residentes de todo o país, com aspectos teórico-práticos da especialidade, podendo-se citar os exemplos da Associação de Ginecologistas e Obstetras de Minas Gerais (Sogimig) e da Escola Paulista de Medicina da Universidade Federal de São Paulo (EPM-Unifesp). Ambos os eventos foram bastante elogiados pelos muitos residentes que participaram, tendo oferecido a oportunidade de aprimorar o aprendizado nesses tempos difíceis. Essas experiências indicam que atividades complementares remotas, realizadas em convênio com grandes centros, podem ampliar o acesso dos residentes a treinamento qualificado, independentemente de seu local de atuação.

Além disso, sugerir e/ou permitir que o residente acompanhe diferentes preceptores em suas atividades profissionais extracurriculares, para que possa conhecer o verdadeiro dia a dia do especialista, aumenta a segurança com relação à escolha do tipo de trabalho após o término da residência médica. Alguns residentes denominam carinhosamente essa estratégia de "Siga o chefe".

Outro ponto importante de apoio ao residente na transição para a vida profissional, ao final da residência médica, é a possibilidade de discutir casos graves e complexos com os seus ex-preceptores e/ou mentores, que devem ser sempre solícitos.[7]

O pilar de apoio ao residente envolvendo sua saúde física também é fundamental. Organizar sessões de atividade física, como caminhadas e corridas, assim como exercícios de respiração, alongamento, ioga e meditação, promovem a saúde e agregam momentos de descontração ao convívio dos residentes. Um aspecto poucas vezes discutido e que pode ser beneficiado com essa estratágia é o fato de o residente passar seus dias dentro de ambientes fechados e sem exposição solar por tempo prolongado, o que pode interferir na capacidade de absorção da vitamina D. Estimular algumas atividades ao ar livre, sob o sol, traria mais esse ponto positivo, além do efeito psicológico.

Nesse sentido, também é preciso destacar que a alimentação fornecida para os residentes no ambiente de trabalho muitas vezes não é considerada saudável, por possuir alto teor de carboidratos, gorduras e alimentos ultraprocessados, com altas doses de sódio. Ações no sentido de aprimorar a qualidade da alimentação, bem como individualizar dietas sem lactose, sem glúten e vegetarianas, são primordiais, visto que muitas vezes a alimentação acontece no ambiente de trabalho.

Por fim, o pilar social de apoio ao residente complementa as principais estratégias de ação para o bem-estar do residente. Uma das ações que se sugere implantar diz respeito ao ensino de uma nova língua estrangeira, que pode ser baseada em música e dança. O pilar social muitas vezes se imbrica com as ações psicológicas em grupo e com as ações físicas. Esse é um dos pilares que se tornará mais gratificante se for construído em conjunto com os residentes.

CONSIDERAÇÕES FINAIS

Diante das situações vividas pelos residentes na atualidade, torna-se nítida a necessidade de implementação de programas de apoio ao residente em todos os programas de residência médica do país.

Certamente, ao se implementarem programas de apoio que contemplem os pilares psicológico, profissional, físico e social, haverá enorme ganho na qualidade de vida e na qualidade profissional, o que se traduzirá, para a sociedade, na oferta de profissionais mais bem preparados, mais saudáveis e mais humanos.

REFERÊNCIAS

1. Salles A, Leibert CA, Greco RS. Promoting balance in the lives of resident physicians: a call to action. JAMA Surg. 2015;150(7):607-8.

2. Daskivich TJ, Jardine DA, Tseng J, Correa R, Stagg BC, Jacob KM, et al. Promotion of wellness and mental health awareness among physicians in training: perspective of a national, multispeciality panel of residents and fellows. J Grad Med Educ. 2015;7(1):143-7.
3. Zaconeta ACM, Quintana MIS, Di Bella ZIKJ. Síndrome de burnout durante a residência médica: conceitos fundamentais para o reconhecimento e prevenção. Femina. 2020;48(9):535-9.
4. Levites MR, Almeida LBM. A incerteza e suas repercussões: como se sentem os jovens médicos perante a incerteza em sua prática profissional? Arch Med Fam. 2018;20(2):59-74.
5. Sá MFS. Deficiências nos programas de residência médica durante a pandemia de COVID-19 no Brasil. Como elas serão corrigidas? Femina. 2021;49(4):223-5.
6. Carter AE, Anderson TS, Rodriguez KL, Hruska KL, Zimmer SM, Spagnoletti CL, et al. A program to support scholarship during internal medicine residency training: impact on academic productivity and resident experiences. Teach Learn Med. 2019;31(5):552-65.
7. Coelho RA, Di Bella ZIKJ. Transição profissional após a residência médica em ginecologia e obstetrícia. Femina. 2021;49(2):88-91.

CAPÍTULO 30

Pandemia da covid-19: impactos nos serviços de ginecologia e obstetrícia

Maria da Conceição Ribeiro Simões
Zsuzsanna Ilona Katalin de Jármy Di Bella
Walquíria Quida Salles Pereira Primo
Milena Bastos Brito
Alberto Trapani Júnior

INTRODUÇÃO

A residência médica é uma modalidade de ensino de pós-graduação que confere título de especialista na área, oferecida em instituições de saúde e realizada sob a orientação de profissionais médicos de elevada qualificação ética e profissional, sendo considerada o padrão-ouro de especialização médica *lato sensu*.[1] No Brasil, foi instituída por decreto em 1977, sendo legislada pela Comissão Nacional de Residência Médica do Ministério da Educação.[2,3] A regulamentação e a supervisão dos programas de residência médica são articuladas por diversos órgãos hierárquicos inseridos também no Ministério da Educação.[3] A Lei n. 6.932/1981 estabeleceu carga horária anual de 2.880 horas para os médicos residentes, distribuídas em um limite de 60 horas semanais, incluindo-se os plantões noturnos e de fim de semana.[4] Os programas credenciados precisam ter um médico supervisor e um grupo de preceptores sob sua coordenação, para o desenvolvimento das atividades práticas e teóricas.[2,3,5,6]

Em 2017, havia 790 instituições credenciadas pela Comissão Nacional de Residência Médica, com 6.574 programas e 35.187 médicos residentes em formação.[5] Os dados mais recentes, de 2019, computaram 4.609 residentes em programas de residência médica de ginecologia e obstetrícia, que correspondiam a 8,6% de todos os médicos residentes no Brasil, sendo 1.243 aprendizes de primeiro ano (R1), o que representava 7,7% de todos os R1 daquele ano.[7] O programa de ginecologia e obstetrícia tem duração de 3 anos, conforme disposto na Resolução n. 2/2006 da Comissão Nacional de Residência Médica.

Em 2018, a Federação Brasileira das Associações de Ginecologia e Obstetrícia (Febrasgo) apresentou à plenária da Comissão Nacional de Residência Médica a matriz de competências para o programa de residência médica de ginecologia e obstetrícia, elaborada por sua Comissão de Residência Médica (Coreme), que teve como base modelos internacionais atuais. A matriz foi publicada no Diário Oficial da União em 2019, revogando o item 42 da Resolução n. 2/2006 da Comissão Nacional de Residência Médica, que definia os requisitos mínimos dos programas de residência médica da especialidade.[8]

As competências foram distribuídas em três itens fundamentais: conhecimentos, habilidades e atitudes; o que propicia a avaliação do residente quanto às capacidades de adquirir conhecimento, habilidades técnicas, confiança, comportamento, além de valores éticos e profissionais. Conforme a matriz de competências, espera-se que o aprendizado ocorra de forma crescente em complexidade, a saber:[8]

- O R1 deve adquirir competências clínico-cirúrgicas de baixa complexidade sob supervisão direta. Para tanto, o maior foco é nos atendimentos de baixo risco, englobando os conhecimentos de prevenção primária das doenças ginecológicas e promoção da saúde da mulher, além da fisiologia gravídico-puerperal normal, da lactação e do planejamento familiar puerperal.

- O R2 deve adquirir competências clínico-cirúrgicas de alta complexidade sob supervisão direta e desempenhar competências de baixa complexidade sob supervisão indireta. O foco do aprendizado passa a ser o desenvolvimento das subáreas, com atividades em ambulatórios especializados e cirurgias, iniciando ginecologia oncológica e obstetrícia de alto risco.
- O R3 deve desempenhar competências clínico-cirúrgicas de baixa e alta complexidades sob supervisão indireta. Maior atenção é destinada ao centro cirúrgico, no treinamento de cirurgias de maior complexidade e em ambulatórios especializados de ginecologia.

Há, ainda, forte recomendação para avaliação trimestral dos médicos residentes, que pode ser realizada por diferentes meios, conforme estabelecido por cada programa de residência médica de ginecologia e obstetrícia.[9]

PANDEMIA DE COVID-19 CAUSADA PELO SARS-COV-2

No início de 2020, o novo coronavírus SARS-CoV-2 foi reconhecido como agente etiológico do surto de um grave quadro de pneumonia na cidade de Wuhan, na China, que teve início em dezembro de 2019. O vírus tem alta infectividade e provoca, nos casos graves, uma tempestade de citocinas decorrente de uma reação excessiva do sistema imunológico à sua presença.[10] Essa reação excessiva ocorre em parcela significativa dos infectados.

O surto da doença, conhecida como covid-19, foi inicialmente definido por uma série de epicentros em mudança, incluindo Wuhan, Irã, Norte da Itália, Espanha e Nova York. Em 6 de fevereiro de 2020, após o SARS-Cov-2 chegar ao Brasil, foi publicada a Lei n. 13.979,[11] que dispôs sobre as medidas para enfrentamento da emergência de saúde pública de importância internacional decorrente do coronavírus responsável pelo surto de covid-19.[11]

Tardiamente, apenas em 11 de março de 2020, a Organização Mundial da Saúde (OMS) classificou o surto como uma pandemia, ou seja, uma epidemia que atingiu níveis mundiais, espalhando-se por um alto número de países e continentes.[12]

Em abril de 2020, o Supremo Tribunal Federal assegurou aos governos estaduais, distrital e municipais, no exercício de suas atribuições e no âmbito de seus territórios, competência para a adoção ou manutenção das medidas restritivas durante a pandemia da covid-19, como a imposição de distanciamento social, a suspensão de atividades de ensino, restrições de comércio e à circulação de pessoas, uso obrigatório de máscaras, entre outras. Dessa forma, ao longo dos meses, os governos estaduais emitiram decretos estabelecendo regras para o enfrentamento à disseminação do novo coronavírus em seus territórios.[13]

ESTRUTURAÇÃO DOS PROGRAMAS DE RESIDÊNCIA MÉDICA DURANTE A PANDEMIA

Como já mencionado, a Lei n. 13.979, sancionada em 6 de fevereiro de 2020, considerou o isolamento e a quarentena como medidas que as autoridades poderiam adotar no enfrentamento da covid-19, entre outras disposições para o enfrentamento do surto da doença.[11]

Com o decreto do estado de calamidade pública, em 20 de março de 2020, e a orientação de distanciamento social, várias atividades eletivas foram suspensas, entre elas os rodízios dos médicos residentes em ambulatórios e centro cirúrgicos. Na prática, apenas os prontos-socorros e os centros obstétricos mantiveram seus atendimentos e outros serviços, por serem considerados essenciais mesmo durante a pandemia, mantiveram atendimentos restritos, como a oncologia e a anticoncepção.[14]

Diversas alternativas foram propostas nesse cenário, entre elas o atendimento a distância ou virtual, com emprego de novas tecnologias de comunicação, ao encontro da telemedicina, que já estava prevista no artigo 3º da Resolução n. 1.643/2002 do Conselho Federal de Medicina. A Portaria n. 467/2020 do Ministério da Saúde regulamentou as ações de telemedicina durante a pandemia. Essa foi a opção adotada para um atendimento seguro aos pacientes ambulatoriais e para que os médicos residentes mantivessem seu treinamento, mesmo que bastante prejudicado. Destaca-se, ainda, que em muitas localidades do país que vivem a precariedade dos sinais digitais nem essa alternativa foi viável.[15,16]

Além disso, médicos residentes de diversos serviços foram convocados a trabalhar diretamente com o atendimento de pacientes com a covid-19, o que gerou insegurança, ansiedade e, muitas vezes, medo, além do comprometimento do desenvolvimento de suas habilidades e atitudes na especialidade escolhida.

Um outro ponto complexo foi a contaminação pelo coronavírus de inúmeros médicos residentes, o que trouxe grande preocupação aos programas de residência médica, além do desfalque por tempo prolongado (pelo menos 14 dias) no atendimento de serviços essenciais, como prontos-socorros e centros obstétricos.[17]

IMPACTO DA PANDEMIA NA ROTINA DOS MÉDICOS RESIDENTES

A residência médica, por natureza, exige do aprendiz bastante resiliência por conta do trabalho extenuante, da elevada carga horária, das limitações de convívio com familiares e amigos, e da remuneração insatisfatória e desproporcional ao serviço prestado. Não obstante tudo isso, a pandemia da covid-19 agravou a situação.[17]

Durante a pandemia, médicos residentes espalhados pelos lugares mais longínquos do Brasil representaram uma parcela significativa da força de trabalho da linha de frente do enfrentamento à covid-19. Esse contexto implica um volume ainda maior de trabalho, vivências de estresse e desgaste emocional e mental, antes desconhecido, em decorrência da crise sanitária e da estrutura do sistema de saúde. Sem dúvida, desde meados de 2020, um dos principais temores dos médicos residentes diz respeito ao tempo dedicado ao tratamento de enfermos alheios à sua área de especialização, bem como às restrições impostas à realização de atendimentos e procedimentos eletivos que prejudiquem em demasia sua formação especializada.[17]

Nesse sentido, com o intuito de formalizar e padronizar as atividades dos programas de residência médica no Brasil, a Comissão Nacional de Residência Médica divulgou, em 14 de maio de 2020, a Nota Técnica n. 1/2020, que fornece recomendações para as Comissões Estaduais de Residência Médica (Cerem) e as comissões de residência médica das instituições de saúde que ofertam programas de residência médica quanto ao desenvolvimento das atividades durante o enfrentamento à pandemia da covid-19, nos seguintes termos:

> Que nesse momento de necessária ação coordenada, as Coreme promovam a integração e requeiram a colaboração profissional do seu corpo de supervisores, preceptores e médicos residentes, tendo em mente que o projeto pedagógico de cada programa de residência médica, antes planejado para acontecer em etapas anuais e executado em rodízios ou estágios, necessitará de flexibilidade na estrutura do programa para se adequar à realidade sócio-sanitária do momento.[18]

Com a longa duração de altos números de casos na população brasileira, uma nova preocupação surgiu nos diversos programas de residência médica, relacionada principalmente ao ensino prático dos médicos residentes. A cada dia que se passava, o risco do comprometimento da formação dos médicos residentes parecia cada vez mais provável. A possibilidade do prolongamento da residência médica por 1 semestre ou 1 ano chegou a ser cogitada; no entanto, a Comissão Nacional de Residência Médica considerou inviável essa alternativa, pois comprometeria em cadeia os futuros médicos residentes.[16]

Outro ponto a se considerar é o comprometimento do ensino em cadeia hierárquica, no qual o médico residente tem papel como instrutor de residentes menos graduados e dos acadêmicos. Essa é uma perda importante cujos danos serão detectados somente nos próximos anos.[19]

Em 2021, com o arrefecimento dos casos em ondas e a gradativa vacinação dos profissionais da saúde, houve a retomada das atividades assistenciais eletivas de forma mais completa, buscando-se otimizar a formação dos médicos residentes, particularmente os que se encontram no segundo e no terceiro anos dos diversos programas de residência médica. A normalização completa da maior parte dos serviços só ocorreu no final do primeiro semestre de 2021.[17]

Supervisores e preceptores procuram alternativas para a avaliação de atitudes e habilidades ainda não desenvolvidas nos atuais médicos residentes, em comparação com anos anteriores e o mesmo tempo de residência médica.[20]

PANORAMA DOS PROGRAMAS DE RESIDÊNCIA MÉDICA DE GINECOLOGIA E OBSTETRÍCIA DO PAÍS DURANTE A PANDEMIA DA COVID-19

Na medida do possível, os programas de residência médica de ginecologia e obstetrícia enriqueceram o ensino teórico-prático com recursos audiovisuais com o objetivo de mitigar as perdas da falta do aprendizado prático, como o treinamento em diversas cirurgias. Alguns cursos virtuais foram oferecidos para residentes do Brasil inteiro, como forma de contribuição com a formação, como o "Curso de uroginecologia" da Sociedade de Ginecologistas e Obstetras de Minas Gerais (Sogimig) e o "Curso teórico-prático de ginecologia" do Departamento de Ginecologia da Escola Paulista de Medicina da Universidade Federal de São Paulo (EPM-Unifesp). Além dessas iniciativas, a Febrasgo realizou encontros virtuais com apresentação de casos clínicos e discussões interativas envolvendo médicos residentes e preceptores de todo o Brasil. Outras sociedades médicas, como a Associação de Obstetrícia e Ginecologia do Estado de São Paulo (Sogesp), também ofereceram sessões virtuais específicas para os médicos residentes.[17]

O teste do progresso individual do residente de ginecologia e obstetrícia (TPI-GO), uma iniciativa importantíssima para a especialidade, foi implementado pela Febrasgo em 2018 e realizado anualmente desde então. Embora continue sendo aplicado anualmente, a pandemia da covid-19 deve ter um impacto negativo no teste.[21]

A seguir, descreve-se o panorama regional brasileiro com as peculiaridades que envolvem a formação dos médicos residentes e os programas de residência médica de ginecologia e obstetrícia.

Região Norte

Rondônia (RO)

Em Porto Velho, capital do Estado, existem dois programas de residência médica de ginecologia e obstetrícia:

- Hospital de Base Dr. Ary Pinheiro (HBAP): programa estadual iniciado em 1º de março de 2006, atualmente com entrada anual de 8 médicos residentes.
- Maternidade Municipal Mãe Esperança (MMME): programa municipal, iniciado em 1º de março de 2012, que disponibiliza 4 vagas por ano.

Apesar da declaração do estado de calamidade pública, em Rondônia as atividades dos hospitais, clínicas de saúde, clínicas odontológicas, laboratórios de análises clínicas e farmácias foram mantidas. As atividades eletivas ginecológicas de ambos os serviços, por outro lado, foram suspensas, como ambulatório e cirurgias, e os médicos residentes que estavam nesses cenários de prática foram redirecionados para as atividades de emergência ginecológica, planejamento reprodutivo, atendimento às mulheres vítimas de violência sexual e às infecções sexualmente transmissíveis (IST), pré-natal de risco habitual e de alto risco, emergência obstétrica, assistência ao parto e puerpério e a mulheres em situação de abortamento e atendimento em unidade de terapia intensiva (UTI), o que sobrecarregou esses cenários de prática.

As aulas teóricas presenciais foram transferidas para o meio virtual (remoto) e houve participação dos médicos residentes em maior número de eventos virtuais, tanto realizados pela entidade federada quanto pela Febrasgo, aumentando a carga horária de atividades teóricas.

Salientam-se, ainda, mudanças feitas na estruturação dos serviços, como a criação de um *call center* para as gestantes. Assim, por meio de contato telefônico, elas informavam sinais e sintomas da covid-19 e recebiam orientações médicas para atendimento específico. Além disso, houve adequação dos espaços físicos, com a separação de entradas específicas e pessoal treinado para o atendimento das gestantes com suspeita da covid-19. A Associação de Obstetrícia e Ginecologia de Rondônia (Assogiro) envolveu os médicos residentes no programa "Covid mulher", para orientação sobre planejamento familiar por telefone.

Especificamente com relação aos médicos residentes, houve cuidado específico no afastamento imediato daqueles com sintomas suspeitos de covid-19 até a conclusão do resultado e afastamento dos residentes com fator de risco para covid-19 e das médicas residentes grávidas. Houve, também, a garantia dos equipamentos de proteção individual (EPI) necessários para a segurança dos médicos residentes.[15] Somou-se a isso um reforço na orientação de lavar as mãos antes e após o atendimento e, na falta de sabão, para o uso de álcool em gel.[2] Foi instituído o uso obrigatório de máscaras cirúrgica ou N95/PPF2[9] e de proteção ocular (*face shield* ou óculos de proteção) durante todo o atendimento.[2]

Convém destacar que, desde o período em que se iniciou o enfrentamento à pandemia da covid-19, os rodízios dos programas de residência médica de ginecologia e obstetrícia sofreram mudanças consideráveis, especialmente no âmbito da ginecologia, pois tanto os atendimentos ambulatoriais quanto as cirurgias eletivas foram suspensos integralmente desde o mês de março de 2020. Também houve suspensão dos rodízios especiais do segundo ano da residência (de cirurgia geral e UTI), o que implicou uma concentração da atuação na área da obstetrícia pelos residentes que estavam nessa etapa da residência.

Com relação ao fluxo de atendimento das gestantes acometidas e/ou suspeitas de infecção pela covid-19, foi estipulado que a triagem ocorreria na Maternidade Municipal Mãe Esperança e, se necessário, seria feito o encaminhamento para internação no Hospital de Base Dr. Ary Pinheiro, em enfermaria específica, UTI ou unidade semi-intensiva, o que também se aplicou na assistência aos partos.

Os médicos residentes do programa de residência médica de ginecologia e obstetrícia de Rondônia, portanto, foram expostos a uma vivência de experiência única, acompanhando a evolução de gestantes acometidas pela covid-19 desde a sua triagem, passando pela internação e seguindo até a resolução da gestação.

Acre (AC)

O programa de residência médica de ginecologia e obstetrícia da Fundação Hospitalar Estadual do Acre teve seu início em 2001, com autorização da Comissão Nacional de Residência Médica para disponibilizar 5 vagas por ano. O treinamento dos médicos residentes envolve atividades de ambulatório de pré-natal de alto risco, assistência ao parto normal e cirúrgico, ambulatório de ginecologia cirúrgica, doenças do trato genital inferior e mastologia, cirurgias ginecológicas e mastologia.

Com o início da pandemia, os ambulatórios e parte das cirurgias eletivas foram suspensas, e os médicos residentes foram remanejados para assistência de gestantes com e sem covid-19. Foram mantidos os atendimentos hospitalares de obstetrícia (enfermarias e centro cirúrgico) e o pré-natal, bem como 50% das cirurgias eletivas. Posteriormente, foram sendo retomadas as atividades ambulatoriais do planejamento reprodutivo, as inserções de dispositivos intrauterinos (DIU), a colposcopia e as cirurgias do colo uterino e das mamas. As aulas teóricas foram mantidas por meio remoto. Os médicos residentes do último ano (R3) realizaram uma revisão bibliográfica para atualização do protocolo da Clínica Obstétrica da Maternidade Bárbara Heliodora, que serve como cenário de prática para as atividades da residência médica.

Amazonas (AM)

Em Manaus, capital do Estado, existem dois programas de residência médica de ginecologia e obstetrícia:

- Universidade do Estado do Amazonas (UEA), em parceria com a Secretaria Estadual de Saúde (Sesau) e com a Secretaria Municipal de Saúde (SEMSA): entrada de 5 médicos residentes por ano.
- Universidade Federal do Amazonas (Ufam): funciona no Hospital Universitário Getúlio Vargas, com entrada de 7 médicos residentes por ano.

Diante da pandemia da covid-19, os ambulatórios suspenderam suas atividades para evitar aglomerações, assim como as atividades hospitalares eletivas. Os médicos residentes ficaram à frente dos atendimentos nas maternidades, dando suporte obstétrico durante o parto, o pré-parto e o pós-parto. A carga horária teórica e as atualizações científicas ficaram restritas ao modo remoto, por meio de reuniões e aulas *on-line*. Com a estabilização da pandemia, gradativamente os atendimentos ambulatoriais e hospitalares estão retornando.

No Hospital Universitário Getúlio Vargas, por sua vez, permaneceram em funcionamento em 2020 atividades essenciais como atendimento à gestante, serviço de ultrassonografia, planejamento reprodutivo, ambulatórios de oncologia pélvica e mastologia. As cirurgias eletivas foram suspensas por conta da alta ocupação das UTI, assim como vários ambulatórios de especialidades. As atividades estão voltando gradativamente ao longo do ano de 2021.

Roraima (RR)

O programa de residência médica de ginecologia e obstetrícia do Hospital Materno Infantil Nossa Senhora de Nazareth iniciou suas atividades em 2005, com autorização para disponibilizar 4 vagas de residência médica por ano. Durante a pandemia da covid-19, a carga horária de 60 horas semanais foi mantida, porém com déficit em alguns cenários de prática, principalmente as cirurgias eletivas e ambulatoriais. As aulas e apresentações teóricas se mantiveram em modelo remoto, para evitar aglomerações. As atividades suspensas ainda não voltaram à normalidade em 2021.

Amapá (AP)

O programa de residência médica de ginecologia e obstetrícia teve início em 2004, sendo autorizadas 6 vagas por ano. As bolsas foram financiadas pelo Governo do Estado do Amapá nos primeiros anos do programa, porém, em 2013, com a migração do programa para a Universidade Federal do Amapá (Unifap), as bolsas passaram a ser financiadas pelo Ministério da Educação.

A maior parte das atividades do programa se desenvolve no Hospital da Mulher Mãe Luzia, da rede da Secretaria de Estado da Saúde (Sesa) do Amapá, e uma pequena parte do treinamento é realizada no Hospital São Camilo e nos ambulatórios de ginecologia na entidade filantrópica Capuchinhos. Durante a pandemia da covid-19, o programa foi afetado apenas nos ambulatórios de especialidades, e as atividades no Hospital da Mulher e no Hospital São Camilo continuaram normalmente.

Tocantins (TO)

O programa de residência médica de ginecologia e obstetrícia da Universidade Federal do Tocantins (UFT) teve início em 1º de março de 2011, com autorização para disponibilizar 4 vagas por ano. O principal cenário de prática do programa é o Hospital e Maternidade Dona Regina, uma instituição estadual. A pandemia de covid-19 interferiu pouco no programa de residência. As raras cirurgias eletivas foram suspensas e essa atividade foi compensada pela realização de mutirões para treinamento dos médicos residentes juntamente com seus preceptores.

Região Nordeste

Entre as medidas para contenção da propagação da covid-19, houve a suspensão de atendimentos ambulatoriais presenciais e de procedimentos cirúrgicos eletivos em diversos Estados da região Nordeste do país. Foram mantidas apenas as cirurgias em que a demora na intervenção pudesse acarretar prejuízo aos pacientes, como as cirurgias oncológicas. Os serviços de pré-natal de baixo risco também sofreram impacto, com orientação de maior intervalo entre as consultas, além da introdução do teleatendimento.[18]

Todas essas medidas afetaram diretamente os programas de residência médica. Adiante, descreve-se sucintamente como alguns serviços se organizaram para manter as atividades dos seus respectivos programas de residência médica de ginecologia e obstetrícia.

Bahia (BA)

Na Bahia, em 2020, existiam seis programas de residência médica de ginecologia e obstetrícia, totalizando 38 vagas, distribuídas da seguinte forma:

- Maternidade Climério de Oliveira/Hospital Universitário Prof. Edgard Santos: 6 vagas.
- Hospital Santo Antônio/Maternidade José Maria Magalhães Neto: 10 vagas.
- Instituto de Perinatologia da Bahia: 6 vagas.
- Hospital Geral Roberto Santos/Hospital da Mulher em Salvador: 7 vagas.
- Hospital da Mulher em Feira de Santana: 6 vagas.
- Vitória da Conquista: 3 vagas.

No início da pandemia, em março de 2020, todas as atividades eletivas ginecológicas foram suspensas, conforme orientação de decreto estadual. As cirurgias eletivas foram canceladas e também a maioria dos ambulatórios. Foram mantidos apenas os ambulatórios e cirurgias oncológicas. Na obstetrícia, o maior impacto foi nos atendimento do pré-natal, pois houve redução do número de leitos de enfermaria e das consultas de pré-natal, em especial as de baixo risco. Foram suspensos, também, os estágios externos, o que acarretou mais um prejuízo na formação dos médicos residentes, pois, na maioria dos casos, os estágios externos possibilitam a realização de atividades não disponíveis no seu local de atuação. Além disso, os médicos residentes foram realocados para os serviços que permaneceram em funcionamento, principalmente na obstetrícia, e houve ampliação da carga horária teórica.

Os médicos residentes participaram, ainda, de treinamento presencial e virtual para uso adequado dos equipamentos de proteção individual. As instituições foram responsáveis por disponibilizar esses equipamentos para seus residentes. A Secretaria de Saúde da Bahia disponibilizou, de forma gratuita, testes para covid-19 em casos sintomáticos. A maioria dos programas de residência médica de ginecologia e obstetrícia do Estado não incluiu seus residentes nos teleatendimentos e, quando inseridos, foi para número reduzido de atendimento na especialidade. Não houve realocação dos médicos residentes para atendimentos fora da ginecologia e da obstetrícia.

À medida que os decretos estaduais permitiram a realização de cirurgias e a reabertura dos ambulatórios, esses serviços foram retornando, porém com menor número de procedimentos. Para evitar aglomerações nos serviços, o número de atendimentos permanece reduzido mesmo após 1 ano do primeiro decreto.

As aulas e sessões clínicas presenciais foram transferidas para o ambiente virtual em plataformas digitais. Os médicos residentes citam como ponto positivo para sua formação durante a pandemia a oportunidade de maior participação em eventos *on-line* de alta qualidade. Da mesma forma que as atividades assistenciais, as visitas/sessões com número menor de participantes foram gradativamente retomadas de forma presencial, à medida que os profissionais de saúde foram sendo vacinados.

Ceará (CE)

No Ceará, existem sete programas de residência médica de ginecologia e obstetrícia, totalizando 43 vagas, distribuídas na capital Fortaleza e em cidades do interior como Sobral e Cariri.

Assim como em todo o país, houve uma preocupação inicial seguida de preparo para prevenção de contaminação entre os profissionais de saúde. Dessa forma, os médicos residentes participaram de treinamento de fluxo de atendimento, uso adequado de equipamentos de proteção individual, além de uso de paramentação e desparamentação para o atendimento ao paciente com covid-19. Houve, também, suspensão de cirurgias eletivas e redução dos atendimentos em ambulatórios de ginecologia, mantendo, com número menor de consultas, os de doenças do trato genital inferior, mastologia, atendimento à mulher vítima de violência sexual, planejamento reprodutivo e triagem de cirurgias com objetivo de organizar o futuro agendamento das cirurgias.

Os médicos residentes participaram de teleatendimentos e boletim médico a familiares por meio de plataformas digitais. Houve ampliação de participantes nas sessões clínicas teóricas por conta da flexibilização de horário e maior participação de convidados externos.

Nos programas de residência médica de ginecologia e obstetrícia do Estado, não houve realocação dos médicos residentes para atendimentos fora da ginecologia e da obstetrícia, a despeito do fato de que, em momentos de elevação do número de casos, houve maior número de atendimentos em UTI materna. Vale ressaltar, ainda, que os programas de residência médica de ginecologia e obstetrícia inseridos em hospitais gerais, como no Hospital Geral de Fortaleza, tiveram maior redução de atendimentos ginecológicos para ampliação de leitos para covid-19 na unidade.

Sergipe (SE)

Em Sergipe, são disponibilizadas 12 vagas por ano nos programas de residência médica de ginecologia e obstetrícia, sendo:

- Hospital da Universidade Federal de Sergipe (UFS): 8 vagas.
- Hospital Santa Isabel: 4 vagas.

O Hospital da UFS passou a ser uma das referências para covid-19 no Estado e, por isso, parte da carga horária dos médicos residentes foi cumprida em atendimento aos pacientes com covid-19 na enfermaria. Além disso, o centro cirúrgico foi transformado em UTI-covid, permanecendo por 6 meses a suspensão de cirurgias. Da mesma forma que nos demais Estados, no início da pandemia, os ambulatórios de ginecologia e as atividades cirúrgicas eletivas foram suspensos e retornaram gradativamente, conforme os decretos estaduais eram divulgados.

Em 2021, nos períodos de medidas mais restritivas, orientadas em decorrência da elevação do número de casos locais, os ambulatórios permaneceram abertos, porém houve redução e até suspensão temporária das cirurgias eletivas. Já as atividades teóricas da especialidade foram ampliadas, com elaboração de protocolos, sessões clínicas e atividades de simulação realística em diversos temas, como instrumentação cirúrgica, mecanismo de parto, hemorragia pós-parto, abordagem de violência sexual na urgência, entre outros.

Alagoas (AL)

Em Alagoas, existem sete programas de residência médica de ginecologia e obstetrícia, porém apenas cinco ativos, que disponibilizam um total de 18 vagas por ano.

Assim como na Bahia e no Ceará, não houve deslocamento dos médicos residentes para atendimento exclusivo a pacientes com covid-19.

As aulas presenciais foram mantidas, respeitando-se a orientação de uso de máscara e distanciamento social, e as cirurgias ginecológicas e serviços de pré-natal também não sofreram alteração no volume de atendimento durante a pandemia. Os médicos residentes não tiveram treinamento em teleatendimento, com exceção das residentes gestantes, que foram afastadas das atividades presenciais e atuaram nessa área.

Piauí (PI)

Na Universidade Federal do Piauí (UFPI) existem 6 vagas por ano de residência médica. No Piauí, não houve deslocamento dos médicos residentes para atendimento exclusivo a pacientes com covid-19, mas os médicos residentes atenderam mulheres com doenças ginecológicas e obstétricas portadoras da doença. No início da pandemia, quando houve a suspensão dos ambulatórios, os médicos residentes forneceram orientação por telefone às pacientes. Esse tipo de atendimento durou poucos meses e, com a retomada dos ambulatórios, foi suspenso. As aulas permaneceram virtuais mesmo após 1 ano de pandemia.

No início da pandemia e durante os períodos de elevação do número de casos de covid-19 no Estado, as cirurgias ginecológicas foram suspensas, com exceção das oncológicas, tanto de mama como de pelve. Nos períodos de redução dos casos de covid-19, houve retomada das cirurgias eletivas.

Pernambuco (PE)

Em Pernambuco, nove serviços oferecem o programa de residência médica de ginecologia e obstetrícia. Os médicos residentes desses programas não foram deslocados para atendimento exclusivo a pacientes com covid-19, mas suas atividades didáticas foram mantidas de forma *on-line* durante os períodos de maiores restrições no Estado.

Na residência do Hospital Agamenon Magalhães, vinculado à Secretaria de Saúde, assim como em outras instituições do Estado, as cirurgias ginecológicas eletivas foram suspensas durante os meses de maior incidência de covid-19 em Pernambuco, representando uma redução de até 70%, e não houve teleatendimento. O serviço de pré-natal foi mantido, com o mesmo número de atendimentos, seguindo os protocolos institucionais para prevenção da covid-19.

Maranhão (MA)

Atualmente, no Maranhão, são oferecidas 10 vagas por ano para o programa de residência médica de ginecologia e obstetrícia.

Durante os picos de incidência da covid-19, os médicos residentes de ginecologia e obstetrícia foram deslocados para atendimento a pacientes com covid-19. Como na maioria dos Estados, as atividades teóricas foram mantidas de forma *on-line* e as cirurgias ginecológicas eletivas foram suspensas no início da pandemia, com retorno de forma gradativa quando houve redução da incidência dos casos de covid-19 no Estado. O serviço de pré-natal de baixo risco presencial também foi suspenso temporariamente e foi instituído o teleatendimento.

Rio Grande do Norte (RN)

No Rio Grande do Norte, são oferecidas 16 vagas de residência médica de ginecologia e obstetrícia por ano. Durante os períodos de elevação do número de casos da covid-19, alguns programas de residência médica de ginecologia e obstetrícia encaminharam seus aprendizes para atendimento a pacientes com covid-19. Da mesma forma que outros Estados, as atividades teóricas foram mantidas de forma *on-line* e as cirurgias ginecológicas eletivas foram suspensas, com retorno de forma gradativa conforme liberação pelos decretos estaduais. O serviço de pré-natal não sofreu alteração.

Paraíba (PB)

Na Paraíba, são oferecidas 17 vagas de residência médica de ginecologia e obstetrícia por ano, tanto em João Pessoa quanto em Campina Grande. No programa da Universidade Federal de Campina Grande (UFCG), houve deslocamento de médicos residentes para atendimento a pacientes com covid-19.

As atividades didáticas (aulas e sessões clínicas) foram transferidas para o ambiente virtual. As cirurgias ginecológicas foram suspensas até outubro de 2020, com exceção das oncológicas. O atendimento no pré-natal não sofreu alteração, mantendo consultas regulares, tanto de alto como de baixo risco. Em alguns casos, o teleatendimento tornou-se uma realidade, como no acompanhamento pós-molar e pós-inserção de dispositivo intrauterino.

Região Centro-Oeste

Distrito Federal (DF)

Em Brasília, os programas de residência médica de ginecologia e obstetrícia são oferecidos por três instituições:

- Hospital Universitário de Brasília da Universidade de Brasília (HUB-UnB): oferece 4 vagas ao ano.
- Secretaria de Saúde do Distrito Federal (SES/DF): oferta 35 vagas por ano para residência médica de ginecologia e obstetrícia, distribuídas em sete hospitais – Hospital Regional de Taguatinga, Hospital Regional do Gama, Hospital Regional da Asa Norte, Hospital Materno-Infantil de Brasília, Hospital Regional do Paranoá, Hospital Regional de Sobradinho e Hospital Regional de Ceilândia.
- Hospital das Forças Armadas (HFA).

O Hospital Universitário de Brasília vivenciou, em 2020, uma mudança em toda sua organização estrutural em decorrência da pandemia da covid-19. Em março de 2020, diante da necessidade de medidas de distanciamento, todos os ambulatórios de ginecologia e cirurgias eletivas foram suspensos, funcionando apenas as consultas de pré-natal de alto risco e as cirurgias oncológicas.

O número de partos na emergência obstétrica aumentou consideravelmente por conta da reorganização do fluxo de gestantes, feita para que o Hospital Regional da Asa Norte, um dos hospitais da Secretaria de Saúde do Distrito Federal, recebesse apenas pacientes com suspeita e confirmação da infecção pelo SARS-CoV-2. Com o aumento da demanda na emergência obstétrica e com a necessidade de diminuir horas hospitalares e, assim, o risco de contágio, toda a escala foi redefinida com uma menor carga horária (48 horas semanais de prática hospitalar).

Além disso, essa carga horária foi ocupada por atividades na área de obstetrícia. As atividades do programa são normalmente divididas de forma que no segundo e no terceiro anos de residência o aprendiz tenha maior contato com atividades de ginecologia, passando por ambulatórios de cirurgia ginecológica, uroginecologia, ginecologia oncológica, endocrinologia ginecológica, mastologia, endoscopia ginecológica e doenças do trato genital inferior e colposcopia, e realizando os respectivos procedimentos. Com a suspensão dessas atividades, os residentes foram realocados em atividades da obstetrícia (centro obstétrico, maternidade de alto risco, pré-natal de alto risco e ultrassonografia). Para suprir as deficiências em ginecologia, buscou-se realizar um maior número de atividades teóricas com um curso de uroginecologia e de ultrassonografia, além de outras aulas teóricas durante o ano, abordando assuntos importantes de ginecologia. As atividades científicas semanais ordinárias com o departamento, residentes e internos foram realizadas, no entanto, na modalidade virtual.[20]

Os hospitais que oferecem vagas do programa de residência da Secretaria de Saúde do Distrito Federal também sofreram mudanças com a não realização de cirurgias eletivas, fechamento dos ambulatórios de ginecologia e suspensão dos rodízios externos. Foram mantidas as cirurgias oncológicas. No Hospital Regional da Asa Norte, instituição de referência de covid-19, o impacto foi maior e foi necessário remanejar os residentes para outros serviços.

As atividades de serviço terciário de ginecologia oncológica foram mantidas, enquanto no Hospital das Forças Armadas e nos outros serviços, as atividades ginecológicas foram suspensas e foram sendo retomadas paulatinamente.

Mato Grosso do Sul (MS)

No Mato Grosso do Sul, são ofertadas:

- Santa Casa de Campo Grande: 6 novas vagas de residência (R1) por ano.
- Hospital Regional de Mato Grosso do Sul Rosa Pedrossian: 4 vagas por ano.
- Maternidade Cândido Mariano: 4 vagas por ano.
- Hospital Universitário Maria Aparecida Pedrossian (Universidade Federal do Mato Grosso do Sul): 4 vagas por ano.

Os programas de residência médica de ginecologia e obstetrícia foram atingidos de forma semelhante ao restante do país, com comprometimento na formação cirúrgica e de procedimentos eletivos em ginecologia, bem como na manutenção do atendimento às parturientes. Ao longo de 2021, houve retorno lento e gradativo no atendimento às pacientes ambulatoriais e nos procedimentos cirúrgicos eletivos.

Mato Grosso (MT)

No Mato Grosso, são oferecidas:

- Universidade Federal de Mato Grosso (UFMT): 4 novas vagas de residência (R1) por ano.
- Universidade de Cuiabá (Unic): 2 vagas por ano.

Houve comprometimento significativo na formação dos residentes, em especial os de segundo e terceiro anos, por conta dos procedimentos cirúrgicos ginecológicos e dos ambulatórios de especialidades. Com relação à obstetrícia, houve redução do fluxo de atendimento do pré-natal de baixo risco, mas o atendimento no centro obstétrico teve pouca mudança.

Goiás (GO)

Em Goiás, são oferecidas 27 vagas ao ano em programas de residência médica de ginecologia e obstetrícia, de acordo com a Comissão Estadual de Residência Médica de Goiás, assim divididas:

- Hospital das Clínicas da Universidade Federal de Goiás (UFG): 6 vagas.
- Hospital Materno Infantil de Goiânia (Secretaria Estadual de Saúde): 6 vagas.
- Hospital e Maternidade Dona Íris (prefeitura de Goiânia): 7 vagas.
- Maternidade Municipal Aristina Cândida (prefeitura de Senador Canedo): 4 vagas.
- Unievangélica: 2 vagas.
- Universidade de Rio Verde: 6 vagas.

Ainda não se dispõe de dados oficiais sobre os impactos da pandemia de covid-19 no ensino nos programas de residência médica de ginecologia e obstetrícia em Goiás; no entanto, em reuniões realizadas com os envolvidos no programa do Hospital Materno Infantil de Goiânia, verificou-se que até novembro de 2020 houve prejuízo nas áreas de ginecologia ambulatorial e cirúrgica, uma vez que as atividades eletivas foram suspensas; e os médicos residentes, deslocados, em sua maioria, para atividades de urgência em ginecologia e obstetrícia e suporte a pacientes com covid-19, como orientado pela Comissão Nacional de Residência Médica.

A partir do final de 2020, houve retorno gradual das atividades eletivas de ginecologia. Apesar dos esforços e tentativas de compensação com discussão de casos clínicos e reforço da parte teórica de ginecologia, certamente houve prejuízo nessa formação. Na obstetrícia, cujas atividades foram ampliadas, acredita-se que não ocorreu prejuízo no aprendizado.

De um modo geral, os residentes, sedentos por aprofundar o conhecimento na área em que escolheram para atuar, foram obrigados a dar um passo atrás, a lidar com as incertezas dentro da medicina e a buscar conhecimento de outras formas, na tentativa de diminuir os impactos da covid-19 em sua formação como especialistas.

Região Sudeste

Sem dúvida, o maior número de programas de residência médica de ginecologia e obstetrícia do país concentra-se na região Sudeste, em especial nos Estados de São Paulo e Minas Gerais. Envolvem serviços ligados principalmente a universidades federais e estaduais, mas também há vários programas oferecidos por instituições privadas e públicas municipais, além do Sistema Único de Saúde (SUS).

Nos últimos anos, tem-se observado um aumento no número de programas de residência médica de ginecologia e obstetrícia em instituições privadas. Embora exista dificuldade para determinar o número total de vagas de residência médica de ginecologia e obstetrícia ocupadas atualmente na região Sudeste, sabe-se que há cerca de 750 vagas autorizadas por ano em São Paulo; 220 vagas, em Minas Gerais; 190 vagas, no Rio de Janeiro; e 40 vagas, no Espírito Santo. Em razão da grande quantidade de programas na região, optou-se por não individualizar por Estado as informações acerca da situação da residência médica, mas sim apresentar um panorama geral da região.

Guardadas as diferenças regionais, de uma forma geral, os médicos residentes tiveram um comprometimento pronunciado no desenvolvimento de habilidades cirúrgicas em ginecologia, o que comprometeu mais os residentes do segundo e do terceiro anos. Em alguns serviços, foram realizados treinamentos com modelos não vivos de pontos e suturas e foram disponibilizados vídeos com diversas cirurgias consideradas essenciais à formação do especialista.[20] Procedimentos menores, como inserção de dispositivos intrauterinos, puderam ser realizados pelos médicos residentes no estágio de planejamento familiar na maior parte dos serviços. Uma maior quantidade de aulas teóricas foi oferecida com o objetivo de tentar suprir o conteúdo prático que ficou defasado em todos os serviços.

Além disso, inúmeros médicos residentes contraíram a covid-19, não obrigatoriamente durante as atividades da residência médica, e, felizmente, a grande maioria nas formas não graves da doença, apresentando recuperação plena da saúde física. Danos à saúde mental, que já era frágil em muitos médicos residentes pré-pandemia, tenderam a se agravar e, provavelmente, aumentaram, mas o número de casos ainda não é conhecido. Sabe-se que já existia alta prevalência de *burnout,* depressão e ansiedade nessa população e que há grande probabilidade de esse quadro não ter melhorado, apesar da menor quantidade de horas de trabalho.[22]

Por outro lado, as atitudes com relação à pandemia, aos atendimentos remotos, a lidar com pacientes graves e para a assimilação da mudança de tantos paradigmas propiciaram o crescimento e maturidade na maioria dos médicos residentes. Alguns deles foram escalados para o atendimento de pacientes com covid-19, mas não sem antes receberem treinamento e suporte para o atendimento correto, além de todos os equipamentos de proteção individual.[20]

De um modo geral, todos os serviços se prontificaram a fornecer os equipamentos de segurança individual, incluindo máscaras N95, proteção ocular, capas de avental para os médicos residentes e assepsia com álcool.

O treinamento em serviço de obstetrícia não foi comprometido, salvo pela diminuição no atendimento ambulatorial de gestantes de baixo risco, situação que foi retornando aos poucos à normalidade a partir do primeiro semestre de 2021. Por sua vez, o treinamento em serviço de ginecologia teve comprometimento tanto em atividades ambulatoriais quanto em procedimentos invasivos e cirúrgicos, em quase todos os serviços. As atividades de planejamento familiar, oncoginecologia e atendimento à violência permaneceram em funcionamento, mesmo que de forma mais restrita.

Com a vacinação em massa e o arrefecimento dos casos de covid-19 na população, gradativamente os serviços retornaram no final do primeiro semestre de 2021 e, a partir de então, mutirões de treinamento cirúrgico e de procedimentos estão sendo preparados na maioria dos serviços com o objetivo de diminuir o prejuízo no atendimento populacional e na formação do médico residente. Apesar disso, é provável que muitos residentes optem pelo ano opcional de residência para aprimoramento das habilidades cirúrgicas que ficaram defasadas.

Região Sul

Na região Sul, assim como em boa parte do país, os programas de residência médica de ginecologia e obstetrícia apresentam diferenças significativas. Existem vários programas em hospitais universitários em grandes cidades, com apoio de universidades federais, e alguns programas em hospitais privados de cidades menores, perfazendo a segunda região do país com maior número de programas de residência médica de ginecologia e obstetrícia. Há aproximadamente 160 vagas autorizadas por ano no Rio Grande do Sul; 120 vagas, no Paraná; e 60 vagas, em Santa Catarina. Assim como feito para a região Sudeste, optou-se por apresentar o panorama geral da região Sul, que é considerada bastante uniforme no tocante à formação dos médicos residentes de ginecologia e obstetrícia.

O impacto inicial da pandemia da covid-19 foi em decorrência do cancelamento dos procedimentos eletivos e de boa parte dos atendimentos ambulatoriais. Santa Catarina foi o primeiro Estado da região a adotar medidas restritivas, mas logo foi seguido pelos outros. A maioria dos ambulatórios de especialidades ditas não urgentes parou de atender, como o pré-natal de risco habitual, ginecologia geral, infertilidade, planejamento familiar, ginecologia endócrina, cirurgia, doença cervical e uroginecologia, entre outras. Ambulatórios como de gestação de alto risco e oncoginecologia mantiveram seu funcionamento, mas foi sensível a redução no número de atendimentos.

O cancelamento das cirurgias eletivas foi impactante na capacitação dos médicos residentes, pois as poucas cirurgias mantidas, em especial as oncológicas, habitualmente não contribuem muito para a formação inicial. Como agravante, a maioria dos programas não possui unidades de treinamento em modelos animais, não vivos ou com realidade virtual.

As aulas teóricas, após um curto período, retornaram em ambiente virtual, utilizando diversas plataformas. Apesar de não substituir completamente o ensino presencial, a modalidade a distância ajudou a manter as programações teóricas sem atrasos significativos. Alguns programas, inclusive, aumentaram o tempo para essas atividades. Com a redução dos casos após a primeira onda, boa parte dos programas retomou o ensino teórico presencial, mantendo-se assim mesmo durante a segunda onda.

O número de residentes afastados pela covid-19 na região Sul foi marcante. Os relatos dão conta de que 50 a 60% desses aprendizes contraíram a doença no ano de 2020. É provável que a atuação na linha de frente das emergências das maternidades e nos centros obstétricos tenha contribuído diretamente para essas ocorrências. Além disso, durante os períodos de superlotação, foi comum a solicitação para a participação dos médicos residentes de ginecologia e obstetrícia em atividades de triagem em emergência respiratória e apoio à clínica médica.

Os estágios externos ou eletivos também foram comprometidos pela pandemia. A maioria dos estágios externos, notadamente em setores ambulatoriais e cirúrgicos, deixou de acontecer. Os residentes foram realocados para emergências ou ficaram em casa. Os estágios eletivos, por sua vez, foram em sua maioria cancelados.

Foi perceptível pelos supervisores a ansiedade envolvendo os residentes, certamente determinada pelo comprometimento da formação médica, pelas incertezas sobre o futuro e agravada pelas perdas de familiares, amigos e professores.

CONSIDERAÇÕES FINAIS

Como a covid-19 é uma doença pouco conhecida e ainda sem controle efetivo, seu processo clínico e sanitário é muito dinâmico, sempre apresentando novos paradigmas. A pandemia da doença continua em rápida evolução e, à medida que novas pesquisas e dados são disponibilizados, as recomendações de cuidados clínicos devem ser refinadas para refletir as informações mais atuais. A prioridade deve ser diminuir a carga de saúde pública da covid-19 e, ao mesmo tempo, dar segurança para os médicos e professores em atividade.[23] Felizmente, os casos de covid-19 estão em fase de desaceleração em nosso país, embora ainda em alto número de casos diários e com circulação de variantes virais cada vez mais infectantes.

A necessidade de vigilância e adaptação dos programas de residência médica de ginecologia e obstetrícia permanece. Os supervisores e preceptores têm a obrigação de manter as medidas de conscientização dos médicos residentes, como: práticas seguras de higiene das mãos, uso de máscaras, distanciamento social, etiqueta da tosse, evitação de aglomerações sempre que possível e desinfecção frequente de superfícies. Enquanto não houver vacina para todos e persistirem as dúvidas acerca de novas variantes e necessidades de aplicação de novas doses de vacina, os cuidados citados são indicados para reduzir a contaminação e salvar vidas, além de manter os programas de residência médica em funcionamento mais próximo da normalidade possível.

Não se pode furtar de oferecer o cuidado qualificado centrado nas necessidades de cada mulher e de tentar propiciar, mesmo em tempos de exceção como essa pandemia, uma experiência positiva e segura durante a residência médica, como preconizam as boas práticas da Organização Mundial da Saúde.

É inegável, no entanto, que todos os residentes manifestam o mesmo sentimento de temor pelo prejuízo que estão sofrendo em sua formação, especialmente no rodízio da ginecologia, tendo em vista a impossibilidade de praticar os atendimentos ambulatoriais de forma completa, bem como cirurgias eletivas. Esse cenário, sem dúvida, prejudicou a formação como especialistas. Ainda se indaga como recuperar esse tempo "perdido". Fato é que, mesmo completando a carga horária exigida para conclusão do treinamento em serviço da especialidade, as horas desviadas que foram flexibilizadas farão uma falta incomensurável.

REFERÊNCIAS

1. Michel JLM, Oliveira RAB, Nunes MPT. Residência médica no Brasil. Cad Abem. 2011;7:7-12.
2. Brasil. Decreto n. 91.364, de 21 de junho de 1985. Altera a redação do § 1º do artigo 2º do Decreto n. 80.281/1977, que dispõe sobre a constituição da Comissão Nacional de Residência Médica. Diário Oficial da União. 24 jun 1985.
3. Brasil. Ministério da Educação e da Cultura. Secretaria de Educação Superior. Resolução CNRM n. 5, de 12 de novembro de 1979. Estabelece normas, duração e carga horária dos programas. Diário Oficial da União. 12 nov 1979.
4. Brasil. Lei n. 6.932, de 7 de julho de 1981. Dispõe sobre as atividades do médico residente e dá outras providências. Diário Oficial da União. 9 jul 1981.
5. Scheffer M, Cassenote A, Guilloux AGA, Biancarelli A, Miotto BA, Mainardi GM. Demografia médica no Brasil 2018. São Paulo: Departamento de Medicina Preventiva da Faculdade de Medicina da Universidade de São Paulo/Conselho Regional de Medicina do Estado de São Paulo/Conselho Federal de Medicina; 2018. Disponível em: https://jornal.usp.br/wp-content/uploads/DemografiaMedica2018.pdf. Acessado em: 15 ago 2021.
6. Ribeiro MAA. Apontamentos sobre residência médica no Brasil. Brasília: Câmara dos Deputados/Consultoria Legislativa; 2011. Disponível em: https://bd.camara.leg.br/bd/bitstream/handle/bdcamara/6065/apontamentos_residencia_ribeiro.pdf?sequence=4&isAllowed=y. Acessado em: 26 nov 2020.
7. Scheffer M, Cassenote A, Guerra A, Guilloux AGA, Brandão APD, Miotto BA, et al. Demografia médica no Brasil 2020. São Paulo: Departamento de Medicina Preventiva da Faculdade de Medicina da Universidade

de São Paulo/Conselho Federal de Medicina; 2020. Disponível em: https://www3.fm.usp.br/fmusp/conteudo/DemografiaMedica2020_9DEZ.pdf. Acessado em: 15 ago 2021.

8. Brasil. Ministério da Educação. Secretaria de Educação Superior. Resolução CNRM n. 3, de 8 de abril de 2019. Dispõe sobre a matriz de competências dos programas de residência médica em ginecologia e obstetrícia. Diário Oficial da União. 11 abr 2019.
9. Brasil. Ministério da Educação. Secretaria de Educação Superior. Resolução CNRM n. 2, de 17 de maio de 2006. Dispõe sobre requisitos mínimos dos programas de residência médica e dá outras providências. Diário Oficial da União. 19 mai 2006.
10. Associação Nacional de Medicina do Trabalho; Rocha RNM, Fernandes FC, Bezerra JC. Guia prático de gestão em saúde no trabalho para Covid-19. Brasília: Ministério da Saúde; 2020. Disponível em: https://www.gov.br/saude/pt-br/coronavirus/publicacoes-tecnicas/guias-e-planos/guia-pratico-de-gestao-em-saude-no-trabalho-para-covid-19.pdf/@@download/file/Guia%20Pr%C3%A1tico%20de%20Gest%C3%A3o%20em%20Sa%C3%BAde%20no%20Trabalho%20para%20Covid-19.pdf. Acessado em: 15 ago 2021.
11. Brasil. Lei n. 13.979, de 6 de fevereiro de 2020. Dispõe sobre as medidas para enfrentamento da emergência de saúde de importância internacional decorrente do coronavírus responsável pelo surto de 2019. Diário Oficial da União. 07 fev 2020.
12. Organização Mundial da Saúde. Folha informativa sobre COVID-19. Disponível em: https://www.paho.org/bra/index.php?option=com_content&view=article&id=6101:covid19&Itemid=875. Acessado em: 15 ago 2021.
13. Supremo Tribunal Federal. Arguição de Descumprimento de Preceito Fundamental n. 672/DF. Relator: Min. Alexandre de Moraes. Brasília, 08 abr 2020.
14. Brasil. Decreto Legislativo n. 6, de 2020. Reconhece, para os fins do art. 65 da Lei Complementar n. 101, de 4 de maio de 2000, a ocorrência do estado de calamidade pública, nos termos da solicitação do Presidente da República encaminhada por meio da Mensagem n. 93, de 18 de março de 2020. Diário Oficial da União. 20 mar 2020.
15. Jakobi HR. Telemedicina: uma perspectiva para a saúde de Rondônia. 2.ed. Rondônia: Jakobi; 2017.
16. Conselho Federal de Medicina. Resolução CFM n. 1.643/2002. Define e disciplina a prestação de serviços através da telemedicina. Diário Oficial da União. 26 ago 2002.
17. Sá MFS. Deficiências nos programas de residência médica durante a pandemia de covid-19 no Brasil. Como elas serão corrigidas? Femina. 2021;49(4):223-5.
18. Brasil. Ministério da Educação. Nota técnica n. 01/2020/CNRM/CGRS/DDES/SESU. Recomendações quanto ao desenvolvimento das atividades dos programas de residência médica (PRMs) durante enfrentamento à pandemia por Covid-19. Brasília, 14 mai 2020.
19. Barcelos IDES, Abrão KC, Romão GS. O residente como instrutor. Femina. 2020;48(11):664-7.
20. Simões MCR, Pereira Primo WQS, Jakobi HR, Duran TCAL, Heinen BG. Rodízio dos médicos-residentes em ginecologia e obstetrícia durante a pandemia de Covid-19. Femina. 2021;49(1):19-24.
21. Romão GS, Sá MFS. A experiência da Febrasgo em três anos de edição do Teste do Progresso Individual do Residente de Ginecologia e Obstetrícia (TPI-GO). Femina. 2021;49(5):274-7.
22. Zaconeta ACM, Quintana MIS, Di Bella ZIKJ. Síndrome de burnout durante a residência médica: conceitos fundamentais para o reconhecimento e prevenção. Femina. 2020;48(9):535-9.
23. Romão GS, Schreiner L, Laranjeiras CLS, Di Bella ZIKJ, Coelho RA, Simões MCR, et al. Medical residency in gynecology and obstetrics in times of Covid-19: recommendations of the National Specialized Commission on Medical Residency of Febrasgo. Rev Bras Ginecol Obstet. 2020;42(7):411-4.

ANEXO 1 – AGRADECIMENTOS

Entre tantos programas de residência médica de ginecologia e obstetrícia, alguns supervisores e residentes ajudaram a compilar os dados de seus serviços. Seus nomes são apresentados a seguir como forma de agradecimento dos autores do capítulo:

- Andréa Guerreiro Machado Ferreira (AM).
- Camila Lessa Duran (RO).
- Carlos Costa Filho (AP).
- Emmanuelle Luana Voltolini Tafner Ruiz de Moraes (TO).
- Fernando Fidelis (AL).
- Gustavo Cesar Gonçalves Brito (RO).
- Janne Eyre Fernandes Brito da Costa (MA).
- José Fernandes de Souza Viana (AM).
- Letícia Wisnieski Bett (MT).
- Manoel Jerônimo da Silva Junior (AP).
- Maria Auxiliadora Budib (MS).
- Marilia Oliveira Ribeiro (GO).
- Marco Aurélio da Silva Veras (RO).
- Marta Alves Rosal (PI).
- Melania Maria Ramos de Amorim (PB).
- Mônica Diniz (PE).
- Raquel Autran Coelho Peixoto (CE).
- Renata Paixão (PE).
- Rosana Zabulon Feijo Belluco (DF).
- Richard Flavio Padilla Rodriguez (AC).
- Symone Souza Silva (RR).
- Thais Serafim Leite de Barros Silva (SE).
- William Leite Lemos Junior (MS).

SEÇÃO 4

Avaliação do residente

CAPÍTULO 31

Princípios gerais de avaliação do profissional da saúde em formação

Valdes Roberto Bollela
Marcos de Carvalho Borges
Fábio Antonio Perecim Volpe
Luciane Loures dos Santos
Rodrigo de Carvalho Santana
Hilton Marcos Alves Ricz
Luiz Ernesto de Almeida Troncon

INTRODUÇÃO

Por muitas décadas, pelo menos até a primeira metade do século XX, os estudantes de medicina e médicos em formação foram avaliados de maneira muito limitada em todo o mundo,[1] inclusive no Brasil. Infelizmente, essa situação ainda não foi solucionada no país. As lacunas e os problemas que envolvem a avaliação formal dos estudantes de medicina são observados de maneira ainda mais preocupante durante a formação oferecida nos vários programas de residência médica. Por determinação da Comissão Nacional de Residência Médica, todo programa deve propor e realizar a avaliação dos residentes, porém uma questão central que se coloca quando se examinam as práticas avaliativas existentes se refere à qualidade com que essa avaliação tem sido feita.

Por muito tempo no Brasil, ao menos até o final do século XX, as habilidades clínicas, que constituem parte essencial – se não a mais importante – da formação, não eram formalmente avaliadas e documentadas durante a graduação em medicina. De maneira similar, as avaliações para a seleção de médicos residentes e durante a residência médica concentram-se na checagem de conhecimentos biomédicos (básicos e clínicos).

O exame clínico objetivo e estruturado (em inglês, *objective structured clinical examination* – OSCE), mais conhecido pela sigla em inglês, começou a ser usado no Brasil em 1995 por um grupo de professores da Faculdade de Medicina de Ribeirão Preto da Universidade de São Paulo (FMRP-USP), inicialmente como exame de habilidades clínicas essenciais aos estudantes de medicina e em seguida como parte da avaliação terminal de competências dos graduandos, pouco antes da conclusão do curso. Aos poucos, essa prática foi se difundindo por outras instituições do país.[2-4] Esse tipo de instrumento de avaliação, que vai além do domínio cognitivo pois avalia as habilidades psicomotoras e clínicas fundamentais, ganhou força e relevância a partir do momento em que os maiores programas de residência médica do Brasil, estimulados pela Comissão Nacional de Residência Médica, passaram a compor o conjunto de métodos usados na seleção de candidatos no início do século XXI.

Curiosamente, no entanto, essa modalidade de avaliação praticamente não é utilizada durante a formação dos residentes (nos anos da residência), o que representa uma oportunidade perdida. Na residência, predominam avaliações escritas, com questões abertas ou de múltipla escolha, provas orais e avaliações globais de atitudes, com frequência variável, pouca padronização entre avaliadores e programas, nem sempre seguida de documentação e com claras lacunas e fragilidades ainda presentes.

Essa situação demonstra com clareza que ainda existe um grande espaço e muitas oportunidades para qualificação da avaliação dos residentes, desde a seleção, passando pelo período de formação, até a conclusão, momento em que os programas entregam esse profissional à sociedade.

Em muitas especialidades médicas, os profissionais devem, durante ou ao final da sua formação, realizar avaliações propostas pelas sociedades de especialistas para a obtenção do título da respectiva sociedade ou associação médica. Nessa jornada, são priorizadas avaliações escritas voltadas para o domínio cognitivo, tanto no acesso (provas de seleção da residência) quanto no término do programa (provas do título de especialista). Essas avaliações dizem respeito à tomada de decisões e afetam profundamente o candidato. São denominadas avaliações de alto impacto (em inglês, *high-stakes assessment*). Em quase todos os programas, no entanto, são raros os momentos de avaliação formativa, que é aquela que induz e promove aprendizagem ao longo do processo de formação.

Tendo como base esse panorama de muitas avaliações nem sempre bem qualificadas, este capítulo aborda os princípios gerais que devem ser conhecidos e utilizados pelos programas de residência médica para nortear o desenho de um sistema de avaliação qualificado do residente e, desse modo, contribuir para avaliação da própria residência médica.

PROPÓSITOS E ATRIBUTOS DA AVALIAÇÃO

O conceito genérico de avaliação é a coleta e a análise de informações, utilizando métodos ou instrumentos, sobre algo (resultados esperados ou desfechos da aprendizagem) para a tomada de decisões ou o estabelecimento de ações (decidir, dar *feedback* e promover ajustes e melhorias no próprio programa educacional).[5] A primeira etapa a ser definida e pactuada entre coordenadores de programas de avaliação e os interessados inclui os propósitos da avaliação, que podem ser somativos, formativos e informativos ou diagnósticos (Figura 1). Se não houver clareza sobre os propósitos da avaliação, todo o restante poderá estar comprometido e a avaliação pode não atender às necessidades e expectativas.[6]

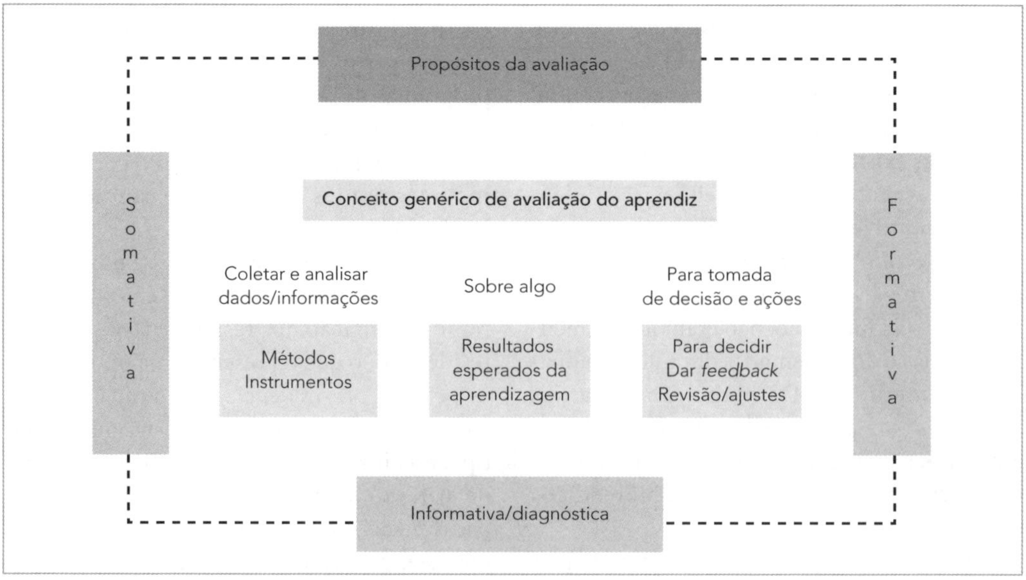

FIGURA 1 Conceito genérico de avaliação do aprendiz (estudante ou residente) e propósitos da avaliação.

A avaliação somativa diz respeito à tomada de decisão (aprova ou reprova na disciplina, passa ou não passa no vestibular, garante ou não garante uma vaga no concurso de residência etc.). Essas avaliações são do tipo *high-stakes* e têm grande importância para quem está sendo avaliado. Elas requerem um alto nível de competência (conhecimento profundo e experiência prática em processos de avaliação) para serem executadas de maneira qualificada. É interessante destacar que a denominação "somativa" implica a análise de vários indicadores a serem examinados para a tomada de decisões *high-stakes*, no entanto, isso é feito com muita frequência, com base nos resultados de um único exame cognitivo.[5]

Outro propósito de avaliação que geralmente é negligenciado é o formativo. Avaliação formativa é aquela que prevê e é capaz de prover *feedback* ao estudante ou residente. Ela permite que ele faça uma reflexão sobre o seu desempenho a partir da devolutiva recebida, promovendo aprendizagem e crescimento durante o processo de formação profissional. Em comparação com a avaliação somativa, essa modalidade de avaliação ainda é muito pouco utilizada nos programas de residência e na graduação em medicina.[5,7]

Finalmente, mas não menos importante, a avaliação informativa ou diagnóstica permite fazer inferências sobre a qualidade do programa educacional. Tendo em vista essa finalidade, se os residentes são avaliados em um processo bem elaborado, que segue as boas práticas, e ao final demonstram conhecimento, habilidades e atitudes condizentes com aquele estágio de sua formação, isso sugere que o programa educacional tem qualidade. Os resultados do desempenho dos estudantes ou residentes nas avaliações desse tipo, portanto, auxiliam a avaliação sobre a qualidade do programa educacional.[5] É importante destacar que a avaliação informativa ou diagnóstica mencionada aqui não deve ser confundida com aquelas avaliações que vários professores fazem no início de um curso ou antes de iniciar uma aula (do tipo pré-teste), com o objetivo de checar o que os estudantes já sabem sobre o assunto que se pretende ensinar, que também é chamada por alguns autores de "avaliação diagnóstica".

Quando se discute a avaliação educacional, é interessante considerar que, na língua inglesa, existem duas palavras para dois conceitos diferentes: a avaliação do estudante é chamada "*assessment*", e a avaliação de programas educacionais, "*evaluation*". Na língua portuguesa, pode haver alguma confusão, pois quando se usa a palavra avaliação, que é empregada para ambos os conceitos, é necessário explicitar se diz respeito à avaliação de quem aprende (estudante ou residente) ou à avaliação do programa educacional (curso de medicina, estágio ou programa de residência). O foco deste capítulo é a avaliação do residente, e não dos programas de residência.

Em avaliação, assim como na prática da medicina, é fundamental manter os mais altos padrões de qualidade. Isso pode ser feito seguindo boas práticas e evidências do que funciona e evitando aquilo que induz a erros ou introduz vieses. Existem diferentes maneiras, no entanto, de se definir qualidade nos processos avaliativos. Podem ser citadas:

- Ausência de imperfeições, quando as vantagens superam as desvantagens e as eventuais limitações.
- Efetividade, eficácia e eficiência; quando existe adequação aos propósitos e às finalidades pactuadas.
- Boa aplicação ao tema da avaliação, quando esta preenche critérios definidos por alguns atributos específicos.[5]

Em 2011, um grupo de especialistas reafirmou alguns atributos utilizados como referência de qualidade ou adequação de um método de avaliação isolado ou de sistemas de avaliação na área da saúde, propondo, ainda, outros novos critérios.[6] Esse trabalho destaca sete atributos: validade, reprodutibilidade, equivalência, viabilidade, impacto educacional, efeito catalítico e aceitabilidade (Quadro 1).

QUADRO 1 Atributos da avaliação do estudante

Atributos da avaliação	Definição
Validade ou coerência	Está presente quando existem evidências de que o que está sendo avaliado é coerente (reflete) com os objetivos de aprendizagem definidos no plano de ensino do programa educacional e permite inferir de maneira segura sobre a aprendizagem, que alinha resultados esperados e observados
Reprodutibilidade, confiabilidade ou consistência	Está presente quando os resultados da avaliação seriam os mesmos se fosse repetida sob circunstâncias semelhantes. Trata-se da estabilidade da avaliação e pode ser medida
Equivalência	Ocorre quando a mesma avaliação produz equivalentes pontuações ou decisões quando administrada em diferentes instituições ou ciclos de testes
Viabilidade ou factibilidade	Está presente se a avaliação é prática, realista e reconhece os recursos, possibilidades e limitações, considerando as circunstâncias e o contexto em que será implementada
Impacto educacional	Quando a avaliação é capaz de motivar aqueles que estão sendo avaliados a se prepararem (estudar, esclarecer dúvidas, ir além do que poderia) de uma forma que estimule o interesse na aprendizagem
Efeito catalítico	Ocorre quando a avaliação fornece resultados e *feedback* de uma forma que cria, aprimora e apoia a educação; oferecendo parâmetros e impulsionando o aprendizado futuro (no Brasil, na área da saúde, é denominado "educação permanente")
Aceitabilidade	Está presente quando as partes interessadas (residentes e preceptores) acreditam que o processo de avaliação e seus resultados são críveis e dignos de confiança

A validade é o elemento fundamental de uma avaliação e sempre deve estar presente, pois expressa o alinhamento do que está sendo avaliado com os objetivos de aprendizagem (desfechos) que devem ter sido declarados no plano de ensino ou no programa da residência. Entre os elementos que determinam a validade, pode-se destacar a escolha de métodos capazes e adequados para aferir ou mensurar o que se pretende avaliar. Uma prova oral – muito utilizada no passado –, por exemplo, não é a melhor estratégia para avaliar a habilidade do residente para realizar a história, o exame físico ou um procedimento. Esses componentes da habilidade clínica poderiam ser mais bem avaliados por um método como o OSCE, ou pela observação direta do residente durante um atendimento. As provas orais, ou mesmo as provas escritas, não são apropriadas para essa finalidade, mas são adequadas para avaliar o raciocínio clínico e a tomada de decisões, que também compõem as habilidades clínicas fundamentais.[5,6]

Outro elemento importante para garantir o atributo de validade é a amostragem que será usada dos conteúdos e desfechos de aprendizagem na elaboração das avaliações. Se essa amostragem for muito pequena, é possível que a validade fique comprometida. Na elaboração de uma avaliação cognitiva para o título de especialista em infectologia, por exemplo, se forem incluídas apenas questões sobre HIV/aids, desconsiderando outros temas igualmente relevantes, a validade estará comprometida. Outro aspecto fundamental é planejar a avaliação respeitando o nível dos aprendizes que serão avaliados. Assim, se a prova elaborada para alunos de terceiro ano contiver questões ou tarefas que são esperadas ao final do último ano da residência, também haverá problemas na validade.

Quando questões ou momentos avaliativos são propostos, as instruções sobre como a prova ou a avaliação vai acontecer, bem como os enunciados das questões (ou tarefas nas provas práticas) precisam ser muito claros, de modo a não confundir quem será avaliado. Não pode haver surpresas ou "pontos cegos" nos instrumentos avaliativos, pois isso pode induzir ao erro mesmo uma pessoa que tem competência, ou seja, quem está sendo avaliado pode errar algo que saberia responder ou fazer se as instruções tivessem sido mais claras. Em avaliações com vários participantes, é possível saber como a avaliação se comportou com relação a esse aspecto a partir da análise psicométrica da prova, que é diretamente associada à análise de confiabilidade e reprodutibilidade da prova.[5,6]

Para garantir a confiabilidade, é preciso atentar e cuidar para que exista um número adequado de questões (prova cognitiva) ou situações práticas e observações (avaliação clínica), como mencionado anteriormente para a validade. A reprodutibilidade de um exame depende também da padronização das condições de exame, de métodos de observação adequados, de protocolos ou fichas de observação bem elaborados (avaliações práticas), e de critérios de correção e pontuação previamente estabelecidos e que sejam claros e explícitos (gabarito ou resposta esperada). Além disso, os avaliadores devem ser treinados previamente para que estejam familiarizados com todas as etapas do processo – elaboração, execução e análise dos resultados da avaliação.[6]

Ao elencar os objetivos de aprendizagem, os responsáveis pelo programa educacional devem definir também quais serão as melhores estratégias de ensino e aprendizagem, entre as disponíveis, e quais serão efetivamente utilizadas. Na residência médica, o cenário de aprendizagem predominante consiste nos serviços de saúde, nos quais a prática profissional acontece, mas também estão presentes recursos de ensino presencial e a distância mais voltados ao aspecto cognitivo, como aulas, seminários, reuniões clínicas e análises anatomopatológicas; laboratórios de simulação; e a própria avaliação formativa, em especial aquela que inclui a observação direta do residente na prática clínica ou laboratorial, sempre seguida de devolutivas que permitam a reflexão e ações, por parte dos residentes, e que os ajudem a alcançar a competência profissional.

O domínio das habilidades clínicas e atitudinais requer uma avaliação formativa bem estruturada e preceptores treinados para observar os residentes e, em momentos bem definidos, prover devolutiva qualificada. Existem vários métodos de avaliação que favorecem essa prática no ambiente da prática profissional, como o "caso longo" (do inglês *long case clinical examination* – CEx), o miniexercício clínico avaliativo (do inglês *mini-clinical exercise* – Mini-CEX), a observação direta de habilidades procedimentais (do inglês *direct observation of procedural skills* – DOPS), a avaliação global de atitudes (em inglês, *global rating of live performance*), a anotação de incidentes críticos (em inglês, *critical incidents*) e a avaliação multifonte (em inglês, *multisource feedback*), mais conhecida como avaliação 360º.[5,7] Discussões mais aprofundadas sobre esses métodos de avaliação se encontram em outros capítulos deste livro.

CURRÍCULO BASEADO EM COMPETÊNCIAS

Outro conceito que tem ganhado importância e que é fundamental na organização dos sistemas de avaliação é o da educação baseada em competência, que já é referência para inúmeros programas educacionais, tanto na graduação quanto na residência médica do Brasil e em todo o mundo. Existem várias definições para competência profissional, todas com diversos elementos comuns. A definição adotada aqui, adaptada de Newble,[8] é bem simples para facilitar a compreensão do conceito de competência e pode auxiliar a organização de sistemas de avaliação: competência é um conjunto de habilidades de naturezas diversas, necessárias às ações profissionais. Para a prática profissional segura e competente, essas habilidades devem ser mobilizadas de acordo com o contexto em que serão utilizadas.[9] Para tanto, é preciso lembrar que a graduação e a residência médica são etapas da formação profissional, e não um fim em si. Conforme proposto por Grant,[10] todo médico deve continuar seu aprimoramento profissional, conceito conhecido como *continuing professional development in medicine* (CPD). Esse processo acontecerá ao longo do período em que o médico estiver na ativa, praticando, aprendendo e crescendo enquanto profissional e ser humano.[10]

A competência é, portanto, a articulação de diferentes domínios bastante conhecidos:

- O conhecimento e a capacidade para utilizá-lo na compreensão de fenômenos biológicos, sociais e clínicos.
- As habilidades psicomotoras e clínicas necessárias para a prática da medicina.
- O componente atitudinal, com o reconhecimento e a adesão aos valores profissionais, aqui incluindo a postura e o comportamento nas relações com outros médicos, membros da equipe, pacientes, familiares e a sociedade. Este domínio é conhecido na literatura internacional como *professionalism*, e no Brasil a tendência é usar o termo traduzido "profissionalismo".[9,11]

É muito importante caracterizar os elementos centrais da competência para a prática da medicina, pois será a partir deles que os objetivos de aprendizagem e os desfechos esperados serão definidos no plano de ensino de um programa de residência e eles serão desenvolvidos, aprendidos e, consequentemente, devem ser avaliados.[12]

No domínio cognitivo, encontra-se a base do conhecimento necessário para a prática profissional. É possível, de maneira simplificada, definir uma hierarquia para a avaliação de objetivos de aprendizagem desse domínio na área da saúde: memória, interpretação de dados (tabelas, figuras, imagens ou estudos), capacidade de aplicar o conhecimento para solução de problemas ou para o desenvolvimento de raciocínio diagnóstico e tomada de decisão em relação à investigação complementar, em ações de promoção/prevenção da saúde ou terapêuticas.[5] Desse modo, recomenda-se fortemente que, nas avaliações de residentes no domínio cognitivo, sejam evitadas perguntas que mobilizam apenas a memória e seja fortalecida a avaliação da aplicação do conhecimento.

No domínio psicomotor, o enfoque estará voltado para as habilidades de comunicação interpessoal, a obtenção de informações durante a entrevista dos pacientes (anamnese) e a realização do exame físico. Além disso, merece destaque o foco nas habilidades psicomotoras para realização de procedimentos (diagnósticos ou terapêuticos) essenciais para a prática da medicina, mesclados com o conhecimento necessário para o raciocínio clínico e a tomada de decisões, formando uma intersecção entre os domínios cognitivo e psicomotor.[5,9,11] Com relação a esse ponto, é importante fazer um destaque para uma deformação na compreensão da avaliação de habilidades clínicas que decorre da forma como os processos de seleção da residência médica, que incluem provas práticas, vêm sendo realizados. Por determinação da Comissão Nacional de Residência Médica, as provas práticas para o acesso direto a programas de residência devem avaliar as cinco grandes áreas: clínica médica, cirurgia, ginecologia e obstetrícia, pediatria, medicina preventiva e social. Essa recomendação induz os elaboradores de provas práticas a focar as cinco especialidades e não as habilidades clínicas comuns a elas. Assim, as provas práticas (mesmo na graduação) são divididas entre as grandes áreas e especialidades (clínica, cardiologia, pediatria, ginecologia e obstetrícia, cirurgia torácica etc.) em vez de serem organizadas a partir das competências clínicas essenciais (comunicação, história, exame físico, procedimentos, raciocínio clínico e tomada de decisão), que seria a maneira mais adequada.

Finalmente, no domínio das atitudes e do profissionalismo, é importante definir com clareza os referenciais de comportamento esperados pelos membros da equipe (respeito, colaboração, aprender e ajudar os outros a aprenderem), na relação com o paciente (confidencialidade, empatia e respeito), e em relação a si próprio e à profissão médica (compromisso com a educação permanente, adesão aos valores e normas da profissão etc.).[9,11]

Como comentado anteriormente, a avaliação na área médica sempre esteve voltada predominantemente para o conhecimento, por isso não se observa uma estrutura para avaliar habilidades clínicas e menos ainda para a avaliação do profissionalismo. Foi nesse contexto que, no final do século XX, emergiu um novo conceito que tem ganhado força nas duas décadas iniciais do século XXI, o de sistemas de avaliação. Um sistema de avaliação pressupõe a combinação de diferentes métodos com o intuito de cobrir de maneira adequada todos os domínios que compõem a competência.[13,14]

A educação e o treinamento do estudante e do residente constituem processos complexos e multifacetados, desenvolvidos em tempo considerável. Por conta da multidimensionalidade dos elementos envolvidos na formação médica, nenhum método de avaliação pode, isoladamente, prover as informações necessárias sobre o aprendizado e o desempenho de um profissional em formação. Isso implica a necessidade de empregar vários métodos, em diferentes momentos, em condições de uniformidade, o que somente se consegue com um sistema ou programa de avaliação que garanta convergência das informações e coerência em sua análise.[15]

SISTEMAS DE AVALIAÇÃO

Em 2018, Norcini et al. apresentaram o conceito de sistemas de avaliação como uma articulação de diferentes estratégias avaliativas, bem aplicadas, que podem permitir aos coordenadores de programas educacionais promover aprendizagem (por meio da avaliação formativa e do *feedback*) e que permitem a tomada de decisões sobre a competência para a prática profissional de maneira mais segura para o profissional em formação e para a sociedade.[13]

A Figura 2 mostra a gênese de um sistema de avaliação e como a articulação de diferentes métodos de maneira planejada e intencional é capaz de "iluminar" a avaliação da competência profissional.

Entre os elementos-chave para sair do paradigma de avaliação ainda existente nas duas principais áreas de formação profissional médica (graduação e residência) e caminhar para modelos que privilegiem sistemas de avaliação, destacam-se: maior equilíbrio entre avaliação somativa e formativa; formas de avaliação mais abrangentes, que contemplem de maneira equivalente os três domínios da competência (cognitivo, psicomotor e atitudinal); organização mais centralizada e coordenada da avaliação por um grupo ligado ao programa de residência; aplicação de avaliações de maneira longitudinal e não apenas pontual; e, finalmente, utilização dos resultados da avaliação do estudante e do residente para avaliar a qualidade da formação (avaliação do programa educacional). Na literatura internacional, esse conceito também é apresentado como avaliação programática,[14] que guarda bastante semelhança com os sistemas de avaliação propostos por Norcini et al.[13]

Um aspecto decisivo para o sucesso da implementação de um sistema de avaliação é o domínio (e a familiaridade) do preceptor do programa de residência com os diferentes métodos de avaliação, o que demanda desenvolvimento docente e capacitação dos avaliadores. Além disso, é necessário viabilizar um sistema de registro dos momentos avaliativos, inclusive para as devolutivas que devem ser dadas aos residentes no momento da avaliação formativa.[14]

ALINHAMENTO ENTRE OS MÉTODOS DE AVALIAÇÃO E O DOMÍNIO DA COMPETÊNCIA

Em 1990, George Miller propôs um modelo eternizado como "pirâmide de Miller" que representa diferentes elementos que compõem as habilidades requeridas para a prática profissional da medicina e deveriam ser, portanto, avaliados.[16]

Nessa pirâmide, há quatro elementos distribuídos em quatro patamares. O primeiro nível ("saber") encontra-se na base da pirâmide e destaca os conhecimentos necessários para a

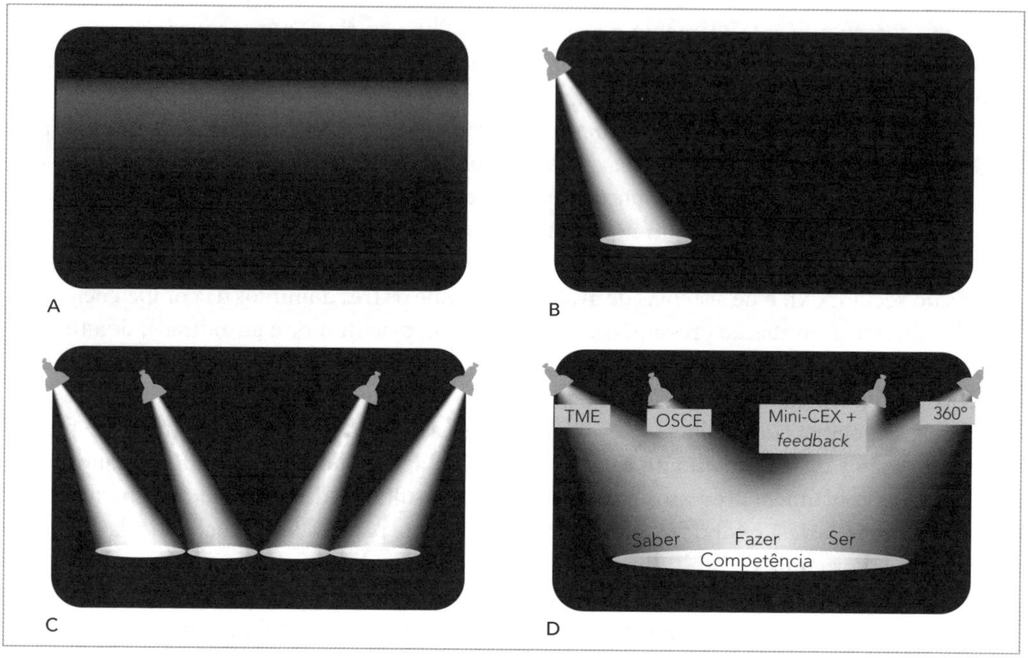

FIGURA 2 Gênese de um sistema de avaliação. A: ausência de avaliação; B: um método de avaliação para todos os domínios; C: vários métodos não articulados; D: sistema de avaliação da competência profissional na área da saúde.

360°: avaliação 360° (ou avaliação multifonte); Mini-CEX: miniexercício clínico avaliativo (em inglês, *mini-clinical exercise*); OSCE: exame clínico objetivo e estruturado (em inglês, *objective structured clinical examination*); TME: testes de múltipla escolha (avaliação cognitiva).

Adaptada de Norcini et al., 2018.[13]

prática da medicina e que podem ser avaliados no nível da memória. Logo acima, no segundo patamar ("saber como"), estão conhecimentos que são avaliados ainda do ponto de vista cognitivo, mas exigem um contexto de aplicação para checar se o conhecimento é usado de maneira adequada (trata-se do que ficou conhecido como *know-how*). Nesse nível, espera-se que o estudante ou residente seja capaz de resolver problemas, elaborar hipóteses e tomar decisões, geralmente no contexto da prática profissional. Esses dois primeiros níveis se relacionam com o domínio cognitivo e podem ser avaliados com questões abertas longas ou curtas, com testes de múltipla escolha ou discussões de casos. A depender da qualidade das questões e do enunciado proposto, é possível alcançar o segundo nível (com questões que estimulem a interpretação de dados e aplicação do conhecimento) ou permanecer apenas no nível inicial (questões formuladas para avaliar apenas a memorização). O terceiro nível da pirâmide ("demonstrar") está voltado para habilidades clínicas e psicomotoras, que podem ser executadas em ambientes simulados, com pacientes padronizados (pacientes reais ou pessoas que são treinadas para protagonizar uma situação clínica), com pares (estudantes ou residentes), com o uso de manequins e simuladores parciais (por exemplo, manequim para treinar a coleta do exame de Papanicolaou) ou, ainda, com simuladores realísticos, que são mais completos e complexos (usados no treinamento para atendimento de parada cardiorrespiratória, por exemplo). Nesse nível, o estudante ou o residente deverá ser capaz de demonstrar a sua habilidade de realizar uma tarefa ou procedimento clínico relevante. As avaliações do tipo OSCE compõem o principal exemplo nessa categoria, uma vez que consistem em estações nas quais situações da prática profissional são simuladas. Finalmente, no nível mais alto da pirâmide ("fazer") a avaliação deve acontecer nos cenários da prática profissional, com pacientes e situações reais. Esse é o principal contexto de aprendizagem do residente e deveria também ser o local onde a avaliação formal e formativa acontece mais frequentemente. Quando se pergunta aos preceptores se eles avaliam os residentes nesses cenários, a maioria afirma que sim, mas raramente existe padronização entre avaliadores, registro dos resultados da avaliação e devolutiva formal e documentada. Desse modo, não é possível pressupor que a avaliação do residente nos cenários de prática da residência médica está sendo feita de maneira adequada.

Em 2016, um grupo de pesquisadores propôs uma emenda à pirâmide de Miller e incluiu um novo estágio adicional no topo da famosa pirâmide ("ser") para destacar um componente ligado à identidade profissional composto por elementos atitudinais vinculados ao ser, ao estar e ao relacionar-se.[17] Esses elementos constituem, obviamente, aspectos tão relevantes para o futuro médico quanto o conhecimento e as habilidades clínicas. Há muitas histórias de profissionais com altíssimo nível e elevada *expertise* em sua área de atuação que foram afastados do exercício profissional ou até tiveram seu registro cassado por conta de atitudes não condizentes com a prática da medicina. Esses temas, infelizmente, não são abordados de maneira regular, tampouco são avaliados durante a formação médica, exceto quando algum evento crítico acontece e todos percebem que esse dompinio essencial não está recebendo a devida atenção.

Na Figura 3, propomos uma adaptação da pirâmide de Miller[16] modificada por Cruess et al.,[17] retirando o novo estrato do topo da pirâmide e representando-o por um círculo que engloba todos os outros estratos. Essa modificação tem o objetivo de indicar a relevância e a presença do domínio representado pelo profissionalismo ("ser, estar, relacionar-se") em todos os momentos da aprendizagem e da avaliação do médico em formação, desde o dia que entra na escola de medicina até quando decide interromper o exercício da profissão.

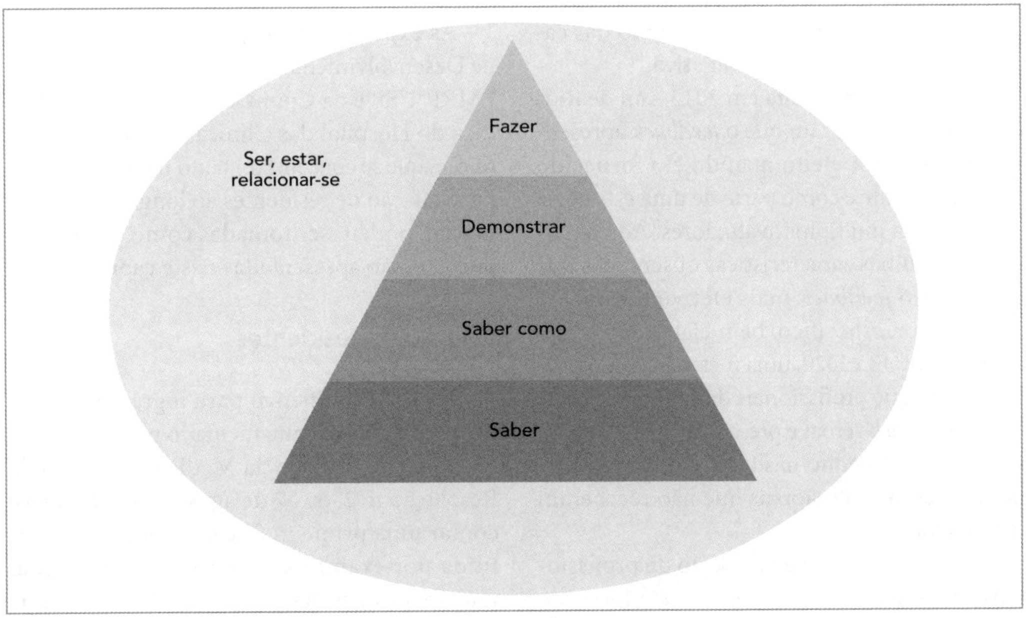

FIGURA 3 Proposta de modificação da pirâmide de Miller.

Para cada domínio da competência, existem métodos ou instrumentos mais apropriados, que, portanto, devem ser escolhidos. É importante, também, evitar métodos inadequados aos propósitos estabelecidos. Esse é um conhecimento básico para qualquer professor de medicina, em especial para o coordenador de um programa que tem como dever de ofício organizar e implementar um sistema de avaliação para os residentes.

Avaliação formativa e *feedback*

Se for necessário apontar uma única mudança capaz de qualificar a avaliação dos residentes em uma instituição, não há dúvida de que a indicação deve ser investir na qualificação de preceptores para a prática regular e qualificada da avaliação formativa por meio do *feedback*. Isoladamente, essa prática é reconhecida como o mais potente motivador para melhorar o desempenho de estudantes e residentes na área da saúde.[7] O *feedback* regula o processo de ensino e aprendizagem, auxiliando o jovem aprendiz a perceber o que já alcançou e quanto falta para atingir os objetivos almejados. Além disso, auxilia no aprimoramento profissional e pessoal e estimula o desenvolvimento das capacidades reflexiva e autoavaliativa.[18]

Em uma revisão feita em 2015, van de Ridder et al. demostraram que o *feedback* apresentava um melhor efeito quando era fornecido frequentemente e como parte de uma estratégia que envolvia múltiplos avaliadores. Adicionalmente, algumas características observadas que tornaram o *feedback* mais efetivo foram: ser encorajador, específico, bem elaborado e não ameaçador.[19] Em 2020, uma metanálise demonstrou ainda que profissionais da saúde que receberam *feedback* verbal e presencial apresentaram melhor desempenho nas tarefas quando comparados com profissionais que não receberam devolutiva.[20]

Especificamente na educação de profissionais da saúde, o *feedback* consiste em fornecer, no momento oportuno e com a maior frequência possível, informações específicas ao estudante ou residente sobre seu desempenho em determinada atividade, utilizando como base um padrão de qualidade. A prática frequente do *feedback*, desde que seja efetivo, constitui um modo comprovado de auxiliar o residente a progredir para a prática profissional segura.[18] Essa é uma das principais responsabilidades dos preceptores.

Para que o *feedback* seja efetivo, ou seja, realmente funcione como uma estratégia de ensino e aprendizagem, ele deve seguir algumas recomendações e os preceptores precisam ser treinados com esse objetivo. Os preceptores devem considerar o *feedback* como qualquer outra habilidade que pode ser adquirida e aprimorada por meio da prática repetida. Além disso, a prática do *feedback* deve fazer parte da cultura institucional, como parte essencial do processo de avaliação e de ensino-aprendizagem.[7] Uma discussão mais aprofundada sobre técnicas de *feedback* é apresentada em outro capítulo deste livro.

EXPERIÊNCIAS DE AVALIAÇÃO NO CONTEXTO DA RESIDÊNCIA MÉDICA

As experiências de professores do Centro de Desenvolvimento Docente para o Ensino da FMRP-USP e da Comissão de Residência Médica do Hospital das Clínicas da mesma instituição, que se concentram tanto na seleção como na avaliação de residentes ao longo de sua formação, podem ser tomadas como exemplo e, por isso, são apresentadas neste capítulo.

Seleção de residentes

O processo seletivo para ingresso na residência médica é regulamentado pela Comissão Nacional de Residência Médica, por meio da Resolução n. 2, de 27 de agosto de 2015. Deve contar uma primeira fase obrigatória, constituída por exame escrito objetivo com igual número de questões de clínica médica, cirurgia geral, pediatria, obstetrícia e ginecologia e medicina preventiva e social, responsável por pelo menos 50% da nota. Uma segunda fase opcional, conforme critérios da instituição, deve ser constituída por prova prática, com peso de 40 a 50% da nota final. A instituição pode optar, ainda, por acrescentar análise e arguição do currículo, que pode representar 10% da nota final.[21]

O Hospital das Clínicas da FMRP-USP organiza anualmente um exame de seleção para vagas de residência no acesso direto (residentes de primeiro ano), que, no ano de 2020, contou com 4 mil candidatos. Em 2011, professores do Departamento de Clínica Médica da FMRP-USP fizeram uma proposta para mudar a forma de elaborar e revisar os testes de múltipla escolha para as provas de seleção de acesso direto e de terceiro ano (especialidades). Em 2013, essa nova estratégia foi ampliada para outros departamentos da instituição.

Habitualmente, quando são solicitados a produzir questões para um exame, os elaboradores trabalham individualmente e encaminham os testes que criaram para o coordenador da prova, que selecionará aqueles testes que julgar ser os mais adequados. Apesar de amplamente utilizada, inclusive nessa instituição, essa prática se mostra pouco efetiva e costuma apresentar inúmeros problemas, que prejudicam a validade e a fidedignidade da prova.[22] Quando um teste é elaborado individualmente e não passa por um processo de revisão por pares, ele está sujeito a apresentar diversas impropriedades de forma e de conteúdo. Habitualmente, as questões são elaboradas por especialistas em cada área, que têm uma tendência natural a achar que o tema da questão é essencial e a presumir que todos os que se submeterão ao exame deveriam ter aquele conhecimento. Dessa maneira, muitas vezes o teste não fica adequado ao nível do candidato que está sendo selecionado para o primeiro ano de um programa de residência médica, o que também pode prejudicar a validade da prova. Além disso, a elaboração individual não garante a homogeneidade da prova como um todo, uma vez que as questões podem estar em formatos distintos – e nem sempre adequados. Outra inadequação frequentemente observada é que a resposta do teste de múltipla escolha se baseie nas opiniões pessoais do elaborador ou em condutas locais do serviço, o que às vezes é discordante de consensos nacionais ou internacionais. Essa ocorrência, com certa frequência, gera recursos de candidatos que podem levar a mudanças no gabarito ou até anulação da questão.[22,23]

Entre as inconformidades mais frequentemente observadas, em especial nos primeiros anos, quando a maioria dos elaboradores ainda não se capacita para o emprego das boas práticas na elaboração de testes de múltipla escolha, podem ser citadas:

- Questões escritas no formato verdadeiro ou falso, com a comanda do teste se resumindo a algo como "assinale a alternativa correta" ou "assinale a alternativa incorreta".
- Questões que não avaliam o raciocínio e a aplicação do conhecimento, mas apenas a memorização de fatos isolados.
- Questões sem vinheta clínica no enunciado, que permitem fornecer contexto e são mais apropriadas à seleção de residentes.
- Ausência de pergunta clara no enunciado do teste.
- Erros gramaticais e de concordância.
- Questões que abordam conceitos ou condutas não consensuais na literatura ou na prática médica.
- Questões com respostas compostas ou que avaliam mais de um elemento, por exemplo, quando se pergunta, em um único teste, qual é o melhor diagnóstico, exame complementar indicado e melhor tratamento. Este tipo de inadequação inevitavelmente aumenta o número de questionamentos sobre alguns testes da prova e, portanto, promove um aumento também do número de recursos impetrados pelos candidatos com o intuito de cancelar a questão e/ou alterar seu gabarito.[23]

A elaboração de testes de múltipla escolha de boa qualidade, que siga normas e atenda às boas práticas, requer treinamento e bastante prática. Em 2011, a comissão de provas do Departamento de Clínica Médica da FMRP-USP iniciou uma nova prática na elaboração e na revisão de testes para o concurso da residência médica, que incluiu dois encontros para capacitação dos elaboradores em "Aspectos gerais da avaliação do estudante", com ênfase especial na avaliação somativa do domínio cognitivo, do tipo *high-stakes*, que é a principal característica do exame de seleção de residência médica no Brasil. Além da capacitação de um grupo de dez elaboradores e de dois coordenadores de prova, foram promovidos também oito encontros para leitura e revisão conjunta das questões de clínica médica, totalizando cem testes de múltipla escolha produzidos naquele ano. Esse total incluiu vinte testes para a prova do acesso direto, setenta para a prova de acesso às especialidades e dez testes extras, que compuseram uma "reserva de segurança". Assim, cada elaborador preparou dez testes de múltipla escolha em um período de 3 meses no qual houve encontros para apresentação e revisão das questões pelo painel de elaboradores.[23]

A revisão em grupo é etapa fundamental na qualificação desses testes, pois é a oportunidade de checar se as regras básicas foram seguidas, se o tema é relevante e se a questão está bem estruturada e busca avaliar um aspecto relevante da prática profissional. Em um concurso desse tipo, no entanto, é fundamental tomar todas as providências para garantir a confidencialidade e a segurança que a prova requer. Nesse sentido, já na fase de capacitação (primeiro encontro), antes do início dos trabalhos de revisão, todos os participantes assinaram um termo de sigilo e confidencialidade em relação ao conteúdo da prova, que foi arquivado na Comissão de Residência Médica e na Procuradoria Jurídica da instituição. Esse termo precisa ser renovado a cada edição do concurso.

Ao longo de 10 anos, esse conjunto de procedimentos resultou em melhora significativa da qualidade da prova, que pode ser observada a partir de indicadores indiretos como a redução significativa do número de recursos dos candidatos e, principalmente, a queda no número de modificações do gabarito motivadas por recursos impetrados por candidatos insatisfeitos. Houve, também, redução considerável, chegando a zero já em 2015, no número de questões que tiveram mudança no gabarito ou que tiveram que ser anuladas.

Outro ponto importante na elaboração dos exames foi a construção da matriz de avaliação, ou *blueprint*, que é uma matriz que alinha todos os temas de conteúdo previstos pelo edital do concurso e o que é efetivamente incluído na prova. Espera-se que os temas sejam relevantes e compatíveis com o que os candidatos devem conhecer e dominar.[24]

A elaboração da matriz de avaliação é extremamente importante, pois uma matriz bem elaborada constitui mais um indicador de validade da própria avaliação. De maneira geral, ele é apresentado sob a forma de uma tabela em que constam informações como tema da questão (tuberculose, doença isquêmica cardíaca etc.), foco da questão (fisiopatologia, diagnóstico, manejo), área envolvida (reumatologia, cardiologia, pneumologia etc.), cenário em que o "paciente" da questão está sendo assistido (unidade básica de saúde, pronto atendimento, hospital secundário, ambulatório) e nível de complexidade do atendimento (atenção básica, nível secundário ou terciário). A análise da matriz de cada prova oferece uma oportunidade de checar a diversidade dos temas e cenários e auxilia nas provas subsequentes, a fim de se evitar repetição de questões similares.[5]

Outro elemento que concorre para a qualidade da prova é a possibilidade de se fazer uma análise psicométrica e calcular índices que qualificam cada teste de múltipla escolha na prova. Esses dados permitem aos gestores da avaliação dar uma devolutiva aos elaboradores das questões e contribuem também com a melhoria do processo nos anos seguintes. A Figura 4 apresenta uma análise feita com questões de cirur-

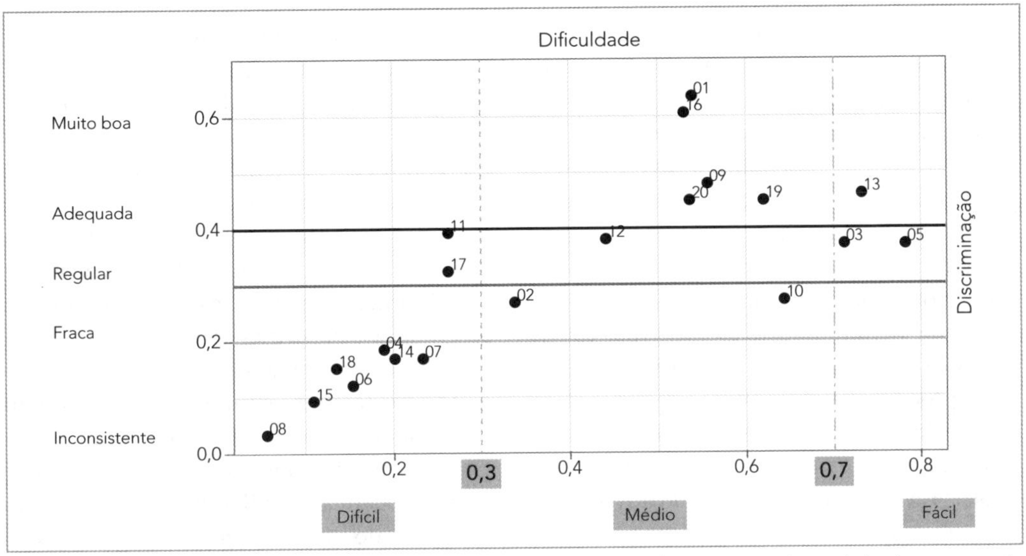

FIGURA 4 Análise comparativa dos índices de dificuldade (eixo x) e discriminação (eixo y) de vinte testes de múltipla escolha de cirurgia na prova de residência com acesso direto do Hospital das Clínicas da Faculdade de Medicina de Ribeirão Preto da Universidade de São Paulo.

gia de uma prova do acesso direto, demonstrando que havia várias questões difíceis e que também tiveram baixo poder de discriminação.

Os testes de múltipla escolha no canto inferior esquerdo da representação da Figura 4 foram classificados como difíceis (com menos de 30% de acertos) e tiveram um baixo índice de discriminação, ou seja, a porcentagem de acertos nesses testes entre os melhores candidatos da prova não diferiu muito da porcentagem de acertos dos candidatos com os piores escores na prova. Isso ocorreu com um alto número de testes. Uma das hipóteses levantadas pelo grupo de elaboradores quando receberam essa devolutiva, com a qual a coordenação da prova concordou, foi que as questões estavam mais direcionadas para uma prova de especialista ou para seleção de residentes de terceiro ano do programa de cirurgia. Percebeu-se, assim, que era necessário fazer um ajuste no ano seguinte, o que resultou em melhora significativa nesse quesito. Esse exemplo ajuda a quebrar um mito de que questões difíceis têm maior poder de discriminação. Na verdade, se forem muito difíceis para o nível dos candidatos, as questões não ajudarão na prova de seleção, pois todos os candidatos provavelmente errarão a questão. Como comparação, as questões de números 03, 05 e 13 foram muito fáceis e, ainda assim, tiveram bom poder de discriminação. A análise psicométrica também tem sido feita na prova prática da residência médica e os resultados têm ajudado a equipe a qualificar o treinamento de atores que protagonizam os casos e também dos avaliadores.

Em 2020, por conta das restrições causadas pela pandemia da covid-19 e do risco de cancelamento da prova escrita que seria realizada de forma presencial, adotando uma postura de responsabilidade social para evitar o risco de transmissão entre candidatos e fiscais, a Comissão de Residência Médica do hospital buscou alternativas para a realização da prova de seleção dos médicos residentes para o ano de 2021. A solução encontrada permitiu realizar todo o processo de forma digital e *on-line*, para 5.506 inscritos (4.071 candidatos aos programas de acesso direto, 1.113 para especialidades e áreas de atuação com pré-requisito e 322 candidatos da residência multiprofissional). Foi realizada uma megaoperação pioneira em um concurso de residência desse porte no Brasil. O modelo de prova *on-line* empregado permitiu o monitoramento individualizado de cada candidato, que era fiscalizado por aplicadores humanos e por robôs, por meio de áudio e vídeo, reconhecimento facial, identificador de movimentos recorrentes de pescoço e bloqueador do navegador nos dispositivos dos candidatos, garantindo que nenhum outro *software*/aplicativo pudesse ser utilizado. Para preservar a segurança do processo, medidas como tempo máximo para realização de cada questão, questões randomizadas entre os candidatos, filmagem de toda a prova, alertas para os candidatos quando atitudes suspeitas eram realizadas e análises estatísticas detalhadas em tempo real foram alguns dos mecanismos utilizados. Ressalta-se, portanto, que executar o processo *on-line* não significa simplesmente transferir a prova que seria aplicada no modo presencial para um formato digital.

Avaliação na residência

Experiências de qualificação da avaliação de habilidades clínicas e de profissionalismo também têm sido implementadas nos vários programas de residência do Hospital das Clínicas da FMRP-USP. Na avaliação das habilidades clínicas nos cenários da prática profissional, destacam-se o uso do Mini-CEX nos programas de ginecologia e obstetrícia (pioneiro), na clínica médica e, mais recentemente, na pediatria. Além disso, o programa de residência em cirurgia utiliza o DOPS, que é a avaliação procedimental diretamente observada nas atividades voltadas para cirurgias ambulatoriais.[25] Discussões mais aprofundada sobre Mini-CEX e DOPS se encontram em outros capítulos deste livro.

Desde 2013, a Comissão de Residência Médica do hospital padronizou uma ficha de avaliação atitudinal que fica disponível *on-line* para todos os programas. Nesse sistema, todos os preceptores que avaliam os residentes de um determinado programa estão cadastrados e a cada 2 meses recebem um aviso para avaliar os residentes com quem tiveram contato no período. Nessa ficha, além de espaço para indicar pontos fortes e oportunidades de melhoria, os preceptores têm a possibilidade de informar a ocorrência de eventuais incidentes críticos, que são acontecimentos potencialmente graves em que o residente esteve envolvido e que merecem atenção imediata por parte do coordenador do programa. Os incidentes críticos que costumam ser relatados são falta injustificada em plantão e desrespeito a um membro da equipe ou no trato com o paciente. Após a detecção e o registro de um incidente crítico, o residente é chamado para se manifestar sobre o ocorrido e, a partir do que for averiguado, medidas de suporte ou corretivas são propostas.

A utilização de um sistema *on-line* para registro das avaliações permite documentação de maneira fácil, ágil e descentralizada. As fichas preenchidas têm acesso restrito, ficando disponíveis apenas para cada residente e para a coordenação do programa.

Teste de progresso nacional para os programas de cirurgia pediátrica

Professores da Faculdade de Medicina de Botucatu (FMB-Unesp) e da FMRP-USP se reuniram no ano de 2019 para desenhar, em conjunto, um projeto para avaliação cognitiva progressiva de residentes de cirurgia pediátrica dos dois programas. O objetivo dessa iniciativa foi avaliar os residentes dos três anos de formação (1º, 2º e 3º) com uma mesma prova que tivesse o intuito de avaliar o conhecimento e as habilidades para sua aplicação ao final da residência. Assim, seria possível checar o conhecimento adquirido ao longo dos programas e ter um referencial de comparação a partir do desempenho médio do conjunto de residentes das duas instituições, ano após ano. Além disso, os preceptores teriam condições de identificar, a partir do desempenho dos residentes, pontos fortes e eventuais lacunas que pudessem guiar ações para ajustes e qualificação dos programas envolvidos.

Com esse objetivo, foi realizada a primeira avaliação combinada dos médicos residentes de cirurgia pediátrica da FMB-Unesp e da FMRP-USP. O modelo de avaliação aplicado para os estudantes ou residentes de diferentes anos de um mesmo programa educacional e que utiliza questões de múltipla escolha em uma prova estruturada é conhecido como teste de progresso.[26] É empregado em todo o mundo há algumas décadas, principalmente em cursos de graduação de medicina. Os resultados do teste de progresso, que é aplicado em um mesmo dia a todos os participantes, são agrupados por ano de ingresso no curso para que seja possível comparar os resultados entre as séries e analisar a performance evolutiva do conhecimento no decorrer da formação profissional. Para a elaboração da prova, foi criada uma matriz de avaliação que usou como referencial o conteúdo programático considerado para o exame de título de especialista em cirurgia pediátrica, organizado pela Associação Brasileira de Cirurgia Pediátrica (Cipe). Durante 3 meses, foram realizadas três oficinas sobre boas práticas na elaboração de testes de múltipla escolha, coordenadas por membros do Centro de Desenvolvimento Docente para o Ensino da FMRP-USP, sempre priorizando questões de aplicação do conhecimento.[23] A prova foi aplicada e, após a correção, cada médico residente recebeu um *feedback* sobre seu desempenho, em forma de relatório, com a sua nota, a média da turma de seu ano de formação, a nota máxima e a mínima no exame. O relatório também indicou os temas em que o residente demonstrou maior conhecimento e os assuntos em que o seu desempenho foi insatisfatório.

Diante do sucesso dessa iniciativa, a Cipe criou uma comissão para elaboração de um teste de progresso envolvendo 39 dos principais programas de residência médica em cirurgia pediátrica do país. Para viabilizar o projeto, novas oficinas de capacitação docente foram programadas para preceptores dos serviços que aderiram à proposta, que serão aplicadas para um total de 117 residentes. O mesmo processo descrito anteriormente para realização do teste de progresso na FMB-Unesp e na FMRP-USP foi adotado e está em fase de execução. Esse projeto tornará possível avaliar o progresso individual dos residentes da especialidade, além de permitir que todos os serviços de residência envolvidos identifiquem os pontos fortes e as fragilidades dos programas em nível nacional. Mais importante ainda é o fato de que os residentes terão a oportunidade de participar de uma avaliação objetiva, de boa qualidade e que vai fornecer um referencial de sua competência, no domínio cognitivo, em comparação com a média nacional. Também tem o potencial de subsidiar coordenadores dos programas e a própria Cipe com informações para auxiliar uma análise crítica da qualidade da formação de especialistas em cirurgia pediátrica no Brasil. Discussão mais aprofundada sobre o teste de progresso de residentes se encontra em outro capítulo deste livro.

CONSIDERAÇÕES FINAIS

A avaliação do profissional médico em fase avançada da sua formação em um programa de residência constitui um processo de grande importância, uma vez que pode exercer diversas funções da maior relevância educacional e social. Entre essas funções estão a de garantir que os meios de seleção de ingressantes sejam justos e contemplem os melhores candidatos, a de contribuir para a aprendizagem e a formação dos residentes do programa, a de gerar indicadores que podem ser utilizados para o aperfeiçoamento das atividades formativas e, principalmente, a de assegurar à sociedade que os egressos são competentes para prover a assistência à saúde no nível adequado de qualidade.

Independentemente da finalidade, a avaliação deve ser abrangente, focalizando não só o domínio da aquisição de conhecimentos, mas também as habilidades e competências médicas de cada área e, em especial, a dimensão do profissionalismo, expressa por atitudes e comportamentos adequados e pela demonstração de incorporação dos valores da profissão. Atualmente, no entanto, existem inúmeros métodos de avaliação bem conhecidos que devem ser selecionados de acordo com as habilidades e competências que serão avaliadas. Além da adequação da seleção do método, sua utilização e emprego efetivo devem atender às recomendações de boas práticas, que garantirão que sejam preenchidos os vários atributos de qualidade na avaliação. Entre esses atributos, merecem destaque a validade, que deve estar sempre presente, e a confiabilidade, que é essencial quando a finalidade da avaliação é tomar decisões que vão afetar o próprio residente, o candidato ao ingresso no programa da residência, ou, ainda, implicam mudanças futuras nas atividades formativas.

Em razão de sua natureza e suas características, a residência médica constitui o cenário ideal de aplicação de inúmeros métodos de avaliação prática, baseados na observação do desempenho do residente em suas atividades de trabalho e formação. A depender da área ou especialidade ou, mais especificamente, da atividade que será exercida pelo residente, a avaliação pode se basear, por exemplo, na observação de partes de uma consulta, na observação direta durante a realização de procedimentos diagnósticos ou terapêuticos, na apresentação dos achados do atendimento e na discussão do caso atendido, ou ainda na discussão dos dados de prontuários previamente examinados. As etapas da observação inerente à avaliação e da subsequente discussão com o residente devem ser seguidas de *feedback* (devolutiva) que, se for praticado de modo correto, constitui uma das formas conhecidas mais efetivas de potencializar a aprendizagem, além de poder também contribuir para o desenvolvimento das capacidades reflexiva e autoavaliativa do residente.

Do mesmo modo, por conta de sua duração mais prolongada, a residência médica constitui uma etapa da formação adequada à implantação de sistemas de avaliação em que diferentes métodos são combinados e os vários resultados obtidos são integrados, de modo a fornecer, a cada momento e ao final da formação, informações que permitem compor uma visão mais completa e abrangente das competências do médico residente.

Assim, mediante sua importância e seu potencial de influir positivamente na formação, a avaliação na residência médica deveria receber muito mais atenção e ser um foco de maior preocupação dos preceptores, dos gestores e também dos órgãos reguladores. Para os primeiros, em especial, deveriam ser oferecidas oportunidades frequentes de capacitação e de desenvolvimento educacional, privilegiando os conceitos fundamentais e o domínio de métodos e técnicas que podem ser empregados na avaliação do residente ou na seleção dos ingressantes.

A área do conhecimento em que se insere a avaliação do estudante e do profissional da saúde em formação dispõe atualmente de vasta e crescente literatura, que dá sustentação aos seus princípios gerais mais relevantes e à melhor utilização dos métodos existentes, bem como à proposição de novas formas de avaliar. Com base nesse conhecimento acumulado e nas recomendações dele emanadas, várias experiências de avaliação têm sido desenvolvidas com sucesso no âmbito da residência médica – como as apresentadas neste capítulo. Elas envolvem especificamente as provas de conhecimento para a seleção de residentes, a avaliação formativa de habilidades clínicas e procedimentais nos ambientes de trabalho, a avaliação periódica de comportamento e profissionalismo do residente e a introdução do teste de progresso do residente em um conjunto de programas de residência de uma mesma especialidade. O compartilhamento de tais experiências pode contribuir para o aperfeiçoamento das práticas e procedimentos avaliativos em outros programas de residência médica.

REFERÊNCIAS

1. Norcini JJ, Holmboe ES, Hawkins RE. Evaluation challenges in the era of outcomes-based education. In: Holmboe ES, Hawkins RE. Practical guide to evaluation of clinical competence. Philadelphia: Mosby Elsevier; 2008. p.1-9.

2. Troncon LEA, Foss NT, Voltarelli JC, Dantas RO. Avaliação de habilidades clínicas por exame objetivo estruturado por estações, com emprego de pacientes padronizados: uma aplicação no Brasil (parte II). Rev Bras Educ Med. 1996;20(2-3):53-60.
3. Troncon LEA, Cianflone ARL, Rodrigues MLV, Piccinato CE, Peres LC, Figueiredo JFC. Avaliação terminal de competências dos graduandos em medicina: relato da experiência inicial da Faculdade de Medicina de Ribeirão Preto. 1996.
4. Troncon LEA, Figueiredo JFC, Rodrigues MLV, Peres LC, Cianflone ARL, Picinato CE, et al. Implantação de um programa de avaliação terminal do desempenho dos graduandos para estimar a eficácia do currículo na Faculdade de Medicina de Ribeirão Preto. Rev Assoc Med Bras. 1999;45(3):217-24.
5. Swanwick T, Forrest K, O'Brien BC (eds.). Understanding medical education: evidence, theory and practice. Hoboken, NJ: Wiley-Blackwell; 2010.
6. Norcini J, Anderson B, Bollela V, Burch V, Costa MJ, Duvivier R, et al. Criteria for good assessment: consensus statement and recommendations from the Ottawa 2010 Conference. Med Teach. 2011;33(3):206-14.
7. Borges MC, Miranda CH, Santana RC, Bollela VR. Avaliação fomativa e feedback como ferramenta de aprendizado na formação de profissionais de saúde. Medicina (Ribeirão Preto). 2014;47(3):324-31.
8. Newble DI. Assessing clinical competence at the undergrade level. Med Educ. 1992;26(6):504-11.
9. Frank JR, Snell LS, Cate OT, Holmboe ES, Carraccio C, Swing SR, et al. Competency-based medical education: theory to practice. Med Teach. 2010;32(8):638-45.
10. Grant J. The good CPD guide: a practical guide to managed continuing professional development in medicine. 2.ed. London: Radcliffe Publishing; 2011.
11. Frank JR (ed.). The CanMEDS 2005 physician competency framework. Better standards. Better physicians. Better care. Ottawa: The Royal College of Physicians and Surgeons of Canada; 2005.
12. Harden RM. Learning outcomes as a tool to assess progression. Med Teach. 2007;29(7):678-82.
13. Norcini J, Anderson MB, Bollela V, Burch V, Costa MJ, Duvivier R, et al. 2018 consensus framework for good assessment. Med Teach. 2018;40(11):1102-9.
14. Schuwirth LWT, Van der Vleuten CPM. Programmatic assessment: from assessment of learning to assessment for learning. Med Teach. 2011;33(6):478-85.
15. Troncon LEA. Estruturação de sistemas para avaliação programática do estudante de medicina. Rev Bras Educ Med. 2016;40(1):30-42.
16. Miller GE. The assessment of clinical skills/competence/performance. Acad Med. 1990;65:(9 Suppl):S63-7.
17. Cruess RL, Cruess SR, Steinert Y. Amending Miller's pyramid to include professional identity formation. Acad Med. 2016;91(2):180-5.
18. Cantillon P, Sargeant J. Giving feedback in clinical settings. BMJ. 2008;337:a1961.
19. van de Ridder JM, McGaghie WC, Stokking KM, Cate OT. Variables that affect the process and outcome of feedback, relevant for medical training: a meta-review. Med Educ. 2015;49(7):658-73.
20. Johnson CE, Weerasuria MP, Keating JL. Effect of face-to-face verbal feedback compared with no or alternative feedback on the objective workplace task performance of health professionals: a systematic review and meta-analysis. BMJ Open. 2020;10(3):e030672.
21. Ministério da Educação. Comissão Nacional de Residência Médica. Resolução n. 2, de 27 de agosto de 2015. Adequa a legislação da Comissão Nacional de Residência Médica ao art. 22 da Lei n. 12.871/2013, acerca do processo de seleção pública dos candidatos aos programas de residência médica. Diário Oficial da União, 28 ago 2015.
22. Case SM, Swanson DB. Constructing written test questions for the basic and clinical sciences. 3.ed. Philadelphia, PA: National Board of Medical Examiners; 2002.
23. Bollela VR, Borges MC, Troncon LEA. Avaliação somativa de habilidades cognitivas: experiência envolvendo boas práticas para a elaboração de testes de múltipla escolha e a composição de exames. Rev Bras Educ Med. 2018;42(4):74-85.
24. Wilkinson TJ, Wade WB, Knock LD. A blueprint to assess professionalism: results of a systematic review. Acad Med. 2009;84(5):551-8.
25. Norcini J, Burch V. Workplace-based assessment as an educational tool: AMEE guide n. 31. Med Teach. 2007;29(9):855-71.
26. Schuwirth LWT, Van der Vleuten CPM. The use of progress testing. Perspect Med Educ. 2012;1(1):24-30.

CAPÍTULO 32

Elaboração de testes de avaliação cognitiva

Jan Pawel Andrade Pachnicki

INTRODUÇÃO

A taxonomia de Bloom é amplamente utilizada em pesquisas educacionais para estratificar atividades de aprendizagem em diferentes níveis cognitivos. Ela categoriza as atividades cognitivas em seis níveis hierárquicos que vão desde a recordação básica até objetivos educacionais mais elevados, como aplicação e síntese (Figura 1). Essa taxonomia foi adotada como uma ferramenta valiosa para examinar a aprendizagem dos alunos e classificar as questões de testes com base nos níveis cognitivos e nas habilidades que se busca avaliar. Com o tempo, a versão original evoluiu e versões modificadas foram publicadas. No entanto, mesmo essas versões modificadas da taxonomia são frequentemente muito genéricas para servir como ferramentas úteis para áreas específicas. Por conta disso, pesquisadores educacionais criaram adaptações especializadas da taxonomia de Bloom para avaliar o desempenho dos alunos e classificar tarefas educacionais em campos específicos, como as ciências biomédicas.[1] À medida que a educação médica continua a evoluir, é importante poder avaliar a eficácia de novas estratégias didáticas e métodos de aprendizagem, avaliando repercussões na aprendizagem do aluno.[2]

A avaliação do estudante, também conhecida como teste, é um componente crítico da instrução. Uma das funções principais de um teste é comunicar o que o instrutor e redator de uma questão considera importante. Testes são motivadores poderosos e contribuirão para que os examinandos ou estudantes aprendam os conceitos educacionais que acreditam que o instrutor valoriza.[3] Quando usada corretamente, portanto, essa avaliação pode ajudar a satisfazer os principais objetivos curriculares.

Nesse contexto, é imprescindível avançar na elaboração de questões de boa qualidade, pois, embora apresente uma aparência simples, um teste de boa qualidade é de difícil elaboração. Diversos aspectos, quando não observados, podem comprometer a sua validade e confiabilidade.[4]

AVALIAÇÃO NA RESIDÊNCIA MÉDICA

A avaliação desempenha um papel importante no incentivo à aprendizagem e na identificação de que os objetivos de aprendizagem foram alcançados. Os resultados dessa avaliação podem ajudar a identificar pontos fortes e fracos dos candidatos e, portanto, podem indicar programas de treinamento específicos, orientando o desenvolvimento futuro. A chave para esses efeitos benéficos são a validade e a confiabilidade da avaliação, ou seja, a certificação de que ela realmente mede o que se deseja medir e fornece resultados reprodutíveis e generalizáveis.[5]

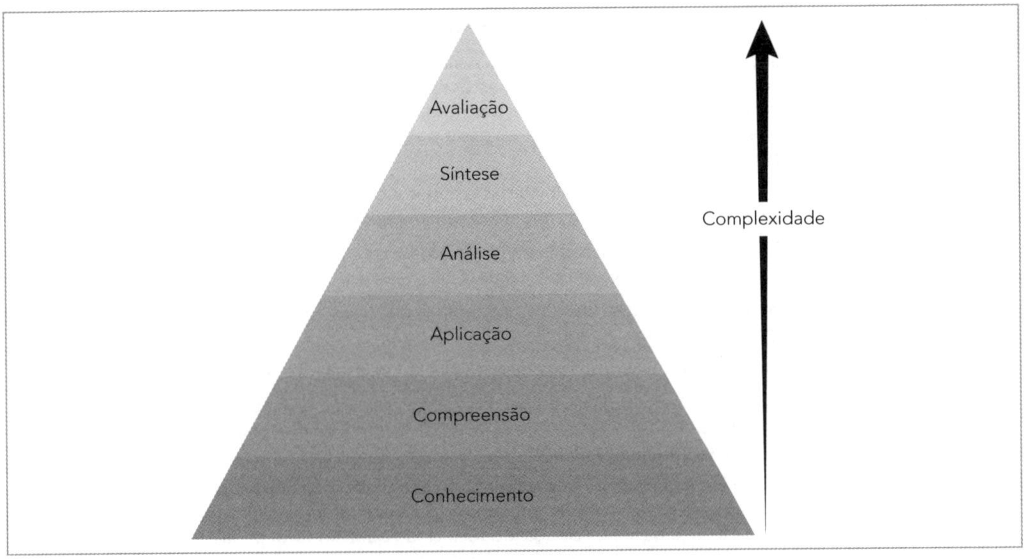

FIGURA 1 Taxonomia de Bloom para os objetivos educacionais.
Adaptada de Romão et al., 2019.[4]

A diversidade de ferramentas de avaliação disponíveis para avaliadores e órgãos examinadores se torna cada vez maior, à medida que a tecnologia e a pesquisa permitem e validam novas ferramentas capazes de imitar com diferentes níveis de autenticidade as tarefas do "mundo real" com as quais os candidatos serão confrontados no local de trabalho.[6] O Quadro 1 resume sete passos para a elaboração de questões de boa qualidade, otimizando a avaliação a ser adotada.

PROCESSO DE DESENVOLVIMENTO DE UM TESTE

Planejamento geral

O plano geral do teste deve fornecer uma estrutura sistemática para todas as atividades principais associadas a seu desenvolvimento, tornar explícitas as decisões mais importantes, delinear um cronograma realista e enfatizar a segurança do teste e os procedimentos de controle de qualidade desde o início.

As questões fundamentais a serem abordadas nessa fase são:

- Qual é o modelo a ser medido?
- Qual é a população para a qual o teste se destina?
- Quem são os usuários do teste?
- Quais são as interpretações e usos pretendidos para as pontuações dos testes?
- Quais conteúdos de teste, demandas cognitivas e formato apoiarão as interpretações e usos pretendidos?

Os fundamentos para as decisões de cada questão devem ser fornecidos pelo desenvolvedor do teste. Para entidades que não desenvolvem a avaliação, mas contratam esse serviço, como as agências estaduais e os conselhos de certificação, um planejamento geral fornece os ingredientes essenciais para o desenvolvimento de um contrato para serviços de teste.[5]

Essa elaboração requer um delineamento explícito da evidência de validade (grau em que evidência e teoria sustentam as interpretações dos testes, vinculadas aos usos propostos) necessária para apoiar cada uma das interpretações e os usos pretendidos para a pontuação. As afirmações feitas sobre como os resultados dos testes podem ser interpretados e usados, bem

QUADRO 1 Sete passos para a elaboração de exames de boa qualidade

Planejamento geral	Desenvolver um plano detalhado para o desenvolvimento do teste e construir um modelo para elaboração das questões contendo informações sobre todos os seus componentes (com justificativa para cada componente) e os métodos específicos a serem usados para verificar a validade de todas as interpretações de pontuação pretendidas
Definição de domínio	Nomear e definir os domínios das competências que serão medidos, incluindo os seus subcomponentes (conhecimento do examinando, habilidades e atitudes)
Especificações de conteúdo	Desenvolver especificações de conteúdo para orientar a elaboração dos itens, questões e relatório de pontuação
Desenvolvimento de item	Identificar formatos dos itens, elaborar as questões e obter evidência de validade para apoiar a afirmativa a ser utilizada
Projeto e montagem	Elaborar questões com informações claras, precisas e acessíveis
Pontuação	Estabelecer uma política de controle de qualidade e procedimentos para pontuação, tabulando as respostas dos itens, além de garantir pontuação precisa e consistente que necessite de julgamento
Segurança e documentação	Estabelecer políticas e procedimentos para garantir a segurança do teste durante o processo de desenvolvimento e aplicação e preparar relatórios técnicos que apoiam a validade, a justiça e a adequação técnica da questão formulada

Adaptado de Lane et al, 2016.[5]

como as evidências de validade necessárias para apoiar essas afirmações, devem orientar as decisões subsequentes tomadas no planejamento. Um argumento de interpretação e um argumento de validade fornecem a base para todas as atividades de desenvolvimento de um teste. O primeiro especifica as interpretações pretendidas e os usos dos resultados dos testes para a população e contextos pretendidos, e o segundo fornece uma avaliação do primeiro. A evidência necessária para o argumento de validade deve ser obtida ao longo do processo de desenvolvimento do teste, com o reconhecimento de que a evidência coletada pode levar a refinamentos subsequentes.[7]

A imparcialidade também deve ser considerada no planejamento geral do teste porque é uma questão de validade fundamental. As quatro visões de justiça – tratamento equitativo dos participantes do teste, ausência de viés ou validade diferencial para subgrupos de participantes do teste, acessibilidade e validade das interpretações de pontuação para todos os participantes do teste – devem ser abordadas em todo o plano de desenvolvimento de uma avaliação. A justiça no teste é alcançada se uma determinada pontuação de teste tem o mesmo significado para todos os candidatos e não é substancialmente influenciada por fatores não relevantes para o desempenho do candidato. Assim, os testes devem ser projetados e desenvolvidos de uma forma que apoiem a validade das interpretações das pontuações para seus usos pretendidos. Os desenvolvedores e editores de teste devem documentar as etapas tomadas durante o processo de desenvolvimento para fornecer evidências de justiça, confiabilidade e validade para os usos pretendidos para os examinandos.[8]

Também se faz necessário tomar decisões sobre os procedimentos de aplicação do teste, procedimentos de pontuação, quais pontuações devem ser relatadas e como, e os métodos psicométricos a serem usados, além de uma justificativa para seu uso. Outras decisões fundamentais incluem:

- Quem desenvolve e revisa as especificações de teste, itens, procedimentos de pontuação, materiais de administração de teste e relatórios de pontuação?
- Como a confidencialidade do examinando e a segurança do teste são mantidas?
- Quais controles de qualidade são necessários para garantir a precisão?

- Que documentação é necessária para todas as atividades de desenvolvimento da questão para apoiar as interpretações e usos pretendidos?

Os cronogramas e a identificação dos responsáveis por cada tarefa também precisam ser claramente declarados para garantir um plano de desenvolvimento de teste eficaz.

Nota-se, portanto, a importância de especificar as interpretações e usos de pontuação pretendidos, o modelo a ser medido e todas as atividades subsequentes no processo de desenvolvimento do teste, incluindo os fundamentos para todas as decisões, para garantir a validade de tal pontuação, as interpretações e seus usos. Em última análise, a validade de uma interpretação pretendida de pontuações depende de todas as evidências disponíveis relevantes para a qualidade técnica.

Na última década, o desenvolvimento de avaliações baseadas em evidências emergiu como um paradigma rigoroso para orientar seu planejamento, de forma a fornecer uma estrutura sistemática e processos completos para definir o domínio do modelo, articular as declarações de reivindicações e projetar as tarefas de avaliação que fornecerão as evidências necessárias de que os examinandos adquiriram os conhecimentos, habilidades e atitudes (CHA) especificados.[5]

Definição de domínio

Uma atividade inicial crítica para a elaboração de questões é definir o domínio a ser testado e especificar as afirmações a serem feitas sobre os CHA examinados. As declarações de reinvindicação ajudam a definir o domínio a ser testado e articular as interpretações pretendidas para as pontuações. Testes de desempenho e testes de credenciamento dependem fortemente de evidências com base no conteúdo para fazer argumentos fundamentais e apoiar ou refutar as interpretações das pontuações. A eficácia das outras atividades de desenvolvimento de teste depende de quão bem o domínio é definido e as declarações de reinvindicação são delineadas. A validade das interpretações e dos usos da pontuação do teste depende da adequação dos métodos usados para definir o domínio e as declarações de reivindicação. Esses aspectos também determinam a implementação bem-sucedida de procedimentos para amostrar sistemática e suficientemente o domínio.[5]

A definição do domínio para testes de desempenho educacional costuma ser orientada por padrões de conteúdo locais. As declarações são feitas sobre os CHA que diferenciam os alunos em categorias de desempenho como "avançado", "proficiente" e "básico". Essa classificação é feita a partir do delineamento de afirmações sobre os CHA dos alunos em cada nível de desempenho. As descrições de nível de desempenho são então usadas para orientar o desenvolvimento das especificações de conteúdo de teste, o desenvolvimento de item, a definição de padrões e os relatórios de pontuação. Assim, o desenvolvimento de descrições de nível de desempenho requer uma compreensão de como os alunos aprendem e progridem em um determinado domínio, de modo a ser capaz de delinear o grau em que os alunos adquirem os CHA pretendidos. Para tanto, é preciso relembrar que as progressões de aprendizagem para um determinado nível de série não param ao final do ano – os CHA continuam seu desenvolvimento nos anos subsequentes. As progressões de aprendizagem também abrangem, portanto, os níveis de série, assim como a necessidade de desenvolver escalas de pontuação verticais e relatar pontuações que permitam examinar o crescimento do aluno nessas séries.[8]

Em contraste com os testes de desempenho, o domínio a ser definido para os testes de credenciamento é o desempenho no ambiente de trabalho. As definições de domínio no credenciamento são obtidas por meio de análises práticas, nas quais especialistas no assunto analisam atividades de trabalho do mundo real a fim de identificar os CHA necessários para uma prática segura e eficaz. O domínio a ser testado por um teste de credenciamento, portanto, deve ser definido claramente e justificado em termos da importância do conteúdo para o desempenho digno de credencial em uma especialidade.

Nos últimos anos, percebe-se um aumento do interesse por competências cuja mensuração é desafiadora, mas que, ainda assim, são críticas para o sucesso, as chamadas habilidades não cognitivas. Essas habilidades incluem construções como consciência, resiliência e engajamento.[5]

Especificações de conteúdo

As especificações de conteúdo consistem na documentação da finalidade e dos usos pretendidos do teste, bem como nas decisões detalhadas sobre conteúdo, formato, duração e características psicométricas dos itens, além do modo de entrega, aplicação, pontuação e relatório de pontuação. Cada um desses recursos deve ser tratado previamente no planejamento geral do teste.

Conteúdo e formato do teste articulam o escopo do domínio, incluindo os CHA a serem medidos, os processos cognitivos necessários, os formatos dos itens e o tipo de resposta.[8] Essas especificações também articulam a ponderação dos CHA, bem como qualquer ponderação diferencial para formatos de itens. As decisões relativas a essas especificações dependem da finalidade do teste, do domínio a ser medido, dos candidatos que vão fazer o teste e das declarações de reinvindicação sobre CHA do candidato. Conforme os itens e procedimentos de pontuação são desenvolvidos e testados, as especificações de conteúdo podem sofrer refinamento. Trata-se, portanto, de uma definição operacional do conteúdo do teste e das demandas cognitivas das tarefas de avaliação, que serão usadas para orientar a amostragem do domínio definido. Pode-se dizer, então, que os documentos que resultam das atividades dos componentes 2 (definição de domínio) e 3 (especificações de conteúdo) fornecem evidências de validade essenciais.

Para uma avaliação somativa, as especificações de conteúdo devem ser representativas dos padrões direcionados que orientam o currículo e as estruturas de ensino, por isso é preciso que indiquem os CHA representados nesses padrões. A evidência é necessária para demonstrar o alinhamento entre os CHA especificados e os itens de teste. No desenvolvimento de testes de credenciamento, por exemplo, os resultados da análise prática precisam ser traduzidos em especificações de teste. O método usado para se conseguir isso depende do tipo de análise prática conduzida, da estrutura para as especificações e de sua especificidade, além do procedimento usado para atribuir pesos aos CHA.[9]

É importante destacar que muitos testes têm como objetivo medir, em parte, habilidades cognitivas complexas. Essas habilidades também precisam ser articuladas nas especificações de conteúdo. Evidências de validade na forma de teoria científica e pesquisa empírica ainda precisam ser acumuladas para determinar até que ponto esses itens propiciam tais processos cognitivos.[5]

Desenvolvimento de item

Durante a elaboração de um teste, devem-se projetar questionamentos e itens acessíveis a todos os participantes do teste, utilizando-se princípios como a universalidade. O *design* universal se esforça para minimizar os desafios de acesso, levando em consideração características de teste que podem impedir o acesso ao objetivo para certos participantes, como a escolha do conteúdo, as tarefas do teste e os procedimentos de resposta. A justiça no teste começa com o desenvolvimento dos itens e é verificada por meio de procedimentos de revisão, uma vez que eles foram elaborados.

Os formatos dos itens a serem utilizados são especificados durante o planejamento geral do teste e dependem do domínio a ser medido e das declarações a serem feitas com base nas pontuações do teste. Enquanto muitos CHA podem ser medidos usando itens de resposta selecionada, a medição de outros requer o uso de itens de resposta construída e de tarefas de desempenho para amostrar o domínio com fidelidade suficiente. O desafio é selecionar um formato de item que meça fielmente a construção do interesse específico.[9]

Os itens de resposta selecionada são usados na maioria dos programas de teste e por um bom motivo: eles são eficientes. Desde que sejam cuidadosamente desenvolvidos, eles permitem a medição confiável de uma ampla gama de habilidades cognitivas em um período de tempo limitado. Com mais testes sendo aplicados no computador, as variantes de tipos de itens de múltipla escolha estão se tornando mais proeminentes, a fim de se aferir aspectos do domínio que não são facilmente medidos por itens de múltipla escolha típicos. Uma característica atraente desses itens é que eles podem ser pontuados objetivamente. Outras variantes de tipos de itens de múltipla escolha que podem ser entregues em papel ou *on-line* incluem aqueles que pedem aos alunos a escolha de mais de uma resposta.[5]

Itens de resposta curta construída que podem ser administrados e pontuados com relativa facilidade pelo computador também são utilizados por alguns programas de teste. Esses itens podem exigir que os alunos forneçam um valor numérico para um problema matemático ou uma breve resposta por escrito. Há ocasiões, no entanto, em que itens de resposta selecionados e itens de resposta curta construída não são capazes de reproduzir com fidelidade suficiente as tarefas necessárias para os objetivos estipulados.

Nesses casos, os programas de teste podem decidir desenvolver tarefas de desempenho. As avaliações de desempenho que são usadas por programas educacionais e de credenciamento podem variar de alunos explicando seu raciocínio em um item de resposta construída a simulações baseadas em casos, em que os examinandos respondem a paciente simulado ou paciente padronizado (computadorizado). Essas avaliações exigem que os examinandos demonstrem a capacidade de realizar tarefas usualmente complexas e, de maneira geral, requerem que os participantes do teste demonstrem suas habilidades em ambientes que se assemelham muito ao real. O uso do computador para a aplicação de algumas tarefas de desempenho é atraente por causa dos recursos envolvidos. Com eles, é possível, por exemplo, que os alunos construam um gráfico ou escrevam uma resposta a uma questão para a qual eles precisam integrar uma série de textos ou outras informações que podem ser armazenados *on-line*. Tarefas de desempenho mais complexas também podem ser necessárias para garantir que o objetivo seja representado de forma adequada, de maneira que alunos demonstrem não apenas o que sabem, mas também o que podem fazer.

A justificativa para a escolha dos formatos dos itens é uma fonte crítica de evidências de validade e deve incluir evidências teóricas e empíricas. Na prática, a escolha de itens de resposta selecionada, itens de resposta curta construída ou tarefas de desempenho, incluindo itens de resposta construída estendida, será influenciada por razões práticas, como pontuação e quantidade de tempo alocado para a aplicação do teste.[8]

Redação e revisão de itens

Os itens e as tarefas dos testes são peça central para qualquer elaboração de questões e podem ser desenvolvidos de várias maneiras. A abordagem mais comum é recrutar e treinar especialistas no assunto, às vezes chamados de especialistas em conteúdo. Eles serão responsáveis por criar novos itens, localizar materiais relacionados (por exemplo, passagens de texto, imagens médicas) e revisar itens. Outra maneira relativamente nova e eficiente de gerar itens é feita por computador.

A redação eficaz de itens é uma habilidade que reflete a ciência e a arte, e deve ser estudada e praticada. A inexperiência abre espaço para a criação de itens com falhas, focados em medir a capacidade de reconhecer fatos e conceitos básicos. Esses itens falhos introduzem uma variação irrelevante do objetivo para a avaliação. Todos os itens do teste devem ser escritos de acordo com as especificações definidas para ele, de modo que o conjunto de itens deve consistir em muito mais do que o necessário para a criação de formulários de teste. Os elaboradores de itens devem receber instruções específicas documentadas em um guia teórico, além de treinamento prático e *feedback* sistemático de redatores de itens especialistas. Essas instruções devem incluir informações detalhadas sobre o formato do item, conhecimento e habilidades a serem medidos, e métodos para projetar itens acessíveis a todos os candidatos.

Uma revisão de todos os itens para qualidade e clareza de conteúdo, bem como acessibilidade, feita por especialistas externos, é uma etapa necessária no processo de desenvolvimento.[5] Depois que os itens são redigidos, muitas revisões precisam ser conduzidas, de preferência por especialistas que não estiveram envolvidos em sua elaboração. Nessas análises, deve-se enfocar a complexidade linguística, a justiça, a exatidão da resposta-chave ou do modelo correto, a demanda cognitiva pretendida apropriada e a correspondência com as especificações do teste. Para os testes de aproveitamento, a avaliação do alinhamento entre os itens e os padrões de conteúdo é crítica. Deve-se reduzir ou eliminar a variância irrelevante do objetivo para subgrupos culturais, étnicos, religiosos, de gênero e outros. As análises de sensibilidade costumam ser conduzidas por profissionais que estão muito familiarizados com o conteúdo dos itens, bem como com a população de examinandos pretendida. Posteriormente, os itens de rascunho são revisados e editados por um profissional para identificar e eliminar linguagem ambígua que possa introduzir fontes indesejadas de dificuldade ou facilidade. Os especialistas no assunto devem revisar todas as alterações editoriais para garantir que o conteúdo pretendido do item seja mantido.

Está claro que o item de teste deve ser visto como o bloco de construção de todos os testes. Por isso, os métodos e procedimentos usados para produzir itens eficazes são a principal fonte de evidência de validade para todos os programas de teste. A documentação completa dessas etapas é imprescindível.[8]

Teste de item/teste de campo

Os testes de item são realizados para todos os novos itens a fim de se avaliarem suas propriedades de medição. Eles são aplicados a um grupo de examinandos que representa a população pretendida, incluindo amostras representativas de subgrupos dessa população. Os itens normalmente são revisados por sua dificuldade, discriminação de conhecimento entre os examinandos, sua relação com outros itens no teste e diferencial de funcionamento. Denomina-se diferencial de funcionamento a situação em que examinandos de subgrupos diferentes, mas de igual habilidade, não têm a mesma probabilidade de responder a um item corretamente. Sua ocorrência pode sinalizar, por exemplo, a presença de variância irrelevante que afeta um subgrupo.

Para tarefas de desempenho, podem-se conduzir protocolos de reflexão com um pequeno número de examinandos para determinar a acessibilidade dos itens e se eles evocam os processos cognitivos pretendidos. Além disso, as rubricas de pontuação devem ser testadas em campo para garantir que os critérios em cada nível de pontuação capturem a gama de desempenhos desejada.[5]

Banco de itens

O chamado banco de itens é um banco de dados organizado de maneira segura com o objetivo de armazenar, recuperar e monitorar itens de teste e informações relacionadas. Essas informações normalmente incluem um número de identificação único, classificações de nível cognitivo e de conteúdo, histórico de revisão de itens, informações históricas de uso (por exemplo, data e formulário de teste), estatísticas dos itens e outros dados, como passagens de texto, gráficos associados e itens inimigos. Não é incomum que os bancos de itens incluam centenas de campos de informações além do texto do item.

Embora esses bancos possam ser sistemas autônomos, também é comum que sejam totalmente integrados com aplicativos que envolvem a criação de itens *on-line* e a revisão por pares, com funcionalidade para montagem da questão, publicação e aplicação. A segurança dos bancos de itens é fundamental, independentemente do método usado para seu desenvolvimento.[5]

Projeto e montagem

A maioria das decisões sobre o conteúdo do teste, formato, regras de pontuação e até mesmo equação deve ser feita muito antes do momento em que a questão é formulada. Esse planejamento é necessário porque até mesmo a localização dos itens em uma questão pode afetar as estatísticas do item. O pré-teste do item, por sua vez, é necessário para verificar a integridade do novo conteúdo e é essencial para programas de teste que relatam pontuações imediatamente ou logo após sua aplicação. Nesses casos, os itens devem ser pré-calibrados antes de serem usados para pontuação a fim de se determinarem suas propriedades estatísticas (por exemplo, dificuldade).

A montagem do teste é influenciada, ainda, pelo seu propósito. Enquanto alguns testes podem ser projetados para maximizar a precisão das decisões de classificação em um ou mais pontos ao longo de uma escala de pontuação (por exemplo, passar ou reprovar), outros podem ser destinados a fornecer estimativas de pontuação igualmente precisas. Como exemplo, para testes de credenciamento que têm uma pontuação de corte única, os itens podem ser selecionados para maximizar a quantidade de informações em torno da pontuação de corte ou minimizar os erros-padrão na estimativa das pontuações do candidato em torno da pontuação de corte. Para testes de desempenho destinados a medir o crescimento de todos os alunos e colocá-los em um determinado nível de desempenho (por exemplo, "básico", "proficiente" e "avançado"), por outro lado, os itens deverão ser selecionados para fornecer informações adequadas sobre os examinandos em toda a escala de pontuação.[8]

O método de montagem de itens da questão depende, portanto, do programa e do modo de entrega. Programas de teste menores que administram um único formulário podem contar com a montagem de teste manual, possivelmente com a ajuda de um *software* para auxiliar a seleção e a montagem do item. Programas de teste maiores e mais complexos provavelmente têm uma dependência maior dos computadores para a montagem.

Independentemente do método usado para selecionar itens e do modo de aplicação do teste, especialistas devem revisar as questões para garantir que cada formulário represente as especificações de conteúdo. Para os testes adaptativos computadorizados, os formulários devem ser gerados e revisados em diferentes níveis de proficiência para garantir que estejam alinhados às especificações de conteúdo em todos os níveis de habilidade.

Todos os testes devem ser formatados para maximizar a facilidade de leitura e minimizar a variância irrelevante do objetivo. Princípios de formatação, como apresentar todo o item – com qualquer texto, estímulo visual ou gráfico – na mesma página, ajudarão a maximizar a validade das interpretações da pontuação. Muitos programas de teste estão usando computadores para a administração de teste, capitalizando os benefícios de itens aprimorados pela tecnologia.[5]

Pontuação

Parte importante da elaboração de um teste é desenvolver procedimentos para garantir a integridade de todo o processo de pontuação. As avaliações típicas antes da pontuação incluem a verificação de longas sequências de respostas ausentes, a revisão das informações de análise do item preliminar e da chave de resposta, e o exame das distribuições da pontuação total do teste e do item, para tipos de resultados esperados e inesperados.[10] Essas avaliações são necessárias para tarefas de resposta selecionada, resposta construída e desempenho.

Além de conduzir a análise do item antes da pontuação, para determinar a precisão das chaves de resposta, os especialistas no assunto devem fornecer uma verificação final dessa pontuação. A verificação da chave é um processo preliminar, que deve ser seguido por uma avaliação cuidadosa dos dados a fim de identificar itens potencialmente falhos ou incorretamente digitados antes da pontuação final do teste. A dificuldade do item e os intervalos de discriminação devem ser desenvolvidos para cada teste. Os resultados da verificação da chave, como o número e os tipos de itens identificados para revisão, e o resultado da identificação do item (por exemplo, pontuação "como está", eliminar da pontuação final ou chave alterada) são uma fonte de evidência de validade e devem ser documentados.[8]

Se um grande número de itens for identificado para os principais procedimentos de verificação, é provável que os critérios estejam imprecisos ou que haja sérios problemas com a redação do item e seu processo de revisão. Se muitos itens forem eliminados da pontuação final, por motivos de baixa qualidade ou conteúdo incorreto, a validade das interpretações da pontuação fica comprometida.

A pontuação de itens de resposta e tarefas de desempenho requer avaliadores treinados para vislumbrar o desempenho do examinando usando diretrizes de pontuação bem projetadas. Isso envolve o desenvolvimento de rubricas de pontuação, identificação de papéis de referência ou respostas do examinando em cada nível de pontuação a ser usado no treinamento, desenvolvimento de materiais e procedimentos de treinamento, seleção e treinamento de avaliadores, desenvolvimento de critérios de pontuação e procedimentos para monitorar as pontuações. A pontuação automatizada de itens e ensaios de resposta curta pode ser utilizada, e está se tornando cada vez mais comum. É imperativo, no entanto, que os desenvolvedores do teste envolvam especialistas no assunto na definição das pontuações atribuídas por algoritmos automatizados.

Após a pontuação inicial e a avaliação da precisão da pontuação, obtém-se a pontuação final. Isso requer uma avaliação cuidadosa do conjunto de dados de resposta final, uma vez que os itens estejam identificados para eliminação de quaisquer erros. Uma análise final de cada item deve ser concluída e revisada, pois fornece outra etapa importante no controle de qualidade, garantindo que quaisquer alterações feitas decorrentes de erros iniciais sejam refletidas com precisão na pontuação final. As análises de pontuação total do teste também precisam ser conduzidas, avaliadas e documentadas. Quaisquer anomalias identificadas por essas análises finais devem ser completamente investigadas e resolvidas antes de relatar os resultados dos testes. Para testes adaptativos, ou para aqueles programas de teste que fornecem relatórios de pontuação imediatos, não há uma "segunda chance" para garantir a precisão da pontuação após o teste ser administrado; assim, os primeiros procedimentos de controle de qualidade assumem importância adicional.

As pontuações dos testes refletem o resultado individual e servem de base para inferências, decisões e ações. Assegurar a validade das interpretações e usos da pontuação deve ser o direcionador no projeto dos relatórios de pontuação e guiam a elaboração de questões de boa qualidade.[5]

Segurança e documentação

Manter a segurança do teste é um componente-chave em qualquer elaboração de questões e deve ser um fator considerado no início do processo de desenvolvimento do teste e em cada estágio do desenvolvimento. Os riscos de segurança variam para diferentes tipos de programas,

mas sempre há algum. Qualquer violação de segurança pode ameaçar a integridade da elaboração da questão e comprometer a validade das interpretações e usos da pontuação do teste. Devem-se considerar questões de segurança no desenvolvimento e na manutenção dos bancos de itens, na entrega dos formulários em papel e aplicados por computador, no desenvolvimento de procedimentos e diretrizes de aplicação do teste e no desenvolvimento de materiais informativos aos examinandos.

Quem elabora a questão desempenha um papel vital em todos os aspectos da manutenção da segurança, desde o fornecimento de informações para examinandos até o desenvolvimento de procedimentos sofisticados para proteger bancos de itens. Ao abordar necessidades de segurança específicas na aplicação das questões, a documentação deve explicar as etapas necessárias para proteger os materiais de teste e evitar a troca inadequada de informações durante a sessão.[5]

A documentação é um componente importante do processo de desenvolvimento do teste e deve fornecer às partes interessadas evidências lógicas e empíricas para apoiar a adequação técnica da questão e a validade das interpretações da pontuação. As evidências de validade, imparcialidade e confiabilidade são componentes obrigatórios da documentação. Pode-se começar descrevendo o argumento interpretativo e o argumento de validade, além das afirmações a serem feitas sobre os CHA dos examinandos. A adequação técnica das normas, escala e equação, bem como os procedimentos e resultados do estabelecimento de padrões, também devem ser documentados. Devem ser incluídas informações sobre a definição do conteúdo do teste, criação e revisão de itens, aplicação do teste, pontuação e relatórios de pontuação.[8]

Abrangente, clara e precisa, a documentação pode ser organizada para apoiar as interpretações, reivindicações e usos. Alguns programas de teste organizam sua documentação em torno dos cinco tipos de evidências de validade para apoiar a interpretação da pontuação do teste: conteúdo do teste, processos de resposta, estrutura interna, relação com outras variáveis e consequências do teste. Os elaboradores de questões também precisam garantir que a documentação seja atualizada, pois o conteúdo, a finalidade e os procedimentos do teste podem mudar com o tempo.[5]

CONSIDERAÇÕES FINAIS

Produzir um teste é aparentemente simples: identificar uma necessidade ou demanda, reunir um grupo de elaboradores de itens, inserir seus itens em um banco de dados, montar um ou mais formulários de teste e, em seguida, aplicar e pontuar o teste. Fazer bem todo esse processo é outra questão. Em razão das consequências associadas à maioria dos testes, fazer bem é a única opção correta.

Para cada componente do desenvolvimento de um teste de boa qualidade, é necessário acumular evidências de validade que apoiem ou refutem as interpretações e usos pretendidos dos resultados das questões, o que torna o tema abrangente. Sete componentes são considerados essenciais e estão inter-relacionados nesse processo, começando pelo delineamento de um planejamento geral e concluindo com a produção de documentação para apoiar as interpretações e o uso de pontuações de cada questão. Para cada componente, é necessário conhecer os diferentes padrões aplicáveis.

REFERÊNCIAS

1. Zaidi NB, Hwang C, Scott S, Stallard S, Purkiss J, Hortsch M. Climbing Bloom's taxonomy pyramid: lessons from a graduate histology course. Anat Sci Educ. 2017;10(5):456-64.
2. Jacobs LC. How to write better tests: a handbook for improving test construction skills. Bloomington, IN: Indiana University; 2004.
3. Paniagua MA, Swygert KA. Construindo as perguntas do teste escrito para ciências básicas e clínicas. Philadelphia: National Board of Medical Examiners; 2016.
4. Romão GS, Sá MFS. Como elaborar questões de múltipla escolha de boa qualidade. Femina. 2019;47(9):561-4.
5. Lane S, Raymond MR, Haladyna TM. Handbook of test development. 2.ed. New York: Routledge; 2016.

6. Coughlin PA, Featherstone CR. How to write a high quality multiple choice question (MCQ): a guide for clinicians. Eur J Vasc Endovasc Surg. 2017;54:654-8.
7. Kane M. Validating the interpretations and uses of test scores. J Educ Measurement. 2013;50(1):1-73.
8. American Educational Research Association; American Psychological Association; National Council on Measurement in Education. Standards for educational and psychological testing. Washington, DC: American Educational Research Association; 2014.
9. Przymuszała P, Piotrowska K, Lipski D, Marciniak R, Cerbin-Koczorowska M. Guidelines on writing multiple choice questions: a well-received and effective faculty development intervention. SAGE Open. 2020;10(3);1-12.
10. Cohen AS, Wollack JA. Test administration, security, scoring, and reporting. In: Brennan RL (ed.). Educational measurement. 4.ed. Westport, CT: Praeger; 2006. p.355-86.

CAPÍTULO 33

Elaboração de questões de boa qualidade

Gustavo Salata Romão
Sheyla Ribeiro Rocha

INTRODUÇÃO

Os testes de múltipla escolha avaliam o componente cognitivo das competências médicas a partir de um conjunto de questões ou itens. Tradicionalmente, esses exames têm sido utilizados para verificar o conhecimento acumulado e as habilidades cognitivas para todos os níveis de aprendizagem da taxonomia de Bloom (Figura 1), desde os mais básicos, como conhecimento e compreensão, até os níveis mais elevados, como aplicação, análise e avaliação.[1,2] Apesar de sua aparência simples, questões de múltipla escolha de boa qualidade são de difícil elaboração e diversos aspectos, quando não observados, podem comprometer a sua validade e confiabilidade.[3]

Questões que apresentam erros estruturais geram um adicional de 25% de falhas em avaliações quando comparadas a questões de boa qualidade.[4] Além disso, testes de múltipla escolha que violam os princípios para a redação

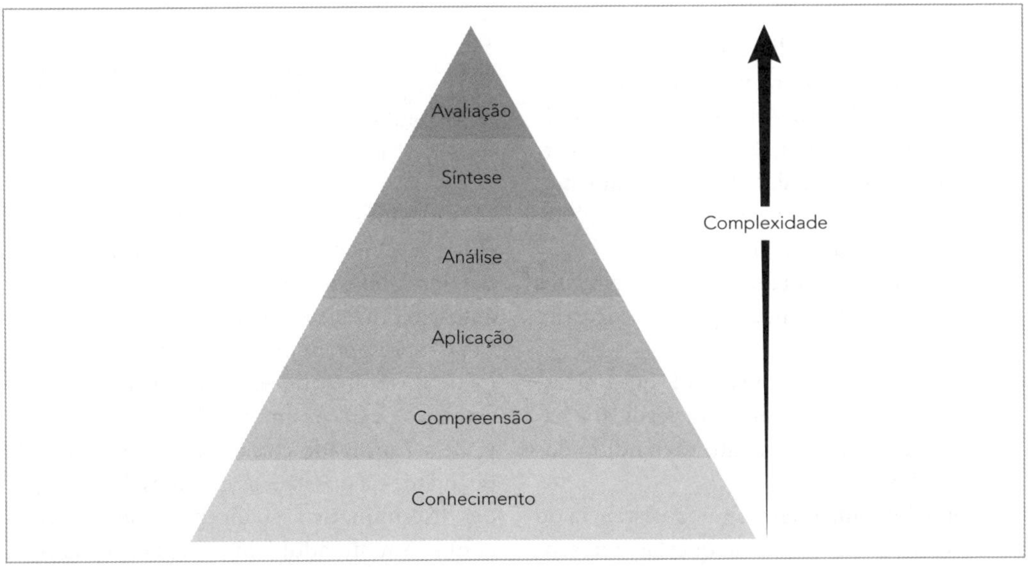

FIGURA 1 Taxonomia de Bloom para os objetivos educacionais.
Adaptada de Adams, 2015.[1]

efetiva de itens introduzem erros sistemáticos nas avaliações. Esses erros prejudicam alguns dos avaliados, incluindo estudantes de medicina, médicos residentes e candidatos em concursos públicos.[5] Essas constatações justificam a necessidade de um guia conciso para elaborar questões de múltipla escolha de boa qualidade. Nos tópicos abordados a seguir, serão apresentados os principais indicadores de qualidade e do grau de dificuldade das questões de múltipla escolha. Além de explorar seus componentes mais importantes, serão fornecidos exemplos dos erros mais comuns e algumas recomendações para sua elaboração.

ANÁLISE PSICOMÉTRICA DAS QUESTÕES

A psicometria é a ciência que analisa o significado das respostas dadas pelos avaliados em um teste utilizando duas teorias distintas:

- Na teoria clássica dos testes (TCT), cada questão é analisada em comparação com o desempenho global dos avaliados.
- Na teoria de resposta ao item (TRI), são analisados os fatores que influenciaram o erro ou o acerto em cada questão.

Dessa forma, a avaliação psicométrica dos testes tem como objetivo verificar a qualidade da avaliação utilizando diferentes métodos de análise estatística.[6] A análise psicométrica permite avaliar tanto a qualidade dos instrumentos de avaliação (prova ou teste) quanto a qualidade das questões que os compõem.

A validade e a confiabilidade são elementos fundamentais para a análise psicométrica:

- Validade refere-se à capacidade que um teste ou questão apresenta para verificar a habilidade ou conhecimento pretendido dos avaliados.[7]
- Confiabilidade refere-se à consistência ou precisão que um teste ou questão apresenta para verificar o desempenho dos avaliados em uma habilidade ou conhecimento.[7]

Para análise da qualidade das questões, existem alguns parâmetros como o índice discriminativo, a correlação ponto-bisserial e o grau de dificuldade.

O índice discriminativo diz respeito à capacidade que uma questão apresenta para a distinção entre aprendizes que adquiriram determinado conhecimento ou habilidade e aqueles que não adquiriram. Seu valor pode ser determinado a partir do desempenho geral dos avaliados em toda a prova ou em um conjunto de questões. Para calcular o índice, deve-se inicialmente separar os candidatos em dois subgrupos de acordo com o seu ranqueamento na prova. O grupo superior é formado pela fração dos candidatos que apresentaram o melhor desempenho na prova (geralmente 25 ou 27%) e presumivelmente apresentam maior domínio dos conhecimentos ou habilidades avaliados. O grupo inferior é formado pela mesma fração (25 ou 27%) de candidatos que tiveram o pior desempenho e supostamente não apresentam domínio ou suficiência para os conhecimentos ou habilidades avaliados. O índice discriminativo será dado pela diferença entre as proporções de acertos dos dois grupos de candidatos em cada questão, conforme demonstrado na fórmula a seguir:[8]

$$\text{Índice discriminativo} = \frac{\left(\text{Acertos do grupo superior} - \text{Acertos do grupo inferior}\right)}{100}$$

Questões com alto poder discriminativo (Figura 2A) apresentam grande diferença de desempenho entre os dois grupos, ao passo que aquelas com baixo poder discriminativo (Figura 2B) apresentam pouca ou nenhuma diferença de desempenho entre os grupos (índice próximo de 0). Assim, o índice discriminativo pode ser utilizado como uma das medidas de qualidade da questão: as questões de baixo poder discriminativo são incapazes de verificar o conhecimento adquirido pelos candidatos e, portanto, devem ser evitadas ou eliminadas da composição das provas.

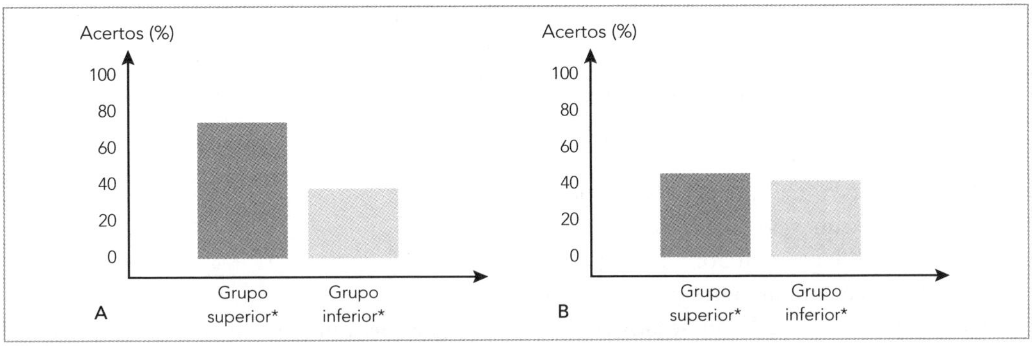

FIGURA 2 Representação gráfica do índice discriminativo. A: item ou questão com alto poder discriminativo; B: item ou questão com baixo poder discriminativo.

* Os grupos superior e inferior devem englobar a mesma fração (25 ou 27%) do total de alunos.

Para classificar a qualidade das questões com base em seu índice discriminativo, sugere-se a interpretação apresentada no Quadro 1.

Outro índice utilizado para avaliar o poder discriminativo das questões é o coeficiente de correlação ponto-bisserial, que verifica se os candidatos que acertaram determinada questão foram aqueles que tiveram o melhor desempenho na prova. O cálculo desse coeficiente é dado pela diferença de médias dos candidatos que acertaram e erraram a questão, corrigida pelo desvio-padrão do desempenho na prova e pela probabilidade de acerto e erro na questão, conforme a fórmula apresentada a seguir:[9]

$$\text{Correlação ponto-bisserial} = \frac{M1 - M0 \times \sqrt{p \times q}}{S_n}$$

Em que:

- M1 = média de acertos na prova dos candidatos que acertaram a questão.
- M0 = média de acertos na prova dos candidatos que erraram a questão.
- S_n = desvio-padrão total dos candidatos na prova.
- p = proporção de candidatos que acertaram a questão.
- q = proporção de candidatos que erraram a questão.

QUADRO 1 Classificação da qualidade das questões a partir do índice discriminativo

Índice discriminativo	Interpretação
< 0,10	Muito fraca
0,10-0,19	Fraca
0,20-0,39	Boa
0,40-0,59	Muito boa
0,60-0,79	Ótima
≥ 0,80	Excelente

Os valores da correlação ponto-bisserial oscilam entre −1,0 (discriminação perfeita negativa) e +1,0 (discriminação perfeita positiva). Valores próximos a +1,0 indicam que os candidatos que acertam essa questão apresentaram um bom desempenho total na prova e, portanto, trata-se de uma questão bastante discriminativa. Valores próximos a 0 indicam que há pouca ou nenhuma correlação entre o acerto ou erro na questão e o desempenho na prova e, portanto, a questão é pouco discriminativa. Valores próximos a −1,0 indicam que os candidatos que acertam essa questão apresentaram um mal desempenho total na prova. Diversas possibilidades podem estar relacionadas a valores baixos ou negativos do coeficiente de correlação ponto bisserial:

- A questão pode estar medindo algo diferente do restante da prova e, dessa forma, o desempenho na questão não reflete o desempenho na prova.

- Pode haver falha estrutural na questão e os candidatos com mal desempenho na prova podem ter se beneficiado por uma alta probabilidade de acerto pela "adivinhação" ou "chute" na questão.
- Pode haver erro na indicação da resposta correta para a questão e, neste caso, a maioria dos candidatos com bom desempenho na prova acaba optando por outra alternativa na questão (correlação negativa).

Uma vantagem adicional da correlação ponto-bisserial se refere à possibilidade de avaliação da qualidade das alternativas incorretas (distratores), cujos valores devem ser negativos ou próximos a 0 nas questões de boa qualidade. Alternativas não selecionadas por nenhum dos candidatos provavelmente apresentam falhas estruturais ou não são plausíveis (alternativas "absurdas"). Por outro lado, alternativas incorretas (distratores) selecionadas pela maioria dos candidatos sugerem erros no gabarito ou questões com mais de uma resposta correta.[10]

Outro índice disponível para analisar as questões é o índice de dificuldade. Refere-se à proporção de candidatos que acertaram ou erraram um determinado item, um parâmetro importante para assegurar a homogeneidade entre diferentes versões e aplicações de uma prova. Seu cálculo é dado pela diferença entre 100% e a porcentagem de acertos pelo grupo total de candidatos, conforme fórmula apresentada a seguir:

$$\text{Índice de dificuldade} = \frac{(100\% - \%\text{ de acertos})}{100}$$

Valores baixos do índice de dificuldade indicam elevado percentual de acerto na questão (questões fáceis). Valores elevados do índice de dificuldade indicam baixo percentual de acerto na questão (questões difíceis). Para classificar as questões quanto ao índice de dificuldade, sugere-se a interpretação apresentada no Quadro 2.

QUADRO 2 Classificação da dificuldade das questões a partir do índice de dificuldade

Índice de dificuldade	Interpretação
< 0,14	Muito fácil
0,15-0,34	Fácil
0,35-0,64	Média
0,65-0,84	Difícil
≥ 0,85	Muito difícil

Questões muito fáceis (índice de dificuldade < 0,14) ou muito difíceis (índice de dificuldade ≥ 0,85) não fornecem muita informação válida sobre os candidatos e podem indicar que o conteúdo da questão não está adequado ao nível de proficiência do grupo de avaliados. Por isso, é recomendável que uma prova seja balanceada quanto ao grau de dificuldade das questões, evitando-se questões muito fáceis ou muito difíceis, que são pouco discriminativas.[10,11]

A avaliação psicométrica é recomendada para todos os exames de alto impacto na vida dos avaliados, como os de progressão, seleção e certificação. Nesses casos, sugere-se que a análise seja realizada após a aplicação da prova e antes da atribuição de notas aos candidatos.[10]

Embora a psicometria possa identificar as questões de boa qualidade, essa análise só pode ser executada após a realização da prova, não permitindo identificar o poder discriminativo de uma questão antes de sua aplicação. Diante desse dilema, diversos estudos investigaram as características comuns das questões com índices psicométricos satisfatórios. A partir dessas informações, foram publicados guias e recomendações para a elaboração de questões de boa qualidade.

COMPONENTES DE UMA QUESTÃO DE MÚLTIPLA ESCOLHA

Uma questão de múltipla escolha consiste em um texto-base (caso clínico, contexto ou situação), um enunciado (pergunta, tarefa ou problema) e uma lista de alternativas (possíveis respostas ou soluções), entre as quais uma é a correta (gabarito) e as demais, incorretas (distratores).[3]

Aspectos gerais

Uma questão bem formulada deve partir de um objetivo de aprendizagem definido, apresentar um texto-base pertinente e um enunciado claro que desencadeia a opção pela resposta correta. As questões de uma mesma prova devem ser independentes entre si, evitando a vinculação de informações e contextos diferentes. A combinação de diversos conceitos explorados em um mesmo item não é recomendada.

Questões de boa qualidade devem ser gramaticalmente corretas. Ortografia, pontuação e concordância devem ser observadas. Culturalmente, as questões devem representar diferentes grupos e populações de maneira imparcial, evitando linguagem ou ideias tendenciosas de cunho político, religioso, racial ou de orientação sexual. Qualidades culturais devem ser inseridas somente quando estiverem diretamente relacionadas aos objetivos de aprendizagem. Gírias, jargões, coloquialismo, expressões idiomáticas e abreviações também devem ser eliminados para evitar ambiguidades e imprecisões.[3,12]

Aspectos específicos

O texto-base deve ser preferencialmente curto, limitando-se às informações necessárias para resolver a questão. Pode ser apresentado no formato de um caso clínico, gráfico, tabela, imagem ou resultados de exame. Os casos clínicos devem ser realísticos ou representar situações da prática real, evitando situações hipotéticas improváveis. Informações essenciais sobre o contexto e o local do atendimento devem ser fornecidas, evitando-se nomes próprios de pacientes.[3,12]

O enunciado deve estar diretamente vinculado ao texto-base e à competência a ser avaliada. O conhecimento ou habilidade cognitiva explorada deve ser mensurável e relevante à prática profissional. Trivialidades ou minúcias conceituais não aplicáveis devem ser evitadas. O nível de exigência da questão deve ser compatibilizado com o nível de progressão taxonômica esperado para os avaliados, que devem ser presumivelmente capazes de resolver a questão e cobrir todas as alternativas.

A instrução do enunciado deve ser clara, objetiva e focada, sendo comum o uso de uma pergunta a ser respondida pela alternativa correta. Um enunciado focado deve conter a ideia principal da questão e permitir que a resposta correta seja fornecida mesmo sem a leitura das alternativas, como "Em casos de distocia de cabeça derradeira em parto pélvico, qual tipo de fórcipe deve ser utilizado?". Um exemplo de enunciado não focado seria: "Em relação à endometriose, qual das afirmativas é verdadeira?". A apresentação do enunciado deve ser feita preferencialmente no formato positivo. Enunciados negativos que solicitam a identificação de respostas falsas ou incorretas como "exceto", "não se relaciona" ou "está menos associada" devem ser evitados, pois acrescentam complexidade linguística desnecessária, gerando dúvidas e incertezas sobre o que realmente está sendo perguntado. Enunciados vagos e subjetivos como "o que você faria?", "como você trataria?", "o que você considera?" devem ser substituídos por termos impessoais como "qual a conduta preconizada?", "a imagem acima é sugestiva de", "o diagnóstico é". Não devem ser utilizados termos absolutos como "nunca", "sempre", "nenhum", "apenas", "totalmente" ou "somente", nem termos relativos, mal definidos ou imprecisos como "melhor", "pior", "mais adequado", "geralmente", "ocasionalmente" ou "raramente". Palavras e frases redundantes, obscuras ou de duplo sentido podem induzir candidatos bem preparados ao erro, o que não é desejável.[3,12]

As alternativas devem representar um conjunto homogêneo de sinais e sintomas, hipóteses diagnósticas, exames complementares ou opções terapêuticas. As opções de resposta devem apresentar paralelismo gramatical e simetria na extensão, evitando-se repetir palavras ou frases do enunciado. Alternativas muito longas e que apresentem combinações de conceitos levam o candidato a perder o foco. Alternativas mutuamente inclusivas ou exclusivas, como "todas as anteriores" ou "nenhuma das anteriores", comprometem o poder discriminativo das questões e devem ser evitadas. Pistas gramaticais que possam sugerir, destacar ou indicar uma das alternativas entre as demais devem ser eliminadas, assim, por exemplo, se o enunciado estiver no plural devem-se redigir todas as alternativas também no plural.[3,12]

O gabarito deve ser a única alternativa correta, e não a melhor resposta para a pergunta. A assertividade deve ser respaldada por referências atuais e de ampla aceitação no meio acadêmico. A posição do gabarito entre as alternativas deve ser distribuída randomicamente entre as questões da prova, pois sabe-se que alguns candidatos mal preparados apresentam maior predileção pelas alternativas centrais ("b" ou "c").[3,12]

Os distratores devem ter aparência de resposta correta, porém devem ser indubitavelmente incorretos, não respondendo adequadamente ao enunciado. Distratores absurdos que levem à resposta correta por exclusão das outras alternativas devem ser evitados, pois facilitam o acerto das questões por candidatos mal preparados. Da mesma forma, alternativas mutuamente exclusivas como "decúbito lateral esquerdo" e "decúbito lateral direito" não são recomendadas. Devem-se evitar também as "armadilhas" ou "pegadinhas", em que os candidatos que apresentam as competências desejadas são induzidos ao erro pela má formulação dos distratores.[3,12,13]

Em relação ao número de alternativas, evidências apontam que o uso de quatro opções diminui o número de distratores não funcionais quando comparadas às questões com cinco alternativas. Distratores não funcionais são definidos como alternativas que foram optadas por menos de 5% dos avaliados em uma prova. Um grande estudo conduzido recentemente pelo National Board of Medical Examiners (NBME) dos Estados Unidos não encontrou evidências que suportem o uso de cinco alternativas em questões de múltipla escolha, não havendo diferenças quanto ao poder discriminativo, grau de dificuldade, validade ou confiabilidade das questões quando comparadas àquelas com quatro alternativas.[14] A redução do número de alternativas por questão apresenta uma série de vantagens, como a redução do tempo de leitura por item, a redução do tempo de duração do exame e a possibilidade do aumento do número de questões, com maior cobertura de temas e assuntos. Além disso, um número menor de alternativas se traduz em redução do tempo e do esforço necessários para escrever, revisar e editar os itens de uma prova. Considerando todos esses fatores, o NBME recomenda o uso de quatro alternativas para as questões de múltipla escolha.[14]

COMPOSIÇÃO DAS PROVAS

Como já discutido, os testes de múltipla escolha destinados à avaliação cognitiva devem ser compostos por questões com elevado poder discriminativo e balanceados em relação ao grau de dificuldade.

Quando a avaliação é decisória para admissão, progressão ou titulação, a homogeneidade entre diferentes versões da prova deve ser assegurada. Para tanto, é recomendável a organização de um banco de questões que forneça uma proporção significativa dos itens de cada prova. Questões já aplicadas em versões anteriores da prova são submetidas a análise psicométrica, sendo armazenadas somente aquelas que apresentam poder discriminativo aceitável. Em seguida, as questões são classificadas quanto ao tema e ao grau de dificuldade. Cada novo teste deve ser composto por algumas questões inéditas e outras questões previamente testadas do banco, com poder discriminativo e grau de dificuldade conhecidos. Para evitar vieses de memorização das questões, sugere-se uma latência mínima de 3 anos entre o armazenamento no banco e a utilização em uma nova prova.[12]

CONSIDERAÇÕES FINAIS

Os testes de múltipla escolha são métodos válidos e confiáveis para avaliação do componente cognitivo das competências médicas. A análise psicométrica possibilita a avaliação da qualidade das questões a partir do seu poder discriminativo e do grau de dificuldade. Para produzir questões de boa qualidade, os elaboradores devem dominar o conhecimento específico sobre o tema, bem como as técnicas preconizadas para a construção de questões discriminativas. Erros e falhas nessas recomendações prejudicam candidatos, examinadores e o processo de avaliação como um todo. Para assegurar a estabilidade da avaliação entre diferentes versões de uma prova, deve-se organizar um banco de questões.

REFERÊNCIAS

1. Adams NE. Bloom's taxonomy of cognitive learning objectives. J Med Libr Assoc. 2015;103(3):152-3.
2. Zaidi NLB, Grob KL, Monrad SM, Kurtz JB, Tai A, Ahmed AZ, et al. Pushing critical thinking skills with multiple-choice questions: does Bloom's taxonomy work? Acad Med. 2018;93(6):856-9.
3. Smith LS. How to write better multiple-choice questions. Nursing. 2018;48(11):14-7.
4. Downing SM. Construct-irrelevant variance and flawed test questions: Do multiple-choice item-writing principles make any difference? Acad Med. 2002;77(10 Suppl):S103-4.
5. Downing SM. The effects of violating standard item writing principles on tests and students: the consequences of using flawed test items on achievement examinations in medical education. Adv Health Sci Educ Theory Pract. 2005;10(2):133-43.
6. Pasquali L. Psicometria. Rev Esc Enferm USP. 2009; 43(spe):992-9.
7. Davis DW. Validity and reliability: part I – neonatal Netw. 2004;23(1):54-6.
8. Cappelleri JC, Lundy JJ, Hays RD. Overview of classical test theory and item response theory for the quantitative assessment of items in developing patient-reported outcomes measures. Clin Therapeutics. 2014; 36(5):648-62.
9. Wright BD. Point-biserials and item fits. Rasch Measurement Transactions. 1992;5(4):174.
10. Paniagua MA, Swygert KA. Construindo as perguntas do teste escrito para ciências básicas e clínicas. Philadelphia: National Board of Medical Examiners; 2016.
11. Coombes L, Roberts M, Zahra D, Burr S. Twelve tips for assessment psychometrics. Med Teach. 2016;38(3): 250-4.
12. Disantis DJ. Writing good multiple-choice questions: a brief guide for radiologists. Radiographics. 2013; 33(7):1865-6.
13. Kalkat HS, Sonagara VJ, Santhirakumaran S. The use of distractors in multiple-choice questions: a medical student perspective. Adv Med Educ Pract. 2017;8:411-2.
14. Raymond MR, Stevens C, Bucak SD. The optimal number of options for multiple-choice questions on high-stakes tests: application of a revised index for detecting nonfunctional distractors. Adv Health Sci Educ Theory Pract. 2019;24(1):141-50.

CAPÍTULO 34

Teste de progresso: a experiência da Febrasgo com o TPI-GO

Gustavo Salata Romão
Marcos Felipe Silva de Sá
César Eduardo Fernandes

TESTE DE PROGRESSO INDIVIDUAL

Principais características

O teste de progresso é um método de avaliação cognitiva introduzido pelas universidades de Maastricht, na Holanda, e de Missouri (Kansas City School of Medicine), nos Estados Unidos, na década de 1970. Naquela ocasião, essas instituições buscavam um novo método que fosse capaz de avaliar a aprendizagem profunda e duradoura.[1]

Nesse teste, o mesmo conjunto de itens é aplicado a aprendizes que se encontram em diferentes níveis de progressão em diferentes escolas ou serviços. Fundamentalmente, portanto, deve consistir em uma avaliação abrangente, seccional e longitudinal.[1]

Em termos de abrangência, o conjunto de itens ou questões deve representar uma amostra balanceada do conteúdo de todas as disciplinas relevantes de uma mesma matriz curricular e cujo nível corresponda ao dos concluintes de um programa educacional. Isso implica um incremento no número de itens necessários e justifica, portanto, a utilização de testes de múltipla escolha nesse tipo de avaliação.

A cada nova versão do teste, algumas questões são dispensadas, novas questões são introduzidas e outras são recuperadas e revisadas a partir de um banco de itens.[2] Apesar dessa variação, as diferentes versões devem representar amostras da mesma matriz curricular.[1]

Para que seja seccional ou transversal, diferentes níveis taxonômicos das habilidades cognitivas – conhecimento, compreensão, aplicação, análise, avaliação, elaboração – devem ser avaliados simultaneamente.[1] Para a aplicação na educação médica, esses níveis taxonômicos são traduzidos em: associação de conhecimento anatomoclínico, investigação e interpretação de achados clínico-epidemiológicos, raciocínio clínico, formulação de hipóteses diagnósticas, tomada de decisão e elaboração do plano terapêutico.

Por se tratar de uma avaliação longitudinal, o mesmo modelo de teste é aplicado repetidas vezes ao mesmo grupo de aprendizes, a intervalos regulares, ao longo do seu processo de formação. Dessa forma, a partir do desempenho dos aprendizes é possível construir um panorama confiável de sua evolução cognitiva em um programa e correlacionar essa evolução com os objetivos finais de um currículo.[1]

Vantanges

Por conta de sua abrangência, transversalidade e longitudinalidade, o teste fornece um conjunto valioso de informações sobre e para os estudantes (autoavaliação), os avaliadores e os gestores de programas educacionais.[1]

Além disso, há diversas vantagens e características positivas atribuídas a esse método, como a aprendizagem profunda e de longo prazo, a detecção antecipada de desvios, a estabilidade do processo de avaliação, entre outras.

Como as diferentes versões do teste avaliam o mesmo domínio de conhecimento de forma abrangente, não existem temas específicos que justifiquem um estudo imediatista, por exemplo, na noite anterior à avaliação. Consequentemente, em contraposição à aprendizagem superficial e fugaz, a aplicação do teste de progresso estimula a aprendizagem profunda (*deep learning*) e de longo prazo (*long-term learning*). O conhecimento sobre o conteúdo de cada item continua sendo relevante por um longo período após a sua assimilação.[3] Curvas de aprendizagem demonstraram que esse efeito educacional é especialmente favorável na aquisição do conhecimento médico. Isso ocorre não apenas no nível de aprendizagem funcional, mas também com relação à retenção do conhecimento básico, que persiste ao longo de todo o período acadêmico.[4,5]

Destaca-se, ainda, que o uso do teste de progresso descarta a necessidade de outras avaliações do domínio cognitivo (como a prova oral e a prova final do estágio), uma vez que cada aplicação do teste representa uma nova oportunidade de avaliar a evolução cognitiva do aprendiz. Nesse cenário, um mau resultado em uma única aplicação não desqualifica uma sequência de resultados favoráveis.[6] Por essas razões, verificou-se que na percepção dos estudantes o uso do teste de progresso promove redução na carga de estresse relacionada às provas, o que responde pela grande aceitabilidade desse tipo de avaliação entre os discentes.[4] A aplicação continuada do teste permite, ainda, a detecção antecipada de aprendizes cujo desempenho se encontra acima ou abaixo das expectativas (desvios ou *outliers*), fornecendo bases para a remediação, a recuperação ou a progressão acelerada.[1]

É possível observar também maior estabilidade no processo de avaliação cognitiva com o teste de progresso. Por tratar-se de uma avaliação abrangente, não é necessário modificar sua estrutura mesmo diante de mudanças curriculares ou ajustes no conteúdo disciplinar.[1]

Outra vantagem atribuída ao método se refere à validade preditiva, já que a avaliação longitudinal dos aprendizes mostrou-se mais preditiva de sua competência e desempenho como futuros profissionais do que a aplicação de avaliações pontuais.[7] Para produzir tal efeito, é necessário agregar informações do desempenho sequencial dos aprendizes nas diversas aplicações do teste. Enquanto algumas instituições utilizam técnicas de regressão nesse processo,[4] outras combinam os resultados do teste com outras avaliações para predizer esses desfechos.[8]

Também se observa maior confiabilidade para a tomada de decisões com a aplicação do teste de progresso. Esse aspecto depende diretamente do número de itens que compõem o teste e da frequência com que é aplicado.[7] Como as diferentes versões da prova abrangem o mesmo conteúdo, o teste oferece níveis aceitáveis de consistência interna quando aplicado repetidas vezes aos mesmos aprendizes.[7] Alguns estudos demonstraram que a inclusão da alternativa "não sei" e o desconto das questões erradas na nota final aumentam a confiabilidade do método.[9] Essa confiabilidade permite que os resultados do teste de progresso sejam utilizados de maneira consistente para fins de aprendizagem diagnóstica, prognóstica mediadora e corretiva, além de poder orientar diversas intervenções educacionais.

Os resultados do teste também oferecem informações consistentes para subsidiar decisões finais de grande impacto, como aprovação, reprovação, progressão e certificação.[10] Em diversos países, os aprendizes utilizam os resultados do seu desempenho como um *feedback* para monitorar sua própria evolução nas diferentes áreas e subáreas de um programa, além de se autoavaliarem com relação aos seus pares.[11] Para as instituições de ensino, os dados longitudinais oferecem informações consistentes sobre a extensão em que os objetivos curriculares são atendidos.[12,13] Uma possibilidade que decorre dessa característica é que o teste de progresso pode ser construído e aplicado por consórcios formados por diferentes serviços e instituições de ensino, o que possibilita avanços curriculares a partir da avaliação comparativa de aprendizes provenientes de diferentes programas. Com uma parceria interinstitucional colaborativa na elaboração e na aplicação do teste, é possível obter maior quantidade e variedade de itens, revisores e administradores, tornando essa avaliação mais custo-efetiva.[12]

Desvantagens

Há também algumas desvantagens atribuídas ao teste de progresso, como a complexidade na organização e o controle de variação da dificuldade, entre outros.

Para que o teste possa ser desenvolvido e implementado, é necessário mobilizar uma série de recursos que incluem uma organização central, grupos de eleboradores e revisores de itens, infraestrutura física e tecnológica para aplicação e *expertise* para análise e divulgação dos resultados.[1] Além disso, um planejamento cuidadoso do sistema de pontuação[9] e dos procedimentos psicométricos[14] é necessário para reduzir a variação do grau de dificuldade nas diferentes versões do teste,[15] o que torna sua organização mais complexa em comparação com outras modalidades de avaliação cognitiva.

Para controlar a variação da dificuldade, foram propostas algumas estratégias.[16] A utilização de algumas questões-âncora que se repetem em diferentes versões do teste, por exemplo, é uma estratégia que pode conferir maior estabilidade à prova, mas induz os aprendizes a "memorizar" questões de provas anteriores.[7] Em comparação, avaliar a qualidade das questões com a aplicação da teoria de resposta ao item (TRI) assegura maior confiabilidade ao teste, mas requer uma grande quantidade de pré-testes, o que pode inviabilizar essa opção. A utilização de métodos estatísticos para redução de variância (*smoothing*), como os modelos bayesianos,[17] ou as técnicas de média móvel[18] podem dificultar a compreensão e a aceitação dos resultados pelos aprendizes, particularmente quando houver rebaixamento da pontuação pelos procedimentos estatísticos.[7]

Uma outra desvantagem da avaliação a partir do teste de progresso é que não há grandes benefícios quando o método é utilizado em programas educacionais muito heterogêneos e pouco padronizados, como os cursos de especialização de curta duração, sendo pouco custo-efetivo nesses casos.[1]

Uso do teste de progresso

Apesar de ter sido proposto na década de 1970, somente nos anos 2000 e 2010 o teste de progresso se tornou mais conhecido pela comunidade acadêmica, passando a ser aplicado em escolas médicas e programas de residência em todo o mundo.[1,19]

Para facilitar a organização e otimizar os recursos necessários ao desenvolvimento e à aplicação dos testes, foram criados consórcios entre diferentes instituições e programas de ensino.[19] Atualmente, há consórcios com esse objetivo em atividade no Reino Unido,[20] na Holanda,[21] na Alemanha[8] e nos Estados Unidos,[1] além de escolas da África,[22] Arábia Saudita[23] e Sudeste Asiático.[24] O National Board of Medical Examiners (NBME), dos Estados Unidos, tem apoiado a aplicação do teste de progresso em diversos países.[13,25] No Brasil, diversos consórcios de escolas médicas aplicam o método na graduação, entre os quais podem ser citados:

- Consórcio Interinstitucional: formado pelas instituições Famema, Famerp, FMB, FRMRP-USP, UEL, UFSCAR, Unicamp, Unifesp e USP-Bauru.
- Consórcio SP1: formado pelas instituições FMABC, FMJ, PUC-Goiás, PUC-Sorocaba, Famepp e Unisa.
- Consórcio Interinstitucional Nordeste: formado pelas instituições FPS, Unichristus e Unifor.

- Teste de Progresso do Rio Grande do Sul: formado pelas instituições UCS, Ulbra, UFCSPA, UCPEL, Unisc, UPF, Furg, UFRGS, Univates, UFFS, UFN e Imed.
- Teste de Progresso Regional RJ/ES: formado por Emescam, FMP, Uerj, Unesc, Unifoa, Unigranrio, UFRJ, Multivix, Unig e USS.

À medida que o uso do método se difundiu, foram realizadas adaptações, por isso, atualmente, existe grande variabilidade de conteúdo, formato, formas de aplicação e finalidades do teste.[26,27] Essas diferenças refletem, principalmente, variações nos objetivos institucionais e na disponibilidade de recursos.[27] É importante mencionar, no entanto, que a pluralidade no formato e nas aplicações do teste de progresso não deve comprometer o rigor e a consistência do método, que são necessários para produzir resultados válidos e confiáveis.[19]

Alguns estudos demonstraram que desvios das práticas adequadas de avaliação podem interferir nos resultados e inviabilizar a análise comparativa do desempenho de candidatos de diferentes programas educacionais.[28,29] Diversas evidências apontaram, por exemplo, falhas estruturais na elaboração e na aplicação dos testes de múltipla escolha,[30-34] entre as quais podem-se citar:

- Viés de amostragem decorrente da presença de itens que não avaliam o conhecimento médico essencial.[35]
- Falhas na construção dos itens, como o uso de termos imprecisos.[36]
- Variações no grau de dificuldade em diferentes versões do teste.[37]
- Grande quantidade de itens falhos, cuja anulação pode reduzir a pontuação dos candidatos em até 15%.[31,33]

Esse fator aponta que, na medida do possível, o teste de progresso deve estar alinhado com as recomendações internacionalmente aceitas, como as diretrizes da American Educational Research Association.[38]

Desenvolvimento e aplicação

Didaticamente, as recomendações para o desenvolvimento e a aplicação do teste de progresso podem ser subdivididas em quatro etapas: elaboração da prova, aplicação, análise dos resultados e *feedback* para as partes interessadas. Para cada etapa, deve haver um controle de qualidade e interação entre os envolvidos.

Elaboração da prova

A elaboração da prova requer uma matriz de avaliação (*blueprint*), um modelo da estrutura dos itens (ou questões), um grupo de especialistas elaboradores de questões, um comitê de revisores, um banco de itens e um coordenador responsável pela elaboração do caderno de questões (ou caderno de prova).

Matriz de prova

A matriz de prova define o conteúdo essencial da avaliação, a fim de assegurar que cada versão do teste corresponda a uma amostra representativa e balanceada da mesma estrutura curricular. A definição prévia do conteúdo da prova é fundamental para garantir a validade e a comparabilidade dos resultados do teste de progresso.[39]

O conteúdo dessa matriz deve ter como referências os conteúdos e as competências previstas para o final do programa educacional (nível dos concluintes).[19] Isso não significa, no entanto, que o teste deva se alinhar a todo o currículo ou à sequência de disciplinas e etapas previstas em um determinado programa educacional. O resultado desse cuidado é que não é necessário ajustar a matriz de prova em casos de reformas curriculares.[19]

Geralmente, a matriz de prova é organizada no formato de uma tabela bidimensional cujas linhas representam conteúdos específicos, baseados em disciplinas (anatomia e fisiologia), aparelhos e sistemas (aparelho respiratório, aparelho reprodutor), condição clínica (infarto agudo do miocárdio, hemorragia pós-parto), ou eixos da matriz de competência da especialidade (contracepção e planejamento familiar), e as colunas representam habilidades clínicas (como conhecimento médico, interpretação de sinais e sintomas, raciocínio clínico, diagnóstico, tratamento ou tomada de decisão).[8,11,20,40] Para cada cruzamento de linhas e colunas ("caselas"), deve ser definido o número (frequência) de itens ou questões sobre aquele tema. Essa decisão deve ponderar a importância relativa de cada tema para os objetivos finais do currículo ou programa educacional.[11] A relevância de cada item deve ser pautada no núcleo de conhecimento exigido para o final de um currículo (objetivos finais).[35]

O consórcio holandês do teste de progresso definiu os seguintes critérios para se considerar uma questão (ou item) relevante:[21]

- Especificidade do conhecimento para a especialidade médica.
- Necessidade do conhecimento para a prática ou para o sucesso da prática médica.
- Importância do conhecimento para lidar com situações de alta prevalência ou alto risco.
- Correspondência do conhecimento com uma base essencial do currículo.

A inclusão de itens triviais ou irrelevantes na matriz de prova pode comprometer a validade da avaliação.[19] Por outro lado, a sub-representação de conteúdos curriculares relevantes também poderá comprometer sua validade.[30] Essas falhas ocorrem quando as categorias (habilidades clínicas e conteúdos) são mal definidas, quando não refletem suficientemente os objetivos educacionais ou quando os critérios de seleção da frequência de conteúdos não são claros.

Algumas matrizes de prova incluem também a frequência de itens para cada nível de dificuldade, com equilíbrio entre questões fáceis, médias e difíceis.[41] Outros autores recomendam a inclusão de pelo menos 50% de itens que exigem níveis cognitivos mais elevados, como raciocínio clínico e tomada de decisão.[42]

Para fins práticos, a construção da matriz de prova requer pelo menos dois processos de decisão tomada por consenso de especialistas:[43,44]

- Sobre formato, habilidades e conteúdos.
- Sobre o peso relativo dos itens em cada "casela", considerando sua relevância em nível curricular.

Os especialistas envolvidos nessas decisões devem apresentar grande experiência na área de atuação para assegurar que a matriz de prova apresente validade de conteúdo e reflita a prática na especialidade médica em nível local, regional e nacional.[19]

Estrutura dos itens de múltipla escolha

A estrutura dos itens deve ser previamente definida pela coordenação geral da prova e requer decisões sobre o formato dos itens, o número de alternativas e as estratégias de controle de adivinhação (ou "chute").

Formato dos itens

Diversos formatos de itens de múltipla escolha já foram descritos na literatura, incluindo: "melhor resposta", "verdadeiro-falso", "múltiplo verdadeiro-falso", "opção alternativa", "correspondência estendida" e "múltipla escolha complexa".[41] Para cada formato, existem opções quanto ao número de alternativas. Alguns autores consideram que as questões "verdadeiro-falso" são pouco confiáveis quando comparadas com as questões de "melhor resposta"[45] e que este formato fornece pontuações mais confiáveis com menor probabilidade de adivinhação.[11] Para um número limitado de candidatos e questões, além do formato de itens de "múltipla escolha", também é possível utilizar o formato "resposta curta" de maneira confiável sem comprometer a validade do teste.[46]

Número de alternativas

Para os itens de múltipla escolha, preconiza-se um número de alternativas entre dois e cinco, e a maioria dos consórcios utiliza três a quatro opções.[19] Evidências recentes apontam que o uso de quatro alternativas diminui o número de distratores não funcionais quando comparado ao uso de questões com cinco alternativas. São consideradas distratores não funcionais as alternativas que foram optadas por menos de 5% dos candidatos em uma prova. Um grande estudo conduzido pelo NBME não encontrou evidências que suportem o uso de cinco alternativas em questões de múltipla escolha, não havendo diferenças quanto ao poder discriminativo, grau de dificuldade, validade ou confiabilidade das questões quando comparadas àquelas com quatro alternativas.[47] A redução do número de alternativas por questão apresenta uma série de vantagens, como a redução do tempo de leitura por item, a redução do tempo de duração do exame e a possibilidade do aumento do número de questões, atingindo maior cobertura de temas e assuntos. Além disso, o menor número de alternativas reduz o tempo e o esforço necessários para a elaboração de itens.[47]

Controle de adivinhação

Segundo a percepção de muitos candidatos, a sorte e a adivinhação (ou "chute") foram mais determinantes do seu desempenho no teste de progresso do que seu próprio conhecimento.[48] Essa crença por parte dos candidatos foi significativamente maior nas situações em que não havia penalidades para a adivinhação.

Alguns estudos demonstraram que a adivinhação é responsável em grande parte pelas oscilações dos resultados dos testes de múltipla escolha.[45] Com relação a esse fator, é importante considerar que a maioria dos aprendizes que são submetidos ao teste de progresso ainda está em processo de formação e não cobriu todos os objetivos finais do currículo ou programa, portanto, é comum haver uma opção "desconhecida" para esses candidatos.[9] Nesse sentido, a inclusão da opção "não sei" fornece aos aprendizes uma medida mais precisa dos limites de seu conhecimento, esclarecendo o que eles ainda não sabem e desestimulando a prática da adivinhação, o que condiz com os preceitos da boa prática médica.[49] O uso da opção "não sei" para controle da adivinhação tem sido adotado em diversas escolas médicas e programas de residência na Alemanha, na Holanda e no Canadá, mas não tem sido utilizado nos consórcios americanos e britânicos do teste de progresso.[1]

Para alguns autores, a não inclusão da opção "não sei" recompensa igualmente os aprendizes pelo conhecimento confiante e pela incerteza, o que não é pedagogicamente desejável.[49] Existem também alguns argumentos contrários a essa estratégia, segundo os quais o desconto das questões erradas pode desestimular os aprendizes iniciantes, para os quais a frequência esperada de opções "não sei" é muito elevada.[19]

Ponderando os argumentos pró e contra as estratégias de controle de adivinhação, a Association for Medical Education in Europe (AMEE) é favorável à inclusão da alternativa "não sei" e ao desconto pelas questões erradas.[19]

Elaboradores de itens

Uma vez que a matriz de prova e a estrutura dos itens tenham sido definidos, é necessário compor um grupo de especialistas para a elaboração dos itens. Um grande desafio nessa etapa é a motivação de médicos e professores para produzir as questões para a prova. Esse trabalho requer tempo e dedicação dos elaboradores, já que a formulação de questões de boa qualidade envolve a consulta a referências bibliográficas e um processo exigente e algumas vezes exaustivo de revisão e refinamento. A falta de estímulo e treinamento dos elaboradores de itens repercute na qualidade das questões, e boa parte destas acaba sendo rejeitada em decorrência de falhas estruturais.[50]

Para aumentar a motivação, o envolvimento e a eficiência dos elaboradores de itens na formulação de questões de boa qualidade, as seguintes estratégias têm sido propostas:[51]

- Treinamento contínuo e periódico dos elaboradores, que deve incluir as regras e recomendações para a formulação de itens de boa qualidade. Treinar previamente os elaboradores não apenas contribui para a melhor qualidade das questões, mas também ajuda a reduzir o tempo e o custo do controle de qualidade, evitando a necessidade de grandes correções de itens defeituosos.[51,52] A elaboração de itens de boa qualidade é discutida em outro capítulo deste livro.

- Revisão das questões por pares organizada por um comitê de revisores, que deve fornecer aos elaboradores apoio técnico e um *feedback* individual, apontando aspectos positivos e áreas de melhoria.[51]
- Remuneração aos médicos e professores pela elaboração das questões. No Brasil, algumas avaliações para a certificação de médicos e especialistas de alcance nacional têm remunerado os elaboradores de itens. Como exemplos, podem-se citar a prova teórica do Revalida, elaborada e aplicada pelo Ministério da Educação para revalidação do diploma de médicos formados no exterior, e a prova teórica do título de especialista em ginecologia e obstetrícia (Tego), elaborada e aplicada pela Federação Brasileira das Associações de Ginecologia e Obstetrícia (Febrasgo) aos concluintes de programas de residência médica da especialidade.

Os itens são designados aos autores por meio de uma "encomenda", na qual devem ser especificados o conteúdo, as habilidades clínicas e o grau de dificuldade relativo a cada item, de acordo com a matriz de prova. Os autores também devem ser informados sobre a estrutura dos itens definida pela coordenação da prova: formato, número de alternativas e inclusão ou não da alternativa "não sei" para controle da adivinhação.[19]

De posse dessas informações, os elaboradores deverão preparar os itens designados pela "encomenda" e enviá-los ao comitê de revisores. Para assegurar maior controle de qualidade das questões, recomenda-se que cada item seja enviado juntamente com a justificativa para a alternativa correta e a referência bibliográfica que a suporte.[19]

Comitê de revisores

Um comitê de revisores de itens deve ser formado por especialistas experientes, que conheçam a matriz de provas e que tenham recebido treinamento específico para a construção de itens de boa qualidade. Para cada item, os membros do comitê devem verificar a concordância com a literatura atual, a existência de referências bibliográficas que o suportem, sua relevância e consistência de acordo com a "encomenda" e com a matriz de prova, bem como a presença de falhas estruturais ou gramaticais.[41] Para cada comitê de revisores, deve haver um presidente ou coordenador que tem como prerrogativas selecionar e recrutar os elaboradores de itens, organizar a interação entre os elaboradores e os revisores, empreender o controle de qualidade das questões da prova e do banco de itens e agrupar os itens validados para a composição final do caderno de questões de acordo com a matriz de prova.[11,50]

Banco de itens

Para manter o padrão de qualidade e o nível de dificuldade entre as diferentes versões do teste de progresso, são necessários um banco de itens e uma administração central para hospedar e classificar os itens recebidos e controlar o estoque de itens existentes de acordo com a demanda das provas. É papel do administrador do banco solicitar novos itens ao comitê de provas, especificando o número e o tipo de questões, conforme a necessidade.[19]

Em muitos consórcios, o controle de qualidade dos itens do banco é realizado por meio da análise psicométrica das questões aplicadas em versões anteriores do teste de progresso ou em pré-testes aplicados a grupos de voluntários com composição semelhante aos candidatos para os quais o teste se destina. Somente os itens com índice discriminativo satisfatório devem ser armazenados para reutilização em aplicações futuras da prova. O índice discriminativo é considerado um critério de qualidade do item e reflete o quanto a questão é capaz de discriminar os candidatos que apresentaram um bom desempenho geral na prova e aqueles que tiveram um desempenho ruim.

O armazenamento de cada item no banco deve ser realizado de acordo com a área de conhecimento e o grau de dificuldade. Para o reaproveitamento dos itens do banco, recomenda-se um período mínimo de 3 a 5 anos (período de latência) desde a sua última utilização, para evitar a memorização e o reconhecimento de questões já utilizadas em testes anteriores pelos candidatos. A Figura 1 apresenta um modelo de funcionamento do banco de itens.[19]

O número mínimo de itens de um banco dependerá do número de itens do teste, de sua frequência de aplicação e do tempo de reutilização dos itens. Para uma prova de cem questões de múltipla escolha aplicada duas vezes ao ano com um tempo de latência de 3 anos, o banco deverá conter pelo menos seiscentos itens.[19]

Elaboração do caderno de questões

Cabe ao administrador do banco de itens a responsabilidade de elaborar o caderno de questões do teste de progresso. As questões (itens) de cada teste são produzidas pelos elaboradores (autores) ou retiradas do banco de acordo com o projeto estabelecido. Novos itens devem ser avaliados pelo comitê de revisores e eventualmente devolvidos aos autores para que possam corrigir as falhas detectadas e refinar o trabalho.[19]

Para manter a qualidade e o nível de dificuldade do teste, recomenda-se que pelo menos 30% das questões do caderno de prova sejam advindas do banco de itens (questões-âncora) e que as outras questões sejam inéditas. Essa medida se justifica pelo fato de que as questões do banco já foram pré-testadas e apresentam propriedades psicométricas conhecidas, como seu poder discriminativo e seu grau de dificuldade.[19]

Número de itens da prova

Existe uma variabilidade considerável quanto ao número de itens (questões) que devem compor um teste de progresso. No Reino Unido, são aplicados 120 a 125 itens; no Canadá, 180; e na Holanda e na Alemanha, 200. Parte dessa variabilidade é decorrente da frequência com que a prova é aplicada a cada ano nos diferentes contextos. Sabe-se, entretanto, que em testes com um número reduzido de itens parte do conteúdo essencial pode ficar sub-representada, o que comprometeria a validade do teste e a comparabilidade dos resultados.[30] Por isso, recomenda-se atualmente um mínimo de cem itens para cada versão do teste.[16]

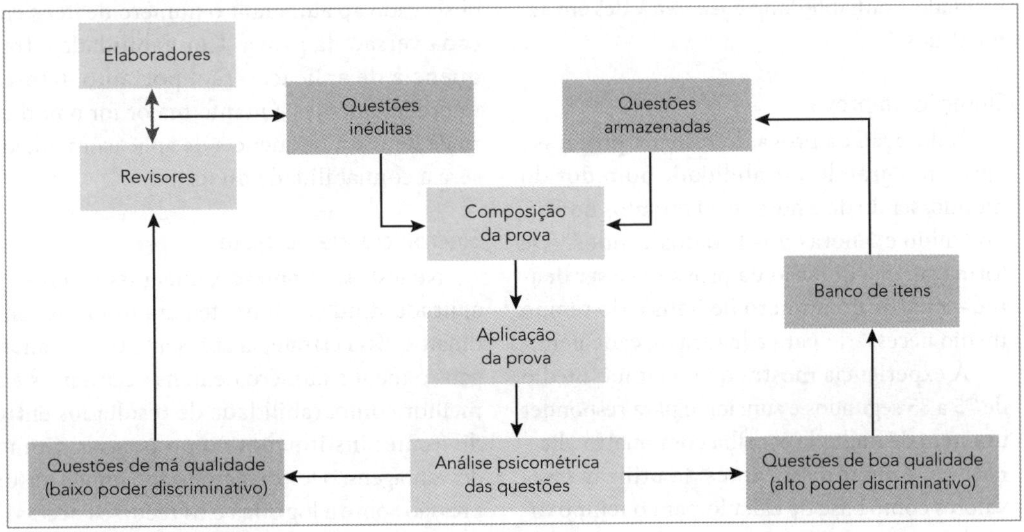

FIGURA 1 Modelo de funcionamento do banco de itens.

Aplicação

Diversos aspectos influenciam os resultados e os desdobramentos do teste de progresso e devem ser delineados previamente à sua aplicação. Merecem destaque a finalidade do teste, a duração, a frequência, a sincronicidade e a modalidade de aplicação.

Finalidade

O teste de progresso tem sido utilizado tanto como avaliação somativa quanto formativa. No consórcio holandês e no consórcio do Reino Unido, é utilizado como avaliação somativa, de forma que o agregado do desempenho dos alunos em todas as versões anuais do teste é utilizado como critério de aprovação e progressão para o ano seguinte dos cursos de graduação em medicina.[1] Já nos consórcios alemão e canadense, esse teste é mais utilizado como avaliação formativa, cujos resultados fornecem a base do *feedback* para a aprendizagem cognitiva dos alunos.[1]

A escolha de aplicar o método do teste de progresso como avaliação somativa ou formativa é influenciada pela necessidade de avaliação externa, como nos exames de licenciamento e certificação nacionais, ou pelas políticas institucionais. Seja qual for a finalidade, sua validade, confiabilidade e *feedback* devem ser mantidos.[19]

Duração da prova

A duração da prova do teste de progresso apresenta grande variabilidade ao redor do mundo, sendo de 2 horas e 30 minutos no Reino Unido e 5 horas nos Estados Unidos.[1] De forma geral, a duração da prova deve ser definida a partir do número de itens e do tempo médio necessário para a leitura de cada item.

A experiência mostra que o tempo médio de 75 a 85 segundos é suficiente para responder um item de múltipla escolha com quatro alternativas. Apesar disso, antes de utilizar esses valores como base de cálculo para o tempo total da prova, é importante verificar se não existem itens de leitura demorada, como alternativas e enunciados longos. A duração da prova deve ser definida, portanto, de maneira parcimoniosa.[19] Provas com tempo insuficiente para uma resposta consciente das questões podem estimular a adivinhação, o que não é desejável.

Frequência de aplicação

Assim como o número de itens, a frequência de aplicação do teste de progresso a cada ano varia consideravelmente, sendo mais comum entre duas (Alemanha) e quatro (Holanda e Reino Unido) aplicações anuais. Fatores que influenciam nessa decisão são os custos, a disponibilidade de recursos e a confiabilidade desejada para o teste.[53]

A confiabilidade ou consistência interna final do teste, por sua vez, depende do número de questões por prova e da frequência de aplicação. No teste de progresso do consórcio holandês, aplicado aos alunos do primeiro ano do curso de medicina, a utilização de dois testes de duzentos itens resultou em um índice de confiabilidade de 0,70, ao passo que para quatro testes de cem itens esse valor foi de 0,74. Por isso, algumas publicações recomendam quatro aplicações anuais do teste, para as quais há mais suporte empírico.[19,48] Esse aumento na confiabilidade é maior do que o observado ao aumentar o número de itens em cada versão da prova. Confiabilidade e frequência de aplicação são, portanto, fatores interdependentes. Quanto maior for o número de itens e a frequência de aplicações, maior será a confiabilidade do teste.

Sincronicidade de teste

No teste sincronizado, uma mesma prova é aplicada simultaneamente para todos os candidatos. Essa estratégia apresenta como vantagens o menor número de itens necessários e a melhor comparabilidade de resultados entre diferentes instituições ou programas. Como desvantagens, o teste sincronizado impõe maior pressão sobre a logística e os recursos necessários para aplicação, particularmente quando é aplicado na modalidade presencial. Nesse caso, torna-se necessário prover espaço físico suficiente e supervisores em número compatível com a quantidade de candidatos, além da distribuição dos cadernos de questões a todos os centros aplicadores.[19]

No teste não sincronizado (assíncrono), o teste de progresso é aplicado em dias ou períodos diferentes para cada grupo de candidatos. Embora existam vantagens quanto à logística e à otimização de recursos de aplicação, há maior dificuldade no processo de elaboração da prova. Nessas circunstâncias, são necessárias várias versões do teste para evitar a troca de informações entre os grupos de candidatos, o que aumenta a demanda dos elaboradores e revisores. A experiência holandesa mostrou que um maior número de itens pode se tornar um grande desafio, pois, além de aumentar a demanda de elaboração de itens, para garantir que as diferentes versões do teste apresentem o mesmo nível de dificuldade são necessárias análise psicométrica e calibração rigorosas, o que inviabiliza essa opção para muitas instituições e consórcios.[19]

Quando o teste de progresso é aplicado apenas como avaliação formativa, como é o caso das instituições alemãs e austríacas, é possível aplicar o teste assíncrono utilizando a mesma versão da prova com intervalo de 1 ou 2 semanas entre os diferentes grupos de candidatos. Nessas circunstâncias, a motivação para a fraude diminui consideravelmente, pois não haverá nenhum ganho para o candidato que trapacear e essa prática irá prejudicar sua autoavaliação.[19]

Modalidades de aplicação

O teste de progresso tem sido aplicado em papel ou por meio de plataformas digitais. O formato digital apresenta como vantagens a possibilidade de aplicação do teste tanto de maneira presencial (em centros aplicadores) quanto remota (cada candidato acessa o teste a partir de seu próprio equipamento). Nessa modalidade, ainda é possível a utilização do teste adaptativo, no qual as novas questões vão sendo apresentadas aos estudantes de acordo com o seu desempenho nas questões anteriores. Por ser mais customizado para cada candidato, o teste adaptativo diminui a necessidade de sincronização da prova, mas apresenta como inconveniente a necessidade de utilizar questões pré-testadas e calibradas, o que representa uma complexidade adicional em toda a logística de composição das provas.[19]

Durante a pandemia de covid-19, frente à impossibilidade de aplicação presencial das provas decorrente das exigências sanitárias, muitas instituições adaptaram o teste de progresso ao formato digital. No consórcio alemão, que utiliza essa avaliação como eminentemente formativa, foram comparadas a aplicação presencial e remota do teste de progresso. Um total de 1.701 estudantes foi randomicamente dividido em dois grupos quanto à modalidade de aplicação. Para o primeiro grupo, foi aplicado o teste na modalidade remota e de forma assíncrona, assim cada estudante podia acessar o teste a partir de seu dispositivo, em qualquer dia ou horário, durante um período de 12 semanas (período de vigência do teste). A única restrição foi com relação ao número de tentativas, sendo permitido a cada estudante somente uma realização do teste. Para o segundo grupo, o teste foi aplicado de maneira sincrônica em centros aplicadores por meio de plataformas digitais. A comparação entre os dois grupos mostrou maior aceitabilidade pelos estudantes que utilizaram a modalidade remota assíncrona. Segundo os candidatos, essa modalidade permite a realização do teste em melhores condições e ambientes mais favoráveis quando comparados aos centros de aplicação. O tempo utilizado para completar o teste foi maior no primeiro grupo, sugerindo maior dedicação dos estudantes em comparação com o grupo que realizou o teste nos centros aplicadores. Quanto ao desempenho, não houve diferença significativa entre os dois grupos, sugerindo que, para fins formativos, a modalidade remota e assíncrona pode ser considerada uma opção viável.[54]

Análise dos resultados

A análise cuidadosa dos resultados das provas é fundamental para produzir medidas confiáveis do progresso dos alunos. Essa etapa deve incluir o cálculo da pontuação, a avaliação dos níveis de desempenho, a avaliação das questões pelos alunos, a análise psicométrica das questões e a revisão pós-teste.

Cálculo da pontuação

A pontuação atribuída a cada candidato no teste de progresso depende do método utilizado para esse cálculo. Os dois principais métodos utilizados são a pontuação total e a pontuação corrigida.[19]

A pontuação total, baseada no número total de acertos, embora tenha sido utilizada por alguns consórcios,[20] tem sido objeto de discussões e alguns questionamentos. Alguns autores argumentam que, quando não há penalidade para as questões erradas, candidatos sem nenhum conhecimento sobre os temas da prova podem conseguir uma pontuação média de 100/A (sendo A o número de alternativas de cada item).[55] Em uma prova de cem questões de múltipla escolha com quatro alternativas cada, portanto, alunos que desconhecem completamente o assunto apresentariam uma média de 25 pontos, o que obviamente não reflete o seu nível de conhecimento.[55]

Para controlar o erro de medição decorrente dessa adivinhação (ou "chute") por parte dos candidatos, alguns consórcios têm utilizado a pontuação corrigida. Essa modalidade de pontuação requer a inclusão da alternativa "não sei" em todos os itens da prova e a definição de que a escolha dessa opção recebe uma pontuação nula (igual a 0).

O consórcio holandês aplica uma penalidade com desconto de valores fracionários na pontuação total pelas questões incorretas. A fração de desconto depende do número de alternativas de cada item. Essa definição parte do fato de que, em todas as questões de múltipla escolha com mais de duas alternativas, a chance de se obter uma resposta correta pela adivinhação é menor do que a chance de se obter uma resposta incorreta. Para questões com quatro alternativas, a chance de uma resposta correta é de 25% contra 75% de chance para uma resposta incorreta. Para questões com cinco alternativas, a chance de uma resposta correta é de 20% contra 80% de chance para uma resposta incorreta.[19]

Em uma penalidade justa para as questões incorretas, o valor de desconto será calculado dividindo-se 1 pelo número de alternativas incorretas. Para itens com quatro alternativas, portanto, o valor de desconto para respostas incorretas será de 0,33; e para itens com cinco alternativas será de 0,25.[19]

Vários argumentos têm apoiado o uso da pontuação corrigida, entre os quais podem-se citar:

- É mais consistente com a filosofia do teste de progresso.
- A opção "não sei" fornece informações precisas sobre as lacunas de conhecimento dos aprendizes.
- É condizente com o desenvolvimento de profissionalismo, em que o reconhecimento da ignorância é preferível ao risco da adivinhação.[56]
- É apropriado para testes longitudinais em que alguns itens são muito difíceis para os aprendizes iniciantes.[57]

Além desses argumentos, demonstrou-se que a variância do erro resultante da adivinhação foi maior do que outras fontes de variação de erro.[45] Assim, a pontuação corrigida se mostrou mais confiável quando comparada à pontuação total[9,58] e tem sido utilizada por diversos consórcios com resultados satisfatórios,[1] inclusive na comparação de alunos de diferentes programas ou instituições de ensino.[53]

Alguns argumentos contrários a essa pontuação, já apresentados anteriormente, incluem o fato de que a aplicação de uma penalidade por questões erradas resulta na prática questionável de remover uma pontuação já conquistada pelo candidato no acerto de outros itens.[19]

A decisão sobre o método de pontuação não é uma escolha fácil. Diversos aspectos devem ser considerados, como custo, disponibilidade de recursos e aceitabilidade no meio acadêmico. Uma alternativa para o futuro será o teste adaptativo, que prescinde da necessidade de correção da pontuação pelos erros, já que as questões são adaptadas à capacidade do aluno.[19,59]

Avaliação dos níveis de desempenho

Em muitos contextos, o teste de progresso é utilizado como avaliação somativa na tomada de decisões acadêmicas relevantes (*high-stakes*), como aprovação, reprovação, progressão, licenciatura ou certificação.[19] Nessas circunstâncias, torna-se necessário atribuir padrões ou níveis de desempenho aos candidatos com base em valores de corte, que podem ser determinados por critério ou por norma.[15,17]

Na determinação do valor de corte por critério, para ser aprovado, o candidato precisa apresentar um desempenho igual ou superior ao "mínimo aceitável", sendo este valor definido por consenso de especialistas. Existem estratégias validadas para se obter um consenso formal a partir das avaliações de especialistas sobre um desempenho minimamente competente, como o método de Angoff.[15] O uso dessas estratégias, no entanto, aumenta a complexidade e os custos dos procedimentos de análise.[19]

Por outro lado, na determinação do valor de corte por norma, o desempenho de um candidato é analisado em comparação com o desempenho dos seus pares, sendo aprovados aqueles que apresentam um desempenho superior a uma fração predeterminada dos candidatos. Alguns estudos demonstraram que, em decorrência das variações nos níveis de dificuldade das diferentes versões do teste de progresso, a definição do ponto de corte por critérios absolutos se mostrou mais precária em comparação com a definição por norma.[60] Diante dessa constatação, muitos consórcios (como o holandês e o alemão) passaram a adotar a norma como referência para a determinação do ponto de corte.[18,53] Apesar disso, existem alguns argumentos desfavoráveis à determinação do valor de corte por norma. O ponto mais importante é que, nessa estratégia, sempre haverá um grupo de candidatos reprovados, independentemente de seu conhecimento ou habilidades. Além disso, a heterogeneidade da população de candidatos pode reduzir a validade do grupo de referência para definição do ponto de corte. Finalmente, é necessário considerar que o nível de desempenho necessário para aprovação pode variar significativamente em função do grupo de candidatos que se submeteu ao teste.[19]

Como alternativa, pode-se utilizar o método descrito por Ricketts.[5] Nesse método, os resultados de desempenho de médicos recém-qualificados são utilizados para definir o ponto de corte no teste de progresso atual. Quando esses dados (fontes externas) foram triangulados com as expectativas baseadas na progressão dos alunos (fontes internas), verificaram-se níveis elevados de concordância, o que confirma a validade do método.[5]

Análise psicométrica das questões

A qualidade dos itens da prova pode ser avaliada objetivamente pela análise psicométrica, que se fundamenta em duas teorias principais: a teoria clássica dos testes (TCT) e a teoria de resposta ao item (TRI).[61]

A teoria clássica parte do pressuposto de que o poder discriminativo de cada questão pode ser determinado a partir do desempenho geral dos avaliados em uma prova ou conjunto de questões. Inicialmente, os candidatos são categorizados de acordo com seu ranqueamento na prova. O grupo superior é formado pela fração (geralmente 27%) dos candidatos que apresentaram o melhor desempenho na prova e presumivelmente apresentam maior domínio dos conhecimentos ou habilidades avaliados. O grupo inferior é formado pela mesma fração (27%) dos candidatos que tiveram o pior desempenho e supostamente não apresentam domínio ou suficiência para os conhecimentos ou habilidades avaliados. O poder discriminativo de um item será determinado pela diferença de desempenho entre esses dois grupos de candidatos nessa questão. Itens com alto poder discriminativo apresentam grande diferença de desempenho entre os dois grupos, ao passo que aqueles com baixo poder discriminativo apresentam pouca ou nenhuma diferença de desempenho entre os grupos. Questões de baixo poder discriminativo são incapazes de verificar o conhecimento adquirido pelos candidatos e, portanto, devem ser eliminadas da composição das provas.[61]

Outra forma de calcular o índice discriminativo dos itens, de acordo com a teoria clássica dos testes, é o coeficiente de correlação ponto-bisserial, que verifica se os candidatos que acertaram determinada questão foram aqueles que tiveram o melhor desempenho na prova. Esse coeficiente é calculado a partir da diferença de médias dos candidatos que acertaram e erraram a questão, corrigida pelo desvio-padrão do desempenho na prova e pela probabilidade de acerto e erro da questão.[61]

Embora a teoria clássica seja a mais utilizada, sabe-se que ela está sujeita à interferência de fatores externos, como as características e o perfil do grupo de candidatos. Por isso, mais recentemente foi desenvolvida a teoria de resposta ao item, que parte da premissa de que a probabilidade de acerto em uma questão depende do conhecimento ou traço latente do candidato, do poder discriminativo e do grau de dificuldade do item. A análise da qualidade de cada questão, portanto, é independente do desempenho global na prova, por isso não sofre interferências relacionadas ao perfil dos candidatos. Por causa desses atributos, a teoria de resposta ao item é a mais confiável para a análise psicométrica das questões nos testes de múltipla escolha.[61]

Avaliação das questões pelos alunos

Em alguns consórcios do teste de progresso, como na Holanda, os alunos recebem o caderno de provas e o gabarito ao final de cada edição da prova, podendo fornecer um *feedback* crítico sobre as questões ao grupo gestor.[11] Essa estratégia representa um importante mecanismo de controle de qualidade na revisão pós-teste, auxiliando na remoção de itens falhos antes do cálculo da nota final dos candidatos. Além disso, promove a aprendizagem profunda, pois estimula os alunos a revisar as questões, confirmando e corrigindo conhecimentos prévios.[19]

A disponibilização do caderno de questões aos candidatos, no entanto, não é uma prática comum entre as instituições. O principal inconveniente dessa prática reside no fato de que a revelação pública dos itens da prova limita a reutilização de questões em novas versões do teste, reduzindo a utilidade do banco de itens. Como consequência, haverá maior demanda por itens inéditos a cada nova versão da prova, o que sobrecarrega as equipes de elaboradores e revisores.[19]

No Brasil, não há consenso sobre a disponibilização ou não do caderno de questões aos candidatos que realizam exames de certificação nas especialidades médicas. Esse tema vem sendo amplamente discutido pela Associação Médica Brasileira (AMB) e pelas sociedades de especialidades médicas.

Revisão pós-teste

A revisão pós-teste consiste em um conjunto de medidas que visam aprimorar a validade de conteúdo e confiabilidade das questões[39] e é parte integrante do controle de qualidade do teste de progresso. Geralmente, essa análise é realizada logo após a aplicação da prova, pelo comitê de revisores com o apoio de estatísticos e psicometristas. Durante esse processo, todos os itens da prova devem ser revistos quanto a qualidade e poder discriminativo. Por meio de consenso entre os envolvidos, pode-se optar pela retirada ou anulação de itens inconsistentes ou defeituosos nessa etapa, antes da análise final do desempenho dos candidatos. Itens que apresentaram baixo poder discriminativo devem ser aprimorados antes de seu armazenamento no banco.

Essas correções podem ser realizadas pelo comitê de revisores ou pelos próprios autores, o que produz melhoria no aprendizado de elaborar questões. A revisão pós-teste pode contar ainda com a participação de médicos que trabalham com especialistas recém-formados, o que contribui com um melhor refinamento das questões com relação ao nível de conhecimento exigido para os futuros profissionais.[19]

Feedback para as partes interessadas

Uma das vantagens atribuídas ao teste de progresso reside na importância do *feedback* fornecido aos alunos, médicos residentes, professores, preceptores, supervisores, gestores de instituições de ensino e programas de residência, além dos próprios organizadores da prova.

Aprendizes

Para os aprendizes (estudantes de medicina e médicos residentes), os resultados de desempenho longitudinal no teste de progresso fornecem subsídios para a autoavaliação, a verificação de progresso, a reafirmação do conhecimento adquirido e a identificação de lacunas de aprendizado, promovendo uma aprendizagem mais consistente, profunda e duradoura.[62,63] Diversas evidências demonstram que os testes repetidos encorajam a recuperação e promovem a aprendizagem, a retenção e a transferência de conhecimento.[64-66]

No consórcio holandês e no do Reino Unido, o *feedback* aos alunos é disponibilizado por meio de gráficos em plataformas de acesso *on-line*, o que facilita a verificação da progressão individual com relação aos pares.[11,40] Também são fornecidas informações sobre o desempenho dos candidatos em subáreas do conhecimento, com pontuações cumulativas de crescimento médio, comparações interpares e análise comparativa com alunos de outras instituições participantes dos consórcios.[19]

Para não expor os candidatos e evitar ranqueamentos, discriminações ou constrangimentos, alguns projetos de teste de progresso divulgam os resultados do desempenho apenas para o próprio candidato e de maneira sigilosa. Para os programas, são fornecidos resultados consolidados (média ou mediana) correspondentes ao grupo de candidatos das instituições que aplicaram o teste.[67]

Professores e preceptores

Para os professores e preceptores, o *feedback* dos resultados do teste de progresso fornece uma rica fonte de informações para avaliação e validação do conhecimento de seus alunos e residentes, para a aprendizagem reflexiva, para a identificação de desvios e para a estruturação de planos de melhorias, recuperação e remediação.[19]

Supervisores e gestores

Para os supervisores de programas e gestores das instituições de ensino, os resultados do teste de progresso fornecem informações consistentes sobre a qualidade do aprendizado adquirido pelos seus alunos e residentes, tornando possível identificar aspectos positivos e áreas com necessidade de reforço e melhoras. Esses resultados podem embasar e justificar intervenções diagnósticas, prognósticas ou corretivas na estrutura curricular e no desenvolvimento do corpo docente.[19]

Autores e revisores

Para os autores e revisores de itens e organizadores do teste, o *feedback* oferece informações essenciais ao controle de qualidade da prova.[19]

TESTE DE PROGRESSO INDIVIDUAL DO RESIDENTE DE GINECOLOGIA E OBSTETRÍCIA (TPI-GO)

Embora o teste de progresso seja amplamente utilizado internacionalmente, no Brasil há pouca experiência relatada sobre seu uso na residência médica. Também não existem indicadores e dados consistentes com relação ao conhecimento adquirido pelos médicos residentes durante o seu treinamento nos programas. Vale lembrar, ainda, que, de acordo com a legislação vigente, os egressos de programas de residência médica reconhecidos pelo Ministério da Educação são automaticamente certificados para o exercício da especialidade, sem a necessidade de avaliação cognitiva formal ao longo e ao término dos programas.

Na especialidade de ginecologia e obstetrícia, por exemplo, há 312 programas de residência reconhecidos, com mias de 2.500 residentes em processo de treinamento. Considerando as vantagens e os benefícios do método e diante da necessidade de avaliar a qualidade da formação médica nessa especialidade, a Febrasgo tomou a iniciativa de implementar o teste de progresso individual do residente de ginecologia e obstetrícia (TPI-GO) a partir de 2018.[67]

Estrutura da prova

A prova teórica para obtenção do Tego, aplicada anualmente aos especialistas recém-formados na área, é uma avaliação abrangente das competências previstas na matriz de competências de ginecologia e obstetrícia[68] e referenciada para o nível concluinte dos programas de residência. Por essas razões, o mesmo modelo de prova foi eleito para ser aplicado no TPI-GO.[67]

A matriz de prova foi definida a partir da matriz de competências,[68] ponderando-se as habilidades e os conteúdos dos itens de acordo com a sua importância para a prática na especialidade. A elaboração das questões é feita por "encomenda" designada a cada autor pela coordenação de provas. A Comissão Nacional do Tego da Febrasgo (CN-Tego), composta por um grupo de especialistas experientes, de diferentes regiões brasileiras, encarrega-se dos processos de elaboração e revisão dos itens. O caderno de provas é composto por cem questões de múltipa escolha com quatro alternativas cada, sendo cinquenta questões de ginecologia e cinquenta questões de obstetrícia.

Finalidades e objetivos

O objetvo funcional do TPI-GO é fornecer informações confiáveis para a autoavaliação dos candidatos e para avaliação dos serviços provedores de programas de residência cadastrados na Comissão Nacional de Residência Médica do Ministério da Educação, sendo, portanto, uma avaliação formativa.

Aos médicos residentes que se submetem à prova, o TPI-GO fornece uma medida precisa sobre seu nível de conhecimento com relação aos pares e aos objetivos finais do treinamento na especialidade, de acordo a matriz de competências de ginecologia e obstetrícia.[68] Após cada avaliação, é possível reafirmar e consolidar o conhecimento adquirido e identificar lacunas de aprendizagem e pontos de melhoria. Além disso, a partir do desempenho nas avaliações seriadas, é possível avaliar o progresso individual com relação aos componentes cognitivos.

Para os preceptores e supervisores dos programas, o TPI-GO fornece informações sobre o desempenho e a progressão de seu grupo de residentes que se submeteu à prova. A partir dessas informações, é possível avaliar o perfil dos residentes admitidos em cada serviço, o conhecimento adquirido pelos residentes ao longo do programa de treinamento e o nível de conhecimento dos egressos em comparação com a média nacional e com relação aos objetivos da matriz de competências. Também é possível identificar pontos fortes e pontos para melhorias ou áreas que merecem reforço no aprendizado.

Estímulo à participação dos residentes

Para estimular a participação dos residentes no TPI-GO, foram estabelecidos critérios de bonificação e dispensa da prova teórica do Tego no ano seguinte à conclusão do programa de residência.[67] Esses critérios, descritos adiante, baseiam-se na adesão e no desempenho individual no teste.

Aplicação da prova

A partir de 2018, o TPI-GO passou a ser oferecido anualmente a todos os médicos residentes do primeiro (R1), segundo (R2) e terceiro (R3) anos de treinamento regularmente matriculados em programas de residência médica brasileiros reconhecidos pelo Ministério da Educação.

No primeiro ano de aplicação, o teste foi realizado na modalidade presencial e de maneira sincrônica em dez cidades brasileiras nas regiões de maior concentração de programas de residência médica dessa especialidade: Porto Alegre (RS), Curitiba (PR), São Paulo (SP), Ribeirão Preto (SP), Rio de Janeiro (RJ), Belo Horizonte (MG), Brasília (DF), Salvador (BA), Recife (PE) e Fortaleza (CE). O conteúdo era semelhante ao da prova teórica para a obtenção do Tego, que foi aplicada no mesmo dia e horário apenas em São Paulo.

Em 2019, a cidade de Belém (PA) foi incluída na lista de cidades-sede de aplicação do TPI-GO. Assim, o teste passou a ser aplicado em onze cidades que representam todas as regiões brasileiras (Norte, Nordeste, Centro-Oeste, Sudeste e Sul).

Em 2020, por conta da pandemia de covid-19, em respeito às exigências sanitárias, não foi possível aplicar presencialmente a prova.[69,70] Diante desse novo desafio, optou-se pela aplicação do teste *on-line*, pois essa medida apresenta respaldo da literatura.[19,54]

TPI-GO *on-line*

Atuando em parceria com empresas especializadas na aplicação de provas *on-line*, a Febrasgo disponibilizou e aplicou o teste simultaneamente para 1.422 médicos residentes em todo o Brasil em dezembro de 2020.

Para acessar a prova, os candidatos utilizaram seus próprios dispositivos – para satisfazer as necessidades de segurança, não foi permitido o acesso por *smartphones* ou *tablets*. Durante a prova, os candidatos foram monitorados com o uso das *webcams* e dos microfones de seus próprios aparelhos. O sistema de monitoramento remoto utilizado permitia a detecção de movimentos faciais e desvios oculares, além do rastreamento ambiental capturado pela câmera. Também para garantir a segurança, o *software* de aplicação da prova, instalado previamente nos dispositivos dos candidatos, bloqueou o acesso à internet durante a execução do teste. Além da monitoração automática pelo sistema de segurança, monitores e supervisores externos tiveram acesso aos vídeos dos candidatos na proporção de 1:20. Diante de infrações consideradas tentativas de fraude, os candidatos foram advertidos e, em casos de persistência, a prova foi interrompida ou suspensa.[71]

A prova foi aplicada em dois blocos separados, para as questões de ginecologia e obstetrícia, com duração de 75 minutos cada um, o que corresponde a uma média de 90 segundos por questão. O intervalo entre os blocos foi de 45 minutos. As questões foram aplicadas sequencialmente e cada candidato precisou confirmar a opção em uma questão para acessar a questão seguinte. Durante a prova, não era permitido ao candidato retornar para questões já resolvidas.

Sistema de pontuação

A pontuação dos residentes no TPI-GO reflete diretamente o número de acertos das questões. Para cada item, atribui-se um valor de 0,1 ponto, sendo a nota máxima de 10,0 pontos. Para não desestimular os residentes iniciantes, optou-se por prescindir das medidas de controle de adivinhação, que envolveriam o desconto para as questões erradas, e não foi incluída a alternativa "não sei".

Níveis de desempenho e bonificação dos candidatos

Os níveis de desempenho no teste baseiam-se nos critérios estabelecidos para dispensa ou bonificação dos candidatos na prova teórica do Tego no ano seguinte à conclusão do programa de residência, previstos em edital.

De acordo com esses critérios, o direito a dispensa da prova teórica do Tego é concedido aos candidatos que:

- Submeterem-se a três versões do TPI-GO (como R1, R2 e R3).

- Apresentarem desempenho igual ou superior ao percentil 60 em pelos menos duas versões do teste, inluindo a do R3.
- Apresentarem uma porcentagem de acertos igual ou superior a 60% nas questões de ginecologia e também nas questões de obstetrícia no último ano de aplicação (R3).

Para ter direito à bonificação de 10% para as questões de ginecologia e 10% para as questões de obstetrícia no Tego, os candidatos devem:

- Submeter-se às três versões do TPI-GO (como R1, R2 e R3).
- Apresentar um desempenho igual ou superior ao percentil 30 em todas as versões do teste.
- Apresentar um desempenho ascendente na prova, com acréscimo de 0,5 ponto do R1 para o R2 e do R2 para o R3.
- Apresentar uma porcentagem de acertos igual ou superior a 50% nas questões de ginecologia e nas questões de obstetrícia no último ano de aplicação (R3).

Feedback individual aos candidatos

O *feedback* dos resultados do desempenho individual de cada candidato no TPI-GO é fornecido de maneira sigilosa ao próprio candidato por meio de um sistema *on-line* de acesso pessoal protegido por senha. Essa medida visa evitar constrangimentos, discriminações ou desqualificações dos candidatos cujo desempenho não foi satisfatório. Vale lembrar que o principal objetivo do TPI-GO é fornecer uma medida precisa para a autoavaliação dos candidatos e programas de residência e que essa avaliação não se destina ao ranqueamento de candidatos ou de serviços. No sistema *on-line*, são apresentados gráficos, nos quais o candidato pode avaliar a progressão do seu desempenho individual e compará-lo ao de seus pares por meio da mediana, do percentil 30 e do percentil 60 do desempenho global. Para os candidatos concluintes dos programas de residência (R3) também é fornecida a avaliação quanto ao nível de desempenho nas seguintes categorias:

- Dispensado na prova teórica do Tego no ano seguinte.
- Bonificado na prova teórica do Tego no ano seguinte.
- Sem dispensa ou bonificação na prova teórica do Tego no ano seguinte.

Feedback aos serviços e programas de residência

O *feedback* para os serviços é fornecido pela Febrasgo diretamente aos preceptores ou responsáveis pelos programas de residência. As informações fornecidas correspondem à mediana de desempenho de cada categoria de residentes (R1, R2 e R3) daquele serviço que se submeteram ao TPI-GO.

Por meio dos gráficos disponibilizados aos supervisores, é possível avaliar a progressão do seu grupo de residentes e analisar comparativamente esses resultados com a mediana, o percentil 30 e o percentil 60 do desempenho global. Para preservar o sigilo e assegurar que o desempenho individual dos residentes não será publicizado, somente os programas nos quais pelo menos três residentes de cada categoria tenham se submetido ao TPI-GO recebem essas informações.

Análise dos resultados

No ano de 2020, o TPI-GO completou sua terceira edição, o que tornou possível avaliar o desempenho da primeira coorte completa de residentes que se submeteu ao teste nos 3 anos consecutivos de residência médica de ginecologia e obstetrícia no Brasil. Os principais resultados dessa análise estão apresentados adiante.

Perfil dos candidatos

A Tabela 1 apresenta o perfil dos candidatos que se submeteram ao TPI-GO no triênio de 2018 a 2020.

TABELA 1 Perfil dos candidatos que se submeteram ao TPI-GO entre 2018 e 2020

Ano	2018	2019	2020
Número de candidatos	1.202	1.314	1.422
Sexo feminino	1.029 (85,6%)	1.129 (85,9%)	1.216 (85,5%)
Média de idade	28,3 anos	30 anos	29 anos
Amplitude de variação da idade	24-52 anos	25-55 anos	24-48 anos

TPI-GO: teste de progresso individual do residente de ginecologia e obstetrícia.

TABELA 2 Proporções relativas das categorias de residentes (R1, R2 e R3) nas três edições do TPI-GO

Categoria/ano	2018	2019	2020
R1	497 (41%)	568 (43%)	628 (44%)
R2	360 (30%)	457 (35%)	480 (34%)
R3	345 (29%)	289 (22%)	314 (22%)
Total	1.202	1.314	1.422

R1: residentes do primeiro ano; R2: residentes do segundo ano; R3: residentes do terceiro ano; TPI-GO: teste de progresso individual do residente de ginecologia e obstetrícia.

Como se pode verificar, houve um aumento expressivo no número de residentes que se submeteram ao TPI-GO desde a sua implementação em 2018 até a edição mais recente, em 2020, o que demonstra a valorização dessa avaliação por parte dos residentes e preceptores de programas de residência.

Quanto ao perfil dos candidatos, predominam os adultos jovens do sexo feminino, o que reflete a predominância de mulheres nos programas de residência de ginecologia e obstetrícia no país.

A Tabela 2 apresenta as proporções relativas entre as diferentes categorias de residentes (R1, R2 e R3) nas três edições do TPI-GO.

A partir dos dados da Tabela 2, pode-se concluir que em sua maioria os candidatos que se submeteram ao TPI-GO são residentes iniciantes com redução progressiva na adesão ao teste ao longo dos anos de treinamento. Apesar dessa queda numérica entre os R1 e os R3, para a coorte de 419 residentes que iniciaram o TPI-GO em 2018 como R1, 314 (63%) completaram a sua participação em 2020 como R3. É plausível que as oportunidades de bonificação e dispensa na prova teórica do Tego tenham contribuído como estímulo à participação longitudinal dos residentes, mantendo a adesão ao teste acima de 60% dos candidatos. Por outro lado, é possível também que parte da descontinuidade seja atribuída ao mau desempenho de alguns candidatos nas primeiras versões do teste, repercutindo em desistências diante da impossibilidade de bonificação ou dispensa na prova teórica do Tego. Também é preciso considerar que parte dos residentes não pôde se submeter ao teste de progresso porque não obteve dispensa da escala de plantão nos seus programas.

Desempenho geral dos candidatos

A Tabela 3 apresenta o desempenho geral dos candidatos, por categoria, nas três edições do TPI-GO.

Como pode ser constatado, em todas as edições do TPI-GO houve melhora progressiva do desempenho entre os candidatos do primeiro (R1), segundo (R2) e terceiro (R3) anos da residência médica de ginecologia e obstetrícia. Isso reflete o acréscimo de conhecimento que ocorre durante o período de treinamento na maioria dos programas. Reflete também a qualidade da prova, que consiste em uma avaliação

TABELA 3 Desempenho geral dos candidatos (mediana), por categoria, nas três edições do TPI-GO

Categoria/ano	2018	2019	2020
R1	5,2	5,9	5,5
R2	5,6	6,2	5,8
R3	5,9	6,6	6,3

R1: residentes do primeiro ano; R2: residentes do segundo ano; R3: residentes do terceiro ano; TPI-GO: teste de progresso individual do residente de ginecologia e obstetrícia.

abrangente, válida e confiável de todo o conhecimento esperado para os concluintes dos programas (R3).

Oscilações na pontuação média da prova

Um aspecto relevante a ser apontado é que o desempenho na prova sofreu oscilações para a mesma categoria de residentes em diferentes versões do TPI-GO. É possível identificar essa ocorrência observando-se a mediana de desempenho dos R3, que em 2018 foi de 5,9, em 2019 foi de 6,6 e em 2020 foi de 6,3. Diversos fatores podem ter influenciado essas diferenças de desempenho. O primeiro deles se refere ao nível de dificuldade da prova. Uma vez que a Febrasgo ainda não dispõe de um banco de itens, não é possível assumir que não existam oscilações no nível de dificuldade nas diferentes versões do TPI-GO. Os consórcios internacionais que dispõem de bancos de itens recomendam que pelo menos 30% das questões de cada prova (questões-âncora) sejam compostas por itens pré-testados com propriedades psicométricas conhecidas. Essas questões-âncora garantem a estabilidade do nível de dificuldade em diferentes versões de um teste de progresso. Por outro lado, deve-se considerar que a divulgação do caderno de prova feita aos candidatos desses consórcios internacionais após a aplicação do teste, embora apresente valor pedagógico e para a transparência do processo, possibilita a memorização de questões pelos candidatos e limita esse valor do banco de itens.

A oscilação no desempenho dos candidatos também pode ser decorrente da heterogeneidade das condições de aplicação do TPI-GO entre 2018 e 2020. Nas duas primeiras versões (2018 e 2019), o teste foi aplicado presencialmente. Já na última versão (2020), em decorrência da pandemia de covid-19, o teste foi aplicado *on-line* por meio do uso de plataformas digitais. Dessa maneira, os candidatos puderam realizar a prova em seu próprio domicílio, o que representa uma mudança significativa no ambiente e no formato da prova. Aguns consórcios que aplicaram o teste de progresso *on-line*, como o consórcio alemão, verificaram maior preferência dos candidatos por esta última modalidade.[54] É preciso ponderar, no entanto, que o TPI-GO foi aplicado *on-line* pela primeira vez em 2020 e que muitos candidatos ainda não haviam se familizarizado com esse novo ambiente de provas.

Uma outra possibilidade é que a oscilação de desempenho no TPI-GO reflita diferenças entre as gerações de residentes, em razão de fatores intrínsecos e extrínsecos. É relevante o fato de que, em muitos serviços, ocorreram interrupções e adiamentos de consultas e cirurgias durante a pandemia de covid-19, o que repercutiu em prejuízos ao treinamento e à formação dos residentes.[69,70] Esse aspecto pode ter influenciado o desempenho dos residentes que se submeteram ao TPI-GO no final de 2020.

Desempenho da coorte de residentes de 2018 a 2020

Merece destaque especial a avaliação de desempenho dos 314 médicos residentes que iniciarm o TPI-GO em 2018 como R1 e concluíram a última versão em 2020. Essa coorte de candidatos representa o primeiro grupo que se submeteu às três versões do TPI-GO desde a sua implementação e serve como referência

TABELA 4 Desempenho geral dos candidatos que se submeteram às três edições do TPI-GO

Categoria/ano	2018 (R1)	2019 (R2)	2020 (R3)
Percentil 30	4,8	5,8	5,8
Mediana	5,2	6,2	6,3
Percentil 60	5,5	6,4	6,5

R1: residentes do primeiro ano; R2: residentes do segundo ano; R3: residentes do terceiro ano.

para diversas análises e considerações. A Tabela 4 apresenta o desempenho geral dessa coorte de candidatos.

Como pode ser verificado a partir dos dados da Tabela 4, houve progressão do desempenho do grupo de residentes do início até o final de seu período de treinamento, o que reflete a aquisição de conhecimento durante a residência médica. Esses resultados são condizentes com um teste de progresso bem estruturado, no qual a prova é abrangente e voltada ao conteúdo esperado para os concluintes do programa. O ganho na pontuação, no entanto, foi substancialmente maior do R1 para o R2 (acréscimo de 1,0 ponto no valor da mediana) do que do R2 para o R3 (acréscimo de 0,1 ponto). Esse efeito provalvelmente é consequente das diversas variáveis que interferiram na oscilação na mediana e percentis 30 e 60 entre 2018 e 2020, já discutidas anteriormente.

Dispensados e bonificados para a prova teórica do Tego em 2021

Dos 314 candidatos que participaram das três edições do TPI-GO entre 2018 e 2020, 109 (34,7%) foram dispensados da prova teórica do Tego de 2021e outros três (1%) foram bonificados com o ganho de 10% em ginecologia e 10% em obstetrícia, de acordo com os critérios previstos em edital.

O número de candidatos bonificados não correspondeu às expectativas. Uma provável justificativa para esse fato é que os critérios de bonificação, diferentemente dos critérios de dispensa, exigem que o candidato apresente um desempenho progressivamente ascendente do R1 até o R3, apresentando uma pontuação de pelo menos 0,5 ponto acima do ano anterior. Como o nível de dificuldade da prova pode ter oscilado de um ano para o seguinte, é possível que a dificuldade para o candidato superar em 0,5 ponto o seu desempenho do ano anterior tenha sido maior do que o desejado. Essa hipótese pode explicar o que ocorreu entre 2019 e 2020, o que seria corroborado pelos valores da mediana, percentil 30 e percentil 60, que foram mais baixos em 2020 em comparação com 2019.

Além da dificuldade da prova, outras variáveis já descritas anteriormente, como a transição para a prova *on-line* e as dificuldades de treinamento durante a pandemia de covid-19, podem ter influenciado essa oscilação de valores. Sejam quais forem as razões, houve maior dificuldade para preencher os critérios para bonificação previstos em edital. Durante a análise do nível de desempenho dos candidatos para a bonificação, verificou-se que a grande maioria dos R3, embora apresentasse outros critérios para a bonificação, como o desempenho acima do percentil 30 em todas as versões da prova e o acerto igual ou acima de 50% nas questões de ginecologia e de obstetrícia, não conseguiu superar seu desempenho em pelo menos 0,5 ponto em relação ao ano de 2019.

Conclusões sobre o TPI-GO

Com base na experiência pioneira da Febrasgo com o TPI-GO, é possível concluir que:

- O TPI-GO foi desenvolvido de acordo com as melhores diretrizes internacionais e bem adaptado às condições e à realidade brasileira.

- A implementação do TPI-GO somente foi possível mediante o apoio da Diretoria Executiva da Febrasgo e o trabalho conjunto e articulado de todas as partes envolvidas, incluindo a Diretoria Científica, a Comissão de Residência Médica (Coreme), a CN-Tego, a Gerência e a Secretaria da Febrasgo.
- O número expressivo de candidatos que se submeteram ao TPI-GO nos três primeiros anos de implantação, que corresponde a mais de 50% de todos os médicos residentes matriculados em programas credenciados pelo Ministério da Educação nessa especialidade, reflete a sua ampla aceitação pelos aprendizes, preceptores e supervisores de programas de residência médica. Esse aspecto é prova do reconhecimento do valor do teste de progresso para a formação, a autoavaliação, a reafirmação dos saberes prévios e a identificação de lacunas de conhecimento dos médicos residentes, bem como para a autoavaliação e a identificação de áreas de melhorias dos programas.
- A adesão de mais de 60% dos candidatos em todas as versões da prova, desde o R1 até o R3, é provável reflexo das medidas de incentivo à participação do residente, que incluem critérios para bonificação e dispensa da prova teórica para obtenção do Tego.
- O aumento progressivo da pontuação dos candidatos entre iniciantes (R1) e concluintes (R3) é condizente com a qualidade da prova e com a aquisição de conhecimento técnico-científico na especialidade proporcionada pelos programas de treinamento.

CONSIDERAÇÕES FINAIS

O teste de progresso atende às necessidades de avaliação cognitiva na residência médica. Por se tratar de um teste longitudinal, permite avaliar a aquisição do componente cognitivo das competências clínicas ao longo do programa de treinamento.[14] Por meio do teste de progresso, cada residente pode acompanhar sua própria evolução e avaliar o seu nível de conhecimento com relação aos seus pares e ao total esperado para os concluintes do programa.[72] Por se tratar de uma avaliação abrangente, não há estímulo ao estudo dirigido para a prova, mas para um estudo amplo e contínuo, que promove aprendizagem profunda e duradoura.[3,62] A partir dos resultados desse teste, podem-se reafirmar o conhecimento prévio e identificar lacunas de aprendizagem entre os residentes e de treinamento nos programas, o que permite a elaboração mais estruturada de planos de melhorias.

A implementação do teste de progresso requer um compromisso institucional e a disponibilidade dos recursos necessários a seu desenvolvimento, aplicação e análise, o que assegura a validade, a confiabilidade e a aceitabilidade desse método de avaliação.

Os requisitos básicos incluem recursos humanos, financeiros e tecnológicos. Esforços consideráveis são necessários para recrutar elaboradores de questões, capacitar revisores, organizar a matriz de provas, organizar o banco de itens, elaborar o caderno de questões, administrar a aplicação, empreender estratégias de análise e revisão e prover *feedback* às partes interessadas.[73] Para que todos esses passos sejam cumpridos de forma adequada, são necessários um rigoroso controle de qualidade e uma boa administração central.

REFERÊNCIAS

1. Freeman A, van Der Vleuten C, Nouns Z, Ricketts C. Progress testing internationally. Med Teach. 2010; 32(6):451-5.
2. van der Vleuten C, Freeman A, Collares CF. Progress test utopia. Perspect Med Educ. 2018;7(2):136-8.
3. van Berkel HJM, Nuy HJP, Geerligs T. The influence of progress tests and block tests on study behaviour. Instruct Sci. 1994;22(4):317-33.
4. Blake JM, Norman GR, Keane DR, Mueller CB, Cunnington J, Didyk N. Introducing progress testing in McMaster University's problem-based medical curriculum: psychometric properties and effect on learning. Acad Med. 1996;71(9):1002-7.
5. Ricketts C, Freeman AC, Coombes LR. Standard setting for progress tests: combining external and internal standards. Med Educ. 2009;43(6):589-93.

6. Freeman AC, Ricketts C. Choosing and designing knowledge assessments: experience at a new medical school. Med Teach. 2010;32(7):578-81.
7. Schuwirth LW, van der Vleuten CP. The use of progress testing. Perspect Med Educ. 2012;1(1):24-30.
8. Nouns ZM, Georg W. Progress testing in German speaking countries. Med Teach. 2010;32(6):467-70.
9. Muijtjens AM, Mameren HV, Hoogenboom RJ, Evers JL, van der Vleuten CP. The effect of a 'don't know' option on test scores: number-right and formula scoring compared. Med Educ. 1999;33(4):267-75.
10. Schuwirth L. The need for national licensing examinations. Med Educ. 2007;41(11):1022-3.
11. Muijtjens AMM, Timmermans I, Donkers J, Peperkamp R, Medema H, Cohen-Schotanus J, et al. Flexible electronic feedback using the virtues of progress testing. Med Teach. 2010;32(6):491-5.
12. Verhoeven BH, Snellen-Balendong HAM, Hay IT, Boon JM, van der Linde MJ, Blitz-Lindeque JJ, et al. The versatility of progress testing assessed in an international context: a start for benchmarking global standardization? Med Teach. 2005;27(6):514-20.
13. Champlain AF, Cuddy MM, Scoles PV, Brown M, Swanson DB, Holtzman K, et al. Progress testing in clinical science education: results of a pilot project between the National Board of Medical Examiners and a US Medical School. Med Teach. 2010;32(6):503-8.
14. Shen L. Progress testing for postgraduate medical education: a four-year experiment of American College of Osteopathic Surgeons resident examinations. Adv Health Sci Educ Theory Pract. 2000;5(2):117-29.
15. Verhoeven BH, Verwijnen GM, Muijtjens AMM, Scherpbier AJJA, van der Vleuten CPM. Panel expertise for an Angoff standard setting procedure in progress testing: item writers compared to recently graduated students. Med Educ. 2002;36(9):860-7.
16. Langer MM, Swanson DB. Practical considerations in equating progress tests. Med Teach. 2010;32(6):509-12.
17. Ricketts C, Moyeed R. Improving progress test score estimation using bayesian statistics. Med Educ. 2011; 45(6):570-7.
18. Muijtjens AMM, Schuwirth LWT, Cohen-Schotanus J, van der Vleuten CPM. Differences in knowledge development exposed by multi-curricular progress test data. Adv Health Sci Educ Theory Pract. 2008;13(5):593-605.
19. Wrigley W, van der Vleuten CPM, Freeman A, Muijtjens A. A systemic framework for the progress test: strengths, constraints and issues – AMEE guide n. 71. Med Teach. 2012;34(9):683-97.
20. Swanson DB, Holtzman KZ, Butler A, Langer MM, Nelson MV, Chow JWM, et al. Collaboration across the pond: the multi-school progress testing project. Med Teach. 2010;32(6):480-5.
21. Schuwirth L, Bosman G, Henning RH, Rinkel R, Wenink ACG. Collaboration on progress testing in medical schools in the Netherlands. Med Teach. 2010;32(6):476-9.
22. Aarts R, Steidel K, Manuel BAF, Driessen EW. Progress testing in resource-poor countries: a case from Mozambique. Med Teach. 2010;32(6):461-3.
23. al Alwan I, Al-Moamary M, Al-Attas N, Al Kushi A, Al Banyan E, Zamakhshary M, et al. The progress test as a diagnostic tool for a new PBL curriculum. Educ Health (Abingdon). 2011;24(3):493.
24. Mardiastuti HW, Werdhani RA. Grade point average, progress test, and try out's test as tools for curriculum evaluation and graduates' performance prediction at the national board examination. J Med Med Sci. 2011; 2(12):1302-5.
25. Champlain AF, Grabovsky I, Scoles PV, Pannizzo L, Winward M, Dermine A, et al. Collecting evidence of content validity for the International Foundations of Medicine Examination: an expert-based judgmental approach. Teach Learn Med. 2011;23(2):144-7.
26. Ricketts C, Freeman A, Pagliuca G, Coombes L, Archer J. Difficult decisions for progress testing: how much and how often? Med Teach. 2010;32(6):513-5.
27. Prideaux D, Gordon J. Can global co-operation enhance quality in medical education? Some lessons from an international assessment consortium. Med Educ. 2002;36(5):404-5.
28. McCrorie P, Boursicot KAM. Variations in medical school graduating examinations in the United Kingdom: are clinical competence standards comparable? Med Teach. 2009;31(3):223-9.
29. Downing SM. Construct-irrelevant variance and flawed test questions: do multiple-choice item-writing principles make any difference? Acad Med. 2002;77(10 Suppl):S103-4.
30. Downing SM. Threats to the validity of locally developed multiple-choice tests in medical education: construct-irrelevant variance and construct underrepresentation. Adv Health Sci Educ Theory Pract. 2002;7(3): 235-41.
31. Downing SM. The effects of violating standard item writing principles on tests and students: the consequences of using flawed test items on achievement examinations in medical education. Adv Health Sci Educ Theory Pract. 2005;10(2):133-43.
32. Stagnaro-Green AS, Downing SM. Use of flawed multiple-choice items by the New England Journal of Medicine for continuing medical education. Med Teach. 2006;28(6):566-8.
33. Tarrant M, Ware J. Impact of item writing flaws in multiple choice questions on student achievement in high stakes nursing assessments. Med Educ. 2008; 42(2):198-206.
34. Danish KF. Role of effective feed back in Multiple Choice Questions (MCQs) designing for faculty development. J Rawalpindi Med Coll. 2010;15(2):98-100.
35. Koens F, Rademakers JJ, Cate OT. Validation of core medical knowledge by postgraduates and specialists. Med Educ. 2005;39(9):911-7.

36. Holsgrove G, Elzubeir M. Imprecise terms in UK medical multiple choice questions: what examiners think they mean. Med Educ. 1998;32(4):343-50.
37. van der Vleuten CPM, Verwijnen GM, Wijnen W. Fifteen years of experience with progress testing in a problem-based learning curriculum. Med Teach. 1996;18(2):103-9.
38. American Educational Research Association; American Psychological Associtaion; National Council on Measurement in Education. The standards for educational and psychological testing. US: AERA/APA/NCME; 2013.
39. Bridge PD, Musial J, Frank R, Roe T, Sawilowsky S. Measurement practices: methods for developing content-valid student examinations. Med Teach. 2003;25(4): 414-21.
40. Coombes L, Ricketts C, Freeman A, Stratford J. Beyond assessment: *feedback* for individuals and institutions based on the progress test. Med Teach. 2010;32(6):486-90.
41. Haladyna TM, Downing SM, Rodriguez MC. A review of multiple-choice item-writing guidelines for classroom assessment. Appl Measurement Educ. 2002;15(3): 309-34.
42. Ware J, Vik T. Quality assurance of item writing: during the introduction of multiple choice questions in medicine for high stakes examinations. Med Teach. 2009; 31(3):238-43.
43. Tombleson P, Fox RA, Dacre JA. Defining the content for the objective structured clinical examination component of the professional and linguistic assessments board examination: development of a blueprint. Med Educ. 2000;34(7):566-72.
44. Sales D, Sturrock A, Boursicot K, Dacre J. Blueprinting for clinical performance deficiencies–Lessons and principles from the General Medical Council's fitness to practise procedures. Med Teach. 2010;32(3):e111-4.
45. Zimmerman DW, Williams RH. A new look at the influence of guessing on the reliability of multiple-choice tests. Appl Psychol Measurement. 2003;27(5): 357-71.
46. Rademakers J, Cate OT, Bär PR. Progress testing with short answer questions. Med Teach. 2005;27(7):578-82.
47. Raymond MR, Stevens C, Bucak SD. The optimal number of options for multiple-choice questions on high-stakes tests: application of a revised index for detecting nonfunctional distractors. Adv Health Sci Educ Theory Pract. 2019;24(1):141-50.
48. Wade L, Harrison C, Hollands J, Mattick K, Ricketts C, Wass V. Student perceptions of the progress test in two settings and the implications for test deployment. Adv Health Sci Educ Theory Pract. 2012;17(4):573-83.
49. Burton RF. Misinformation, partial knowledge and guessing in true/false tests. Med Educ. 2002;36(9):805-11.
50. van der Vleuten CPM, Schuwirth LWT, Muijtjens AMM, Thoben AJNM, Cohen-Schotanus J, van Boven CPA. Cross institutional collaboration in assessment: a case on progress testing. Med Teach. 2004;26(8):719-25.
51. Malau-Aduli BS, Zimitat C. Peer review improves the quality of MCQ examinations. Assessment Evaluation High Educ. 2012;37(8):919-31.
52. Naeem N, Van der Vleuten C, Alfaris EA. Faculty development on item writing substantially improves item quality. Adv Health Sci Educ Theory Pract. 2012;17(3): 369-76.
53. Schauber S, Nouns ZM. Using the cumulative deviation method for cross-institutional benchmarking in the Berlin progress test. Med Teach. 2010;32(6):471-5.
54. Karay Y, Reiss B, Schauber SK. Progress testing anytime and anywhere: does a mobile-learning approach enhance the utility of a large-scale formative assessment tool? Med Teach. 2020;42(10):1154-62.
55. Scharf EM, Baldwin LP. Assessing multiple choice question (MCQ) tests-a mathematical perspective. Act Learn High Educ. 2007;8(1):31-47.
56. Tweed M, Wilkinson T. A randomized controlled trial comparing instructions regarding unsafe response options in a MCQ examination. Med Teach. 2009;31(1): 51-4.
57. McHarg J, Bradley P, Chamberlain S, Ricketts C, Searle J, McLachlan JC. Assessment of progress tests. Med Educ. 2005;39(2):221-7.
58. Alnabhan M. An empirical investigation of the effects of three methods of handling guessing and risk taking on the psychometric indices of a test. Soc Behav Personality. 2002;30(7):645-52.
59. Roex A, Degryse JA. Computerized adaptive knowledge test as an assessment tool in general practice: a pilot study. Med Teach. 2004;26(2):178-83.
60. Muijtjens AMM, Hoogenboom RJI, Verwijnen GM, van der CPM. Relative or absolute standards in assessing medical knowledge using progress tests. Adv Health Sci Educ. 1998;3(2):81-7.
61. Coombes L, Roberts M, Zahra D, Burr S. Twelve tips for assessment psychometrics. Med Teach. 2016;38(3): 250-4.
62. Norman G, Neville A, Blake JM, Mueller B. Assessment steers learning down the right road: impact of progress testing on licensing examination performance. Med Teach. 2010;32(6):496-9.
63. Kerfoot BP, Shaffer K, McMahon GT, Baker H, Kirdar J, Kanter S, et al. Online "spaced education progress-testing" of students to confront two upcoming challenges to medical schools. Acad Med. 2011;86(3): 300-6.
64. Roediger III HL, Karpicke JD. Test-enhanced learning: taking memory tests improves long-term retention. Psychol Sci. 2006;17(3):249-55.
65. Carpenter SK, Pashler H, Wixted JT, Vul E. The effects of tests on learning and forgetting. Mem Cognit. 2008;36(2):438-48.
66. Roediger 3rd HL, Butler AC. The critical role of retrieval practice in long-term retention. Trends Cogn Sci. 2011;15(1):20-7.
67. Romão GS, Fernandes CE, Sá MFSD. Teste de progresso individual do residente em GO: relato da experiên-

cia do primeiro ano de implantação no Brasil. Femina. 2019;47(5):282-7.

68. Romão GS, Sá MFS. Competency-based training and the competency framework in gynecology and obstetrics in Brazil. Rev Bras Ginecol Obstet. 2020;42(5):272-88.
69. Brito LGO, Romão GS, Fernandes CE, Silva-Filho AL Impact of COVID-19 on Brazilian medical residencies in obstetrics and gynecology. Int J Gynaecol Obstet. 2020;150(3):411-2.
70. Romão GS, Schreiner L, Laranjeiras CLS, Di Bella ZIKJ, Coelho RA, Simões MCR, et al. Medical residency in gynecology and obstetrics in times of COVID-19: recommendations of the National Specialized Commission on Medical Residency of Febrasgo. Rev Bras Ginecol Obstet. 2020;42(7):411-4.
71. Romão GS, Sá MFS, Fernandes CE,-Silva Filho AL. Comment on "progress testing anytime, anywhere - does a mobile-learning approach enhance the utility of a large-scale formative assessment tool?". Med Teach. 2021;43(8):976-7.
72. Dijksterhuis MGK, Scheele F, Schuwirth LWT, Essed GGM, Nijhuis JG, Braat DDM. Progress testing in postgraduate medical education. Med Teach. 2009;31(10):e464-8.
73. Vantini I, Benini L. Models of learning, training and progress evaluation of medical students. Clin Chim Acta. 2008;393(1):13-6.

CAPÍTULO 35

Avaliação das habilidades em ambiente simulado

Francisco José Candido dos Reis
Lucas Schreiner
Marcelo Luis Steiner
Gustavo Salata Romão

INTRODUÇÃO

A avaliação em ambiente simulado é uma ferramenta essencial para a verificação do desempenho do residente em relação a uma prática competente da especialidade. Sua utilização possibilita uma avaliação para além do conhecimento cognitivo, envolvendo aspectos como a aplicação do conhecimento e a capacidade do residente de analisar situações simulando a prática real.

O estudo sistematizado e o desenvolvimento de métodos válidos e confiáveis para avaliação em ambiente simulado data dos anos 1970. O exame clínico objetivo e estruturado (do inglês *objective structured clinical examination* - OSCE), que é o objeto deste capítulo, foi descrito por Harden,[1] em 1975, após ter aplicado essa avaliação para alunos de medicina na University of Dundee.

Desde então, o OSCE tem se popularizado em todo o mundo e se tornou o instrumento mais conhecido para avaliação de habilidades clínicas em ambiente simulado, sendo utilizado na avaliação de estudantes de medicina e residentes, inclusive na área de ginecologia e obstetrícia.[2]

Na versão original do OSCE, os estudantes eram avaliados em dezoito estações com duração de 4 minutos e 30 segundos cada uma, com 30 segundos de intervalo entre as estações. Em cada estação, eram avaliadas diferentes habilidades clínicas, como exame físico do tórax, abdome, exame neurológico e interpretação de exame radiológico.[1,2]

DEFINIÇÃO DE TERMOS E CONCEITOS

O OSCE é um instrumento de avaliação de competência muito empregado nas profissões da saúde. Seu principal mérito é reduzir a variabilidade de fatores que podem afetar o processo avaliativo não relacionados ao desempenho da pessoa avaliada. São exemplos desses fatores a complexidade de atendimentos em ambiente real e a subjetividade de julgamento de examinadores não treinados. A redução do impacto desses fatores indesejados decorre da estruturação das situações-problema e da padronização dos critérios utilizados pelos avaliadores.

Na literatura sobre educação em saúde, são encontradas diversas definições e interpretações para esse exame. A Association for Medical Education in Europe (AMEE) define OSCE como:

> Um instrumento de avaliação do desempenho profissional em ambiente simulado baseado nos princípios da objetividade e da padronização, onde os candidatos passam por uma série de estações em circuito fechado. Em cada estação,

é representada uma situação clínica em que o candidato deverá realizar uma tarefa preestabelecida com tempo limitado para sua execução. As tarefas realizadas pelos candidatos são avaliadas por examinadores treinados e rubricadas em formulários de pontuação (ou *checklists*) padronizados.[3]

IMPORTÂNCIA DO OSCE PARA AVALIAÇÃO DO MÉDICO RESIDENTE

O processo avaliativo é um instrumento essencial para o aprimoramento da qualidade de um programa de residência médica. Esse processo deve empregar momentos de avalição formativa e de avaliação somativa. As avaliações formativas visam oferecer *feedback* para o residente e estimular nele a priorização de ações focadas nos pontos a melhorar. Por outro lado, as avaliações somativas têm como principal objetivo a tomada de decisão pelo programa, verificando se o residente está ou não apto a seguir para a próxima etapa do aprendizado.

O OSCE é uma das principais estratégias para as avaliações somativas, mas tem sido também empregado com sucesso para oferecer *feedback* pontual e focado. Permite a avaliação até o terceiro nível da pirâmide de Miller (Figura 1). Nesse nível, o avaliando deve demonstrar em ambiente simulado habilidades e atitudes esperadas para o ginecologista e obstetra nos diferentes níveis de formação.

Esse instrumento é amplamente utilizado em exames de licenciamento e certificação em função de sua validade e confiabilidade. Desde 2017, a Federação Brasileira das Associações de Ginecologia e Obstetrícia (Febrasgo) vem utilizando o OSCE na prova prática do exame de certificação para o título de especialista em ginecologia e obstetrícia (Tego).

PRINCÍPIOS GERAIS

O OSCE é um instrumento que permite a avaliação de todas as competências essenciais para o médico residente. É possível criar estações para avaliar as seguintes competências: cuidados aos pacientes, conhecimento médico, comunicação e habilidades interpessoais, profissionalismo, aprendizagem baseada na prática e prática baseada em sistema de saúde.[5] Todos os subcomponentes das competências (conhecimento, habilidades e atitudes) podem ser avaliados, entretanto existem métodos especificamente desenhados para avaliação do domínio cognitivo, como os testes de múltipla escolha[3] e

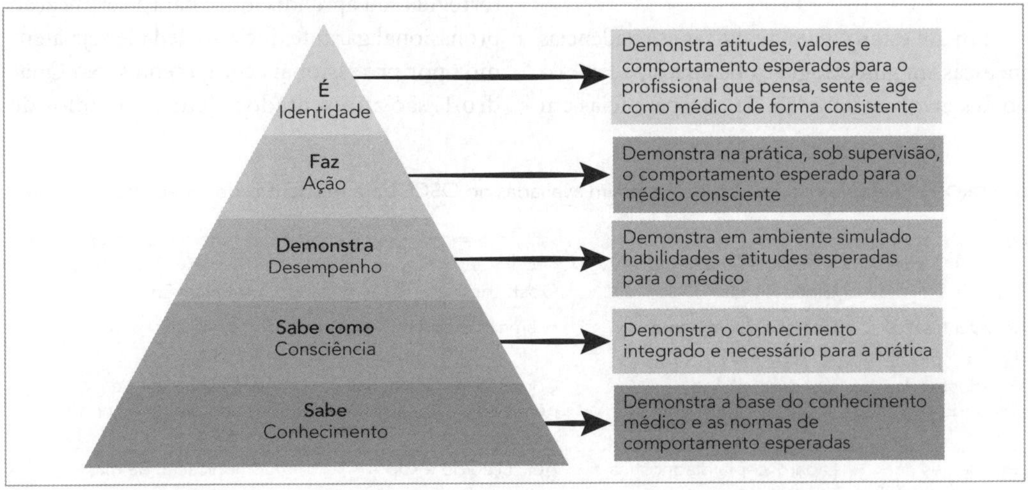

FIGURA 1 Pirâmide de Miller modificada incluindo a identidade profissional.
Adaptada de Cruess et al., 2016.[4]

das atitudes no âmbito do profissionalismo, como o exercício de miniavaliação do profissionalismo (do inglês *professionalism mini-evaluation exercise* – P-Mex).[6] Considerando aspectos como a complexidade e o custo, é recomendável utilizar o OSCE preferencialmente na avaliação de habilidades que não possam ser verificadas por meio de outros métodos mais simples.

As principais habilidades geralmente avaliadas com o uso do OSCE são: comunicação e habilidades interpessoais, anamnese, exame clínico e procedimentos. Alguns desafios específicos da comunicação na área médica, como obtenção do termo de consentimento, comunicação de más notícias e aconselhamento, são muito adequadas para estações do OSCE.

Uma das críticas a esse instrumento é a dificuldade de se avaliar o desempenho global do avaliando no atendimento clínico, pois as estações incluem um "fragmento" ou "recorte" do atendimento. Uma estratégia comumente adotada para minimizar esse problema é a inclusão de algumas habilidades cognitivas na estação, o que torna a situação mais realística. Deve-se tomar cuidado, no entanto, para não transformar a avaliação cognitiva no foco principal da avaliação na estação.

SELEÇÃO DE CONTEÚDO PARA ESTAÇÕES DO OSCE

Em um esforço para qualificar as residências médicas em ginecologia e obstetrícia, a Febrasgo desenvolveu a matriz de competências em ginecologia e obstetrícia como um referencial nacional para os programas de residência médica.[7] Essa matriz é a base para o desenho curricular do programa de residência médica. O OSCE deve estar alinhado com os objetivos desse programa.

Também é fundamental considerar o nível de desenvolvimento do residente no programa. Como a aquisição de competências ocorre de forma progressiva, a avaliação deve necessariamente considerar esse aspecto. O modelo de Dreyfus[8] pode ser utilizado como referencial para os critérios de avaliação no OSCE, auxiliando o ajuste do conteúdo da avaliação de acordo com a etapa de aprendizagem em que se encontra o residente.

O modelo de Dreyfus propõe que a aquisição de habilidades ocorre em estágios progressivos: iniciante, iniciante avançado, competente, proficiente e especialista. Nos estágios iniciais, o residente estaria apto a realizar as tarefas sob graus distintos de supervisão; já no estágio competente, pode realizar as atividades de modo independente; e nos estágios finais, seria capaz de ensinar.[8] A identificação precisa do estágio de aprendizagem do residente é fundamental para a coerência no processo de avaliação.

O planejamento correto das atividades de aprendizagem, em que o próprio residente autorregula seu aprendizado, e para a certificação profissional garante que a sociedade seja atendida por profissionais competentes. No Quadro 1, são apresentados alguns exemplos de

QUADRO 1 Exemplos de habilidades a serem avaliadas no OSCE para residentes de ginecologia e obstetrícia

	Habilidades		
	Ginecologia	Obstetrícia	Comunicação
Residentes do primeiro ano (R1)	Inserção de implante contraceptivo	Exame obstétrico	Entrevista clínica de pré-natal
Residentes do segundo ano (R2)	Ligadura tubária	Correção de lacerações perineais	Aconselhamento e negociação do plano de cuidados
Residentes do terceiro ano (R3)	Laparoscopia diagnóstica	Aplicação de fórcipe	Comunicação de más notícias

OSCE: exame clínico objetivo e estruturado (em inglês, *objective structured clinical examination*).

habilidades que poderiam ser avaliadas pelo OSCE em residentes do primeiro, segundo e terceiro anos de ginecologia e obstetrícia de acordo com a versão atual da matriz de competências.[9]

Outro instrumento importante na escolha do conteúdo do OSCE, incluindo os temas, as habilidades e pontuações atribuídas às tarefas é a matriz de avaliação. A matriz de avaliação, ou *blueprint*,[10] deve ser elaborada pelos avaliadores responsáveis pela prova. Geralmente é apresentada na forma de uma tabela referenciada no conteúdo curricular a ser avaliado.[11]

A Tabela 1 apresenta um exemplo de matriz de avaliação para um OSCE em ginecologia e obstetrícia.

ORGANIZAÇÃO DE UM OSCE

O OSCE não é uma avaliação simples, sendo necessária organização prévia para seu sucesso. Essa organização requer uma equipe e um planejamento cuidadoso. São passos essenciais: a organização do espaço físico, a definição do número e da duração das estações, a elaboração das estações, o recrutamento e o treinamento dos avaliadores, o recrutamento e o treinamento de pacientes-atores, a elaboração das instruções aos residentes, a montagem do circuito das estações, a organização do confinamento e da quarentena e, finalmente, a elaboração do instrumento de avaliação.

Organização do espaço físico

Idealmente, o OSCE deve ser realizado em espaço físico amplo e isolado, livre de ruídos e sem circulação de pessoas não relacionadas ao exame. Deve haver um número suficiente de salas para as estações. As salas espelhadas constituem um modelo interessante, pois permitem que o examinador fique fora da sala observando o desempenho do candidato sem ser visto do outro lado. Como alternativa, caso necessário, as salas podem ser improvisadas com o uso de divisórias, embora essa medida desfavoreça o espaço privativo das estações.

Em muitas instituições, o OSCE é realizado em ambulatórios de hospitais durante finais de semana ou em horários alternativos nos quais as salas de atendimento estejam desocupadas. Cada estação deve ser preparada preferencialmente em uma sala privativa com isolamento acústico. Deve haver espaço suficiente para o candidato, o examinador, o paciente-ator (se houver) e para a execução das tarefas. As salas devem dispor de mesa, cadeiras e pia para lavagem das mãos.[12]

Número e duração das estações

O número de estações deve ser suficiente para que a amostra de habilidades avaliadas seja representativa do conjunto de conteúdos curriculares e das competências esperadas para os residentes. Existem descrições de aplicações do

TABELA 1 Exemplo de matriz de avaliação para a área de ginecologia e obstetrícia

Tema/subárea	Habilidades em exames	Habilidades em procedimentos	Habilidades de comunicação	Número de estações
Assistência pré-natal	Estação 1		Estação 2	2
Assistência ao parto	Estação 3	Estação 4	Estação 5	3
Assistência à puérpera		Estação 6		1
Contracepção		Estação 8	Estação 9	2
Rastreamento de câncer de colo	Estação 10		Estação 11	2
Câncer de mama	Estação 11			1
Emergência		Estação 10		1
Total de estações	4	4	4	12

OSCE com número de estações variando de 5 a 20.[13] A quantidade de estações está diretamente relacionada com a validade e a confiabilidade do método. Para que se alcancem bons níveis nesses parâmetros, recomendam-se pelo menos dez estações por avaliação.[14]

Na primeira descrição do OSCE, cada estação teve duração de 4 minutos e 30 segundos e foram usados 30 segundos para a troca de estação.[1] Esse tempo deve depender do nível de aprendizado em que se encontra o residente e da complexidade das tarefas escolhidas para a avaliação.[12,13] Considerando a organização global da avaliação, é fundamental manter a uniformidade de duração entre as diversas estações. Em geral, esse tempo varia entre 5 e 10 minutos por estação.

Elaboração das estações

A elaboração das estações é um passo fundamental na realização de um OSCE. Os elaboradores das estações geralmente são especialistas nas áreas de atuação nas quais as habilidades serão testadas.

Cada elaborador deve receber uma encomenda com base na matriz de avaliação. Essa encomenda é feita pela equipe organizadora do OSCE, que deverá designar o conteúdo da estação, o tempo destinado aos candidatos e as habilidades que deverão ser verificadas ou avaliadas. Estações bem elaboradas podem ser atualizadas e reaproveitadas em novas avaliações.[12]

A tarefa de elaborar estações de OSCE consiste em criar cenários completos onde habilidades possam ser executadas pelos residentes e verificadas por avaliadores. Nesse contexto, são considerados elementos essenciais: a definição do tipo de estação, a identificação dos recursos necessários, a descrição do cenário e a descrição do caso clínico.

Tipos de estação

O modelo mais comumente utilizado em ginecologia e obstetrícia é o da estação observada pelo examinador, em que o residente é acompanhado o tempo todo e, ao final, o avaliador pode ou não fornecer *feedback* sobre seu desempenho. Dependendo das habilidades testadas, a estação pode incluir um paciente-ator. Uma vantagem atribuída a esse modelo é que a observação direta permite a avaliação de níveis mais elevados das competências. Uma desvantagem é a quantidade de avaliadores necessários, sendo este um fator limitante dos números de estações e de residentes a serem avaliados.[12]

Outro modelo possível é o da estação sem a presença de examinadores, na qual o candidato, ao terminar a atividade, faz registros em um papel ou formulário que será avaliado posteriormente pelo examinador. Nesse tipo de estação, podem ser avaliadas habilidades como raciocínio clínico, prescrição e interpretação de exames radiológicos, as quais eventualmente poderiam ser avaliadas utilizando-se outros métodos mais simples.[12]

Um modelo mais recente é o de estações com simuladores de alta fidelidade. Nessas estações, podem ser avaliadas habilidades de difícil verificação por meio da observação direta. Com o uso de sensores hápticos, por exemplo, é possível capturar e registrar o "toque" do candidato em locais anatômicos específicos dos simuladores, identificando com precisão a localização e a profundidade do manuseio. Esse modelo tem sido utilizado na avaliação de habilidades em procedimentos e de tomada de decisão em situações críticas de urgência e emergência.[15]

Também deve ser mencionado o modelo de estações conjugadas, no qual duas ou mais estações se referem ao mesmo caso clínico. Dessa forma, é possível, por exemplo, examinar uma gestante na primeira estação e preencher os dados do exame no cartão de pré-natal na segunda estação.[12]

Recursos para as estações

Os recursos necessários devem ser cuidadosamente planejados de acordo com as habilidades que serão avaliadas. Para avaliação em ambiente simulado, os principais recursos disponíveis são:

- Os simuladores de partes do corpo (torsos) se prestam ao treinamento e à avaliação de habilidades básicas. Apresentam como vantagens o baixo custo, a facilidade de manuseio e a possibilidade de repetição das avaliações, caracterizando-se como uma opção custo-efetiva em avaliações com grande número de candidatos. As desvantagens se relacionam a sua limitada capacidade para verificação de habilidades múltiplas ou mais complexas e ao desgaste do material em decorrência do uso frequente, o que requer manutenção ou substituição.[16]
- Os simuladores de pacientes humanos (manequins) apresentam diversidade em termos de tamanho, raça, sexo e idade, e podem ser de baixa ou alta fidelidade. Simuladores de baixa fidelidade, embora sejam mais econômicos, são estáticos, pouco realísticos e não permitem a avaliação de habilidades interpessoais. Já os simuladores de alta fidelidade são mais realísticos e permitem a simulação de sinais vitais, parâmetros hemodinâmicos e diversas funções vitais, sendo passíveis de controle por um instrutor. Como desvantagens, apresentam custo elevado e requerem o treinamento técnico de seus operadores.[16]
- Os simuladores de realidade virtual (ou aumentada) produzem, por meio de um computador, um ambiente tridimensional imersivo e interativo. Essa tecnologia não requer espaço de simulação e possibilita a avaliação de desempenho do residente. Para a operação do equipamento do *software*, é necessário o treinamento do instrutor. Esse tipo de simulação tem sido mais utilizado no treinamento e na avaliação de procedimentos cirúrgicos de alta complexidade e de alto risco.[17]
- Pacientes-atores (simulados ou padronizados) são atores que representam um caso ou uma condição clínica específica. É possível ajustar o papel do ator ao nível de progressão do residente ou estudante de medicina. Ao final da observação, o paciente simulado pode fornecer *feedback* individualizado ao residente. Os desafios dessa avaliação incluem os custos envolvidos na contratação desses profissionais, além da necessidade de treinamento.[12]
- Quando a execução de procedimentos requer a presença de um auxiliar, a estação deverá incluir esse participante. Não é recomendável que o examinador ou o paciente-ator atuem simultaneamente como auxiliares de procedimentos, pois isso compromete a qualidade da avaliação e a autenticidade da situação representada.[12]

Além dos recursos já descritos, devem ser solicitados outros materiais e instrumentos necessários para realização das tarefas, como estetoscópio, esfigmomanômetro, fita métrica, cardiotocógrafo, pinças e tesouras, além de itens descartáveis, como luvas, máscaras, espátulas, espéculos, balança, estadiômetro, otoscópio, gazes, porta-agulha, fios de sutura, bisturis e campos estéreis em quantidade suficiente para o número de candidatos.

Descrição do cenário

Os aspectos fundamentais na descrição do cenário da estação são o local do atendimento, o tipo de atendimento e os participantes.

Os locais de atendimento comumente representados são unidades básicas de saúde, ambulatórios, prontos atendimentos, enfermarias, centros cirúrgicos ou salas de parto. Os tipos de atendimento geralmente representados são as consultas de pré-natal, consultas de rotina para coleta ou checagem de exames de rastreamento, consultas para aconselhamento, prescrição, investigação de queixa clínica, urgências e emergências, ou realização de procedimentos.

A descrição dos participantes e da sequência de eventos é fundamental para a dinâmica da estação.

Descrição do caso clínico

As informações relativas ao caso clínico que serão fornecidas ao residente dependem das tarefas que serão realizadas em cada estação. Para estações que avaliam entrevista clínica, comunicação, raciocínio clínico, tomada de decisão ou aconselhamento, o caso clínico deve ser completo. Devem ser fornecidos dados pessoais como idade, profissão, *status* conjugal, número de filhos, além do contexto clínico do caso. Quando necessário, devem-se acrescentar dados sobre o exame físico e resultados de exames complementares, bem como a mudança desses parâmetros no decorrer da estação.

Nas estações que avaliam habilidades procedurais, apenas algumas informações básicas necessárias para a execução das tarefas são suficientes.

Recrutamento e treinamento dos avaliadores

O recrutamento de examinadores para a prova do OSCE é um dos pontos críticos para a sua execução. Costumam ser recrutados médicos atuantes em hospitais e unidades de saúde. Em geral, aceitam participar aqueles com maior interesse em educação médica. Embora a remuneração seja uma estratégia eficaz para estabelecer essa participação, em muitas instituições os examinadores não são remunerados e essa atividade é vista como parte de suas atribuições de ensino e treinamento dos residentes e graduandos em medicina.

Uma vez recrutados, os examinadores devem ser treinados antes de participarem do OSCE. O treinamento deve incluir conteúdo sobre os princípios gerais do OSCE e o papel dos avaliadores. A apresentação de vídeos e a participação em simulações são estratégias eficazes.[12] Desde 2018, a Comissão de Residência Médica da Febrasgo (Coreme-Febrasgo) oferece um programa de capacitação de preceptores voltado ao treinamento de examinadores do OSCE.[18]

Além desse treinamento geral sobre o método de avaliação, os avaliadores devem receber informações específicas sobre a estação na qual deverão participar. Por questões de sigilo, é recomendável que a equipe responsável pelo OSCE programe uma reunião com todos os examinadores imediatamente antes do início da prova. Nessa reunião, conhecida como *briefing* dos examinadores, devem ser fornecidas informações sobre as estações, incluindo a apresentação de *checklist* e o papel dos examinadores durante a prova. Essa reunião é também uma oportunidade para esclarecer eventuais dúvidas dos examinadores e "calibrar" os critérios de avaliação entre eles, para que não ocorram discrepâncias entre os escores atribuídos aos candidatos.[12] Eles devem ser orientados a manter em sigilo a *checklist* e os escores de pontuação. Também devem evitar quaisquer conversas com os candidatos que fujam às informações previstas no *script*.

O avaliador deve, portanto, compreender a estação em todas as suas dimensões. É essencial conhecer os objetivos da avaliação, o contexto do atendimento, o caso clínico completo, o comportamento esperado do paciente-ator, as tarefas a serem realizadas pelo candidato e o instrumento de avaliação. O avaliador deve ter acesso a todos os documentos produzidos no desenvolvimento da estação. Todas essas informações devem estar disponíveis para os examinadores durante todo o OSCE.[12]

Recrutamento e treinamento dos pacientes simulados

O recrutamento e o treinamento dos pacientes-atores depende do papel que deverão desempenhar nas estações.

Em estações que avaliam habilidades em exame clínico, como o exame abdominal de gestantes, podem ser selecionadas voluntárias ou pacientes dentro desse perfil. Nesse caso, elas deverão receber apenas o treinamento básico para atuarem nas estações, sendo então chamadas de "pacientes padronizadas".

Por outro lado, nas estações que avaliam comunicação de más notícias e nos exames de certificação (*high-stakes*), o desempenho esperado do ator é mais complexo, o que requer um treinamento mais estruturado e a participação de profissionais ("pacientes simulados").

No treinamento, os atores devem receber informações sobre contexto do caso clínico, aparência, vestuário e comportamento durante a entrevista. A representação de sintomas, respostas emocionais e atitudes deve ser padronizada entre os atores, de tal forma que não haja grandes diferenças na interpretação de seus papéis nas estações.[12] Para a simulação do caso, os pacientes simulados devem receber um roteiro completo. No contexto da ginecologia e obstetrícia, por exemplo, são fornecidos dados pessoais (idade, paridade, *status* conjugal), dados familiares, profissão, contexto social e contexto clínico do caso. Também são informados a aparência física e o *status* emocional (por exemplo, ansioso, deprimido, irritado, sonolento) no início e no decorrer da estação. Além disso, o ator deverá receber informações sobre como se portar diante do candidato (o que dizer e quando dizer, o que não dizer, o que perguntar e o que responder).

É importante estabelecer limites para a informação fornecida ao candidato pelo paciente simulado, de modo a preservar os objetivos da avaliação. *Scripts* incompletos ou confusos levam à insegurança dos atores diante de perguntas ou atitudes dos candidatos. Nessas condições, alguns deles podem improvisar ações que acabam por comprometer o nível de dificuldade e a confiabilidade da avaliação. A qualidade do *script* e do treinamento dos pacientes simulados é, portanto, fundamental para assegurar a estabilidade da prova.[3]

Instruções aos residentes

A correta elaboração das instruções para os residentes que serão avaliados é fundamental para o sucesso do processo avaliativo.

Recomenda-se que os residentes que participarão do OSCE recebam todas as informações necessárias para a realização da prova com antecedência. Dessa forma, evita-se que fatores externos às competências adquiridas interfiram no desempenho. Antes do início da avaliação, os candidatos deverão receber informações específicas sobre: a ordem em que será aplicado o exame, como ocorrerá o rodízio nos circuitos das estações, quais os sinais para entrada e saída das estações, as regras estabelecidas e a postura esperada dos participantes, as medidas que serão tomadas em caso de violações ao regulamento da prova e como serão os procedimentos de confinamento ou quarentena.

Algumas informações devem ser afixadas na entrada da estação (chamadas "notas de porta") ou no interior dela (chamadas "notas de mesa"). Essas notas devem conter o local do atendimento, informações essenciais para iniciar a atividade na estação, bem como descrições claras e precisas sobre as tarefas a serem executadas. Instruções bem elaboradas para o residente reduzem a necessidade de comunicação com o examinador para esclarecimentos.

Circuito de estações

É fundamental planejar o fluxo de residentes entre as diferentes estações do OSCE. Durante o exame, todos os candidatos devem passar em todos os tipos de estação. Cada sessão deverá conter todos os tipos de estação e o número de residentes que rodiziam deverá ser igual ao número de estações em cada sessão. Cada residente inicia em uma estação e todos mudam sempre no mesmo sentido do circuito até completar as estações. Quando há necessidade de alocar um residente extra no rodízio, cria-se uma "estação de descanso" no circuito, de tal forma que todos passem também por ela durante o rodízio.[12]

O número de sessões dependerá do número de residentes a serem avaliados, do número de examinadores e dos recursos disponíveis para replicar as estações. O aumento do número de sessões reduz o tempo total de prova, sendo uma estratégia bastante útil nas provas com grande número de candidatos para serem avaliados, entretanto, apresenta como limitações as necessidades de maior espaço físico, maior quantidade de recursos materiais e maior número de avaliadores e pacientes simulados, o que implica, inevitavelmente, aumento dos custos.[12]

Confinamento ou quarentena

Para separar os candidatos que ainda irão se submeter à avaliação daqueles que já concluíram o OSCE, são adotadas as estratégias de confinamento e quarentena. Por exemplo, se um mesmo conjunto de estações é aplicado nos períodos da manhã e da tarde, os participantes da tarde poderiam obter informações privilegiadas em relação aos da manhã, levando a uma percepção de vantagem indevida do segundo grupo em relação ao primeiro. Para evitar tais inconvenientes, aqueles que ainda não realizaram a prova devem permanecer confinados até o início do circuito de estações. Nas salas de confinamento, não é permitido o uso de qualquer dispositivo que permita a comunicação com quem já realizou a prova, incluindo telefones celulares, *notebooks*, *pagers* e outros aparelhos eletrônicos.[12]

Instrumento de avaliação

Existem diversos modelos de instrumentos de avaliação para o OSCE. Os mais utilizados são os escores analíticos (listas de verificação ou *checklists*) e os escores holísticos (ou avaliação global de desempenho).[12]

A lista de verificação ou *checklist* apresenta como vantagens a orientação e a padronização da avaliação, o que assegura maior confiabilidade ao exame. As tarefas que serão verificadas devem corresponder aos objetivos de cada estação, sendo exequíveis com os recursos disponíveis e dentro do tempo previsto.

A avaliação de cada tarefa pode ser dividida em itens. Os itens podem corresponder aos subcomponentes de uma tarefa ou aos passos técnicos esperados na realização de procedimentos. Para estações com duração de 5 a 10 minutos, recomenda-se um número total de itens de 8 a 25. O peso relativo de cada item na avaliação global e na composição da nota na estação depende da sua importância relativa no cumprimento da tarefa. Itens que avaliam tarefas combinadas devem ser evitados, pois aumentam as imprecisões, as discrepâncias e o erro interobservador. No Quadro 2, são apresentadas algumas tarefas com o seu respectivo conjunto de itens sugeridos.

A mensuração do desempenho dos residentes em cada item do OSCE pode ser realizada por diversas escalas. São mais comumente utilizadas as escalas: binárias (realizou/não realizou), qualitativas (realizou totalmente/realizou par-

QUADRO 2 Tarefas do OSCE com seus respectivos itens de verificação para avaliação

Tarefas	Itens verificados
Comunicação de más notícias	▪ Assegurou privacidade e confidencialidade? ▪ Avaliou a percepção da paciente sobre sua condição? ▪ Perguntou sobre as informações que gostaria de receber? ▪ Forneceu informações claras em linguagem acessível? ▪ Utilizou linguagem verbal e não verbal para acolher? ▪ Elaborou um plano de cuidados compartilhado?
Inserção de DIU	▪ Explicou o procedimento para a paciente? ▪ Obteve o termo de consentimento? ▪ Lavou as mãos? ▪ Calçou corretamente as luvas? ▪ Realizou antissepsia local? ▪ Realizou histerometria? ▪ Inseriu corretamente o DIU? ▪ Orientou adequadamente a paciente após a inserção?

DIU: dispositivo intrauterino; OSCE: exame clínico objetivo e estruturado (em inglês, *objective structured clinical examination*).

cialmente/não realizou) ou numéricas (pontos atribuídos de acordo com a qualidade das ações).

Os escores holísticos ou avaliações globais de desempenho permitem que o examinador avalie todo o processo, identificando não apenas quais tarefas foram realizadas, mas também a qualidade empenhada na sua execução. Candidatos mais experientes, que realizam atividades sem seguir uma sequência predeterminada de etapas, mesmo quando proficientes, podem apresentar um baixo desempenho nos itens de uma *checklist*. Nesses casos, a avaliação global do desempenho é mais apropriada. A escala global também é preferencial na avaliação de habilidades na qual a qualidade é o critério técnico mais importante, como a comunicação, o julgamento clínico e a empatia.

A utilização de lista de verificação e escores holísticos em combinação pode ser útil principalmente quando o OSCE é utilizado com caráter formativo.

Feedback e *debriefing*

O *feedback* é uma ferramenta de grande utilidade para a avaliação formativa, pois oferece oportunidades para o candidato se certificar das habilidades em que teve um bom desempenho e aprimorar o desenvolvimento naquelas em que seu desempenho foi insatisfatório.

Quando se deseja adicionar caráter formativo ao OSCE, pode-se incluir, por exemplo, 1 minuto de devolutiva ao final da estação. Opcionalmente, o *feedback* pode ser fornecido pelo paciente-ator. Aconselha-se, mesmo nessa situação, que a devolutiva seja relevante, específica e focada em ações objetivas realizadas pelo residente.[19]

Gravações em vídeo possibilitam que os candidatos se autoavaliem após o OSCE e também permitem que o *debriefing* fornecido pelos examinadores seja mais bem direcionado, tanto para os casos em que se destina a todos os candidatos quanto naqueles em que se refere especificamente àqueles que apresentaram desempenho insatisfatório.[5]

VARIANTES DO OSCE

O OSCE engloba a avaliação de habilidades práticas, conhecimento ou interpretação de dados no ambiente clínico, sendo aplicável a diversos domínios da capacitação para o exercício de uma especialidade médica.[3] Algumas variações de nomenclatura são comumente encontradas na literatura sobre educação médica:

- A avaliação objetiva estruturada de habilidades técnicas (do inglês *objective structured assessment of technical skills* – OSATS) é usada para a avaliação objetiva de habilidades para *feedback* ou para a avaliação do progresso do treinamento em especialidades cirúrgicas.
- O exame objetivo estruturado em vídeo (do inglês *objective structured video examinations* – OSVE) foi desenvolvido para avaliação em grandes grupos. Consiste em apresentar filmagens de encontros entre médico e paciente a um grupo de estudantes. Depois de assistir aos vídeos, os estudantes respondem individualmente a um teste escrito relacionado ao caso. As respostas podem ser uma palavra, uma frase ou do tipo verdadeiro/falso.[20]
- Exame clínico estruturado objetivo em equipe (do inglês *team objective structured clinical examination* – TOSCE) é uma avaliação formativa que abrange consultas rotineiras na prática médica. Os residentes participam das estações em grupo, alternando-se na realização das tarefas. Eles são avaliados por seu desempenho individual e recebem *feedback*. A abordagem em equipe melhora o desempenho e incentiva o aprendizado por pares (aprendizagem colaborativa).[21]

A pandemia de covid-19 tem causado dificuldades substanciais para a condução de programas educacionais no mundo todo. Para a residência médica também não é diferente. O distanciamento social necessário para o controle da pandemia levou à modificação de diversas práticas educacionais. Atividades teóricas, eventos médicos e reuniões clínicas foram transformados com a criação de modalidades *on-line* para a maioria dos serviços. Nesse contexto, a aplicação do OSCE mediado por plataformas *on-line* tem recebido renovado interesse. Apesar disso, existem relatos do uso de plataformas de internet para aplicação do OSCE muito anteriores à pandemia atual.[22]

Plataformas como o Zoom oferecem uma série de recursos que permitem estrutura para o OSCE com características bastante aceitáveis. Os recursos de sala de espera e sala de descanso, por exemplo, permitem que se estruturem salas para confinamento, espaço para estações voltadas para habilidades de comunicação e salas para *feedback*. Já os recursos de anfitrião, coanfitrião e participante possibilitam que se tenha um paciente simulado, o residente e o avaliador no mesmo ambiente.[23]

A grande limitação dessa modalidade é a impossibilidade de execução de exame físico ou procedimentos, no entanto, essa estratégia pode ser de grande valia para o OSCE com intenção formativa. Uma discussão mais aprofundada sobre OSCE mediado por plataformas *on-line* se encontra em outro capítulo deste livro.

CONSIDERAÇÕES FINAIS

Os métodos de avaliação em ambiente simulado são destinados à verificação das competências do terceiro nível da pirâmide de Miller, no qual o aprendiz precisa demonstrar a aplicação do conhecimento na execução de tarefas e atividades relacionadas à prática profissional. A importância do uso desses métodos reside no fato de que algumas habilidades clínicas essenciais à segurança do paciente, como a comunicação e as habilidades procedurais, não podem ser adequadamente verificadas com o uso dos métodos tradicionais de avaliação cognitiva. O OSCE é um método válido e confiável que permite uma avaliação estruturada e padronizada das habilidades clínicas em ambiente simulado.

Quando bem planejado e executado, o OSCE pode ser utilizado como modelo de prova prática nas avaliações de conclusão de programas, processos seletivos e certificação profissional. Também apresenta grande utilidade na avaliação formativa, oferecendo um contingente de informações autênticas para o *feedback*, com base no desempenho observado do aprendiz no cumprimento de tarefas. Ao se optar pelo OSCE, no entanto, é preciso considerar todos os recursos e a complexidade logística envolvidos nessa modalidade de avaliação.

REFERÊNCIAS

1. Harden RM, Stevenson M, Downie WW, Wilson GM. Assessment of clinical competence using objective structured examination. Br Med J. 1975;1(5955):447-51.
2. Schreiner L, Steiner M, Romão GS. Exame clínico objetivo estruturado como ferramenta de avaliação na residência médica em ginecologia e obstetrícia: relato de experiência e revisão da literatura. Femina. 2020; 48(10):604-8.
3. Khan KZ, Ramachandran S, Gaunt K, Pushkar P. The objective structured clinical examination (OSCE): AMEE guide n. 81. Part I: an historical and theoretical perspective. Med Teach. 2013;35(9):e1437-46.
4. Cruess RL, Cruess SR, Steinert Y. Amending Miller's pyramid to include professional identity formation. Acad Med. 2016;91(2):180-5.
5. Casey PM, Goepfert AR, Espey EL, Hammoud MM, Kaczmarczyk JM, Katz NT, et al. To the point: reviews in medical education – the objective structured clinical examination. Am J Obstet Gynecol. 2009;200(1): 25-34.
6. Cruess R, McIlroy JH, Cruess S, Grinsburg S, Steinert Y. The professionalism mini-evaluation exercise: a preliminary investigation. Acad Med. 2006;81(10 Suppl):S74-8.
7. Romão GS, Sá MFS. Competency-based training and the competency framework in gynecology and obstetrics in Brazil. Rev Bras Ginecol Obstet. 2020;42(5): 272-8.
8. Carraccio CL, Benson BJ, Nixon J, Derstine PL. From the educational bench to the clinical bedside: translating the Dreyfus developmental model to the learning of clinical skills. Acad Med. 2008;83(8):761-7.
9. Romão GS, Reis FJC, Cavalli RC, Sá MFS. Matriz de competência em ginecologia e obstetrícia: um novo referencial para os programas de residência médica no Brasil. Femina. 2017;45(3):172-7.
10. Coderre S, Woloschuk W, Mclaughlin K. Twelve tips for blueprinting. Med Teach. 2009;31(4):322-4.

11. Rocha SR, Romão GS, Setúbal MSV, Collares CF, Amaral E. Avaliação de habilidades de comunicação em ambiente simulado na formação médica: conceitos, desafios e possibilidades. Rev Bras Educ Med. 2019;43(1 supl 1):236-45.
12. Khan KZ, Ramachandran S, Gaunt K, Pushkar P. The objective structured clinical examination (OSCE): AMEE guide n. 81. Part II: organisation & administration. Med Teach. 2013;35(9):e1447-63.
13. Hastie MJ, Spellman JL, Pagano PP, Hastie J, Egan BJ. Designing and implementing the objective structured clinical examination in anesthesiology. Anesthesiology. 2014;120(1):196-203.
14. Epstein RM, Hundert EM. Defining and assessing professional competence. JAMA. 2002;287(2):226-35.
15. Downing SM. Reliability: on the reproducibility of assessment data. Med Educ. 2004;38(9):1006-12.
16. Williams RG, Klamen DA, McGaghie WC. Cognitive, social and environmental sources of bias in clinical performance ratings. Teach Learn Med. 2003;15(4): 270-92.
17. Lighthall GK, Barr J. The use of clinical simulation systems to train critical care physicians. J Intensive Care Med. 2007;22(5):257-69.
18. Federação Brasileira das Associações de Ginecologia e Obstetrícia. Curso Febrasgo para capacitação de preceptores. Notícias Febrasgo. 2018 set 06.
19. Kelly E, Richards JB. Medical education: giving feedback to doctors in training. BMJ. 2019;366:l4523.
20. Humphris GM, Kaney S. The objective structured video exam for assessment of communication skills. Med Educ. 2000;34(11):939-45.
21. Singleton A, Smith F, Harris T, Ross-Harper R, Hilton S. An evaluation of the team objective structured clinical examination (TOSCE). Med Educ. 1999;33(1): 34-41.
22. Novack DH, Cohen D, Peitzman SJ, Beadenkopf S, Gracely E, Morris J. A pilot test of WebOSCE: a system for assessing trainees' clinical skills via teleconference. Med Teach. 2002;24(5):483-7.
23. Major S, Sawan L, Vognsen J, Jabre M. COVID-19 pandemic prompts the development of a Web-OSCE using Zoom teleconferencing to resume medical students' clinical skills training at Weill Cornell Medicine-Qatar. BMJ Simul Technol Enhanc Learn. 2020;6: 376-7.

CAPÍTULO 36

Avaliação de desempenho nos ambientes de prática

Silvana Maria Quintana

INTRODUÇÃO

A avaliação dos estudantes e residentes é parte fundamental da formação profissional e um grande desafio, em especial para as escolas médicas. Consiste em um processo contínuo e deve, além de avaliar o rendimento escolar, avaliar competências que constituem, quase sempre, habilidades complexas com inter-relações variadas entre os domínios cognitivo, psicomotor e afetivo.[1]

Idealmente, a avaliação do estudante e do residente deve ser realizada em diferentes momentos ao longo da formação e ser reconhecida pelo próprio aprendiz como um sinal norteador de seu progresso, além de possibilitar ao corpo docente a avaliação da qualidade e da estratégia do processo de ensino-aprendizagem, por isso é preciso que seja coerente com o que se deseja avaliar.[2]

Avaliações dos aprendizes podem ser classificadas em três tipos:

- A avaliação somativa tem como finalidade principal a tomada de decisões como aprovar, reprovar, classificar entre os melhores etc.
- A avaliação formativa é a que tem a finalidade principal de contribuir para fomentar a aprendizagem, orientando o estudante ou residente, ajudando-o a se conhecer melhor e a fazer planos de aperfeiçoamento.[3-5]
- A avaliação informativa, ou diagnóstica, é aquela que tem como finalidade principal a utilização de dados do desempenho do estudante ou residente como indicador da qualidade do processo educativo.[5]

Inúmeros métodos foram desenvolvidos e utilizados no processo de avaliação de aprendizes, porém a maioria deles aborda apenas habilidades da esfera cognitiva, essenciais, mas insuficientes para compor a competência clínica. Por isso, a escolha de métodos de avaliação deve ser orientada pelos domínios do desempenho que se pretende avaliar. Esses domínios, por sua vez, relacionam-se aos objetivos do processo educacional a que a avaliação se refere e devem se associar ao perfil de conhecimentos, habilidades, competências, atributos e comportamentos que se deseja que o estudante apresente como consequência de sua participação no processo educacional.

A qualidade dos diferentes métodos de avaliação é determinada por atributos específicos, como validade, fidedignidade (confiabilidade), viabilidade e impacto educacional.[3,5] Destaca-se, entretanto, que a associação de diferentes métodos de avaliação poderá realizar com maior segurança a avaliação holística do estudante.

Nas décadas de 2000 e 2010, houve considerável valorização da prática da avaliação formativa, bem como o reconhecimento de seu impacto positivo sobre a aprendizagem.[3,4,6] Esse movimento é mais nítido nos ambientes de treinamento dos programas de formação de profissionais da saúde.[4,6]

A avaliação de competências tem como princípios básicos a observação do desempenho do estudante em tarefas clínicas específicas executadas em pacientes, bem como o correspondente juízo de valor sobre a adequação desse desempenho. Os instrumentos devem avaliar o estudante "mostrando como fazer" e considerando, portanto, as habilidades clínicas, psicomotoras, a interação com o paciente, o manejo da informação, a capacidade de julgamento, a síntese, a decisão e a preservação de atitudes éticas.[7]

O maior desafio dos educadores médicos está, portanto, no fato de que avaliar o desempenho implica avaliar o "fazer" real, com toda sua imprevisibilidade e os aspectos emocionais envolvidos.[8,9] Assim, a observação direta das habilidades clínicas do estudante pelos avaliadores é essencial para determinar se eles atingiram o nível de competência necessário para determinada etapa do seu aprendizado, isto é, avaliar o que ocorre na prática, a ação. Isso é feito de acordo com o modelo hierárquico de avaliação da competência clínica proposto por George Miller em 1990.[10]

Entre os principais recursos para uma avaliação que envolva competências e habilidades clínicas, destacam-se aqueles realizados no local de trabalho (conhecidos como avaliação baseada em cenários de prática ou no local de trabalho, do inglês *workplace-based assessment* - WBA), que são realizados durante as atividades clínicas. A marca registrada dos WBA é a observação do desempenho do aprendiz no ambiente de trabalho real, juntamente com *feedback* relevante, promovendo assim a prática reflexiva. Diferentes métodos podem ser usados para observação do desempenho clínico do aprendiz, com destaque para:[11]

- Miniexercício clínico avaliativo (do inglês *mini-clinical exercise* - Mini-CEX).
- Observação direta de habilidades procedimentais (do inglês *direct observation of procedural skills* - DOPS).
- Discussão de casos clínicos (do inglês *case-based discussion* - CBD).
- *Feedback*.

Neste capítulo, serão abordados o Mini-CEX, o DOPS e o *feedback*.

AVALIAÇÃO DE DESEMPENHO EM CENÁRIOS REAIS UTILIZANDO MINI-CEX

O Mini-CEX consiste na avaliação de estudantes e/ou residentes durante atividades de prática clínica, em ambientes reais, com pacientes reais, utilizando um formulário estruturado e validado. O método foi desenvolvido por John Norcini et al.,[12] em 1995, dividindo um caso longo em muitos eventos curtos. A avaliação é composta por duas partes: primeiro, realiza-se a observação direta de um aprendiz atuando no ambiente de trabalho, e depois o observador apresenta seu *feedback*, no qual o desempenho observado é discutido e são fornecidas sugestões para melhorias. No Brasil, esse instrumento foi traduzido e validado por Megale et al.,[1] em 2009.

Com o uso do Mini-CEX, é possível avaliar múltiplas dimensões da prática clínica, e o avaliador deve estar preparado para dar seu *feedback* imediato sobre o desempenho do estudante, o que caracteriza a avaliação como formativa. Sua principal característica é reproduzir da maneira mais fiel possível a rotina do estudante ou residente em seu local de trabalho.[6,12]

O Mini-CEX é composto por uma escala de classificação que procura avaliar seis competências clínicas nucleares, a saber:

- História clínica.
- Competências no exame físico.
- Qualidades humanísticas/profissionalismo.
- Raciocínio e juízo clínico.
- Competências de comunicação e aconselhamento.
- Organização e eficiência.

Além dessas seis competências, os avaliadores fazem uma avaliação global do desempenho do aprendiz.

São considerados pontos fortes dessa avaliação:

- Não interferir na rotina do serviço.
- Não necessitar de investimento financeiro.
- Permitir a identificação e a correção de deficiências de desempenho do aluno.
- Ter curta duração, em geral de 10 a 20 minutos.
- Poder ser repetida várias vezes para um mesmo aluno.
- Fornecer *feedback* aos participantes.

Há, no entanto, algumas desvantagens observadas no método, como:

- Apresenta subjetividade.
- Necessita de capacitação dos avaliadores.
- Demanda pelo menos quatro avaliações por aluno, realizadas por diferentes avaliadores.
- Sofre interferência do paciente (por exemplo, o exame físico ginecológico de paciente obesa tem particularidades que não são observadas com pacientes não obesas).

Para implementar esse método de avaliação, é necessário um roteiro, conforme descrito a seguir:

1. Padronizar o formulário para preenchimento e registro da avaliação.
2. Realizar oficinas para capacitação e padronização dos avaliadores.
3. Obter a adesão dos estudantes e residentes que realizarão a avaliação.
4. Obter apoio institucional para implementar e manter a avaliação.

Esse modelo oferece ao estudante a oportunidade de um desafio completo e real, no qual é necessário obter todas as informações relevantes do paciente, estruturar o problema, sintetizar os achados, elaborar um plano para o manejo e comunicar verbalmente e por escrito o atendimento realizado.[13,14]

O docente, o médico assistente ou até um residente em fase final de formação poderão conduzir um Mini-CEX, desde que estejam devidamente treinados. Esses avaliadores não precisam ter tido contato com o estudante previamente. O exame poderá ser feito no ambulatório, na enfermaria, na sala de observação ou de urgência. Tanto o estudante quanto o preceptor podem escolher uma situação para ser avaliada no formato Mini-CEX.

Antes de iniciar a avaliação, recomenda-se obter o consentimento verbal do paciente. O tempo de observação de cada encontro não deve durar mais que 15 a 20 minutos, mas pode demorar um pouco mais se tratar-se de um caso novo. O *feedback* deve ser imediato e não deve demorar mais que 5 minutos. A avaliação se encerra com o preenchimento de formulário padronizado em duas vias, que deve ser datado e assinado pelo estudante e pelo avaliador. Recomenda-se que o original seja entregue ao estudante.

OBSERVAÇÃO DIRETA DAS HABILIDADES PRÁTICAS DURANTE A REALIZAÇÃO DE PROCEDIMENTO COM O DOPS

Muito semelhante à avaliação realizada com o Mini-CEX, o DOPS avalia estudantes e/ou residentes durante a realização de um procedimento, utilizando um formulário estruturado e seguido pela oportunidade de receber *feedback* construtivo do avaliador.[15] O número de avaliações que compõem o método varia de acordo com as habilidades básicas necessárias para a aprendizagem, que podem incluir até oito durante um período.[16,17]

Os pontos fortes descritos para o Mini-CEX também são considerados pontos fortes do método DOPS, com a inclusão de outro fator, a saber:

- Não interferir na rotina do serviço.
- Não necessitar de investimento financeiro.

- Permitir a identificação e a correção de deficiências de desempenho do aluno.
- Ter curta duração, em geral de 10 a 20 minutos.
- Poder ser repetida várias vezes para um mesmo aluno.
- Fornecer *feedback* aos participantes.
- Promover independência e habilidades práticas durante a avaliação.

O método também apresenta desvantagens. São elas:

- Avaliação estressante, por conta da limitação de tempo para os participantes.
- Presença de viés entre os avaliadores.
- Necessidade de treinamento dos avaliadores.

De acordo com os resultados da revisão realizada por Khanghahi e Azar,[18] os testes DOPS podem ser aplicados como um método de avaliação valioso e eficaz na educação médica.

FEEDBACK OU DEVOLUTIVA

O *feedback* é uma importante estratégia de ensino-aprendizagem cujo principal objetivo é melhorar o desempenho do estudante. Por conta disso, trata-se de atividade central da avaliação formativa. Consiste em fornecer ao estudante informações específicas sobre seu desempenho em determinada atividade. Atua, portanto, a favor de uma das principais responsabilidades de um corpo docente na área da saúde, que é garantir que os aprendizes adquiram competência para progredir para o próximo nível e, finalmente, para exercer a prática como profissionais.[19,20] O *feedback* é, ainda, um passo obrigatório nas avaliações realizadas pelos métodos Mini-CEX e DOPS.

Essa ferramenta promove a aprendizagem do aluno de três maneiras:[6]

- Informa aos estudantes o seu progresso ou a falta dele.
- Aconselha os estudantes sobre as necessidades de aprendizagem e recursos disponíveis para facilitar esse processo.
- Motiva os estudantes a se engajarem no processo de aprendizagem.

Para que o estudante possa aprender a partir do *feedback*, no entanto, é necessário que este seja fornecido de forma construtiva e positiva, proporcionando ao estudante a reflexão sobre as lacunas do seu aprendizado, bem como a oportunidade de ajustar o processo de aquisição de conhecimento e habilidades.[4] A ferramenta também proporciona ao avaliador a oportunidade de obter informações acerca da aprendizagem do estudante e discutir soluções para as dificuldades observadas durante a realização da tarefa pelo estudante.

Para que o *feedback* funcione como uma estratégia de ensino e aprendizagem, sua realização deve seguir algumas recomendações elencadas a seguir.[21,22]

- Ambiente respeitoso: é fundamental haver um clima de confiança e respeito mútuos,[23] já que avaliador e estudante estão trabalhando para que o estudante alcance os resultados esperados. O *feedback* deve ser uma conversa bidirecional na qual o estudante desempenha um papel importante na avaliação do próprio desempenho.[24]
- Metas e objetivos claros e conhecidos: o estudante deve estar orientado quanto ao ambiente de trabalho, às metas e aos objetivos da experiência de aprendizagem, e às expectativas do seu desempenho durante a experiência.[23] Essa orientação preliminar e a discussão de responsabilidades e objetivos definem o cenário e tornam o estudante mais responsável por seu processo de aprendizagem.[25]
- Especificidade: é fundamental que o avaliador indique claramente os comportamentos nos quais o estudante está tendo bom desempenho e aqueles nos quais pode melhorar. Exemplos e revisão dos fatos ocorridos contribuem para que o aluno reflita

honestamente sobre seu desempenho. O *feedback* deve ser baseado no desempenho diretamente observado e, no momento corretivo, o tom deve ser respeitoso e de apoio. O foco deve estar em comportamentos que podem ser modificados, não na pessoa ou sua personalidade.[26,27]

- *Feedback* oportuno e regular/constante: um propósito importante do *feedback* é ser formativo, permitindo que o estudante faça as mudanças necessárias antes do final do curso/rotação. Se um comportamento precisar de correção, o avaliador deve fornecer *feedback* o mais rápido possível após o encontro, para que o aprendiz tenha tempo suficiente para agir. Se o *feedback* não for fornecido até o final da experiência, o aluno não terá a oportunidade de corrigir o comportamento durante o curso/rotação, por isso sua realização contínua e regular é essencial para promover cuidados médicos da mais alta qualidade e satisfação profissional.
- Indução à reflexão: um objetivo fundamental do treinamento clínico é promover o pensamento reflexivo. O avaliador deve estimular o estudante a realizar uma autoavaliação, utilizando perguntas abertas para iniciar o *feedback* e promover a reflexão do estudante sobre suas práticas. O estudante pode trazer à tona os mesmos pontos que o professor planejou abordar, o que ajuda a desenvolver o diálogo.[28]
- Estratégias positivas de comunicação: a mensagem enviada pela linguagem corporal é importante. Sentando-se ao lado do estudante, o avaliador pode minimizar uma posição de poder por parte do professor.
- *Feedback* rápido: o avaliador deve limitar o *feedback* ao que o aluno pode absorver.[25,27] Quando bem conduzido, esse *feedback* pode melhorar a relação entre estudante e avaliador e levar a mudanças benéficas no comportamento do estudante.[26]

Os professores devem considerar essa ferramenta como qualquer outra habilidade que pode ser adquirida e aprimorada por meio da prática repetida.[26] Nesse sentido, vários autores descreveram técnicas para realizar um *feedback* eficaz. Entre elas, destacam-se as regras de Pendleton,[29] a "técnica do sanduíche" e a "técnica do sanduíche" modificada (ou combo). A seguir, estão destacados os passos que compõem a "técnica do sanduíche" modificada (combo):

- Passo 1: inicie o *feedback* convidando o estudante a fazer uma autoavaliação e perguntando como ele avalia seu desempenho na tarefa proposta/realizada, para promover a reflexão do estudante sobre suas práticas. Essa autoavaliação pode suavizar a percepção de aspereza e ajudar a tornar o *feedback* corretivo mais aceitável.[28]
- Passo 2: reconheça e reforce o que o estudante fez adequadamente.
- Passo 3: destaque os pontos que necessitam ser aperfeiçoados com as correções necessárias, fornecendo exemplos e sugestões de melhorias.
- Passo 4: confirme a compreensão do estudante. Uma sessão de *feedback* pode ser carregada de emoção por parte de avaliador e estudante, especialmente durante o *feedback* corretivo, por isso é importante aprender sobre as perspectivas do aluno e as possíveis razões para um comportamento específico.[27] Considere a formação, o temperamento e a disposição do aluno para mudar.[30]
- Passo 5: encerre a sessão de *feedback* com um plano de ação para melhorias.[27,31] Solicite ao estudante ideias e auxilie confirmando ou modificando, conforme necessário. A participação do estudante na elaboração do plano de melhoria o ajudará a desenvolver habilidades de reflexão.

A prática do *feedback* deve integrar a cultura institucional como parte essencial do processo de ensino-aprendizagem. A instituição deve desenvolver um processo de monitoramento do *feedback* em seus cursos e rotações individuais.[32] Os professores devem ser solicitados, além de fornecer *feedback* aos estudantes, a receber *feedback* destes, dos colegas e de seus superiores sobre seu desempenho como professores. Uma discussão complementar sobre técnicas de *feedback* se encontra em outro capítulo deste livro.

EXPERIÊNCIA COM OS MÉTODOS

No Departamento de Ginecologia e Obstetrícia da Faculdade de Medicina de Ribeirão Preto da Universidade de São Paulo (FMRP-USP), o Mini-CEX foi introduzido na disciplina "Estágio em saúde da mulher I", oferecida aos estudantes no primeiro ano do internato do curso médico, no ano de 2011. A experiência positiva estimulou a introdução dessa avaliação, no ano seguinte, na disciplina "Estágio em saúde da mulher II", oferecida aos estudantes no segundo ano do internato. O método teve grande aceitação, tanto pelos estudantes quanto pelos preceptores e docentes, por isso a Comissão de Residência Médica do Hospital das Clínicas da FMRP-USP autorizou sua introdução na avaliação dos médicos residentes do primeiro e segundo anos do programa de residência de ginecologia e obstetrícia. Esse programa foi o primeiro a introduzir o método Mini-CEX na instituição. Atualmente, depois de 9 anos, o DOPS também é utilizado na avaliação desses residentes.

CONSIDERAÇÕES FINAIS

O WBA está ganhando espaço na avaliação dos aprendizes. Até este momento, no entanto, a comprovação de que a avaliação por métodos como o Mini-CEX pode ter impacto na performance do estudante ou residente ainda é limitada. Acredita-se que a avaliação de estudantes e residentes em cenários reais de prática pode direcionar o aprendizado para os resultados desejados, porém o impacto educacional dificilmente é medido na esfera da educação médica.[33] Há, portanto, uma necessidade crescente de desenvolvimento contínuo do corpo docente e de maiores evidências sobre a validade e a confiabilidade desses instrumentos, fatores importantes para estimular as escolas médicas e os serviços de residência médica a incorporarem a estratégia de avaliação.

Nesse sentido, a revisão realizada por Lörwald et al.[34] concluiu que as metanálises demonstraram efeitos positivos do Mini-CEX e do DOPS no desempenho dos estudantes. Os autores assumiram que implementar esses métodos poderia aumentar o impacto educacional do Mini-CEX e do DOPS. O impacto positivo dos métodos na melhoria do desempenho do aprendiz foi observado na maioria dos estudos que mostraram que a validade e a confiabilidade do DOPS são aceitáveis e satisfatórios, podendo ser aplicados como métodos valiosos e eficazes de avaliação na educação médica. O *feedback*, por sua vez, é uma ferramenta fundamental para que o Mini-CEX e o DOPS possam ser implementados.

REFERÊNCIAS

1. Megale L, Gontijo ED, Motta JAC. Avaliação de competência clínica em estudantes de medicina pelo miniexercício clínico avaliativo (Miniex). Rev Bras Educ Med. 2009;33(2):166-75.
2. Troncon LEA, Figueiredo JFC, Rodrigues MLV, Peres LC, Cianflone ARL, Picinato CE, et al. Implantação de um programa de avaliação terminal do desempenho dos graduandos para estimar a eficácia do currículo na Faculdade de Medicina de Ribeirão Preto. Rev Assoc Med Bras. 1999;45(3):217-24.
3. Panúncio-Pinto MP, Troncon LEA. Avaliação do estudante – aspectos gerais. Medicina (Ribeirão Preto). 2014;47(3):314-23.
4. Borges MC, Miranda CH, Santana RC, Bollela VR. Avaliação formativa e feedback como ferramenta de aprendizado na formação de profissionais da saúde. Medicina (Ribeirão Preto) 2014;47(3):324-31.
5. Troncon LEA. Estruturação de sistemas para avaliação programática do estudante de medicina. Rev Bras Educ Med. 2016;40(1):30-42.
6. Norcini J, Burch V. Workplace-based assessment as an educational tool: AMEE guide n. 31. Med Teach. 2007;29(9):855-71.
7. Feuerwerker LCM. Além do discurso de mudança na educação médica. Rio de Janeiro: Hucitec; 2002.
8. Holmboe ES. Faculty and the observation of trainees' clinical skills: problems and opportunities. Acad Med. 2004;79(1):16-22.

9. Wass V, Van der Vleuten C, Shatzer J, Jones R. Assessment of clinical competence. Lancet. 2001;357(9260): 945-9.
10. Miller GE. The assessment of clinical skills/competence/ performance. Acad Med. 1990;65(9 Suppl):S63-7.
11. Guraya SY. Workplace-based assessment; applications and educational impact. Malays J Med Sci. 2015;22(6): 5-10.
12. Norcini JJ, Blank LL, Arnold GK, Kimball HR. The Mini-CEX (clinical evaluation exercise): a preliminary investigation. Ann Intern Med. 1995;123:795-9.
13. Norcini JJ, Blank LL, Duffy FD, Fortna GS. The Mini--CEX: a method for assessing clinical skills. Ann Intern Med. 2003;138(6):476-81.
14. Norcini JJ. Current perspectives in assessment: the assessment of performance at work. Med Educ. 2005; 39(9):880-9.
15. Norcini JJ, McKinley DW. Assessment methods in medical education. Teaching Teach Educ. 2007;23:239-50.
16. Sahebalzamani M, Farahani H, Jahantigh M. Validity and reliability of direct observation of procedural skills in evaluating the clinical skills of nursing students of Zahedan Nursing and Midwifery School. Zahedan J Res Med Sci. 2012;14(2):76-81.
17. Wilkinson JR, Crossley JG, Wragg A, Mills P, Cowan G, Wade W. Implementing workplace-based assessment across the medical specialties in The United Kingdom. Med Educ. 2008;42(4):364-73.
18. Khanghahi ME, Azar FEF. Direct observation of procedural skills (DOPS) evaluation method: systematic review of evidence. Med J Islam Repub Iran. 2018;32:45.
19. Hauer KE, Holmboe ES, Kogan JR. Twelve tips for implementing tools for direct observation of medical trainees' clinical skills during patient encounters. Med Teach. 2011;33(1):27-33.
20. van de Ridder JMM, Stokking KM, McGaghie WC, Cate OT. What is feedback in clinical education? Med Educ. 2008;42(2):189-97.
21. Zeferino AMB, Domingues RCL, Amaral E. Feedback como estratégia de aprendizado no ensino médico. Rev Bras Educ Med. 2007;31(2):176-9.
22. Ramani S, Krackov SK. Twelve tips for giving feedback effectively in the clinical environment. Med Teach. 2012;34(10):787-91.
23. Hewson MG, Little ML. Giving feedback in medical education: verification of recommended techniques. J Gen Intern Med. 1998;13(2):111-6.
24. Krackov SK. Expanding the horizon for feedback. Med Teach. 2011;33(11):873-4.
25. Wood B. Feedback: a key feature of medical training. Radiology. 2000;215(1):17-9.
26. Cantillon P, Sargeant J. Giving feedback in clinical settings. BMJ. 2008;337:a1961.
27. Krackov SK. Giving feedback. In: Dent JA, Harden RM (eds.). A practical guide for medical teachers. 3.ed. Londres: Churchill Livingstone Elsevier; 2009.
28. Branch Jr WT, Paranjape A. Feedback and reflection: teaching methods for clinical settings. Acad Med. 2002;77(12 Pt 1):1185-8.
29. Pendleton D, Schofield T, Tate P, Havelock P. The new consultation: developing doctor-patient communication. Oxford: Oxford University Press; 2003.
30. Milan FB, Parish SJ, Reichgott MJ. A model for educational feedback based on clinical communication skills strategies: beyond the "feedback sandwich". Teach Learn Med. 2006;18(1):42-7.
31. Bing-You RG, Paterson J, Levine MA. Feedback falling on deaf ears: residents' receptivity to feedback tempered by sender credibility. Med Teach. 1997;19:40-4.
32. Milan FB, Dyche L, Fletcher J. "How am I doing?" Teaching medical students to elicit feedback during their clerkships. Med Teach. 2011;33:904-10.
33. Yusuf L, Ahmed A, Yasmin R. Educational impact of mini-clinical evaluation exercise: a game changer. Pak J Med Sci. 2018;34(2):405-11.
34. Lörwald AC, Lahner FM, Nouns ZM, Berendonk C, Norcini J, Greif R, et al. The educational impact of mini-clinical evaluation exercise (Mini-CEX) and direct observation of procedural skills (DOPS) and its association with implementation: a systematic review and meta-analysis. PLoS One. 2018;13(6):e019800.

CAPÍTULO 37

Avaliação de profissionalismo

Joyce Rodrigues Façanha
Elaine Saraiva Feitosa
Milena Bastos Brito
Raquel Autran Coelho Peixoto

INTRODUÇÃO

O vocábulo "profissionalismo" apareceu pela primeira vez no dicionário Webster (1856) e designa "conduta, objetivo ou qualidade esperada para uma profissão ou profissional". Esse conceito permeia discursos no juramento de Hipócrates (400 a.C.) que é repetido na conclusão de cursos de medicina e até nas "cerimônias de jaleco", na integração de estudantes à comunidade acadêmica.[1] A avaliação do profissionalismo médico, no entanto, é um constructo relativamente novo, sobretudo utilizado nas escolas médicas americanas e europeias no final do século XX e no início do século XXI. Essencial à atuação do médico na sociedade, deve, portanto, ser ensinado e avaliado durante a formação médica.

Essa temática se revestiu de grande importância nas décadas de 2000 e 2010 como resposta às tensões e aos desafios impostos à relação médico-paciente e à sociedade em meio ao avanço de tecnologias na saúde e das políticas de cuidado. Lapsos profissionais observados na atuação médica trouxeram à tona a discussão do tema nos cursos de graduação e pós-graduação.[2]

O profissionalismo deve ser entendido como a base do contrato social do médico com a sociedade[3] e inclui componentes concretos. Esses componentes precisam ser ensinados e avaliados dos pontos de vista comportamental, cognitivo, social e ético.[4] Deve ser trabalhado, portanto, desde a graduação e agregar valores ao longo da vida.

Seu ensino na formação profissional durante os programas de residência médica contribui para a formação da identidade médica dos residentes.[5] Essas ações, contudo, demandam tempo e planejamento. A despeito da importância da temática, o profissionalismo permanece como um constructo heterogêneo, que envolve múltiplas dimensões – pessoais, sociais, institucionais e interpessoais[6] –, o que dificulta a padronização de estratégias no ensino e avaliação.

CONCEITO

O American Board of Internal Medicine definiu profissionalismo como o conjunto das responsabilidades profissionais, como atualização constante, honestidade e confidencialidade; relação adequada com pacientes, familiares e membros da equipe de saúde; e busca constante por melhorar a qualidade de atendimento.[7] O profissionalismo engloba, portanto, competências relacionadas a comunicação, reflexões sobre a prática, conhecimento e julgamento clínico, valores e ética para o benefício do indivíduo e da sociedade.

Há, no entanto, uma sobreposição conceitual entre profissionalismo, humanismo e desenvolvimento pessoal e profissional, por isso não se atingiu um consenso universal sobre sua definição.[8,9] Em 2017, uma revisão sistemática forneceu como elementos essenciais para a definição de profissionalismo na América Latina a deontologia (normas estabelecidas para a profissão), o personalismo (dignidade e virtudes) e o contratualismo (contrato ou papel social da profissão), recomendando a virtude da prudência nas práticas profissionais.[10]

Existe ainda uma sobreposição conceitual entre profissionalismo e ética. Nesse sentido, Salloch[11] esclarece que o profissionalismo é uma ideologia ou sistema de crenças usado para defender os valores inerentes ao *ethos* dos médicos e que nem sempre está clara a distinção entre esses conceitos na educação médica. Até mesmo o Código de Ética Médica reafirma o profissionalismo como princípio fundamental, no Capítulo I, inciso II, nos seguintes termos: "O alvo de toda a atenção do médico é a saúde do ser humano, em benefício da qual deverá agir com o máximo de zelo e o melhor de sua capacidade profissional".[12]

ENSINO DO PROFISSIONALISMO

Atualmente, o profissionalismo é trabalhado entre as especialidades médicas no mundo por meio de domínios que são comportamentos observáveis na atuação profissional, incluindo altruísmo, responsabilidade, cuidado, trabalho em equipe, autocontrole, princípios éticos e excelência clínica. Nesse contexto, é fundamental a modelagem para seu ensino. Também merece ser mencionada a necessidade de disseminar entre os médicos em formação e docentes a responsabilidade social como parte do constructo do profissionalismo, que repercute no comprometimento do médico com a sociedade.[9]

Um grande marco nos programas de residência médica teve início com o "*Medical professionalism project*", em 1999, e se consolidou com a publicação conjunta da carta aos médicos intitulada "*Medical professionalism in the new millennium*", em 2002,[7] pela European Federation of Internal Medicine, pelo American College of Physicians, pela American Society of Internal Medicine e pelo American Board of Internal Medicine. A carta continha três princípios que defendiam a primazia do bem-estar, da autonomia e da justiça social e um conjunto de dez compromissos que foram elaborados para nortear o comportamento do profissional médico.[13] O profissionalismo emergiu nesse contexto como um componente do currículo formal dos programas de residência médica.

Nesse contexto, já em 1999, o Accreditation Council for Graduate Medical Education (ACGME), por meio do "Outcome project", adotou o profissionalismo como uma das seis competências centrais a serem desenvolvidas pelos médicos para certificação dos programas de residência médica.[14] O American College of Obstetricians and Gynecologists (ACOG), por sua vez, implementou o "Projeto milestones", abrangendo as seis competências do ACGME, com 28 conjuntos de marcos com níveis crescentes de obtenção de competência em uma área específica, incluindo o profissionalismo.[15]

Em 2018, a Federação Brasileira das Associações de Ginecologia e Obstetrícia (Febrasgo) publicou a matriz de competências de ginecologia e obstetrícia, tomando por base o "Projeto milestones", do ACOG, e as diretrizes nacionais da residência médica de ginecologia e obstetrícia. Essa matriz de competências é a referência para a formação de residentes de ginecologia e obstetrícia nos diversos cenários nacionais, respeitando as desigualdades regionais. O documento foi atualizado em 2019, incluindo o profissionalismo como uma competência a ser alcançada ao longo do treinamento da residência médica.[16]

FERRAMENTAS PARA AVALIAÇÃO DE PROFISSIONALISMO

O profissionalismo médico não pode ficar restrito a uma definição ou a um método de avaliação padronizado e reducionista. Sua avaliação deve ser baseada em competências, com atenção aos vários estágios envolvidos em sua aquisição (Figura 1). Isso requer o uso de uma variedade de modalidades, contextos e fontes de avaliações com foco no conhecimento, nas atitudes, nos comportamentos, nas habilidades, nas competências e nos resultados (Quadro 1).

Na avaliação, ganham destaque as práticas de *feedback* formativo, avaliação 360° (também conhecida como avaliação multifonte, do inglês *multisource feedback*) e o exame clínico objetivo e estruturado (em inglês, *objective structured clinical examination* – OSCE). Os instrumentos mais comumente usados com esse objetivo são as avaliações por pares, a observação com o uso de *checklists* padronizadas, o OSCE, portfólios e os relatórios de incidentes críticos.[2] A abordagem de portfólio, por exemplo, permite reflexões sobre experiências individuais e *feedback* dos avaliadores sobre essas análises de experiências.[8,17]

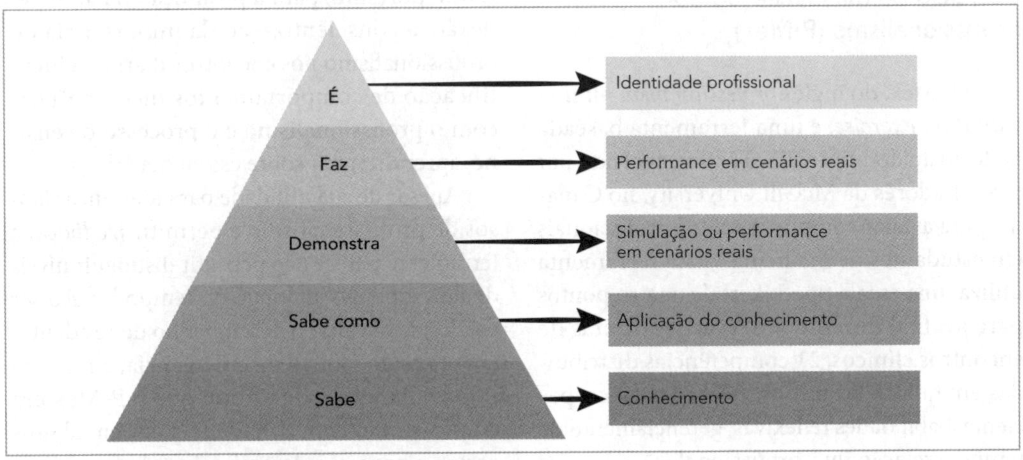

FIGURA 1 Correspondência entre a pirâmide de Miller modificada por Cruess et al. e os estágios de avaliação de profissionalismo com base em competências.
Adaptada de Cruess et al., 2016.[5]

QUADRO 1 Ferramentas para avaliação de profissionalismo

Estratégia	Ferramentas de avaliação
Encontros clínicos observados	Mini-CEX P-Mex Avaliação 360°
Relato de incidentes críticos	Formulários, vídeos
Simulação	OSCE Júri simulado
Conceito global	Formulário de conceito global Instrumento de avaliação de profissionalismo
Autoavaliação	Formulário de organização do tempo Questionário de autoavaliação transcultural
Avaliações escritas	Questões discursivas, portfólio, questões de múltipla escolha, análise de vídeos
Inquéritos a pacienes	Questionários e escalas de pacientes, escala de humanismo

Mini-CEX: miniexercício clínico avaliativo (em inglês, *mini-clinical exercise*); OSCE: exame clínico objetivo e estruturado (em inglês, *objective structured clinical examination*); P-Mex: exercício de miniavaliação do profissionalismo (em inglês, *professionalism mini-evaluation exercise*).
Adaptado de Goldie, 2013.[2]

As etapas das diferentes avaliações revelam a natureza longitudinal do desenvolvimento profissional e a necessidade de avaliações regulares. Por sua vez, essas características exigem o reconhecimento da sensibilidade contextual, linguística e cultural predominante do residente, bem como a compreensão local de profissionalismo.[18]

Algumas das ferramentas mais comumente utilizadas para avaliação do profissionalismo de médicos residentes no Brasil serão descritas neste capítulo.

Exercício de miniavaliação do profissionalismo (P-Mex)

O P-Mex, do inglês *professionalism mini-evaluation exercise*, é uma ferramenta baseada no formato do Mini-CEX. Foi desenvolvido por pesquisadores da McGill University, no Canadá, para avaliar comportamentos profissionais em estudantes de medicina.[3] Essa ferramenta utiliza uma escala tipo Likert de quatro pontos para avaliar, durante observações diretas de encontros clínicos, 21 competências distribuídas em quatro domínios: relação médico-paciente, habilidades reflexivas, gerenciamento de tempo e relação interprofissional.[3,19]

O P-Mex foi traduzido para vários idiomas, inclusive o português,[20] validado em diversos cenários clínicos e de emergência, e aplicado a internos e residentes.[3,21-23] Há evidências de que essa ferramenta apresenta as melhores propriedades de medição e pontuação entre os instrumentos de avaliação de profissionalismo médico disponíveis, o que faz com que se torne boa opção para os programas de residência.[3,24] É uma boa opção também para processos seletivos, pois identifica os candidatos que atendem ou não aos padrões de profissionalismo.[25]

Sua aplicação requer, em média, 20 minutos de observação de encontros clínicos, seguidos por 5 minutos de *feedback* imediato.[3,23] A reprodutibilidade da pontuação média mostrou que entre 10 e 12 formulários preenchidos são necessários para alcançar um coeficiente de confiabilidade de 0,80.[3]

O tempo, no entanto, é um aspecto limitante de seu uso. É necessário dedicar tempo para observar, registrar e dar *feedback*.[3] Outro aspecto necessário para a aplicação do P-Mex como método de avaliação de profissionalismo é definir o nível de habilidade esperado. Para isso, sugere-se fazer uma padronização pelo nível de experiência dos residentes avaliados.[21]

A principal vantagem do P-Mex é seu papel formativo. Seu uso permite ao docente discutir o lapso no comportamento profissional do aluno e sugerir medidas corretivas apropriadas.[3,24,26] É útil, portanto, para a promoção da autorreflexão, a conscientização da importância do profissionalismo nos encontros diários, a identificação de comportamentos incompatíveis com o profissionalismo e o processo de ensino-aprendizagem sobre esse tema.[3,21]

Apesar de sua utilidade para identificar lapsos de profissionalismo e permitir *feedback*, a ferramenta parece não permitir distinguir níveis de desempenho ao longo do tempo.[24,27] Ao ser usado para avaliar o desempenho de residentes em contexto clínico de emergência, a maioria dos avaliadores concordou que o P-Mex era administrado com facilidade, mas, em alguns casos, o processo de avaliação foi afetado negativamente pela grande carga de trabalho em ambientes de emergência superlotados.[23] Também em uma aplicação em serviço de emergência, alguns membros do corpo docente preferiram a avaliação indireta do profissionalismo e relataram sentir-se inicialmente desconfortáveis com o instrumento. Diante disso, sugere-se capacitação do corpo docente com relação aos princípios de um *feedback* eficaz e aos métodos de avaliação em contextos clínicos, além do próprio P-Mex.[23]

Avaliação 360°

A avaliação 360° recebe esse nome porque consiste no uso de instrumentos para medir competências de um indivíduo sob múltiplas observações: de seus supervisores, dos preceptores, de seus pares, dos profissionais de outras

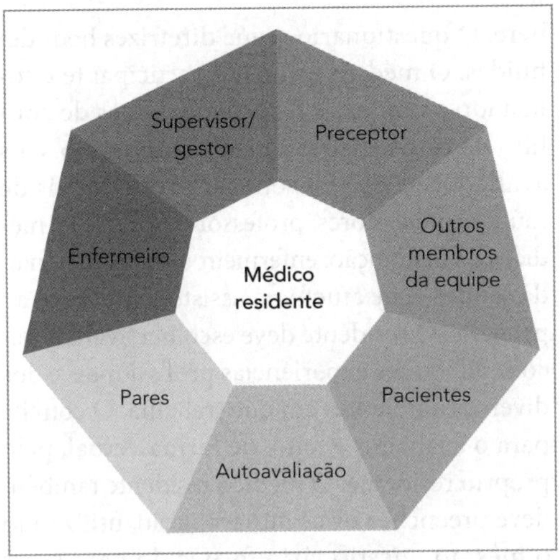

FIGURA 2 Modelo de avaliação 360° em residência médica.
Adaptada de Barcelos e Romão, 2021.[29]

categorias (como enfermagem), dos pacientes e de seus familiares (Figura 2).[28]

O conjunto de itens que compõem a ferramenta permite explorar competências de um indivíduo sobre profissionalismo, habilidades de comunicação, estilo interpessoal, liderança e trabalho em equipe.[30] O ACGME sugere o uso dessa estratégia para avaliar as habilidades dos residentes em uma variedade de áreas, incluindo profissionalismo e habilidades interpessoais e de comunicação.[14]

Sabe-se que a avaliação de desempenho de uma única fonte, como um supervisor, subordinado ou paciente, pode ter imprecisões inerentes e pode ser afetada por viés com os efeitos halo e chifre. O efeito halo é a tendência do avaliador de superestimar a performance com base em uma única alegação, ao passo que o efeito chifre diz respeito à tendência de subestimá-la.[31] Para contornar esse elemento potencial de injustiça, o uso do *feedback* a partir de várias fontes confere uma avaliação global e abrangente de desempenho. É possível eliminar, assim, os preconceitos de raça, sexo e cultura. O conjunto de informações resultante é então usado de maneira eficaz para rastrear o progresso dos residentes em qualquer instituição.[32]

Algumas das características mais importantes da avaliação 360° são as seguintes:[33]

- O aluno deve ser envolvido na seleção de avaliadores.
- Os avaliadores devem ser confiáveis.
- Os desempenhos avaliados devem se relacionar apenas com as expectativas e tarefas de trabalhos atuais.
- Amostras de 4 a 12 avaliadores devem ser utilizadas para preservar o anonimato e aumentar a confiabilidade.
- Uma escala comum deve ser preenchida por todos os avaliadores, como as escalas tipo Likert de 4 a 7 pontos.
- Respostas *on-line* são preferíveis aos instrumentos, para preservar o anonimato, melhorar a taxa de respostas e otimizar a qualidade e a quantidade de comentários.
- O *feedback* deve ser oportuno e regular e, de preferência, ser fornecido imediatamente após as observações.
- Progressos no desempenho ao longo do tempo devem ser documentados.

Quanto mais próxima a avaliação estiver da realidade, maior é a probabilidade de que seja válida. Os avaliadores precisam ser treinados para avaliar o desempenho dos alunos de forma objetiva, evitando o "viés de atribuição", ou seja, a tendência de generalizar os comportamentos observados para todos os contextos.[2] Quando as ferramentas de avaliação forem usadas em novos contextos, a revalidação com atenção à relevância cultural é importante.[34]

Há uma lacuna na literatura quanto ao efeito educacional da avaliação 360°.[35] Os instrumentos utilizados parecem ser mais efetivos quando associados à autoavaliação.[33] Em razão da variabilidade entre as iniciativas e os instrumentos usados para essa modalidade de avaliação e seu *feedback*, cada conjunto de aplicações deve ser avaliado individualmente por seus próprios méritos, reconhecendo a natureza temporal e contextual das evidências geradas e os seus propósitos. Diferentemente de métodos como o Mini-CEX, que tem seus itens, descritores e estrutura da escala estáveis, permitindo uma revisão sistemática da validade do instrumento, na avaliação 360º cada instrumento deve ser examinado de forma crítica e independente.[36] Novos estudos devem consolidar instrumentos de medidas de domínios de competências.[32]

Miniavaliação por pares (M-PAT)

A avaliação por pares é outra forma possível de avaliação de profissionalismo. Ela foi inicialmente desenvolvida por organizações industriais e empresas do mundo ocidental, em grande parte impulsionadas pela competitividade do mercado de trabalho.[37] Mais recentemente, essas técnicas começaram a ser adotadas para avaliação de desempenho do médico em formação.

Essa estratégia tem utilidade na área médica para a avaliação de competências que não se podem avaliar em testes objetivos, como é o caso do profissionalismo.[38] Entre as ferramentas de avaliação por pares existentes, por meio das quais o indivíduo recebe *feedback* formal sobre seu desempenho no trabalho de colegas, subordinados e superiores, encontra-se a miniavaliação por pares (em inglês *mini peer assessment tool*). Apesar de pouco utilizada no Brasil, essa ferramenta vem ganhando destaque nos Estados Unidos e no Reino Unido.[38]

A M-PAT é uma versão reduzida da ferramenta de avaliação e revisão por pares de Sheffield (do inglês *Sheffield peer review assessment tool* – SPRAT). O questionário SPRAT foi utilizado originalmente como uma ferramenta validada para consultores pediátricos avaliarem os componentes de desempenho dos cinco domínios da boa prática médica, com um total de 24 questões que abordam o bom atendimento clínico, a manutenção de boas práticas médicas, o ensino e o treinamento, a capacidade de avaliar e ser avaliado, o relacionamento com pacientes e no trabalho, com colegas.[39]

Já o M-PAT consiste em dezesseis questões, mas com um sistema de pontuação global semelhante ao SPRAT e um espaço para texto livre. O questionário segue diretrizes bem definidas. O médico residente participante é solicitado a nomear e fornecer detalhes de contato de oito pessoas que atuarão como seus avaliadores. Eles devem ser profissionais de saúde – preceptores, professores, diretores, médicos da instituição, enfermeiros ou profissionais da saúde – que atuem na assistência clínica ao paciente. O residente deve escolher avaliadores com diferentes experiências profissionais e dos diversos ambientes em que trabalha. O convite para o avaliador é feito, de forma verbal, pelo próprio residente. O médico residente também deve preencher uma autoavaliação, utilizando o mesmo questionário fornecido para esses pares.[38]

Os formulários de avaliação são enviados e devolvidos à secretaria de forma anônima para garantir que os residentes desconhecem a opinião individual dos seus avaliadores. O resultado do ranqueamento dos formulários recebidos é, então, enviado ao supervisor do programa, que deve realizar o *feedback* com os seus residentes.

O M-PAT é um questionário de rápida aplicação (menos de 6 minutos) e está sendo utilizado, cada vez mais, como uma ferramenta de avaliação formativa em ambientes clínicos. Até o momento, no entanto, o questionário não foi validado para todas as especialidades.

Ressaltam-se, nesse processo, a importância e o cuidado com a maneira como o *feedback* é fornecido. Sugere-se que o supervisor seja treinado para adotar uma abordagem eficaz e construtiva ao realizar o *feedback* e discutir os relatórios de desempenho.[38] Uma discussão mais aprofundada sobre técnicas de *feedback* é apresentada em outro capítulo deste livro.

CONSIDERAÇÕES FINAIS

A avaliação completa e sistemática do profissionalismo exige o envolvimento de vários avaliadores e deve usar mais de um método de avaliação, em diferentes ambientes.[3] O uso de triangulação, empregando mais de uma ferramenta de avaliação, pode ajudar a cobrir as deficiências associadas a qualquer abordagem única.[40]

Essa estratégia recomenda o uso de portfólios que agrupam indicadores de desempenho, como registros de atendimento, *feedback* de várias fontes, desempenho em OSCE e escrita reflexiva sobre incidentes críticos, que, em conjunto, podem ajudar a capturar um esboço positivo do desempenho profissional de um aluno em diferentes contextos. Com isso, também é possível abarcar as interações nos níveis individual, interpessoal, social e institucional.

Todas as estratégias práticas para avaliar o profissionalismo médico devem ser formativas, de modo que os residentes recebam *feedback* para orientar correções. O programa de desenvolvimento dos preceptores é importante nesse contexto, pois pode promover as competências para o ensino e a avaliação dos residentes, que incluem a realização de *feedback*.

Pode-se afirmar, assim, que uma boa combinação de métodos de avaliação precisa ser incorporada de maneira longitudinal e usar uma abordagem gradual para avaliar o profissionalismo durante a residência médica.

REFERÊNCIAS

1. DeAngelis CD. Medical professionalism. JAMA. 2015;313(18):1837-8.
2. Goldie J. Assessment of professionalism: a consolidation of current thinking. Med Teach. 2013;35(2):e952-6.
3. Cruess R, McIlroy JH, Cruess S, Ginsburg S, Steinert Y. The professionalism mini-evaluation exercise: a preliminary investigation. Acad Med. 2006;81(10 Suppl):74-8.
4. Hultman CS, Wagner IJ. Professionalism in plastic surgery: attitudes, knowledge, and behaviors in medical students compared to surgeons in training and practice – one, but not the same. Ann Plast Surg. 2015;74 Suppl 4:S247-54.
5. Cruess RL, Cruess SR, Steinert Y. Amending Miller's pyramid to include professional identity formation. Acad Med. 2016;91(2):180-5.
6. Consorti F, Notarangelo M, Potasso L, Toscano E. Developing professionalism in Italian medical students: an educational framework. Adv Med Educ Pract. 2012;3:55-60.
7. American Board of Internal Medicine, American College of Physicians, American Society of Internal Medicine, European Federation of Internal Medicine. Medical professionalism in the new millennium: a physician charter. Ann Intern Med. 2002;136(3):243-6.
8. Birden H, Glass N, Wilson I, Harrison M, Usherwood T, Nass D. Defining professionalism in medical education: a systematic review. Med Teach. 2014;36(1):47-61.
9. Feitosa ES, Brilhante AVM, Cunha SM, Sá RB, Nunes RR, Carneiro MA, et al. Profissionalismo na formação do especialista médico: revisão integrativa da literatura. Rev Bras Edu Med. 2019;43(1 supl 1):700-7.
10. Puschel K, Repetto P, Bernales M, Barros J, Perez I, Snell L. "In our own words": defining medical professionalism from a Latin American perspective. Educ Health. 2017;30(1):11-8.
11. Salloch S. Same same but different: why we should care about the distinction between professionalism and ethics. BMC Med Ethics. 2016;17(1):44.
12. Código de Ética Médica: Resolução CFM n. 2.217, de 27 de setembro de 2018, modificada pelas Resoluções CFM n. 2.222/2018 e 2.226/2019. Brasília: Conselho Federal de Medicina; 2019.
13. Meakins JL. Medical professionalism in the new millenium. J Am Coll Surg. 2003;196(1):113-4.
14. Accreditation Council for Graduate Medical Education. Common program requirements, section VI, with background and intent. 2017. Disponível em: https://www.acgme.org/Portals/0/PFAssets/ProgramRequirements/CPRs_Section VI_with-Background-and-Intent_2017-01.pdf. Acessado em: 05 set 2021.
15. Bienstock JL, Edgar L, McAlister R. Obstetrics and gynecology milestones. J Grad Med Educ. 2014;6(1 suppl 1):126-8.
16. Romão GS, Sá MFS. Competency-based training and the competency framework in gynecology and obstetrics in Brazil. Rev Bras Ginecol Obstet. 2020;42(5):272-8.
17. Hodges B, Paul R, Ginsburg S, the Ottawa Consensus Group Members. Assessment of professionalism: from where have we come – to where are we going? An update from the Ottawa Consensus Group on the assessment of professionalism. Med Teach. 2019;41(3):249-55.
18. Tay KT, Ng S, Hee JM, Chia EWY, Vythilingam D, Ong YT, et al. Assessing professionalism in medicine: a scoping review of assessment tools from 1990 to 2018. J Med Educ Curr Dev. 2020;7:2382120520955159.
19. Li H, Ding N, Zhang Y, Liu Y, Wen D. Assessing medical professionalism: a systematic review of instruments and their measurement properties. PLoS One. 2017;12(5):1-28.
20. Holdefer MML, Sena CF, Naghettini AV, Pereira ERS. Tradução e adaptação transcultural do instrumento de avaliação do profissionalismo P-MEX para uso em médicos residentes. Rev Bras Educ Med. 2021;45(1):1-8.
21. Karukivi M, Kortekangas-Savolainen O, Saxén U, Haapasalo-Pesu KM. Professionalism mini-evaluation

exercise in Finland: a preliminary investigation introducing the Finnish version of the P-MEX instrument. J Adv Med Educ Prof. 2015;3(4):154-8.
22. Tsugawa Y, Ohbu S, Cruess R, Cruess S, Okubo T, Takahashi O, et al. Introducing the professionalism mini-evaluation exercise (p-MEX) in Japan: results from a multicenter, cross-sectional study. Acad Med. 2011;86(8):1026-31.
23. Amirhajlou L, Bidari A, Alipour F, Yaseri M, Vaziri S, Rezai M, et al. Validity, reliability and acceptability of professionalism mini-evaluation exercise (P-MEX) for emergency medicine residency training. J Med Ethics Hist Med. 2019;12:12.
24. Kwan YH, Png K, Phang JK, Leung YY, Goh H, Seah Y, et al. A systematic review of the quality and utility of observer-based instruments for assessing medical professionalism. J Grad Med Educ. 2018;10(6):629-38.
25. Bajwa NM, Nendaz MR, Galetto-Lacour A, Posfay-Barbe K, Yudkowsky R, Park YS. Can professionalism mini-evaluation exercise scores predict medical residency performance? Validity evidence across five longitudinal cohorts. Acad Med. 2019;94(11S Association of American Medical Colleges Learn Serve Lead):S57-63.
26. Adkoli BV. Assessment of professionalism and ethics. J Educ Tech Health Sci. 2019;6(1):2-9.
27. Fong W, Kwan YH, Yoon S, Phang JK, Thumboo J, Leung YY, et al. Assessment of medical professionalism using the professionalism mini evaluation exercise (P-MEX) in a multi-ethnic society: a Delphi study. BMC Med Educ. 2020;20(1):225.
28. Toegel G, Conger JA. 360-degree assessment: time for reinvention. Acad Manag Learn Educ. 2003;2(3): 297-311.
29. Barcelos IDES, Romão GS. Estratégias na avaliação do residente: experiências com multiSource feedback. Femina. 2021;49(3):152-5.
30. Nurudeen SM, Kwakye G, Berry WR, Chaikof EL, Lillemoe KD, Millham F, et al. Can 360-degree reviews help surgeons? Evaluation of multisource feedback for surgeons in a multi-institutional quality improvement project. J Am Coll Surg. 2015;221(4):837-44.
31. MacDougall M, Riley SC, Cameron HS, McKinstry B. Halos and horns in the assessment of undergraduate medical students: a consistency based approach. J Appl Quant Meth. 2008;3(2):116-28.
32. Donnon T, al Ansari A, al Alawi S, Violato C. The reliability, validity, and feasibility of multisource feedback physician assessment: a systematic review. Acad Med. 2014;89(3):511-6.
33. Berk RA. Using the 360 degrees multisource feedback model to evaluate teaching and professionalism. Med Teach. 2009;31(12):1073-80.
34. Hodges BD, Ginsburg S, Cruess R, Cruess S, Delport R, Hafferty F, et al. Assessment of professionalism: recommendations from the Ottawa 2010 Conference. Med Teach. 2011;33(5):354-63.
35. Lockyer J. Multisource feedback: can it meet criteria for good assessment? J Contin Educ Health Prof. 2013;33(2):89-98.
36. Norcini J, Anderson MB, Bollela V, Burch V, Costa MJ, Duvivier R, et al. 2018 Consensus framework for good assessment. Med Teach. 2018;40(11):1102-9.
37. Mathews BP, Redman T. The attitudes of service industry managers towards upward appraisal. Career Development International. 1997;2(1):46-53.
38. Abdulla A. A critical analysis of mini peer assessment tool (mini-PAT). J R Soc Med. 2008;101(1):22-6.
39. Archer JC, Norcini J, Davies HA. Use of SPRAT for peer review of paediatricians in training. BMJ. 2005; 330(7502):1251-3.
40. O'Sullivan H, van Mook W, Fewtrell R, Wass V. Integrating professionalism into the curriculum: AMEE guide n. 61. Med Teach. 2012;34(2):155-7.

CAPÍTULO 38

Atividades profissionais confiabilizadoras (EPA)

Gustavo Salata Romão
Raquel Autran Coelho Peixoto
Karen Cristine Abrão

INTRODUÇÃO

A formação e o treinamento baseados em competências emergiram na educação médica no início dos anos 2000 e progrediram com velocidade e impacto notáveis na graduação e na residência médica.[1]

Em menos de 10 anos, os currículos tradicionais foram substituídos pelos currículos orientados por competência nos Estados Unidos ("Outcome project"),[2] no Canadá (CanMeds),[3] no Reino Unido ("Tomorrow's doctors")[4] e em muitos outros países. No universo da educação médica, a década de 2000 a 2010 ficou marcada como a década da formação baseada em competências,[1,5] que representou um avanço inquestionável nos referenciais de formação e treinamento.

Em meio a essa pluralidade de novos conceitos, surgiram dúvidas e questionamentos sobre:

- Como esses novos referenciais de competências deveriam ser traduzidos na prática do dia a dia nos ambulatórios e serviços de residência.[1,6]
- Como transformar atributos relacionados a capacidades (competências) em atividades claramente verificáveis pelos preceptores e supervisores de médicos residentes.
- Como assegurar que um residente está preparado para progredir e assumir responsabilidades mais complexas.

CONCEITO E FINALIDADE

Para atender às necessidades da formação por competências e orientar o treinamento, a supervisão e a avaliação de médicos residentes e estudantes de medicina, foi estabelecido em 2007 o conceito das EPA (do inglês *entrustable professional activities*),[6,7] que pode ser traduzido como "atividades profissionais confiabilizadoras". Segundo Cate,[1,8] uma EPA é definida como:

> [...] uma unidade da prática profissional que pode ser totalmente confiabilizada a um aprendiz (médico residente ou estudante de medicina) quando o mesmo demonstra as competências necessárias para executá-la de maneira independente e sem supervisão.[1]

Uma "unidade da prática", por sua vez, pode significar tanto uma única atividade ou tarefa (por exemplo, o manejo de pacientes com catarata) quanto um conjunto de atividades ou tarefas (por exemplo, a realização de procedimentos de medicina interna ou o manejo de pacientes internados), desde que sejam apropriadas para o credenciamento ou a confiabilização do aprendiz.[9] As atividades englobadas nas EPA exigem profissionais treinados para sua realização e se relacionam diretamente com a prática clínica e com a rotina dos serviços, contribuindo claramente para a prestação do cuidado. Por essas razões, a confiabilização nas EPA promove a inclusão formal dos aprendizes nas comunidades de prática.

É importante diferenciar EPA, no entanto, de outras atividades dos residentes no dia a dia de um programa de residência, pois nem tudo que acontece dentro de um programa educacional pode ser considerado EPA. Atividades educativas que contribuem para a formação, mas que não representam prática profissional, como "apresentação de seminários" ou "discussão de artigos científicos", não podem ser consideradas EPA. Ações como "priorizar o diagnóstico diferencial na consulta clínica", embora sejam importantes para a formação e o desenvolvimento dos aprendizes, não integram a rotina dos serviços na prestação de cuidados e também não devem ser consideradas EPA.[9] Isso também ocorre nos ambientes de prática. Atividades como "organização de confraternizações da equipe de saúde", mesmo que façam parte da rotina de um serviço, não estão diretamente relacionadas com a prática clínica e, portanto, não devem ser consideradas EPA. Por outro lado, tarefas simples e pontuais como "aferição da pressão arterial" por um estudante de medicina, que apresentam relação com a prática do cuidado, podem ser consideradas pequenas EPA. O mais comum, no entanto, é que uma EPA diga respeito a tarefas maiores, que correspondem a atividades mais amplas ou conjuntos de atividades.[9]

A aplicação dessas atividades tem por finalidade promover a formação baseada em competências de maneira progressiva e segura, condicionando a autonomia do aprendiz à sua proficiência para a prática clínica. Assim, para garantir a segurança dos pacientes nesse cenário, é necessário definir padrões mínimos para a prática não supervisionada de médicos residentes e alunos de graduação.[9]

As tentativas iniciais de confiabilização dos aprendizes envolviam um grande conjunto de competências individuais de difícil avaliação e muitas vezes descontextualizadas da prática nos serviços, o que diminuiu a aceitabilidade do método. O conceito de EPA foi introduzido para organizar e facilitar esse processo, conectando as competências dos aprendizes, que são atributos individuais, com as atividades profissionais para as quais eles devem ser formalmente confiabilizados.[7]

Para garantir a segurança dessa prática clínica não supervisionada, as EPA devem corresponder às unidades da prática que podem ser supervisionadas, monitoradas, avaliadas, documentadas e certificadas. Além disso, esse processo não é atrelado ao final do estágio, curso ou programa de residência, podendo ocorrer durante o treinamento. Assim, aprendizes preparados para assumir autonomia em algumas atividades mais precocemente do que outros são formalmente confiabilizados para isso.[9]

O devido preparo dos profissionais para a prática clínica não supervisionada ao final do processo completo de treinamento é assegurado por meio de licença, certificação ou registro nas especialidades médicas. Embora a confiabilização nas EPA ainda não seja utilizada como base para o licenciamento ou certificação do especialista, os seus preceitos se alinham com as recomendações atuais para o aumento gradativo da autonomia e das responsabilidades profissionais[10-13] e com as teorias cognitivas que propõem a participação legítima dos aprendizes em comunidades de prática.[14]

Desde a sua descrição inicial, em 2005,[1] as EPA têm sido introduzidas e utilizadas em muitos programas de residência médica e internato em diversos países,[15] com mais de 450 publicações indexadas sobre o tema no Pubmed.[9]

Distinção entre EPA, habilidades e competências

As atividades descritas como EPA são chamadas unidades da prática clínica, pois englobam atividades específicas de uma profissão ou especialidade realizadas por um departamento, enfermaria, ambulatório ou serviço. Além disso, as tarefas ou os conjuntos de tarefas envolvidos em uma EPA devem ser realizados dentro de um prazo ou período predeterminado.

O conceito não pode ser usado, portanto, para descrever um indivíduo.[9]

Em comparação, as competências são voltadas às características individuais. Alunos de graduação e médicos residentes devem adquirir as competências (conhecimentos, habilidades e atitudes) esperadas para a prática profissional na especialidade. É importante salientar que a aquisição dessas competências é também necessária para a confiabilização dos aprendizes nas EPA e para a prática não supervisionada dessas atividades. Por exemplo, para ser confiabilizado na EPA "Assistência ao parto de risco habitual", um médico residente precisa ter adquirido as competências necessárias para essa EPA, que incluem o conhecimento sobre o mecanismo de parto, as habilidades psicomotoras para execução das manobras de assistência ao parto e as atitudes profissionais necessárias para a tomada de decisões compartilhadas com a paciente. Assim, enquanto aprendizes e profissionais devem adquirir e possuir competências e seus subcomponentes, as EPA não podem ser adquiridas ou possuídas, pois trata-se do trabalho profissional a ser realizado.[9]

Em algumas circunstâncias, no entanto, as competências têm sido descritas de maneira equivocada como atividades, o que tem gerado confusões. A própria relação de competências essenciais do Accreditation Council for Graduate Medical Education (ACGME) incluiu alguns termos inapropriados como "*patient care*" (que pode ser traduzido como "cuidado do paciente") e "*systems-based practice*" (que pode ser traduzido como "prática baseada em sistemas"), que correspondem a atividades e não podem ser tratadas como competências.[9]

ATRIBUTOS E CARACTERÍSTICAS

De acordo com Cate, as principais características de uma EPA são:[1,16]

- É uma atividade ou um conjunto de atividades específicas e focadas na prática clínica e relevante para a profissão ou especialidade, sendo parte integrante da produção do cuidado em saúde.
- É restrita a profissionais e aprendizes tecnicamente qualificados.
- Apresenta uma definição clara dos seus limites (início e fim).
- Pode ser executada de forma independente para produzir um resultado clínico definido.
- Pode ser observada durante sua realização, e o desempenho de um aprendiz na sua execução é mensurável.
- É claramente distinguível de outras EPA.
- Necessita da integração de múltiplos domínios das competências (conhecimentos, habilidades e atitudes) adquiridos durante o treinamento para sua execução.
- Descreve uma tarefa ou atividade em vez de competências de um aprendiz, por isso sua descrição evita adjetivos ou advérbios relacionados à proficiência.

RECOMENDAÇÕES PARA DESCRIÇÃO E UTILIZAÇÃO

Algumas recomendações sobre como elaborar, descrever e utilizar as EPA devem ser usadas como referenciais para seu treinamento e avaliação. Elas dizem respeito aos seguintes aspectos:[9]

- Título.
- Especificações e limites.
- Riscos potenciais em caso de falha.
- Domínios de competência mais relevantes.
- Conhecimentos, habilidades, atitudes e experiências necessárias.
- Fontes de informação para confiabilização.
- Nível de confiabilização e supervisão esperado em cada estágio do treinamento.
- Tempo de expiração se a EPA não for praticada.

Título

O título de uma EPA é fundamental para que ela seja compreensível pelas partes interessadas, que incluem médicos residentes, estudantes, preceptores, professores, supervisores, gestores, equipe de enfermagem, entre outros.[9] Esse título deve ser claro, parcimonioso e descrever amplamente a atividade, como a descrição de um item em um contrato de trabalho. Em algumas situações, pode-se prescindir de um verbo, como no título "Atenção à saúde no puerpério". Quando for necessário utilizar um verbo, este deve corresponder à ação realizada na execução da EPA e aparecer no gerúndio. Por exemplo, em vez do título "Realizar ressuscitação em pacientes instáveis", deve-se optar pelo título "Reanimando pacientes instáveis".[9]

É importante considerar também que a EPA não deve ser específica para um indivíduo ou contexto. Assim, recomenda-se que o objeto, quando estiver presente no título, seja utilizado no plural. Portanto, em vez do título "Avaliando uma paciente através da ecocardiografia", recomenda-se utilizar "Avaliando pacientes através da ecocardiografia".[17] Com isso, fica claro que a confiabilização na EPA não se restringe a um paciente ou contexto determinado e, portanto, generaliza-se para outros pacientes que apresentem condições clínicas semelhantes.

O título deve ser, ainda, inequívoco. Não deve indicar escolhas, como "Transferindo ou recebendo a transferência de pacientes",[18] tampouco uma cadeia de componentes, como "Articulando a transferência de gestantes de alto risco aos serviços de referência para controle das comorbidades identificadas no pré-natal". A inclusão de escolhas e o delineamento dos aspectos principais tornam o título mais complexo e geram confusão sobre qual atividade é confiabilizada pela EPA. Para simplificar o título, nesses casos, é recomendável que diferentes atividades sejam incluídas como subcomponentes de uma mesma EPA.[9]

Com relação ao tamanho, diferentes opções podem ser adotadas. De maneira geral, recomenda-se utilizar um título curto, focado em uma atividade concreta ou em um conjunto bem definido de atividades. Conjuntos muito amplos ou pacotes de atividades pouco correlatas, como "Procedimentos médicos em geral"[18] ou "Comunicando e colaborando com os colegas"[19], podem gerar títulos vagos ou mal definidos, tornando difíceis seu entendimento e sua aplicação no dia a dia dos programas. Apesar disso, quando tratar-se de especificação clara sobre as atividades incluídas na confiabilização, as EPA podem ser descritas com títulos longos.[9]

Especificações e limites

Embora uma EPA possa ser reconhecida apenas pelo seu título, não deve haver ambiguidade em sua definição. As decisões sobre a confiabilização nas EPA têm sérias implicações para a segurança dos pacientes. Confusões ou equívocos nessa interpretação podem repercutir em danos aos pacientes e aos aprendizes.[9]

A descrição clara e completa das atividades que compõem uma EPA é fundamental para esclarecer aos aprendizes, supervisores, professores e funcionários quais tarefas da prestação de cuidados um determinado aluno ou médico residente está preparado para assumir e sob qual nível de supervisão. Essa descrição também é importante para que o aprendiz possa se autoavaliar e monitorar seu desenvolvimento no programa de treinamento.[9]

Dependendo de sua natureza, uma EPA pode ser especificada e descrita de formas diferentes:

- EPA que correspondem a uma única tarefa podem ser descritas por uma sequência em ordem cronológica das etapas envolvidas na sua execução.
- Para as EPA que compreendem atividades mais amplas ou um conjunto de atividades, como "consulta clínica",[19] "atendimento ao politraumatizado" ou "assistência ao parto", os subcomponentes devem ser descritos como partes integrantes de cada EPA.

As tarefas ou atividades que compõem uma EPA, como "titular a insulina com base em leituras de glicose",[20] "realizar parto cesáreo" ou "inserir dispositivo intrauterino", são também denominadas "atividades práticas observáveis".

Assim como foi recomendado para o título, a especificação de uma EPA não deve incluir referências à capacidade do aprendiz, pois isso dificultaria a descrição real da atividade. Deve-se evitar, portanto, termos como "o residente deve ser capaz de".[9]

As decisões sobre a confiabilização em uma EPA não devem ser baseadas em pequenas subatividades que são executadas em conjunto ou apenas como parte de outras atividades. Em vez disso, essas decisões devem se embasar em tarefas mais amplas, de execução independente e autônoma. Para dar suporte a essas decisões, a especificação de uma EPA ou de uma atividade a ser confiabilizada deve definir o escopo dessa atividade de forma a delimitar realmente uma unidade de prática profissional.[9]

A confiabilização que permite a execução autônoma de uma EPA por um estudante de medicina ou médico residente pode ser formalizada pela declaração de responsabilidade atribuída ou pela atribuição de uma estrela ou equivalente ao crachá digital[7] e apresenta consequências práticas importantes para os aprendizes, para a segurança dos pacientes e para a rotina dos serviços. Um avanço recente para esse processo foi a proposta do microcredenciamento dos aprendizes nas EPA,[21] que permite a inclusão de elementos específicos que nem sempre são realizados na execução dessas atividades.

Recentemente, com a introdução da cirurgia robótica, surgiu uma discussão para definir se os cirurgiões treinados nessa nova modalidade estariam confiabilizados para uma ampla gama de aplicações ou somente para as cirurgias específicas para as quais receberam treinamento. Ficou decidido que, após treinamento em habilidades voluntárias e supervisão prática por outros cirurgiões, eles poderão utilizar a tecnologia da cirurgia robótica a seu critério.[22] Discussão semelhante ocorreu entre os fisioterapeutas americanos que utilizam ultrassom.[23] A partir de discussões como essas, pode-se depreender que a descrição clara das EPA com suas especificações e limitações será de grande importância no aprendizado e na incorporação das novas tecnologias à prática clínica.[9]

Com relação ao desempenho fora do contexto da confiabilização, deve-se ter em mente que o uso das EPA tem como objetivo o credenciamento transferível.[24] Isso significa que o credenciamento obtido em uma instituição ou hospital deve ser reconhecido em outros ambientes comparáveis. Em contraposição, a habilidade para trabalhar ou atuar em um contexto diferente pode exigir um período de ajuste antes de o profissional assumir total responsabilidade pelas atividades.[5,25] Um residente de ginecologia e obstetrícia já confiabilizado para realizar um parto de alto risco sem supervisão em um hospital geral, por exemplo, pode encontrar dificuldades para atuar em um hospital terciário, onde predominam casos altamente complexos. Nesse caso, pode ser necessário um período de adaptação com supervisão direta e/ou indireta. Isso se aplica a todas as EPA complexas.[24]

Riscos potenciais em caso de falha

A confiabilização de um aprendiz (estudante ou médico residente) para realizar uma atividade profissional apresenta riscos implícitos que precisam ser especificados.[26-28] Quando um aprendiz não preenche os critérios necessários para a confiabilização em uma determinada atividade, decisões difíceis devem ser tomadas. Muitas vezes, nessas circunstâncias, pesam os argumentos em favor do aprendiz sobre as implicações de uma decisão negativa para o médico residente e para a estrutura do programa. Apesar disso, é preciso considerar também as consequências para os pacientes e para a sociedade quando se confiabiliza um residente que ainda não está preparado para progredir.[29] Para isso, é importante explicitar as consequências de uma confiabilização inadequada em cada EPA. Esses argumentos explicitados apoiam os preceptores em casos de decisões negativas com relação à confiabilização de residentes que ainda não estão devidamente preparados para assumir novas responsabilidades em atividades profissionais.[30-32]

No processo de confiabilização, preceptor e aprendiz devem discutir sobre a confiabilização ou não em uma EPA. Esse processo, conhecido como EBD, do inglês *entrustment-based discussion*, é fundamental para a transparência do processo e deverá considerar as seguintes questões:[33]

- O aprendiz sabe executar a atividade de maneira adequada?
- Este aprendiz apresenta conhecimento prévio necessário para realizá-la?
- O aprendiz está ciente dos riscos e possíveis complicações relacionados a essa atividade?
- Este aprendiz sabe como lidar com potenciais complicações, emergências, resultados imprevistos, achados raros ou situações incomuns relacionados a essa EPA?

Embora alguns riscos e eventos adversos relacionados às EPA sejam imprevisíveis, perguntas simples como "o que você faria diante de uma situação para a qual não esteja preparado ou quando não souber o que fazer?" podem fornecer indícios do quão adaptado um aprendiz está para lidar com essas situações e resultados inesperados.[9] Os Quadros 1 e 2 trazem exemplos de riscos potenciais em caso de falha e como organizá-los.

Domínios de competência mais relevantes

Muitos programas de treinamento em saúde utilizam como base para avaliação as matrizes de competências que foram criadas e validadas local ou nacionalmente, como o CanMEDS, no Canadá,[35] os sistemas de credenciamento do ACGME, nos Estados Unidos,[36] e do General Medical Council, no Reino Unido.[9] No Brasil, as matrizes de competências das especialidades médicas são aprovadas pela Comissão Nacional de Residência Médica do Ministério da Educação.

QUADRO 1 EPA – Gerenciando pacientes com catarata

Riscos pré-operatórios	Uso de medicamentos, pseudoesfoliação, trauma, pupila pequena, vícios de refração elevados, cirurgia ocular prévia, doença ocular que requer tratamento prévio
Complicações intraoperatórias	Ruptura capsular posterior, prolapso de íris, deiscência zonular, hemorragia supracoroidal
Complicações pós-operatórias	Opacificação capsular posterior, elevação da pressão intraocular, descompensação da córnea, edema macular, descolamento de retina, endoftalmite

EPA: atividades profissionais confiabilizadoras (em inglês, *entrustable professional activities*).
Adaptado de Cate e Taylor, 2020.[9]

QUADRO 2 EPA – Atenção à saúde e cuidados no parto

Riscos pré-natais	Condições maternas: cesáreas prévias, obesidade, diabetes, doença hipertensiva, cardiopatias, infecções, discrasias sanguíneas Condições fetais: gemelidade, malformações, prematuridade, hidropsia, retardo de crescimento intrauterino Condições gestacionais: placenta prévia, acretismo, polidrâmnio, amniorrexe precoce
Riscos intraparto	Eclâmpsia, corioamnionite, distocia, prolapso de cordão, descolamento placentário, ruptura uterina, sofrimento ou óbito fetal
Riscos no pós-parto	Síndrome HELLP, hemorragia puerperal, mastite, endometrite, deiscências, depressão pós-parto

EPA: atividades profissionais confiabilizadoras (em inglês, *entrustable professional activities*).
Adaptado de Cate e Taylor, 2020.[9]

Essas matrizes descrevem detalhadamente as habilidades exigidas para os médicos com o intuito de garantir a qualidade de sua formação profissional. As EPA não visam substituir as competências. Ao contrário disso, sua finalidade é verificar como os aprendizes integram diversas competências essenciais para a execução de tarefas e atividades nos ambientes da prática profissional.[1]

Embora diversas competências sejam necessárias para a confiabilização em uma atividade, sua importância relativa em cada EPA pode ser diferente.[9] Para algumas EPA, o domínio de conteúdo pode ser imprescindível, ao passo que, para outras, a comunicação e o profissionalismo serão as competências mais proeminentes. Por isso, é importante correlacionar as EPA com os domínios mais relevantes de competências da matriz necessários para a sua execução. Essas informações serão fundamentais para orientar o desenvolvimento curricular, o programa de treinamento e as ferramentas de avaliação. Um modelo de correlação entre competências e EPA é apresentado no Quadro 3.

Conhecimentos, habilidades, atitudes e experiências necessários

Os conhecimentos, habilidades, atitudes e experiências necessários para uma EPA são informações importantes para orientar os aprendizes quanto às expectativas dos preceptores, supervisores e programas com relação aos critérios necessários para a confiabilização em uma EPA. Aliás, mesmo que grande parte dos conhecimentos, habilidades e atitudes necessários para a execução de uma tarefa não estejam explícitos nas listas de verificação, ainda assim eles serão esperados.[9]

O conhecimento esperado para a realização de uma tarefa ou atividade com segurança pode ser muito amplo para algumas EPA. Por exemplo, a EPA "Avaliando pacientes na urgência e emergência" pode exigir um conhecimento abrangente sobre toda a medicina interna. Para fins práticos, para cada EPA devem ser identificados o conhecimento ou o conjunto de conhecimentos necessários de uma forma ampla, tomando por base para o conteúdo principal as apresentações mais comuns e/ou mais críticas. Para os aprendizes, esse conhecimento pode ser resumido e apresentado em um manual que também poderá constituir o referencial para uma avaliação de conhecimento específico para cada EPA.

As habilidades, quando aplicáveis, devem constar em uma lista mais focada que pode compor a descrição da EPA junto à indicação de qual teste ou instrumento específico a ser utilizado para sua avaliação.[9]

Enquanto os conhecimentos e as habilidades costumam ser específicos para cada EPA, as atitudes que se refletem em comportamento e profissionalismo são mais gerais e comuns a várias EPA. Além disso, atributos do comportamento, como o altruísmo, embora tenham seu valor reconhecido entre as profissões de saúde, podem ser de difícil identificação. Por conta disso, a descrição das atitudes necessárias deve contem-

QUADRO 3 Correlação entre competências e EPA

Competências	EPA 1	EPA 2	EPA 3	EPA 4
Expertise médica	+ +	+ +	+ +	+ +
Comunicação	+ +	+ +	+ +	+
Colaboração		+ +	+ +	+ +
Liderança		+	+	+ +
Profissionalismo	+ +	+ +	+ +	+ +

+: competência útil para a EPA; ++: competência necessária para a EPA; EPA: atividades profissionais confiabilizadoras (em inglês, *entrustable professional activities*); EPA 1: punção venosa; EPA 2: apendicectomia; EPA 3: prescrição de pacientes da enfermaria; EPA 4: elaboração e implementação de um plano de cuidados aos pacientes.
Adaptado de Cate et al., 2015.[16]

plar preferencialmente as mais perceptíveis pelo olhar dos pacientes, como empatia e compaixão.[9]

Para a confiabilização em uma EPA, será necessário verificar a aquisição das competências necessárias para a sua execução. Os conhecimentos e habilidades podem ser verificados por meio de avaliações específicas, em momentos planejados. As atitudes, por sua vez, envolvem maior dificuldade de verificação. Há dúvidas sobre quais atitudes devem pesar na decisão de confiabilização em uma EPA. Um trabalho recente propõe cinco tipos de referências para avaliar as atitudes no contexto da confiabilização clínica, que compõem o acrônimo A RICH (*agency*, *reliability*, *integrity*, *capability*, *humility*),[37,24] cujos referenciais se encontram no Quadro 4.

Além das competências, habilidades e atitudes, a confiabilização em uma EPA também necessita de experiências. Essas experiências podem ser, por exemplo, os estágios clínicos concluídos, o número de procedimentos praticados sob supervisão, entre outras. Embora não haja consenso sobre esses critérios realmente serem baseados em competências, as experiências e o número de procedimentos são dados importantes para a confiabilização.[38] É importante destacar, no entanto, que um residente que realizou um número "X" de procedimentos deve ser automaticamente confiabilizado em uma EPA relacionada a esse procedimento. Sugere-se, portanto, que a quantidade e a qualidade das experiências sejam consideradas pré-requisitos para a confiabilização na EPA sob observação direta.[16,32,39] Um exemplo disso é a exigência de documentação na forma de portfólio, contendo uma série de atendimentos em pediatria antes da confiabilização do residente na EPA "Atendendo no ambulatório de pediatria geral".[40]

Fontes de informação para confiabilização

As decisões sobre confiabilização nas EPA (decisões de atribuição somativa) devem se basear em múltiplas fontes de informação e requerem julgamento rigoroso. Múltiplas informações somadas a uma única observação ou teste devem subsidiar essa decisão. Esse julgamento, portanto, não apenas incorpora o que foi observado e verificado (foco retrospectivo). Ele deve avaliar o quanto um aprendiz está preparado para assumir novas atividades ou tarefas de maneira autônoma e independente de supervisão (foco prospectivo).[41] Uma frase adequada para o supervisor inserir em seu formulário de avaliação seria: "Com base em minhas observações, concluo que este estudante ou médico residente está preparado para realizar esta atividade sob supervisão (direta, indireta, sem supervisão)".[19]

QUADRO 4 Referenciais para avaliação atitudinal durante a confiabilização

Proatividade (*agency*)	Atitude proativa com relação ao trabalho, equipe, segurança e desenvolvimento pessoal, que inclui a conscientização e a resposta à necessidade de ação, mesmo quando fora da definição estrita de suas responsabilidades. A proatividade pode se manifestar no contexto dos outros quatro recursos.
Confiabilidade (*realiability*)	Comportamento previsível e consciencioso, impulsionado por um senso de responsabilidade
Integridade (*integrity*)	Veracidade, benevolência e centralização do cuidado no paciente, de modo que a experiência seja utilizada em benefício do paciente. As decisões são motivadas pela preocupação com o paciente e em defesa dos seus interesses
Capacidade (*capability*)	Condição para realizar uma tarefa específica em uma variedade de contextos e dentro de um período de tempo apropriado, exigindo compreensão e visão geral da situação clínica e capacidade de se comunicar e trabalhar efetivamente com outros profissionais dentro de um sistema
Humildade (*humility*)	Reconhecimento de suas próprias limitações, iniciativa e capacidade de pedir ajuda e solicitar *feedback*, receptividade às críticas e sugestões de pacientes e colegas de trabalho. Inclui também a capacidade de aprender a partir de erros, *feedback* e experiência dos outros

Diversas ferramentas utilizadas para avaliação no ambiente de trabalho, conhecidas como avaliação baseada em cenários de prática (em inglês, *workplace-based assessment* – WBA), podem fornecer informações para confiabilização nas EPA.[8] Essas ferramentas podem ser classificadas com relação ao tipo de abordagem e estão apresentadas no Quadro 5. Discussões mais aprofundadas sobre esses temas podem ser encontradas em outros capítulos deste livro.

Quando vistas sob a ótica da pirâmide de Miller, as fontes de informação de nível inferior, como os testes de conhecimento e a avaliação de habilidades em ambiente simulado, podem ser importantes, mas acontecem fora do ambiente de prática profissional e, portanto, não podem substituir as WBA.[9]

Outro aspecto importante diz respeito aos tipos e ao número de avaliações necessárias para a confiabilização em cada EPA. A resposta mais consensual é que não existe uma medida comum a todas as EPA. Para cada EPA, portanto, devem ser definidos os tipos de avaliação e o quantitativo de experiências necessárias para confiabilização. Deve-se considerar também que, embora existam descrições gerais das EPA, as regras para a confiabilização podem diferir entre os programas a depender do conjunto de ferramentas de avaliação utilizadas em cada instituição.[9] Por exemplo, na Faculdade de Medicina da Universidade de Ultrecht, na Holanda, são necessárias duas avaliações do tipo EBD com conceito satisfatório para confiabilização em cada EPA. Caso o conceito não seja satisfatório, mais observações e discussões serão necessárias para a confiabilização. A avaliação satisfatória é aquela na qual o supervisor tem segurança em afirmar que o aprendiz está preparado para realizar a atividade sob supervisão indireta.[16] Essa regra pode ser diferente em outras escolas e poderia ser totalmente diferente para algumas EPA. Assim, alguns programas estabelecem um número de 140 colonoscopias para confiabilizar um resi-

QUADRO 5 Ferramentas de avaliação utilizadas nos ambientes de prática (WBA)

Ferramentas utilizadas para observação	
Observação direta e focada	Miniexercício clínico (Mini-CEX) Observação direta de habilidades procedurais (DOPS) com ou sem gravação de vídeo Simulação *in situ*[42] Avaliação baseada em áudio[43]
Observação longitudinal	Avaliação multifonte (em inglês, *multisource feedback*) ou avaliação 360°
Ferramentas utilizadas para discussão	
Discussões baseadas em casos (em inglês, *case-based discussion* – CBD)	
Discussão baseada em revisão de prontuário (em inglês, *chart-stimulated recall*)	
Preceptor-minuto	
SNAPPS (sumarizar, numerar, analisar, perguntar, planejar e selecionar)	
Entrustment-based discussions (EBD)	
Ferramentas baseadas na revisão de resultados	
Logbook	
Portfólio	
Registros em prontuário eletrônico	
Registros de alta hospitalar	
Médias de qualidade sensível ao residente (RSQM)[44]	

WBA: avaliação baseada em cenários de prática (em inglês, *workplace-based activities*).

dente nessa atividade, mas já se verificou que são necessárias 500 colonoscopias para que os médicos residentes atinjam uma taxa de sucesso de 90%.[45]

Enquanto alguns ambientes, como o centro cirúrgico, propiciam naturalmente a observação direta das atividades, em outros ambientes essa observação precisa ser planejada, o que requer investimento e tempo extra. Nesses casos, haverá necessidade de equilíbrio entre o ideal e o possível.[9] O uso da tecnologia pode facilitar o registro das observações e promover aumento do número de observações documentadas, contribuindo positivamente nessas situações. Alguns aplicativos permitem que se faça o registro da observação em pouco mais de 1 minuto.[9]

Alguns elementos podem auxiliar na decisão sobre o número de avaliações necessárias para a confiabilização:

- Amplitude de contextos: deve-se considerar a amplitude de contextos possíveis para a EPA (por exemplo, a variedade de apresentações clínicas de uma doença). Não há necessidade de avaliar todas as condições possíveis, mas é importante garantir que o número de avaliações seja suficiente para compor uma amostra representativa da rotina de uma profissão ou especialidade.
- Segurança dos preceptores: o número de avaliações deve ser suficiente para que os preceptores estejam seguros de que o aprendiz é capaz de realizar a atividade de forma consistente e dentro do padrão esperado. Isso não significa que a variância de performance não possa ocorrer, mas a avaliação global do desempenho deve sugerir consistência.
- Diferentes perspectivas: a amostra de avaliações deve ser capaz de capturar as diferentes perspectivas necessárias para confiabilizar o aprendiz na EPA. Para a confiabilização de algumas EPA, devem ser incluídos os olhares dos pares, preceptores, pacientes, funcionários e outros profissionais.
- Nível de confiabilização: deve-se considerar o nível para o qual o aprendiz está sendo confiabilizado. A confiabilização para supervisão indireta requer um número menor de observações do que a certificação para a prática não supervisionada.[9]

A questão do número de avaliações ou procedimentos, no entanto, não deve ser a mais preponderante na decisão sobre a confiabilização na EPA. O mero cálculo matemático de notas baseadas em algoritmos não pode servir de base para a confiabilização. O número de avaliações esperadas deve servir mais como orientação. As decisões devem ser fundamentadas em dados suficientes, que podem ser exibidos no portfólio eletrônico do residente sob supervisão do preceptor e de um comitê de educadores. A confiabilização é uma decisão humana, feita por especialistas experientes, que tomam por base a sua opinião e as evidências disponíveis para suportá-la.[9]

Nível de confiabilização e supervisão esperado em cada estágio do treinamento

É importante definir para qual modalidade de supervisão um determinado aprendiz está sendo confiabilizado. O Quadro 6 apresenta os cinco níveis de confiabilização nas EPA.[16,31]

A estrutura de níveis de confiabilização apresentada no Quadro 6 foi amplamente recomendada na confiablização das EPA.[16,31] Embora a confiabilização formal possa ser aplicada em todos os níveis, com maior frequência a decisão final (somativa) ao final do programa é dirigida para a mudança da supervisão indireta (nível 3), para a prática autônoma (nível 4), ou para atuação como supervisor (nível 5). Em ambos os casos, os critérios para a confiabilização devem seguir os preceitos e regulamentações locais do serviço ou programa, que não serão necessariamente universais para todas as EPA.

É importante destacar, ainda, que a confiabilização deve se alinhar ao currículo ao mesmo tempo que oferece uma abordagem individua-

QUADRO 6 Níveis de confiabilização nas EPA

Nível	Modalidade de supervisão
1	O aprendiz pode estar presente e apenas observar a atividade, mas ainda não pode protagonizar a sua execução
2	O aprendiz pode executar a atividade desde que haja supervisão direta, proativa e presente na sala em que a atividade está sendo realizada
3	O aprendiz está autorizado a realizar a atividade sob supervisão indireta e reativa. O preceptor ou supervisor não precisa permanecer na sala, mas deve estar rapidamente disponível se houver necessidade
4	O aprendiz pode atuar sem supervisão, realizando a atividade de maneira autônoma e independente
5	O aprendiz pode supervisionar outros aprendizes mais jovens e iniciantes

EPA: atividades profissionais confiabilizadoras (em inglês, *entrustable professional activities*).

lizada aos aprendizes. Para implementar a confiabilização formal, deve-se mapear o programa a fim de identificar o período em que a supervisão indireta e a prática autônoma são esperadas para cada EPA.[25] A partir desse protocolo e do acompanhamento individual dos aprendizes, será possível identificar aqueles que apresentam desvios com relação ao desenvolvimento esperado. Nesses casos, deve-se lançar mão de estratégias personalizadas de treinamento, apoio e remediação para que o aprendiz possa progredir e alcançar o nível esperado para a confiabilização. Uma abordagem individualizada semelhante também será utilizada para os aprendizes que solicitam promoção antecipada, pois já se sentem preparados para a confiabilização na EPA. A promoção antecipada pode ser autorizada quando os gestores do programa entenderem que existe base suficiente para isso. Nesse caso, pode ser necessária uma adaptação no esquema inicial do programa de treinamento previsto.[9]

Tempo de expiração

Decisões favoráveis à confiabilização nas EPA devem ser sempre cuidadosas, pois trazem implicações para a segurança do paciente. Por isso, o tempo de expiração das EPA que não estão sendo praticadas é uma questão abrangente, cujas implicações se estendem para além do programa de treinamento. Sabe-se que diversas EPA requerem a prática sustentada para permanecerem seguras. Mais do que isso, a capacidade para executar algumas atividades de forma adequada pode decair se não forem praticadas regularmente.[46,47]

Alguns estudos analisaram percepções de gestores e supervisores de programas de cirurgia[48] e relataram uma decadência acentuada nas habilidades dos residentes que obtiveram uma bolsa de pesquisa (com duração de 1 a 3 anos) durante o treinamento.[48] Outros estudos verificaram que o conhecimento na área biomédica, se não acionado e utilizado, não se mantém após alguns anos.[49-51] O tempo de expiração para as EPA pode ser diferente. Para algumas atividades, a prática mensal ou semanal pode ser necessária para que as habilidades sejam mantidas. Para outras, mesmo com alguns anos fora da prática, a capacidade se mantém. Por isso, o prazo de validade deve ser definido individualmente para cada EPA.

A definição do período de expiração visa dar suporte ao privilégio futuro da prática não supervisionada apenas para fins de licenciamento ou certificação.[9] Apesar disso, quando uma atividade não é praticada no decorrer de vários anos, o próprio profissional médico pode abrir mão de praticá-la no seu escopo de prática ou procurar supervisão para restabelecer sua confiança. Assim, o programa de treinamento pode decidir qual o período de validade de uma EPA, mas não pode aplicar sanções quando o profissional deseja retomar a atividade após um longo período sem praticá-la. Outros órgãos reguladores poderão assumir esse papel e regulamentar a prática das EPA para garantir a segurança do paciente.[9]

INICIATIVA DA FEBRASGO PARA IMPLEMENTAÇÃO DAS EPA EM GINECOLOGIA E OBSTETRÍCIA

Considerando a importância das EPA para a confiabilização do especialista, a segurança das pacientes e a formação orientada por competências, em 2020 a Federação Brasileira das Associações de Ginecologia e Obstetrícia (Febrasgo), por meio da sua Comissão de Residência Médica (Coreme), tomou a iniciativa de elaborar e validar as EPA em ginecologia e obstetrícia. Essa comissão é composta por dezesseis especialistas em ginecologia e obstetrícia de todas as regiões brasileiras, atuantes em programas de residência médica e com grande experiência em educação e na formação de especialistas.[52]

Partindo das referências internacionais e da nova versão da matriz de competências em ginecologia e obstetrícia,[52] foram definidas 21 EPA contemplando toda a abrangência da área de atuação nessa especialidade. Para a descrição das especificações e dos limites, definiu-se o conjunto de atividades que compõem cada EPA. Todos os subcomponentes incluídos correspondem a atividades observáveis e que fazem parte da prática profissional do especialista em ginecologia e obstetrícia, da matriz de competências e da rotina dos serviços de saúde.

Para assegurar a validade de conteúdo, o documento inicial foi submetido à validação de um painel de especialistas formado a partir das 29 Comissões Nacionais Especializadas (CNE) da Febrasgo. Os membros dessas comissões totalizam mais de trezentos especialistas e subespecialistas de todo o Brasil.

Na elaboração da versão final do documento, todas as sugestões das Comissões Nacionais Especializadas foram avaliadas e compiladas pelos membros da Comissão de Residência Médica. O Quadro 7 apresenta a relação das EPA em ginecologia e obstetrícia elaboradas pela Comissão de Residência Médica e validadas pelas Comissões Nacionais Especializadas da Febrasgo.

QUADRO 7 EPA em ginecologia e obstetrícia

1	Atenção à saúde e cuidados no pré-natal de risco habitual
2	Atenção à saúde e cuidados no pré-natal de alto risco
3	Atenção à saúde e cuidados no parto de risco habitual
4	Atenção à saúde e cuidados no parto de alto risco
5	Atenção à saúde e cuidados no puerpério
6	Atenção à saúde e cuidados nas urgências e emergências em obstetrícia
7	Atenção à saúde e cuidados nas urgências e emergências em ginecologia
8	Atenção à saúde e cuidados nas infecções em ginecologia e obstetrícia
9	Atenção à saúde e cuidados nas lesões pré-malignas em ginecologia
10	Atenção à saúde e cuidados em ginecologia oncológica
11	Atenção à saúde e cuidados em mastologia
12	Atenção à saúde e cuidados nas disfunções do assoalho pélvico
13	Atenção à saúde e cuidados na dor pélvica crônica
14	Atenção à saúde e cuidados no sangramento uterino anormal
15	Atenção à saúde e cuidados na contracepção e planejamento familiar
16	Atenção à saúde e cuidados em ginecologia endócrina
17	Atenção à saúde e cuidados na assistência ao casal infértil
18	Atenção à saúde e cuidados em ginecologia infantopuberal
19	Atenção à saúde e cuidados no climatério e senilidade
20	Atenção à saúde e cuidados nas disfunções sexuais
21	Atenção à saúde de pessoas em situação de violência sexual

EPA: atividades profissionais confiabilizadoras (em inglês, *entrustable professional activities*).

CONSIDERAÇÕES FINAIS

A confiabilização das atividades profissionais por meio das EPA representa um passo importante na formação orientada por competências. As EPA são descrições autênticas do trabalho essencial de uma profissão ou especialidade, capazes de indicar o resultado necessário de um treinamento e proporcionar maior segurança para os pacientes e para a sociedade. Para atender a esses propósitos, elas devem ser claramente elaboradas, validadas e descritas, oferecendo, assim, um modelo único de confiabilização aos aprendizes, preceptores, professores e gestores.

REFERÊNCIAS

1. Cate OT. Entrustability of professional activities and competency-based training. Med Educ. 2005; 39(12):1176-7.
2. Swing SR. The ACGME outcome project: retrospective and prospective. Med Teach. 2007;29(7):648-54.
3. Frank JR, Danoff D. The CanMEDS initiative: implementing an outcomes-based framework of physician competencies. Med Teach. 2007;29(7):642-7.
4. General Medical Council. Tomorrow's doctors: outcomes and standards for undergraduate medical education. London: General Medical Council; 2018.
5. Frank JR, Snell LS, Cate O, Holmboe ES, Carraccio C, Swing SR, et al. Competency-based medical education: theory to practice. Med Teach. 2010;32(8):638-45.
6. Peters H, Holzhausen Y, Boscardin C, Cate OT, Chen HC. Twelve tips for the implementation of EPAs for assessment and entrustment decisions. Med Teach. 2017;39(8):802-7.
7. Cate OT, Scheele F. Competency-based postgraduate training: can we bridge the gap between theory and clinical practice? Acad Med. 2007;82(6):542-7.
8. Holmboe ES. Work-based assessment and co-production in postgraduate medical training. GMS J Med Educ. 2017;34(5):Doc58.
9. Cate OT, Taylor DR. The recommended description of an entrustable professional activity: AMEE guide n. 140. Med Teach. 2020;1-9.
10. Kennedy TJ, Regehr G, Baker GR, Lingard LA. Progressive independence in clinical training: a tradition worth defending? Acad Med. 2005;80(10 Suppl):S106-11.
11. Dijksterhuis MGK, Voorhuis M, Teunissen PW, Schuwirth LWT, Cate OT, Braat DD, et al. Assessment of competence and progressive independence in postgraduate clinical training. Med Educ. 2009;43(12):1156-65.
12. Kashner TM, Byrne JM, Chang BK, Henley SS, Golden RM, Aron DC, et al. Measuring progressive independence with the resident supervision index: empirical approach. J Grad Med Educ. 2010;2(1):17-30.
13. Yardley S, Westerman M, Bartlett M, Walton JM, Smith J, Peile E. The do's, don't and don't knows of supporting transition to more independent practice. Perspect Med Educ. 2018;7(1):8-22.
14. Sawyer RK. The Cambridge handbook of the learning sciences. Cambridge: Cambridge University Press; 2005.
15. Cate OT. An updated primer on entrustable professional activities (EPAs). Rev Bras Educ Med. 2019;43(1 Suppl 1):712-20.
16. Cate OT, Chen HC, Hoff RG, Peters H, Bok H, van der Schaaf M. Curriculum development for the workplace using entrustable professional activities (EPAs): AMEE guide n. 99. Med Teach. 2015;37(11):983-1002.
17. Tanner FC, Brooks N, Fox KF, Gonçalves L, Kearney P, Michalis L, et al. ESC core curriculum for the cardiologist. Eur Heart J. 2020;41(38):3605-92.
18. Englander R, Flynn T, Call S, Carraccio C, Cleary L, Fulton TB, et al. Toward defining the foundation of the MD degree: core entrustable professional activities for entering residency. Acad Med. 2016;91(10):1352-8.
19. Cate OT, Graafmans L, Posthumus I, Welink L, van Dijk M. The EPA-based Utrecht undergraduate clinical curriculum: development and implementation. Med Teach. 2018;40(5):506-13.
20. Warm EJ, Mathis BR, Held JD, Pai S, Tolentino J, Ashbrook L, et al. Entrustment and mapping of observable practice activities for resident assessment. J Gen Intern Med. 2014;29(8):1177-82.
21. Norcini J. Is it time for a new model of education in the health professions? Med Educ. 2020;54(8):687-90.
22. Sheetz KH, Dimick JB. Is it time for safeguards in the adoption of robotic surgery? JAMA. 2019;321(20): 1971-2.
23. Whittaker JL, Ellis R, Hodges PW, O'Sullivan C, Hides J, Fernandez-Carnero S, et al. Imaging with ultrasound in physical therapy: what is the PT's scope of practice? A competency-based educational model and training recommendations. Br J Sports Med. 2019; 53(23):1447-53.
24. Cate OT, Chen HC. The ingredients of a rich entrustment decision. Med Teach. 2020;42(12):1413-20.
25. Cate OT, Billett S. Competency-based medical education: origins, perspectives and potentialities. Med Educ. 2014;48(3):325-32.
26. Cate OT, Hart D, Ankel F, Busari J, Englander R, Glasgow N, et al. Entrustment decision making in clinical training. Acad Med. 2016;91(2):191-8.
27. Damodaran A, Shulruf B, Jones P. Trust and risk: a model for medical education. Med Educ. 2017;51(9): 892-902.
28. Alanazi MA, Tully MP, Lewis PJ. Prescribing errors by junior doctors: a comparison of errors with high risk

medicines and non-high risk medicines. PLoS One. 2019;14(1):e0211270.
29. Cleland JA, Knight LV, Rees CE, Tracey S, Bond CM. Is it me or is it them? Factors that influence the passing of underperforming students. Med Educ. 2008;42(8): 800-9.
30. Yepes-Rios M, Dudek N, Duboyce R, Curtis J, Allard RJ, Varpio L. The failure to fail underperforming trainees in health professions education: a BEME systematic review – BEME guide n. 42. Med Teach. 2016;38(11):1092-9.
31. Cate OT. Nuts and bolts of entrustable professional activities. J Grad Med Educ. 2013;5(1):157-8.
32. Cate OT. The false dichotomy of quality and quantity in the discourse around assessment in competency-based education. Adv Health Sci Educ Theory Pract. 2015;20(3):835-8.
33. Cate OT, Hoff RG. From case-based to entrustment-based discussions. Clin Teach. 2017;14(6):385-9.
34. Franzco EC, Mahroo OAR, Spalton DJ. Complications of cataract surgery. Clin Exp Optometry. 2010;93(6): 379-89.
35. Frank JR, Snell L, Sherbino J (eds.). CanMEDS 2015 physician competency framework. Ottawa: Royal College of Physicians and Surgeons of Canada; 2015.
36. Batalden P, Leach D, Swing S, Dreyfus H, Dreyfus S. General competencies and accreditation in graduate medical education. Health Aff (Millwood). 2002;21(5): 103-11.
37. Kennedy TJ, Regehr G, Baker GR, Lingard L. Point-of-care assessment of medical trainee competence for independent clinical work. Acad Med. 2008;83(10 Suppl):S89-92.
38. Sedlack RE. Training to competency in colonoscopy: assessing and defining competency standards. Gastrointest Endosc. 2011;74(2):355-66.e1-2.
39. Ericsson KA. Acquisition and maintenance of medical expertise: a perspective from the expert-performance approach with deliberate practice. Acad Med. 2015; 90(11):1471-86.
40. Smit MP, Hoog M, Brackel HJL, Cate OT, Gemke RJBJ. A national process to enhance the validity of entrustment decisions for Dutch pediatric residents. J Grad Med Educ. 2019;11(4 Suppl):158-64.
41. Cate OT, Schwartz A, Chen HC. Assessing trainees and making entrustment decisions: on the nature and use of entrustment-supervision scales. Acad Med. 2020;95(11):1662-9.
42. Patterson MD, Geis GL, Falcone RA, LeMaster T, Wears RL. In situ simulation: detection of safety threats and teamwork training in a high risk emergency department. BMJ Qual Saf. 2013;22(6):468-77.
43. Sanatani M, Potvin K, Conter H, Trudgeon K, Warner A. Quality of written feedback given to medical students after introduction of real-time audio monitoring of clinical encounters. BMC Med Educ. 2020;20(1):236.
44. Schumacher DJ, Holmboe ES, van der Vleuten C, Busari JO, Carraccio C. Developing resident-sensitive quality measures: a model from pediatric emergency medicine. Acad Med. 2018;93(7):1071-8.
45. Spier BJ, Benson M, Pfau PR, Nelligan G, Lucey MR, Gaumnitz EA. Colonoscopy training in gastroenterology fellowships: determining competence. Gastrointest Endosc. 2010;71(2):319-24.
46. Choudhry NK, Fletcher RH, Soumerai SB. Systematic review: the relationship between clinical experience and quality of health care. Ann Intern Med. 2005;142(4): 260-73.
47. Norcini JJ, Boulet JR, Opalek A, Dauphinee WD. Patients of doctors further from medical school graduation have poorer outcomes. Med Educ. 2017;51(5):480-9.
48. D'Angelo AD, D'Angelo JD, Rogers DA, Pugh CM. Faculty perceptions of resident skills decay during dedicated research fellowships. Am J Surg. 2018;215(2): 336-40.
49. Custers EJFM. Long-term retention of basic science knowledge: a review study. Adv Health Sci Educ Theory Pract. 2010;15(1):109-28.
50. Custers EJFM, Cate OT. Very long-term retention of basic science knowledge in doctors after graduation. Med Educ. 2011;45(4):422-30.
51. Weggemans MM, Custers EJFM, Cate OT. Unprepared retesting of first year knowledge: how much do second year medical students remember? Med Sci Educator. 2017;27(4):597-605.
52. Romão GS, Sá MFS. Competency-based training and the competency framework in gynecology and obstetrics in Brazil. Rev Bras Ginecol Obstet. 2020;42(5):272-88.

CAPÍTULO 39

Logbook, portfólio e auditoria de prontuários

Gustavo Salata Romão
Sheyla Ribeiro Rocha
Lucas Schreiner
Agnaldo Lopes da Silva Filho

INTRODUÇÃO

O treinamento do residente em diferentes contextos da prática profissional é essencial para o desenvolvimento das competências clínicas, no entanto, a qualidade do treinamento no dia a dia da residência depende do número e do tipo de pacientes atendidos, bem como da experiência do preceptor que faz a supervisão.[1]

Estudos recentes retratam uma diversidade no número e no tipo de procedimentos realizados pelos residentes em diferentes programas de residência médica nos Estados Unidos, além de uma variedade nas competências adquiridas.[2-4] Sabe-se que a quantidade e a diversidade de pacientes atendidos são positivas para a formação médica e estão associadas ao melhor desempenho clínico.[5] A realização de um número insuficiente de procedimentos é preocupante e pode demandar estratégias inovadoras para assegurar a qualidade da formação do especialista.[2,4] Assim, é preciso garantir a inserção dos residentes em um ambiente educacional que proporcione oportunidades suficientes e adequadas para a aquisição das competências essenciais à formação do especialista, conforme previsto na matriz de competências da especialidade.

Desde o início da década de 1990, estudiosos da educação médica lidam com o desafio de monitorar e avaliar de forma confiável o processo de aprendizagem e a aquisição de competências médicas durante as atividades práticas. Esse monitoramento é fundamental para garantir o aprendizado e a qualidade dos programas de residência.[6] Atualmente, duas estratégias são recomendadas para esse fim: o *logbook* (diário de bordo) e o portfólio.[1,6-8] O registro e a supervisão dos atendimentos e procedimentos realizados pelos residentes é uma exigência dos órgãos reguladores da formação dos especialistas em diversos países, como o Canadá,[9] os Estados Unidos[10] e diversos países europeus.[11] Esses registros são utilizados para o credenciamento dos programas de residência e a certificação dos especialistas. Nos tópicos a seguir, serão analisadas a estrutura e a aplicabilidade desses recursos na residência médica.

LOGBOOK OU DIÁRIO DE BORDO

O *logbook* é um recurso por meio do qual os residentes documentam as experiências clínicas durante seus estágios.[1] Os atendimentos e procedimentos podem ser registrados tanto em papel quanto em formato eletrônico. Em muitos países, onde foi implementado o *logbook* eletrônico (*e-logbook*), os residentes recebem acesso individual ao sistema no qual devem registrar a sua experiência ao longo de todo o treinamento. Anual ou semestralmente, esses registros são avaliados pelo supervisor, sendo este um dos critérios para a progressão do residente no programa.[12]

No Brasil, algumas sociedades científicas têm disponibilizado *logbooks* eletrônicos aos residentes em treinamento. A Federação Brasileira das Associações de Ginecologia e Obstetrícia (Febrasgo), recentemente, desenvolveu seu *logbook* extraindo os procedimentos a serem registrados da própria matriz de competências que havia sido previamente revisada e adotada pelo Ministério da Educação como referência para a especialidade.

As aplicações do *logbook* na aprendizagem são diversas:[1]

- O *logbook* tem um papel de destaque na autoavaliação do residente. Com o uso desse recurso, é possível definir quais tipos de atendimentos e procedimentos devem ser realizados em cada estágio, além de identificar objetivos de treinamento que ainda não foram cumpridos, proporcionando um maior envolvimento do residente com o seu aprendizado ao longo do programa.[1,13]
- Para os preceptores, o *logbook* consiste em uma importante ferramenta na supervisão do residente, pois permite verificar se os objetivos do treinamento foram alcançados, identificar lacunas de aprendizagem e elaborar um plano de ações para sanar o déficit na formação do especialista.[1,14,15]
- Para os supervisores, o *logbook* fornece dados quantificáveis a partir dos quais é possível medir o alinhamento das atividades desenvolvidas com os objetivos do programa de residência. Em programas nos quais o treinamento ocorre em diferentes ambientes (por exemplo, ambulatórios, enfermarias e centro obstétrico), o *logbook* fornece uma visão geral das atividades desenvolvidas. A análise do seu conteúdo permite ao supervisor um diagnóstico mais preciso da estrutura educacional oferecida, identificando pontos fortes e fragilidades, bem como verificando se todos os residentes atingiram os requisitos mínimos exigidos ao final do treinamento.[1,16,17]

Além dessas aplicações, o *logbook* também fornece subsídios para a acreditação e a avaliação externa dos programas. A análise dos registros permite verificar se um determinado programa propicia ao residente as oportunidades de adquirir as competências essenciais esperadas para sua formação por meio da prática.[3,4,18]

A implementação do *logbook* nos programas de residência tem sido apoiada tanto pelos princípios pedagógicos quanto pelas entidades reguladoras. Em nível mundial, esse recurso tem sido utilizado tanto na graduação quanto na residência, em configurações e formatos variados. Em muitos países, trata-se de uma exigência para o credenciamento de programas de residência.[3,10,19]

Por ser um recurso de documentação e registro dos atendimentos e procedimentos realizados pelo residente, a elaboração do *logbook* deve ser orientada pela matriz de competências e pelas atividades profissionais confiabilizadoras (do inglês *entrustable professional activities* – EPA) da especialidade.

PORTFÓLIO

Na educação médica, o portfólio é definido como uma coleção de evidências que demonstrem aprendizado, experiência e/ou desenvolvimento profissional.[7] Tais evidências podem ser armazenadas em pastas ou arquivos eletrônicos e permitem que o residente documente suas atividades, seu aprendizado e sua evolução no programa de treinamento. Diferentemente do *logbook*, o portfólio não é composto apenas por uma coletânea dos atendimentos e procedimentos realizados, e necessariamente inclui um componente crítico e reflexivo sobre essas atividades.[6,15] De acordo com diversos especialistas, esse componente reflexivo é o recurso que propicia o desenvolvimento pessoal e a aquisição do profissionalismo.[6]

A importância da reflexão no processo de aprendizagem se baseia nas teorias de John Dewey (1859-1952), segundo as quais a reflexão diante do enfrentamento de situações difíceis permite ao aprendiz analisar as experiências vivenciadas, fazer ponderações e rever suas ações. Esse processo é fundamental para o aprendizado a partir da prática, como o que ocorre na formação médica.[20]

Na Figura 1, é apresentado o modelo da aprendizagem experiencial de Kolb, derivado das teorias de John Dewey,[21] que enfatiza a necessidade de se refletir sobre uma experiência para que essa vivência seja incorporada efetivamente como um novo aprendizado. Ao construir o portfólio, o residente é estimulado à prática reflexiva ao redigir um texto que exige a estruturação dos pensamentos e, consequentemente, uma reflexão sobre o evento a ser relatado. Tal processo geralmente ocorre com o auxílio de um preceptor ou facilitador. Assim, os portfólios podem ser utilizados tanto para monitorar o processo de aprendizagem como para sua avaliação. Enquanto os testes escritos e as provas práticas representam avaliações pontuais de desempenho na trajetória do residente, o portfólio permite uma avaliação longitudinal produzida a partir de fontes diversas, o que contribui para a aquisição de profissionalismo.[22]

Estrutura e conteúdo do portfólio

Para promover a aprendizagem a partir da reflexão, o portfólio deve ter uma estrutura bem definida, mas ao mesmo tempo oferecer flexibilidade para que o residente descreva seu desenvolvimento com seu próprio estilo. O residente deve receber instruções claras sobre quais atividades devem ser registradas e que tipo de reflexões o documento deve conter.[6]

Basicamente, um portfólio deve ser composto por diferentes informações sobre a vida acadêmica do residente, incluindo o relato reflexivo das vivências clínicas, os dados do *logbook* (relação dos atendimentos, diagnósticos e procedimentos realizados), a participação em congressos, aulas e seminários e o desempenho nos testes de avaliação cognitiva (teste de progresso individual) e de habilidades técnicas (OSCE). No portfólio eletrônico ainda é possível anexar áudios e vídeos que retratem as atividades profissionais realizadas.[7] Paralelamente à descrição dessas atividades, deve ser construída uma narrativa reflexiva sobre elas, de maneira contínua durante o programa. Os relatos e as reflexões do portfólio devem ser revistos e discutidos com os preceptores e colegas com o objetivo de promover avaliações formativas e *feedback*. Recomenda-se que esse tipo de portfólio não seja público,

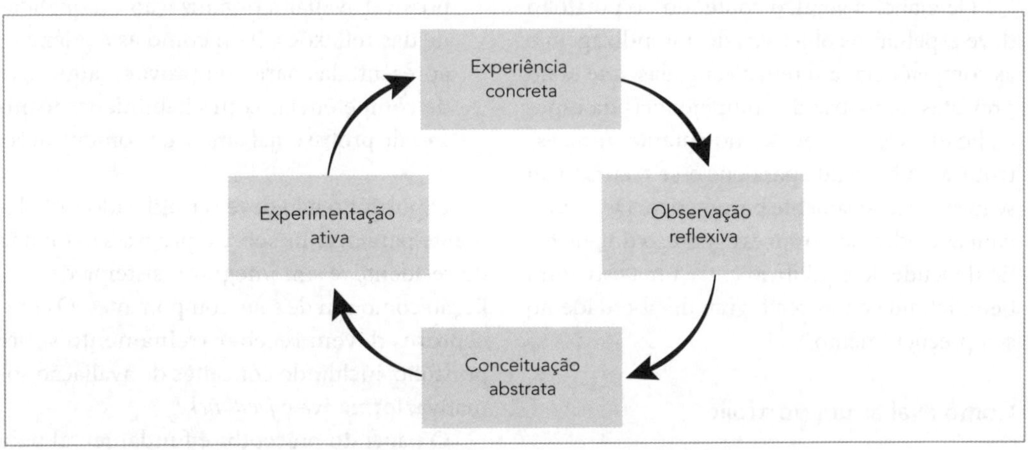

FIGURA 1 Ciclo da aprendizagem experiencial de Kolb.
Adaptada de Kolb, 1984.[21]

mas de uso privativo do residente e daqueles que participam da avaliação e fornecem *feedback*. Isso cria um ambiente seguro para que o residente possa expressar seus anseios, inseguranças e vulnerabilidades, sabendo que somente as pessoas autorizadas por ele terão acesso a esses relatos mais íntimos.[22] Estudos apontam que a produção do portfólio reflexivo sob a supervisão e feedback de um facilitador/preceptor aumenta a responsabilização do residente pelo seu aprendizado e promove o desenvolvimento profissional.[23,24]

Existem três categorias descritas de portfólio de acordo com o controle do conteúdo:

- No portfólio de aprendizado, o residente tem total liberdade sobre o conteúdo a ser inserido.
- No portfólio estruturado, parte do conteúdo é definida pelo programa, e o restante, pelo residente.
- No portfólio vitrine (*showcase*), todo o conteúdo a ser inserido é definido pelo programa.

Os portfólios de aprendizado e estruturado destinam-se principalmente à avaliação formativa, pois incluem autoavaliação e *feedback*. O modelo mais utilizado para avaliação somativa é o portfólio vitrine.[7]

De maneira geral, o conteúdo do portfólio deve espelhar os objetivos de aprendizagem e as competências a serem alcançadas, que estão previstas na matriz de competências da especialidade. Deve-se evitar, no entanto, uma estrutura muito rígida para que esse recurso não se torne excessivamente burocrático. De acordo com as evidências, o sucesso no uso do portfólio depende do equilíbrio entre uma estrutura bem definida e um certo grau de liberdade no seu preenchimento.[6]

Como avaliar um portfólio

O primeiro desafio na avaliação de um portfólio é transformar uma coleção de informações em uma nota ou conceito (suficiente/insuficiente, aprovado/reprovado). Esse processo de avaliação pode ser norteado sob diferentes perspectivas:[22]

1. Avaliar cada componente do portfólio separadamente e calcular uma média para compor a nota/conceito final. Dessa forma, o bom desempenho em um estágio pode compensar a nota/desempenho insuficiente em outra atividade. Quando se utiliza esse sistema compensatório de avaliação, o *feedback* em cada um dos estágios fica subestimado pela nota ou conceito final, que não reflete necessariamente o desempenho do residente em cada um dos estágios individuais.
2. Avaliar cada componente separadamente e definir uma nota/conceito mínimo para cada atividade avaliada. Um residente que tenha uma nota ou conceito insuficiente em uma determinada atividade não poderá ser considerado suficiente ou aprovado, independentemente da avaliação que receba nas demais atividades, uma vez que o bom desempenho em um componente não compensa o mal desempenho em outro.
3. Avaliar o portfólio como um todo, utilizando um instrumento de avaliação predefinido ou uma escala global. Dessa forma, é possível avaliar a organização e a qualidade das reflexões, bem como as evidências apresentadas para comprovar a aquisição de competências como habilidades técnicas, de profissionalismo e de comunicação.

O portfólio não deve ser utilizado isoladamente para decidir sobre a progressão ou não do residente, e sim integrar o sistema de avaliação como um de seus componentes. Os preceptores devem receber treinamento sobre portfólio, incluindo conceitos de avaliação somativa, formativa e *feedback*.[6]

O papel do preceptor é fundamental para que o portfólio não se torne uma ferramenta burocrática e sem sentido. A discussão periódica das informações do portfólio entre o profissional em formação e o preceptor é crucial na identificação do caminho para melhorar o aprendizado.[25]

Em razão de suas vantagens, os portfólios vêm sendo utilizados por um número cada vez maior de programas de residência em países de todo o mundo, como Estados Unidos,[10] Canadá,[9] Reino Unido[23] e outros países europeus.[11] Nas duas últimas décadas, passaram a ser utilizados como recurso educacional na formação médica, tanto na graduação como na formação dos especialistas, contando com o apoio de órgãos reguladores e organizações profissionais.[23]

AUDITORIA DE PRONTUÁRIOS E AUDITORIA ESTIMULADA DE PRONTUÁRIOS

A avaliação do raciocínio clínico, da tomada de decisões e da habilidade de documentação dos residentes é um desafio para os instrutores de residência médica. Envolver a auditoria de prontuários nas avaliações pode preencher algumas lacunas das avaliações convencionais.[26]

A avaliação baseada na auditoria de prontuários consiste na seleção, pelo instrutor, de um caso atendido e registrado pelo residente com o objetivo de avaliar a qualidade do registro e a tomada de decisão do residente no caso escolhido. Quando esse processo inclui uma justificativa oral do aprendiz em relação aos registros e às condutas tomadas, trata-se da auditoria estimulada de prontuário.[27]

Nesse processo, o *feedback* é fundamental, pois pode estimular o residente a aperfeiçoar seu raciocínio clínico e a maneira como faz o registro desse raciocínio. A fim de padronizar e qualificar a avaliação utilizando essas ferramentas, são utilizados formulários específicos para avaliação e *feedback*.[26,27]

CONSIDERAÇÕES FINAIS

A compreensão das EPA pelos residentes e instrutores, bem como a habilidade e a confiança dos preceptores na avaliação e no *feedback*, precisam ser reforçadas para que o *logbook* e o portfólio assumam o protagonismo na avaliação da residência médica.[28]

Não há apenas uma maneira de realizar avaliação e *feedback*. A abordagem multimodal associando ambientes simulados, avaliação em serviço e ferramentas estruturadas como *logbooks* e portfólios é a que mais se aproxima do modelo ideal de avaliação.[29]

Tanto os *logbooks* quanto os portfólios são recursos valiosos para treinamento, supervisão e autoavaliação do residente. A análise do seu conteúdo fornece subsídios para a avaliação de residentes e de programas. Os *logbooks* compreendem registros de atividades e procedimentos realizados pelo residente, enquanto os portfólios compreendem coleções de registros documentais das atividades profissionais realizadas com narrativas crítico-reflexivas sobre elas.

O sucesso na implementação dos *logbooks* e portfólios nos programas de residência depende do seu alinhamento à matriz de competência da especialidade e da sensibilização e capacitação de preceptores e supervisores dos programas.

REFERÊNCIAS

1. Schuttpelz-Brauns K, Narciss E, Schneyinck C, Böhme K, Brüstle P, Mau-Holzmann U, et al. Twelve tips for successfully implementing logbooks in clinical training. Med Teach. 2016;38(6):564-9.
2. Gupta N, Dragovic K, Trester R, Blankstein J. The changing scenario of obstetrics and gynecology residency training. J Grad Med Educ. 2015;7(3):401-6.
3. Hall EF, Raker CA, Hampton BS. Variability in gynecologic case volume of obstetrician-gynecologist residents graduating from 2009 to 2017. Am J Obstet Gynecol. 2020;222(6):617.e1-617.e8.
4. Guntupalli SR, Doo DW, Guy M, Sheeder J, Omurtag K, Kondapalli L, et al. Preparedness of obstetrics and gynecology residents for fellowship training. Obstet Gynecol. 2015;126(3):559-68.
5. Jong J, Visser M, van Dijk N, van der Vleuten C, Wieringa-de Waard M. A systematic review of the relationship between patient mix and learning in work-based clinical settings. A BEME systematic review: BEME guide n. 24. Med Teach. 2013;35(6):e1181-96.

6. van Tartwijk J, Driessen EW. Portfolios for assessment and learning: AMEE guide n. 45. Med Teach. 2009; 31(9):790-801.
7. Colbert CY, Ownby AR, Butler PM. A review of portfolio use in residency programs and considerations before implementation. Teach Learn Med. 2008;20(4): 340-5.
8. Metheny WP, Espey EL, Bienstock J, Cox SM, Erickson SS, Goepfert AR, et al. To the point: medical education reviews evaluation in context: assessing learners, teachers, and training programs. Am J Obstet Gynecol. 2005;192(1):34-7.
9. Harris KA, Frank JR. Competence by design: reshaping Canadian medical education. Ottawa: The Royal College of Physicians and Surgeons of Canada; 2014.
10. Swing SR. Assessing the ACGME general competencies: general considerations and assessment methods. Acad Emerg Med. 2002;9(11):1278-88.
11. Van der Aa JE, Goverde AJ, Scheele F. Improving the training of the future gynaecologist: development of a European curriculum in obstetrics and gynaecology (EBCOG-PACT). Facts Views Vis Obgyn. 2018;10(1): 1-2.
12. Díaz CJG, Aufroy AL, Cladera PR, Pla SS, Ruiz CJ, López LM, et al. Surgical electronic logbook: a step forward. Cir Esp. 2015;93(10):651-7.
13. Murray E, Alderman P, Coppola W, Grol R, Bouhuijs P, van der Vleuten C. What do students actually do on an internal medicine clerkship? A log diary study. Med Educ. 2001;35(12):1101-7.
14. Deane RP, Murphy DJ. Student and staff experiences of attendance monitoring in undergraduate obstetrics and gynecology: a cross-sectional survey. Adv Med Educ Pract. 2016;7:233-40.
15. Blake K. The daily grind – use of log books and portfolios for documenting undergraduate activities. Med Educ. 2001;35(12):1097-8.
16. Fehr D, Rein D, Fehm T, Fleisch M. Working and training conditions of gynecology residents in North Rhine-Westfalia, Germany. Geburtshilfe Frauenheilkd. 2014;74(2):161-6.
17. Lonergan PE, Mulsow J, Tanner WA, Traynor O, Tierney S. Analysing the operative experience of basic surgical trainees in Ireland using a web-based logbook. BMC Med Educ. 2011;11(1):70.
18. Cadish LA, Fung V, Lane FL, Campbell EG. Surgical case logging habits and attitudes: a multispecialty survey of residents. J Surg Educ. 2016;73(3):474-81.
19. Connolly A. Documenting comparability of clinical experience on the obstetrics and gynecology clerkship. Am J Obstet Gynecol. 2006;195(5):1468-73.
20. Marin MJS, Moreno TB, Moravcik MY, Higa EFR, Druzian S, Francischetti I, et al. O uso do portfólio reflexivo no curso de medicina: percepção dos estudantes. Rev Bras Educ Med. 2010;34(2):191-8.
21. Kolb DA. Experience as the source of learning and development. Upper Sadle River: Prentice Hall; 1984.
22. Tekian A, Yudkowsky R. Assessment portfolios. In: Downing SM, Yudkowsky R (eds.). Assessment in health professions education. New York: Routledge; 2009. p.287-304.
23. Tochel C, Haig A, Hesketh A, Cadzow A, Beggs K, Colthart I, et al. The effectiveness of portfolios for post-graduate assessment and education: BEME guide n. 12. Med Teach. 2009;31(4):299-318.
24. Altahawi F, Sisk B, Poloskey S, Hicks C, Dannefer EF. Student perspectives on assessment: experience in a competency-based portfolio system. Med Teach. 2012; 34(3):221-5.
25. Driessen E. Do portfolios have a future? Adv Health Sci Educ Theory Pract. 2017;22(1):221-8.
26. Philibert I. Using chart review and chart-stimulated recall for resident assessment. J Grad Med Educ. 2018; 10(1):95-6.
27. Reddy ST, Endo J, Gupta S, Tekian A, Park YS. A case for caution: chart-stimulated recall. J Grad Med Educ. 2015;7(4):531-5.
28. Lee CW, Chen GL, Lee YK. User experience evaluation of the EPAs-based e-portfolio system and an analysis of its impact. J Acute Med. 2020;10(3):115-25.
29. Perkins SQ, Dabaja A, Atiemo H. Best approaches to evaluation and feedback in post-graduate medical education. Curr Urol Rep. 2020;21(10):36.

SEÇÃO 5

Certificação do especialista

CAPÍTULO 40

Certificação das especialidades médicas no Brasil

Rodolfo Alexander Scalia
José Eduardo Lutaif Dolci

INTRODUÇÃO

A medicina moderna tem evoluído de maneira constante e apresentou desenvolvimento exponencial desde os anos 2000. Com o advento da internet e as facilidades de acesso ao conhecimento, novas especialidades e, como consequência, novas áreas de atuação vão surgindo, o que leva ao questionamento sobre como fazer com que o conhecimento médico possa ser adquirido em apenas 6 anos de graduação.

Nesse cenário, os médicos têm procurado cada vez mais complementar suas formações acadêmicas com residências médicas, especializações, mestrados e doutorados, em busca não só de mais conhecimento, mas também de melhores oportunidades de trabalho e remuneração.[1] Médicos com uma ou mais especialidades tendem a ser mais valorizados pelos seus pacientes, colegas e instituições, inclusive alcançando melhores salários no mercado de trabalho.[1,2] Hospitais, seguradoras, convênios e concursos públicos frequentemente exigem dos candidatos títulos de especialistas nos diversos campos de atuação da medicina.[1]

O Conselho Federal de Medicina (CFM) tem o papel de fiscalizar e normalizar o exercício da medicina, independentemente das especializações. Cabe também a esse órgão, representado pelos Conselhos Regionais de Medicina, o registro de qualificação de especialização (RQE), que garante que o profissional está capacitado a atuar como especialista. Somente médicos com registro de qualificação de especialização podem atender nas especialidades para as quais anunciam habilitação.[3]

A Associação Médica Brasileira (AMB), por sua vez, é o órgão que normaliza, regulamenta e concede o título de especialista ou certificado de área de atuação aos especialistas.[4] Todos os editais para obtenção de títulos de especialista das diversas entidades associadas devem ser enviados e previamente aprovados pela Associação Médica Brasileira. Após cada concurso, cada entidade deve registrar a lista de aprovados junto à Associação Médica Brasileira, para que só então ela conceda o título de especialista aos seus proponentes.[4]

Atualmente, há 55 especialidades médicas e 59 áreas de atuação médica reconhecidas pelo Conselho Federal de Medicina.[3] Para todas as especialidades, existem apenas duas maneiras de se conseguir o registro como médico especialista:[1,3,4]

- Mediante o certificado de conclusão de um programa de residência médica credenciado pela Comissão Nacional de Residência Médica (CNRM) do Ministério da Educação.
- Mediante a concessão do título de especialista por associação nacional da especialidade que seja filiada à Associação Médica

Brasileira e cujo edital do concurso para título de especialista siga as normas da Associação Médica Brasileira e tenha recebido aprovação prévia.

Apesar de essas certificações terem origens diferentes e independentes, ambas têm valor legal para o registro das especialidades nos Conselhos Regionais de Medicina (CRM).[1,4]

Ainda assim, médicos que concluem suas residências em serviços credenciados e reconhecidos pela Comissão Nacional de Residência Médica podem e costumam realizar os concursos públicos para obtenção de título de especialista em sua especialidade. Algumas associações de especialidades, por sua vez, tendem a valorizar mais os certificados expedidos após os concursos e chancelados pela Associação Médica Brasileira como capazes de desempenhar a função naquela especialidade com maestria. Mais do que um reconhecimento legal, essa prática diz respeito ao reconhecimento dos pares.

Algumas entidades de especialidades valorizam, reconhecem e certificam, ainda, outros cursos de especialização[4] não regulamentados pela Comissão Nacional de Residência Médica, mas os certificados de conclusão desses cursos não são suficientes para registro médico como especialista nos Conselhos Regionais de Medicina.[1,3,4] Esses certificados têm certo grau de importância, no entanto, no mercado de trabalho.[1,4]

RESIDÊNCIA MÉDICA

A residência médica foi instituída no Brasil pelo Decreto n. 80.281, de 5 de setembro de 1977,[5] como uma modalidade de ensino de pós-graduação destinada aos médicos, sob a forma de especialização, e necessariamente ofertada por instituições de saúde e orientada por profissionais médicos que apresentassem "elevada qualificação ética e profissional". Criada no mesmo decreto, a Comissão Nacional de Residência Médica tinha como objetivos propor medidas e adequar a residência médica ao Sistema Nacional de Saúde, com a função de ampliar, consolidar e melhorar as condições de educação dos médicos residentes. Apesar disso, somente com a Lei n. 6.932, de 7 de julho de 1981,[6] ficaram estabelecidas as diretrizes dos programas de residência médica. Nesse dispositivo, ficou determinado que esse curso de especialização era caracterizado pelo treinamento em serviço e era de responsabilidade de instituições de saúde, universitárias ou não.

Atualmente, cabe à Comissão Nacional de Residência Médica o credenciamento e a avaliação de todos os programas de residência médica. É ela que autoriza ou não a abertura de novos programas de residência médica, regulamenta e fiscaliza o cumprimento das regras por parte dos programas existentes nos diferentes serviços.[4] Condições de trabalho, número de horas trabalhadas, número de preceptores por aluno, supervisão permanente e todos os aspectos relacionados ao funcionamento da residência médica estão sob a tutela da Comissão Nacional de Residência Médica.[4]

Matriz de competências

Matriz de competências é o nome dado atualmente à matriz curricular contendo os requisitos mínimos necessários para a formação de um especialista, organizada em função das competências necessárias ao profissional daquela especialidade. Assim, todo programa de residência médica deve ser estruturado a partir de uma série de quesitos e competências previamente aprovados pela Comissão Nacional de Residência Médica.

A partir das competências de cada especialidade, portanto, será possível formar um médico especialista. Além de determinar os quesitos que o especialista deve dominar ao término de sua especialização, a matriz de competências indica também em que período cada conhecimento, habilidade e atitude devem ser adquiridos. Assim, a cada ano o grau de domínio das habilidades e das competências vai mudando conforme determinado pela matriz de competências. Pode-se afirmar, portanto, que a matriz de competências não é somente o conteúdo programático de um curso de especialização ou um programa de residência médica, pois ela determina como os especialistas devem estar habilitados com relação a esses programas nos diferentes anos dessa especialização. Discussão mais aprofundada sobre as matrizes de competências das especialidades médicas se encontram em outros capítulos deste livro.

Atualmente, as matrizes de competências dos programas de especialidade credenciados por sociedades de especialidades na Associação Médica Brasileira mantêm similaridade com as matrizes de competência dos programas de residência médica cadastrados na Comissão Nacional de Residência Médica.[4] Isso garante que o concurso para obtenção de título de especialista seja isonômico, tanto para os médicos que realizaram curso de especialização quanto para aqueles que fizeram o treinamento na residência médica.

TÍTULOS DE ESPECIALISTA

Conforme explicado anteriormente, após a realização de curso de especialização ou residência médica, é necessário o registro de qualificação de especialização nos Conselhos Regionais de Medicina para que o médico possa atender como especialista. Os médicos especialistas pela Comissão Nacional de Residência Médica podem registrar sua especialidade automaticamente, apresentando o certificado de conclusão da residência aos Conselhos Regionais de Medicina, enquanto os especialistas credenciados pelas entidades de especialidade devem realizar o exame de suficiência para obtenção de título de especialista pela associação de sua especialidade conveniada à Associação Médica Brasileira.

Para que uma entidade de especialidade possa realizar esse tipo de concurso, algumas regras devem ser respeitadas:[7]

- A Associação Médica Brasileira só reconhece especialidades médicas com tempo mínimo de formação de 2 anos, sendo obrigatória carga horária anual de 2.880 horas (equivale a uma carga de 60 horas semanais). Essa regra é semelhante à da Comissão Nacional de Residência Médica.
- Há três situações nas quais um médico pode pleitear a realização do exame de suficiência para obtenção de título de especialista em sua associação:
  - Médicos com certificado de conclusão de residência médica credenciada pela Comissão Nacional de Residência Médica.
  - Médicos com certificado de conclusão de especialização em serviços credenciados às associações de especialidade.
  - Médicos que não realizaram programas de especialização ou residência médica, mas que comprovem de forma fundamentada que obtiveram treinamento/capacitação na especialidade, por meio de atividades profissionais realizadas em um período mínimo equivalente a duas vezes o tempo de formação do programa de residência médica (por exemplo, se a residência médica tem duração de 3 anos, o proponente em questão deve comprovar que atua no mínimo por 6 anos nessa especialidade).
- O exame de suficiência deve ter, no mínimo, duas avaliações, sendo uma delas obrigatoriamente uma prova teórica:
  - A prova teórica deve conter questões de múltipla escolha na sua maioria. Questões dissertativas podem ser utilizadas, mas somente como complemento da avaliação.
  - As associações de especialidades podem optar por realizar provas teórico-práticas ou práticas, ou avaliação curricular, como complemento à prova teórica. Os editais das provas teórico-práticas ou práticas devem ser submetidos à aprovação prévia da Associação Médica Bra-

sileira. A avaliação curricular, quando adotada, também deve ter um modelo de currículo aprovado pela Associação Médica Brasileira, e o peso atribuído a ela não pode ultrapassar 30% da avaliação final.

Além da exigência de aprovação prévia da Associação Médica Brasileira, todo edital publicado pelas entidades de especialidades deve informar claramente seus critérios de avaliação, com número de questões, pontuações e peso de cada etapa, além da média final necessária para aprovação.

Exemplos de concurso para obtenção de título de especialista

Otorrinolaringologia

A otorrinolaringologia vem realizando seu concurso para obtenção de título de especialista sempre com as mesmas características e distribuição nos últimos anos.

- Uma prova teórica, contendo somente questões de múltipla escolha.
- Uma prova teórico-prática, constituída de casos clínicos e com respostas dissertativas.
- Avaliação curricular.

Em 2020 e 2021, o edital foi adaptado, por conta da pandemia de covid-19, para realização do concurso na modalidade *on-line*.[8] A prova teórica conterá 80 questões de múltipla escolha e terá 3 horas de duração. Após um intervalo de 1 hora para almoço, inicia-se prova teórico-prática, com casos clínicos e respostas por extenso, com duração de 1 hora e 30 minutos. Seu valor também corresponde a 40% da média final. A avaliação curricular, realizada previamente ao exame, corresponde a 20% do valor final do concurso.[8]

As provas teórica e teórico-prática têm como pré-requisito para aprovação o acerto de 60% das questões válidas. A avaliação curricular, em contraposição, não é eliminatória, ou seja, é computada mesmo que o candidato obtenha nota inferior a 60% do seu valor. Todos os candidatos realizam as três fases do concurso, mas só são aprovados aqueles que obtiverem, além da nota mínima de 60% em cada uma das provas, um mínimo de 60% na média final.[8]

Neurologia

A neurologia também teve que se adaptar à nova realidade da pandemia de covid-19 e realizará a sua prova por meio eletrônico em 2021. Neste ano, seu concurso para obtenção de título de especialista será dividido em três fases:[9]

- Uma prova teórica com cem questões e que apresenta caráter eliminatório. Os candidatos precisam atingir nota mínima de 60% para que possam prosseguir para a prova teórico-prática ou fase final.
- A prova teórico-prática é dividida em duas etapas, realizadas em 2 dias diferentes:
  - A primeira etapa ou prova audiovisual da fase final caracteriza-se por vinte imagens sobre as quais o candidato responde de maneira breve e objetiva questões de anatomia, neuroimagem, exames, anatomopatológico e sorologias. O tempo de realização dessa prova é de 40 minutos e seu valor corresponde a 40% do valor total dessa fase.
  - A segunda prova da fase final é caracterizada por discussão de casos clínicos e exame neurológico detalhado, responsável por 60% do valor total dessa fase.[9]
- Avaliação curricular.

Diferentemente da primeira fase, tanto a fase final (prova audiovisual e discussão de casos) quanto a avaliação curricular não são eliminatórias. A média mínima final para aprovação do concurso é de 70%; a prova teórica representa 40% da média final; a fase final representa 35%; e a análise curricular, 25%. Destaca-se, então, que apesar da nota mínima da prova teórica ser de 60% para seguir para a fase final, a média geral deve ser superior ou igual a 70% para aprovação.[9]

EXAMES DE SUFICIÊNCIA EM ÁREAS DE ATUAÇÃO

Somente médicos especialistas podem prestar o exame de suficiência para uma área de atuação na(s) especialidade(s) pertinente(s) à área de interesse. Os proponentes podem apresentar tanto o título de especialista pela Associação Médica Brasileira quanto o certificado de conclusão de programa de residência médica credenciado pela Comissão Nacional de Residência Médica. Médicos que tenham comprovado treinamento e capacitação, por um período superior ou igual a duas vezes o da residência médica em uma das especialidades da área de atuação, e que tenham sido aprovados no concurso para obtenção de título de especialista pela Associação Médica Brasileira em alguma dessas áreas também estão aptos a se candidatar ao exame de suficiência para área de atuação.[4]

Diferentemente do pré-requisito do concurso para título de especialista, cujo tempo mínimo de duração da especialização ou residência médica é de 2 anos, a Associação Médica Brasileira reconhece as áreas de atuação com tempo de formação mínimo de 1 ano, respeitando a carga horária obrigatória anual de 2.880 horas.[10]

Não é incomum que mais de uma entidade de especialidade participe de uma mesma área de atuação. Nesses casos, as associações que conferem os certificados em conjunto devem, obrigatoriamente, ter convênio firmado entre elas e registrado na Associação Médica Brasileira. A elaboração do exame deve ser feita também em conjunto, com a participação de todas as associações vinculadas a essa área de atuação. Assim, por exemplo, a área de atuação em medicina do sono tem como pré-requisito ser portador do título de especialista conferido pela Associação Médica Brasileira ou ter realizado residência médica em: otorrinolaringologia, pneumologia e tisiologia, neurologia, psiquiatria, clínica médica ou pediatria. Qualquer um desses especialistas está apto a realizar o concurso, respeitando as mesmas regras e com os mesmos critérios de seleção.[4,11] Não podem ser adotados critérios diferenciados para os candidatos nas avaliações e todos os critérios devem ser extensivos aos candidatos de modo indiscriminado, independentemente das especialidades envolvidas.[4]

Assim como para o concurso que visa a obtenção de título de especialista, o exame de suficiência para uma área de atuação deverá ter, no mínimo, duas das seguintes avaliações: teórica, teórico-prática, prática ou análise curricular. A prova teórica também é obrigatória, respeitando as mesmas regras do concurso para obtenção de título de especialista.

As provas teórico-prática e prática devem seguir critérios próprios de cada área de atuação e associação de especialidade, previamente aprovados pela Associação Médica Brasileira.

A avaliação curricular, assim como a adotada para obtenção de título de especialista, deve ter seu modelo de currículo aprovado pela Associação Médica Brasileira e o peso atribuído não pode ultrapassar 30% da avaliação final. O edital segue os mesmos critérios da prova para obtenção do título de especialista no tocante a pontuação, percentual, peso ou média final.

Exemplo de concurso para área de atuação

Área de atuação em dor

Na área de atuação em dor, estão habilitados para realização do concurso especialistas pela Associação Brasileira de Medicina Física e Reabilitação (ABMFR), pela Sociedade Brasileira de Reumatologia (SBR), pela Sociedade Brasileira de Neurocirurgia (SBN), pela Sociedade Brasileira de Ortopedia e Traumatologia (SBOT), pela Sociedade Brasileira de Anestesiologia (SBA), pela Sociedade Brasileira de Clínica Médica (SBCM), pela Academia Brasileira de Neurologia (ABN), pela Sociedade Brasileira de Pediatria (SBP) e pelo Colégio Médico Brasileiro de Acupuntura (CMBA). Além desse pré-requisito, devem ter realizado residência médica em dor credenciada pela Comissão Nacional de Residência Médica por no mínimo 1 ano ou comprovar atuação na área por um período superior ou igual a 2 anos.[12]

Em 2020, o concurso para área de atuação em dor foi composto por apenas duas fases: prova teórica e análise curricular. A prova teórica, com 60 questões de múltipla escolha, teve 3 horas de duração e representou 80% da média final, enquanto a análise curricular ficou responsável pelos outros 20%. Candidatos com média superior ou igual a 60% foram aprovados.[12]

Área de atuação em toxicologia médica

Estão habilitados para realização de concurso para área de atuação em toxicologia médica especialistas pela Sociedade Brasileira de Clínica Médica (SBCM), pela Associação de Medicina Intensiva Brasileira (Amib), pela Sociedade Brasileira de Pediatria (SBP) e pela Sociedade Brasileira de Pneumologia e Tisiologia (SBPT). Para isso, devem ter realizado residência médica credenciada pela Comissão Nacional de Residência Médica em toxicologia médica por um período mínimo de 1 ano, ou comprovar atuação na área por um período superior ou igual a 2 anos. Não são permitidos candidatos com menos de 3 anos de formação em medicina.[13]

Em 2020, o concurso foi realizado em duas fases, contendo três avaliações: prova teórica, prova teórico-prática e análise curricular. A prova teórica e a prova teórico-prática foram realizadas no mesmo momento, com 50 questões de múltipla escolha (50% do valor final) e três questões dissertativas (30% da nota final) em um período de 4 horas. A análise curricular correspondeu a 20% da média final. Candidatos com nota superior ou igual a 60% foram aprovados.[13]

REFERÊNCIAS

1. Falk JW. Os títulos de especialista. Rev Bras Med Fam Comunidade. 2006;2(7):162-4. Disponível em: https://rbmfc.org.br/rbmfc/article/view/50. Acessado em: 15 set 2021.
2. Scott A. Getting the balance right between generalism and specialization: does remuneration matter? Aust Fam Physician. 2014;43(4):229-32.
3. Conselho Federal de Medicina. Resolução n. 2.220, de 22 de novembro de 2018. Dispõe sobre o registro de qualificação de especialidade médica em virtude de documentos e condições anteriores a 15 de abril de 1989. Diario Oficial da União. 24 jan 2019.
4. Associação Médica Brasileira. Normativa de regulamentação do exame de suficiência para titulação de especialista ou certificação de área de atuação. São Paulo, 6 set 2016. Disponível em: http://www.sbccv.org.br/imageBank/normativa_de_titulo_2016_final__1_.pdf. Acessado em: 15 set 2021.
5. Brasil. Decreto n. 80.281, de 5 de setembro de 1977. Regulamenta a residência médica, cria a Comissão Nacional de Residência Médica e dá outras providências. Diário Oficial da União. 06 set 1977.
6. Brasil. Lei n. 6.932, de 7 de julho de 1981. Dispõe sobre as atividades do médico residente e dá outras providências. Diário Oficial da União. 09 jul 1981.
7. Conselho Federal de Medicina. Resolução CFM n. 2.148/2016. Dispõe sobre a homologação da Portaria CME n. 01/2016, que disciplina o funcionamento da Comissão Mista de Especialidades (CME), composta pelo Conselho Federal de Medicina (CFM), pela Associação Médica Brasileira (AMB) e pela Comissão Nacional de Residência Médica (CNRM), que normatiza o reconhecimento e o registro das especialidades médicas e respectivas áreas de atuação no âmbito dos Conselhos de Medicina. Diário Oficial da União. 03 ago 2016.
8. Associação Médica Brasileira; Associação Brasileira de Otorrinolaringologia e Cirurgia Cérvico-Facial. Edital do exame de suficiência para obtenção do título de especialista em otorrinolaringologia: edição 2021. São Paulo 03 nov 2020. Disponível em: https://www.aborlccf.org.br/imageBank/04NOV20_EDITAL_TE_ORL_2021.PDF. Acessado em: 15 set 2021.
9. Associação Médica Brasileira; Academia Brasileira de Neurologia. Edital do concurso para título de especialista em neurologia: edição 2021. 09 fev 2021. Disponível em: https://a8daef65-7000-4bb3-bf33-4fd8bbca6800.usrfiles.com/ugd/6ae90a_a2199d8620c14959a42061b05c50d78c.pdf. Acessado em: 15 set 2021.
10. Conselho Federal de Medicina. Resolução CFM n. 2.149/2016. Homologa a Portaria CME n. 02/2016, que aprova a relação de especialidades e áreas de atuação médicas aprovadas pela Comissão Mista de Especialidades. Diário Oficial da União. 03 ago 2016.

11. Associação Médica Brasileira; Associação Brasileira de Otorrinolaringologia e Cirurgia Cérvico-Facial; Sociedade Brasileira de Pneumologia e Tisiologia; Associação Brasileira de Psiquiatria; Sociedade Brasileira de Clínica Médica; Sociedade Brasileira de Pediatria. Edital do exame de suficiência para obtenção do certificado de área de atuação em medicina do sono: edição 2020. São Paulo, 21 fev 2020. Disponível em: https://amb.org.br/wp-content/uploads/2020/02/EDITAL-SONO-2020-Publicado.pdf. Acessado em: 15 set 2021.
12. Associação Médica Brasileira; Associação Brasileira de Medicina Física e Reabilitação; Sociedade Brasileira de Reumatologia; Sociedade Brasileira de Neurocirurgia; Sociedade Brasileira de Ortopedia e Traumatologia; Sociedade Brasileira de Anestesiologia; Sociedade Brasileira de Clínica Médica; Academia Brasileira de Neurologia; Sociedade Brasileira de Pediatria; Colégio Médico Brasileiro de Acupuntura. Edital do exame de suficiência para obtenção do certificado de área de atuação em dor: edição 2020. São Paulo, 03 set 2020. Disponível em: https://amb.org.br/wp-content/uploads/2020/09/2020-EDITAL-DOR.pdf. Acessado em: 15 set 2021.
13. Associação Médica Brasileira; Sociedade Brasileira de Clínica Médica; Associação de Medicina Intensiva Brasileira; Sociedade Brasileira de Pediatria; Sociedade Brasileira de Pneumologia e Tisiologia. Edital de convocação do exame de suficiência para obtenção do certificado de área de atuação em toxicologia médica: edição 2020. São Paulo, 02 set 2020. Disponível em: https://amb.org.br/wp-content/uploads/2020/10/Edital-Toxicologia-Medica-atualizado-2020.pdf. Acessado em: 15 set 2021.

CAPÍTULO 41

Certificação do especialista em ginecologia e obstetrícia

Roseli Mieko Yamamoto Nomura

INTRODUÇÃO

Na formação do médico, a especialização é uma das etapas de maior importância, principalmente por conta da grande variedade de especialidades médicas estabelecidas no país. Em geral, a escolha se baseia na área que irá configurar a sua prática diária, ou aquela que mais lhe traz afinidade para o exercício profissional. Valores pessoais, aspectos financeiros, de realização acadêmica e preferências quanto ao estilo de vida são fatores que podem influenciar na opção por uma ou outra especialidade médica. A escolha da especialidade também se relaciona com a satisfação do aluno com o treinamento em serviço durante o internato.[1] Isso é uma influência consistente, pois as vivências durante o período de graduação modificam a visão dos estudantes em formação.

A ginecologia e obstetrícia é uma das grandes áreas da medicina e dispõe também de áreas de atuação, que podem ser caracterizadas como subespecialidades. Atualmente, a Comissão Mista de Especialidades (CME), composta por representantes da Comissão Nacional de Residência Médica (CNRM) do Ministério da Educação, da Associação Médica Brasileira (AMB) e do Conselho Federal de Medicina (CFM), reconhece 55 especialidades médicas e 59 áreas de atuação.[2] Estudo realizado com alunos de medicina de uma instituição de ensino superior de Curitiba, no Paraná, verificou que o conhecimento mais amplo ou específico, o contato com o paciente, o local de atuação profissional, o estilo de vida e o retorno financeiro após a residência médica foram aspectos importantes na escolha da especialização.[3] Nesse estudo, realizado no ano de 2018, a ginecologia e obstetrícia encontra-se em quinto lugar na preferência dos alunos.

Também se verifica, atualmente, uma predominância de mulheres na busca pela especialidade no país. Esse aspecto foi relatado no Reino Unido nos anos 2000.[4] Em estudo que incluiu 792 egressos do curso de medicina da Universidade de Brasília, formados no período 1994-2006, 8% dos egressos escolheram a ginecologia e obstetrícia, entre os quais 33% manifestaram atração inicial pela área.[5] Nesse estudo, o gênero feminino foi fator independente para a escolha da especialidade.

Para a especialização em ginecologia e obstetrícia, é necessário concluir um programa de residência médica dessa especialidade, com duração de 3 anos, em programa oficial reconhecido pela Comissão Nacional de Residência Médica. Para validar que as competências exigidas foram atingidas na formação desse especialista, o profissional pode prestar o exame para obtenção do título de especialista. Essa certificação é regulamentada pela Associação Médica Brasileira (AMB), que, em conjunto com as sociedades de especialidades, promove um exame anual para certificar os que desejam esse reconhecimento. O título de especialista se constitui como critério válido para a certificação profissional e também é estímulo à educação continuada para a atuação profissional.[6]

No Brasil, a especialidade ginecologia e obstetrícia sempre esteve presente como uma das áreas básicas entre os programas de residência médica, mas existe grande heterogeneidade de distribuição de vagas no território nacional, bem como grande diversidade na qualidade dos programas oferecidos. A expansão de escolas médicas nas últimas décadas, sem a necessária expansão dos programas de residência médica, acaba por desfavorecer os candidatos que se interessam pela especialidade. Nesse cenário, a certificação da especialização em ginecologia e obstetrícia passa a ter um papel fundamental no reconhecimento da competência do profissional especialista, de forma que a sociedade de especialidade tem aprimorado, progressivamente, os métodos de avaliação oferecidos nos exames de título.

ASPECTOS HISTÓRICOS

A certificação de uma especialidade confere um reconhecimento oficial da competência do médico na área escolhida. Desde os anos 2000, no entanto, observou-se um aumento da demanda de várias partes interessadas por critérios objetivos na avaliação da competência do médico. Nos Estados Unidos, por exemplo, em 2015, um sistema nacional de exames para licenciamento médico foi instituído com a formação do National Board of Medical Examiners (NBME), responsável pelo desenvolvimento de avaliações do ensino médico.

Ainda nos Estados Unidos, o American Board of Obstetrics and Gynecology (ABOG), instituído em 1930 e que certifica os obstetras e ginecologistas no país,[7] é um dos 24 membros do American Board of Medical Specialties (ABMS), que compreende vários conselhos de especialidades e considera como objetivo da certificação:

> [...] fornecer garantia ao público de que um médico especialista certificado por um membro do conselho do ABMS concluiu com êxito um programa educacional aprovado e um processo de avaliação que inclui um exame delineado para avaliar o conhecimento, habilidades e experiência necessários para fornecer atendimento de qualidade ao paciente naquela especialidade.[15]

A partir de 2016, o American Board of Obstetrics and Gynecology incorporou intencionalmente a segurança do paciente em seus processos de certificação inicial e contínua para impulsionar a prática segura da medicina.[9]

No Reino Unido, o Royal College of Obstetricians and Gynaecologists (RCOG) desenvolveu um currículo para treinamento especializado em obstetrícia e ginecologia. O principal objetivo desse currículo de treinamento é a competência, em vez de considerar etapas variáveis ou quantidade de tempo no treinamento. Os candidatos devem garantir que desenvolveram as habilidades apropriadas exigidas para ser um bom especialista. Alguns exemplos dessas habilidades são: resolução de problemas clínicos, boa capacidade de comunicação, tomada de decisão, trabalho em equipe, empatia, sensibilidade, destreza manual e trabalho sob pressão. No início do processo, o candidato recebe um portfólio virtual em que fará o registro das atividades para a obtenção de competências no currículo. Após a conclusão bem-sucedida do treinamento avançado, é concedido o certificado de conclusão do treinamento.[10,11]

No Brasil, a Federação Brasileira das Associações de Ginecologia e Obstetrícia (Febrasgo) realizou, pela primeira vez, o exame nacional para obtenção do título de especialista em ginecologia e obstetrícia (Tego) em 1968, com 295 profissionais titulados. Nos anos seguintes, o número de aprovados foi muito variável, com aumento no período de 1995 a 2005, conforme se observa na Figura 1.

Até o ano de 2007, o exame do Tego era apresentado como uma avaliação cognitiva,

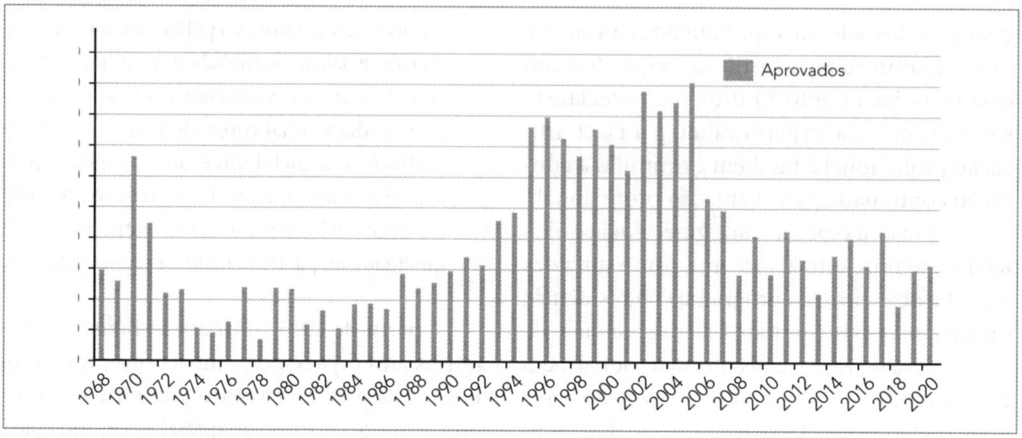

FIGURA 1 Número absoluto de candidatos aprovados por ano no exame de suficiência para obtenção do título de especialista em ginecologia e obstetrícia da Federação Brasileira das Associações de Ginecologia e Obstetrícia (Febrasgo), entre 1968 e 2020.
Informações cedidas pela Febrasgo.

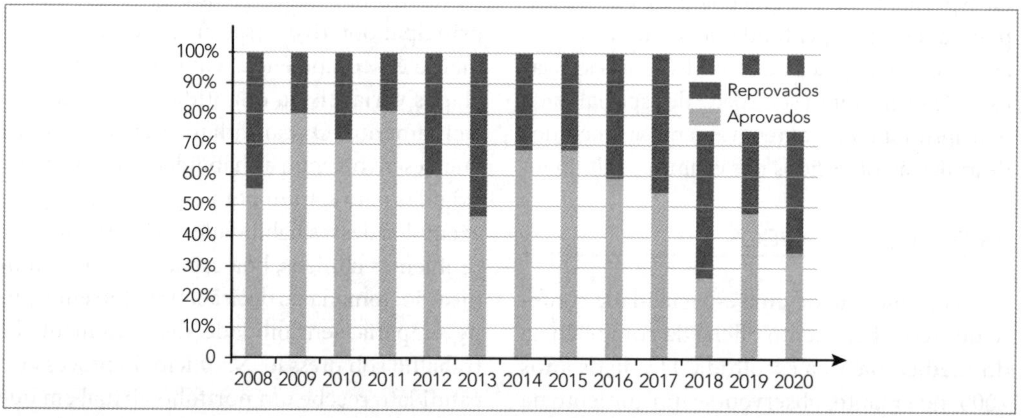

FIGURA 2 Porcentagem de aprovação por ano na prova para obtenção do título de especialista em ginecologia e obstetrícia (Tego) da Federação Brasileira das Associações de Ginecologia e Obstetrícia (Febrasgo), entre 2008 e 2020.
Informações cedidas pela Febrasgo.

apenas com prova teórica com questões de múltipla escolha nas duas áreas. A partir de 2008, o concurso passou a ser composto por duas fases, uma prova teórica e uma prova teórico-prática. A proporção de candidatos aprovados por ano, com esse modelo de avaliação, pode ser observada na Figura 2.

No período de 2008 a 2016, a nota de corte da prova teórica na primeira fase foi de 5,0 (acerto em 50% da prova) e o ponto de corte para aprovação final (ou seja, a média entre as notas da prova teórica e da prova teórico-prática) foi de 6,0, conforme recomendação da Associação Médica Brasileira.

No ano de 2017, o critério foi modificado pela Comissão Nacional do Tego, comissão da Febrasgo responsável pelo exame, e a nota de corte da prova teórica na primeira fase que determina a aprovação do candidato para a segunda fase passou a ser 6,0 para cada área, mantendo a nota final de aprovação de 6,0, com o requisito de acerto, no mínimo, de 50% da prova de segunda fase.

No ano de 2018, o critério foi novamente modificado. O corte da prova teórica na primeira fase manteve-se em 6,0 para cada área, mas o critério para aprovação final subiu para 6,5, com o requisito de acerto de, no mínimo, 60% da prova de segunda fase para cada área.

A introdução da segunda fase no concurso, em 2008, na forma de prova oral teórico-prática, aprimorou a avaliação. Para essa avaliação, foram utilizados casos clínicos, com perguntas padronizadas e respostas com espelho de correção que permitia pontuar o desempenho do candidato. Os casos eram projetados em uma tela, com tempo de resposta predeterminado. Cada caso envolvia uma situação clínica na área de ginecologia ou obstetrícia e, em geral, eram apresentados imagens, figuras ou gráficos para contextualizar o caso. As questões eram apresentadas para serem respondidas oralmente a um avaliador. Havia um rodízio dos avaliadores, para evitar que um candidato fosse avaliado sempre pela mesma pessoa. A adequação da resposta de cada candidato era registrada pelo avaliador em formulário padrão, que pontuava a resposta em escala Likert de 5 pontos. Ressalta-se que, nesse período, as provas foram realizadas apenas na cidade de São Paulo, o que prejudicava a participação de candidatos de outras regiões do país. A distribuição dos candidatos de acordo com a região do Brasil em que estão registrados nos Conselhos Regionais de Medicina está apresentada na Tabela 1, referente ao período de 2016 a 2019.

No ano de 2017, houve mudança na aplicação da segunda fase do exame do Tego. A prova oral foi substituída pela prova prática utilizando a metodologia de exame clínico objetivo estruturado (do inglês *objective structured clinical examination* – OSCE), indicada para avaliação de competências utilizando casos clínicos, simuladores e pacientes simulados. Nessa prova, o candidato é avaliado pelo seu desempenho na execução de tarefas predeterminadas, com tempo estipulado para a realização, na presença de um avaliador que pontua o desempenho do candidato. Inicialmente, foram utilizados formulários em papel para essa pontuação, mas no ano de 2018 passaram a ser utilizados *tablets* para registro da pontuação do candidato na avaliação, o que garante o registro imediato e seguro das informações.

Em 2020, com a pandemia de covid-19, a aplicação presencial da prova foi suspensa, e a Febrasgo buscou parcerias para a implementação das provas *on-line*. A prova teórica foi constituída por 100 questões de múltipla escolha e a prova de segunda fase foi composta por casos clínicos com tarefas a serem respondidas em questões de múltipla escolha ou por respostas objetivas curtas. O desafio dessa nova proposta levou à elaboração de critérios para padronizar a aplicação de provas nesse modelo *on-line*, a fim de promover a segurança e evitar fraudes.

TABELA 1 Distribuição territorial dos candidatos inscritos no concurso para obtenção do título de especialista em ginecologia e obstetrícia (Tego) da Federação Brasileira das Associações de Ginecologia e Obstetrícia (Febrasgo), entre 2016 e 2019

Região	2016	2017	2018	2019
Norte	3,4%	3,6%	3,6%	4,9%
Nordeste	12,0%	8,9%	9,4%	9,1%
Centro-Oeste	6,3%	6,8%	7,3%	6,3%
Sudeste	62,0%	67,4%	65,1%	68,4%
Sul	16,3%	13,2%	14,6%	11,2%

Informações cedidas pela Febrasgo.

IMPORTÂNCIA DO TEGO PARA A FORMAÇÃO DO MÉDICO RESIDENTE

À medida que a especialização médica tornou-se necessária, em decorrência dos inúmeros avanços no conhecimento médico e da aplicação de novas tecnologias para diagnóstico e tratamento, foram estabelecidas formas de certificação profissional. O título de especialista é concedido após processo avaliativo da sociedade de especialidade, sob o aval da Associação Médica Brasileira, e representa a comprovação para a sociedade civil da qualificação do profissional médico em determinada especialidade.[12]

A habilitação do médico para a especialidade é efetuada pelo órgão de classe, a Associação Médica Brasileira. A acreditação para a especialização é fornecida pela Comissão Nacional de Residência Médica, que credencia os programas de residência médica formadores de especialistas, mediante normas e regulamentações. A certificação pelo título de especialista, por sua vez, é realizada pelas sociedades de especialidades, vinculadas e sob orientação da Associação Médica Brasileira. Somente após o registro do título de especialista obtido por concurso ou do certificado de conclusão da residência médica reconhecida pela Comissão Nacional de Residência Médica no Conselho Regional de Medicina, o profissional poderá divulgar sua especialidade.

O número crescente de médicos no mercado de trabalho somado às exigências mais específicas dos usuários estimula, então, a procura pelo título de especialista. O mercado exige que o profissional detenha o conhecimento e atue em conformidade com aspectos básicos e gerais inerentes à sua profissão, garantindo a abordagem global do atendimento ao paciente. Assim, a titulação fornece a possibilidade de demonstrar a qualificação profissional perante a sociedade, autorizando-o a divulgar sua especialidade ou área de atuação.

A obtenção do título de especialista tornou-se, portanto, um marco importante na carreira médica. Implica apresentar nível de especialização e treinamento que excede o de um clínico geral e, geralmente, é requisitado para exercício da especialidade em consultas ou plantões hospitalares e em concursos de departamentos da especialidade para nomeação de professores em escolas de medicina. No setor privado, o título se tornou também um aspecto decisivo para a escolha de médicos especialistas pelos pacientes e, de fato, agora fornece um certificado de licenciamento na especialidade médica. Essa importância dada à certificação de especialidade no sistema de saúde justifica detalhar e entender todo o processo de certificação e quais fatores podem afetá-lo.

Além do aspecto do reconhecimento, estudos têm mostrado que, nos Estados Unidos, os pacientes de médicos certificados parecem estar mais satisfeitos com seus cuidados.[13] Em Israel, 11% das mulheres entrevistadas informam que a certificação em obstetrícia e ginecologia é um dos fatores mais importantes na escolha do profissional.[14] Também há evidências de que médicos certificados são menos propensos a se envolverem em processos por negligência e têm menor probabilidade de serem punidos pelos conselhos profissionais.[8,15]

Tendo em vista o número crescente de denúncias envolvendo médicos, as sociedades de especialidades devem arcar com a responsabilidade de averiguar a capacitação dos que atuam, não apenas por meio dos exames para obtenção do título de especialista, mas também pela consolidação das condições para que os profissionais possam atualizar periodicamente seus conhecimentos frente aos avanços da medicina.[16]

Desde as suas origens, um dos focos principais da Comissão Nacional do Tego é aprimorar os métodos de certificação inicial, o processo que primeiramente avalia a formação e a competência de médicos especialistas. Sabe-se, ainda, que a maioria dos candidatos ainda está no início de suas carreiras ao final da residência médica em ginecologia e obstetrícia, por isso existe a necessidade de programas de recertificação, com possibilidade de reavaliação a cada 6 a 10 anos.[17] Após a certificação inicial, com o progresso do conhecimento científico, a atualização profissional se faz necessária.

Além do conhecimento médico, outras habilidades e competências são necessárias para garantir qualidade na prática médica da especialidade. A avaliação contínua da competência dos médicos especialistas e de sua capacidade de fornecer cuidados de saúde de qualidade é uma preocupação atual e espera-se que mudanças sejam planejadas no futuro.

PRINCÍPIOS GERAIS DO EXAME DO TEGO

A certificação em obstetrícia e ginecologia pelo exame do Tego é um processo de duas fases. A primeira fase consiste em uma prova teórica cognitiva elaborada pela Comissão Nacional do Tego, composta por questões teóricas ou baseadas em casos clínicos que são respondidas a partir de alternativas de múltipla escolha. Essa prova é elaborada com base na matriz de competências da residência médica de ginecologia e obstetrícia, que abrange os conteúdos essenciais para a formação do especialista. A segunda fase consiste na prova prática, aplicada por meio da metodologia OSCE, com estações para avaliação de competências utilizando casos clínicos, simuladores e pacientes simulados.

Nos Estados Unidos, o American Board of Obstetrics and Gynecology, órgão que certifica profissionais em obstetrícia e ginecologia, utiliza uma avaliação que inclui testes, simulações e outros procedimentos para analisar as qualificações dos candidatos. Normalmente, nos Estados Unidos, os candidatos se graduam em um programa de treinamento de residência credenciado e prestam um exame de qualificação ao se formar na residência, um exame de certificação após um período de prática independente, e entram em um processo de manutenção de certificação.[18] No Brasil, de forma semelhante, os egressos dos programas de residência médica costumam buscar a certificação pelo exame do Tego após o término da residência.

A incorporação da simulação no exame aprimora a avaliação e conecta a cognição à interpretação por observação e avaliação.[9] Essa metodologia promove melhor avaliação das competências médicas para o atendimento à saúde da mulher, garantindo que os candidatos busquem a excelência, em todo o espectro da ginecologia e obstetrícia. Nos Estados Unidos e no Reino Unido, a simulação foi incorporada como parte do processo de certificação, como meio de atender à melhoria da prática médica. Trata-se de abordagem inovadora para a avaliação técnica e clínica do médico.[18] As atividades de simulação utilizadas devem fornecer experiências clínicas avançadas e de cunho prático, e podem incorporar simuladores de vários graus de fidelidade e com diferentes graus de comunicação.

O modelo do OSCE foi adotado para evitar muitas das desvantagens dos exames tradicionais. Nesse modelo, os candidatos são avaliados em uma série de estações estruturadas, onde deverão efetuar tarefas diversas. Por exemplo, em uma estação o médico residente pode ser solicitado a comunicar uma má notícia a uma paciente simulada; em outra, a realizar anamnese e coletar dados de história da paciente; e em uma terceira, receber a tarefa de interpretação de exames laboratoriais ou de imagem. Em cada estação, portanto, o candidato deverá executar um conjunto definido de tarefas, demonstrando como se faz na prática. É possível, também, que perguntas sejam apresentadas ao candidato nesse momento. O candidato precisa executar as tarefas e prover respostas às perguntas. Ao final, o examinador pontua o desempenho do candidato utilizando um formulário previamente padronizado, com os passos essenciais do que deve ser demonstrado. Essa avaliação em tempo real impede que o candidato retorne e confira omissões, o que pode ocorrer em avaliações escritas.

A avaliação estruturada ajuda a controlar as variáveis e a complexidade dos casos. O domínio das habilidades clínicas principais pode ser investigado, como: anamnese e coleta de informações, aplicação do conhecimento, comunicação com pacientes, comunicação com colegas, realização de procedimentos em simuladores específicos e aspectos da segurança do paciente. No Quadro 1, apresenta-se um exemplo de habilidades a serem investigadas em determinado cenário.

Para o candidato ter um bom desempenho nessa avaliação, é importante saber que, além de dominar o conhecimento do tema relacionado à competência abordada, ele deve saber transmitir ao examinador e ao paciente simulado o que realmente sabe. A melhor forma de praticar uma competência é, sem dúvida, a vivência clínica com pacientes ou observando colegas mais experientes. Recomenda-se que a apresentação do cenário, a descrição do caso e as tarefas solicitadas sejam lidas duas ou três vezes pelo médico residente antes de tentar resolver as tarefas, para ter certeza de que seguirá as instruções corretamente. Alguns cenários envolvem atores, ou situações clínicas ou cirúrgicas complexas, e o candidato pode se distrair no desempenho de tarefas nas estações a seguir. É importante que o candidato se concentre em realizar um novo começo a cada estação do OSCE, ainda que a estação prévia tenha sido difícil.

Alguns cenários difíceis configuram desafio para os candidatos, como a presença de pacientes ou familiares nervosos, em que podem ocorrer ameaças por parte dos pacientes simulados, por meio de questões como:

- Quantas vezes o senhor já fez isso?
- Eu não fui avisada que isso poderia ocorrer...
- Eu vou te processar...
- Eu vou fazer você perder seu registro no conselho...
- Não estou satisfeita com a sua explicação...
- Eu não sei do que você está falando...

O desempenho esperado do candidato pode incluir: responder de forma firme e não agressiva, manter a postura sem permitir intimidação, explicar utilizando termos claros e técnicos (se possível), manter a calma e não usar tom de voz elevado, apresentar postura aberta, sugerir ao paciente que busque aconselhamento ou serviço de ouvidoria etc.[11]

As estações podem dispor de avaliadores médicos ou leigos. Os avaliadores médicos são formalmente treinados para analisar as habilidades dos candidatos, concedendo-lhes a pontuação. No dia da prova, antes do início do exame, os avaliadores são treinados para con-

QUADRO 1 Habilidades que podem ser avaliadas no desempenho de um especialista no cenário de assistência ao parto

Coleta de informações	Analisar dados do cartão de pré-natal Interpretar partograma Interpretar cardiotocografia Realizar exame obstétrico
Aplicação do conhecimento	Demonstrar conhecimento sobre o manejo das situações no trabalho de parto (p. ex., apresentações anômalas, gestação gemelar, prematuridade, correção de distocias)
Comunicação com pacientes	Discutir plano de parto Obter consentimento para procedimentos ou intervenções
Comunicação com colegas	Priorizar casos e detectar urgências Habilidade de planejamento Conhecer o papel da equipe multidisciplinar Comunicação com a equipe
Segurança do paciente	Obter consentimento verbal ou formal para partos operatórios Identificar e comunicar erros e eventos adversos

duzir aquela avaliação e pontuar tarefas específicas, e também realiza-se uma revisão detalhada do cenário. Essa sessão de treinamento busca garantir que a avaliação de todos os candidatos será conduzida de acordo com os mesmos critérios e que seja cobrado o mesmo nível de habilidade, garantindo, assim, a justa avaliação. O treinamento auxilia também a assegurar que o avaliador irá compreender apropriadamente a competência exigida e as atitudes e comportamentos esperados.

Os atores envolvidos no cenário podem desempenhar o papel de avaliadores leigos. Essa avaliação se baseia na percepção do paciente quanto à abordagem empática e à compreensão das explicações e orientações fornecidas pelo candidato, que pode incluir uma tomada de decisão. É a avaliação da habilidade de comunicação. Esses aspectos se alinham a uma visão contemporânea da ginecologia e da obstetrícia, na qual se espera que as pacientes sejam parceiras em seus próprios cuidados e se envolvam na tomada de decisão compartilhada com relação ao manejo de sua condição.

Segundo Saxena,[14] os cinco principais domínios das habilidades clínicas incluem os aspectos apresentados no Quadro 2. O candidato deve manter em foco todos esses domínios em cada estação do OSCE. Cada tarefa pode avaliar diferentes domínios, para os quais o avaliador irá emitir uma opinião que é transformada em um escore numérico (pontuação), que será utilizado para calcular a nota do candidato. É importante ressaltar que um domínio não é mais importante que outro.

Aplicação da prova *on-line* do Tego

Durante a pandemia da covid-19, para segurança dos candidatos e de todos os envolvidos, as provas *on-line* foram adotadas como alternativa para a execução do exame para obtenção do Tego. As provas *on-line* têm algumas vantagens, como:

- Redução de custos com impressão de materiais, locação de espaços e contratação de profissionais.
- Alcance de maior número de candidatos de diferentes localidades.
- Maior possibilidade de inclusão social para candidatos com diferentes tipos de deficiências.
- Otimização e facilitação do trabalho de professores nas correções.

QUADRO 2 Principais domínios das habilidades clínicas

Segurança do paciente	Prevenção, redução, registro e avaliação de erros médicos que podem ser responsáveis pela produção de eventos adversos Lidar com as queixas do paciente e garantir linhas fortes de comunicação entre o hospital, o paciente e seus familiares são aspectos importantes dessa habilidade
Comunicação com o paciente	Comunicação eficaz entre o médico e o paciente Comunicação adequada Habilidades interpessoais com relacionamento empático
Comunicação com os colegas	Capacidade de escrever prescrições de forma precisa e legível Capacidade de expressar informações aos colegas médicos de forma concisa, lógica e estruturada Capacidade de resumir e transmitir informações críticas relevantes sobre o que é importante e o motivo da comunicação desses fatos
Coleta de informações	Habilidade de desenvolver um entendimento sobre quais informações são necessárias e método de obtenção dessas informações Habilidade de estabelecer diagnósticos diferenciais e planejar a conduta
Aplicação de conhecimento	Capacidade de manejar problemas variados na prática clínica Interpretar resultados de exames Demonstrar habilidade em certos procedimentos ou manobras

Há, entretanto, desvantagens associadas a essa modalidade, a saber:

- Necessidade de regras para minimizar fraudes.
- Restrição na participação de candidatos que não disponham de bons recursos eletrônicos ou de informática.
- Ocorrência de problemas no acesso à internet.

Por conta das particularidades da prova *on-line*, a Associação Médica Brasileira recomenda, conforme a Resolução AMB n. 001/2021,[19] que sejam observados alguns aspectos para melhor avaliação durante a elaboração e a formulação das questões. O objetivo é minimizar a presença de itens cuja estruturação facilite consultas não permitidas. Os seguintes cuidados são sugeridos:

- O tamanho do enunciado e das alternativas deve considerar o tempo que será disponibilizado para leitura e resposta, contemplando tempo suficiente para a compreensão do item, raciocínio lógico e resposta. O excesso de tempo não é desejável, pois pode favorecer troca de informações ou busca de respostas por meios fraudulentos. É importante calcular o tempo total de duração da prova considerando o tempo previsto para cada questão.
- Toda questão deve priorizar a aplicação de conhecimento, evitando-se perguntas teóricas objetivas que possam facilitar a busca por respostas rápidas, de fácil acesso.
- Na questão em que houver utilização de vídeos ou imagens, devem-se evitar arquivos que demandem grande capacidade ou velocidade da rede de internet. É desejável que os arquivos sejam previamente testados, em diferentes redes e equipamentos, para garantir que possam ser adequadamente acessados pelo candidato, sem prejuízo do entendimento da questão.

Como o candidato realiza a prova em ambiente remoto, não presencial, uma série de cuidados de segurança é necessária também para garantir que a pessoa que realiza a prova é efetivamente o candidato inscrito no exame e que não haja a passagem de informações para favorecer o desempenho dele. Alguns aspectos podem minimizar esses processos fraudulentos, de acordo com o tipo de prova. As recomendações da Associação Médica Brasileira nesse sentido estão elencadas a seguir, pontuando as vantagens de sua utilização:[19]

- Aleatorização das questões por aluno: há ferramentas que possibilitam a apresentação aleatória de questões, de forma que cada candidato seja submetido a uma ordem diferente. Isso aumenta as dificuldades para eventual compartilhamento de respostas.
- Limitação do tempo de resposta por questão: apesar de os sistemas possuírem funcionalidades que permitem estabelecer limite de tempo de resposta para cada questão, essa imposição pode gerar estresse desnecessário em graus variados e prejudicar o desempenho do candidato e a avaliação como um todo. Os candidatos têm diferentes velocidades de raciocínio em conteúdos diversos. Em geral, a limitação do tempo deve ser muito bem planejada, caso se decida por utilizá-la.
- Controle do envio da resposta: o sistema de provas pode permitir ou não que o candidato retorne a uma questão respondida anteriormente e altere sua opção. Na aplicação de provas *on-line*, não presenciais, a depender do número de itens, o acesso a questões anteriormente respondidas pode facilitar a ocorrência de irregularidades ou consulta a terceiros. A vedação de revisão da resposta emitida reduz esse risco. Além disso, quando se impõe a necessidade de concluir uma questão para prosseguir na prova, é possível permitir a saída do candidato por tempo determinado, para atender

a necessidades fisiológicas, sem a preocupação de eventuais consultas.

- Bloqueio do acesso do e ao computador: é recomendável utilizar sistemas que bloqueiam o acesso do computador a outros aplicativos ou programas durante a realização da prova *on-line* não presencial. Essas funcionalidades impedem o acesso a programas, *sites*, aplicativos de mensagens, impressão e cópia de documentos.
- Previsão das políticas de segurança no edital: é importante conscientizar os candidatos quanto à política de segurança adotada e às regras do exame, por meio do edital. Pode ser adotado um termo de ciência e de concordância com a política adotada na aplicação da prova por meios digitais, no formato não presencial.
- Controle e rastreio das atividades do computador: há sistemas que permitem controlar e rastrear as atividades realizadas no computador do candidato durante a aplicação do exame *on-line* não presencial. É importante informar previamente que todas as atividades no computador utilizado para a prova poderão ser rastreadas, bem como fazer o registro de todas as trocas de comunicações com fiscais e de informações da qualidade do acesso à internet.
- Utilização de ferramentas de *proctoring*: é necessária a instalação de programa que permita o acesso à câmera e ao microfone do computador em que será realizada a prova, para monitorar as ações do candidato ao longo da prova *on-line* não presencial. Podem ser utilizados sistemas automatizados, que identificam o desvio do olhar e os movimentos na face, bem como sinalizam potenciais situações em que o candidato esteja se comunicando com terceiros. Deve-se informar previamente no edital a utilização dessas funcionalidades.
- Disponibilização de acesso ao sistema de provas antes do início da prova: deve-se disponibilizar a entrada do candidato no sistema de provas com antecedência razoável, conforme previsto em edital, para fins de identificação e ambientação. É importante informar todos os procedimentos que serão efetuados nesse período e o tempo previsto para esses procedimentos.
- Validação do candidato no sistema: devem ser previstos em edital os procedimentos para validação do candidato, como identificação por meio de apresentação da documentação solicitada, nas condições previstas, que permita a conferência com a foto do documento.
- Horário de início e tempo de duração da prova: devem-se estabelecer o horário de início da prova e o tempo de duração total da prova. Se, por qualquer razão fortuita, a prova sofrer atraso em seu início ou for necessária interrupção por problemas no sistema de provas, é possível fornecer prazo adicional aos candidatos, de modo que a prova mantenha a duração total determinada em edital.
- Período de sigilo: trata-se do período mínimo em que o candidato deve permanecer conectado ao sistema de provas a partir do início do exame. O período de sigilo deve estar estabelecido em edital, bem como as regras de comportamento do candidato e as possibilidades de penalização.
- Equipamentos e configurações: devem-se apresentar no edital os requisitos mínimos necessários para participar do exame, referentes aos equipamentos de informática (características do computador, sistema operacional, velocidade, câmera, microfone etc.) e configurações do acesso à internet. É importante incluir em edital a impossibilidade e a proibição de conexão a mais de um monitor ou projetor. Também se deve informar a necessidade de desativar *softwares* como antivírus e *firewall*. Recomenda-se não consentir o uso de equipamentos móveis para realizar a prova, como celulares, *smartphones*, *tablets* ou qualquer outro.
- Condições de monitoramento dos candidatos: deve-se informar em edital que cada candidato será monitorado, remotamente,

on-line, por um fiscal e/ou pela comissão, por meio da câmera e do microfone de seu computador. É importante informar que a câmera deve ser ajustada de forma que o rosto do candidato esteja plenamente visível, com condições de iluminação adequadas, que permitam visualizar a face durante todo o exame. Também se devem determinar as situações em que o candidato poderá deixar o campo de visão da câmera (por exemplo, mediante autorização prévia do fiscal) e se haverá ou não compensação no tempo de prova. O edital também deve informar se haverá gravação da prova, em áudio e vídeo, para posterior averiguação, caso necessário.

- Comportamento e condições de apresentação dos candidatos: deve-se definir previamente e incluir no edital como o candidato deve se apresentar para a realização do exame, incluindo critérios para utilização de adornos de face, dispositivos de saúde, condições do cabelo, vestimenta, tipo de óculos, máscaras etc. É importante prever no edital quais comportamentos do candidato resultarão em penalidades como advertência, interrupção e eliminação do exame. A forma como será efetuada a comunicação com o candidato sobre situações de irregularidade também deve ser prevista, além da forma como isso será registrado no sistema. Deve-se determinar de forma clara o número de ocorrências que culminará com cada penalidade, que deverá ser aplicada de forma progressiva durante a realização do exame. O registro de ocorrências deve ser previsto para as situações de eliminação do exame.
- Uso de dispositivos eletrônicos: deve-se prever em edital a vedação ao uso, durante o exame, de dispositivos eletrônicos alheios à realização da prova, como fones de ouvido ou qualquer outro equipamento similar; e informar que o candidato pode ser solicitado a apresentar na câmera esses eventuais dispositivos para averiguação, com risco de penalização.
- Condições do ambiente de realização da prova: deve-se prever em edital que a prova seja realizada em sala isolada e reservada para essa finalidade, em ambiente seguro, iluminado, silencioso, sem a presença de terceiros, e que pode ser solicitada a conferência das condições do ambiente de prova, por meio da câmera, efetuando um giro de 360°, com risco de penalização.

A simulação de realização do exame pelo aluno pode ser proporcionada antes da data do exame também. Essa possibilidade é denominada pré-teste e visa facilitar o acesso do candidato no dia da prova e favorecer a ambientação. É desejável providenciar que todos os candidatos realizem o pré-teste com antecedência razoável, para que se possa instalar o *software* do sistema de provas e verificar a compatibilidade e os requisitos mínimos exigidos ao equipamento.

CONSIDERAÇÕES FINAIS

A ginecologia e obstetrícia é uma especialidade médica que envolve competências clínicas e cirúrgicas. A especialidade envolve o cuidado da saúde da mulher, o manejo de doenças específicas, o cuidado da gestante e do feto, além do manejo da assistência ao parto e puerpério. O especialista, na sua carreira profissional, depara-se com outras subespecialidades e áreas de atuação, que são oportunidades de praticar uma medicina de alta qualidade. A certificação pelo título de especialista constitui o reconhecimento da sociedade de especialidade da competência desse especialista.

REFERÊNCIAS

1. Conselho Federal de Medicina. Resolução CFM n. 2.221/2018. Homologa a Portaria CME n. 1/2018, que atualiza a relação de especialidades e áreas de atuação médicas aprovadas pela Comissão Mista de Especialidades. Diário Oficial da União. 24 jan 2019. Residência Médica (CNRM). Diário Oficial da União. 01 ago 2011.

2. Martins JB, Rodriguez FP, Coelho ICMM, Silva EM. Fatores que influenciam a escolha da especialização médica pelos estudantes de medicina em uma instituição de ensino de Curitiba (PR). Rev Bras Educ Med. 2019;43(2):152-8.
3. Hammoud MM, Stansfield RB, Katz NT, Dugoff L, McCarthy J, White CB. The effect of the obstetrics and gynecology clerkship on students' interest in a career in obstetrics and gynecology. Am J Obstet Gynecol. 2006;195(5):1422-6.
4. Turner G, Lambert TW, Goldacre MJ, Barlow D. Career choices for obstetrics and gynaecology: national surveys of graduates of 1974-2002 from UK medical schools. BJOG. 2006;113(3):350-6.
5. Sobral DT, Wanderley MS. Escolha de ginecologia e obstetrícia por graduandos da Universidade de Brasília: um estudo de influências numa série histórica. Rev Bras Educ Med. 2008;32(4):452-61.
6. Wanderley MS, Sobral DT. Escolha da especialização em ginecologia e obstetrícia. Carta ao editor. Rev Bras Ginecol Obstet. 2010;32(1):55-6.
7. Silber CG, Veloski JJ. Board certification in obstetrics and gynecology: associations with physicians' demographics and performances during medical school. Am J Obstet Gynecol. 2005;192(1):318-22.
8. Shivraj P, Novak A, Aziz S, Larsen W, Ramin S. The certification process driving patient safety. Obstet Gynecol Clin North Am. 2019;46(2):269-80.
9. Khaled MK, Nair R, Whitlow B. Pocket guide to OSCE for the MRCOG. London: RCOG Press; 2006.
10. Saxena R. Training in obstetrics and gynaecology in the UK. In: Saxena R (ed.). OSCEs in obstetrics and gynaecology for MRCOG-3. New Delhi/London/Panama: Jaypee; 2018. p.1-9.
11. Ferreira JFM, Moretti MA. A especialização profissional. Rev Soc Cardiol Estado de São Paulo. 2005;15(4): 306-10.
12. Boscarino JA, Adams RE. Public perceptions of quality care and provider profiling in New York: implications for improving quality care and public health. J Public Health Manag Pract. 2004;10(3):241-50.
13. Piper I, Shvarts S, Lurie S. Women's preferences for their gynecologist or obstetrician. Patient Educ Couns. 2008;72(1):109-14.
14. Boyaciyan K, Camano L. O perfil dos médicos denunciados que exercem ginecologia e obstetrícia no estado de São Paulo. Rev Assoc Med Bras. 2006;52(3): 144-7.
15. Khaliq AA, Dimassi H, Huang CY, Narine L, Smego Jr RA. Disciplinary action against physicians: who is likely to get disciplined? Am J Med. 2005;118(7): 773-7.
16. Nomura RM, Miyadahira S, Zugaib M. O perfil dos médicos denunciados que exercem ginecologia e obstetrícia no estado de São Paulo. Rev Assoc Med Bras. 2006;52(3):126.
17. Horowitz SD, Miller SH, Miles PV. Board certification and physician quality. Med Educ. 2004;38(1):10-1.
18. Satin AJ. Simulation in obstetrics. Obstet Gynecol. 2018;132(1):199-209.
19. Associação Médica Brasileira. Resolução n. 001/2021. Orientações da AMB para realização de provas on-line para obtenção do título de especialista e certificados de área de atuação. 24 jun 2021. Disponível em: https://amb.org.br/wp-content/uploads/2021/06/Resolucao-AMB-001.2021-Orientacoes-para-Realiza%C3%A7%C3%A3o-de-Provas-Online.pdf. Acessado em: 15 jul 2021.

SEÇÃO 6

Avaliação dos programas de residência

CAPÍTULO 42

Avaliação de instituições e programas de residência médica: as atribuições da CNRM

Viviane Cristina Uliana Peterle
Sergio Mota da Silva Júnior
Maria da Penha Zago Gomes

INTRODUÇÃO

A partir do final da década de 1950, o processo de desenvolvimento tecnológico e científico na área médica estimulou a necessidade de especialização. Nos anos que se seguiram, com o aumento do número de vagas de graduação em medicina e a incorporação de novos conhecimentos médicos, currículos paralelos para o aprendizado teórico e prático foram instituídos pelos próprios estudantes, uma vez que a graduação não abrangia a totalidade do conteúdo em constante evolução. Esse movimento de busca de conhecimento pelos estudantes e recém-formados também foi potencializado pela exigência de um novo perfil no mercado de trabalho, mais hospitalocêntrico e especializado, afeito aos novos equipamentos diagnósticos e terapêuticos.

A insuficiência no treinamento prático e a existência de um mercado de trabalho mais competitivo propiciaram a formação de uma pós-graduação complementar, porém ainda sem regulamentação, incluindo carga horária sem limites definidos e estabelecendo o local de aprendizado/trabalho como "residência", com baixa ou nenhuma remuneração pelo aprendizado em serviço.

Partiu, então, dos próprios médicos especializandos um movimento reivindicatório de regulação dessa pós-graduação, com objetivos de organização pedagógica do aprendizado, de melhores condições de trabalho e de um nível mínimo de remuneração. Em 1967, a Associação Nacional dos Médicos Residentes (ANMR) foi criada. Essa entidade assumiu inicialmente a elaboração de normas mínimas de funcionamento para os programas e sua avaliação, que passaram a ser negociadas com os hospitais.

Em 1977, com a criação da Comissão Nacional de Residência Médica (CNRM) pelo Ministério da Educação,[1] esse órgão passou a estabelecer os requisitos mínimos necessários para que as instituições ofertassem programas de residência médica, com critérios para credenciamento e uma sistemática de avaliação periódica dos programas, tendo em vista as necessidades de treinamento do médico especialista e de assistência à saúde.

A Comissão Nacional de Residência Médica é uma instância colegiada, de caráter consultivo e deliberativo, composta de forma paritária por membros médicos conselheiros, que representam tanto as gestões federal, estadual e municipal quanto as maiores entidades de representatividade médica, atribuindo ao coletivo as competências de cada uma em prol da residência médica. Além disso, os representantes das Comissões Estaduais de Residência Médica (Cerem), da Comissão Distrital de Residência Médica (CDRM) e os membros designados como Câmara Técnica constituem as instâncias auxiliares da Plenária da Comissão Nacional.

A compreensão conceitual e as inter-relações entre a Comissão Nacional de Residência Médica e os elementos e atores da residência médica devem ser claras, técnicas, amplas e completas para toda a classe médica, a fim de zelar por esse espaço deliberativo junto ao Poder Executivo na formulação de políticas públicas quanto à formação de especialistas.

HISTÓRICO DA AVALIAÇÃO DE PROGRAMAS DE RESIDÊNCIA MÉDICA

Os registros dos primeiros programas de residência médica regionalizados no Brasil ocorreram principalmente em serviços universitários no Estado de São Paulo, na década de 1950. Quase 30 anos depois, somente com a Lei n. 6.932, de 7 de julho de 1981,[3] esse modelo foi definido como padrão-ouro de formação e as avaliações dos programas foram implementadas. Estudos mostram que, após a instituição da regulação da residência médica pela Comissão Nacional de Residência Médica, vários serviços foram considerados inaptos para a formação do especialista, pois utilizavam o médico residente como "mão de obra" em vez de aprendizado qualificado.

Essa comissão autônoma, mas vinculada à Secretaria de Educação Superior (Sesu), vem cumprindo um papel fundamental como um instrumento (coletivo) de controle social quanto aos serviços assistenciais em saúde, pois detém o domínio sobre uma etapa fundamental do processo de formação, que é a residência médica. O governo criou a instância para que as negociações entre os vários segmentos médicos ocorressem de forma que o Estado avaliador possa supervisionar o sistema, que possui autonomia, em vez de controlá-lo, atendo-se e beneficiando-se dos "produtos da avaliação".

Na mesma época, também foram incorporados os conceitos do médico Avedis Donabedian (1919-2000) de avaliação de qualidade em saúde para o credenciamento de instituições e a autorização de programas. A chamada teoria geral de sistemas se baseia na tríade estrutura-processo-resultado:

- Estrutura: inclui os recursos físicos, humanos, materiais e financeiros necessários para a assistência médica, bem como as estruturas de apoio à educação. Verifica também a garantia de financiamento da residência médica e a disponibilidade de preceptoria qualificada.
- Processo: avalia as atividades envolvendo profissionais de saúde e pacientes, com base em padrões definidos de qualidade; e os projetos pedagógicos dos programas de residência médica, conforme seu alinhamento com as matrizes estabelecidas para cada especialidade. A análise é feita sob o ponto de vista técnico e/ou administrativo e educacional.
- Resultado: engloba o produto final da assistência prestada, considerando saúde, satisfação de padrões e satisfação de expectativas.

Os instrumentos de avaliação utilizados até hoje descrevem as composições de cada um desses domínios adaptadas para a avaliação, tanto da instituição quanto dos programas de residência médica, por meio de elementos próprios.

O processo avaliativo de cenários de prática busca garantir o aprendizado de excelência nos cuidados em saúde, por meio da aquisição de conhecimentos, habilidades e atitudes pelos médicos residentes, e ao mesmo tempo preservar os direitos conquistados por médicos que visam melhor qualificação.

ASPECTOS LEGISLATIVOS

O Decreto n. 7.562, de 15 de setembro de 2011,[4] ainda em vigor, dá as diretrizes para o exercício das funções de regulação, supervisão e avaliação de instituições que ofertam residência médica e de programas de residência médica.

A função de regulação é exercida por meio da expedição de atos autorizativos pela Comissão Nacional de Residência Médica, tanto para credenciamento e recredenciamento de instituições quanto para a autorização, o reconhecimento e a renovação de reconhecimento dos programas de residência médica, sendo publicados no Diário Oficial da União pelo Ministério da Educação.

O referencial adotado para os processos de regulação e supervisão da residência médica é a avaliação educacional, que tem por objetivo identificar e qualificar os pré-requisitos das instituições e dos programas para a oferta de residência médica. As condições de infraestrutura institucional para o desenvolvimento dos programas, características administrativas, instalações físicas, equipamentos e dispositivos de saúde, bem como a qualificação do projeto pedagógico do programa e a qualificação de preceptores, supervisores e coordenador do programa são as principais dimensões da avaliação educacional.

Esses aspectos são verificados por meio dos relatórios de produção, indicadores que demonstram o desempenho dos serviços, e pela avaliação *in loco* das instituições e dos programas de residência médica, com foco nas interfaces entre as necessidades dos programas, tanto físicas quanto pedagógicas, e a qualificação de seus profissionais e as atividades programadas, para garantia da formação de excelência e da contribuição com o desenvolvimento do sistema local de saúde.

O número de vagas ofertadas em um programa de residência médica deve adequar-se às condições assistenciais e materiais da instituição e à garantia de recursos financeiros para o custeio das bolsas de residência, bem como às peculiaridades do treinamento na área ou especialidade.

O funcionamento de instituições ou a oferta de programas sem o devido ato autorizativo conferido pela Comissão Nacional de Residência Médica configura irregularidade administrativa, sendo vedada a admissão de novos residentes pelas instituições na inexistência de quaisquer dos atos autorizativos.

AVALIAÇÕES *IN LOCO*

Os avaliadores que compõem as comissões de avaliação educacional *in loco* das instituições e dos programas de residência médica devem:

- Ser médicos especialistas titulados, como prevê a legislação em vigor.
- Ter experiência comprovada em ensino médico, avaliação ou gestão na educação superior, em quaisquer níveis (graduação, residência médica ou pós-graduação *lato sensu* ou *stricto sensu*).
- Exercer ou ter exercido as funções de supervisão ou coordenação de uma das comissões de residência médica das instituições de saúde, demonstrando conhecimento da legislação, com currículo e reputação ilibada.

Esses requisitos mínimos foram definidos pela Comissão Nacional de Residência Médica para o exercício da função de avaliador quando foi instituído o Banco Público de Avaliadores (BPA). De acordo com o Decreto n. 7.562,[4] a realização da avaliação educacional *in loco* das instituições e dos programas é organizada pela Comissão Nacional de Residência Médica, com o apoio das Comissões Estaduais de Residência Médica (Cerem), e executada por equipe própria ou por colaboradores eventuais, provenientes do Banco Público de Avaliadores. Esse banco, portanto, teria por finalidade prover especialistas para compor as comissões para a realização de avaliações educacionais *in loco* em todo o Brasil.

Apesar do que consta na legislação, ocorreram apenas dois processos seletivos para compor o Banco Público de Avaliadores do Ministério da Educação, nos anos de 2012 e 2014. Nessas condições, segue-se a Resolução CNRM n. 6, de 5 de setembro de 2006,[11] que estabelece as Comissões Estaduais de Residência Médica como responsáveis pela designação dos avaliadores dos programas de residência médica. Na prática, portanto, cabe a essas instâncias auxiliares, membros regionais representativos do colegiado nacional que compõe a Comissão Nacional de Residência Médica, estabelecer parte da avaliação educacional desses programas. Nesse sentido, há um alinhamento com o decreto de 2011,[4] que determina que poderão participar como observadores da avaliação educacional *in loco* representantes indicados pelos médicos residentes, pelo respectivo Conselho Regional de Medicina (CRM), pelo Sindicato dos Médicos, pelas Secretarias Municipais e Estaduais de Saúde, por instituição de caráter nacional representativa da educação médica e pelas sociedades de especialidades pertinentes aos programas de residência médica avaliados.

Em 2019, a Resolução CNRM n. 25[12] atualizou e normatizou a coordenação das visitas locais pelas Comissões Estaduais de Residência Médica, que passaram a ser responsáveis pelo cumprimento dos prazos de visita, e regulamentou, ainda, a presença da sociedade de especialidade no processo avaliativo dos programas de residência médica. A orientação é que sejam enviados no mínimo dois avaliadores por programa: um designado pela Comissão Nacional de Residência Médica ou pela Comissão Estadual e outro pela sociedade de especialidade, que tenha experiência com residência médica. Em caso de não indicação da sociedade, a Comissão Estadual de Residência Médica indicará o outro avaliador. Nas situações em que não houver consenso ou surgirem divergências entre os avaliadores, prevalecerá a avaliação do avaliador designado pela Comissão Nacional ou pela Comissão Estadual de Residência Médica e a decisão será encaminhada para o órgão.

Esta última resolução pacifica o tensionamento e estabelece a melhor compreensão possível de todo o processo formador, entre instituições e sistemas onde serão os cenários de prática que prestarão a assistência à população, e seus mecanismos de prestação de cuidados em saúde, e, ao mesmo tempo, a evolução contínua do papel dos médicos, a incoporação de tecnologias, atualizações científicas e a integração com os outros profissionais de saúde.

REQUISITOS GERAIS E ESPECÍFICOS PARA AVALIAÇÃO INSTITUCIONAL

As instituições de saúde são as responsáveis pelos cenários utilizados para o desenvolvimento dos programas de residência médica na formação do médico especialista. Para seu credenciamento na Comissão Nacional de Residência Médica, essas instituições devem cumprir os procedimentos regulamentares, que envolvem comprovar as condições necessárias para obtenção do credenciamento e realizar, concomitantemente, ações de docência, pesquisa e prestação de serviços assistenciais, com qualidade e integralidade. A instituição deve ser entendida como um organismo formado entre uma parte gestora, representada pela equipe administrativa que coordena sua missão assistencial, e uma parte educacional, representada pelas comissão de residência médica das sociedades de especialidades. Ambas necessitam de uma inter-relação coesa, mas autônoma em cada uma de suas atribuições. Elas respondem pela necessidades dos cenários de práticas nas Comissões Estaduais de Residência Médica.

A instituição deverá ter estrutura, equipamento e organização necessários ao bom desenvolvimento dos programas de residência médica. Além disso, deve demonstrar estabilidade quanto aos serviços de saúde prestados no futuro, com base em sua missão institucional e na compreensão do papel formador a que se propõe. A instituição, por meio de suas partes administrativa e educacional, deve demonstrar ciência das necessidades e exigências que a pós-graduação em residência médica exige.

A avaliação das instituições se inicia pela análise documental necessária à instrução do processo de credenciamento para oferta de programas de residência médica, que corresponde a:

- Atos constitutivos da instituição, devidamente registrados no órgão competente.

- Comprovante de inscrição no Cadastro Nacional de Pessoas Jurídicas (CNPJ).
- Comprovante de inscrição no Cadastro Nacional dos Estabelecimentos de Saúde (CNES), quando houver.
- Ato de constituição da comissão de residência médica da instituição.
- Regimento e regulamento da comissão de residência médica (Coreme) da instituição.
- Ato de nomeação vigente do coordenador da comissão de residência médica.
- Documento comprobatório da capacidade de pagamento de bolsas de residência.
- Descrição do corpo docente devidamente constituído para o desenvolvimento dos programas propostos, destacando a experiência acadêmica, administrativa e profissional de cada um dos docentes na especialidade oferecida, em especial a do coordenador da comissão de residência médica da instituição, dos supervisores de cada programa e dos preceptores por área.
- Pedido de autorização de funcionamento de pelo menos um programa de residência médica.

Após essa etapa, é agendada a visita para avaliação institucional. Juntamente com o comunicado de agendamento da visita, os visitadores designados pela Comissão Estadual de Residência Médica entregam à comissão de residência da instituição o "Instrumento de avaliação institucional". Esse documento é individualizado para cada instituição e deve ser preenchido e entregue ao visitador. Nele, devem constar todos os programas de residência a serem visitados, apontando o motivo informado para a visita.

As informações constantes nesse instrumento de avaliação orientam os visitadores sobre a avaliação. Elas são organizadas em dimensões que agrupam as chamadas categoria de análise, representadas por meio de uma questão. Os avaliadores responderão se as instalações contemplam ou são compatíveis com a execução de cada programa de residência médica em análise, considerando os pilares fundamentais que garantem cenários de prática segura ao aprendizado, bem como os direitos fundamentais dos médicos residentes.

Característica, estrutura e perfil institucional

Como já mencionado, os dados obrigatórios para registro na Comissão Nacional de Residência Médica devem ser fornecidos pela própria instituição, incluindo a natureza da sede do programa, o nível de complexidade e seu perfil acadêmico. Também é informada a existência das Comissões previstas na legislação e seu funcionamento é demonstrado, com todo o detalhamento sobre as equipes de trabalho nos serviços que serão os cenários de prática dos programas de residência médica. Além desses itens, serão avaliados os indicadores de qualidade (taxa de ocupação de leitos, média de permanência, taxa de infecção hospitalar, mortalidade) e os indicadores de produção (número de internações, atendimentos nos diferentes setores, procedimentos realizados – partos, cesáreas, cirurgias, entre outros) dos 6 meses anteriores.

A infraestrutura física será avaliada quanto aos aspectos gerais das instalações, analisando-se a adequação da estrutura dos serviços de apoio diagnóstico e tratamento para as condições clínicas prevalentes na população usuária, incluindo as unidades de internação, centro cirúrgico, centro obstétrico, ambulatório, unidade de terapia intensiva (UTI), pronto-socorro, serviço de arquivo médico, serviço de apoio diagnóstico e terapêutico, assim como indicadores de qualidade no atendimento ao usuário.

A infraestrutura física que permita o cumprimento dos direitos dos médicos residentes também é observada *in loco*. Assim, são consideradas a existência e as condições de alojamento, repouso, espaço para descanso e/ou outros, de acordo com as condições previstas em regimento interno e as exigências quanto ao quesito moradia previstas em lei. A avaliação também inclui a garantia de espaços de aprendizagem, como biblioteca, salas de aula ou locais similares adequados aos números de programas e de residentes, a presença de auditório e as tecnologias de apoio ao aprendizado.

Comissão de residência médica das instituições de saúde

A comissão de residência médica é a instância auxiliar da Comissão Nacional de Residência Médica e da Comissão Estadual de Residência Médica estabelecida na própria instituição de saúde. O credenciamento como cenário de prática dos programas de residência médica regularmente autorizados na Comissão Nacional de Residência Médica abrange requisitos legislativos específicos a essa instância, como órgão colegiado autônomo e deliberativo, com função de planejar, coordenar, supervisionar e avaliar os programas de residência médica da instituição e os processos seletivos relacionados.

Compete ao coordenador da comissão de residência médica da instituição a responsabilidade pelas atividades, cumprindo e fazendo cumprir a legislação vigente e pertinente aos programas de residência médica emanada pela própria comissão por meio do seu regimento interno. Assim, pode-se afirmar que o conhecimento acadêmico e legislativo, bem como a experiência com a residência médica por parte do médico especialista eleito para essa função são primordiais para a condução dos processos avaliativos na instituição e, consequentemente, para o credenciamento.

Também é fundamental o entendimento, por parte da gestão da instituição de saúde, da representatividade dessa instância naquele serviço, sendo necessária a corresponsabilização perante a administração local e a prestação de assistência quanto à infraestrutura adequada para o exercício dessa função e quanto ao reconhecimento da relevância e das necessidades inerentes a partir do momento em que se propõe a ser um cenário formador de médicos especialistas qualificados.

Outros itens de elevada importância nessa avaliação diz respeito aos cenários de prática específicos onde serão desenvolvidos os programas de residência médica, dos supervisores dos programas de residência médica e dos preceptores. A instituição deverá comprovar a organização da equipe, explicitar os critérios definidos para a escolha/seleção dos membros e demonstrar o entendimento destes quanto à legislação da residência médica, de acordo com as normas nacionais e da comissão de residência médica da instituição, da qual fazem parte.

Ao final da verificação *in loco* de cada item do instrumento de avaliação, o avaliador também procederá a entrevistas com todos os envolvidos no processo de formação, desde os gestores da instituição até os médicos residentes, passando pelo coordenador da comissão de residência médica, pelos supervisores dos programas e pelos preceptores. Serão ouvidas as partes, bem como identificadas as fragilidades e fortalezas de cada item.

REQUISITOS GERAIS E ESPECÍFICOS PARA AVALIAÇÃO DOS PROGRAMAS

Os programas de residência médica são o conjunto de atividades de ensino destinado a médicos na modalidade de pós-graduação, sob a forma de curso de especialização, sendo caracterizados por treinamento em serviços de saúde. O ensino oferecido nesses programas deve ser baseado em matriz de competências, com atividades práticas e teóricas complementares direcionadas à aquisição das competências exigidas para cada especialidade. A conclusão desse curso confere o título de especialista em favor dos médicos residentes nele habilitados, realizado sob supervisão direta de médicos de elevada qualificação ética e profissional.

Nas visitas *in loco*, conforme previamente discutido, serão avaliados requisitos gerais como a identificação da instituição (o nome deve obedecer ao cadastro no Sistema da Comissão Nacional de Residência Médica, bem como o CNPJ cadastrado).

Além da avaliação da instituição, os avaliadores analisarão cada programa de residência médica. Cada programa a ser visitado deverá ter um instrumento de avaliação preenchido por seu supervisor, com auxílio da comissão de residência médica da instituição. Assim, se a instituição for visitada para credenciamento ou recredenciamento de um programa de especialidade e mais três áreas de atuação, quatro instrumentos de avaliação deverão ser entregues ao visitador.

Essa avaliação pode ser realizada com diferentes finalidades, a saber:

- Autorização (credenciamento provisório).
- Reconhecimento (credenciamento).
- Renovação de reconhecimento (recredenciamento).
- Renovação de reconhecimento + aumento de vagas.
- Aumento de vagas.
- Verificação de denúncia.
- Adequação ao novo tempo de duração.

Serão analisados os recursos humanos e aspectos educacionais de cada programa. Além da análise documental, durante a visita *in loco*, o avaliador entrevista todos os envolvidos no processo, com ênfase na supervisão, na preceptoria e nos médicos residentes.

Os programas de residência são classificados em três modalidades:

- Acesso direto: são os programas daquelas especialidades para as quais os médicos residentes não necessitam ter cursado nenhum outro programa de residência médica previamente.
- Com pré-requisito: são aqueles que exigem dos médicos residentes a conclusão de um programa de residência médica anterior. Isso ocorre em algumas especialidades que exigem outras especialidades condicionantes e em áreas de atuação relacionadas com uma ou mais especialidades.
- Anos adicionais: são os programas cujos médicos residentes já concluíram um programa de residência médica anterior que condiciona ao ingresso na mesma especialidade.

Na avaliação da estrutura física, são analisadas todas as condições de infraestrutura institucional para o desenvolvimento daquele programa, a saber:

- Unidade de internação (enfermaria ou UTI): número de leitos, adequação de espaço físico, organização, higiene e limpeza, ou outros que o avaliador julgar pertinentes.
- Centro cirúrgico: número e adequação das salas, turnos disponíveis para uso do programa, equipamentos específicos para atividades do programa de residência, existência de sala de recuperação pós-anestésica, ou outros que o avaliador julgar pertinentes.
- Centro obstétrico: adequação do número de salas ao programa, condições do pré-parto, sala de recuperação pós-anestésica, equipamentos necessários às atividades do programa de residência médica, ou outros que o avaliador julgar pertinentes.
- Ambulatório: adequação do número de salas e turnos disponíveis ao número de residentes, equipamentos necessários às atividades do programa de residência, ou outros que o avaliador julgar pertinentes.
- Outros especificados pelo avaliador: podem ser incluídos recuperação pós-anestésica, centro de diagnóstico por imagem, adequação do número de leitos ao número de residentes em atividade, equipamentos e recursos necessários às atividades, supervisão e outros que o avaliador julgar pertinentes.

Com relação ao corpo docente, além da identificação, do currículo e da verificação das condicionalidades para o exercício da função, várias questões individuais serão analisadas e comprovadas por meio de análise documental.

O supervisor do programa de residência médica deve ser um médico preceptor especia-

QUADRO 1 Avaliação do corpo docente de um programa de residência médica

	Itens básicos	Questões direcionadas
Supervisor do programa	▪ Especialidade médica principal ▪ Currículo acadêmico ▪ Número de horas semanais, dentro de sua jornada normal de trabalho, disponibilizado pela instituição especificamente para exercer as atividades de supervisor de programa	▪ O supervisor é também o chefe do serviço especializado? ▪ A escolha/seleção do supervisor obedece às normas da Comissão Nacional de Residência Médica? ▪ Deve-se apresentar documentação comprobatória ao avaliador.
Preceptores do programa	▪ Titulações (mestres, doutores e outras) e quantidade de cada uma delas ▪ Número de preceptores especialistas na área do programa ▪ Número de especialistas em área afim ▪ Carga horária semanal contratual para a função (< 20 horas, 20 horas, 40 horas) e número de preceptores	▪ O supervisor e os preceptores demonstram conhecimentos sobre as normas estabelecidas pela Comissão Nacional de Residência Médica? ▪ O número de médicos residentes por preceptor permite a formação com qualidade? ▪ Os preceptores possuem a compreensão da dinâmica do processo de ensino/aprendizagem? ▪ Os preceptores acompanham as transformações do mundo do trabalho e do exercício profissional?

lista na área específica do programa, integrante do corpo clínico da instituição, atuando na orientação direta nas atividades teórico-práticas dos médicos residentes, com experiência de preceptoria de no mínimo 1 ano e com domínio da legislação sobre residência médica. É o responsável por supervisionar as atividades práticas e teóricas relacionadas aos residentes e preceptores, respondendo diretamente pelo programa perante a comissão de residência médica da instituição e as demais instâncias reguladoras.

Os preceptores de programas de residência médica são os especialistas responsáveis por ensinar, orientar, conduzir, acompanhar e supervisionar o desenvolvimento da formação integral dos médicos residentes, atuando como instrutores no processo de ensino-aprendizagem.

O Quadro 1 resume os aspectos a serem avaliados com relação ao corpo docente.

Por fim, são analisadas as atividades educacionais propriamente ditas quanto aos seguintes aspectos:

- Coerência do projeto pedagógico: o visitador deve analisar se os objetivos apresentados no projeto pedagógico e descritos no pedido de credenciamento de programa estão em desenvolvimento, se o projeto pedagógico foi implementado e se as condições em que se dá o processo de formação estão claramente explicitadas no projeto pedagógico.
- Atividades formativas da prática profissional: é importante avaliar se as atividades são realizadas em locais ajustados para as particularidades do programa de residência médica e se as atividades são supervisionadas adequadamente, oferecendo qualidade ao programa. O visitador deve dar atenção especial às atividades desenvolvidas diretamente pela preceptoria e se os preceptores e/ou supervisor permanecem de forma presencial na instituição e no serviço durante toda a jornada de trabalho e plantões.
- Avaliação e política de qualidade: as avaliações dos médicos residentes são instrumentos importantes para a garantia da qualidade do programa. O visitador deve analisar com que frequência são realizadas avaliações e quais os seus tipos; se há instrumentos de autoavaliação do programa; se há coerência entre o sistema de avaliação e as condições em que se verificam o desempenho dos médicos residentes e os processos de formação; se há exigência de trabalho de conclusão de curso ao final do programa; e

se as condições constam no regimento da comissão de residência médica da instituição. As práticas de avaliação e políticas de qualidade devem cumprir as normas da Comissão Nacional de Residência Médica. Devem ser apresentados todos os documentos comprobatórios pertinentes ao visitador.

No final do instrumento de avaliação, o avaliador deve incluir seus comentários sobre as atividades educacionais. Ele deve verificar o pedido de credenciamento de programa e responder como adequado ou inadequado, apontando as falhas. Também deve descrever os pontos positivos e negativos do programa.

Após o preenchimento completo do instrumento, será emitido o parecer do avaliador que deverá deliberar se é favorável ou não ao pleito, especificando o número final de vagas. Serão incluídos os comentários que julgar pertinentes, como sugestões de supervisão, detalhes sobre a modalidade, observações sobre a duração e as inconformidades que deverão ser corrigidas.

CÂMARA TÉCNICA E PLENÁRIA DA COMISSÃO NACIONAL DE RESIDÊNCIA MÉDICA

Depois de concluída a etapa da avaliação *in loco*, os instrumentos de avaliação preenchidos serão analisados, juntamente com os pedidos de credenciamento de programa, pela Câmara Técnica, quando se tratarem de atos autorizativos.

A Câmara Técnica é uma instância auxiliar da Comissão Nacional de Residência Médica que faz a avaliação da demanda por meio da instrução processual, referente aos atos autorizativos e à supervisão de instituições e programas, além de outros assuntos de pauta da Comissão, quando solicitado.

Após a avaliação e o parecer da Câmara Técnica, o relatório segue para a Plenária da Comissão Nacional de Residência Médica, onde será debatido pelos membros votantes e pelas instâncias auxiliares, com decisão final pelos membros votantes. Nos casos de avaliação por ato autorizativo, a Plenária, após avaliar a instituição e o programa, pode decidir entre as seguintes categorias:

- Instituição credenciada e programa autorizado.
- Instituição credenciada e programa em supervisão, na modalidade exigência.
- Instituição credenciada e programa em supervisão na modalidade diligência.
- Instituição credenciada e programa desativado.
- Instituição descredenciada.

A Figura 1 apresenta as etapas para aprovação dos atos autorizativos.

CONSIDERAÇÕES FINAIS

O termo "avaliação" remete ao ato de medir. É um sinônimo de apreciação ou estimativa, com a finalidade de atribuir um significado. Na Antiguidade, considerando a etimologia da palavra "valor" (em latim *valere*, que significa "riqueza"), o conceito de avaliação estava associado ao significado de se ter "boa saúde" ou "corpo forte" como medida de valor.

O valor na residência médica é a garantia de que os programas autorizados conferirão títulos de especialistas em favor dos médicos residentes neles habilitados, que constituirão comprovante hábil para fins legais perante o sistema federal de ensino e o Conselho Federal de Medicina.

A avaliação na residência médica pode ser feita com relação à instituição, aos médicos residentes, ao corpo docente ou aos programas de residência médica em si. Trata-se de um processo sistematizado de registro e apreciação dos resultados obtidos com relação a metas educativas, estabelecidas previamente.

O dilema para realizar a avaliação se refere, justamente, a como medir a qualidade de um serviço, do programa e das instituições de forma justa. Estudos citam vários problemas en-

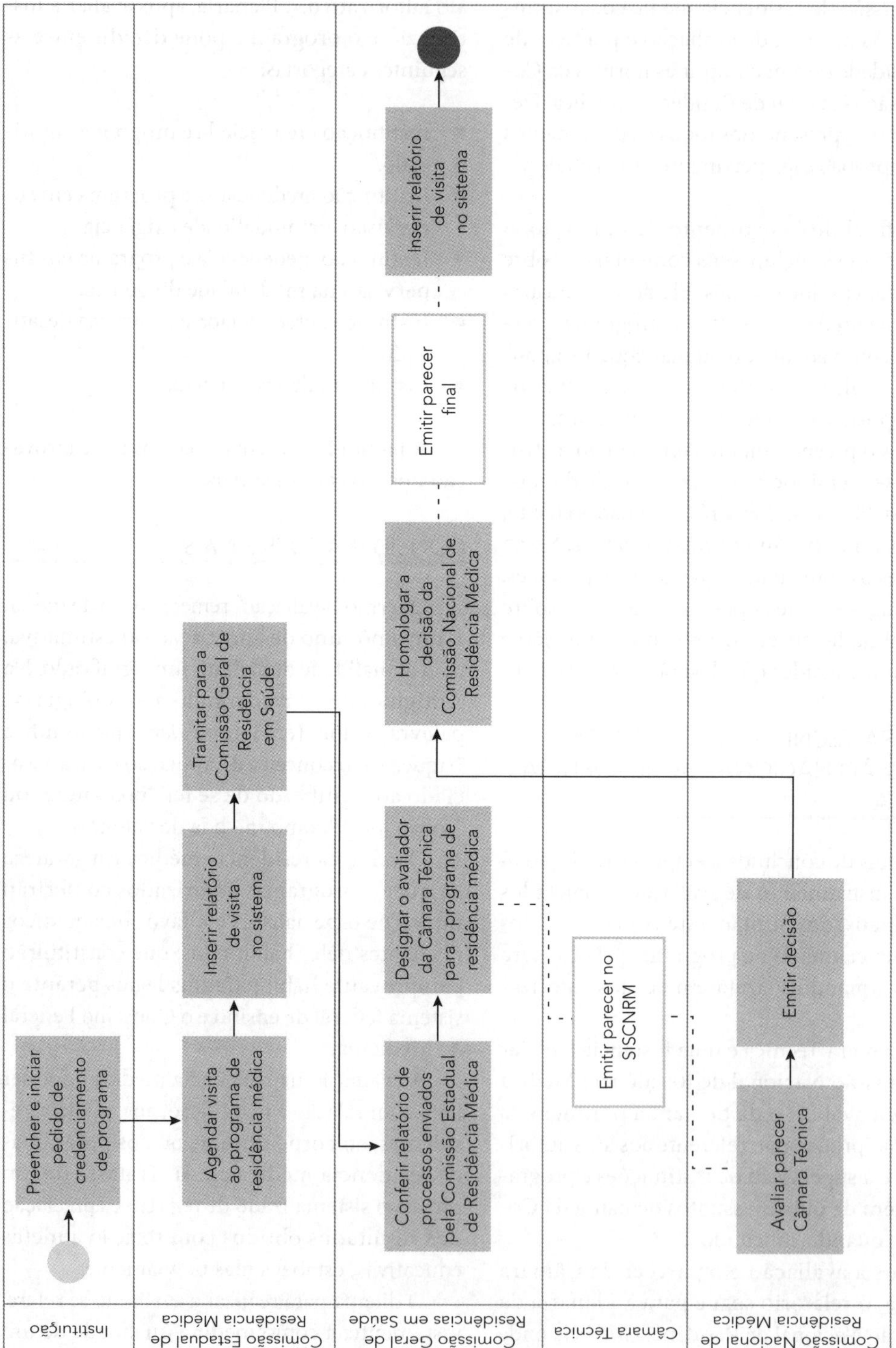

FIGURA 1 Fluxograma de processos para aprovação dos atos autorizativos.
Adaptada de Brasil, 2019.[16]

contrados no processo de avaliação das instituições e dos programas de residência, e recomendam que sua metodologia seja bem definida para não ocorrerem falhas e questionamentos sobre a validade de todo o processo.

Considerando o método, há dois tipos genéricos de avaliação: um, com ênfase quantitativa; e outro, com ênfase qualitativa. Dependendo do modelo de avaliação utilizado, os resultados podem ser bem diferentes. Os instrumentos utilizados atualmente engoblam ambas as categorias, contudo, determinar quão próxima ou distante uma mensuração qualitativa ou quantitativa está de um padrão preestabelecido ainda é um desafio. Assim, os parâmetros são definidos e mensurados dentro de um contrato social. Quanto maior for a proximidade do resultado com o padrão, maior será a excelência do objeto, ação ou circunstância medidos; quanto mais distante, maior será a variação do ideal esperado e, como consequência, o "defeito", que por sua vez se torna um problema do cenário ou contexto.

Os contextos demográfico, histórico, econômico e educacional dos programas de residência médica são visivelmente heterogêneos no Brasil. Esse cenário não é novo e decorre de inúmeras variáveis, sendo as principais a inexistência de uma política de carreira de Estado para a medicina pública e o investimento em saúde de forma inequânime entre as regiões. Por isso, estabelecer previamente critérios únicos para uma avaliação isenta e eficaz com relação aos cenários de prática, que considere a variabilidade de serviços, de programas de residência e do contexto social, sanitário e epidemiológico brasileiro, é um desafio a ser conquistado.

Os instrumentos de avaliação de instituições e programas, apesar de amplos, são pautados na tríade estrutura-processo-resultado; no entanto, desde 2015, coube à Comissão Nacional de Residência Médica a elaboração do conteúdo dos programas de residência médica com base em competências a serem desenvolvidas pelos residentes para o exercício profissional, juntamente com as sociedades de especialidades.

Percebe-se que, além da necessidade de mudar os instrumentos de avaliação para alinhamento entre os conteúdos, o momento atual é de aplicar as mesmas competências exigidas dos residentes aos programas de residência, aos hospitais e aos sistemas de saúde. Para garantir que quem trabalha e aprende possa desenvolver todo o seu potencial, os resultados precisam ser claramente definidos e mensuráveis, mas não apenas para residentes e alunos. O corpo docente, os serviços, os hospitais e as unidades de saúde, gestores, Comissões Estaduais de Residência Médica e a Comissão Nacioal precisam ter evidências demonstráveis de que estão todos alcançando o mesmo nível de competências.

É preciso questionar, portanto, se os hospitais em que os residentes treinam demonstram competência na entrega dos mais altos níveis de atendimento ao paciente e criam e mantêm um sistema integrado de prática baseada em evidências. Ainda, é preciso questionar se os preceptores empregam as melhores evidências disponíveis, são capazes de encontrar e avaliar criticamente a literatura e demonstram um nível qualificado de profissionalização. Existem mecanismos para medir todos esses aspectos, mas sua aplicação exigiria um exame minucioso dos profissionais envolvidos e dos sistemas, o que poderia se tornar inviável na maioria dos casos.

Sabe-se que as características dos serviços de formação exercem fundamental influência sobre a prática profissional do médico especialista, e é inegável que sempre houve preocupação com relação à qualificação dos serviços, sobretudo os iminentemente assistenciais, não vinculados à tradição da educação médica. Essa condição leva, então, a um tensionamento entre os diversos olhares sobre o processo avaliativo dos cenários de prática e dos programas de residência médica.

A aproximação entre os programas de residência médica e as sociedades de especialidades é fundamental, nesse cenário, para melhoria dos processos avaliativos. Os avaliadores da Comissão Nacional de Residência Médica possuem competências avaliativas centradas na legislação, no ensino e nos processos de aprendizagem e assistência. Os avaliadores das sociedades possuem competências avaliativas centradas na estrutura e nos resultados quanto às competências a serem adquiridas na especialidade. O esforço conjunto para avaliação, portanto, pode contribuir com as reflexões para as melhorias em todos os aspectos.

Em análise das súmulas da Comissão Nacional de Residência Médica, uma das maiores causas das modalidades de supervisão é a desestruturação dos serviços, seja por déficit de insumos, sobrecarga dos serviços assistenciais, déficit de recursos humanos e, por consequência, de preceptoria ou por mudanças de administração na gestão da saúde que desconsideram os serviços de formação existentes nas unidades. Isso ocorre principalmente na esfera pública e leva a constantes processos de diligência ou descredenciamento de serviços que têm profissionais médicos qualificados.

Da mesma forma, a presença de representantes de gestão das três esferas no colegiado da Comissão Naciona de Residência Médica deve ser melhor conduzida, a fim de incluir nos processos avaliativos a corresponsabilização da gestão pelos cenários de prática. A competência da gestão não pode se resumir ao custeio da bolsa e incentivos financeiros ou educacionais que não contextualizam os cenários de aprendizagem defasados frente às incorporações tecnológicas e à pressão sobre os sistemas de saúde. Da mesma forma, com as sociedades de especialidades, há de se construir uma aproximação avaliativa construtiva, mais proativa e menos crítica, considerando o componente transitório das equipes de gestão na saúde.

Quase 90 anos após os registros dos primeiros programas de residência médica, a medicina passou por inúmeras transformações e a Comissão Nacional de Residência Médica foi construída, com contribuições de diversos atores, em diferentes momentos históricos e políticos. A compreensão desse percurso é de importância fundamental para a defesa da classe médica em geral a favor da manutenção da Comissão Nacional como reguladora do processo de avaliação das residências médicas, garantindo idoneidade decorrente de autonomia médica e da defesa da proteção do processo de formação, frente às investidas de desqualificação e precarização do médico residente como "mão de obra".

As novas mudanças curriculares seguem, bem como se deve caminhar com as avaliações de serviços, visando escalonamento do processo de avaliação para, em um futuro próximo, produzir um processo de acreditação dos serviços de residência médica. Com esse papel, nos Estados Unidos, o American Council for Graduate Medical Education (ACGME) tem trabalhado para desenvolver uma visão nova e estimulante para o futuro do patrocínio de instituições.

A vigilância constante frente à crise na educação médica e ao progressivo agravamento no setor de saúde requer o envolvimento de toda a classe médica na avaliação que transforme as práticas, tanto para melhoria da assistência quanto para a excelência no processo de formação.

REFERÊNCIAS

1. Brasil. Decreto n. 80.281, de 5 de setembro de 1977. Regulamenta a residência médica, cria a Comissão Nacional de Residência Médica e dá outras providências. Diário Oficial da União. 06 set 1977.
2. Barreyro GB. Do Provão ao SINAES: o processo de construção de um novo modelo de avaliação da educação superior. Avaliação. 2004;9(2).
3. Brasil. Lei n. 6.932, de 7 de julho de 1981. Dispõe sobre as atividades dos médicos residentes e dá outras providências. Diário Oficial da União. 09 jul 1981.
4. Brasil. Decreto n. 7.562, de 15 de setembro de 2011. Dispõe sobre a Comissão Nacional de Residência Médica e o exercício das funções de regulação, supervisão e avaliação de instituições que ofertam residência médica e de programas de residência médica. Diário Oficial da União. 16 set 2011.
5. Santos RA. Acreditação e avaliação de programas de residência médica: concepção internacional e proposta de um modelo nacional. [Tese Doutorado]. São Paulo: Faculdade de Medicina, Universidade de São Paulo; 2016. 257 f. Disponível em: https://www.teses.

usp.br/teses/disponiveis/5/5169/tde-24102016-155545/publico/RenatoAntunesdosSantosVersaoCorrigida.pdf. Acessado em: 15 set 2021.

6. Feuerwerker LCM. Mudanças na educação médica e residência médica no Brasil. Interface. 1998;2(3). Disponível em: https://doi.org/10.1590/S1414-32831998000200005. Acessado em: 15 set 2021.
7. Ceccim RB, Feuerwerker LCM. O quadrilátero da formação para a área da saúde: ensino, gestão, atenção e controle social. Physis. 2004;14(1):41-65.
8. Santos EG, Salles GFCM. Construção e validação de um instrumento de avaliação de habilidades técnicas para programas de residência em cirurgia geral. Rev Col Bras Cir. 2015;42(6):407-12.
9. Wuillaume SM. O processo ensino-aprendizagem na residência médica em pediatria: uma análise. [Tese]. Rio de Janeiro: Fiocruz; 2000. 158 p.
10. Nunes MPT. Fiscalização do programa de residência médica. In: Conselho Federal de Medicina; Conselho Regional de Medicina de Pernambuco. II Fórum do Médico Jovem. 08-09 abr 2015; Recife. Disponível em: https://eventos.cfm.org.br/images/stories/PDFMedicoJovem/medicojovem_patrocinio.pdf. Acessado em: 15 set 2021.
11. Brasil. Ministério da Educação. Secretaria de Educação Superior. Resolução CNRM n. 5, de 5 de setembro de 2006. Dispõe sobre a avaliação dos Programas de Residência Médica. Diário Oficial da União. 14 set 2006.
12. Brasil. Ministério da Educação. Secretaria de Educação Superior. Resolução CNRM n. 25, de 16 de abril de 2019. Dispõe sobre a cooperação entre a CNRM e as sociedades médicas de especialidades nas visitas de avaliação in loco dos Programas de Residência Médica no Brasil. Diário Oficial da União. 18 abr 2019.
13. Accreditation Council for Graduate Medical Education. Site visit. Disponível em: https://www.acgme.org/what-we-do/accreditation/site-visit/. Acessado em: 25 out 2021.
14. Miranda Jr UJP. Comissão nacional de residência médica: caminhos e descaminhos na gestão desta modalidade de especialização médica no Brasil. [Dissertação Mestrado]. Rio de Janeiro: Escola Brasileira de Administração Pública e de Empresas, Fundação Getúlio Vargas; 1997.
15. Donabedian A. The definition of quality and approaches to its assessment exploration in quality assessment and monitoring, vol. 1. Ann Arbor: Health Administration Press; 1980.
16. Brasil. Ministério da Educação. Secretaria de Educação Superior. Mapeamento do processo de trabalho da Coordenação Geral de Residências em Saúde. 2019. Disponível em: http://portal.mec.gov.br/index.php?option=com_docman&view=download&alias=-119451-2-processo-de-trabalho-cgrs-1&category_slug=agosto-2019-pdf&Itemid=30192. Acessado em: 30 out 2021.

CAPÍTULO 43

Acreditação dos programas de residência médica no Brasil

Marcos Felipe Silva de Sá

INTRODUÇÃO

A lei de criação dos programas de residência médica foi um marco na história da medicina brasileira,[1] pois estabeleceu o conceito de residência médica no país, criou a Comissão Nacional de Residência Médica (CNRM) e definiu suas atribuições. Entre essas atribuições, estão a normatização do funcionamento, o controle e a distribuição de bolsas de estudos, o que confere a esse órgão uma função crucial na regulação do sistema de residência médica que hoje é vital para a formação de médicos especializados que atendam às necessidades da população brasileira.

Essa legislação sofreu diversas alterações e emendas ao longo do tempo, incluindo a garantia de direitos trabalhistas aos residentes, o estabelecimento da carga horária de dedicação ao programa e a determinação da proporcionalidade entre atividades práticas e teóricas para o aprendizado. Em sua composição atual, estão presentes na Comissão Nacional de Residência Médica representantes do Ministério da Educação, do Ministério da Saúde, do Conselho Nacional de Secretários de Saúde (Conass), do Conselho Federal de Medicina (CFM), da Associação Brasileira de Educação Médica (Abem), da Associação Médica Brasileira (AMB), da Associação Nacional de Médicos Residentes (ANMR), da Federação Brasileira de Academias de Medicina (FBAM), da Federação Nacional de Médicos (Fenam) e do Conselho Nacional de Secretários Municipais de Saúde (Conasems). Cada representação tem um titular e seu respectivo suplente. Em cada Estado da federação, há uma representação que corresponde à Comissão Estadual de Residência Médica (Cerem).[2]

Verifica-se, portanto, que nessa comissão estão representados os principais órgãos e entidades relacionados às atividades médicas, incluindo os centros formadores, os órgãos de fiscalização e normatização do exercício profissional da medicina, os órgãos responsáveis pelas políticas de saúde e as entidades associativas da classe médica e da residência médica. Estão reunidas todas as "forças" políticas necessárias para o estabelecimento de uma vigorosa política nacional para formação de médicos qualificados no Brasil, além dos órgãos potencialmente financiadores dos programas de residência médica (Ministérios da Saúde e da Educação). Sob sua coordenação e vigilância, nas centenas de programas credenciados, os residentes deverão desenvolver seus conhecimentos e habilidades para se tornarem profissionais competentes e qualificados para o mercado de trabalho.

TÍTULO DE ESPECIALISTA E SUAS LIMITAÇÕES

Ao término do programa, cada residente formado recebe o título de especialista conferido pela Comissão Nacional de Residência Médica e pelo Conselho Federal de Medicina (CFM), credencial que os distinguirá no competitivo mercado de trabalho no Brasil. É importante lembrar que esse título é concedido sem qualquer avaliação final, independentemente da qualidade do programa ou da comprovação dos conhecimentos e habilidades dos formados. Em um cenário em que historicamente não se faz essa avaliação final, é natural que se espere que deva haver o maior esmero na fiscalização dos programas em funcionamento.

Em decorrência da expansão do número de programas de residência médica nas últimas décadas, no entanto, a infraestrutura técnico-administrativa da Comissão Nacional de Residência Médica está subdimensionada e é incapaz de executar, com a competência e o rigor exigidos, suas tarefas, não só relacionadas ao controle dos programas, mas também à execução das políticas educacionais para o aprimoramento desses programas, que são estratégicos para o desenvolvimento do próprio Sistema Único de Saúde (SUS). Esse aspecto negativo pôde ser observado durante a pandemia da covid-19.[3] São constatadas, assim, falhas no registro de dados, falta de fiscalização dos programas e oscilação no número de vagas ano a ano, o que gera insegurança com relação à oferta de bolsas. Faltam informações e transparência sobre os programas e muitos deles, recém-credenciados, sequer foram auditados. Novos programas, sem tradição, são pouco conhecidos e não são divulgados adequadamente. Há oferta excessiva de vagas (maior que a demanda) em algumas especialidades, enquanto há carência em outras, mais estratégicas e de maior procura. Muitas vagas ficam ociosas por conta das desistências de médicos, causadas, em parte, pelas deficiências dos programas e inadequações dos campos de práticas.

Em muitos serviços, há falta ou até mesmo inexistência de preceptores. A equipe de coordenadores e preceptores é indispensável a qualquer programa de residência e deveria ser quesito prioritário na avaliação para a autorização de seu funcionamento. São eles os responsáveis diretos pela formação dos residentes, pois, em geral, coordenam as atividades e os serviços, respondem pela qualidade do atendimento, supervisionam o trabalho em equipe, dão apoio às tomadas de decisões, orientam quanto à segurança e à privacidade dos pacientes e previnem erros individuais e sistêmicos. A capacitação de preceptores deveria ser uma preocupação prioritária de todos os PRM.

Falta à Comissão Nacional de Residência Médica, portanto, não apenas apoio financeiro, mas também o reconhecimento devido e necessário da importância de seu trabalho por parte dos órgãos governamentais envolvidos, como os Ministérios da Saúde e da Educação.

RESIDÊNCIA MÉDICA E PÓS-GRADUAÇÃO *LATO SENSU*

O Ministério da Saúde precisa de profissionais competentes para poder viabilizar seus inúmeros projetos assistenciais, o que não pode ser feito sem médicos qualificados, formados em bons programas de residência. O Ministério da Educação, por sua vez, precisa encarar de forma mais explícita os programas de residência médica como programas de pós-graduação *lato sensu* e, como órgão responsável pela formação de profissionais de nível superior, dar atenção a esse tema em níveis próximos à dedicada aos programas de pós-graduação *stricto sensu*. O alheamento do Ministério da Educação com relação à residência médica é grave, pois acaba "contaminando" as universidades, que também não dão atenção aos programas de residência médica em nível equivalente ao garantido às pós-graduações *stricto sensu*.

Sobrepõe-se a isso o fato de que, em geral, as universidades veem os hospitais universitários, por seu intenso envolvimento com o Sistema Único de Saúde, apenas como fonte de problemas e despesas, esquecendo que são eles os principais centros formadores de médicos especializados para o país. Professores universitários vinculados às escolas médicas, que executam suas tarefas em hospitais de ensino, conhecem esse problema perfeitamente bem e sabem o quanto de sua carga horária e esforço pessoal são despendidos em atividades de ensino junto aos médicos residentes, em salas de aula, enfermarias, ambulatórios, centros cirúrgicos, unidades de terapia inteisva (UTI), salas de parto, centros de imagem e outros espaços assistenciais. Com a criação do SUS, o eixo das atividades de ensino dos docentes se deslocou, em boa parte, dos hospitais universitários, de nível terciário de atenção, para as Unidades Básicas de Saúde (UBS), de nível primário, e/ou para hospitais de menor complexidade (nível secundário), onde ensinam e supervisionam as atividades práticas dos alunos de graduação e residentes.

Enquanto os programas de pós-graduação *stricto sensu* são cuidadosamente acompanhados pela Coordenação de Aperfeiçoamento de Pessoal de Nível Superior (Capes), seguem à risca as diretrizes estabelecidas por ela e têm enorme apoio das universidades, são eles as grandes fontes de pesquisas produzidas no Brasil na área médica. Artigos de excelente qualidade são publicados às centenas, anualmente, nas melhores revistas internacionais, como resultado de um criterioso investimento do Ministério da Educação, via Capes, que teve a adesão inconteste das principais universidades brasileiras. Como consequência da excelência desses programas, algumas dessas instituições de ensino estão classificadas entre as melhores do país; e um número mais reduzido, entre as melhores do mundo. O reconhecimento internacional abre oportunidades de intercâmbio para a comunidade universitária com as principais universidades internacionais e explica por que a medicina brasileira é reconhecida, em algumas áreas de atuação, como uma das melhores do mundo.

É curioso, no entanto, que a maior parte dessa produção científica nas áreas médicas seja desenvolvida no mesmo ambiente onde se ensinam os médicos residentes. Nesse árduo treinamento dos residentes, estão envolvidos os mesmos professores e pesquisadores da pós-graduação *stricto sensu*, que contribuem de forma "voluntária" com os programas de residência – diz-se que a atuação é voluntária porque as universidades, em geral, e em especial as públicas, não a reconhecem em sua devida importância, pouco valorizando o trabalho ali realizado pelos docentes Nem mesmo as instituições hospitalares, onde os residentes são treinados, recebem a atenção devida. Com raras exceções, não se encontrará registro de residentes nos arquivos ou nos anais das universidades, pois, de um modo geral, elas concentram suas atenções quase exclusivamente nos programas de graduação e pós-graduação *stricto sensu*.

Para se ter uma ideia das dimensões, estavam matriculados, no Brasil, em 2020, 53.776 médicos em 4.862 programas de residência médica, oferecidos por 809 instituições, em sua imensa maioria vinculados às universidades públicas.[4] Fazendo um exercício comparativo, estão cadastrados na Capes cerca de 4.636 programas de pós-graduação *stricto sensu*, somando-se mestrado e doutorado e levando-se em conta todas as áreas do conhecimento (exatas, biológicas e humanas).[5] Se for considerada apenas a área da medicina, estão registrados 113 programas de medicina I; 108 de Medicina II; e 52 de Medicina III. Ao todo, estão matriculados cerca de 1.904 alunos de mestrado e 2.677 alunos de doutorado, totalizando 4.581 alunos nas três áreas de medicina, o que corresponde a apenas 8,5% do número de médicos matriculados nos programas de residência médica no Brasil. Conforme a legislação atual, esses programas das áreas médicas aceitam matrículas de outros profissionais das áreas da saúde, o que reduz ainda mais a participação de médicos nesses programas.

Outro exemplo que demonstra a dimensão dos programas de residência médica no Brasil é a atuação desses profissionais aprendizes durante a pandemia da covid-19. Coube aos hospitais universitários o relevante papel de atendimento aos pacientes mais graves, que se contam, em menos de 2 anos, aos milhões. Apesar das condições de trabalho muitas vezes precárias, certamente, a boa atuação dos profissionais da saúde teve influência nas taxas de mortalidade no país, que se mantiveram próximas aos índices dos países mais desenvolvidos. Nessas equipes, seguramente, participaram de maneira anônima os médicos residentes, coordenados por competentes especialistas, aí incluídos docentes e médicos assistentes que cumprem, ainda, a função de coordenadores e preceptores dos programas de residência.

Além de todo esse trabalho assistencial, também tem sido fundamentai o papel dos profissionais egressos de programas de residência médica espalhados por todo o Brasil na assessoria dos gestores locais de saúde, orientando as autoridades na condução das medidas sanitárias, visando coibir o alastramento da infecção na população, o que tem auxiliado a recuperação econômica do país.

Apesar desse excepcional desempenho geral durante a pandemia da covid-19, os bons profissionais médicos correspondem a uma pequena fração no contexto geral da população médica no país. A multiplicação desmedida do número de escolas médicas no país desde os anos 2000 provocou uma pletora de profissionais lançados no mercado de trabalho sem a formação mínima necessária e exigida para o exercício da medicina em um padrão razoável de qualidade. Programas de residência foram criados atrelados a essas novas escolas médicas por força da lei do Programa Mais Médicos para o Brasil, mas muitos deles foram implementados em instituições sem condições mínimas de infraestrutura para o seu funcionamento.

A medicina moderna é exercida, cada vez mais, com base nas evidências científicas bem fundamentadas. A propedêutica e a terapêutica moderna se renovam a cada dia, fornecendo soluções cada vez mais complexas para os problemas médicos. Além dessa atualização científica e técnica, os médicos precisam também, por conta das peculiaridades da própria profissão, aprimorar a sua formação humanística e ética, pois esses ingredientes aliados aos conhecimentos científicos podem fazer a diferença na assistência à saúde. Todo esse desenvolvimento profissional só pode ser obtido frequentando-se programas de residência médica bem estruturados, sob a orientação de profissionais competentes e dedicados. Enfim, é a partir dessa formação complexa que se formam bons profissionais para a assistência à saúde de que a comunidade tanto precisa e deseja, em todos os níveis de atenção.

A má qualidade dos programas de residência tem se traduzido em alto índice de evasão e baixas taxas de ocupação de vagas, de tal forma que o Brasil não preenche 40% das vagas autorizadas para residência médica.[4,6] Até o momento, no entanto, parece não haver preocupação com a qualidade, já que eles têm sido autorizados a funcionar com base em critérios que não estão bem definidos. Muitos não cumprem as metas estabelecidas na matriz de competências da especialidade (talvez até a desconheçam). Os programas não têm sido auditados – mesmo antes da pandemia da covid-19, havia centenas deles já autorizados, em funcionamento, que não haviam sido auditados uma única vez. Não há relatórios anuais dos programas analisados pela Comissão Nacional de Residência Médica com *feedback* para o programa. Não há informações sobre como são feitas as avaliações internas dos residentes e nem sobre a presença de preceptores e suas qualificações em muitos deles.

Por todas essas razões, egressos desses programas, ao se submeterem às provas para obtenção de título de especialista outorgadas pelas sociedades médicas de especialidades têm alto índice de reprovação. Infelizmente, no entanto, eles estão no mercado de trabalho exercendo a especialidade, pois, de acordo com a legislação vigente no país, todos os formados em escolas médicas brasileiras recebem a sua autorização para o exercício da medicina, mesmo que sequer tenham frequentado qualquer programa de residência. Essa legislação vigora apesar de ser sobejamente conhecido de todos, inclusive das autoridades governamentais, que os cursos de graduação em medicina não são terminais e, portanto, exigem uma formação complementar.

Está claro, portanto, que a formação médica especializada com qualidade deveria ser uma preocupação e uma prioridade dos órgãos governamentais e das universidades para atender às necessidades do país. Já passa da hora de se criar um verdadeiro sistema de gestão dos programas de residência médica no Brasil, nos moldes que a Capes executa a gestão dos programas de pós-graduação *stricto sensu.*

Residência médica × mestrado profissional

A medicina moderna interage com outras ciências e utiliza processos e tecnologias sofisticados recém-desenvolvidos, inclusive em outras áreas do conhecimento, tornando-as aplicáveis de forma rápida e ampla no dia a dia das pessoas, por meio das práticas clínicas diárias de promoção da saúde; de prevenção, diagnóstico e cura de doenças; ou da reabilitação daqueles que sofreram agravos com sequelas à sua saúde. Bom exemplo dessa atuação, como já mencionado, foi o desempenho médico na pandemia da covid-19, da qual nada se conhecia, e para a qual, em menos de 1 ano, criou-se uma vacina que foi rapidamente aplicada em milhões de pessoas em todo o mundo, com protocolos internacionais bem estruturados, baseados em pesquisas clínicas adequadas para tratamento dos casos mais graves. Para a incorporação e a aplicação dessas novas técnicas e procedimentos gerados pelas pesquisas, há a necessidade de profissionais médicos com uma formação que ultrapasse os limites dos conhecimentos hoje oferecidos pela graduação e que atualmente só pode ser adquirida por meio da residência médica. Por isso, na maioria dos países, a residência médica é sinônimo de pós-graduação na área médica. Não há programas específicos para se formar professores/pesquisadores em medicina. São os bons profissionais especializados em programas de residência médica qualificados que farão a diferença no ensino da prática médica especializada.

Considerando a importância do trabalho médico na construção de um sistema público de saúde de boa qualidade, o volume de médicos formados a cada ano em todo o país (estima-se que este número está em torno de 32 mil formados/ano)[4] e, ainda, a não terminalidade dos cursos de graduação em medicina, é previsível que todo esse contingente de médicos formados demande especialização em residência médica, o que torna o tema extremamente relevante do ponto de vista educacional. É chegado o momento de os órgãos governamentais responsáveis pela formação de profissionais de nível superior se atentarem para esses dados que são realmente preocupantes.

A forma de credenciar, acompanhar o desempenho e avaliar os programas de residência médica precisa ser urgentemente revista para dar um toque mínimo de qualidade à formação dos novos profissionais que serão colocados no mercado de trabalho. No formato atual, com seu gerenciamento baseado exclusivamente nas ações hoje desenvolvidas pela Comissão Nacional de Residência Médica, esses programas, como um todo, não terão qualquer chance de sucesso. Essas ações precisam ser revisadas e devidamente reforçadas, não só com recursos financeiros, mas também com uma estrutura administrativa sólida e a introdução de uma política permanente em busca da melhor qualidade, com metas bem definidas e participação mais ativa dos envolvidos diretamente com os programas de residência médica no seu principal órgão decisório.

Em 1999, a Capes criou os programas de mestrado profissional, com finalidades um pouco diferentes do mestrado tradicional *stricto sensu.* Segundo a entidade, o mestrado profissional visa a formação do profissional especializado para o mercado do trabalho por meio de um programa não tão acadêmico, que busca formá-los e capacitá-los para o "exercício da prática profissional avançada e transformadora". Os profissionais que cursam esses programas, em geral, não ficam restritos à atuação em uma universidade. Ao contrário, eles são estimulados a levar todo o conhecimento científico adquirido para o mercado de trabalho e, com isso, melhorar a qualidade dos produtos, serviços e processos colocados à disposição da sociedade.

No que diz respeito à área da saúde, pode-se afirmar que o mestrado profissional se trata de um programa intermediário entre a pós-graduação *stricto sensu* e os atuais programas de residência médica. As nuances entre eles apontam para uma possível solução de gestão da residência médica à maneira como o mestrado profissional tem sido gerido pela Capes. Este pode ser o caminho a ser trilhado, aproveitando a experiência já adquirida pela Capes nos 50 anos de existência da pós-graduação *stricto sensu* na área médica. Para a autorização de funcionamento e gerenciamento dos programas de mestrado profissional, a Capes utiliza o mesmo rigor exigido para a pós-graduação *stricto sensu* tradicional e que poderia ser utilizado e adaptado pela Comissão Nacional de Residência Médica às peculiaridades da residência médica.

Essa autorização e o acompanhamento dos programas levam em conta critérios preestabelecidos e transparentes e, com o modelo atual, a Capes tem mantido um bom padrão de qualidade na área médica, conferindo aos programas uma classificação pelo seu desempenho, com base na avaliação de pilares fundamentais (corpo docente, estrutura do programa, objetivos, processo de formação dos alunos e impacto na sociedade).[7] Com algumas adequações nesses critérios em razão das peculiaridades da residência médica, é justo afirmar que eles poderiam ser aplicáveis no seu acompanhamento.

É evidente, no entanto, que essa proposta também teria dificuldades de aplicação no modelo atual de funcionamento da Comissão Nacional de Residência Médica, mas pode haver caminhos alternativos. Não há dúvidas de que, para o sucesso dessa empreitada, além dos Ministérios da Saúde e da Educação, outras instituições deveriam ser convidadas a participar do processo de aprimoramento dos programas de residência médica, como as universidades, que são agentes essenciais da formação dos profissionais, e a Associação Médica Brasileira. Embora seja uma instituição privada, essa associação é uma extensão do Ministério da Educação em suas ações, pois agrega dezenas de sociedades de especialidades que têm um forte vínculo com os egressos dos programas de residência. Os especialistas egressos desses programas se vinculam associativamente a essas sociedades e delas recebem programas de educação continuada por meio de farto material didático disponibilizado em seus *sites*, videoconferências, cursos, programas de treinamento teóricos e/ou práticos, eventos científicos (como os congressos e jornadas) da especialidade, além de edições das melhores revistas científicas brasileiras na área médica. Não há dúvida, ainda, de que os médicos especialistas de formação qualificada constituem reforços importantes para a vitalidade das sociedades de especialidades e, por essa razão, a quase totalidade dos professores universitários se encontra nos quadros associativos dessas entidades. Por essas razões, certamente, as sociedades terão interesse em opinar e participar mais ativamente dos processos de formação de seus futuros associados.

MUDANÇAS NECESSÁRIAS AOS PROGRAMAS DE RESIDÊNCIA MÉDICA

Um comitê gestor composto por membros indicados pela Comissão Nacional de Residência Médica, pelos hospitais universitários e pela Associação Médica Brasileira poderia forjar um excelente modelo de gestão para os programas de residência médica. Seguindo os padrões de qualidade preconizados pela Capes para o mestrado profissional, a porta de entrada para o processo de avaliação dos programas seria sua visibilidade, ou seja, o conteúdo do seu *site* para a divulgação atualizada de informações detalhadas do programa, seu histórico, corpo docente, infraestrutura, evolução, resultados de avaliações prévias por auditorias externas etc.

Como no mestrado profissional, o fator que leva ao sucesso, sem dúvida, é a qualidade do corpo docente, coordenadores e preceptores, considerando sua proporção numérica com relação aos residentes, a porcentagem de docentes permanentes, de colaboradores, de visitantes. Nesse sentido, é importante o reconhecimento por parte das universidades das atividades desenvolvidas pelo seu corpo docente, considerando o tempo dispendido com os programas de residência médica, aí incluídas as participações em salas de cirurgia, ambulatórios, enfermarias, UBS e outros hospitais vinculados, e, em especial, o exercício de coordenação e/ou preceptoria. A universidade deve garantir que todos os médicos matriculados nos programas de residência médica a ela vinculados tenham seus registros e controle nos documentos e nos anais da universidade e que esses registros sejam considerados na avaliação curricular dos docentes para fins de ascensão na carreira.

Docentes, coordenadores e preceptores responsáveis devem ter seus currículos disponíveis em um *site* próprio do programa de residência ou no Sistema Lattes, de modo que se possa aferir se eles têm participação ativa em eventos médico-científicos (palestras, publicações de trabalhos científicos, edição de livros ou capítulos de livros, bancas examinadoras em outras instituições etc.), particularmente aqueles endossados ou promovidos pelas respectivas sociedades de especialidades. Embora não sejam pré-requisitos para o credenciamento nos programas, as publicações científicas têm um grande valor, pois indicam se tratar não apenas de um centro formador, mas também produtor de novos conhecimentos na área médica. A exposição pública do corpo docente confere bastante visibilidade e credibilidade ao programa de residência.

Os cenários de ensino seriam outro aspecto a ser analisado com cuidado, como os espaços didáticos/pedagógicos, as áreas para reuniões de docentes e residentes, o sistema de teleconferência e, se for o caso, os ambientes semipresenciais e de ensino a distância. Para a instituição mantenedora dos programas, é fundamental definir entre uma estrutura hospitalar própria ou conveniada. São bem-vindas, também, parcerias com outros hospitais e clínicas de nível secundário, públicas ou privadas, bem como as UBS dos municípios, para atendimento e as práticas dos casos de menor complexidade. A presença dos programas de residência médica com cenários de aprendizado nos três níveis de atenção à saúde (primário, secundário e terciário) confere-lhes uma grande inserção social e cria oportunidades para o trabalho em equipe e a interação com outras áreas atuantes na saúde, como enfermagem, assistência social, fisioterapia, terapia ocupacional, psicologia, grupos gestores etc. A oferta de bibliotecas e o acesso à rede mundial de computadores (internet) seria ponto obrigatório.

Também deve ser analisado se o programa utiliza procedimentos e instrumentos de autoavaliação, especificando o grau de envolvimento de cada participante e listando as estratégias para envolver todos. Ainda deve assinalar se o programa possui avaliador externo.

É importante, como ponto de partida, o estabelecimento da matriz de competências específica para cada especialidade e área de atuação. As matrizes de competências devem balizar todas as ações a serem implementadas nos programas e servirão como referência para os avaliadores verificarem o cumprimento das etapas previstas. Elas devem ser elaboradas com base na *expertise* dos especialistas indicados pelo comitê gestor. Cada especialidade deve estabelecer também, de antemão, os seus padrões mínimos de infraestrutura, cenários de ensino e corpo docente, de forma que esse conjunto de diretrizes possa permitir que o programa de residência médica cumpra o roteiro traçado na matriz de competências daquela especialidade.

ACREDITAÇÃO

Cada programa deveria apresentar seus relatórios periodicamente, em intervalos proporcionais ao tempo estabelecido para a formação de cada turma. No caso da ginecologia e obstetrícia, por exemplo, como o programa tem duração de 3 anos, sugerem-se relatórios trienais. Esses relatórios devem ser analisados cuidadosamente pelo comitê gestor, considerando-se as especificidades da especialidade oferecida para treinamento, a transparência e o conhecimento de todos os envolvidos. Os comentários e as críticas dos auditores devem pautar as adequações necessárias até o período da nova avaliação. Avaliando-se dessa forma, seria possível caminhar para uma gradação de qualidade dos programas de residência médica de cada especialidade, à semelhança do que existe nas notas e conceitos usados para a avaliação dos programas que compõem o Sistema Nacional de Pós-Graduação *Stricto Sensu* da Capes.[8] Há, portanto, a necessidade de uma ampla reestruturação do sistema controlador. A Comissão Nacional de Residência Médica não conta, no seu quadro funcional, com especialistas com experiência em preceptoria, coordenação, educação médica etc., e seria inviável a contratação de recursos humanos tão especializados para essa tarefa. A parceria com as sociedades de especialidades e as universidades pode representar uma solução para essas dificuldades.

Outro ponto fundamental é o treinamento de preceptores e coordenadores para o melhor desempenho de seu papel dentro de cada programa. Os incentivos existentes são muito limitados. A maioria desses profissionais não pertence ao quadro docente das universidades mantenedoras dos programas de residência, e sim aos quadros dos hospitais de ensino, cujos salários, como se sabe, não são animadores o suficiente para inspirar dedicação extra. Grande parte deles exerce atividades de preceptoria por envolvimento pessoal e por terem gosto pela gratificante atividade do ensino.

Muitas ações a serem implementadas na regulamentação dos programas de residência médica, no entanto, não dependem de recursos financeiros, mas sim de reconhecimento e apoio institucional, a começar pela alta cúpula diretiva da instituição que alberga o programa. Na Capes, por exemplo, os professores são diretamente vinculados aos programas de pós-graduação e são eleitos por seus pares para compor as comissões que regulamentam os próprios programas da área médica (medicina I, II e III) e, portanto, o sistema funciona gerido por professores que têm foco no processo de autorregulação da qualidade. Os especialistas das sociedades médicas poderiam desempenhar o mesmo papel que os professores pesquisadores das universidades desempenham na gestão dos programas de pós-graduação *stricto sensu*, seja na elaboração das normas, na avaliação de relatórios, na visitação aos programas, ou em outras atividades. As auditorias para credenciamento e acompanhamento seriam feitas com a participação dos especialistas indicados pelas próprias sociedades, em forma de trabalho voluntário de seus associados.

Para a execução e o aprimoramento dos processos de avaliação, será indispensável a participação dos especialistas indicados por cada sociedade de especialidade. Em um convênio tripartite, as sociedades de especialidades indicam seu próprio quadro avaliativo, e a Comissão Nacional de Residência Médica e a Associação Médica Brasileira formalizam os nomes dos indicados, estabelecendo as suas atribuições na elaboração dos critérios a serem analisados no processo de avaliação e o *modus operandi* da comissão avaliadora. A partir daí, esta deve elaborar um relatório completo, com as recomendações para a Comissão Nacional de Residência Médica sobre a qualidade do programa e sua pontuação e classificação dentro de critérios preestabelecidos, como faz a Capes. Em suma, o seu trabalho visaria a acreditação dos programas de residência médica com base em avaliações de estrutura e desempenho. Sob a coordenação da Associação Médica Brasileira, os padrões de avaliação e dos relatórios feitos por cada uma das comissões avaliadoras deverão ser o mais uniformes possível, respeitando-se as peculiaridades de cada especialidade.

Cumprindo todos os passos exigidos pelas normas estabelecidas, os programas de residência médica poderiam, então, em um primeiro momento, ser acreditados pelo comitê gestor. A acreditação deve ter um caráter técnico, sem esquecer de levar em consideração questões de organização, gestão, indicadores e avaliações críticas. As auditorias deverão ser feitas por profissionais que conheçam o sistema e os processos, além de possuírem conhecimentos técnicos, o que agrega valor e cria um diferencial na avaliação. Eles seriam indicados pelas sociedades de especialidades, homologados pelo comitê gestor e oficializados pela Comissão Nacional de Residência Médica.

Os programas avaliados com mau desempenho poderiam ser advertidos, estabelecendo-se como prazo para correções das suas deficiências a próxima avaliação e, caso elas sejam recorrentes, poderiam ter o número de vagas reduzido ou até perder o credenciamento. Já os programas mais bem avaliados (acreditados) poderiam receber incentivos, como autorização para expansão de vagas e maior número de bolsas, além de subvenções para modernização da infraestrutura física e/ou de equipamentos. Essas despesas adicionais seriam subsidiadas respectivamente pelos Ministérios da Saúde e da Educação.

Assim, ao se submeter a um exame para ingresso em um programa de residência, o médico recém-formado já poderia ter a expectativa da qualidade do programa e as suas perspectivas futuras como profissional especialista. Por sua vez, os programas não acreditados certamente precisariam realizar esforços para conseguir o "selo de qualidade" no sentido de melhorar a sua competitividade, o que seria muito salutar.

Todos os pontos apresentados são considerados essenciais para se buscar um nivelamento mínimo entre os diferentes programas no Brasil, reduzindo as desigualdades entre eles. Os impactos de ações nesse sentido podem ser observados, por exemplo, nos programas de residência médica de ginecologia e obstetrícia. A Federação Brasileira das Associações de Ginecologia e Obstetrícia (Febrasgo) tomou a iniciativa de aplicação anual de um teste de progresso individual oferecido aos residentes de todos os programas da especialidade do Brasil e realiza o acompanhamento do desempenho individual de cada residente e de cada programa.[9] O resultado do desempenho individual é oferecido sigilosamente a cada candidato e o resultado do desempenho do conjunto dos seus residentes é enviado para o coordenador do programa de residência médica, com a comparação em relação ao desempenho geral dos candidatos de todo o Brasil, por categoria (R1, R2 e R3). Mais detalhes desse processo podem ser conhecidos em outro capítulo deste livro.

ESTRATÉGIAS DE ENSINO E AVALIAÇÃO

O caminho a ser percorrido ainda é muito longo e os programas de residência no Brasil estão altamente defasados com relação ao mundo desenvolvido, no que diz respeito aos métodos de ensino e treinamento dos residentes. Já são descritos na literatura mundial, e aplicados nos países mais avançados, vários instrumentos de ensino e avaliação desenvolvidos especialmente para a educação médica e que têm trazido ótimos resultados nos serviços onde estão sendo aplicados. Eles já vêm sendo utilizados por alguns programas no Brasil e precisam ser disseminados em todo o território nacional. Muitos desses instrumentos, termos e expressões ainda são desconhecidos por grande parcela dos coordenadores e preceptores de programas de residência médica no Brasil. Representam a modernização da educação médica, com a substituição do modelo tradicional de formação do residente proposto por Halsted no início do século passado.

A educação médica moderna está bem distante do modelo tradicional ainda aplicado em boa parte do nosso país. O médico moderno competitivo deve ter a sua formação orientada por competências e não com base na estrutura oferecida pelo serviço. Exemplos de técnicas de ensino-aprendizagem e instrumentos de avaliação são detalhados em outros capítulos deste livro. A aplicação dessas técnicas garante um caráter de modernidade e qualidade aos programas de residência médica, por isso deve-se incentivar a utilização desses instrumentos, e suas aplicações devem se constituir em parâmetros adicionais para avaliação e acompanhamento da qualidade dos programas.

CONSIDERAÇÕES FINAIS

Muitas sociedades médicas do Brasil já têm se dedicado à melhoria dos programas de residência médica, pois encaram com preocupação os rumos que a multiplicação dos programas de residência médica tem tomado sem uma fiscalização oficial mais rigorosa. Na Febrasgo, por exemplo, iniciativas que visam o desenvolvimento dos programas de ginecologia e obstetrícia são apoiadas em todo o Brasil. A entidade criou sua própria Comissão de Residência Médica (Coreme) e tem promovido, por meio dessa comissão, o treinamento de preceptores e coordenadores, e publicado uma série de temas que tratam da formação do residente da especialidade.[10-25]

O Accreditation Council for Graduate Medical Education (ACGME), nos Estados Unidos, é um bom exemplo de interação entre os programas de residência médica e instituições privadas. Trata-se de uma organização privada, sem fins lucrativos, que define os padrões para programas de educação médica de pós-graduação (residência e bolsa de estudos), monitora a conformidade com esses padrões (requisitos institucionais e do programa) e toma decisões de credenciamento com base no seu cumprimento. Nesse sistema, cada especialidade cria um comitê de revisão de médicos voluntários, responsável por propor o programa e um conjunto de normas para aquela especialidade (e subespecialidade), a serem aplicadas em todos os programas de residência credenciados. Esses programas são monitorados continuamente quanto ao cumprimento substancial dos requisitos definidos pelo comitê de revisão, inclusive por meio de coleta e avaliação de dados, pesquisas e visitas ao local. Os comitês de revisão reveem regularmente os requisitos de acreditação para garantir que sejam baseados nas melhores e mais atualizadas práticas da área, e os residentes fornecem regularmente *feedback* à ACGME (inclusive com a presença de representantes nos comitês de revisão), oferecendo informações que ajudam a melhorar a qualidade geral dos programas credenciados. A acreditação é obtida por meio de um processo voluntário de avaliação e revisão, com base em padrões previamente publicados. O credenciamento ACGME fornece garantia de que um programa atende aos padrões de qualidade (institucionais e do programa) da especialidade ou subespecialidade para a qual prepara seus graduados.[26]

A Associação Médica Brasileira, por sua vez, é uma sociedade sem fins lucrativos, fundada em 1951, possui 27 associações médicas estaduais e 396 associações regionais, e tem um conselho científico composto por representantes das sociedades médicas de cada especialidade reconhecida no Brasil. Ela disponibiliza para todos os seus associados, gratuitamente, o programa de educação médica continuada, que oferece um modelo de educação a distância para todo o Brasil, e, desde 2000, elabora diretrizes médicas visando padronizar condutas baseadas em evidências científicas. Essas ferramentas já auxiliam o médico em sua decisão clínica de diagnóstico e tratamento, beneficiando diretamente a assistência à saúde da nossa população. As sociedades de especialidades filiadas a ela são responsáveis pela elaboração do conteúdo informativo e do texto das diretrizes.[27]

Com outorga especial da Associação Médica Brasileira, essas sociedades passaram a conceder o título de especialista após um exame de avaliação, em moldes variáveis. Esses títulos têm maior reconhecimento pela comunidade médica e têm sido utilizados como um dos critérios de avaliação em muitos concursos para seleção de médicos, para credenciamento em hospitais privados, vagas de trabalho em órgãos públicos ou privados, e/ou para programas de pós-graduação. Há, inclusive, uma tendência de que as operadoras de planos de saúde passem a remunerar melhor aqueles profissionais que têm o título concedido pelas sociedades. Atualmente, são cadastradas (autorizadas) 33 especialidades médicas de acesso direto, além de dez especialidades clínicas e doze especialidades cirúrgicas, cujos ingressos exigem que o candidato tenha cumprido formalmente outro programa de acesso direto como pré-requisito.

Faz parte dos propósitos da Associação Médica Brasileira, portanto, cuidar para que o Brasil tenha programas de formação médica de qualidade, para atuar na população aplicando uma medicina baseada em evidências científicas, com ética e dignidade. Esse papel tem muita similaridade com o do ACGME, mas sua atuação deveria se dar diretamente dentro do sistema coordenado pela Comissão Nacional de Residência Médica, com participação ativa das dezenas de sociedades de especialidades a ela filiadas e incentivada por parte dos órgãos oficiais do governo, colaborando com esses processos de melhoria e dando suporte logístico à Comissão Nacional de Residência Médica.

Nesse sentido, entendendo suas próprias limitações, a Comissão Nacional de Residência Médica já tomou duas iniciativas relevantes recentes envolvendo as sociedades de especialidades. Desde 2019,[28] a Comissão tem autorizado que as sociedades participem ativamente do processo de elaboração das matrizes de competências e passou a validar as matrizes elaboradas por essas entidades, o que provocou sensível melhora nas diretrizes e objetivos de formação dos residentes.

Outra decisão significativa diz respeito à Resolução n. 25/2019.[29] Apesar de ainda não viabilizada na prática, a Comissão Nacional de Residência Médica reconhece que uma das missões das sociedades de especialidades no Brasil é o aprimoramento técnico-científico da especialidade e abre espaço para que elas possam aderir às atividades de cooperação no que se refere às visitas aos programas de residência para avaliação, supervisão e regulação. Pode-se afirmar, portanto, que os primeiros passos já foram dados no sentido de tornar os programas de residência um foco de preocupações interinstitucionais, envolvendo governo, universidades e sociedade civil.

A aproximação das sociedades de especialidades com os programas de residência médica de suas especialidades poderia ser um catalisador para que os programas tradicionais, consolidados, pudessem receber residentes de programas incipientes como visitantes por períodos limitados, particularmente em áreas de atuação nas quais os programas de origem do residente sejam carentes. A experiência adquirida seria muito importante não só para a formação técnica, mas também como experiência de vida, em razão do contato com preceptores/docentes de alto nível e, eventualmente, poderia criar oportunidades futuras para a especialização em subáreas. Espera-se, também, que ao regressar ao seu programa de origem o residente que passou por essa experiência possa exercer uma influência positiva no sentido de melhorias na sua instituição. Essas visitas poderiam ser estendidas aos preceptores.

As sociedades de especialidades poderiam oferecer cursos e treinamentos para os preceptores por meio dos seus quadros associativos que albergam especialistas em ensino, treinamento e avaliação. Os associados dessas sociedades são profissionais qualificados que já passaram pela formação em programa de residência, e muitos deles estão ligados às instituições universitárias e exercem ou já exerceram a preceptoria de residentes. Já existem, também, grupos de docentes e médicos especializados no país que têm se dedicado a estudos sobre educação médica. É preciso que se comece a convidar esses especialistas a participar para auxiliar no estabelecimento de um novo modelo de gestão dos programas de residência.

Nenhum programa de especialização ou formação profissional no Brasil se aproxima em importância dos programas de residência médica, não só pela sua grandeza numérica, mas também pela necessidade de se dotar o SUS com as dimensões para atender às demandas da população com qualidade. Essa formação merece, portanto, a atenção redobrada de todas as entidades mencionadas ao início deste capítulo e representadas na Comissão Nacional de Residência Médica, cujos esforços não têm sido capazes de superar as muitas limitações. Os programas de residência médica precisam se tornar prioritários nas políticas educacionais e de saúde do Estado brasileiro e as parcerias de órgãos governamentais com universidades e sociedades de especialidades podem viabilizar esse propósito. Nesse sentido, um programa de acreditação para a residência médica é meta fundamental para o sucesso.

REFERÊNCIAS

1. Brasil. Decreto n. 80.281, de 5 de setembro de 1977. Regulamenta a residência médica, cria a Comissão Nacional de Residência Médica e dá outras providências. Diário Oficial da União. 06 set 1977.
2. Comissões Estaduais de Residência Médica (CEREMs). Disponível em: http://portal.mec.gov.br/index.php?option=com_content&view=article&id=12264:comissoes-estaduais-de-residencia-medica&catid=247:residencia-medica. Acessado em: 12 mai 21.
3. Sá MFS. Shortcomings in the training program of medical residency during the COVID-19 pandemic in Brazil. How will they be repaired? Rev Bras Ginecol Obstet. 2021;43(3):155-7.
4. Scheffer M, Cassenote A, Guerra A, Guilloux AGA, Brandão APD, Miotto BA, et al. Demografia médica no Brasil 2020. São Paulo: Departamento de Medicina Preventiva da Faculdade de Medicina da Universidade de São Paulo/Conselho Federal de Medicina; 2020. Disponível em: https://www3.fm.usp.br/fmusp/conteudo/DemografiaMedica2020_9DEZ.pdf. Acessado em: 15 ago 2021.
5. Plataforma Sucupira. Cursos avaliados e reconhecidos. Disponível em: http://sucupira.capes.gov.br/sucupira/public/consultas/coleta/programa/quantitativos/quantitativoRegiao.xhtml. Acessado em: 15 mai 21.
6. Cambricoli F. Estudantes de medicina só ocupam 54% dos postos de residência. O Estado de São Paulo. 23 out 2015. Disponível em: http://saude.estadao.com.br/noticias/geral,estudantes-de-medicina-so-ocupam-54-dos-postos-de-residencia-no-pais,1784500. Acessado em: 11 jul 2021.
7. Coordenação de Aperfeiçoamento de Pessoal de Nível Superior. Ficha de avaliação: programas acadêmicos e profissionais. Disponível em: https://www.gov.br/capes/pt-br/centrais-de-conteudo/FICHA_ENSINO.pdf. Acessado em: 17 jun 2021.
8. Coordenação de Aperfeiçoamento de Pessoal de Nível Superior. Portaria n. 68, de 3 de maio de 2021. Dispõe sobre a equivalência entre conceitos e notas utilizados nos processos avaliativos realizados pela Coordenação de Aperfeiçoamento de Pessoal de Nível Superior, CAPES, para avaliação dos programas de pós-graduação stricto sensu. Diário Oficial da União. 12 mai 2021.
9. Sá MFS, Romão GS, Fernandes CE, Silva Filho AL. The individual progress test of gynecology and obstetrics residents (TPI-GO): the Brazilian experience by Febrasgo. Rev Bras Ginecol Obstet. 2021;43(6):425-8.
10. Romão GS, Rocha SR, Sá MFS. A aprendizagem experiencial na residência médica. Femina. 2021;49(4): 219-21.
11. Barcelos IDES, Romão GS. Estratégias na avaliação do residente: experiências com multisource feedback. Femina. 2021;49(3):152-5.
12. Coelho RA, Di Bella ZIKJ. Transição profissional após a residência médica em ginecologia e obstetrícia. Femina. 2021;49(2):88-91.
13. Simões MCR, Primo WQSP, Jakobi HR, Duran TCAL, Heinen BG. Rodízio de médicos residentes em ginecologia e obstetrícia durante a pandemia de covid-19. Femina. 2021;49(1):19-24.
14. Laranjeira CLS, Lamaita RM. É possível ensinar empatia durante a residência médica? Femina. 2020;48(12):730-4.
15. Barcelos IDES, Abrão KC, Romão GS. O residente como instrutor. Femina. 2020;48(11):664-7.
16. Zaconeta AC, Quintana MI, Di Bella ZIKJ. Síndrome de burnout durante a residência médica. Femina. 2020;48(9):535-9.
17. Rocha SR, Quintana SM, Romão GS. Ensino remoto emergencial no contexto da pandemia da covid-19. Femina. 2020;48(8):475-9.
18. Romão GS, Sá MFS. Competency-based training and the competency framework in gynecology and obstetrics in Brazil. Rev Bras Ginecol Obstet. 2020;42(5):272-8.
19. Rocha SR, Romão GS, Silva Filho,AL, Sá MFS. O uso do logbook e do portifólio nos programas de residência. Femina. 2020;48(4):218-21.
20. Rocha SR, Coelho RA, Romão GS, Sá MFS. Feedback: técnicas e importância na residência em GO. Femina. 2020;48(3):160-4.
21. Romão GS, Reis FJC, Rocha SR, Sá MFS. Avaliação em ambiente simulado: como elaborar e aplicar um OSCE? Femina. 2020;48(2):88-98.
22. Romão GS, Abrão KC, Sá MFS. O ensino por meio da simulação na residência médica. Femina. 2019;47:473-8.
23. Romão GS, Coelho RA, Brito MB, Barcelos IDES, Sá MFS. Profissionalismo na residência médica. Femina. 2019;47(6):413-8.
24. Romão GS, Sá MFS. Preceptoria e capacitação de preceptores de residência: tendências atuais. Femina. 2019;47(4):224-6.
25. Romão GS, Sá MFS. A formação orientada por competências e a matriz de competências em ginecologia e obstetrícia no Brasil. Femina. 2019;47(3):146-51.
26. Accreditation Council for Graduate Medical Education. What we do. Disponível em: https://www.acgme.org/What-We-Do/Overview. Acessado em: 14 mai 2021.
27. Associação Médica Brasileira. A instituição. Disponível em: https://amb.org.br/apresentacao. Acessado em: 11 jul 2021.
28. Brasil. Ministério da Educação. Secretaria de Educação Superior. Resolução CNRM n. 3, de 8 de abril de 2019. Dispõe sobre a matriz de competências dos programas de residência médica em ginecologia e obstetrícia. Diário Oficial da União. 11 abr 2019.
29. Brasil. Ministério da Educação. Secretaria de Educação Superior. Resolução CNRM n. 25, de 16 de abril de 2019. Dispõe sobre a cooperação entre a CNRM e as sociedades médicas de especialidades nas visitas de avaliação in loco dos Programas de Residência Médica no Brasil. Diário Oficial da União. 18 abr 2019.

CAPÍTULO 44

Perspectivas da educação médica no Brasil e no mundo

Valdes Roberto Bollela
Gustavo Salata Romão

INTRODUÇÃO

A medicina é uma das profissões mais respeitadas do mundo. Em muitos países, o direito de tratar pacientes é restrito a profissionais bem formados e treinados conforme os critérios das universidades ou das associações profissionais. A educação baseada em competências constitui o novo paradigma da educação médica do século XXI, assim como foi o Relatório Flexner para o século XX.[1]

As mudanças na sociedade e na prestação de cuidados de saúde alavancaram profundas transformações na educação médica, em ritmo e intensidade jamais vistos anteriormente. Essas mudanças trouxeram novos referenciais, novos métodos e novas tecnologias de ensino-aprendizagem, repercutindo na formação, na avaliação, na certificação e na regulamentação dos programas educacionais, tanto no nível da graduação quanto na residência médica.[1,2]

Este capítulo aborda as repercussões sobre a organização curricular, o impacto das tecnologias de ensino sobre a aprendizagem, as mudanças na avaliação e a importância do desenvolvimento do corpo docente, com o olhar direcionado para a educação médica (graduação e residência médica) do presente e como é possível aprimorá-la ainda mais no futuro.

ORGANIZAÇÃO CURRICULAR

A formação por competências traz novos referenciais para o desenho e a organização curricular dos cursos de graduação e programas de residência médica. Os currículos devem se tornar mais autênticos, integrados, transparentes e adaptativos para favorecer uma aprendizagem mais contextualizada à formação do profissional médico.

Esse modelo de formação pressupõe, em primeiro plano, um novo olhar sobre os objetivos dos programas educacionais. No modelo tradicional, orientado por estrutura, processo e tempo, a formação é voltada, preferencialmente, para o conteúdo cognitivo que deve ser oferecido e assimilado pelo aprendiz. Em comparação, na formação por competências, esses objetivos se voltam para o conjunto de conhecimentos, habilidades e atitudes que compõem as competências para a prática profissional, fundamentais para atender às necessidades do sistema de saúde e das comunidades a que as escolas médicas e os programas de residência servem. A formação e o desenho curricular são orientados por uma matriz dessas competências, tanto na graduação quanto na formação das especialidades médicas.[3] Segundo Harden,[4] um "currículo autêntico" deve estar voltado à responsabilidade social das instituições formadoras. De acordo com essas novas tendências, deverá haver responsabilização solidária das instituições formadoras pela prática de seus egressos no início da carreira profissional, estendendo o compromisso social para além do período de formação ou treinamento. Para otimizar a relação custo-benefício da formação e melhorar a qualidade na prestação de cuidados, portanto, é possível que as formações de especialistas e generalistas sejam conduzidas por estruturas curriculares diferentes. Enquanto a formação do generalista requer um currículo com maior ênfase em promoção da saúde, prevenção de agravos, diagnóstico e tratamento precoces, além de encaminhamento às especialidades, a formação do especialista pode se beneficiar de um currículo mais acelerado, com enfoque em diagnóstico e tratamento especializados desde o início.[4]

Outra mudança importante se refere à integração curricular. Na lógica do modelo tradicional de ensino, os estudantes iniciam os cursos de graduação de medicina passando pelo "ciclo de ciências básicas", no qual adquirem conhecimentos técnico-científicos que posteriormente serão utilizados durante os estágios clínicos e no internato. As disciplinas são independentes entre si e o conteúdo abordado é definido pelos docentes responsáveis e/ou grupo de professores de um departamento ou área de especialidade. A formação por competências, por sua vez, pressupõe um currículo mais articulado e integrado, que permita a aprendizagem e a aplicação contínua de conhecimentos, habilidades e atitudes em contextos reais e simulados. As disciplinas e estágios devem se organizar a partir de um "eixo norteador", contribuindo de forma efetiva para atingir o perfil do egresso definido previamente pela matriz de competências do programa educacional. A aquisição das competências deve ocorrer de forma progressiva – e crescente em complexidade –, seguindo os pressupostos de um currículo em espiral. Nessa transição de um currículo não harmonizado para um currículo amplamente integrado, podem ser reconhecidas algumas etapas agrupadas por Harden[5] no conceito de "escada de integração curricular". A partir da conscientização dos gestores e do corpo docente sobre as necessidades de mudança, elas devem ocorrer de maneira contínua e progressiva, partindo dos blocos disciplinares com o compartilhamento, a correlação e a complementaridade de disciplinas, conteúdos e estágios e, finalmente, chegando à multidisciplinaridade, à interdisciplinaridade e à transdisciplinaridade.[5]

Outro aspecto relevante das mudanças curriculares se refere à transição de currículos "pouco transparentes" para currículos "mais transparentes". No primeiro caso, o estudante não percebe claramente como determinada disciplina ou conhecimento contribuirá para a sua identidade profissional no final do curso ou programa, ao passo que na formação por competências é fundamental que o estudante ou residente consiga mapear a sua jornada em direção ao perfil do egresso. Para se atingir esse nível de "transparência curricular", é fundamental que o currículo seja autêntico, integrado e que toda a estrutura curricular esteja acessível aos aprendizes desde o início de sua formação e/ou programa de treinamento.[6]

Além das mudanças já descritas, ainda é importante proporcionar uma maior flexibilização na estrutura curricular para atender às novas demandas da formação por competências, tornando o currículo mais "adaptativo". O modelo tradicional pressupõe uma duração predefinida das disciplinas para que um determinado conteúdo seja assimilado por todos os aprendizes, que progridem e percorrem os blocos disciplinares como um grupo homogêneo. Por sua vez, a formação por competências parte da premissa de que as curvas de aprendizagem e de aquisição das competências não são uniformes e estabelece marcos rumo à aquisição da competência (*milestones*), que devem ser adquiridos e demonstrados por cada um dos aprendizes para que possam progredir, ou não, independentemente de seus pares.[7] Para tanto, é necessário implementar mudanças na estrutura curricular que permitam individualizar a avaliação, a progressão e o acompanhamento dos aprendizes, identificando e remediando (auxiliando) aqueles que demonstram algum tipo de dificuldade na aquisição da competência (desvios negativos), e estimulando ou facilitando o crescimento daqueles que têm um desempenho excepcional e acima da média (desvios positivos), respeitando sempre as características e necessidades individuais. Em um currículo adaptativo, a progressão deve ser planejada, portanto, para que cada aprendiz desenvolva a sua identidade profissional em um ambiente seguro, respeitoso e acolhedor, assumindo cada vez mais responsabilidade clínica pelo cuidado dos pacientes.[4]

Finalmente, é oportuno mencionar que o currículo deve estar voltado para uma formação mais contextualizada com as necessidades do futuro profissional. No modelo tradicional, a aprendizagem é construída com base na expectativa de memorização e domínio de um conhecimento médico abrangente e atual durante a formação ou a especialização. Com o avanço da ciência nas últimas décadas, no entanto, esse conteúdo se duplica a cada 18 meses, contemplando já mais de 60 mil diagnósticos e mais de 6 mil possibilidades de intervenções, o que torna praticamente impossível essa assimilação.[4] Merece menção também a necessidade de contemplar no currículo oportunidades para os estudantes e residentes desenvolverem suas habilidades de comunicação interpessoal, como trabalho em equipe, liderança, de reflexão e aprendizagem permanente (*life-long learning*), sem descuidar dos aspectos e valores da profissão (profissionalismo) e do seu papel na defesa do sistema de saúde em que atua e do interesse das pessoas que estão sob seus cuidados.

Os novos modelos curriculares propõem uma aprendizagem mais contextualizada e voltada para a aquisição da *expertise* para a prática da medicina, articulando as outras habilidades e atributos profissionais, e deve ser complementada pela aprendizagem autodirigida, promovida a partir das necessidades de cada caso e contexto. Nesse novo cenário, os aprendizes devem adquirir a autonomia e as habilidades necessárias para busca, interpretação e aplicação de novos saberes à prática médica cotidiana.[4]

PAPEL DA TECNOLOGIA NAS NOVAS ESTRATÉGIAS DE ENSINO E APRENDIZAGEM

Em um programa educacional cujo plano de ensino deixa claros os desfechos de aprendizagem esperados, que devem ser demonstrados e que serão avaliados, é preciso garantir as oportunidades, em quantidade e qualidade suficientes, para que os estudantes ou residentes adquiram os conhecimentos, habilidades e atitudes necessários para alcançar a competência necessária à prática profissional.

Essas oportunidades incluem: aulas teóricas presenciais ou a distância; seminários; aulas invertidas; estudos dirigidos; aprendizagem baseada em problemas, em equipes ou em projetos; atividades práticas em laboratório voltadas às ciências básicas e às clínicas (laboratórios de simulação e de técnica cirúrgica); e a aprendizagem no contexto da prática clínica (prática supervisionada), que é a prática com maior validade e autenticidade.[8]

Outro aspecto essencial nas práticas de ensino é o uso da devolutiva (*feedback*) como estratégia central para promover o crescimento de aprendizes da área da saúde (avaliação formativa). O uso da devolutiva como estratégia efetiva de ensino na área da saúde é uma das poucas intervenções e práticas que contam com evidência de efetividade e que são fortemente recomendadas, além de ser um dos elementos centrais da educação no século XXI.[9] Entre as estratégias de ensino existentes para fortalecer a aprendizagem, a principal recomendação para o gestor de um program de ensino de graduação ou residência médica é, sem dúvida, treinar professores e preceptores para o adequado uso da técnica de *feedback* e preparar os estudantes e residentes para solicitar e utilizar, da melhor maneira possível, esse recurso. Esse tema está detalhado em outro capítulo deste livro.

E-learning

O uso da tecnologia no ensino não é apenas uma nova maneira de fazer coisas antigas. Antes disso, é uma nova forma para conceber e realizar atividades de ensino e avaliação, contando com recursos que podem facilitar e potencializar muito a aprendizagem ao longo do processo formativo.[10] Nesse sentido, antes mesmo da pandemia de covid-19, Harden[4] já chamava atenção para a necessidade de os educadores médicos saírem da situação de falência e explorarem as possibilidades e recursos tecnológicos na educação. Ao mesmo tempo, desafiava todos a fazerem um uso criativo e efetivo desse recurso que, mesmo disponível há vários anos, permanecia subutilizado. Em outro artigo, uma década antes, Harden já questionava se o *e-learning* era um "pássaro engaiolado" ou uma "águia voadora".[11]

Ao longo da década de 2010, já houve um aumento inegável no uso da tecnologia na educação, incluindo o *e-learning*, mas o uso criativo e significativo da tecnologia, sem dúvida, ainda não estava presente. Em 2020, por conta da pandemia de covid-19, muitos professores foram obrigados a adaptar-se aos recursos disponíveis e houve um salto em termos de habilidade no seu uso e, concomitantemente, na qualidade. Como resultado, o *e-learning* passou a ocupar um lugar de destaque na escola do presente e esse espaço deve ser ampliado no futuro pós-pandêmico. Nesse sentido, a introdução do conhecimento e das análises de *big data* (grande volume de dados) na ciência e nas práticas de ensino e a avaliação para análise da aprendizagem devem desempenhar um papel de destaque na escola de medicina do futuro.[12]

Além disso, um aspecto importante que não pode ser negligenciado quando o assunto é ensino e aprendizagem, seja presencial, remota (a distância) ou híbrida, é o fato de que o professor sempre deverá conhecer e seguir os princípios básicos na organização de sua atividade educacional, a começar pela elaboração e pela divulgação do plano de ensino e aprendizagem, que deve conter informações claras e precisas sobre os resultados esperados em termos de aprendizagem e os meios que serão utilizados para ajudar os estudantes a alcançá-los. Usualmente, esses resultados são descritos na forma de objetivos de aprendizagem para os componentes cognitivo, psicomotor e atitudinal a serem demonstrados pelos estudantes. As atividades, como aulas teóricas, seminários, videoaulas, estudo dirigido, discussão em grupo e práticas profissionalizantes, são apenas os meios utilizados pelo professor para auxiliar os estudantes a alcançarem os resultados previamente estabelecidos. Ao listar e priorizar os objetivos de aprendizagem, o professor cria melhores condições para poder definir as melhores estratégias de ensino para cada objetivo, bem como as melhores estratégias de avaliação do estudante, entre as disponíveis para serem utilizadas.

Um fato interessante que veio à tona logo nas primeiras semanas da pandemia, quando parte dos professores migrava para a educação remota emergencial, foi a avalanche de atividades e avaliações que foram propostas aos estudantes, sem considerar o momento inusitado que também estava sendo vivido por eles. Os estudantes logo reclamaram, solicitando aos docentes a revisão dessas práticas, pois criavam uma sobrecarga de trabalho nem sempre necessária ou compatível com o tempo disponível, além de gerar estresse emocional e físico.[13] Essa situação apenas chamou atenção para a sobrecarga de conteúdo teórico que já acontecia em boa parte dos cursos superiores no Brasil, muitas vezes descontextualizada e não priorizada. De um modo geral, os professores valorizam muito o que ensinam e, por isso, tendem a superdimensionar os objetivos de aprendizagem das suas disciplinas, mesmo que eles estejam explicitados. Assim, tratam muito dos conteúdos que ensinam como interessante e importante, sem considerar que há conteúdos que podem ser essenciais para um público, mas não para outro, dependendo, por exemplo, do nível de conhecimento (iniciantes ou mais avançados) ou do contexto de cada curso. Assim, definir os objetivos de aprendizagem que contenham apenas o essencial é uma das nobres tarefas do professor e permite liberar tempo e espaço para atividades que não envolvam apenas aulas teóricas e memorização (aprender por aprender). Espera-se, nesse novo modelo e com esse raciocínio, que as atividades educacionais busquem dar sentido ao que está sendo aprendido (aprender para compreender e ser capaz de aplicar) mediante a utilização de estratégias que dão maior protagonismo ao estudante, como debates, diálogos, discussão de problemas e temas ligados à prática profissional. Nesse cenário, portanto, vale a máxima de que "menos é mais".

AVALIAÇÃO DO APRENDIZ

A formação por competências também implica mudanças profundas no processo de avaliação. Paralelamente ao "currículo autêntico", a avaliação deve contribuir e assegurar que os aprendizes alcancem as competências necessárias para a atuação profissional. Para atingir essas metas, é necessária também uma transição do modelo tradicional, que prioriza a avaliação somativa e transversal, focada na verificação do aprendizado cognitivo, para um modelo novo e atual, que prioriza a avaliação formativa e longitudinal de todos os domínios de competência e promove a aprendizagem a partir da supervisão, da observação e do *feedback* estruturado ao longo da formação.[4]

A avaliação cognitiva tem mostrado avanços significativos a partir de melhorias na qualidade das questões, nas modalidades de aplicação e na adaptação ao nível dos candidatos. A partir da capacitação dos elaboradores e da análise psicométrica, as questões podem ser aprimoradas e classificadas quanto ao nível discriminativo e ao grau de dificuldade. A construção de um banco de itens e a organização de consórcios interinstitucionais possibilitam a elaboração e a aplicação de avaliações seriadas abrangentes e confiáveis, como é o caso do teste de progresso.[14] Testes computadorizados, já utilizados por algumas instituições no período pré-pandemia, foram amplamente difundidos durante a pandemia, sendo aplicados em larga escala na residência médica,[15] tanto para fins formativos (teste de progresso) quanto certificativos (exames de certificação nas especialidades médicas ou exames de residência médica). A modalidade não presencial mostrou-se vantajosa em termos de acessibilidade, logística e agilidade nos processos de análise e divulgação dos resultados. Além disso, os testes computadorizados permitem a testagem adaptativa, na qual o nível de dificuldade das questões vai se ajustando ao desempenho do candidato nas questões anteriores. Nesse modelo, o aprendizado passa a ser aprimorado pelo próprio teste.[4]

Como mencionado anteriormente, além da verificação do conhecimento adquirido, a avaliação no modelo de formação por competências se estende também para as habilidades clínicas e os componentes atitudinais. Diversos instrumentos já foram validados para realizar a avaliação desses diferentes domínios e componentes da competência, tanto em ambientes simulados quanto em ambientes da prática profissional.[4] Nos ambientes simulados, podem ser utilizados instrumentos como o exame clínico objetivo e estruturado (em inglês, *objective structured clinical examination* – OSCE) para avaliação de habilidades clínicas e procedimentos; e a avaliação prática de habilidades de exame clínico (em inglês, *practical assessment of clinical examination skills* – PACES) para as habilidades mais focadas no exame físico. Nos ambientes de prática, por sua vez, podem ser utilizados o miniexercício clínico avaliativo (em inglês, *mini-clinical exercise* – Mini-CEX) para a observação de consulta clínica; a observação direta de habilidades procedimentais (em inglês, *direct observation of procedural skills* – DOPS) para a avaliação de procedimentos; e o exercício de miniavaliação do profissionalismo (em inglês, *professionalism mini-evaluation exercise* – P-Mex) para a avaliação de profissionalismo. Esses temas são amplamente abordados em outros capítulos deste livro.

Mais recentemente, foi introduzido também o conceito de atividades profissionais confiabilizadoras (em inglês, *entrustable professional activities* – EPA),[2,16] que correspondem às atividades profissionais essenciais que os futuros profissionais devem estar aptos a realizar de forma autônoma e sem supervisão ao concluírem os programas de formação ou especialização. Em todo o mundo, a certificação formal de que os aprendizes estão aptos para a prática não supervisionada por meio das EPA antes do término dos programas de treinamento tem se tornado rotineira em cursos de graduação e programas de residência. Essa tendência vai ao encontro das necessidades de garantir a qualidade da formação e a segurança dos pacientes.[16] Uma descrição detalhada das EPA e de sua utilidade na confiabilização de médicos residentes e graduandos em medicina se encontra em outro capítulo deste livro.

Para que a aquisição das competências possa ser devidamente acompanhada pelos aprendizes e seus supervisores, são necessários recursos que possibilitem o registro e a monitorização das atividades realizadas ao longo dos programas educacionais. O *logbook*[17] e os portfólios[18,19] são ferramentas valiosas nesse sentido. Enquanto o *logbook* permite o registro dos procedimentos, o portfólio se apresenta como uma ampla coleção de registros e reflexões sobre as atividades realizadas. Ambos devem ser acompanhados pelo aprendiz e pelo preceptor ou supervisor responsável, e fornecem informações válidas e confiáveis para a autoavaliação e demais processos avaliativos. Uma descrição detalhada dessas duas ferramentas se encontra em outro capítulo deste livro.

Além desses aspectos, é preciso destacar que a avaliação dos aprendizes deve ser abrangente, envolver seu desempenho nas diversas tarefas e atividades e ser realizada por múltiplas fontes, não somente professores, preceptores e supervisores, mas também seus pares, os membros da equipe multiprofissional, pacientes e familiares. Diante da multiplicidade de fontes e dimensões que a avaliação assume na formação orientada por competências, é necessário compor também um conjunto coerente e personalizado de informações sobre o perfil e a trajetória de cada aprendiz.

A chamada "avaliação programática" (ou "sistema de avaliação") preconiza que as decisões acadêmicas de grande impacto, como a progressão ou a conclusão dos programas, sejam baseadas em um conjunto de diferentes processos avaliativos que se integram e se complementam.[20,21] O conceito foi cunhado no início do século XX, quase simultaneamente, nos Estados Unidos e na Holanda,[20,22] e pressupõe a necessidade de combinar estratégias de avaliação que sejam adequadas para cobrir os três domínios da competência. Esse programa de avaliação, organizado na forma de um sistema, deve ser coordenado por um núcleo com pessoas que tenham experiência em avaliação médica, de maneira centralizada e não apenas em cada estágio ou disciplina. Nesse modelo de organização, alguns elementos importantes devem estar presentes e são a tendência para as próximas décadas, como a definição clara do sistema de avaliação do programa educacional. O ensino deve ser sempre contextualizado, e os gestores do programa devem fazer uma curadoria dos conteúdos e práticas a serem ensinados, bem como fazer escolhas sobre os temas prioritários a serem aprendidos e avaliados. Deve haver, portanto, uma mescla de avaliações somativas (periódicas) e avaliações formativas em fluxo contínuo. Todas essas avaliações devem ser registradas e, para que isso ocorra de maneira simples e ágil, será necessário dispor de um portfólio eletrônico. Esse recurso permitirá que as avaliações formativas e as devolutivas sejam registradas e salvas em um ambiente *on-line* de fácil acesso, por preceptores e estudantes, nos ambulatórios, enfermarias, unidades de saúde da família ou estágios externos.

Além dessa avaliação dirigida aos estudantes, é preciso estender a avaliação também aos professores, preceptores, supervisores, à própria estrutura curricular, às disciplinas, aos estágios e aos ambientes de aprendizagem. As percepções, críticas e sugestões dos aprendizes devem ser valorizadas na avaliação dos educadores e nas decisões sobre a revisão e melhoria dos próprios programas educacionais e do currículo.[4] Para atingir esse objetivo, será preciso caminhar, portanto, no sentido de aprimorar a qualidade das avaliações já existentes e implementar novos métodos para que se possam tomar decisões baseadas em informações abrangentes, válidas e confiáveis.

DESENVOLVIMENTO DOCENTE

Um aspecto decisivo no sucesso da implementação das inúmeras estratégias de ensino e de avaliação disponíveis depende do domínio e da familiaridade dos professores e preceptores com esses diferentes recursos. Por exemplo, quando se decide passar de uma estratégia de ensino de grandes grupos para pequenos grupos, não é possível assumir que todos os professores terão habilidades para facilitar pequenos grupos, estimular a participação, ouvir e desafiar os integrantes do grupo com perguntas em vez de dar aulas expositivas sobre o tema em discussão. Outro exemplo diz respeito a um programa de residência que implementa uma avaliação de habilidades no cenário da prática profissional utilizando o Mini-CEX, cenário no qual será necessário promover e criar oportunidades para o desenvolvimento de docentes e preceptores da prática.

Steinert et al.,[23] em 2016, propuseram diferentes abordagens para a promoção de oportunidades de desenvolvimento docente nas instituições. As ações podem ocorrer de maneira individual (quando se busca ajuda de alguém com mais experiência para aprender algo novo) ou em grupos (quando são realizados cursos ou grupos de estudo), e de maneira formal (atividades programadas, congressos, oficinas, entre outras) ou informal (quando se aprende a partir do dia a dia de atividades, observando-se um colega, ou quando alguém recebe uma devolutiva a partir da observação dessa prática). As opções mais conhecidas e utilizadas são os cursos de desenvolvimento docente formais para grupos de professores. Além de muito utilizada, essa estratégia é muito potente quando os cursos ou oficinas são bem elaborados e contam com equipe docente com *expertise* na temática. Infelizmente, no entanto, esse tipo de atividade nem sempre pode ser frequentado pelos preceptores e professores que atuam na prática clínica. Nesse sentido, a criação de oportunidades para a aprendizagem baseada na prática de ensino e com acompanhamento de um tutor ou mentor mais experiente pode ser muito interessante e útil. Na cultura latino-americana, essa segunda estratégia parece enfrentar resistências pela falta de familiaridade dos professores com a ideia de serem acompanhados e receberem devolutiva de colegas da mesma instituição.

Independentemente da estratégia adotada, as instituições precisam criar oportunidades de treinamento para os professores interessados em utilizar novas estratégias de ensino e avaliação. A criação de instâncias formais de apoio ao docente e à docência, por meio de unidades ou centros de desenvolvimento docente (em inglês *faculty development units*) ou centros de apoio ao ensino e à aprendizagem (em inglês, *centers for teaching and learning*), são opções interessantes e viáveis.[24,25] Na Universidade de São Paulo (USP), os cursos da Faculdade de Medicina de Ribeirão Preto (FMRP) e da Faculdade de Medicina contam com centros de desenvolvimento docente para o ensino. Nesses centros, parte-se do pressuposto de que nenhum professor recém-contratado pode ser considerado completamente preparado para a docência e reconhece-se que é fundamental que exista estímulo, ao longo da vida profissional, para o desenvolvimento das competências requeridas para exercer a função docente no mais alto nível.

Um outro conceito que tem ganhado espaço e visibilidade é o da criação de comunidades de prática, que nada mais é que um grupo de pessoas com interesses comuns que se apoiam e aprendem juntas. Geralmente, essas comunidades surgem à medida que professores e preceptores se conhecem melhor (nos cursos oferecidos pela instituição) e reconhecem pessoas com os mesmos interesses e valores. A noção de construir uma comunidade de prática no local de trabalho foi observada em 45% das intervenções longitudinais em cursos de maior duração. Os professores relatam que se sentem conectados com uma comunidade maior de educadores e isso é fundamental para aumentar o próprio crescimento pessoal e profissional.[26] Além disso, existem relatos da criação de redes em vários níveis (por exemplo, com colegas seniores ou pares), dependendo das necessidades.[27] As atividades de mentoria no local de trabalho, por outro lado, ainda são raras e permanecem sendo uma área importante para investigação mais aprofundada.

CONSIDERAÇÕES FINAIS

A educação médica do futuro necessita de um novo olhar para a formação profissional, que deve se comprometer com a qualidade, a segurança e as necessidades da sociedade. A formação baseada em competências se alinha a esses novos referenciais, trazendo mudanças no desenho curricular, nas estratégias de ensino e no sistema de avaliação. Implementar essas mudanças dependerá essencialmente da compreensão e de ações para garantir oportunidades de desenvolvimento docente nas instituições formadoras. Essas atividades devem ser valorizadas na progressão da carreira e requeridas para a acreditação ou recredenciamentos dos programas de ensino.

A partir dessa base, será possível qualificar a educação baseada em competências, além de promover a qualificação daqueles que têm a responsabilidade de desenhar o currículo, implementá-lo, promover a aprendizagem (seja por meio de educação presencial, remota ou híbrida), e avaliar os diferentes domínios da competência profissional e os próprios programas educacionais. A avaliação dos programas deve ser feita rotineiramente pelos seus gestores (autoavaliação) e periodicamente pelos órgãos acreditadores oficiais. Somente assim será criado um ciclo virtuoso de melhoria da qualidade da educação médica em seus diferentes níveis. Como resultado, espera-se uma aprendizagem mais contextualizada e profissionais competentes para a prática profissional segura.

REFERÊNCIAS

1. Custers EJFM, Cate OT. The history of medical education in Europe and the United States, with respect to time and proficiency. Acad Med. 2018;93(3S Competency-Based, Time-Variable Education in the Health Professions):S49-54.
2. Cate OT. An updated primer on entrustable professional activities (EPAs). Rev Bras Educ Med. 2019; 43(1):712-20.
3. Romão GS, Sá MFS. Competency-based training and the competency framework in gynecology and obstetrics in Brazil. Rev Bras Ginecol Obstet. 2020;42(5): 272-88.
4. Harden RM. Ten key features of the future medical school: not an impossible dream. Med Teach. 2018;40(10):1010-5.
5. Harden RM. The integration ladder: a tool for curriculum planning and evaluation. Med Educ. 2000;34(7): 551-7.
6. Harden RM. AMEE guide n. 21: curriculum mapping – a tool for transparent and authentic teaching and learning. Med Teach. 2001;23(2):123-37.
7. Frank JR, Snell L, Englander R, Holmboe ES; ICBME Collaborators. Implementing competency-based medical education: moving forward. Med Teach. 2017; 39(6):568-73.
8. Swanwick T. Understanding medical education. In: Swanwick T, Forrest K, O'Brien BC (eds.). Understanding medical education: evidence, theory and practice. 3.ed. Oxford: Wiley-Blackwell/Association for the Study of Medical Education; 2013.
9. Borges MC, Miranda CH, Santana RC, Bollela VR. Avaliação formativa e feedback como ferramenta de aprendizado na formação de profissionais da saúde. Medicina (Ribeirão Preto). 2014;47(3):324-31.
10. Richardson W. Students first, not stuff. Educ Leadership. 2021;70(6):10-4.
11. Harden RM. E-learning: caged bird or soaring eagle? Med Teach. 2008;30(1):1-4.
12. Menon A, Gaglani S, Haynes MR, Tackett S. Using "big data" to guide implementation of a web and mobile adaptive learning platform for medical students. Med Teach. 2017;39(9):975-80.
13. Maia BR, Dias PC. Ansiedade, depressão e estresse em estudantes universitários: o impacto da COVID-19. Estud Psicol.2020;37.

14. Bicudo AM, Hamamoto Filho PT, Abbade JF, Hafner MLMB, Maffei CML. Teste de progresso em consórcios para todas as escolas médicas do Brasil. Rev Bras Educ Med. 2019;43(4):151-6.
15. Romão GS, Sá MFS, Fernandes CE, Silva Filho AL. Comment on "progress testing anytime, anywhere – does a mobile-learning approach enhance the utility of a large-scale formative assessment tool?". Med Teach. 2021;43(8):976-7.
16. Cate OT, Taylor DR. The recommended description of an entrustable professional activity: AMEE guide n. 140. Med Teach. 2020;1-9.
17. Schüttpelz-Brauns K, Narciss E, Schneyinck C, Böhme K, Brüstle P, Mau-Holzmann U, et al. Twelve tips for successfully implementing logbooks in clinical training. Med Teach. 2016;38(6):564-9.
18. van Tartwijk J, Driessen EW. Portfolios for assessment and learning: AMEE guide n. 45. Med Teach. 2009; 31(9):790-801.
19. Colbert CY, Ownby AR, Butler PM. A review of portfolio use in residency programs and considerations before implementation. Teach Learn Med. 2008;20(4): 340-5.
20. Schuwirth LWT, Van der Vleuten CPM. Programmatic assessment: from assessment of learning to assessment for learning. Med Teach. 2011;33(6):478-85.
21. Ven der Vleuten CPM, Schuwirth LWT, Driessen EW, Govaerts MJB, Heeneman S. Twelve tips for programmatic assessment. Med Teach. 2015;37(7):641-6.
22. Norcini J, Anderson MB, Bollela V, Burch V, Costa MJ, Duvivier R, et al. 2018 Consensus framework for good assessment. Med Teach. 2018;40(11):1102-9.
23. Steinert Y, Mann K, Anderson B, Barnett BM, Centeno A, Naismith L, et al. A systematic review of faculty development initiatives designed to enhance teaching effectiveness: a 10-year update – BEME guide n. 40. Med Teach. 2016;38(8):769-86.
24. Benito A, Green NA, Popely DR, Thai-Garcia PM, Schneiderheinze AT. Developing faculty to provide university students with improved learning experiences. Higher Learning Research Communications. 2017;7(2).
25. Kinzie J, Landy K, Sorcinelli MD, Hutchings P. Better together: how faculty development and assessment can join forces to improve student learning. Change: The Magazine of Higher Learning. 2019;51(5):46-54.
26. Lown BA, Newman LR, Hatem CJ. The personal and professional impact of a fellowship in medical education. Acad Med. 2009;84(8):1089-97.
27. Roberts KB, Devries JM. APA/HRSA National Faculty Development Scholars Program: community-based teaching track. Ambul Pediatr. 2004;4(1 Suppl):92-7.

Índice remissivo

A

B

C

D

E

F